we can do it!!

사람은 만남에 살고 만남으로써 모든 일이 이루어집니다.
지구문화사는 당신과의 만남에서 당신이 뜻을 이루도록 도와주는 반려자가 되겠습니다.

한 번만 보세요.

***〈위생사 시험〉 겁먹지 마세요.**

이 책은 최근 10년 간의 기출문제를 분석하고 확실한 경향을 파악해서 방향을 제시해 주고 있습니다.

***핵심 내용을 이해하기 쉽게 정리**

핵심 내용은 이해하기 쉽게 편집하였으며, 옆의 작은 공간에 간추려서 이해를 도왔습니다.

***시원한 디자인과 컬러인쇄된 실기 문제**

막힘없는 편집체제로 깔끔하고, 위생곤충을 한 눈에 알아 볼 수 있도록 컬러로 인쇄했습니다.

***지구인(JIGU-IN)을 통하여 언제 어디서나 수강하세요.**

필자 함희진 교수의 동영상 강의를 스마트폰을 통해 버스나 지하철은 물론, 언제 어디서나 수강할 수 있습니다.

***실전 모의고사 풀이**

시험장에는 이 책의 모의고사를 보시고 가세요.

합격을 보장하는

위생사 특강

최신 10년간의 기출문제 유형 분석 + 실기 + 모의고사

함 희 진

지구문화사
JIGU PUBLISHING Co.

머리말

위생사 국가고시에 도전하는 수험생 여러분에게 경의를 표합니다. 모든 기회는 준비하는 자들에게 옵니다. 언제 어디서나 더 좋은 미래를 위해 끊임없이 도전하고 최선을 다한다면 실패하더라도 후회는 없는 법입니다.

위생사 시험과목 중 환경위생학이나 공중보건학에 있는 위생곤충과 식품위생 부분들은 위생곤충학과 식품위생학에서 함께 정리하여 중복을 줄였습니다. 또한 위생사를 준비하는 대다수 수험생들이 식품영양 · 조리과와 보건관련학과 전공임을 감안하여 영양사와 보건관련 국가고시 과목과 중복되는 공중보건학과 식품위생학 부분은 최대한 줄이고, 해당 학생들이 취약한 위생곤충학과 환경위생학을 보강하여 위생사 국가고시 준비에 최선을 다했습니다.

'위생사 특강' 은 수많은 자료를 오랜 시간을 투자해 엮은 책이므로 수험생 여러분에게 큰 도움이 되리라 믿습니다. 특히 환경위생학과 위생곤충학에서 각각의 필기점수 과락에 의한 불합격과 실기에서의 과락에 의한 불합격이 많음을 양지하시고 철저히 대비하기 바랍니다.

국내에 출간된 서적들을 많이 참고하였으나 위생사 수험서로서 감히 독특한 면이 있다고 하겠습니다. 실기 문제에 그림을 많이 실어 이해하는 데 어려움이 없도록 최대한 노력하였습니다. 그리고 일부 자료는 네이버 백과사전, 위키 백과사전, 브리태니커 백과사전, 그 밖의 인터넷 자료들을 참고하였으나 시험과 관련된 극히 일부분임을 밝혀드립니다.

이 책이 출간되도록 많이 애쓰시고 저를 만나기 위해 찾아 주셨던 지구문화사 주민기 기획이사님과 귀한 책이 출간되도록 특별히 허락하여 주신 주병오 사장님, 그리고 예쁜 책으로 만들어 주신 지구문화사 모든 분들께 지면으로 감사의 마음을 표합니다.

2011년 여름

함 희 진

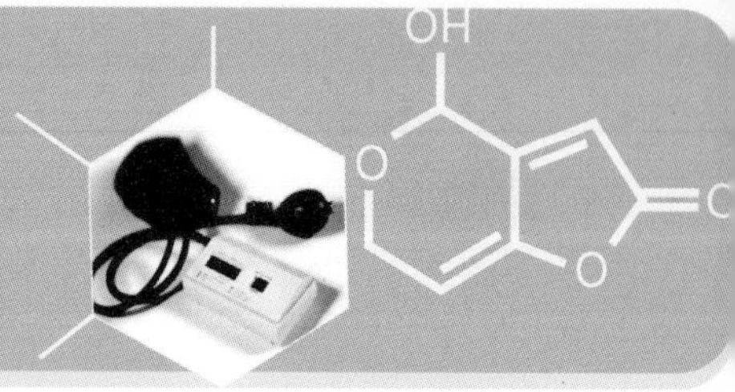

시험안내

1. 시험일정

구 분		일 정	비 고
응시원서 접수	기 간	· 인터넷 접수 : 2011.7 공지예정 · 방문 접수 : 2011.7 공지예정	· 응시 수수료 2011.9 공지예정 · 접수시간 -방문접수 09:30~18:00 -인터넷접수 00:00~24:00 (단, 인터넷접수 마감일의 경우, 원서접수는 21:00까지 임.)
	장 소	· 인터넷 접수 : [국시원홈페이지]-[시험정보]-[응시원서 접수]메뉴 · 방문 접수 : 국시원 5층 회의실 서울시 광지구 자양로 45(자양2동 679-30번지) 도보 : 지하철 2호선 구의역 4번출구 버스 : 302,303,320,2221,3215,3216,광진05, 2412,2415 잠실대교(잠실대교 북단)하차	
응시표 출력기간		추후공지	
시험시행	일시	2011.7 공지예정	· 응시표, 신분증, 필기도구 지참
	장소	추후공지	
합격자 발표	일시	2011.7 공지예정	· 휴대전화번호가 기입된 경우에 한하여 SMS통보
	장소	· 국시원 홈페이지, 자동응답전화(060-700-2353)	

2. 응시원서 교부 및 접수

가. 인터넷 접수

(1) 응시원서 접수 안내 [국시원홈페이지] → [시험정보] → [응시원서 접수] → [응시원서 접수]에서 직접 입력.

나. 방문 접수

(1) 방문접수 대상자(인터넷접수 불가) : 위생업무 종사 경력자 중 국가시험에 처음 응시하는 경우는 응시 자격 확인을 위해 방문접수만 가능합니다.

(2) 방문접수 시 제출서류

대리인 접수 시 응시자의 도장을 반드시 지참하여야 합니다.

※ 관련학과 졸업(예정)자

- 1매 (국시원 홈페이지에서 내려받아 사용 가능)
- 사진 2매 (3×4cm크기)
- 졸업예정증명서 1매 (졸업예정자에 한함)
- 응시수수료 (현금 또는 카드결제)

※ 위생업무 종사 경력자
- 응시원서 1매
- 사진 2매
- 위생 업무 종사증명서 1매 (국시원 서식)
- 응시수수료(현금 또는 카드결제)

※ 외국대학졸업자

제출서류응시원서 1매, 사진 2매, 면허증사본 1매(단,1994.7.8 당시 보건사회부장관이 인정하는 외국대학에 재학 중인 자는 재학사실확인서제출), 졸업증명서 1매, 성적증명서 1매, 출입국사 증명서 1매, 응시수수료, 면허증사본(또는 재학사실확인서), 졸업증명서, 성적증명서는 현지의 한국 주재공 관장(대사관 또는 영사관)의 영사확인 또는 아포스티유(Apostille) 확인 후 우리말로 번역 및 공증하여 제출합니다.

3. 응시자격

가. 다음 각 호의 자격이 있는 자가 응시할 수 있습니다.

(1) 전문대학 또는 이와 동등 이상의 학교(보건복지부장관이 인정하는 외국의 학교를 포함한다. 이하같다)에서 보건 또는 위생에 관한 교육과정을 이수한 자

(2) 전문대학 또는 이와 동등 이상의 학교를 졸업한 자로서 보건복지부령이 정하는 위생업무에 1년이상 종사한 자

(3) 고등학교 졸업자 또는 이와 동등 이상의 학력이 있다고 인정되는 자로서 보건복지부령이 정하는 위생업무에 3년 이상 종사한 자

(4) 보건복지부장관이 인정하는 외국의 위생사의 면허나 자격을 가진 자

※ 위생사등에관한법률 제4조 제1항 제1호 중 "전문대학 또는 이와 동등이상의 학교에서 보건 또는 위생에 관한 교육 과정을 이수한 자"라함은 전공필수 또는 전공 선택과목으로 다음 각 호의 1과목 이상을 이수한 자를 말함.

1) 식품 보건 또는 위생과 관련된 분야
식품학, 조리학, 영양학, 식품미생물학, 식품위생학, 식품분석학, 식품발효학, 식품가공학, 식품재료학, 식품보전 또는 저장학, 식품공학 또는 식품화학, 첨가물학

2) 환경 보건 또는 위생과 관련된 분야
공중보건학, 위생곤충학, 환경위생학, 미생물학, 기생충학, 환경생태학, 전염병관리학, 상하수도공학, 대기오염학, 수질오염학, 수질학, 수질시험학, 오물폐기물 또는 폐수처리학, 산업위생학, 환경공학

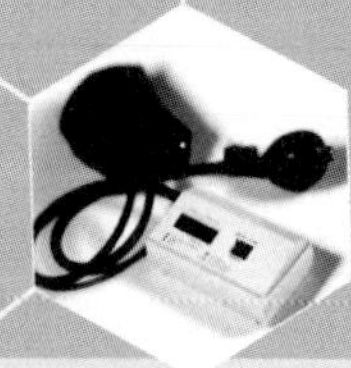

3) 기타분야 : 위생화학, 위생공학

※ 위생사에 관한 법률 시행규칙 제3조(면허자격 취득을 위한 위생업무)

나. 다음 각 호에 해당하는 자는 면허를 교부 받을 수 없습니다.

(1) 정신보건법 제3조제1호에 따른 정신질환자. 다만, 전문의가 위생사로서 적합하다고 인정하는 사람은 그러하지 아니하다.

(2) 마약、대마 또는 향정신성의약품 중독자

(3) 위생사에 관한 법률 또는 전염병예방법, 검역법, 식품위생법, 의료법, 약사법, 마약법, 대마관리법, 향정신성의약품관리법 또는 보건범죄단속에 관한 특별조치법에 위반하여 금고 이상의 실형의 선고를 받고 그 집행이 종료되지 아니하거나 면제되지 아니한 자.

4. 시험방법

시험 종별	시험과목 수	문제수	배점	총 점	문제형식
필기	5	210	1	210	객관식 5지선다형
실기	1	50	2	100	객관식 5지선다형

5. 시험시간표

교시	시험과목(문제수)	교시별 문제수	시험 형식	입장 시간	시험시간
1교시	위생관계법령(30) 환경위생학(60) 위생곤충학(30)	120	객관식	08:30	09:00~10:30 (90분)
2교시	공중보건학(40) 식품위생학(50)	90	객관식	10:50	11:00~12:10 (70분)
3교시	실기시험(50)	50	객관식	12:30	12:40~13:30 (50분)

*위생관계 법령 : 「위생사에 관한 법률」, 「식품 위생법」, 「감염병의 예방 및 관리에 관한 법률」, 「먹는물 관리법」, 「폐기물 관리법」 및 「하수도법」과 그 하위법령.

6. 합격자 발표

가. 합격자 결정

(1) 합격자 결정은 필기시험에 있어서는 매 과목 만점의 40퍼센트 이상, 전 과목 총점의 60퍼센트 이상 득점한 자를 합격자로 하고, 실기시험에 있어서는 총점의 60퍼센트 이상 득점한 자를 합격자로 합니다.

(2) 응시자격이 없는 것으로 확인된 경우에는 합격자 발표 이후에도 합격을 취소합니다.

나. 합격자 발표

(1) 합격자 명단은 다음과 같이 확인할 수 있습니다.

- 국시원 홈페이지 [합격자조회]메뉴
- ARS 전화번호 : 060-700-2353
- ARS 이용기간 : 합격자 발표일 0시부터 7일간
- 반드시 전자식 전화기를 사용하여야 하며(공중전화는 제외) 기타 자세한 사용방법은 ARS의 안내에 따르시기 바랍니다.

(2) 휴대전화번호가 기입된 경우에 한하여 SMS로 합격여부를 알려드립니다.

7. 면허교부신청

가. 면허교부신청 서류

(1) 면허증교부신청서 1매 (화면 하단의 [면허·자격 신청]을 클릭하여 작성 후 출력)

(2) 졸업증명서 원본 1매 (4년제 대학 4학기 이상 이수자는 재학·휴학·제적 증명서로도 대체 가능

(3) 성적증명서 원본 1매 (위생업무종사경력 자격으로 응시한 자 제외)

(4) 의사진단서 원본 1매

※「정신보건법 제3조 제1호에 따른 정신질환자, 마약·대마 또는 향정신성의약품 중독자가 아님」을 증명하는 의사의 진단서를 발급 받아 제출함.

※ 진단 결과가 소견, 사료, 추측 등 모호한 경우에는 진단서로 인정되지 않음.

나. 면허증 발급기간: 신청서 접수 후 약 2주 이내

다. 면허증 발송지: 면허교부신정서에 작성한 주소지로 개별 발송(등기우편)함.

라. 면허증 신청방법: 등기우편 또는 방문 신청

(신청주소 : (우143-873) 서울시 광진구 자양로 45(자양2동 679-30번지) 한국보건의료인국가시험원 2층 고객지원과)

마. 문의처 : 1544-4244

차례

CONTENTS

제 2 부 위생곤충학

제 3 부 위생관계법령

차례

제2교시

제 4 부 공중보건학

CONTENTS

제 5 부 식품위생학

차례

제 3 교시

제 6 부 위생사 실기

제 1 교시

제 1 부 환경위생학

제 2 부 위생곤충학

제 3 부 위생관계 법령

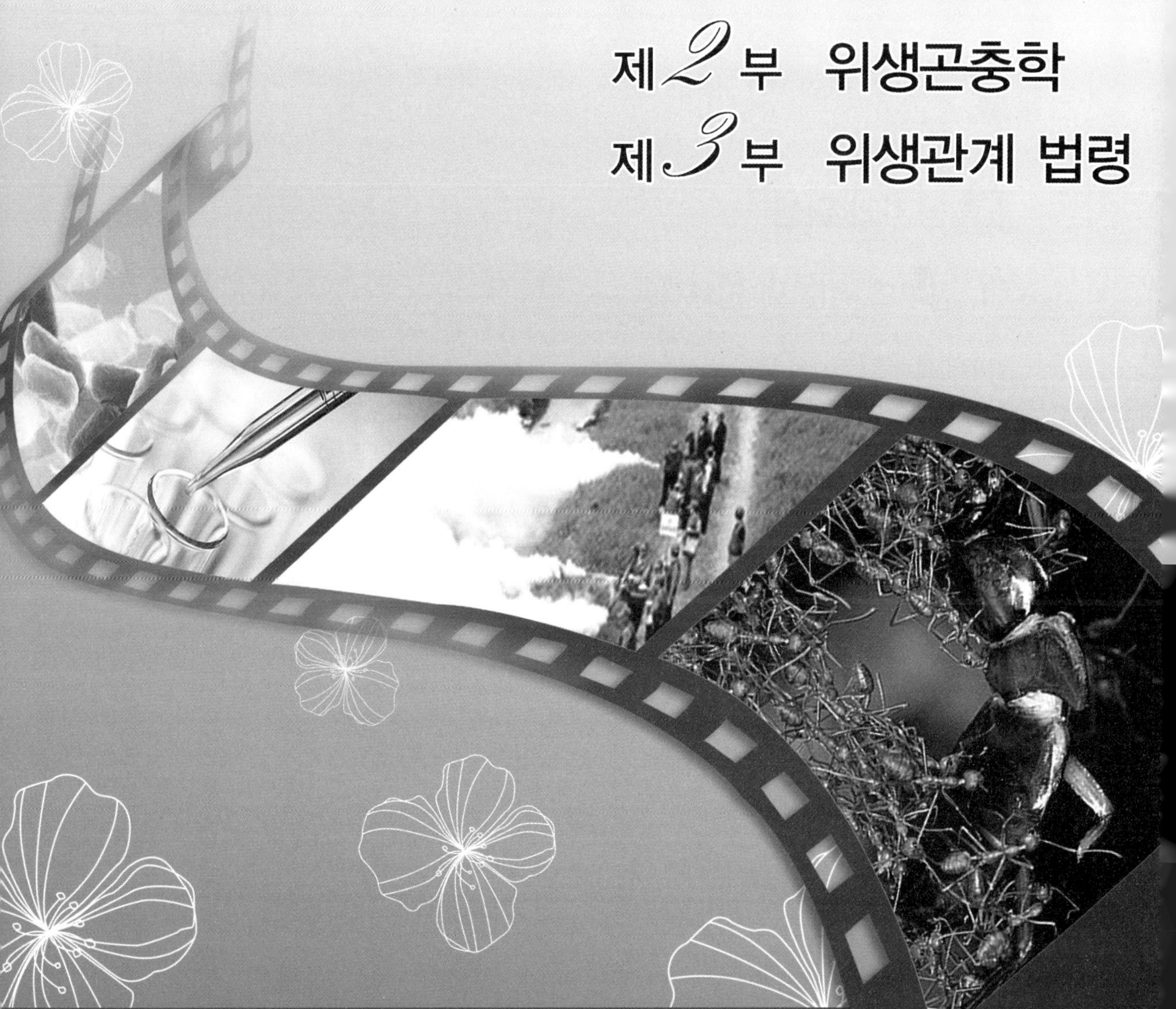

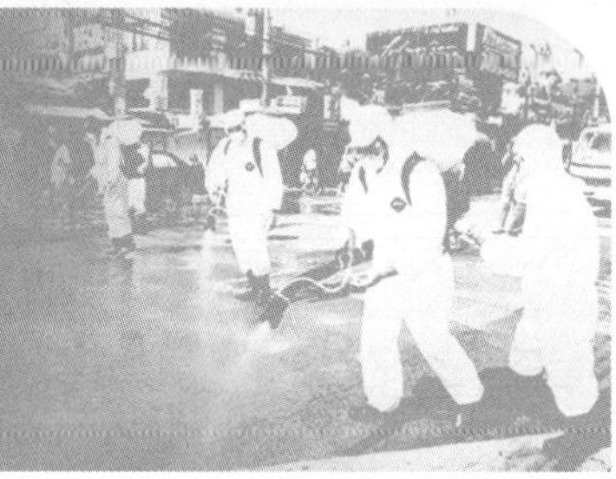

제 1 부 환경위생학

환경위생학이란 사람이 주체가 되어 각종 환경과 사람 건강의 관계를 연구하는 학문으로서, 인간의 신체발육과 건강 및 생존에 유해한 영향을 미치거나 미칠 가능성이 있는 생활환경의 모든 요소를 다룬다.

자연환경은 이화학적 환경(공기, 물, 토양, 빛, 소리 등)과 **생물학적 환경**(미생물, 위생해충, 쥐 등)으로 구분한다.

사회환경은 인위적 환경(의복, 주택, 시설 등)과 **문화적 환경**(정치, 경제, 종교, 교육 등)으로 구분한다. 환경위생 사업은 방역, 환경위생 개선, 사회안전망 구축, 의료 및 보건관리 등으로 나누어진다.

Guide

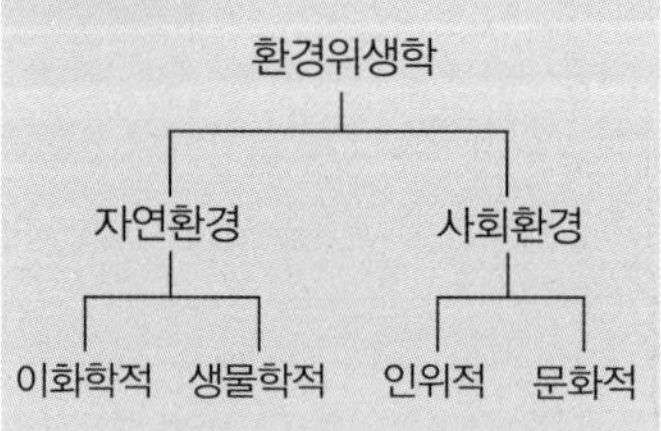

Guide

*__방역__은 사람을 중심으로 예방의학적 기술을 적용함으로써 질병으로부터 보호하는 것이고,
*__환경위생__은 사람을 둘러싸고 있는 생활환경을 개선 향상시킴으로써 건강을 확보하는 사업이다.

제1장 공기와 빛

1 공기와 위생

1. 공기의 성분 및 인체작용

공기는 지구를 둘러싸고 있는 대기의 하부 층을 구성하는 기체로 인간생명을 유지하기 위한 중요한 요소로 공기, 물, 음식물 중 절대적 존재이다. 성인 하루 필요량은 물 2L, 음식물 2.5kg, 공기 13kL(시간당 500~550L)이다. 그리고 생명유지를 위한 최소량은 물 5일, 음식 1개월, 공기 5분 이내가 된다. 정상공기의 화학적 성분은 질소 78.1%, 산소 20.93%, 아르곤 0.93%, 이산화탄소 0.03% 등이다.

(1) 산소(O_2)

체적 구성비는 약 21%, 중량 구성비는 약 23%이고, 성인이 하루 필요한 산소량은 약 600 ~700L이며, 성인이 하루에 필요로 하는 공기량은 약 13kL이고, 대기 중 산소 변동 범위는 15 ~27%(21±6%)이다.

호흡 시에 소실되는 산소량은 4~5%이고 일반적으로 산소농도가 10% 이면 호흡곤란, 7% 이면 질식사, 4% 이면 1분 이내 사망으로 알려져 있다.

(2) 질소(N_2)

체적 구성비는 약 78% 이고 중량구성비는 75.5% 이며, 생리적으로 비독성인 불활성 가스로 인체에 직접적인 영향력이 없다는 점이 특징이다.

그러나 고압환경 하에서 중추신경 마취작용을 일으키기도 하는데, 이상기압에 의한 신체증상으로는 3기압에서는 자극작용, 4기압에서는 마취작용, 10기압 초과 시에는 의식상실이 일어난다. 또한 고압 상태에서 질소가 혈액이나 지방조직에 용해되었다가 급격히 감압되면서 질소가 기포를 형성해 모세혈관에 혈전을 일으키는 잠함병 또는 케이슨병의 원인이 된다.

(3) 이산화탄소(CO_2)

체적 구성비는 0.03%, 중량 구성비는 0.046%이고, 무색과 무취 및 약산미를 가진 비독성 가스로 소화(消火), 청량음료, 드라이아이스 등의 용도로 쓰인다. 실내공기 오염도의 측정기준이 되고, 1시간 동안 배출하는 양은 약 20~22L이며, 오염허용기준은 1시간을 평균으로 1,000ppm 이하(실내기준)이다. 이산화탄소 농도가 7%이면 호흡곤란이 오고, 10%이면 질식사를 일으킨다.

(4) 일산화탄소(CO)

무색, 무취, 무자극성 가스이다. 공기보다 가벼운 기체이며, 물체의 불완전연소 초기 및 소화시기에 많이 발생한다. 헤모글로빈과 결합하는 성질이 산소보다 200~300배가 강하다. 일산화탄소 중독은 흡기 중 CO가스가 0.05~0.1% 이상이면 중독을 일으킨다.

일산화탄소는 헤모글로빈이 산소와 결합하는 것을 방해하여 혈중 산소농도를 저해하는데, 결국은 조직세포에 공급할 산소부족으로 무산소증에 이르게 한다. 일산화탄소 중독의 후유증으로는 중추신경계의 장애를 유발해 운동장애, 언어장애, 시력저하, 지능저하 그리고 시야협착 등을 야기한다.

혈중 일산화탄소 포화도는 10% 미만이어야 하며, 50% 이상에서는 구토, 60%에서는 혼수, 70%에서는 사망하게 된다. 오염허용기준은 실내에서는 10ppm 이하이고, 실외에서는 25ppm 이하이다.

(5) 아황산가스(SO_2)

자극성 취기를 나타내고, 점막에 자극과 염증을 일으켜서 흉통과 호흡곤란을 초래한다. 중요한 대기오염의 측정지표이며 환경기준은 0.02ppm 이하가 된다. 스모그 경보는 주로 SO_2와 SO_3 농도에 의한다.

(6) 오존(O_3)

탈취, 살균, 탈색효과의 자극성 가스이다. 오존층(Ozone layer)은 지상 24~48 km로 자외선을 차단하여 생육보호의 기능을 한다. 대기 중 허용농도는 0.1ppm이고, 대기 중에는 보통 0.01~0.04ppm 정도 존재한다. 만성중독 시에 체내의 효소를 교란시켜 DNA, RNA에 작용해 유전인자 변화를 유발한다.

오존층의 파괴 원인은 CFC(염화불화탄소)인데, 이는 스프레이와 에어컨의 냉매로 쓰이는 물질로 지구의 온도상승 및 생육장해를 초래하고 있다. 오존층 오존함량은 10ppm이고 지상에서 25km 지역에서 오존 밀도가 최대이다.

(7) 실내공기의 변화

군집독은 많은 사람이 밀집한 실내공기가 물리화학적 변화를 초래하여 **불쾌감, 두통, 권태, 현기증, 구기, 구토** 및 **식욕부진** 등이 일어나는 현상을 말한다. 군집독에 작용하는 인자로는 고온, 고습, 취기, 냄새, 일산화탄소(CO), 이산화탄소 (CO_2) 등이 있다. 군집독을 예방하는 방법으로는 정상적인 공기의 조성비를 유지하고 환기설비를 설치해야 한다.

2 온열환경

온열조건에 영향을 주는 인자로는 기온, 기습, 기류, 복사열이 있다.

1. 기온

(1) 기온은 호흡선 위치인 지상 1.5m에서의 건구온도인데, 이는 백엽상 내의 측정 높이가 된다. 기온은 섭씨 (°C), 화씨 (°F) 로 표시한다.

$$°C = \frac{5}{9}(°F \quad 32),\ °F = \frac{5}{9}°C + 32$$ 와 같다.

(2) 온도계의 종류

봉상 온도계의 수은 온도계는 구부가 은색으로 고온 측정에 이용되고, 측정시간은 2분이며, 구부가 적색인 알코올 온도계는 저온측성에 사용되고, 측정시간 3분이다. 자기 온도계는 바이메탈(Bimetal)로 이루어졌고, 연속적 측정 시에 사용하며 자기 습도계와는 달리 손잡이가 있음이 특징이다.

최고최저온도계는 오후 2시, 오전 6시에 각각 측정한다. 일교차는 최저기온(일출 30분 전)과 최고기온(14시경)의 차이를 말한다.

아스만 통풍온 · 습도계는 기온과 기습을 동시에 함께 측정하는데, 건구온도계(보통온도계)와 습구온도계(온도계 구부에 젖은 헝겊으로 싸서 측정)로 구성되어 있다.

통풍이 시작되고 5분 정도 지나 습구 눈금 저하가 멈추었을 때 측정이 가장 정확하다. 건구온도는 수은이나 알코올로 만든 봉상온도계로 측정한 온도이고, 습구온도는 기온, 기류, 기습의 종합적 작용으로 나타내는데, 쾌적상태에서 건구온도보다 3°C정도 낮다.

실내에서 가장 적당한 온도 범위는 18±2°C(거실), 15±1°C(침실), 21±2°C(병실)이고, 실내에서 가장 적당한 습도는 40~70%이다.

2. 기습

(1) 기습

기습은 생물이 생존하는 데 기온 다음으로 중요한 기후이다. 낮에는 태양열을 흡수하여 대지의 과열을 방지하고 밤에는 지열의 복사를 방지해 천기와 기후를 완화한다.

습도(기습)란 일정 온도의 공기 중에 포함될 수 있는 수분량이고, 온도의 상승에 따라서 공기 중의 수증기량은 최대 한계량인 포화 습도보다는 낮기 때문에 이를 백분율로 표시하여 상대습도 또는 비교습도라고 한다.

공기의 건습 정도의 표시 종류는 다음과 같다.

포화습도는 일정한 공기가 함유할 수 있는 수증기의 한계를 넘을 때의 공기 중 수증기량이나 수증기의 장력(mmHg)을 그 공기의 포화습도라 하고, 절대습도는 현재 공기 $1m^2$ 중 함유한 수증기량(g) 또는 수증기 장력으로 포화습도보다 항상 낮다.

비교습도(상대습도)는 현재의 공기 $1m^2$가 포화상태에서 함유할 수 있는 수증기량과 그 중에 함유되어 있는 수증기량과의 비를 %로 표시한 것으로 대부분 습도표시 단위로 사용한다. 보통 작업 시 적당한 비교습도(최적습도)는 40~70%이다.

Guide

*** 공기건습 정도의 표시**

- **포화습도** : 공기 중 수증기량이나 수증기의 장력(mmHg)
- **비교습도(상대습도)** : 현재의 공기 $1m^2$가 포화상태에서 함유할 수 있는 수증기량(비, %)

(2) 습도계의 종류

습도 측정에는 모발 습도계(polymeter), 자기 습도계, Assmann 통풍 습도계, August 건습도계 등이 있다.

3. 기류

(1) 기류

기류는 쉽게 말해 바람인데, 기온과 기압의 차이에 의하여 이루어진다. 기류의 강도를 속도(m/sec)로 나타내며 고온상태에서 기류가 없으면 불쾌감을 느낀다. 쾌적한 기류는 실내 0.2~0.3m/sec, 실외 1.0m/sec이고, 불감기류는 0.5m/sec 이하이며, 무풍기류는 0.1m/sec 이하이다.

(2) 기류계의 종류

실내 기류를 측정하는 기류계에는 Kata 온도계가 있다. 이는 공기 중 36.5°C의 인체 표면에서 열 손실 정도를 측정 시에 사용한다.

실외 기류를 측정하는 기류계에는 1~15m/sec 범위를 측정하는 풍차 풍속계, 20m/sec 이상의 범위를 측정하는 Dines 풍력계, 그리고 Robinson 풍력계, 열선 기류계 등이 있다.

4. 복사열

(1) 복사열

복사열은 적외선에 의한 열이며 태양 에너지의 약 5%는 적외선이다. 발열체 주위나 직사광선 하에 있을 때, 실제기온과는 달리, 높은 온감을 느끼게 되는 현상으로 측정은 15~20분 동안 방치 후 한다. 복사열은 거리의 제곱에 반비례한다.

(2) 복사열 측정기의 종류

버넌(H. M. Vernon)이 고안한 흑구온도계(globe thermometer)가 있다.

3 온열지수

1. 쾌감대

기온과 기습의 관계를 Hill Shephard가 나타낸 것으로 무풍상태에서 안정 시에 보통 착의상태에서 쾌감을 느낄 수 있는 상태는 온도 17~18°C, 습도 60~65%일 때이고, 이러한 조건(온도와 습도는 상관관계가 있어서 가장 쾌감을 느낄 수 있는 범위 : 작업량, 기류, 습구온도와 상관관계)을 쾌감대(Comfort zone)라고 한다.

2. 감각온도

기온, 기습, 기류관계를 통하여 인체에 주는 온감을 말한다. 동일한 온감을 주는 습도 100%, 무풍 조건하에서 °F로 표시한다.

3. 불쾌지수(DI, discomfortable index)

J. F. Bosen이 제창한 것으로 기온과 기습 영향에 의하여 인체가 느끼는 불쾌감을 숫자로 표시해 기류, 복사열은 고려하지 않는다. 원래 기온의 변화에 따라 공장이나 사무실 등에서 전력 소모를 알기 위하여 사용하였다.

4. 지적온도

체온조절에 있어서 가장 적절한 온도이다. 즉, 기온과 기습, 기류 및 복사열에 의하여 이루어진 이상적인 온열조건을 말한다.

생리적 지적 조건은 인간이 최소 에너지 소모로 최대의 생리적 활동을 발휘할 수 있는 온도인데, 대개 16~20°C에 습도 40~70%를 말한다. 거실이나 사무실의 지적온도는 17~19°C, 침실의 지적온도는 14~16°C이다.

5. 기압

(1) 기압과 질병의 관계

기온, 가스, 증기, 먼지 등을 측정할 때 가점 공기의 용적을 표준 상태(0°C, 760mmHg)로 환산하는 데 필요한 계수이다. 기압과 질병의 관계를 보면, 이상 저기압 시에 항공병과 고산병이 있고, 이상 고기압 시 체액 및 지방 조직에 질소 기포가 증가해서 잠수부들에게 나타나는 잠함병이 있다.

(2) 기압계의 종류

수은 측정계와 아네로이드 기압계 등이 있다. 수심 10.36m(33 feet) 하강함에 따라 1기압씩 증가한다.

4 빛과 위생

태양의 방사 에너지는 적외선이 52%, 가시광선이 34%, 자외선이 5%를 각각 차지한다.

1. 적외선

적외선은 파장 7,800Å이고 열선으로 운동 에너지와 조직온도를 상승시키며, 피부투과력이 높다. 강한 열선으로 용접공, 야금공, 유리공업 종사자들에게 백내장을 유발하는 원인이 된다. 피부장해를 일으켜 충혈, 혈관확장, 괴사, 화상 등을 야기한다.

눈의 장해를 일으키기도 하는데 14,000Å같은 장파장에 노출되면 각막 손상이나 백내장의 원인이 되기도 한다. 두부장해로는 두통이 있고, 뇌온상승으로 인한 일사병의 원인이 되기도 한다.

2. 가시광선

가시광선은 파장 4,000~7,000Å으로 명암과 색깔을 구분하는 눈의 망막을 자극한다. 눈은 0.5Lux~10,000Lux에 순응하며, 물체를 식별하는 데 적당한 조명도는 100~1,000Lux이다. 특히 100Lux 이상임을 기억해야 한다. **적색은 온감을, 청색은 냉감을, 검은색은 안락감을** 느끼게 한다. 조명 부족은 작업능률 저하, 시력저하, 안정피로, 안구 진탕증 등의 원인이 된다. 그리고 조명과다는 시력 장애, 시야 협착, 망막 변성 등의 원인이 된다.

3. 자외선(Ultra violet, UV)

자외선은 4,000Å 이하이고, 파장이 짧아 강한 살균력(2,920~3,150)을 나타낸다. 피부암이나 피부색소(melanin) 침착의 원인이 되고, 비타민 D를 생성하여 구루병을 예방하기도 한다. 칼슘(Ca)의 대사 기능을 하기도 한다.

제2장 대기환경과 위생

1 대기와 기상

1. 대기환경과 오염

대기오염의 수직구조는 대류권(0~11km), 성층권(11~50km), 중간권(50~80km), 열권(80~500km)으로 이루어져 있다. 지상 25km 지역은 오존밀도가 최대인 지역이고, 지상 12km 이내의 대류권 지역은 대기오염이 발생하는 구간이다.

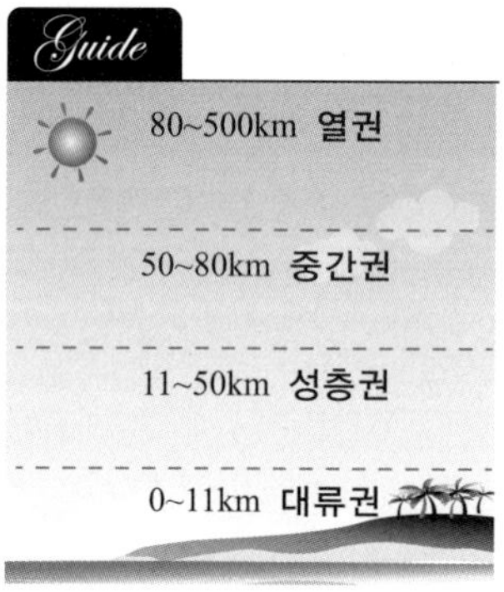

지상 12km 이하의 대기권에서 기온은 지상 100m 마다 0.6~1.0°C 정도씩 낮아진다.

성층권에서는 고도에 따라 높아져서 50km에서는 0°C가 된다. 대기 중 습도는 성층권 즉, 지상 50km 이하에서만 존재하지만, 주로 대류권, 즉 지상 12km 이하에 다량 존재하여 구름을 형성한다.

기습은 낮에는 태양열을 흡수해 대지의 과열을 막고 밤에는 지열복사를 차단하여 기후를 완화하는 작용을 한다.

(1) 기온역전(Temperature Inversion)

오염물질의 수직 운반 작용을 말하는데, 상부의 온도가 하부의 온도보다 높을 때 일어나며 복사형 역전과 침강성 역전이 있다.

① **복사성 역전** : 바람이 없고 맑게 갠 밤에 발생하고 밤에 지열의 재복사에 의한 손실에 기인하며 지표의 복사냉각으로 발생한다. 주로 겨울철에 일어나는 것이 특징이다.

② **침강성 역전** : 고기압권에서 상부 공기의 침강에 의한 단열압축으로 기온상승이 일어나는 것으로, 온난한 기단 아래로 해풍이 불어와 형성되고, 상층 온난공기와 하부 한랭공기가 원인이 된다. 1954년 이후의 로스앤젤레스 대기오염이 대표적인 경우가 된다.

(2) 열대야(State of Tropical Night)

여름밤의 기온이 25°C 이상이 되는 현상이다. 불면증, 불쾌감,

피로감을 증대시킨다. '열대야증후군' 은 더위로 인한 수면 부족 증후군을 뜻한다.

(3) 엘니뇨(El Nino)

해수면 온도가 평면보다 0.5℃ 이상이 되는 현상으로 6개월 동안 지속되는 이상고온 현상이고, 남아메리카 페루지역에 형성되며, 따뜻한 해류가 크리스마스 전후에 발생한다고 하여 '신의 아들' 이란 뜻의 스페인어인 엘니뇨라고 부른다. 엘니뇨가 발생하면 평년보다 5℃ 이상이 되기도 한다.

(4) 라니냐(La Nina)

해수면 온도가 평면보다 0.5℃ 이하 지속되는 이상저온 현상으로, 적도무역풍으로 차가운 바닷물이 솟아오르는 현상이며, '여자 아이' 라는 뜻의 스페인어인 라니냐라고 부른다. 라니냐가 발생하면 평년보다 5℃ 이하가 되기도 한다.

(5) 열섬효과(Heat Island Effect)

대도시가 시골보다 온도가 2~5℃ 높은 것으로, 연료소비로 인한 막대한 양의 방출열과 건물 및 시가지의 축적된 열이 교외 지역보다 도시지역을 더 가열하는 현상이다.

즉, 직경 10km 이상의 도시지역에서 잘 나타나는 현상이다. 물 증발에 의한 열소비가 적으며 바람이 적을 때, 여름부터 초가을 저녁에 주로 발생한다.

(6) 일교차와 연교차

최저 기온은 일출 30분 전이고 최고 기온은 오후 2시경으로 그 온도의 차를 일교차라고 하고, 또한 연중 최고와 최저의 기온을 연교차라고 한다.

2. 대기오염의 영향

(1) 인체에 미치는 영향

폐 자극 물질인 질소화합물이나 황화합물과 전신 중독을 일으키는 물질인 납, 카드뮴, 수은 등, 그리고 발암물질인 석면, 니켈, 크롬, 비소, 벤조피렌(benzopyrene) 등에 의한다.

(2) 식물에 미치는 영향

햇빛이 강한 낮이나 습도가 높은 날에 피해가 크다. 식물에 피해를 많이 주는 유해가스 순서는 $HF > SO_2 > NO_2 > CO > CO_2$ 순이고, 장미, 보리, 침엽수가 특히 민감하다.

(3) 동물에 미치는 영향

불소에 의해 소와 양의 치아가 손상을 받는 것이 대표적인 것이다. 대기오염에 둔감하여 동물에 피해를 입히는 대기오염 물질은 불소, 비소, 납, 몰리브덴, 아황산가스 등이다.

(4) 재산에 미치는 영향

아황산가스나 황화수소 등이 금속을 부식시키고, 매연이나 타르 등이 건축물을 퇴색시키며, 도료의 색을 변색시킨다. 아황산가스는 가죽제품을 약화시키며, 섬유제품의 인장력을 감소시킨다. 오존은 고무제품의 균열 및 노화를 일으키고, 자동차의 타이어와 전선 등에 피해를 준다.

대기오염은 식물(SO_2)과 금속(SO_2), 건물(CO_2), 동물(F), 자동차(CO)에 피해를 입힌다. 자동차의 배기가스 피해는 공전 시(CO), 감속 시(HC), 가속 시(NO) 등에 피해를 주고 있다. 동물에 미치는 영향으로는 불소에 오염된 목초 먹은 가축에 불소증을 유발하고, 경제적 손실로는 금속제품과 건축물의 부식, 의복, 주택, 차량 세탁, 도색 등에 큰 손실을 일으킨다.

2 대기오염

1. 대기오염 물질

(1) 대기오염원

외기 중 가스에 의해 자극되어 인간, 식물, 동물, 재산상 피해를 주는 상태이다.
자연 발생원인 화산, 유성, 지진, 낙뢰, 유기물의 부패, 해염 등과 인공 오염원인 난방시설, 자동차, 산업장, 화력발전, 가정 난방 등이 있다.

(2) 발생원에 따른 대기오염 물질의 종류

1차성 오염물질은 각종 발생원으로부터 대기 중 배출되는 가스나 분진 및 미립자 상의 물질로 입자상 물질과 가스상 물질이 있다.

① 입자상 물질 : 연무질, 매연, 미스트, 증기, 분진, 연무, 흄 등이 있다. 연무질(에어로졸, aerosol)은 고체 또는 액체의 미세입자가 공중에 분산된 운상(clouds) 형태의 것이고, 매연(smoke)은 연소 시 불완전 연소에 의해 타지 않고 남은 고체물질인 미세한 입자상 물질이며, 미스트(액적, 박무, mist)는 공중에 부유하는 액체 미립자이고 시정 거리 1 km 이상이다.

- 증기(vapor) : 열 에너지에 기인하는 휘발성 액체, 고체, 가스상 물질로 물질 고유의 증기압에 좌우된다.
- 분진(dust) : 공기 중에 비산하는 고체입자로서 섬유 분, 토양, 모래, 광석에서 유래한다.
- 연무(haze) : 분진이 물방울 상의 미립자와 혼합된 상태에서 공기 중에 부유하는 것이다.
- 퓸(fume) : 금속의 연소 또는 가열 등에 의해 기체화한 미립자이다.

② 가스상 물질 : NH_3, CO, HCl, Cl_2, SOx, NOx, CS_2, HCHO, H_2S, F_2, C_6H_6, Br_2 등이 있다.

2차성 오염물질은 광화학적 smog, 즉 1차성 오염 물질 간의 상호작용, 대기 성분과의 반응, 태양 에너지 특히 자외선에 의한 광화학적 반응에 의하여 오염물질이 변형된 것이다.

(3) 성상에 따른 대기 오염물질의 종류

① 매연(Smoke)[연기, 검댕(Soot)]

발생원은 디젤엔진, 교통기관, 화석연료, 석탄, 중유 등이다. 생리적 영향으로는 유리 탄소입자의 장기 대량 흡입으로 진폐를 발생시키며, 방지 대책은 연소 장치 뒤에 전기 집진기를 설치한다. 그 밖에 중력집진, 전기집진, 원심력집진, 세정집진 등이 있다.

매연측정은 Ringelman smoke chart에 의하여 실시한다. 3.3m 거리에서 연기 농도와 비교하는 것이다.

② 분진(Dust)

발생원은 채광, 채석장, 공장작업, 건설현장, 쓰레기소각장, 자동차 등이다. 10m 이상 크기는 강하분진으로 Deposit gauge에 의해 측정하며, 단위는 ton/km/month 이다. 10m 이하 크기는 부유분진으로 low high volume air sampler, impinger, 그리고 Digital dust meter로 각각 측정하며 단위는 mg/m^3 또는 $\mu g/m^3$이다. 생리적 영향은 폐포 내의 침착으로 진폐증, 폐섬유증, 석면폐증 등을 유발한다.

0.5~5m의 크기는 규폐증 (SiO_2)을 유발하여 호흡기 질환으로 기침과 가래를 동반한다.

③ 황산화물(SOx)

발생원은 함유 황광석 정련, 황산 제조공장, 화산 분화 시, 석탄과 경유 사용 교통기관, 석유 연소 때 SO_2, SO_3 등이 발생한다. 이들은 금속 부식문제를 야기한다.

인체의 영향으로는 급만성 기관지염, 폐렴, 천식, 폐섬유증, 폐기종, 요의 산성화, 호흡 곤란, 상기도 자극 등이다. 식물의 영향으로는 식물의 CO_2 입구인 기공을 막아 조직을 파괴한다. 보리, 코스모스, 소나무 등에서 일어난다.

대책으로는 저유황 연료의 사용, 중유의 사전 탈황 시설, 배기가스의 SO_2 제거, 높은 굴뚝에 의한 희석 확산 등이 있다. 환경기준은 0.02mg/L이고, 배출구 허용농도는 1,800mg/L이다.

④ 질소화합물(NOx)

발생원은 자동차 배기가스, 석탄, 보일러 석유의 고온 연소 때 등이다. 생리적 영향은 중추신경마비, 눈, 코 자극, 폐 충혈, 폐수종, 카타르성 기관지염 등이다. 대책으로는 연소 조작의 제어, 배기가스 처리, 자동차 배기가스 제어, 배기가스의 재순환에 따른 완전연소 등이 있다.

⑤ CO 및 CO_2

발생원은 코크스 연소로, 제철, 석유화학, 암모니아제조소, 자동차 가스 등이다. 생리적 영향을 보면, CO와 Hb의 결합으로 HbCO를 생성하여 혈중 O_2 부족을 초래한다.

즉, 중추신경과 심장기능에 피해를 주는데, Hb와의 결합력이 O_2보다 250배나 강하다. CO_2는 공기 중 0.03%가 존재한다. 실내 공기 오염지표로서 3% 이상 시에 불쾌감을 주고, 7% 이상 시에 호흡 곤란을 일으키며, 10% 이상 시에는 질식사 할 수도 있다.

(4) 식물에 피해를 주는 유해가스 순서

$HF > SO_2 > NO_2 > CO > CO_2$ 순이다. 장미, 보리, 침엽수가 특히 민감하다.

(5) 온실효과(green house effect)

CO_2가 자외선을 흡수함으로써 지표에서 대기로의 에너지 방출은 일어나지 않고 태양에서 지구로 오는 에너지는 계속 증가해 지구 위에 뚜껑을 덮은 것처럼 지표부근의 대기온도가 점점 상승하는 효과를 말한다. 즉, 대기 중 CO_2의 적외선 흡수작용에 의해 대기의 온도가 증가하는 현상이다. 온실효과 기여도는 CO_2가 66%, CFC가 8%, N_2O가 3%, 기타 8% 등이다.

(6) 산성비(acid rain)

pH 5.6 이하의 빗물을 지칭한다. 대기환경 중 NOx, SOx, COx 등이 O_2나 H_2O와 결합하여 NO_3, SO_3, CO_3 상태로 빗물에 섞여 내리는 현상을 말한다. 피해로는 식물의 고사, 건물의 산화, 인체 탈모현상, 담수의 산성화로 생태계 파괴 등이 있다.

(7) 오존경보제

오존경보제는 대기 중 오존의 농도가 일정기준 이상 높게 나타났을 때에 경보를 발령함으로써 해당 지역 주민들의 건강과 생활환경 상의 피해를 최소화하기 위해 실시하는 제도이다. 발생원은 자동차 배기가스 및 공장배출가스 등에 함유된 질소산화물(NOx)이나 휘발성 유기화합물질(VOCs) 등이다.

발생과정은 바람이 거의 없는 상태에서 강한 태양 광선으로 인해 광화학 반응이 발생해 오존이 생성되며, 발생 시기는 강한 햇빛이 나고 맑은 여름철 오후 2~5시경에 많이 발생한다. 특히, 무풍 시에 다발한다.

(8) 광화학 산화물

발생원이 2차성 오염물질인 오존(O_3), PAN(peroxy acetyl nitrate)과 그 화합물 등이다. 심리적 영향은 눈에 대한 자극증상과 폐기능 장애인 폐기종이나 만성 폐질환 등이며, 이에 대한 대책은 자동차 배기가스의 NOx를 억제하는 것이다.

(9) 납(Pb)

발생원이 비행기, 자동차 배기가스, 건전지, 축전지, 인쇄, 안료, 에나멜, 페인트 등이다. 생리적 영향으로는 빈혈과 알킬납에 의한 중추신경계 장애로 실명, 사지경련, 뇌성마비, 그리고 조산, 유산, 불임증 등이다.

(10) 수은(Hg)

발생원이 안료나 페인트 같은 도료와 온도계 및 습도계 같은 계기 제조, 그리고 농약, 전기용품, 치과 아말감 등이다. 유기 수은에 의한 병으로는 언어장애, 난청, 보행장애, 운동장애, 지각장애, 정신장애를 일으키는 미나마타병이 있다.

(11) 카드뮴(Cd)

발생원이 카드뮴과 아연 정련공장, 도료, 축전지, 엔진, TV 부품공장 등이다. 생리적 영향은 급성 중독으로는 복통, 이질, 기관지염, 폐렴이다. 만성 중독은 폐기종, 감각마비, 동맥강화, 뼈조직 이상이 있다. 연골경화증의 증상이 있고, 뼈마디 등의 골 조직에 통증이 오고 아픈 이타이이타이 병이 카드뮴 중독 질병이다.

3 대기오염의 개선 대책

(1) 연소방법을 개선하는 방법

사용연료를 개선하는 탈황장치, 사용연료를 대체하여 저유황유, 도시가스를 쓰는 방법이 있다. 연소장치를 개선하여 완전연소하게 하고, 흡인 연소로 개발하는 방법도 있다.

(2) 오염물질 배출방법을 개선하는 방법

다운드래프트(down draft) 현상은 건물 높이의 2.5배 이상의 굴뚝을 설치하고, 다운 워시(down wash) 현상은 수직배출 속도를 굴뚝높이 풍속의 2배 이상이 되도록 설치하는 방법이다.

(3) 대기오염 물질을 제거하는 제진 방법

연소법 또는 반응 가스를 산이나 알칼리로 흡수하는 흡수법, 극미량 물질을 활성탄이나 실리카겔에 의해 흡착하는 흡착법, 진공병에 의해 포집하는 포집법 등이 있다.

(4) 자동차 배기가스를 제거하는 법

불완전 및 미연소 물질을 완전 연소시키는 재연소 장치가 있고, 배기 중의 HC와 CO를 이산화탄소와 물로 바꾸는 전환촉매변환기가 있다.

(5) 입자상 물질을 제거하는 집진기들

① 중력집진기 : 중력에 의한 침강을 이용하여 10~20υm 이상 입자에 적용한다.

② 원심집진기(cyclon) : 원심력을 이용하여 포집하는 5~10υm 입자에 적용한다.

③ 습식세정집진기(scrubber) : 액적이나 액막의 입자를 충돌시키는 부착력을 이용한다.

④ 여과 필터(bag filter) : 미세섬유질을 재료로 한 여과지로 제거하여 0.3υm 이상에 적용한다.

⑤ 전기집진기(cottrell) : 코로나 방전으로 입자를 하전시켜 반대 전하인 포집기의 표면에 흡입시킨다.

⑥ 음파집진기 : 음파 진동으로 입자를 공진시켜 상호 충돌하는 작용으로 응집한 후에 집진한다.

제3장 수질환경과 위생

1 물의 특성

1. 수질

(1) 물의 순환

물은 강수, 강설, 지하침투, 지상유출, 대기증발 등의 자연현상에 의하여 순환된다. 97%가 해수이고, 3%는 담수이다.

(2) 수원의 종류 및 특성

물에는 천수(또는 우수, 빗물, rain water), 지표수, 지하수, 심층수 등이 있다.

> Guide
>
> *** 물의 분류**
> ① 천수(빗물)
> ② 지표수
> ③ 지하수
> ④ 복류수

① 천수(또는 우수, 빗물, rain water)

지표수가 증발하여 응축된 것으로 비, 눈, 우박 등으로 강하 시에 매연, 진개, 가스, 세균 미생물 등을 함유한다. 특히 산성비(acid rain)는 pH 5.6 이하의 빗물을 말한다.

② 지표수(Surface Water)

하천수, 호소수, 저수지수 등 세 가지가 있다. 유기물질, 미생물, 탁도, 용존산소, 기후 변화가 많다. 경도, 철, 망간 등은 적은 연수이다. 오염 기회는 많아 위생상 주의를 요한다. 이 중 호소수는 조류 번식이 있어 맛과 냄새가 있으며, 이는 정수 능률 감소의 원인이 되고 있다.

③ 지하수(Ground Water)

지하 3m 이하의 천층수, 지하 10m 이상의 심층수, 그리고 지하 100m 이상의 관정수로 이루어져 있다. 유기물과 미생물의 오염 기회가 적고, 탁도는 낮으나 지질의 영향으로 용해성 물질이 많으며, 경도가 높다. 무기물 용존량이 많고, 용존산소량이 적으며 위생적으로 깨끗한 편이다. 단점은 지질 구조가 불완전한 곳에는 오수 침입의 우려가 있다.

④ 복류수(River Water)

하천의 밑과 옆 부분이 자갈과 모래로 되었을 때, 부근 지층 내에 침투하여 존재하는 물로서 **지표수와 지하수의 중간 성질**을 갖는다. 지표수에 비하여 탁도가 낮아 수질이 양호하다.

2. 수원

Guide

수원의 종류에는 지표수, 지하수, 복류수, 용천수 등이 있다.

우물에는 천정, 관정, 심정 등이 있다. 천정의 오염 보호책으로는 위치 선정인데 오염원으로부터 가능한 한 멀리, 즉 상부 20m 이상의 위치에 선정하는 것이 중요하다. 관정은 지하 함수층까지 관을 주입해 지하층의 수원을 확보하는 방법이다.

타 수원보다 안전하고 수위 및 수량이 안정되어 있으나 작업 중 폐공으로 인한 수질오염이 우려된다. 한편 심정은 지하 10m 이상의 우물을 말하며, 천정보다 안정도가 있는 우물이 된다.

간이상수도는 상수시설이 없는 농어촌 지역에서 비위생적인 식수를 안전하고 편리하게 공급하는 부락단위별 급수시설이다.

수원시설의 형태에는 자연 유하식, 양수식, 압축 송수식 등이 있다. 자연 유하식은 수원이 가정 급수전보다 높이 있을 때, 양수식은 수원이 가정 수도전보다 낮게 있을 때, 압축 송수식은 수원이 가정 수도전보다 낮게 되었는데 자동펌프로 급수 형태를 취할 때이다.

3. 물의 자정작용(Autopurification)

Guide

*** 물의 자정작용**

① 희석작용
② 침전작용
③ 자외선(일광)에 대한 살균작용
④ 산화작용
⑤ 수중생물에 의한 살균작용

희석, 침전, 폭기, 여과, 흡착, 일광, 응집 등의 물리적 작용, 산화와 환원 및 응집 등의 화학적 작용, 그리고 먹이연쇄(food chain)에 의해 정화되는 생물학적 작용이 있다.

생물학적 작용의 경우에는 자정작용을 지배하는 환경 조건으로 광합성 작용에 영향을 미치는 pH, 온도, 햇빛, 용존 산소 등이 있다.

2 급수위생

공기 없는 곳에 생명체가 존재할 수 없는 것 같이 물 없는 곳에도 생명체는 존재할 수 없으므로 물은 모든 생물체의 생존에 없어서는 안 되는 절대적 요소이다. 물은 음식의 소화, 운반, 영양분의 흡수, 노폐물의 배설, 호흡, 순환, 체온조절 등의 생리적 작용을 한다.

성인의 경우는 하루에 2.0~2.5L가 필요하다. 인체의 수분은 10%를 상실하면 생리적 이상이 오고, 20% 이상을 상실하면 생명이 위험하다. 물은 세포 형성 및 활동 유지에 필요하고 체중의 60~70%(40% 세포, 20% 조직, 5% 혈액)를 구성하고 있으며, 생리적 작용에 관여한다. 생활 문화에서는 음용수, 세면, 청소, 살수, 냉난방, 의류, 소화, 오락 등 다양한 방면에서 활용되고 있다.

1. 물과 질병

(1) 수인성 감염성 질환(water borne disease)

장티푸스, 파라티푸스, 이질, 콜레라, 유행성 간염 등을 지칭하는 것으로서 오염수계에 따라 폭발적으로 발생하고 2~3시간 내에 빠르게 전파된다. 그 특징들을 보면, 발생지역이 음료수 사용 구역과 동일하다는 것과 발생률은 높으나 이환율과 치명률 및 발병률은 낮다는 점, 그리고 2차 감염률이 낮으며, 다수 집단이 폭발적으로 발생하는 특징이 있다.

음료수 중에서 동일한 병원체가 검출되고, 일반적으로는 성별과 연령별 · 직업별 차이가 없다는 특징이 있다. 음료수의 사용을 중지하면 개선된다. 이때, 환자 발생률이 감소 또는 중단되며, 계절에 관계없이 발생하는데, 굳이 따지자면 특히 물을 많이 이용하는 여름에 발생률이 높다고 할 수 있다. 여과 및 염소소독에 의해서 환자 발생을 크게 줄일 수 있다.

2. 물의 기능

물은 기생충 질병 원인체의 서식 장소로서의 기능을 한다. 페디스토마, 간디스토마, 주혈흡충 등의 서식처가 되기도 한다. 물은 중금속 물질의 소재지 기능도 한다. 농약, 시안, 수은, 카드뮴 등이 해당된다.

급만성 질환을 전파시키는 기능도 하는 물은, 그 가운데 불소(Fluoride)가 0.8mg/L 이하이면 충치를 유발하고, 1.5mg/L 이상이면 반상치를 유발한다. 요오드(Iode) 성분이 많으면 갑상선종을 일으키기도 하며, 질소가 10mg/L 이상이 되면 몸에 들어가서 아질산염(NO_3^-) 상태가 되어 청색아증(blue baby)의 원인이 되기도 한다.

계면활성제인 ABS(alkyl benzene sulfonate) 성분이 1.0mg/L 이상이면 거품을 일으키고, 분해가 곤란하게 되어 수질오염의 주범이 된다.

(1) 수도열(Water Fever)

장티푸스와 관계없이 단지 수돗물에 있는 대장균과 잡균만에 의해서 일어나는 발열현상을 말한다. 이는 1926년 독일 하노버시(Hannover city)에서 발생한 장티푸스 환자 2,500명이 발생하기 전에 그의 10배에 달하는 발열성 설사 환자가 이미 발생했는데, 이를 조사하는 과정에서 나타난 현상이다. 즉, 물은 수도열의 원인이 되기도 한다는 것이다.

(2) 밀스 라인케 현상(Mills-Reinke phenomenon)

물의 여과 및 소독으로 인한 환자의 감소현상, 즉 수인성 감염병 감소 현상을 말한다. 이는 1893년 독일의 Mills가 물의 여과급수로 장티푸스 환자의 사망률이 일반 환자의 사망률보다 감소되었다는 것과 Reinke가 Elbe강에서 물을 여과하여 급수하였더니 Hamburg 시민들이 물의 급수로 인해 일반 환자의 사망률이 감소되었다는 데서 이렇게 불린다.

3. 물의 소독

소독의 종류에는 자비법, 오존법, 자외선법, 염소처리법 등이 있다.

(1) 자비법

가정에서 사용하나, 대량소독은 곤란하다. 100°C에서 30분간 가열하는 것이다.

(2) 오존법

오존의 산화력을 이용하는 것인데 침전물이 없고, 맛과 냄새 및 잔류성이 없다. 그러나 전력소모가 커서 비경제적인 것이 단점이다.

(3) 자외선법

자외선법은 200~300nm의 파장 자외선, 즉 2,500~2,800 Å의 파장을 이용한다. 특히 254nm의 파장이 가장 많이 쓰인다. 하지만, 염소처리법이 가장 유효하고 널리 보급되어 있다.

(4) 이온처리법

음이온의 소독효력은 속효성이 아니지만, 0.04~0.1ppm의 농도로 상당히 효과가 있다.

(5) 염소처리법

① 장점 : 강한 산화력과 살균력을 갖고 있으며 가격이 저렴하고, 잔류효과가 크다. 그리고 강한 소독력을 갖으면서도 조작이 간단하다.
② 단점 : 강한 냄새가 있고, 트리할로메탄과 같은 발암물질이 생길 수 있으며, 타물질에 의한 취미를 강하게 일으킨다. 특히 페놀 유입 시 염소화합물을 생성하게 된다.

[부활현상(after growth)] Check point

물을 소독하면 일부 영양균만 사멸하고 천적이 죽었다가 아포균이 다시 살아나는 현상을 말하는데, 이렇게 되면 그 이전보다도 세균이 더 많이 증식하게 되는 현상을 말한다. 다시 말해서 일단 감퇴된 세균수가 다시 많이 증식하는 현상이다. 부활현상으로 인해 잔류염소가 존재하여야 되는데, 불연속점 염소소독(break point chlorination)이 중요시 되는 이유가 바로 이것이다.

4. 물 소요량

물의 생리적 요구량은 하루 1일 2~3L이고, 10% 감소 때 인체에 이상 상태가 감지되며, 20~30% 감소 시에 탈수로 인하여 생명이 위험할 수도 있나. 생활용수 필요량은 생활 정도에 따라 다른데,

농어촌 지역에서는 평균 1일 330L, 도심지역에서는 평균 1일 450L가 필요하다.

5. 정수처리

도시 우물은 변소, 하수, 폐수 등과 근접하여 오염의 위험성이 크다. 그러므로 인구가 조밀한 도시에서는 대량공급을 위해 정수처리가 필요하다. 또한, 도시 우물은 도시발전을 위해 필요하다. 이는, 일상 생활용수, 공업용수, 소화기 용수, 오락용수 등을 위한 것이 된다.

이러한 도시 우물의 공급원이다. 도시의 동맥인 **'상수도'**는 취수, 도수, 정수, 송수, 배수, 급수 등의 과정을 거치게 된다. 이 중 정수과정이 가장 중요하다. 정수과정의 일반적인 공정에는 응집, 침전, 폭기, 여과, 소독 등이 있다.

(1) 정수과정

1) 침전

침전에는 보통침전과 약품침전이 있다.

① **보통침전**(단독침전)

② **약품침전**(응집침전) : 물에 화학약품을 주입하여 물속의 콜로이드 미세 부유물질과 세균 일부용해성 물질을 불용성 응고로 만들어 흡착 침전한다. 색도, 탁도, 부유물질, 세균 등이 제거되는 효과가 있다.

2) 폭기

수질을 개선하기 위해 물과 공기를 밀접하게 접촉시키는 방법으로 맛과 냄새를 제거하고 고온의 깊은 지하수를 냉각시킨다.

3) 여과

여과는 기계적인 작용으로 모래와 모래 사이의 간격보다 큰 부유물질을 제거한다. 영국식 여과법이라고 불리는 완속사 여과법과 급속사 여과법이라고 불리는 미국식 여과법이 있다.

① 영국식 여과법

영국식 여과법은 여과사의 분포도가 2.3~3.5mm, 즉 모래를

체에 걸렀을 때에 그 모래 중량의 60%가 통과할 수 있는 체 눈의 크기를 유효 사립도로 제거한 값이고, 3~9m/day의 여과속도를 사용한다. 영국식 여과법은 세균 제거 효율이 우수하다(98~98.5%).

② 미국식 여과법

미국식 여과법은 인공적 여과막을 통한 물리적 작용에 의하여 정화하는데, 여과속도는 50~200m/day이다. 급속사 여과법이 적당한 경우는 원수의 탁도와 색도가 높은 경우와 원수에 철분과 조류가 많을 경우, 그리고 동계에 수면동결이 쉬운 경우 등이다.

완속여과법과 급속여과법

구 분	완속여과법	급속여과법
예비 처리	보통 침전	약품 침전
여과 속도	3~9m/day	50~200m/day
생물막 제거	사면대치	역류세척
탁도 색도 높은 물	좋지않다	좋다
조류 발생 쉬운 곳	좋지않다	좋다
수면 동결 쉬운 곳	좋지않다	좋다
소요 면적	많다	적다
건설비	많다	적다
유지비	적다	많다

염소소독에서 급수전의 유리잔류염소 농도는 4.0mg/L 이하를 유지해야 된다. 또한, 불소 함량이 0.8mg/L 이하이면 우식치 또는 충치가 발생하므로 불소를 더 주입해야 하고, 불소 함량이 1.5mg/L 이상이면 반상치를 유발하므로 불소를 제거해야만 한다.

불소 함량이 적어서 발생하는 우식치 또는 충치는 주로 8~9세까지의 어린아이에게 많이 발생한다.

4) 우식치

상아질의 손상에 의한 치아의 파괴현상이다. 반상치란 치아에 처음 백반이 생기고, 차츰 커져서 갈색 또는 흑색 반점이 되며 법랑질이 침식되어 쓸 수 없게 되는 질병이다.

(2) 특수 정수처리

경수의 결점은 비누 소비가 늘고, 피부를 거칠게 하며, 도자기 색을 변화시키고, 보일러에 열손실을 가하며, scale을 형성하는 점 등이다. 이러한 경수를 연수로 만드는 방법에는 가열법, 석회소다법, 이온교환법 등이 있다.

철은 물을 붉게 만들어 적수로 만들고, 망간은 물을 검게 하여 흑수로 만들기 때문에 철분을 제거하는 제철법과 망간을 제거하는 제망간법을 실시한다. 맛이나 냄새를 유발해 세탁물을 착색시키고, 공업용수로 부적당하게 만드는 철분의 피해를 없애는 제철법은 폭기법에 의하여 수산화 제2철로 철분을 침전시켜 제거하는 것이다.

또 철분함유물과 똑같이 맛이나 냄새를 유발해 세탁물에 착색시키며, 수도관 중의 침전물을 생성하는 망간함유 물은 폭기법에 의하여 수산화망간을 침전시키는 제망간법에 의해 정수시킨다. 한편, 지하수에서는 철 박테리아에 의하여 철관 부식 및 폐쇄가 일어나기도 한다.

물의 맛과 냄새를 혼탁하게 하는 조류는 여과 막을 폐쇄시켜 여과효율을 저하시키는데, 특히 갈수기에 심하다. 이러한 조류(algae)의 피해를 없애는 조류 제거법에는 황산동을 주입해야 한다. 0.2~1.5 mg/L 범위가 적당하다. 초과하면 구리 독성을 유발하게 되어 인체에 유해하다. 구리의 수질기준은 1.0mg/L이다.

냄새, 맛, 색도에서 냄새는 각종 불순물에 기인한다. 맛은 알카리염류 등의 무기성 및 유기성 용해물질에 기인하며, 색도는 용해성 불순물과 부유물질에 기인한다. 그러므로 폭기법, 오존법, 약품침전법, 염소처리법, 여과법, 자비법, 활성탄법 등에 의해 제거한다.

6. 먹는물 수질관리

먹는물이란 먹는물 관리법상의 규정에 따른다. 즉 먹는물이란 자연 상태의 물을 먹기에 적합하도록 처리한 수돗물과 먹는샘물 및 먹는 해양심층수 등을 총칭하는 말이다.

염소소독으로는 액화염소나 표백분 및 이산화염소 등을 살균소독제로 사용하도록 규정하고, 유리잔류염소 농도를 0.2 mg/L로 유지하도록 규정하고 있다. 염소소독의 장단점을 보면, 소독력이 강하고, 잔류효과가 강하며, 조작이 간편하고 경제적이라는 점 등이다.

물에 ammonia와 같은 오염물질이 함유된 때는 증가한 잔류염소가 어느 점에서 하강하기 시작하여 잔류염소가 제로에 가깝게 내려갔다가 다시 증가하는데, 이 곡선 중에서 결합잔류염소의 최하강점을 불연속점이라고 한다. 불연속점 이상 염소가 주입되어 소독작용을 하는 것을 불연속점 염소처리라고 한다. 또한 불연속점 이전까지 소요되는 염소량을 그 물의 염소 요구량이라 한다.

3 수질오염관리

1. 수질오염

(1) 수질오염의 특징

① 대도시나 공업도시의 하천오염도가 매우 높아지고 있다.
② 오염물질의 종류가 다양하고 복잡해지고 있다.
③ 오염이 점차로 지방으로 확대되어 가고 있다.
④ 해역오염이 증가하고 있다.

(2) 수질오염원

수질오염의 발생원은 점오염원과 비점오염원으로 분류할 수 있다.

1) 점오염원(점배출원)

일정한 장소에서 배출되는 오염원을 의미한다.
① 산업폐수
② 도시하수
③ 분뇨 및 축산폐수
④ 발전소로부터 배출되는 냉각수 등

2) 비점오염원

일정한 장소없이 배출되는 오염원을 뜻한다.

① 농경지로부터의 배수
② 거리청소로 인한 배수
③ 폭우로 인한 배수 등

(3) 수질오염 물질

① **병원체** : 병원폐수, 가정 오수 및 도시하수, 동물 배설물 등
② **부영양화물질** : 가정하수, 분뇨처리장, 도축장, 양조장, 펄프 공장의 하수 등
③ **용존산소를 감소시키는 물질** : 가정하수, 동물배설물, 공장폐수 등
④ **자정작용 저해물질** : 광산폐수, 각종 세조업, 석유공업, 농업등에서 배출되는 광물질, 무기화합물, 금속물질, 농약 등
⑤ **인체, 수중생물, 어패류에 유해한 물질** : 산업폐수, 중성 및 합성세제, 농약 등
⑥ **부식력 증가물질** : 산업장 폐수 및 광산물질 등
⑦ **특정수질 유해물질(수질 및 생태계 보전에 관한 법률시행규칙 제4조)**

- 구리(동) 및 그 화합물
- 1,1-디클로로에틸렌
- 수은 및 그 화합물
- 시안화물
- 클로로폼
- 카드뮴 및 그 화합물
- 테트라클로로에틸렌
- 디클로로메탄
- 폴리크로리네이티드바이페닐
- 셀레늄과 그 화합물
- 아크릴로니트릴
- 비스(2-에틸헥실)프탈레이트
- 납(연) 및 그 화합물
- 비소 및 그 화합물
- 1,1-디클로로에탄
- 유기인화합물
- 6가크롬화합물
- 1,4-다이옥신
- 트리클로로에틸렌
- 페놀류
- 염화비닐
- 벤젠
- 사염화탄소
- 브로모포름

(5) 수질오염의 영향

1) 인체에 대한 영향

① 미나마타병(Minamata disease)

1953년부터 1979년까지 일본의 미나마타 시에서 발병한 환자 1,583명 가운데 284명이 사망하여 그 원인을 조사한 결과, 인근 도시의 공장에서 흘러나온 Methy1 수은폐수에 오염된 어패류를 먹은 사람들에게서 발병된 것이 확인되었다. 그래서 이를 미나마타병이라고 하였다. 수은은 뇌나 중추신경계에 영향을 주어 신경마비를 일으키고 언어장애, 시청각기능장애, 팔다리나 입술 등에 통증 · 두통 · 시력의 약화 등을 일으킨다.

② 이타이이타이병(Itai-Itai disease)

1929년경부터 1946년까지 일본 토야마현에 있는 미쯔이 아연 제련공장에서 버린 폐광석에 함유된 카드뮴이 지하수와 지표수에 오염되어 이 물을 사용한 농산물(쌀, 대두 등)에 카드뮴이 축적되어 이것을 섭취한 사람들에게 카드뮴 중독증상을 일으켜 258명의 환자가 발생하여 128명이 사망하였다.

이 병은 전신권태, 피로감, 신장기능장애, 요통, 골연화증, 보행곤란, 심한 전신통증 등을 일으키는 질병이다(Itai-Itai : 통증을 호소하는 일본 지방 방언 소리).

2) 경제적 손실

① 오염수가 농지의 토양성분을 변화시키는 간접피해의 경우와 직접 농작물에 접촉해서 피해를 입히는 경우가 있다.

② 수질오염에 의한 수산업의 피해는 유기물량이 농후하여 수중의 DO를 감소시켜 수중생물이 서식할 수 없게 되는 경우와 유독물질에 의하여 수질오염이 일어나 어패류에 직접 어독을 일으키는 경우 등이 있다.

일반적으로 물고기의 서식을 위해서는 BOD 5 mg/L 이하, DO 5 mg/L 이상이 필요하며, 연어나 송어와 같은 청수역의 어류는 산란기에는 BOD : 2~3 mg/L 이하, DO : 6~7 mg/L 이상이 필요한 것으로 알려져 있다.

3) 상수원의 오염

유기물이 많은 유기폐수, 시안, 카드뮴, 크롬, 수은, 페놀, 납 등과 같은 유독물질에 의한 상수원의 오염은 보건상 크나큰 문제이다.

4) 생태계의 파괴

양조장 · 도축장 · 피혁공장 등에서 유출되는 유기폐수는 수중의 용존산소를 감소시키고, 부영양화를 촉진하며, 자정작용을 저해하고 악취를 발생시켜서 생태계를 파괴시킨다.

2. 수질오염의 종류

(1) 도시하수

도시하수는 도시를 형성하고 있는 주거지역과 산업지역에서 배출되는 생활하수와 분뇨 등이 주 오염물로서 유기고형물의 함유량이 높다. 세탁 폐수에서 배출되는 합성세제에는 ABS와 LAS가 많은 것이 문제되고 있다.

(2) 공장폐수

공장폐수는 공장의 생산 공정인 냉각, 세정, 침전, 화학처리 등의 공정에서 쓰고 버리는 물로서 화학물질과 중금속류를 다량 함유하고 있다.

전기화학 공업 폐액의 경우에 금속 정련, 전지, 도금 공업에서 배출되므로 6가 크롬(Cr^{6+})과 같은 유독성 무기물질이 배출되어 문제된다. 그리고 농약류 폐액의 경우는 수은, 유기염소제, 제초제, PCB 등의 오염이 문제이다.

특성별로 보면, BOD 높은 폐수는 양조장과 식품제조니 펄프 및 직물공장에서, SS 높은 폐수는 양조장과 펄프 공장과 제지 및 피혁 공장에서, COD 높은 폐수는 화학공장과 석유정제 공장에서 각각 배출되고 있다. 다음은 중금속에 의한 오염에서 문제시되는 중금속 항목이다. 주로 Hg, Cd, Cr, Pb, Zn, Cu 등이다.

열오염은 발전소나 제철소 등의 각종 공장폐수의 고온수에서 기인하는데, 용존 산소(disolved oxygen, DO)의 감소로, 수서생물이나 해서생물에 영향을 주고 있다.

Guide

* **ABS**(alkyle benzen sulfonate)
hard type으로서 미생물 분해가 곤란하고 물의 표면 장력 및 계면 장력을 감소시키는 흡착법에 의한 처리인데, 미생물의 독성작용을 유발함이 단점이다.

* **LAS**(linear alkyle benzen sulfonate)
직쇄형이며 soft type으로 미생물 분해가 용이하다. 주성분이 인산염(PO_{4-3}) 인 보조제의 대량사용으로 부영양화를 초래하고, 미량이지만 형광 염료에 의한 발암작용이 있다는 것이 단점이다.

방사능 오염은 우라늄, 토륨의 채광 · 정련과 원자력 발전소, 핵실험 등에서 오염이 이루어지고 있다.

페놀류(phenol)는 주로 공장폐수의 혼입으로 문제시된다. 0.01~0.1mg/L에서도 특이한 냄새를 나타내며, 염소소독에 의해 더욱 강한 냄새를 나타낸다.

(3) 부영양화(eutrophication)

도시 하수나 농업 폐수의 유입으로 질소(N)나 인(P) 등의 영양염류를 증가시켜 조류나 동식물성 플랑크톤을 과도하게 번식시키는 수질변화현상을 말한다.

부영양화에 의한 수질변화는 투명도 저하, 착색, 화학적 산소요구량 증가, 용존산소의 감소, 수생생물의 종류 변화 등이 있다. 부영양화에 의한 피해로는 생활용수의 악취 발생, 수소이온농도의 상승으로 수질의 알칼리화 등이 있다.

부영양화에 대한 방지대책으로는, 상류의 오염원 제거로 영양염류의 유입을 방지하고, 조류 플랑크톤을 구제하기 위해 일광을 차단할 목적으로 활성탄을 살포하며, 황산동이나 염소 또는 염화구리 등의 약품을 살포한다.

> *Guide*
>
> ***부영양화**(Entrophication)
> 영양염류나 유기물 증가에 따라 수생생물의 생존량 · 생산력이 증대되는 현상
>
> ***부영양화의 예방대책**
> 화학비료와 합성세제의 사용을 억제하고 가정하수와 공장폐수 및 가축의 분뇨처리기술을 향상시켜 N, P의 영양염류와 유기물의 유입을 막아야 하겠다.

(4) 적조현상(red tide)

해역에 적갈색의 색소를 갖는 식물성 플랑크톤이 과도하게 번식하며 바닷물이 적색을 띠는 현상을 말한다. 질소(N)나 인(P) 등의 영양염류가 과잉으로 존재할 경우에 발생하는데, 주로 도시하수가 유입되고 정체 해역인 내만에서 발생하기 쉽다.

특히 질소와 인의 농도비가 10~15 : 1일 때, 그리고 Si, Fe, Ca, 비타민 등의 유입이 많을 때 발생한다.

적조현상의 피해로 어패류가 사멸하게 된다. 이는 과도하게 번식한 식물성 플랑크톤(phytoplankton)이 독소(toxin)을 분출해 사멸시키기도 하고, 플랑크톤이 어패류의 아가미를 막거나 용존산소를 감소시켜 질식사시키기도 한다.

> *Guide*
>
> **적조현상 촉진요인**
> ① 수온의 상승
> ② 염분농도 저하
> ③ 해류의 정체
> ④ 질소나 인 등의 영양염류 증가

(5) 생물농축현상(biological concentration)

생물농축현상이란 수중에 저농도 비분해성 물질이 먹이사슬(food chain)을 거치는 동안에 어느 개체에서 농축되어 함량이 많아지는 현상을 말한다.

생물농축계수는 수서생물 중 독성 물질의 농도를 수중의 독성 물질의 농도로 나눈 값이 된다. 즉, 생물체 중의 농도와 환경수중의 농도비를 말하는 것이다.

생물농축 발생물질은 DDT, PCB, Hg, Cd, Pb, 방사능 물질, Cr, Zn 등이다. 생물농축 비발생 물질은 영양염류와 ABS 등이다.

(6) 성층현상(stratification)

호수나 저수지의 수심에 따른 온도변화로 물의 밀도차가 발생되는 층 형성현상이다. 겨울과 여름에 주로 발생하며, 깊이가 깊을수록 용존산소는 감소하고 이산화탄소는 증가하게 된다.

(7) 전도현상(turn over)

호수, 저수지가 봄, 가을 물의 온도 변화로 밀도차가 발생, 수직운동이 가속화되는 현상을 말한다. 봄에는 얼음이 녹으면서 물의 표면이 4℃ 정도에 밀도는 최대가 되고, 심수층이 표수층으로 이동하게 된다. 가을에는 물 표면의 수온이 강하함으로써 수직적 정체현상이 파괴되어 재수직 혼합이 일어난다.

(8) 환경호르몬(=내분비계 장애물질=내분비 교란물질, endocrine disrupters, EDs)

환경호르몬이란 생물체 내의 내분비계(호르몬계)의 정상적 작용을 방해하여 생식 이상, 기형, 각종 암을 유발하는 환경 중의 화학물질로서 생태계 및 인간의 생식 기능을 저하시킨다. 그리고 호르몬 분비의 불균형 초래, 성장저해, 암 유발, 면역기능장애도 일으킨다.

1970년대에는 불임여성의 증가, 음경 발달부진의 원인임이 밝혀졌다. 그리고 1980년대에는 플로리다 악어의 부화율 감소와 성기왜소 증상의 원인임이 밝혀졌다.

1990년대에는 남성의 정자수 감소, 수컷 잉어의 정소축소현상과 고등어 자웅동체현상의 원인으로 밝혀졌다.

유기염소계 농약인 DDT 등, 잔류성 유기 할로겐 화합물인 PCB 등, 산업용 화학물질 알킬페놀인 합성세제와 비스페놀 A로 된 플라스틱 용기 등, 다이옥신과 납, 카드뮴, 수은 등 중금속, 컵라면 용기, 폐건전지의 수은이 환경호르몬의 원인 물질로 밝혀졌다.

3. 수질기준

일반 세균은 1mL 중 100CFU(colony forming unit)를 넘지 않을 것, 총 대장균 군은 100mL당 검출되지 않을 것, 대장균과 분원성 대장균군은 100mL에서 검출되지 않아야 할 것을 기준으로 한다.

샘물 및 먹는 샘물인 경우, 분원성 연쇄상 구균과 녹농균과 살모넬라균과 시겔라균(shigella)은 250mL에서 검출되지 않아야 한다. 그리고 아황산 환원 혐기성 포자 형성균은 50mL에서 검출되지 않아야 한다. 또 먹는물 공동시설의 경우, 여시니아균이 2에서 검출되지 않아야 한다.

(1) 건강상 유해영향 무기물질에 관한 기준

납, 불소, 비소, 수은, 시안, 6가 크롬, 암모니아성 질소, 질산성 질소, 카드뮴 등, 건강상 유해영향 유기물질에 관한 기준으로는 페놀, 다이아지논, 파라치온(parathion), 말라치온, 카바릴, 벤젠, 톨루엔 등이 있다.

(2) 소독제 및 소독부산물질에 관한 기준

잔류염소(유리 잔류염소), 총 트리할로메탄(THM, trihalomethane) 등이다. 심미적 영향물질에 관한 기준으로는 경도, 과망간산칼륨 소비량, 냄새, 맛, 색도 5도, ABS세제(음이온계면활성제), pH 5.8~8.5, 아연, 염소이온 250mg/L, 증발잔류물, 탁도 1 NTU(수도물 0.5 NTU 이하), 황산이온, 알루미늄 등이다.

4. 수질검사

(1) 정수장 검사

매일 1회 이상 검사하는 항목으로 맛, 색도, 탁도, 수소이온농도(pH), 잔류염소 등이 있다. 그리고 매주 1회 이상 검사하는 항목으로는 일반 세균, 총 대장균군, 대장균(또는 분원성 대장균군), 암모니아성 질소, 질산성 질소, 과망간산칼륨 소비량, 증발 잔류물 등이 있다. 매월 1회 이상 검사하는 항목은 수질기준에 속하는 모든 항목들이 포함 된다.

단, 일반세균, 총 대장균군, 대장균(또는 분원성 대장균군), 암모니아성 질소, 질산성 질소, 과망간산칼륨 소비량, 맛, 색도, 수소이온농도(pH), 염소이온, 망간, 탁도 및 알루미늄을 제외한 항목에 대하여는 3년 동안 수질검사 결과 10%를 초과하지 않은 항목은 매분기 1회 이상만 검사하면 된다.

매분기 1회 이상 검사하는 항목에는 소독제 및 소독부산 물질이다. 단, 총 트리할로메탄 및 클로로포름은 매월 1회 이상 검사해야 한다.

(2) 수도전 검사(수도꼭지 검사)

매월 1회 이상 검사하는 항목으로 일반세균, 총 대장균군, 대장균(또는 분원성 대장균군), 잔류 염소 등이 있다. 수도관 노후 지역의 경우는 위의 세 항목 외에 암모니아성 질소, 동, 아연, 철, 망간, 염소 이온 등을 추가로 검사해야 한다.

(3) 간이상수도, 전용상수도, 소규모 급수시설 수질검사

매분기 1회를 실시한다. 일반세균, 총 대장균군, 대장균 (또는 분원성 대장균군), 불소, 암모니아성 질소, 질산성 질소, 냄새, 맛, 색도, 망간, 탁도, 알루미늄 및 잔류 염소를 실시한다. 단, 3년 동안 수질검사한 결과 10%를 초과하지 않은 항목은 매 반기 1회 이상 검사하면 된다.

5. 수질오염 지표

(1) 생물학적 산소요구량(BOD, biological oxygen demand)

생물학적 산소요구량이란 수중의 유기물이 호기성 세균에 의해 산화 분해될 때에 소비되는 산소량을 mg/L로 나타낸 것이다. BOD_5는 20℃에서 5일 동안 배양해서 얻은 생물학적 산소 요구량을 말한다.

제1단계 생물학적 산소요구량은 주로 탄소화합물이 산화분해될 때에 소비되는 산소량이다. 보통 20일 정도 소요된다. 제2단계 생물학적 산소요구량은 주로 질소 화합물이 산화분해될 때에 소비되는 산소량을 말하며, 1단계 분해가 끝나면서 시작된다. 20℃에서 대략 8일째부터 시작되어 완료되기까지 약 100일을 요한다.

유기성 오염이 심한 하천일수록 생물학적 산소요구량은 높다. 생물학적 산소요구량이 너무 높으면 혐기성 분해가 일어나서 메탄(CH_4), 암모니아(NH_3), 황화수소(H_2S) 등이 생성되어 악취가 난다. 일반적인 수질 오염도를 나타내는 생물학적 산소요구량은 20℃에서 5일간의 생물학적 산소요구량을 나타낸 것, 즉 BOD5이다.

Guide

***이화학적 수질오염지표**

① 수소이온농도(pH)
② 용존산소(DO)
③ 생물화학적 산소요구량(BOD)
④ 부유고형물, 탁도, 색도
⑤ 냄새와 맛
⑥ 질소
⑦ 인
⑧ 음이온 계면활성제
⑨ 염화물
⑩ 중금속 등

***생물학적 수질오염지표**

① 미생물(일반세균, 대장균 등)
② 저서생물
③ 어류
④ 조류 등

(2) 화학적 산소요구량(COD, chemical oxygen demand)

화학적 산소요구량은 수중의 오염물이 화학적인 산화제에 의해 분해될 때에 소비되는 산소량을 ppm(mg/L)으로 표시한 것이며, 산화제의 소비량을 산소량으로 환산한 값이다.

화학적 산소요구량은 산화제의 종류, 농도, 반응온도, 반응시간, 산의 첨가량 등에 의해 변화된다. 산화제에는 중 크롬산칼륨이나 과망간산칼륨($KMnO_4$) 등이 있다.

화학적 산소요구량은 생물학적 산소요구량보다 단 시간 소요된다. 약 2시간 정도면 측정이 가능하다. 하지만 염소이온, 아질산염, 제일철염, 황화물 등의 환원성 물질과도 반응하는 결점이 있어서 화학적 산소요구량이 증가되는 요인으로 작용한다.

화학적 산소요구량은 공장 폐수의 오염도 및 호수나 바닷물의 오염지표로 활용되고 있다. 그 이유는 조류가 다량으로 존재하기 쉬우므로 탄소동화작용의 영향이 큰 생물학적 산소요구량에 의해서는 오염을 판단하기가 적합하지 않기 때문이다.

Guide

*** 용존산소 임계점 결정 요인**

① 수온
② 유입되는 생물학적 산소 요구량
③ 하천의 유량
④ 하천의 유속

(3) 용존산소(DO, disolved oxygen)

용존산소는 수중에 용해되어 있는 산소를 말한다. 순수 때가 최고이며, 염류농도가 높을수록 감소하고 수온이 낮을수록, 또는 기압이나 산소분압이 높을수록 증가한다. 바닷물이나 경수는 순수보다 수치가 낮다. 수중에 유기물이 많으면 수치가 감소한다. 이는 산화할 때에 용존산소를 소비하기 때문이다.

호기성 세균은 용존산소를 소비하지만, 조류는 광합성 작용으로 산소를 공급하므로 주간의 용존산소는 높다. 하지만 야간에는 그렇지 않음을 기억해야 한다. 아황산염, 아질산염, 제일철염, 황화물 등과 같은 무기 화합물이 다량 존재하면 용존산소는 감소한다.

(4) 부유물질(SS, suspended solids)

부유물질은 현탁물질이라고도 한다. 수중에 부유하는 여러 물질로서 여과 또는 원심분리에 의해 분리되는 0.1μ 이상 2mm 이하의 입자를 말한다. 부유물질은 물의 탁도(turbidity)를 유발하며, 그 성분은 무기질과 유기질인데, 플랑크톤이나 세균 등을 다량 함유하고 있다.

(5) 암모니아성 질소, 아질산성 질소 및 질산성 질소

질소화합물의 유입원은 분뇨처리수, 생활하수, 축산 폐수, 분뇨 등이다. 수중에서의 유기성 질소화합물의 분해 과정에는 질소분해 세균이 관여한다.

암모니아성 질소(NH_3-N)는 최근의 오염을 의미하며, 오염시간이 짧아서 병원균이 생존해 있을 위험성이 높기 때문에 위생학적으로 의의가 크다. 아질산성 질소 (NH_2-N)는 암모니아성 질소의 산화생성물질로 물의 오염을 측정할 수 있는 유력한 지표이다. 그리고 질산성 질소(NH_3-N)는 질소화합물의 최종 분해 산물로서 과거에 오염되었음을 나타내는 지표이다.

수중에 질소화합물이 다량 존재하면 조류나 각종 미생물의 영양분이 되어 과다번식을 시키며, 산화 분해되기 쉬운 용존 산소 소비로 혐기성 상태를 유발하고 악취를 발생시킨다.

질산염을 다량 함유한 물을 계속 마시면 어린이는 청색아증(blue baby syndrome), 또는 유아피부창백증(nitralecyanosis, met–hemoglobinemia)을 일으킨다. 물속의 아질산성 질소와 질산성 질소는 아민류에 반응하여 니트로아민(nitroamine)을 형성한다.

용존산소가 풍부한 수중에서는 미생물에 의해 단백질이 분해되는 질산화 과정이, 용존 산소가 부족한 혐기성 상태에서는 탈질소화가 발생한다.

수질오염의 지표

등급		상태 (캐릭터)	기준					
			수소이온 농도 (pH)	생물화학 적산소 요구량 (BOD) (mg/L)	부유 물질량 (mg/L)	용존 산소량 (mg/L)	대장균군 (군수/100 mL)	
							총 대장균군	분원성 대장균군
매우 좋음	Ia	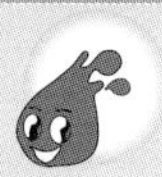	6.5~8.5	1 이하	25 이하	7.5 이상	50 이하	10 이하
좋음	Ib	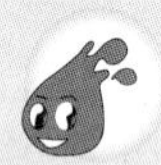	6.5~8.5	2 이하	25 이하	5.0 이상	500 이하	100 이하
약간 좋음	Ⅱ	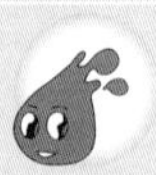	6.5~8.5	3 이하	25 이하	5.0 이상	1,000 이하	200 이하
보통	Ⅲ	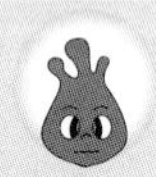	6.5~8.5	5 이하	25 이하	5.0 이상	5,000 이하	1,000 이하
약간 나쁨	Ⅳ	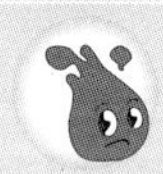	6.0~8.5	8 이하	100 이하	2.0 이상	–	–
나쁨	Ⅴ	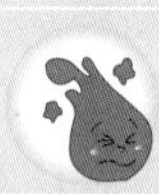	6.0~8.5	10 이하	쓰레기 등이 떠 있지 아니할 것	2.0 이상	–	–
매우 나쁨	Ⅵ	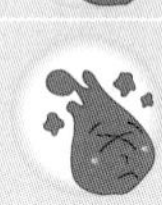	–	10 초과	–	2.0 미만	–	–

(6) 대장균(*Escherichia coli*)

대장균이란 유당(lactose)을 분해하고, 가스를 생성하는 호기성 또는 통성 혐기성 그람음성 간균으로, 무아포성인 균을 말한다. 대장균 자체가 병원균은 아니지만 그 분포가 분변 등의 오염원과 공존하고 있으므로 인축의 배설물에 의한 오염을 의심할 수 있다.

최확수(MPN, most probable number)란, 검수 100mL당 이론상 존재 가능한 대장균수를 확률적으로 예상한 수치를 말한다.

(7) 반수생존 한계농도(TLm, median tolerance limit)

어류에 대한 급성 독성물질의 유해도를 나타내는 수치이다. 어류를 폐수 중에 일정시간 사육하여 50%가 살아남을 수 있는 폐수 중 특성물질농도를 말한다. 보통 48시간 반수생존 한계농도를 많이 사용한다.

(8) 수소이온농도(pH)

오염되지 않은 하천수는 대개 중성이고, 유기물 분해가 큰 하천수는 약산성이며 석회암층을 통과한 지하수는 약 알칼리성이다. 적당한 수치는 6.0~8.0이며, 이 범위가 어류생존에 적합하다.

4 하수 및 산업폐수처리

1. 중수도

(1) 중수도의 개념

중수도는 한 번 사용한 수돗물을 생활용수나 공업용수 등으로 재활용할 수 있도록 다시 처리하는 시설을 말한다. 상수도와 하수도의 중간에 위치한다는 뜻에서 비롯된 말로, 주로 수세식 화장실용수, 에어컨 냉각용수, 청소용수, 세차용수, 살수용수, 연못이나 분수 등의 조경용수, 소방용수 등의 용도에만 쓰이기 때문에 **잡용수**라고도 한다.

중수도는 수돗물 소비량을 줄이고 하수 발생량을 감소시켜 수질보전의 효과를 얻을 수 있고, 수돗물 공급량 감소로 댐 건설수

요를 줄일 수 있으며, 갈수기에 물 부족으로 인한 어려움을 덜 수 있다.

산업의 발전과 도시화 및 생활수준의 향상 등으로 물의 수요는 증대되어 가고 있기 때문에 많은 국가에서 물의 기근현상이 증대되어 갈 것이다. 게다가 오·폐수의 하천 유입으로 상수원이 오염될 수 있기 때문에 물을 절약하거나 재활용하는 전략이 요구되고 있다.

(2) 중수도의 수질기준

중수도의 수질기준은 대장균, 잔류염소, 외관, 탁도, BOD, COD, 냄새, pH, 색도 등이다. 탁도는 모두 2NTU를 넘지 않아야 하며, pH도 모두 5.8~8.5 이고, BOD는 19mg/L, COD는 20mg/L를 넘지 않을 것을 규정하고 있다. 잔류 염소는 조경용수를 제외하고 공히 0.2mg/L 이상일 것이며, 색도는 수세식 변소와 세차, 청소용수는 20도를 넘지 않을 것이고, 살수 용수와 조경용수는 그 기준을 규정하지 않는다.

2. 하수처리

하천에 유입되는 도시하수의 특징을 보면, BOD와 COD가 증가하고, 오염도가 증가하며, DO는 감소하게 된다. 하수도란 가정하수, 공장폐수, 위생하수, 합류식 하수, 우수하수 등을 처리하기 위하여 설치되는 도관과 그 밖의 시설로 되어 있다.

분류식은 오수와 우수를 분리 배제하는 방식이다. 환경보전 측면에서는 유리한 장점이 있다. 그러나 건설비가 많이 들고, 검사 보수가 어려우며, 환기 곤란으로 폭발위험이 있는 단점도 있다.

> *Guide*
>
> **하수도의 특징**
>
> *단점 : 경제적인 건설비, 시공 용이, 관 내부 자연청소, 수리 용이, 하수의 희석처리
>
> *장점 : 갈수기 시 악취발생 우려, 범람 시 비위생적

(1) 예비처리

하수처리과정은 예비처리, 본처리, 최종처리 순이다. 예비처리는 스크린, 침사지, 침전지 등이 있다. 이 중 스크린에는 망상 스크린(fine screen)과 봉상 스크린(bar screen)이 있고, 침전지에는 중력에 의한 침전인 보통침전법과 응집제를 사용하여 플록(flock)을 형성시킴으로써 침전하는 **약품침전법**이 있다.

> *Guide*
>
> *** 부상분리법**
>
> 물의 비중보다 작은 입자인 기름, 제지, 합성세제 등을 제거하는 방법
>
> *** 화학적 처리법**
>
> 중화처리, 화학적 응집, 산화 및 환원에 의한 방법

화학적 처리법을 위한 중화제에는 가성소다(NaOH), 탄산소다($NaCO_3$), 석회(CaO, $CaCO_3$), 소석회($Ca(OH)_2$) 등의 산 중화제들과 황산(H_2SO_4), 염산(HCl), 이산화탄소(CO_2) 등의 알칼리 중화제가 있다. 응집제에는 황산알루미늄 ($A_{12}(SO_4)_3$), 염화제2철($FeCl_3$), 황산제2철($FeSO_4$), 황산제1철, 폴리염화 알루미늄(PAC) 등이 있다.

산화제에는 염소 가스, 염소 화합물, 오존 등이 있어서 시안폐수의 알칼리 염소처리법에 이용한다. 환원제에는 아황산염, 아황산 가스, 황산 제1철 등이 있어서 6가 크롬 폐수와 구리(Cu) 이온 함유 폐수처리법에서 이용하고 있다.

(2) 본처리

본 처리에는 **호기성 처리**와 **혐기성 처리**가 있다. **혐기성 처리**는 분해 생성물이 CH_4, NH_3, H_2S, CO_2 Indole, mercaptan 등이다.

혐기성 소화 과정에서 제 1단계는 유기 산화물에 의해 저급 지방산 분해 단계이고, 제 2단계는 메탄균에 의해 CH_4와 CO_2 분해 단계이다. 혐기성 처리방법으로는 부패 조(septic tank)와 임호프조(Imhoff tank), 그리고 메탄 발효법인 혐기성 소화조 등이 있다.

호기성 처리는 분해 생성물이 CO_2, NO_3, SO_4 등이다. **살수여상법, 활성오니법, 산화지법, 관계법, 회전원판법** 등이 있다. 살수여상법(trickling filter process)은 비교적 큰 돌을 겹쳐서 여상으로 하고 하수를 뿌려서 폭기시켜 여과하는 방법이다. 처리과정은 하수, 스크린, 침사지, 제1차 침전지, 살수 여상, 최종 침전지 순이다.

여상의 미생물 분포 표면은 호기성 세균이고, 저부는 혐기성 세균이다. 활성오니법(activated sludge process)은 호기성균이 풍부한 활성오니를 하수량의 20~30%를 넣어 충분한 산소를 공급하는 폭기작용으로 하수 중 유기물을 호기성균으로 산화시켜 상층에 안정하수를 얻는 방법으로 정화하는 방법이다. 처리과정은 하수, 스크린, 침사지, 제 1차 침전지, 활성오니조, 최종 침전조, 방류 순이다.

1) MLSS (mixed liquor suspended solid)

활성오니 처리공정에서 폭기조 중의 부유물질(SS) 농도로 주로 활성오니(폭기조 중에서 생긴 활성 오니와 침전지로부터의 반송 오니의 혼합 오니)이다. 표준활성오니법의 경우, MLSS는 1,500~2,000ppm으로 운전된다. 즉, MLSS는 활성오염법의 폭기조 내의 미생물량 또는 생물학적 활성을 갖는 오니량을 표시하는 지표이고, 단위는 ppm 또는 mg/L로 표시한다.

2) **활성 슬러지**(activated sludge)

활성 슬러지(activated sludge)란 말은 입자들이 박테리아, 곰팡이, 원생동물의 덩어리로 되어 있다는 사실에서 나온 것이다.

3) SVI (sludge volume index)

용량 1L의 메스실린더에서 활성 슬러지를 30분 동안 정치한 다음, 침전한 슬러지량을 검체에 대한 백분율(%)로 나타낸 것이다. SV는 BOD~SS 부하나 오니 일령을 적정한 범위로 유지하기 위하여 필요한 활성오니 포기조 내에 유지 여부를 추정하는 지표로서 보통 15~20%로 유지한다. 측정방법은 포기액을 정치 상태에서 30분 동안 방치하였을 때에 침전 오니 용적을 %로 나타낸다.

4) SDI (sludge density index)

SDI(sludge density index)는 슬러지 밀도지수의 약자이다. 오니 밀도지표를 말한다. 활성 슬러지의 응집성의 좋고 나쁨을 판별한다. 최적값은 0.83~1.67이다.

5) **팽화현상**(bulking)

산소폭기 부족 및 과부하가 원인이 되어, 사상균이 발생하는 현상을 말한다. 폭기조 구조상 공장폐수, 특히 설탕 전분 공장폐수 등이 유입 시에 문제된다.

대책으로는 반송 오니 재폭기, 유입수 희석, 폭기연장, pH 조정 등의 방법이 있다.

6) 활성 슬러지조의 지표생물

활성 슬러지조의 지표생물은 로티퍼(rotifer)이다. 로티퍼가 나타나면 물의 상태가 양호한 것이고 자정 작용이 끝난 상태를 뜻한다. 즉, 활성 슬러지의 효율이 가장 좋을 때에 출현하는 지표생물인데 오염된 상류에서 자정작용이 끝날 때에 미생물 출현순서는 세균(bacteria), 원생동물(protozoa), 고등 동물(rotifer) 순이다.

7) 산화지(oxidation pond)

산화지(oxidation pond)는 안정지(stabilization pond)라고도 한다. 이 처리방법은 하수를 장시간 연못이나 웅덩이에 저장하는 동안 정화하며 부패를 막는 방법으로서 조류 미생물의 광합성 작용과 자정작용을 이용하는 처리법이다. 체류시간은 20~30일이고 표면적이 클수록 처리효율이 높다.

8) 관개법(irrigation field)

관개법(irrigation field)이란 가장 오래된 방법으로 하수를 논밭에 간헐적으로 공급하는 방법이다.

9) 회전원판법

폐수 하수면보다 약간 높게 설치된 회전축에 여러 개의 원판을 수직으로 고정하여 회전하는 장치로, 원판 표면에 미생물이 형성되어 폐하수의 용존 유기물질을 제거하는 방법이다.

폐 · 하수의 용존, 유기물질을 제거하는 방법

구 분	활성오니법	살수여상법	회전원판법	산화지법
소요동력	크다	크다	적다	없다
유지관리	어렵다	조금 어렵다	어렵다	쉽다
대지면적	보통	보통	작다	매우 크다

(3) 최종처리(오니처리)

최종 처리에는 해상투기, 천일건조, 소각, 매몰, 퇴비화 등이 있다. 그 밖에 습식산화법(Zimmermann process)이 있는데, 이는 높은 온도와 높은 압력 하에서 연소시키는 방법이다. 건설비 및 유지비가 많이 소비되는 단점이 있다.

3. 산업폐수처리

(1) 산업폐수의 종류

산업폐수는 산업의 종류나 작업상황에 따라 그 성상에 큰 차이가 있다.

1) **농업폐수**: 오염은 가벼운 정도이나 비료나 농약에 의하여 수산생물에 영향을 미치는 경우가 있다.

2) **축산폐수**: 처리가 곤란하고 수질오염이나 악취의 원인이 될 우려가 있으며, 처리 후에도 질소나 인의 함유량이 많으면 하천이나 호소를 부영양화한다.

3) **광업폐수**: 동, 카드뮴, 크롬, 비소, 수은 등의 유해물질을 함유하는 경우에 농업과 어업에 대한 피해가 우려된다.

4) **공장폐수**

① 생물학적 산소요구량이 높은 폐수 : 전분공장의 폐수, 도살장의 폐수
② 부유물질이 많아서 퇴적을 야기하는 폐수 : 제지공장폐수
③ 독물을 함유하는 폐수 : 도금공장의 폐수
④ 취미(臭味)가 있는 폐수 : 석유화학공장의 폐수
⑤ 색이 짙은 폐수 : 염색공장의 폐수
⑥ 산성 또는 알칼리성이 강한 폐수 : 화학약품공장의 폐수
⑦ 유지나 용해물질이 많은 폐수 : 피혁공장의 폐수
⑧ 고온폐수 : 발전소의 폐수
⑨ 기타

(2) PCB

열매체로 사용하는 PCB(Polychlorinated biphenyls)는 독물(毒物)로서 1968년 10월 구주대학(九州大學) 부속병원 피부과에서 북구주(北九州) 가네미창고 주식회사에서 만든 미강유를 식용한 사람에게서 중독증(쌀겨유중독)이 집단적으로 많이 발생하여 총 14,320명에 달하였다.

임상증상은 손톱이나 발톱의 변색, 안질의 증가, 좌창양피진 등을 주증상으로 하여 식욕부진, 구토, 오심, 관절통, 월경 이상, 체중감소 등을 보였다.

이 사건은 미강유 제조 시에 탈취공정에서 가열매체로 사용한 PCB가 누출하여 기름에 혼입됨으로써 일어난 중독사고임이 밝혀졌다. PCB는 열매체, 절연체나 콘덴서, 변압기유, 플라스틱 용매, no-carborn 복사지 등에 이용된다.

PCB는 화학적 불활성이며, 물에 난용이고, 유기용제에 잘 녹는다. 저염소화합물을 제외하면 불연성이고, 내열성 · 절연성이 좋으므로 변압기유 · 감압복사지 · 윤활유 등에 널리 사용되고 있었다.

(3) 합성세제

① 중성세제 : 중성세제의 대표적인 것은 ABS(Alkyl Benzen-Sulfonatc)를 주성분으로 하는 경성세제이며, 2치대전 후에 많이 사용되었으나 수중에서 잘 분해되지 않고, 수중부패생물도 사멸시키며, 생물학적 하수처리과정에 영향을 주고, 기포형성이 지속되어 수면에 뜨게 되므로 수중산소공급을 방해하여 자연수의 용존산소량을 감소시켜 물의 자정작용을 감퇴시킨다. 주로 가정이나 공장에서 많이 사용되었다.

② 연성세제 : LAS(Linear akylate sulfonate)를 기제로 사용하는 세제이다. 미생물에 의해 쉽게 분해되나 성분이 Tripolyphosphate이어서 분해처리되면 인(P) 성분이 조류(藻類)의 영양원으로 이용되므로 부영양화현상에 의한 조류의 다량발생 등이 문제된다.

③ 합성세제 : NTA (Nitrilo triacetic acid)를 성분으로 하는 세제이다. 최초 개발시에는 합성세제 자체로서의 조건을 만족시켜 주고 생태적 악영향도 별로 없는 것 같았으나 그 후 수중의 수은이나 카드뮴 등 중금속과 결합하여 매우 유독한 물질을 형성한다는 것이 알려졌다. 따라서 오늘날에는 인산염을 기제로 한 LAS를 주로 사용하고 있다.

(4) 산업폐수처리

산업폐수는 폐수의 성상에 따라 적절한 처리방법이 적용되어야 한다.

① 동식물성의 유기물에 의한 오염은 도시하수와 같은 생물학적 처리방법에 의하여 처리할 수 있다.

② 화학적 유해물질은 분해하여 무해화하거나 흡착이나 침강 등의 방법으로 제거되어야 한다.

일반적으로 스크린에 의하여 크기가 큰 부유물을 제거하고 침사, 중화, 침전, 약품침전, 폭기, 유지의 부상제거(浮上除去) 등의 방법 등을 적절히 병용하여 실시한다. 약품 침전 시에는 석회소다회, 명반, 황산철, 염화철 등을 단독 혹은 다른 것과 같이 사용한다.

미생물에 유해한 성분을 함유하고 있는 폐수는 우선 그 유해 성분을 제거한 후에 생물학적 처리를 한다. 유기성의 부패가능물질을 농후하게 함유하고 있는 폐수처리는 혐기성 소화법이 적당하다.

(5) 하수의 3차 처리

하수처리 중 비교적 간단한 물리적 처리를 1차 처리라고 하며, 생물학적 처리를 2차 처리라고 한다. 그리고 2차 처리수에 대하여 고도의 각종 처리를 하는 것을 3차 처리(Tertiary treatment)라고 한다. 생물학적 처리로는 유기질소화합물은 분해되어 무기화되나 수중의 질소량은 크게 감소되지 않는다.

인의 경우도 마찬가지로서 질소나 인은 물의 부영양화원인 물질이 된다.

ABS세제의 hard형이나 PCB는 분해가 잘 되지 않는 것으로 알려져 있고, 중금속의 처리도 생물학적 처리만으로는 곤란하다.

하수에 대한 3차 처리까지 처리를 하여 각종 함유량을 거의 제거한 3차 처리수는 청정도가 높은 양질의 물이므로 수세변소나 세차 등의 잡용수나 공업용수로 직접 사용이 가능하다.

3차 처리기술은 오늘날까지 계속 개선되어 오고 있다. 활성탄, 기타 흡착제 사용, 응집제 사용, 급속사여과, 오존처리, 이온교환수지 처리, 전기추척법, 특수미생물의 이용법 등이 고려되고 있다.

제4장 주택과 위생

1 주택의 구조

1. 주택

주택이 갖추어야 할 조건은 풍습이나 지역 특성에 따라 다르다. 하지만 대체적으로 건강성, 안전성, 기능성, 쾌적성 등의 네 가지 요소가 있다. 주택이란 외부 기후를 인위적으로 조절하여 여름은 서늘하게, 겨울은 따듯하게 대처할 수 있어야 한다. 그리고 생리적으로 적합하고 심리적으로 안정감을 느낌 수 있어야 한다.

일상생활을 편리하게 하며 건강하고 즐거운 생활을 영위할 수 있어야 하며, 경제적이고 능률적인 생활을 할 수 있어야 하고, 질병발생이나 사고발생의 요인이 없어야 하며, 안전과 보안, 빛 재해를 방지할 수 있어야 한다.

(1) 주택의 대지

주택의 대지는 한적하고 교통이 편리하며, 공해를 발생하는 공장이 인근에 없는 곳으로 지형은 넓어야 한다. 또, 언덕의 중복에 위치하고 방향은 남향 또는 동남향이며, 지질은 삼투성이 좋고, 건조하고 견고하여야 한다. 또한 침투성이고 유기물의 오염이 되지 않은 곳으로 매립지가 아니어야 한다.

한식 주택의 경우는, 지하수위가 지표면 아래로 1.5m 이상이어야 하고 가능한 한 3m 이내인 곳으로 좋은 수질의 음용수를 얻을 수 있고 하수의 처리가 편리한 곳이어야 한다.

(2) 주택의 구조

주택의 구조는 각 지방의 기후 생활 습관에 따라 다르다. 즉, 기후에 순응할 수 있고 편리하며 쾌적하고 위생적이며 경제적인 구조여야 한다. 또 거실의 크기, 방의 배치, 환기, 조명, 채광, 난방 등이 고려되어야 한다.

지붕은 방습과 방한 및 방열을 잘 할 수 있도록 되어야 하고, 벽은 방서와 방한 및 방화, 방습과 방음 등이 고려되어야 하며, 마루는 통기를 감안하여 지면에서 45cm 이상의 간격을 두는 것이 좋다.

거실의 천정 높이는 2.1m 정도가 적당하고 너무 높거나 너무 낮아도 좋지 않다. 거실 및 방의 배치는 남향으로 하고, 잘 쓰지 않는 방은 북향으로 한다.

2. 주택의 환기

실내 공기 오염물질과 관련 질병을 보면, 새집증후군과 화학물질 과민증 등이 있다. 새집증후군이란 일시적 또는 만성적으로 두통, 구토, 눈, 목 등에 이상 증세를 호소하는 질병으로 신축주택이나 주택개 · 보수에 사용되는 건축자재, 내장재 및 새 가구 등에서 발생하는 휘발성 유해화학물질이 원인으로 알려져 있다.

화학물질 과민증은 실내뿐만 아니라, 모든 생활 주변에 존재하는 배기가스, 담배연기와 화학 약품, 화장품, 세제 등에 포함된 미량의 화학물질에 대해 특별히 과민반응 일으키는 이상 증상으로 알려져 있다.

실내 공기오염 관리항목들은 포름알데히드, 벤젠, 톨루엔, 에틸벤젠, 자이렌, 스티렌 등 6종류이다.

환기란 신선한 실외 공기와 오탁한 실내 공기를 바꾸어 유해작용을 방지하는 수단을 말하는데, 방법에는 자연환기나 인공환기 등이 있다.

① 중력환기 : 실내외의 온도차에 의해서 이루어지는 환기

② 풍력환기 : 풍향 측의 양압과 풍향 배측의 음압에 의한 압력 차에의하여 형성되는 환기

③ 환기량 : 1시간 내에 실내에서 교환되는 공기량

④ 인공환기법 : 배기식, 송기식, 평형식 등이 있다.

3. 주택의 채광

자연조명은 태양을 광원으로 하여 옥내의 직접조명, 옥내반사, 옥외반사 등의 종합적 작용으로 이루어진다. 일광의 각종 작용과 연소산물이 없고 조도의 평등으로 눈의 피로가 적은 것이 장점이다.

(1) 창의 방향

주택의 자연조명 조건에서 창의 방향이 중요시 된다. 주택 창의

방향은 거실 및 그 밖의 방은 남향이 좋고, 작업실의 경우는 북향도 무방하다. 창의 면적은 바닥 면적의 1/5~1/7이 적당하다.

자연채광 조건은 동일 면적일 경우 횡으로 보다 종으로 길게 하는 것이 자연조명 흡수에 좋다. 거실의 안쪽 길이는 창틀 뒷부분까지 높이의 1.5배이면 좋고, 개각과 입사각에서 개각은 4~5도가 좋으며 입사각은 28도 이상이 좋다.

(2) 주택의 일조량

하루에 4시간 이상이 좋은데, 남쪽 창문은 여름에 일조량이 최저가 되고 겨울에는 방 안쪽까지 입사되어 최대가 되며 균등히 할 수 있어 유리하다.

4. 주택의 조명

주택의 자연조명은, 일조시간이 6시간이어야 하고 최소한 4시간은 되어야 한다. 이는 일광의 작용에 기인한다. 일광의 작용에는 피부를 튼튼하게 하고, 장기 기능을 증진시키며, 식욕부진을 해소하고, 적혈구의 양을 증가시키며, 구루병 예방과 살균작용이 있기 때문이다.

(1) 인공조명

인공조명은 액체, 가스, 고체 등의 연소 방법으로 얻는 것보다는 전기를 이용하는 것이 위생적이다. 인공조명 방법으로는 직접조명, 간접조명, 반간접 조명 등의 3가지 방법이 있다.

인공조명에서 고려해야 할 점들을 보면, 조도는 작업상 충분해야 하고, 광색은 주광색에 가까워야 하며, 유해가스가 발생되지 않아야 한다.

또한 폭발이나 발화 위험이 없어야 하고, 취급이 간편하고 경제적이어야 하며, 조도는 균등해야 한다. 광도는 작업상 간접조명이 좋고 왼쪽 위 방향에서 비치는 것이 가장 좋다.

(2) 직접 조명

직접 조명은 효율이 크고 경제적이지만, 현휘를 일으키고 강한 음영으로 불쾌감을 준다.

간접 조명은 빛의 반사로 인해 온화하고, 음영이나 현휘는 생기지 않는다. 그러나 효율이 낮고 유지비가 비싸다.

반간접 조명은 직접 조명과 간접 조명의 절충식으로 반투명의 역 반사 갓에 의해 작업면 위에 오는 광선의 1/2 이상을 간접조명으로 하고 나머지를 직접조명으로 사용하는 방법이다.

(3) 부적당한 조명에 의한 건강장애

① **근시** : 조도가 낮을 때, 양 눈의 시력조절을 위한 눈의 내압이 항진되며 모양 근이 피로하게 되어 생긴다.
② **안정피로증** : 조도부족이나 현휘가 심할 때, 대상물의 식별을 위하여 눈을 너무 무리하게 장기간 사용하는 경우에 생긴다.
③ **안구진탕증** : 부적당한 조명에서 안구가 좌우상하로 부단히 동요했을 때에 생긴다. 탄광부들에게서 볼 수 있다.

그 밖에 전광성 안염이나 백내장 등이 생기기도 한다. 또 작업 능률 저하 현상, 그리고 눈과 관련한 재해도 주택의 조명과 관련해 발생하기도 한다.

5. 주택의 온도조절

의복에 의한 체온조절 범위는 10~26°C 이므로, 쾌적한 실내 온도의 조절을 위해서는 10°C 이하에서는 난방을, 26°C 이상에서는 냉방을 필요로 한다. 실내외의 온도차는 5°C를 벗어나지 않는 것이 좋은데, 이를 벗어날 경우는 냉방병의 원인이 되기도 한다.

(1) 난방 방법

난방 방법에는 국소난방과 중앙난방 등이 있다.

① **국소난방** : 난방기를 실내에 두는 방법으로 경제적인 방법이라 할 수 있다. 그러나 연소물을 이용할 때 연료 운반의 불편, 실내의 오탁, 화재사고 위험이 크다. 특히 전기 난방기의 경우, 안전사고를 주의해야만 한다.
② **중앙난방** : 방열장치를 일정한 한 장소에 설치하여 열을 공급하는 방법이다. 실내 오탁은 없지만 시설비와 관리비 등의 비용 부담이 많다.

(2) 난방 시의 고려사항

실내 각 부분의 온도차가 없도록 해야 하고, 방열의 조절이 자유로워야 하며, 습도조절이 가능하고, 실내 오탁물의 발생이 없어야만 한다. 그리고 화재나 폭발의 위험이 없고, 가능한 한 경제적인 것이 좋다.

냉방 시에는 실내외 온도차가 5~7℃ 이상 차이나지 않도록 조절해야 한다.

2 의복과 위생

1. 의복의 목적

체온 조절, 해충으로부터 신체의 보호, 신체의 청결 유지, 미적 표현이나 사회생활에서 신분 표시 등을 들 수 있다. 위생적으로 본다면, 의복은 변화하는 기후에 대해 몸의 조절을 돕고, 피부를 보호하며, 체온 조절에 도움을 주는 것이다.

2. 의복의 열전도율

의복의 열전도율은 피복의 함기성과 반비례한다. 의복의 방한력 단위는 CLO가 사용된다. 방한력이 가장 좋은 것은 4 CLO이고 방한화는 2.5 CLO, 방한 장갑은 2 CLO이며, 보통 작업복은 1 CLO이다.

3. 의복의 재료

의복의 재료는 열전도성이 좋아야 한다. 예컨대 동물의 털 < 견직물 < 목면 및 마직 순으로 **열전도성**이 좋다. **함기성**은 마직 < 목면 < 모직 < 모피 순이고, **통기성**은 모직 < 마직 순이다. **흡습성**은 동물의 털 > 견사 > 목면 및 마직 순이다. 그리고 **흡수성**은 인조 섬유 > 식물성 섬유 > 동물성 섬유 순으로, 흡수성은 흡습성의 반대이다.

방한력을 나타내는 열차단 단위는 CLO(clothes)인데 기온이 8.8씩 하강할 때마다 1 CLO의 피복을 착용해야 한다.

4. 의복의 중량

의복의 중량은 남녀별, 연령별로 신체 활동에 불편하지 않을 정도의 가벼운 것이 좋다. 지나치게 두껍게 입는 복장은 좋지 않으며, 지나친 피복압이 없도록 해야 한다. 의복은 오염이 없도록 늘 빨고 말리는 등 깨끗이 입어야 한다. 혈액 순환이나 호흡 방해 그리고 신체 활동 부자유 등의 이유로 인해, 체중의 5%가 적당하며 가벼워야 한다.

침실 온도는 잠옷의 경우, 2~3℃ 낮은 편이 좋다. 양말의 경우, 여름에는 견직이나 목면이 적당하며 통기성이 있어야 한다.

3 체온조절

인간은 평상시에 정상체온 36.5℃를 유지한다. **체온의 정상범위**는 36.1~37.2℃이다. 이는 핵산이나 단백질 및 효소가 37℃에서 가장 안정되기 때문이다.

42℃ 이상이 되면 불가역전인 변화를 일으켜서 신경 조직의 기능마비가 일어나고, 30℃ 이하로 떨어지면 각 기관의 기능이 상실되어 회복 불능의 상태가 됨으로써 항상성은 파괴된다.

지적온도의 종류는 다음과 같다.

① **지적온도**: 체온조절에 있어서 가장 적절한 온도

② **주관적 지적온도**: 감각적으로 가장 쾌적하게 느끼는 온도

③ **생산적 지적온도**: 생산능률을 가장 많이 올릴 수 있는 온도

④ **생리적 지적온도**: 최소의 에너지 소모로 최대의 생리적 기능을 발휘할 수 있는 온도

4 쓰레기와 분뇨처리

쓰레기 종량제는 1995년 1월 1일 시행되었으며, 원인자 부담 원칙을 표방하고 있다. **재이용**(reuse), **감량**(reduce), **재활용**(recycle)을 강조하는 정책이다. 쓰레기는 소각 가능 유무에 따라 가연성, 불연성, 재활용품으로 나누어진다.

[폐기물의 분류] Check point

① **생활폐기물** : 사업장폐기물 이외의 폐기물
② **사업장폐기물** : 대기, 수질, 소음, 진동 배출시설 설치 운영사업장에서 발생하는 폐기물
③ **지정폐기물** : 폐유나 폐산 등 주변 오염을 시키거나 감염성 폐기물 등 인체유해물질 함유 폐기물
④ **감염성 폐기물** : 지정폐기물 중 인체조직 등 적출물, 탈지면, 실험동물 사체 등
⑤ **건설폐기물** : 건설이나 토목 현장에서의 폐 콘크리트 또는 폐 목재 등

쓰레기의 배출량과 내용물을 보면 계절별로는 10, 11, 12월이 연탄재, 김장 쓰레기 등으로 인해 많고, 7, 8월이 다른 달들에 비해 적다. 내용물로는 불가연성 물질인 연탄재, 흙 등이 79%를 차지하고 가연성 물질인 과채류가 11.13%, 종이가 3.15% 등을 차지하고 있다. 쓰레기 처리 과정은 발생원, 배출, 수집, 운반, 처리 순으로 나타나는데 이 가운데 비용면에서는 수집과정이 가장 많이 소요된다.

1. 쓰레기 처리

Guide

폐기물 처리방법

***중간처리**는 소각, 파쇄, 고형화, 중화 등이다.
***최종처리**는 매립이나 해역 배출 등이다.
***재활용**은 퇴비와 비료 및 재생제품화 등을 말한다.

잘 익지 않은 돼지고기 섭취 시 선모충병 걸릴 위험이 있으므로 100°C에서 30분간 가열 또는 영하 20°C 냉동해야 한다.

(1) 소각

① **장점** : 가장 위생적인 쓰레기 처리 방법으로, 매립방법에 비해 처리 장소가 넓지 않으며, 처리법이 불쾌하지 않고, 기후에 영향을 받지 않으며, 소각열을 재이용할 수 있다는 것.
② **단점** : 소각로에 대한 건설비가 많이 들고, 숙련기술자가 필요하며, 대기오염의 우려 등으로 소각 장소가 주민혐오 시설로 인식되고 있어 그 선정에 어려움이 있다는 것.

(2) 퇴비법

퇴비법은 비료화법이라고도 하는데, 혐기성 발효법보다 호기성 발효법의 분해가 빠르고 악취 등 불쾌 현상이 없다. 퇴비 완성에는 15~20일 정도가 걸리고, 그 사이에 3~4회 뒤집어 주어야 하며, 발효기간은 4~5개월 정도이다.

(3) 위생적 매몰(Sanitary landfill)

도랑식, 저지대 매설, 경사지 매몰 등이 있다. 저지대 매설몰 등역식이라고도 하며, 두 경사지 사이에 있는 깊은 곳에 매설하는 것으로, 다른 장소로부터 복토에 필요한 흙을 가져와야 되는 단점이 있다. 경사지 매몰은 30도 경사지에 평평히 하면서 매몰하는 방법이다.

작업완료 후 표면의 경사는 30도가 좋고, 매일 작업이 끝났을 때에 15cm 두께로 복토한다. 중간복토는 30cm, 최종복토는 60cm로 작업한다. 중간복토와 최종복토 시기는 24시간 이내 및 1주 이내가 좋다.

쓰레기 두께는 1~2m가 적당하고, 3m 이상 초과는 금지되어 있다. 이는 혐기성 분해로 인한 침몰위험 때문이다. 매립지의 사용시기는 매립한 쓰레기가 안정화되는 12~20년 정도이고, 건물은 20년 이후에 지을 수 있도록 되어 있다.

매립 후에는 매립 무더기에서 흘러나오는 침출수 처리가 중요하고, 가스배출장치를 설치하여야 하며, 악취제거장치 및 위생해충의 번식을 방지하기 위한 추가 장치들이 반드시 필요하다.

2. 분뇨처리

(1) 분뇨의 일반적 성분

분뇨의 일반적 성분은 대부분 96% 수분과 약 4%의 고형분으로 구성된다. 분뇨는 장티푸스, 콜레라, 파라티푸스, 이질, 소아마비, 유행성 간염 등 소화기계 감염병을 비롯하여 회충, 구충, 편충, 동양모양선충, 조충, 흡충 등의 기생충 질환을 매개한다. 분변의 기생충란 사멸에 필요한 부숙 기간은 여름은 1개월, 겨울은 3개월이다.

수세식 변소는 상수도 설치 지역에서 대부분 사용하는데, 가장 위생적이고 합리적인 변소이다. 변소의 종류 가운데 기억할만한 것은 Imhoff 처리방법이다.

이는 1907년 독일의 Karl Imhoff가 고안하였고, 고체와 액체 분리 및 부패작용의 원리를 이용한 것이다.

(2) 분뇨에 대한 퇴비법

잡초 375kg당 대소변 187~300kg 비례로 부패시키는데, 이는 탄소와 질소의 비율인 C/N 비를 30 내외로 맞추는 것이다. 부패열은 60~70°C 내외로 며칠 동안 지속되므로 병원균이 완전히 사멸되고, 함수비 30~60% 정도이다. 온열처리법은 분뇨를 55~60°C로 가온 처리하므로 기생충알과 병균을 즉시 사멸시킨다.

(3) 습식산화법

Zimpro method라고도 하는데, 70~80기압의 고압 하에서 200~250°C의 고온을 가하고, 충분한 산소를 공급해 소각하는 방법이다.

(4) 분뇨의 종말처리

예비처리, 본처리, 최종처리 순으로 진행된다. 예비처리는 스크린과 침사조 및 1차 침전지를, 본처리는 호기성 처리인 활성오니법과 살수여상법 및 산화지법 등과 혐기성 처리인 부패 조와 임호프 탱크 등을 말한다. 한편, 최종처리는 소각, 매립, 해양투기 등을 말한다.

(5) 분뇨정화조

분뇨를 침전이나 분해 등의 방법으로 정화하는 시설이다. 그 구조를 보면, 부패조, 여과조, 산화조, 소독조로 구성되어 있다. 오수처리 시설은 분뇨와 생활하수를 함께 처리하는 시설이다.

제5장 산업보건위생

1 산업보건

1. 산업보건의 개념

산업보건이란 모든 산업장의 근로자들이 육체적, 정신적, 사회적 안녕이 최고로 증진되고 그것이 유지되는 것을 말한다. 산업보건의 목적은 다음과 같다. 직업병 예방, 근로환경 개선, 작업능률 향상, 산업재해 예방, 근로자의 건강 효율적 관리이다.

산업위생에 있어서 라마나치(B. Ramazzini)가 저술한 '직업인의 질병' 에 의하면, 1775년에 어린이 굴뚝 청소부에게서 음낭암이 발견된 것이 최초의 직업병 발견이라고 한다.

산업재해의 라인리히(Heinrich) 법칙이란, 재해관찰 및 사례조사에서 현성 재해와 불현성 재해, 그리고 잠재성 재해는 그 비율이 각각 1 : 29 : 300 이라는 것이다.

산업보건관련법규에는 산업안전보건법과 근로기준법이 있다. 근로기준법은 1953년에, 산업안전보건법은 1981에 각각 제정되었다. 근로시간은 1일 8시간 주 40시간이다. 단, 당사자 합의 시에 1주 44시간 한도이다. 국제노동헌장의 근로 시간도 1일 8시간이고 주당 40시간이다. 근로 보호연령은 15세에서 18세까지이다. 15세 미만 및 임신 중이거나 임산부인 여자의 경우는 도덕 및 보건상 위해하므로 유해사업장에서의 근로 고용이 금지되어 있다.

2. 산업보건관리

산업환경관리란 근로자의 안전, 근로자의 근로능력, 사업장의 생산성 향상과 조명과 환기 및 냉난방 등의 작업환경 정비와 소각장, 적치장 및 폐수처리장 등의 폐기물 처리시설, 그리고 탈의

실과 휴게실 및 식당 등의 복지 후생시설에 대한 관리를 말한다.

(1) 근로자 중심의 산업합리화

근로자의 적정 배치를 위한 신체계측, 신체기능검사, 건강진단, 정신 적성검사 등과 작업자세의 안정도, 경제도, 안전도, 능률성 등을 고려한 작업동작의 합리화, 그리고 작업시간, 생활시간 배분을 합리화하는 것 등을 말한다.

(2) 작업대사율(RMR, relative metabolic rate)

육체적 근로강도 지표를 말한다. 1 이하이면 경노동, 1~2이면 중등노동, 2~4이면 강노동, 4~7이면 중노동, 7 이상이면 격노동이라 할 수 있다. 여성의 경우, 2 이하에서 작업이 가능하고, 4 이상일 경우에는 쉬어야만 한다.

Guide

* 육체적 근로강도지표

1이하	경노동
1~2	중(中)노동
2~4	강노동
4~7	중(重)노동
7 이상	격노동

(3) 작업별로 필요한 영양분들

근로자가 산업현장에서 일을 할 때, 작업별로 필요한 영양분들은 **고온작업**일 경우에 식염이나 비타민 A, B, C 등이, **저온작업**일 경우에 지방질이나 비타민 A, B, C, **소음작업**일 경우에 비타민 B, 그리고 **강노동**일 경우에는 비타민과 칼슘이 각각 필요하다.

3. 재해지표

재해지표에는 여러 가지가 알려져 있다. 실질적인 재해 정도를 가장 잘 나타내는 지표는 '도수 율' 이다.

(1) 도수율(Frequency rate of injury, FR = 빈도율)

산업재해의 발생의 빈도를 나타내는 단위이다. 재해가 일어나는 빈도는 단지 어느 기간의 재해 건수에서 정확하게 판단될 수 없다.

그러므로 근로자의 수나 가동시간을 고려할 필요가 있다. 현재는 재해발생의 정도를 나타내는 국제적 표준척도로서 이 도수율을 사용하고 있다. 도수율은 다른 말로 '빈도율' 이라고도 하는데, 근로시간 합계 100만 시간당 재해 발생건수이다.

(2) 건수율(Incidence rate. IR = 발생률)

1,000명 당 최근 1년 동안 병의원이나 응급실 등의 의료기관을 방문한 건수를 말한다.

(3) 강도율(Severity rate of injury, SR)

산업재해로 인한 근로손실의 정도를 나타내는 통계로서 1,000 시간당 근로손실일수를 나타낸다. 이는 재해발생의 경중, 즉 강도를 나타낸다.

4. 산업재해예방

재해발생의 특성을 보면, 계절별로 여름(7, 8, 9월)과 겨울(12, 1, 2월)에 재해가 다발하고, 주간별로는 목요일과 금요일에 재해가 다발하다가 토요일에는 감소한다. 시간별로는 오전취업 3시간 전과 오후 업무시작 2시간 전에 재해가 다발하는 것으로 알려져 있다.

재해 정도별 휴업일수를 알아보면, 영구폐질이나 중상의 경우에는 휴업일수가 2주일 이상이고, 중상과 경상 사이인 중등상일 경우에는 휴업 일수가 8~13일이며, 경상일 경우는 3~7일, 미미한 상해일 경우는 1~2일, 그 외로는 불휴재해로 분류하여 휴업일이 없다.

2 직업병(Occupational disease)

직업병의 발생원인으로는 작업장의 환경불량과 근로자의 작업과중, 운동부족 등의 부적당한 근로조건을 들 수 있다.

환경불량에 의한 직업병으로는 용광로 공이나 화부에게 나타나는 이상고온에 의한 열 중증이 있고, 이상기압에 의한 고산병과 잠함병 및 항공병 등이 있다.

조선공이나 제철공에게 나타나는 이상소음에 의한 직업성 난청을 비롯하여 냉동작업이나 터널작업에서 나타나는 이상저온에 의한 장애들, X-선이나 방사선 물질에 의한 방사선 장애, 병타공이나 착암공, 천공공, 도로작업공들에게 나타나는 이상진동현상인 레이노이드 증세 등 매우 다양하게 나타나고 있다.

Guide

*** 3대 직업병**
① 규폐증
② 카드뮴 중독
③ 벤젠 중독

1. 고온작업 및 저온작업에 의한 장애

(1) 열경련

탈수로 인한 체내 수분과 염분 소실이 원인으로 생리식염수를 섭취하면 치료된다. 혼수상태가 되는 열허탈(heat collapse)은 말초 혈액순환 부전현상으로 실내를 안정시켜 체온을 정상화하면 치료된다.

(2) 울열증

열사병으로 알려진 울열증은 체온조절의 부조화로 뇌의 온도를 상승시키고, 중추신경장애를 일으키는데, 치료를 안 할 경우에는 모두 사망하는 무서운 재해이다.
한편, 열쇠약증은 만성적 체열 소모를 일으키므로 비타민 B_1을 투여하거나 충분한 휴식을 필요로 한다.

(3) 저온작업 장애

동상, 침수족, 참호족 등에 의한 발적이나 종창 등이 있다. 동상의 경우, 그 정도에 따라 발적을 일으키는 단계인 1도 동상, 수포를 나타내는 단계인 2도 동상, 그리고 동상 부위가 괴사되는 3도 동상이 있다.

(4) 불량조명 장애

불량조명 장애로는 안정 피로, 안구진탕증, 근시 등이 있다. 안구 진탕증의 경우, 탄광부에게 많다.

(5) 자외선 장애

여름철에는 직사광선작업 시에, 겨울철에는 눈이나 얼음 위에서 작업할 때, 그리고 전기용접 작업 시에 주로 일어난다. 자외선은 살균작용을 일으키므로 도르노선 혹은 건강선이라고도 하고, 버섯 종류에 많은 에르고스테린(ergosterin)을 비타민 D로 변화시켜 구루병을 예방한다. 그러나 피부 색소인 melanin 색소를 침착시키며, 피부암을 일으키기도 하는 등 단점도 있다.

(6) 적외선 장애

적외선은 도로 전기작업공이나 대장공에서 나타나는 백내장과 열사병을 일으키는 원인이 된다. 유리가공업이나 제철업 종사자들에게서 적외선 장애가 나타난다.

2. 방사선 작업에 의한 장애

(1) 방사선

방사선(radioactive rays)이란 방사선 원소의 붕괴에 따라 방출되는 입자선 및 복사선을 말한다.

우라늄, 플루토늄과 같은 원자량이 매우 큰 원소들은 핵이 너무 무겁기 때문에 상태가 불안정해서 스스로 붕괴를 일으킨다. 이러한 원소들이 붕괴하여 다른 원소로 바뀌게 될 때 몇 가지 입자나 전자기파를 방출하는데 이것이 바로 방사선이다.

방사선을 내놓는 원소를 **방사성 원소**라고 하며, 방사선을 내놓는 능력을 **방사능**이라고 한다. 이렇게 원소가 붕괴할 때 나오는 방사선은 **알파선, 베타선, 감마선** 세 가지인데, 일반적으로 방사선이라고 할 때는 이 세 가지뿐 아니라 X-선, 중성자선 같은 다른 입자나 전자기파를 합쳐서 언급하는 경우가 많다.

방사선은 에너지에 따라 전리방사선과 비 전리방사선으로 구별된다.

1) 전리방사선

물질을 통과할 때 직접 또는 간접으로 이온을 만들 수 있는 방사선으로서 알파(α), 베타(β), 중성자(n), 양성자(p), 중양자(d) 등의 입자 방사선과 감마선(γ) 및 X-선 등의 전자파가 이에 속한다. 체외에서 인체에 해로운 전리 방사선의 순서를 보면 $\gamma > \beta > \alpha$ 순이다.

일반적으로 방사선의 검출과 측정에 있어서 방사선이란 전리방사선을 의미한다.

2) 비 전리방사선

가시광선 및 자외선 등의 전자파는 에너지가 작아서 물질을 통과할 때 이온을 만들지 못하는데, 이를 비전리 방사선이라고 한다.

(2) 방사선에 의해 장애를 받는 것들

방사선에 의해 장애를 받는 것들로는, 임파선 및 골수의 작용에 대한 장애를 비롯하여 조혈장해 및 면역기능저하 등을 들 수 있다. 방사선에 의해 피해를 가장 많이 받는 신체부위의 순서는 골수, 임파선, 생식기, 피부, 근육, 뼈, 그리고 신경 순이다.

방사선 장애자 가운데 백혈구 수치가 4,000개/mm^3 이하인 경우에는 좋은 환경에서의 요양조치가 필요하다.

(3) 뢴트겐(Roentgen)

X-선 및 γ선의 조사선량의 단위이고, 퀴리(Curie)는 1g의 라듐과 같은 양의 방사선을 방출하는 라듐의 양을 말한다.

뢴트겐의 기호는 R이며, 건조공기 1m의 중량 속에서 1 정전단위인 전기량을 운반하는 X선 또는 γ선의 선량이 1R이다. 1R은 X선 필름을 새까맣게 하는 선량에 해당되며, 명칭은 X-선의 발견자인 독일의 물리학자 뢴트겐(Wihelm Konrad Rontgen, 1845~1923)의 이름을 딴 것이다.

퀴리의 기호는 Ci이고, 1Ci는 매초 3.7×10^{10}개의 원자핵이 붕괴할 때의 방사성 물질의 양이다. 초당 붕괴수가 3.7×10^{10}일 때의 방사능을 1Ci 로 한다. 이 명칭은 라듐의 발견자이며 방사능 연구로 노벨상을 받은 퀴리 부부의 이름에서 따온 것이다.

제6장 소음과 진동

1 소음성 작업 장애

1. 소음(Unwanted Sound)

소음이란 원치않는 소리로 인간생활 주변에서 발생하는 소리 중에서 불쾌감을 주는 소리를 말한다. 즉, 일상생활을 방해하는 음이나 생리적 변화를 주는 음, 그리고 청력을 장애하는 음 등을 뜻한다.

(1) 소음측정단위

소음측정단위는 데시벨(decibel, dB)이고, 데시벨은 벨(Bel)의 10분의 1의 음의 강도를 나타내는 단위이다. 우리가 들을 수 있는 음은 20~20,000헤르츠(Hz)의 음인데, 그 이하의 음이나 그 이상의 음은 들을 수 없다. 소음계를 이용하여 소음 측정 시에 청감보정회로 A, B, C 세 특성이 있는데 일반적으로 A특성에서 측정한다.

(2) 소음의 허용기준

개인에 따른 감수성의 차가 있어 다르지만 일일 8시간 기준 90데시벨[dB(A)]을 넘어서는 안 된다. 공장소음 배출허용기준은 대상 소음도에서 보정한 평가 소음도를 50데시벨 [dB(A)] 이하로 규정한다.

2. 소음성 작업 장애

가청음역은 20~20,000Hz, 생활음역은 300~3,000Hz인데, 소음성 난청의 음역은 3,000~6,000Hz이며 이것은 100~120 데시벨에 해당한다.

(1) 소음성 난청

소음성 난청이란 4,000Hz에서 청력 손실이 심해짐으로써 소음성 난청의 초기증상을 보이는데, 이와 같은 현상을 시파이브딥(Audiogram C_5dip) 현상이라고 한다.

(2) 소음의 영향

대화장애, 작업능률 저하, 불쾌감, 수면방해, 청력장애, 노이로제 등을 초래한다. 그리고 생리적 장애로 교감신경에 작용해 혈압상승, 신진대사 증가, 위 장관 운동억제 등을 일으킨다.

(3) 소음발생원

공장소음, 건설작업소음, 교통소음, 생활소음 등이 있다.

2 진동작업 장애

1. 진동(Vibration)

진동이란 기계나 기구의 사용으로 인해 발생하는 강한 흔들림이다. 이것은 인위적인 기계나 기구의 사용으로 지반이나 건축물이 좌우나 상하로 흔들리는 것을 말한다.

진동배출허용기준은 진동레벨교정표에 의해 보전한 평가진동레벨 기준으로 60데시벨[dB(V)] 이하로 규정하고 있다.

(1) 진동의 종류

① 국소진동

병타공, 착암공, 연마공, 벌목공, 토건공 등에서와 같이 진동이 상지를 거쳐 신체 구간으로 전파된다. 그런데 지관절 부분에서는 전달률이 약해진다. 그러나 도리어 증폭되는 경우로 레노이드 병을 유발하고, 골관절 장애가 주증상이다.

② 전신진동

자율신경, 특히 순환기계 중에서도 말초혈관을 수축시키고, 이로 인한 혈압상승을 초래한다.

2. 진동작업 장애

레이노병(Raynaud's disease)이란 혈관 운동신경장애를 주증으로 하는 질환이다. 진동에 의한 특히 사지와 손발의 국소성 혈관경련에 의한 발작성 청색증(cyanosis) 말초혈관 수축이나 맥박 증가 등의 증세를 밀한다.

프랑스의 의사 레이노(Maurice Raynaud, 1834~1881)가 보고한 것으로, 사지의 동맥에 간헐적 경련이 일어남으로써 혈액결핍 때문에 손발 끝이 창백해지고 빳빳하게 굳으며 냉감이나 개미가 기어가는 것 같은 감각인 의주감 또는 통증 등을 느낀다.

제7장 작업장 위생

1 작업장 환경

1. 작업장의 먼지

폐포침착률이 높은 먼지의 크기는 0.5~5㎛이고, 진폐증(pneumo-comosis)의 원인이 된다. 이것은 산업장에서 분진을 흡입함으로써 폐조직의 섬유화를 유발하여 발생하는 병적 변화로서 진폐증, 탄폐증, 석회진폐증, 규폐증, 석면폐증, 농부폐증 등이 있다.

(1) 규폐증(Silicosis)

유리규산(SiO_2)의 분진을 흡입하면 폐에 만성 섬유증식현상이 나타나 발생하는 질환이다. 폐결핵이 생기는 원인이 되기도 한다. 결정형인 규석석영이 가장 문제가 되고, 그 밖에 미세결정형과 규조토나 석영유리 같은 무정형이 있다.

(2) 석면폐증(Asbestosis)

소화용제, 절연제, 내화 직물 제조와 관련된 근로자에게서 다발한다. 석면 취급 작업장에서 4~5년 정도 이상 종사 시에 섬유 증식이 발생한다.

(3) 면폐증(Byssinosis)

면진흡입에 의해 발생하는 경증 폐질환으로 면직물 제조 종사자나 실을 제조하는 사람들에게 면 먼지흡입을 통해 많이 발생한다. 섬유폐증(fibrosis)이라고도 하고, 월요일열(monday fever)이라고도 한다.

2 작업장 중독

공업중독의 인체침입 경로에는 호흡기계와 소화기계가 있다. 호흡기계의 경우에 폐포에서 모세혈관에 흡수되어 전신적 장애를 일으키고, 소화기계의 경우에는 간을 통해 일부 임파선이나 혈액으로 전신 전파된다. 한편, 유기용제나 유기인제의 경우 경피감염이 되기도 한다.

공업 독물의 배설에서 유기인제의 경우는 분해 산물이 소변으로 직접 배설되고, Pb와 Cd 및 Hg의 경우는 장기 축적되어 서서히 혈중에서 소변으로 배설된다. 그리고 Pb, Mn, As의 경우에는 타액선으로 분비, 황화물을 만들어 치은에 금속연을 생성하기도 한다. 특히 납의 경우는 젖으로 분비되어 영아에게 중독되기도 한다.

공업중독의 종류

Guide

*** 홍독성 흥분**

정신 흥분 증에서 불면증이나 근심 걱정과 함께 겁이 많아지고 부끄러움을 많이 타며, 공포나 격노의 상태가 혼입되어, 사소한 일에도 흥분이나 두려움이 크고 당황하는 상태

(1) 납중독

납의 용광제련, 인쇄공, 납 용접공 등에서 다발한다. 초기 증상으로는 적혈구 감소, 염기성 과립 적혈구수의 증가, 혈액비중 저하, 식욕감퇴, 권태 등이 있다. 특히 4대 증상이라면 납 빈혈, 금속성 납 착색에 의한 치은염, 신경마비, 관절통 등을 가리킨다.

(2) 수은중독

수은광산의 갱내 작업, 수은정련, 수은등 제조작업 등에서 다발한다. 증상으로는 구내염, 피로감, 두통, 홍독성 흥분 등이다. 수은의 독성으로 근육경련에 의한 근육진전이 있는데, 술을 마시는 사람에게 더 잘 생긴다.

(3) 카드뮴중독

카드뮴 도금제조 작업을 비롯하여 합성수지, 도료, 안료 등 관련 작업에서 다발한다. 증상으로는 접촉성 피부염과 전신 장애가 있다.

(4) 크롬중독

크롬 도금 작업 시에 다발하며, 증세는 비중격 천공과 비염 및 인두염과 기관지염 등이 있다.

(5) 아황산가스 중독

황산제조 시와 제지, 제병 시에 발생하고, 증상으로는 인두통과 해소기침 및 산혈증 등이 있다.

(6) 황화수소 가스중독

인견 및 인조섬유 제조공정 시에 문제되는데 원진레이온 중독 사건이 대표적인 사례이다. 증상으로는 두통, 체중감소, 권태감 등이 있다. 인견이란 천연섬유소로 명주실 비슷하게 인공적으로 만든 실을 말한다.

[원진 레이온의 이황화탄소에 의한 중독 사건] Check point

원진 레이온의 이황화탄소에 의한 중독 사건은 인견사를 만드는 공정에서 발생하였다. 합성섬유는 석유화학의 원료인 벤젠을 원료로 섬유를 만드는 것이고, 인견사는 펄프를 원료로 실을 뽑아내는 것이다. 그런데 이 과정에서 대량의 이황화탄소 등 화공 약품이 투입된다. 특히 문제가 된 이황화탄소는 2차 대전 때 독일이 신경 독가스의 원료로 쓴 치명적인 유해 물질로, 일시 대량 흡입 시에 질식사하고, 장기간 흡입 시에 뇌신경을 마비시키는 물질이다.

(7) 벤젠 중독

벤젠, 석탄산, 나프탈렌 등을 다루는 작업장에서 다발한다. 조혈기능 장애를 초래한다.

(8) 일산화탄소 중독

탄소를 함유한 유기물이 불완전 연소할 때 제철소나 도시가스 제조사 및 가정 등에서 발생한다. 자동차 배기가스에도 포함되어 있다. 증상은 두통, 권태, 시력 저하, 구역질, 의식 장애 등이다.

제8장 소독과 위생

1 소독(Disinfection)

1. 소독의 분류

(1) 물리적 소독법

가열, 광선 조사, 무가열 소독법 등이 있다.

(2) 화학적 소독법

수은화합물, 방향족 화합물, 지방족 화합물, 할로겐 유도체,

산화제 등에 의한 소독법 등이 각각 있다.

① 방향족 화합물(aromatic compounds)

분자 속에 벤젠고리를 가진 유기화합물로서 벤젠의 유도체를 가리킨다.

② 지방족 화합물(aliphatic compound)

분자 내의 탄소원자가 고리모양의 구조를 가지지 않은 유기화합물의 총칭이다. 탄소 원자가 한 줄로 나란히 결합해 있는 노말 사슬모양의 구조를 가지며, 탄소원자의 사슬이 가지로 나뉘어 있는 구조인 것도 있다.

③ 할로겐(halogen)

할로겐이란 주기율표 17족 원소로 플루오린(F), 염소(Cl), 브로민(Br), 아이오딘(I), 아스타틴(At)을 모두 일컫는다. 비금속 원소이며 전자를 얻기 쉬워 강력한 산화 작용을 나타낸다. 반응성이 매우 강하며, 자연상태에서 유리상태로는 존재하지 않고 금속염의 상태로 존재한다.

할로겐은 수소와 반응하여 할로겐화 수소를 만든다. 할로겐화 수소는 물에 녹아 수소 이온과 할로겐화 이온으로 해리한다. 할로겐은 여러 산화상태의 산소산을 만든다. 이러한 할로겐 화합물에는 차아염소산 이온, 차아염소산, 아염소산 이온, 아염소산, 염소산 이온, 염소산, 과염소산 이온, 과염소산 등이 있다.

2. 물리적 소독법

(1) 가열방법

건열방범과 습열방법이 있다. 건열방법에는 소각을 비롯하여 화염멸균과 건열멸균 등이 있다. 그리고 습열방법에는 자불멸균, 유통증기멸균, 간헐멸균, 고압증기멸균, 저온멸균 등이 있다.

소각은 가장 완전한 멸균법이며, 제1군 감염병환자 사체는 소각해야 한다. 화염멸균은 알코올 램프나 버너를 이용하여, 금속제나 유리제 및 자기제 등을 20초 이상 가열하는 방법이다.

그리고 건열멸균법은 드라이 오븐(dry oven)으로 150°C에서 1시간 혹은 160°C에서 30분 가열하는 방법이다.

습열방법 가운데, 자불멸균은 100°C에 15~30분, 고압증기멸균(autoclave)은 121.5°C 에 20분, 저온멸균은 우유의 경우는 63°C에 30분, 아이스크림의 경우는 60°C에 30분, 건조과일의 경우는 72°C에 30분, 포도주의 경우 55°C에 10분을 각각 멸균하는 것이다.

(2) 광선조사 방법

직사 일광법과 자외선 조사법이 있다. 직사 일광법은 결핵균이나 티푸스균 및 페스트균 등을 10~15초의 단시간에 사멸하는 것이고, 1~2시간 빛에 의류나 침구를 노출하는 것이다.

(3) 여과방법

여과방법은 가열에 의하여 성질이 변하기 쉬운 물질의 멸균에 사용된다. 그러나 바이러스 제거는 불가능한 것이 단점이다.

(4) 방사선멸균

동위원소에서 방사되는 전기 방사선을 식품에 조사하여 미생물을 살균하는 방법이다. 살균력이 강한 방사선의 순서는 γ선 > β선 > α선 순이고, 멸균에 주로 이용되는 방사선으로는 Co_{60}, Cs_{137}, Sr_{90} 등이 있다. 방사선은 살균, 살충, 생육억제, 품질개량 등에 사용된다.

(5) 초음파멸균 방법

매초 8,800Hz 이상의 음파를 이용하여 미생물을 파괴하는 방법으로 액상식품이나 시약 등의 멸균처리에 이용된다.

> **Guide**
>
> *** 자외선 조사법**
> 살균력이 강한 파장 2,400Å~3,200Å 부근에서 살균하는 것이다.
> 2,400~2,800Å, 15W 살균등의 경우는 20cm 직하에서 대장균군을 1분 이내에 사멸하고, 무균실이나 수술실, 제약실, 식품제조 공장 내부 등의 공기살균에 이용된다.
> 피부조사 시에 붉은 반점이 나타나기도 하고, 눈에 조사 시에 결막염 및 각막염이 유발되는 부작용도 있다.

3. 화학적 소독법

화학적 소독제는 살균력이 강해야 하고, 인체에 대하여 독성이 없어야 하며, 냄새가 없고, 수용성이며, 값이 싸야 한다.

화학적 소독제의 종류에는 수은 화합물, 방향족 화합물, 지방족 화합물, 할로겐 유도체, 산화제 등에 의한 소독법 등이 각각 있다.

(1) 수은 화합물

수은 화합물에서 승홍($HgCl_2$)은 0.1% 수용액이 이용되며, 머큐로크롬(mercurochrome)은 25% 수용액이 피부점막 소독에 이용된다.

(2) 할로겐 유도체

할로겐 유도체에서 염소(Cl_2)는 상수도의 소독에 이용되는데, 음료수에 사용할 경우는 잔류 염소량이 0.1~0.2ppm 정도 되도록 한다. 표백분($CaCl_2$)은 우물물이나 풀장의 소독에 이용되고 있다. 요오드(I_2)는 물에 녹지 않으며 요오드팅크 형태로 만들어서 사용한다.

(3) 산화제

산화제에서 과산화수소(H_2O_2)는 3% 수용액으로 상처소독에 이용하는데, 주로 치과에서 구강 소독에 많이 사용한다. 과망간산칼륨($KMnO_4$)은 0.1~0.5% 사용된다. 오존(O_3)의 경우는 식품소독에 응용되고 있으며, 목욕탕 등에서도 이용된다.

(4) 방향족 화합물

방향족 화합물에서 페놀(phenol)은 3~5% 용액을, 크레졸(cresol)은 1~2% 용액을 비누액 50%에 섞어서 사용한다.

(5) 지방족 화합물

지방족 화합물에서는 에틸알코올(ethyl alcohol)이 70% 수용액으로, 이소프로필알코올(isopropyl alcohol)이 30~50% 수용액으로, 포르말린(formalin)이 30~40% 수용액으로 각각 살균에 이용된다. 이 가운데 포르말린은 살균력이 강하여 포자살균에 이용된다. 에틸알코올은 살균력은 강하지만 포자살균에는 효과가 없는 것으로 알려져 있다.

4. 소독약의 살균력 측정

소독약의 살균력 측정은 석탄산이 기준이 된다. 석탄산 계수(phenol coefficient)란 소독약의 희석배수를 석탄산의 희석 배수로 나눈 값을 말하는데, 이 석탄산 계수는 소독제의 살균력 지표로 다른 소독약의 소독력을 평가할 때에 사용된다.

장티푸스균과 포도상구균이 시험균으로 이용되고, 시험균을 5분 이내에 죽이지 않고, 10분 이내에 죽이는 소독약의 희석배수를 말한다. 석탄산 계수는 높을수록 살균력이 좋고, 살균력은 20°C에서 나타난다.

5. 소독제의 분류

(1) 석탄산

살균력이 크고 취급이 간편하며 비용이 저렴한 장점이 있다. 그 반면에 피부점막을 자극하고, 물에 가용성이며, 불쾌한 냄새가 나는 단점이 있다. 물건, 금속, 토기 등의 표면소독에 주로 사용한다.

(2) 크레졸

석탄산의 3배의 살균력을 갖는다. 물, 산, 염기, 비누에 모두 가용성이다.

(3) 포르말린

배설물이나 오염된 의류소독에 사용된다. 방부작용은 강하나 살균작용은 약한 편이다.

(4) 석회 화합물

가격이 싼 것이 장점으로 대량 소독에 사용한다. 변소나 하수 주위 소독에 쓰이는데, 배설물 소독에는 3%가, 물 소독에는 2%가 사용된다.

(5) 크레졸

석탄산의 3배의 살균력을 갖는다. 물, 산, 염기, 비누에 모두 가용성이다.

(6) 양성비누(역성비누)

합성세정제로서 양이온은 청결과 살균작용을, 음이온은 청결작용을 한다. 살균력이 강하고 무색이다. 불쾌한 냄새가 없으며, 자극성과 독성이 약해서 안전하다. 수술부위나 수술기구를 소독할 때 사용하고, 수술 시에 손 소독에도 사용되는데 100배 희석하여 0.01%를 만들어서 소독에 사용한다. 단백질이 많으면 소독력이 감소하므로 객담이나 대소변의 소독에는 부적당하다.

(7) 금속 염류

금속 염류인 승홍($HgCl_2$)는 0.1% 수용액에 의해 외과 수술이나 방역 소독 및 배설물 사용기구소독 등에 사용한다. 그러나 금속제품 소독에는 금속이 부식되므로 적당하지 않다.

(8) 소독

① 분뇨소독 : 생석회나 석회분 등이 사용된다.
② 객담소독 : 소각, 의류, 침구 등이 사용된다.
③ 모포 등의 소독 : 자비 소독이나 증기 소독이 사용된다.
④ 손소독 : 승홍이나 크레졸이 사용된다.

6. 소독제의 기전과 효력

(1) 소독제의 살균기전

소독제(Disinfectant)의 살균기전은 다음과 같다. 염소나 과산화수소, 오존 및 과망간산칼륨 등과 같은 산화작용을 하는 것, 깅산이나 강알칼리 및 끓는 물 등과 같은 가수분해작용을 하는 것, 승홍이나 머큐로크롬 등의 단백질과 염을 형성하는 것, 알코올이나 에테르나 크레졸이나 석탄산이나 포르말린 및 승홍과 같은 균체단백질을 응고시키는 것 등이 있다.

또한, 석탄산이나 중금속염 및 역성비누 등과 같은 삼투압을 변화시키는 것과 소금이나 설탕 및 알코올 등과 같이 탈수작용을 하는 것 등도 있으며, 위의 작용기전을 두 가지 이상 동시 실현시키는 소독제도 있다.

(2) 소독제의 효력

소독제의 효력을 보면, 온도증가에 비례하여 증대되고, 시간의 증가에 비례하여 감소한다. 농도의 증가에 비례해 일반적으로 증대되고, 접촉면의 양에 비례해서도 증대된다.

2 멸균(Sterilization)과 소독(Disinfection)

(1) 멸균

멸균은 병원성 미생물은 물론이고, 아포형성균 및 미생물까지도 전부 사멸해 완전한 무균 상태가 되는 것이다. 방법에는 **증기멸균**과 **고압멸균** 및 **화학약품에 의한 멸균** 등이 있다. 고압증기멸균법(autoclave)은 120°C에서 20분 동안 멸균한다.

(2) 소독

소독은 병원체의 사멸과 전파과정을 제거함으로써 질병의 발생과 전염을 미연에 방지하는 것이다. 이것은 병원성 미생물만을 사멸시켜 병원균을 번식 못하게 하는 행위와 과정을 말한다. 소독작용에 영향을 주는 인자로는 수분, 시간, 온도, 농도 등이 있다.

(3) 방부

방부는 직접 세균을 죽이지 않고 여러 방법으로 세균의 생활환경을 불리하게 만들어서 그 미생물의 증식 및 발육을 억제시키는 것이다.

(4) 살균

살균은 세포가 파괴되어 원래의 상태로 돌아갈 수 없는 불가역적인 변화를 말한다. 우유 저온살균은 61~63°C로 30분 동안 혹은 75°C 이상에서 15분 동안 가열한다.

강도가 강한 것부터 나열하면, **멸균, 소독, 살균, 방부** 순이다.

3 수영장과 목욕탕

1. 수영장 위생

천연수영장으로는 하천수, 호수, 강, 바다가 있으며, 인공 수영장에는 풀장이 있다. 풀장의 형태에는 물을 일시에 유입하여 계속 사용하는 비위생적인 환수식이 있다. 더불어 물을 풀장에 계속 주입해 넘치게 설비함으로써 비경제적이기는 하나 위생적인 일수식이 있다. 그리고 펌프와 여과 및 소독을 반복함으로써 경제적이고 위생적인 순환식이 있다.

(1) 감염체

수영장에서 감염되는 감염체에는, 분변오염으로 인해 유입가능한 이질균이나 장티푸스균 등의 장내 세균이나 기생충 등이 있다. 그리고 수영복에 의한 고초균, 객담에 의한 결핵균, 아데노 바이러스, 피부를 통한 포도상구균, 연쇄상구균, 임균, 사상균, 화농균 등과 안질환자를 통한 트라코마바이러스 등이 있을 수 있다.

(2) 해수욕장의 수질기준

천연수영장인 해수욕장의 수질기준은 100cc당 대장균군수를 기준하여 A급은 0~50마리, B급은 51~500마리, C급은 501~1,000마리, D급은 1,000마리 이상으로 되어 있다. D급의 경우는 해수욕장으로 사용할 수 없다.

(3) 출장의 욕조 수질기준

인공수영장인 풀장의 욕조 수질기준으로는 수소이온농도 5.6~8.6, 일반세균수 200마리/mL가 전체 검사의 15% 이하, 대장균은 10mL당 양성이 5개 검체 가운데 3개 이하이다. 유리잔류염소는 0.4~1.0ppm이고 잔류염소는 1.0ppn 이상이다.

(4) 물의 청명도

물의 청명도는 직경 15cm의 흑색판이 흰 바닥을 배경으로 제일 깊은 곳인 9m 거리에서 명확히 볼 수 있어야 한다. 원수의 화학 및 세균학 검사는 수도법에 의한 수질검사 규칙에 의한다.

2. 목욕탕 위생

목욕탕에는 공동탕이나 가족탕 같은 **일반 목욕탕**과 증기탕, 한증탕 및 온천탕 같은 **특수목욕탕**이 있으며, 감염 질병으로는 성병 또는 피부병 등이다.

목욕탕의 수질기준에서 원수의 수질기준은 100mL당 대장균군수 불검출이고 욕조수의 수질기준은 1mL당 대장균군수 1마리 이하이며, 온도는 42°C 이상이다.

4 조명과 냉 · 난방

1. 인공조명

인공조명에서 간접 조명은 온화하고 현휘가 없으나 조명 효율이 낮고 유지비가 다소 비싸다. 그에 비해, 직접 조명은 조명 효율이 크나 현휘를 일으키고 강한 음영으로 불쾌감을 준다. 한편, 반간접 조명이란, 절반은 직접광이고 절반은 간접 광인 상태를 말한다.

(1) 현휘

현휘(dazzle, glare)란 시각을 압도하거나 감소시킬 만큼 강렬한 빛이나 대비가 강한 동일한 모양의 문양과 배경 형태를 말한다. 일명 눈부심이라고도 한다.

주위가 어둡고 눈이 순응되어 있는 휘도가 낮은 경우, 광원의 휘도가 높은 경우, 광원이 시선에 가까운 경우, 그리고 광원의 겉보기 면적이 큰 경우와 광원의 수가 많은 경우 등에 잘 나타난다. 참고로, 의학 용어 가운데에는 현휘공포증(photaugiaphobia)이라는 것이 있다.

> *Guide*
>
> *** 현휘공포증**
> (photaugiaphobia)
>
> 현휘에서 glare는 **빛 번짐현상**이고, halo는 **빛 퍼짐 현상**이다. 빛 번짐(glare)과 빛 퍼짐(halo)은 발생원인이 다르기 때문에 다른 용어이다. 하지만 대부분 이 두 용어를 구분하지 않은 채 '현휘'라는 하나의 용어로 사용하고 있다.

(2) 부적당한 조명으로 인한 피해

근시, 안정피로, 안구진탕증, 전광성 안염, 백내장 등이 있다. 근시는 조도가 낮을 때 나타나고 안정피로는 조도부족이나 현휘가 심할 때 나타난다. 안구진탕증은 부적당한 조명하에서 안구가 상하좌우로 진탕하는 현상으로 탄광부에게 많이 발생한다.

전광성 안염이나 백내장은 용접공이나 고열작업자에게서 나타난다.

1) 안구진탕증(Nystagmus)

자신의 의지와는 상관없이 나타나는 안구의 불규칙적인 운동을 말한다. 안구의 흔들거림, 수직, 수평, 회전 등이 있다. 그리고 한쪽 눈을 감으면 나타나거나 양쪽 동공이 가까워졌다가 멀어지는 증상 등이 있다. 사물을 응시할 때 고개를 상하나 좌우로 돌리는데 이것은 안구진탕 증이 가장 적어지는 위치를 찾기 위해 하는 행동이다. 건강한 사람에세서도 볼 수 있고 뇌, 신경, 안구 및 약물중독 등의 문제로 인해 나타나기도 한다.

2) 백내장(Oataract)

눈의 수정체가 흐려져서 시력장애를 일으키는 질병이다. 눈동자의 속이 희게 보이므로 이런 이름이 붙었다. 대부분의 선천성은 임신 초기에 임신부가 풍진 등에 걸렸을 경우이다. 그러나 유전 또는 그 밖에 원인이 불명한 것이 있다.

2. 난방 및 냉방

10°C 이하일 때는 난방이 필요하고, 26°C 이상일 때는 냉방이 필요하다. 적정온도는 16~20°C이고, 두부와 발의 온도차는 2~3°C 이상이면 위험하다. 습도는 40~70%가 적당하다. 실내외 온도차는 5~7°C 이내가 좋으며, 10°C 이상의 차이는 해롭고 냉방병의 원인이 된다.

(1) **국소난방** : 열원을 실내에 직접 두는 방법으로, 실내 공기가 나빠지고, 화재위험이 있다.

(2) **중앙난방** : 공기조절법(carrier system)에 탄화온수난방법, 증기난방법, 지역난방법 등이 있다.

(3) **지역난방법** : 에어컨이나 선풍기를 실내에 직접 두는 방법을 말한다.

(4) **중앙냉방법** : 공기조절법(carrier system)에 의한 방법을 말한다.

5 환기(Ventilation)

(1) 중력 환기

실내 온도가 실외 기온보다 높을 때, 실내 · 외 공기밀도의 차로 인해 압력의 차가 생기고 거실의 하반부로는 공기가 들어오며, 상반부에서는 공기가 나가는 실내기류 현상을 말한다.

(2) 중성대

실내에서 들어오는 공기와 나가는 공기가 있을 때, 상부와 하부의 압력의 차가 생기고, 그 중앙에는 압력이 제로인 부분이 생기게 된다. 이 부분을 지칭하는 말이다.

(3) 환기량

한 시간 내에 실내에서 교환되는 공기량을 말한다. 필요한 환기량은 실내 거주자 한 명에 대하여 생리 위생상 필요한 환기량을 뜻한다.

(4) 필요환기량

공기 중 이산화탄소를 환기량의 표준으로 삼고 호흡공기 중 이산화탄소의 서한도를 0.1%로 잡아서 산출한다.

$$V = \frac{K}{CO - C}\ (m^3)$$

V : 필요한 환기량 (m^2)

K : 1인 1시간의 호출 탄산가스량 (21L)

CO : 실내 이산화탄소의 서한도 (0.1%)

C : 외기의 이산화탄소의 정상 함유량 (0.03%)

(5) 인공환기 실시조건

취기 및 오탁공기는 신속하게 완전히 제거하고, 온습도는 생리적으로 쾌감을 느끼도록 하며, 실내 환기는 고르게 하되, 바람으로 인해 인체 불쾌감이 없어야 한다.

(6) 인공환기의 종류

공기조절법, 배기식 환기법, 흡인식 환기법, 송기식 환기법 등이 있다.

(7) 보조환기

공기조절법, 배기식 환기법, 흡인식 환기법, 송기식 환기법 등이 있다.

① 옥배환기법 : 지붕 위에 탑 모양으로 돌출된 부분이나 천정을 이용한 자연환기법으로 무풍 고온일 경우는 효과가 없다.

② 배기통 : 풍속에 의해 효과가 좌우된다.

(8) 바깥 공기를 향하여 개방할 수 있는 창을 설치하고, 그 면적은 바닥면적의 1/6 이상이 되게 해야 한다.

01 환경위생학 핵심문제 해설

1. 기후변화는 어디에서 이루어지는가?

① 대류권　　② 성층권
③ 중간권　　④ 열권
⑤ 오존권

2. 잠함병을 일으키는 원인물질은? ＊2001년 1월, 2007년 12월 기출문제

① 산소 기포
② 수소 기포
③ 탄소 기포
④ 일산화탄소 기포
⑤ 질소 기포

3. 산성비는 수소이온농도(pH)가 얼마 이하이며, 무엇이 포함되나? ＊2003년 12월 기출문제

① 5.0, CO_2
② 6.5, NO_2
③ 5.6, CO_2
④ 5.0, NO_2
⑤ 8.0, O_3

4. 일산화탄소는 혈색소와의 친화력이 산소보다 약 몇 배가 높은가? ＊2003년 12월 기출문제

① 50배　　② 100배
③ 120배　　④ 150배
⑤ 250배

Interpretation

▶ 대기의 수직구조를 보면, 지표면에서부터 대류권, 성층권, 중간권, 열권 순으로 나열되어 있고, **대류권**(0~11km)에서는 고도가 올라갈수록 온도가 떨어지는 반면, **성층권**(11~50km)에서는 고도가 올라갈수록 온도가 올라간다. 오존층(25~35km)은 지상 25km 부근에서 오존(O_3)이 최대밀도(약 10ppm)가 된다.

▶ 잠함병은 질소와, 온실효과는 이산화탄소와 각각 관련이 있다.

▶ 산성비의 pH는 5.6이고, 해수의 pH는 8.0이다.

5. 실내의 이산화탄소의 허용정도는? *2002년 2월 기출문제

① 0.01% ② 0.1%
③ 0.5% ④ 0.05%
⑤ 5.0%

6. 기류를 측정하는 Kata 온도계의 상부온도의 눈금은? *2008년 12월 기출문제

① 70°F ② 85°F
③ 90°F ④ 95°F
⑤ 100°F

7. 불감기류를 나타낸 것은? *2002년 12월 기출문제

① 0.1m/sec ② 0.5m/sec
③ 1m/sec ④ 2m/sec
⑤ 3m/sec

8. 복사열 측정에 이용되는 기구는? *2002년 2월, 2002년 12월 기출문제

① 열선풍속계
② 흑구온도계
③ 아스만 통풍건습계
④ 카타온도계
⑤ 자기온도계

9. 실내공기의 오염 정도를 나타내는 지표 가스는? *2002년 12월 기출문제

① 아황산가스 ② 매연
③ 오존 ④ 탄산가스
⑤ 이산화질소

10. 대기권 기온의 변화를 바르게 설명한 것은? *2002년 12월 기출문제

① 대류권의 기온은 고도에 따라 온도가 상승한다.
② 성층권에서는 고도에 따라 기온이 낮아진다.
③ 대류권에는 고도에 기온이 점점 낮아진다.
④ 대류권의 기온은 고도에 관계없이 일정하다.
⑤ 성층권의 기온은 고도에 관계없이 일정하다.

Interpretation

▶ Kata 온도계의 상부온도의 눈금은 100°F이고, 하부온도의 눈금은 95°F이다.

▶ 무풍은 0.1m/sec, 불감기류는 0.5m/sec, 그리고 쾌적기류는 1m/sec이다.

▶ 복사열 측정에 이용되는 기구는 흑구온도계이고, 실내기류 측정은 카타온도계이며, 실외기류 측정은 풍차풍속계 등이다.
***흑구온도계**의 구부는 검게 칠한 동판으로 만들었고, 목적하는 위치에서 15~20분간 방치한 후 눈금을 읽는다.
***카타온도계**는 풍속이 작고 풍향이 일정하지 않은 실내기류 측정에 쓰이고, 최상눈금은 100°F, 최하눈금은 95°F이다.

11. 제진효율이 가장 좋은 집진장치는 어느 것인가?

* 2001년 1월 기출문제

① 관성력 집진장치
② 원심력 집진장치
③ 세정 집진장치
④ 여과 집진장치
⑤ 전기 집진장치

12. 온실효과를 일으키는 기체는?

* 2001년 1월, 2004년 12월, 2006년 12월, 2008년 12월 기출문제

① CO_2 ② CO ③ SO_2
④ NO_2 ⑤ O_3

13. 무색, 무취, 공기 중의 농도가 0.03%인 기체는?

* 2001년 1월 기출문제

① CO_2 ② CO ③ O_2
④ N_2 ⑤ SO_2

14. 온열지수에 해당하지 않는 것은?

* 2001년 1월 기출문제

① 쾌감대 ② 감각온도
③ 불쾌지수 ④ 냉각력
⑤ 압력

15. 폐에 침착하여 진폐증을 유발시킬 수 있는 입자의 크기는?

* 2002년 2월, 2003년 12월, 2008년 12월 기출문제

① 0.1μm 이하 ② 0.5~5.0μm
③ 0.5~50μm ④ 10~20μm
⑤ 20~50μm

16. 먹는 물에서 질산성 질소를 규제하는 이유는?

* 2001년 1월 기출문제

① 나쁜 냄새를 낸다.
② 세균의 번식을 초래한다.
③ 분뇨의 오염지표가 된다.
④ 청색아로 알려진 질병을 유발시킨다.
⑤ 위장장애를 가져온다.

Interpretation

▶ 기관지 침착률이 가장 큰 입자의 크기는 0.5~5μm이다. 따라서 0.5μm 이하의 입자는 호흡을 통해 밖으로 배출되며, 5μm 이상의 입자는 기관지 점막에 객담과 함께 배출되거나 또는 식도를 통해 위속으로 넘어가 배설된다.

17. 먹는물의 검사항목 중 경수에 해당하는 물질은?

*2001년 1월, 2007년 12월 기출문제

① 탄산가스가 많다.
② 질소와 인이 많다.
③ 칼슘, 마그네슘이 많다.
④ 산소가 많다.
⑤ 이산화탄소가 많다.

Interpretation

▶ 경수를 연화시키면 탄산칼슘($CaCO_3$)의 응결이 일어난다.

18. 음용수의 수질검사에서 과망간산칼륨의 소비량이 많다는 것은?

*2005년 12월 기출문제

① 물의 경도가 높다.
② 대장균이 많다.
③ 유기물이 많다.
④ 혐기성 부패가 일어나고 있다.
⑤ 물이 깨끗하다.

19. 물의 맛과 냄새를 제거하기 위한 방법은?

*2001년 1월, 2007년 12월, 2009년 12월 기출문제

① 폭기 ② 응집
③ 여과 ④ 스크린
⑤ 살균

20. 우물물의 소독제는?

① 명반 ② 클로로칼키
③ 황산구리 ④ 염화 제2철
⑤ 황산반토

21. 완속여과법과 관계없는 사항은?

*2003년 12월, 2005년 12월, 2009년 12월 기출문제

① 수면이 잘 동결되는 지역이 좋다.
② 모래의 세정은 사면 대치법을 사용한다.
③ 여과지의 사용기간은 약 20~60일이다.
④ 여과속도는 3~5m/day이다.
⑤ 광대한 면적이 든다.

▶ 완속 여과법과 급속여과법의 차이

구 분	완속여과법	급속여과법
예비 처리	보통 침전	약품 침전
여과 속도	3~9m/day	50~200m/day
생물막 제거	사면대치	역류세척
탁도·색도 높은 물	안 좋다	좋다
조류·발생 쉬운 곳	안 좋다	좋다
수면·동결 쉬운 곳	안 좋다	좋다
소요면적	많다	적다
건설비	많다	적다
유지비	적다	많다

22. 수돗물에서 비린내 등의 냄새가 나는 원인은?
*2009년 12월 기출문제

① 조류 ② 바이러스
③ 원생동물 ④ 후생동물
⑤ 박테리아

23. 정수장 소독처리 시 페놀이 물에 유입될 경우 합성되는 물질은?
*2002년 12월 기출문제

① 클로로페놀 ② 클로로포름
③ 나트륨 ④ 칼슘
⑤ 마그네슘

24. 경수에 해당하는 물질은? *2001년 1월 기출문제

① 탄산가스 ② 질소, 인
③ 칼슘, 마그네슘 ④ 조류
⑤ 불소

25. 물의 일시경도를 유발하는 물질은?
*2001년 1월, 2002년 2월, 2007년 12월, 2008년 12월 기출문제

① $MgSO_4$ ② $Ca(HCO_3)_2$
③ $MgCl_2$ ④ $CaSO_4$
⑤ $Mg(No_3)_2$

26. 물에서 암모니아성 질소가 검출되었다면 무엇을 의미하는가?
*2009년 12월 기출문제

① 분변오염 ② 대장균
③ BOD ④ COD
⑤ SS

27. 조류의 번식을 방치하기 위해 주입하는 약품은?

① 명반
② 염화 제2철
③ 황산마그네슘
④ 황산동
⑤ 황산 제2철

Interpretation

Interpretation

28. 오염된 하천의 분해지대에서 생기는 질소화합물의 형태는?

① NO_3^- ② NO_2^-
③ N_2 ④ NH_3
⑤ HNO_3

29. 수영장이나 목욕탕에서 전염될 수 없는 질병은? * 2001년 1월 기출문제

① 성병 ② 피부병
③ 트라코마 ④ 질 트리코모나스
⑤ 눈병

30. 분뇨처리 시 부식성 가스는? * 2001년 1월, 2006년 12월 기출문제

① H_2S ② CO_2
③ NH_3 ④ CH_4
⑤ 메르캅탄

31. 물 속 용존산소의 농도가 증가하게 되는 경우는?

* 2001년 1월 기출문제

① 수온이 낮고 기압이 높을 때
② 수온이 낮고 기압이 낮을 때
③ 수온이 높고 기압이 높을 때
④ 수온이 높고 기압이 낮을 때
⑤ 수온이 높고 기압이 보통일 때

32. 생물화학적 산소요구량의 증가요인이 되는 것은?

* 2001년 1월 기출문제

① 유기물 농도가 높을 때
② 유기물 농도가 낮을 때
③ 온도가 낮을 때
④ 온도가 높을 때
⑤ 기압이 높을 때

33. 하수처리 과정에 있어 본처리 과정은? * 2001년 1월 기출문제

① 제진망 ② 침사지
③ 침전지 ④ 호기성 분해처리
⑤ 스크린

34. 활성 슬러지 처리방법의 올바른 계통도는? *2001년 1월 기출문제

① 스크린→침사지→1차 침전지→폭기조→2차 침전지→소독→ 방류
② 침사지→스크린→1차 침전지→폭기조→2차 침전지→소독→방류
③ 스크린→침사지→폭기조→1차 침전지→2차 침전지→소독→방류
④ 스크린→1차 침전지→침사지→폭기조→2차 침전지→소독→방류
⑤ 스크린→침사지→1차 침전지→폭기조→소독→2차 침전지→방류

35. 메탄가스의 성질을 옳게 나타낸 것은? *2002년 2월 기출문제

① 무색, 악취, 폭발성
② 무색, 무취, 폭발성
③ 회색, 무취, 안정
④ 회색, 악취, 안정
⑤ 무색, 무취, 안정

36. 부영양화 현상을 유발하는 원인 물질은? *2002년 12월 기출문제

① N, P ② N, DO
③ S ④ Cr
⑤ Cu, Mn

37. 상호관계가 없는 것으로 연결된 것은? *2002년 2월 기출문제

① 황산동 : 조류 제거
② 질산성 질소 : 청색아
③ 불소 : 우치, 반상치
④ 밀스 라인케 현상 : 물의 여과, 소독 후 급수
⑤ 일시경도 : 황산칼슘, 황산마그네슘

38. 생물학적 산소요구량은 몇 ℃에서 얼마동안 저장한 후 측정한 값으로 정하는가? *2002년 12월 기출문제

① 20℃, 5일간 ② 15℃, 5일간
③ 20℃, 10일간 ④ 15℃, 10일간
⑤ 30℃, 10일간

Interpretation

▶ **밀스 라인케**(Mills–Reinke) **현상**은 상수를 처리함으로써 수인성 감염병이 감소되고 일반사망률이 현저히 저하되는 현상을 말한다.

39. 호기성 처리법이 아닌 것은? *2005년 12월 기출문제

① 활성오니법 ② 소화법
③ 살수여상법 ④ 산화지법
⑤ 회전원판법

40. 지표수의 특징이 아닌 것은? *2003년 12월 기출문제

① 유기물이 적다.
② 미생물과 세균번식이 활발하다.
③ 경도가 낮다.
④ 수온 및 탁도의 변화가 심하다.
⑤ 용존산소의 농도가 높다.

41. 부영양화의 방지대책으로 틀린 것은? *2003년 12월, 2006년 12월 기출문제

① 인을 함유한 합성세제의 사용금지
② 화학비료의 사용금지
③ 하수의 3차 처리
④ 황산구리를 사용하여 조류를 사멸시킨다.
⑤ 수온을 상승시킨다.

42. 활성탄을 사용하여 제거할 오염물질 중 적당치 않는 것은?
*2003년 12월, 2006년 12월 기출문제

① 시안 ② 맛 ③ 냄새
④ 색도 ⑤ ABS

43. 분뇨의 소독 및 위생처리로 발생률을 감소시킬 수 있는 질병은?
*2003년 12월, 2005년 12월 기출문제

① 일본뇌염 ② 재귀열
③ 장티푸스 ④ 말라리아
⑤ 페스트

44. 용존산소의 농도가 증가되는 조건이 아닌 것은?
*2000년 1월, 2001년 1월, 2008년 12월 기출문제

① 기압이 높을수록
② 수온이 낮을수록
③ 난류가 클수록
④ 유속이 빠를수록
⑤ 수온이 높을수록

Interpretation

▶ 지표수는 부유성 유기물이 많다.

▶ **용존산소**(DO, dissolved oxygen)는 수온이 낮고, 기압이 높을수록 증가하고, 염류농도가 높으면 낮아진다. 일반적으로 해수나 경수는 산소의 용해도가 매우 낮다.

45. 자외선에 대한 설명으로 잘못된 것은? ＊2008년 12월 기출문제

① 피부점막에 장애를 가져올 수 있다.
② 물체 내부까지 깊숙한 투과력을 갖지 못한다.
③ 가장 살균력이 있는 파장은 2,850~3,100Å이다.
④ 15W 살균등의 경우는 20cm 직하에서 대장균이 1분 이내에 사멸한다.
⑤ 가시광선보다 파장이 짧다.

46. 산업재해지표와 무관한 사항은? ＊2001년 1월, 2006년 12월 기출문제

① 건수율 ② 강도율
③ 발병률 ④ 도수율
⑤ 중독률

47. 화력발전소의 폐열수를 이용한 난방법은? ＊2001년 1월 기출문제

① 국부난방 ② 중앙난방
③ 증기난방 ④ 온수난방
⑤ 지역난방

48. 채광에 필요한 면적은 주택 바닥면적의 얼마 이상인가?
＊2001년 1월, 2002년 2월 기출문제

① 1/3 이상
② 1/5~1/7 이상
③ 1/10 이상
④ 1/15 이상
⑤ 1/20~1/25 이상

49. 자연채광을 위해 좋은 창문의 개각 및 입사각은?
＊2002년 2월, 2006년 12월 기출문제

① 개각 2°C 이상, 입사각 20°C 이상
② 개각 5°C 이상, 입사각 20°C 이상
③ 개각 5°C 이상, 입사각 28°C 이상
④ 개각 3°C 이상, 입사각 30°C 이상
⑤ 개각 1°C 이상, 입사각 28°C 이상

Interpretation

50. 소음에 의한 증상이 아닌 것은?
① 난청
② 이명
③ 두통
④ 레이노이드병
⑤ 현기증

51. 석탄산의 90배 희석액과 소독약의 270배 희석액의 살균력이 같을 때 석탄산 계수는? *2004년 12월, 2009년 12월 기출문제
① 0.3 ② 1 ③ 2
④ 3 ⑤ 30

52. 소독약과 사용 농도와의 연결이 잘못된 것은?
① 석탄산 — 3% 수용액
② 과산화수소 — 3% 수용액
③ 승홍 — 0.1% 용액
④ 알코올 — 95% 용액
⑤ 클로르칼키 — 5% 수용액

53. 방사능 물질에 가장 예민한 신체부위는? *2003년 12월 기출문제
① 간 ② 임파선
③ 신장 ④ 골격
⑤ 근육

54. 실내 자연환기의 작용이 무풍 시에는 주로 무엇에 의해 일어나는가? *2003년 12월, 2006년 12월, 2009년 12월 기출문제
① 실내 · 외의 습도차
② 실내 · 외의 온도차
③ 기압차
④ 기체의 확산
⑤ 실내 · 외의 불감 기류차

55. 난방이 필요한 실내온도는 몇 ℃ 이하인가?
① 2℃ ② 5℃ ③ 7℃
④ 10℃ ⑤ 15℃

Interpretation

▶ **레이노이드병**은 수족냉증처럼 손발이 심하게 찬 증상을 말한다. 일종의 말초신경 순환장애이다.

56. 의복의 방한력의 단위는? *2003년 12월 기출문제

① REM ② CLO
③ BOD ④ MPH
⑤ LUX

57. 진동과 관련이 있는 질환은? *2003년 12월, 2006년 12월 기출문제

① C_5 − dip
② 잠함병
③ 안구진탕증
④ 열중증
⑤ 레이노이드 현상

58. 다음 중 불쾌지수를 구하는 방법으로 맞는 것은? *2001년 1월, 2002년 2월, 2006년 12월 기출문제

① (건구온도 × 습구온도)°C × 0.72 + 40.6
② (건구온도 × 습구온도)°C + 0.72 + 40.6
③ (건구온도 + 습구온도)°C × 0.72 + 40.6
④ (건구온도 × 습구온도)°C ÷ 0.72 + 40.6
⑤ (건구온도 − 습구온도)°C × 0.72 + 40.6

59. 대기의 표준상태에서 질소의 체적 백분율은?

① 58% ② 65%
③ 68% ④ 75%
⑤ 78%

60. 성인 한 사람이 하루에 호흡으로 소비하는 산소량은? *2004년 12월 기출문제

① 200 ~ 300L ② 300 ~ 400L
③ 400 ~ 500L ④ 500 ~ 600L
⑤ 600 ~ 700L

61. 성인 한 사람이 1시간에 필요한 환기량은? *2007년 12월 기출문제

① $10m^3$ ② $20m^3$
③ $30m^3$ ④ $40m^3$
⑤ $50m^3$

Interpretation

▶ 질소 78.09%
산소 20.95%
아르곤 0.93%
탄산가스 0.035%

62. LD_{50}의 의미는? *2004년 12월, 2009년 12월 기출문제

① 치명률 ② 이환율
③ 치사량 ④ 발생량
⑤ 사망비

63. 정상 공기의 산소와 이산화탄소에 대한 용량 백분율은? *2001년 1월 기출문제

① 18%, 0.1% ② 18%, 0.03%
③ 21%, 0.1% ④ 21%, 0.03%
⑤ 15%, 0.01%

64. TLM이란 일정한 노출시간 동안 실험동물의 몇 %가 살아남는 농도인가? *2003년 12월 기출문제

① 20 ② 30 ③ 50
④ 60 ⑤ 70

65. 석탄 연소 시 CO의 배출 원인은? *2005년 12월 기출문제

① 완전연소 ② 불완전연소
③ 습도 ④ 기류
⑤ 고온

66. 인체 내 CO－Hb 농도에 대한 설명으로 잘못된 것은? *2007년 12월 기출문제

① 20~30%에서는 판단 능력이 둔해진다.
② 40~50%에서는 때때로 환각을 일으킨다.
③ 60~70%에서는 혼수상태가 깊어지고 대소변을 배설한다.
④ 80~90%에서는 깊은 홍수에 빠지나 사망한 예는 없다.
⑤ 80~90%면 혼수상태를 초래하거나 사망한다.

67. CO_2의 허용기준을 0.1%로 할 때 성인 1명이 한 시간에 필요한 환기량은? *2006년 12월 기출문제

① $10m^3$ ② $20m^3$
③ $30m^3$ ④ $40m^3$
⑤ $50m^3$

Interpretation

▶ LD_{50} = Lethal Dose 50

▶ TLM=Tolerance Median Limit

▶ $H/(K_2-K_1)$
$=0.021/(0.1/100-0.03/100)$
$=0.021/(0.001-0.0003)$
$=30m^3/hr$

68. CO_2를 실내공기의 오탁측정지표로 사용하는 이유는?

*2006년 12월, 2008년 12월 기출문제

① 미량으로도 인체에 해를 끼침
② O_2와 반비례
③ 악취와 관련있음
④ 공기오탁의 전반적인 상태추측 가능
⑤ CO_2가 CO가스로 변함

69. 실내공기의 오염정도에 대한 지표가스는?

① 아황산가스 ② 이산화질소
③ 오존 ④ 탄산가스
⑤ 매연

70. 군집독에 대한 설명이 아닌 것은?

*2002년 2월, 2005년 12월, 2008년 12월 기출문제

① 실내온도 증가 ② 습도 증가
③ 악취 증가 ④ CO_2 증가
⑤ 기압의 증가

71. 아황산가스의 특징이 아닌 것은? *2009년 12월 기출문제

① 황산제조 공장, 석탄제조 시 발생한다
② 무색이고 자극성이 강하다
③ 대기오염지표이다
④ 고온연소 시 발생한다
⑤ 산성비의 원인이 된다

72. 실내의 공기는 환경적 조건에 따라 물리 · 화학적 조성의 변화를 일으킬 수 있는데 이러한 특정한 공간의 공기상태를 무엇이라 하나?

① 기압 ② 소기후
③ 기상 ④ 기온
⑤ 대기후

Interpretation

▶ **군집독**은 다수의 사람이 밀폐된 공간에 있을 때 실내공기의 물리적 · 화학적 조성의 변화로 두통, 구토, 메스꺼움, 현기증, 불쾌감, 식욕부진 등을 유발하는 것을 말한다.
실내온도 증가, 습도 증가, CO_2 증가, O_2감소, 악취 증가, 그 밖에 가스의 증가 등이 나타나며, 기압과는 관계가 없다.

▶ 고온 연소 시 발생하는 것은 질소산화물이다.

73. 새건물 실내에 가장 많이 발생하는 것은? *2006년 12월 기출문제

① 황화수소
② 포름알데하이드
③ 벤조알데하이드
④ 아크로네인
⑤ 황산화물

74. 실내의 이산화탄소의 상한량은? *2002년 2월 기출문제

① 0.01% ② 0.1%
③ 0.2% ④ 0.3%
⑤ 0.5%

75. 실내의 이산화탄소가 1,900mg/m^{3}이라면 ppm 단위로는 얼마인가? *2005년 12월 기출문제

① 876 ② 867
③ 976 ④ 967
⑤ 977

76. 호흡곤란과 질식을 일으키는 산소와 이산화탄소의 함량은? *2008년 12월 기출문제

① 산소 10% 이하 – 호흡곤란
② 산소 7% 이하 – 질식
③ 이산화탄소 10% 이상 – 질식
④ 이산화탄소 7% 이상 – 호흡곤란
⑤ 위의 4가지 모두 맞다

77. 무색, 무취, 무자극성으로 공기보다 가벼우며 불완전 연소할 때 발생하는 기체는? *2000년 1월 기출문제

① CO_2 ② CO ③ O_2
④ N_2 ⑤ SO_2

78. 연탄가스 중 자극증상을 나타내는 기체는? *2006년 12월 기출문제

① CO_2 ② CO ③ O_2
④ N_2 ⑤ SO

Interpretation

▶ 포름알데하이드는 신축건물 증후군의 대표적인 물질이다.

▶ ppm = mg/m^3 × 22.4/(1mol의 분자량) × (273+0°C)°K/273°K × 760mmHg/(압력)mmHg
ppm = 1,900mg/m^3 × 22.4/44
= 967
CO_2분자량 = 44

▶ CO는 공기보다 가볍다.

79. 일산화탄소는 혈색소와의 친화력이 산소보다 몇 배가 높은가?
＊2003년 12월, 2008년 12월 기출문제

① 50배 ② 100배
③ 120배 ④ 150배
⑤ 250배

80. 일산화탄소 중독이 일어날 수 있는 농도는?

① 0.01% ② 0.02%
③ 0.05~0.1% ④ 0.2~0.3%
⑤ 0.01 ~0.02%

81. 온도, 습도, 기류의 3인자에 의해 이루어지는 체감을 무엇이라 하나?
＊2002년 2월 기출문제

① 감각온도 ② 복사온도
③ 온열온도 ④ 쾌적온도
⑤ 지적온도

82. 감각온도의 습도는?
＊2001년 1월 기출문제

① 10% ② 50%
③ 80% ④ 100%
⑤ 150%

83. 현재 공기 $1m^3$ 중에 함유된 수증기량 또는 수증기장력을 나타내는 것은?
＊2008년 12월 기출문제

① 포차 ② 비교습도
③ 상대습도 ④ 절대습도
⑤ 포화습도

84. (절대습도 ÷ 포화습도) × 100은 무엇인가?
＊2008년 12월 기출문제

① 포차 ② 비교습도
③ 상대습도 ④ 절대습도
⑤ 포화습도

Interpretation

▶ CO는 O_2보다 헤모글로빈과의 결합력이 250배 정도 강하다.

▶ CO가 실내공기의 0.05~0.1%만 존재해도 중독이 일어난다.

85. 등가온도지수의 인자는? ＊2008년 12월 기출문제

① 기류(무풍), 기습(100%), 복사열
② 기온, 기습(100%), 복사열
③ 기온, 기류(무풍), 복사열
④ 기온, 복사열
⑤ 기온, 기류(무풍), 기습(100%), 복사열

86. 온열요소를 모두 나열하면? ＊2002년 12월 기출문제

① 기온, 기습, 일교차, 습도
② 기온, 기습, 기류, 복사열
③ 복사열, 습도, 실내온도, 일교차
④ 실내온도, 습도, 기류, 감각온도
⑤ 기온, 기류, 일교차, 습도

87. 실외의 기온은?

① 지상 1.5m에서의 건구온도
② 지상 1.5m에서의 습구온도
③ 지상 1.2m에서의 건구온도
④ 지상 1.2m에서의 습구온도
⑤ 지상 1.2m에서의 건구온도 + 습구온도

88. 기온의 측정에 대해 틀린 것은?

① 정확한 측정을 위해 수은온도계는 2분간 측정한다.
② 정확한 측정을 위해 알코올온도계는 3분간 측정한다.
③ 정확한 측정을 위해 백엽상을 이용한다.
④ 건구온도는 쾌적상태에서 습구온도보다 3°C 정도가 낮다.
⑤ 하루의 기온측정은 6회 또는 3회 측정하여 평균을 낸다.

89. 습냉기후란?

① 습구온도와 비교습도가 높다.
② 습구온도와 비교습도가 낮다.
③ 습구온도는 낮고, 비교습도가 높다.
④ 습구온도는 높고, 비교습도가 낮다.
⑤ 습구온도는 낮고, 건구습도가 높다.

Interpretation

▶ 온열요소에는 기온, 기습 = 습도, 기류, 복사열 등 4가지가 있다.

▶ 습구온도는 쾌적상태에서 건구온도보다 3℃ 정도가 낮다.

90. 일교차란? *2002년 12월, 2003년 12월 기출문제

① 일출 30분 전의 온도와 14시경의 온도의 차이
② 일출 30분 후의 온도와 14시경의 온도와의 차이
③ 일출 1시간 전의 온도와 14시경의 온도와의 차이
④ 일출 30분 전의 온도와 오후 3시경의 온도의 차이
⑤ 일출 30분 전의 온도와 오후 3시경의 온도의 차이

91. 일교차에 대한 설명 중 틀린 것은? *2007년 12월 기출문제

① 일출 30분 후의 온도와 14시경의 온도의 차이
② 일교차는 산악의 분지에서는 크고 삼림 속에서는 작다
③ 일교차는 내륙이 해양보다 크다
④ 일교차는 내륙 > 해안 > 산림지역 순이다.
⑤ 일교차는 산림지역이 가장 작다.

92. 실내의 적정온도와 습도는?
*2002년 2월, 2004년 12월, 2005년 12월, 2007년 12월, 2008년 12월 기출문제

① 15±1°C, 40~70%
② 18±2°C, 40~70%
③ 21±2°C, 60~80%
④ 23±1°C, 60~80%
⑤ 20±5°C, 40~70%

93. 침실의 적정온도는? *2002년 12월 기출문제

① 15±1°C ② 18±2°C
③ 21±2°C ④ 23±1°C
⑤ 20±5°C

94. 인간이 순응하는 온도의 범위는?
*2006년 12월, 2009년 12월 기출문제

① 5~35°C ② 20~50°C
③ 15~40°C ④ 10~35°C
⑤ 40~45°C

Interpretation

▶ 일교차란 일출 30분 전의 온도와 14시경의 온도 차이로, 산악의 분지보다는 삼림 속에서 작으며, 해양보다는 내륙이 크다.

▶ 보건학적 실내온도=실내의 적정온도 = 거실, 사무실의 적정 실내온도 → 18±2℃

95. 카타온도계의 상부온도 눈금은? *2002년 12월 기출문제

① 80˚F ② 85˚F
③ 90˚F ④ 95˚F
⑤ 100˚F

96. 모든 사람이 쾌적감을 느낄 수 있는 겨울철의 적정 온도는?

① 60˚F ② 64˚F
③ 66˚F ④ 71˚F
⑤ 80˚F

97. 불쾌지수는 무엇을 고려한 것인가?
*2001년 1월, 2002년 2월, 2008년 12월 기출문제

① 기습, 기압
② 기류, 습도
③ 기류, 기압
④ 복사열, 기습
⑤ 기온, 습구온도

98. 견딜 수 없는 상태의 불쾌지수는?

① 58 ② 70 ③ 85
④ 90 ⑤ 95

99. 체온발산이 가장 큰 것은? *2006년 12월 기출문제

① 피부 증발 ② 폐 증발
③ 소변 ④ 대변
⑤ 골격근

100. 피부를 통해 방출되는 체열의 양은 ? *2002년 2월 기출문제

① 20~30% ② 30~40%
③ 40~50% ④ 60~70%
⑤ 80~90%

Interpretation

▶ 실내기류 측정은 카타온도계로 하며, 최상눈금은 100˚F, 최하눈금은 95˚F 이다.

▶ 겨울의 적정온도는 66°F 이고, 여름의 적정온도는 71°F 이다.

▶ 불쾌지수(Discomfortable Index) 가 80이면 100%의 사람이 불쾌감을 느끼고, 85이면 견딜 수 없는 상태임.

▶ **체온 발산의 비율**은 피부 전도, 복사(73%) > 피부증발(14.5%) > 폐 증발(7.2%) > 호기(3.5%) > 분뇨(1.8%) 순이다.

101. 냉각력 단위는? *2008년 12월 기출문제

① cal/sec/cm³ ② cal/cm²

③ cm²/cal/sec ④ cal/cm²/sec

⑤ cm²/sec/cal

102. 빛의 종류별 파장길이는? *2009년 12월 기출문제

① 적외선 > X선 > 자외선

② r선 > X선 > 전파

③ 전파 > 적외선 > 가시광선

④ 가시광선 > 적외선 > 자외선

⑤ 전파 > 가시광선 > 적외선

103. 자외선의 관성에 속하는 건강선의 파장은? *2000년 1월, 2008년 12월 기출문제

① 2,400~2,800Å

② 2,900~3,150Å

③ 2,900~3,500Å

④ 4,000~7,000Å

⑤ 400~700Å

104. 적외선에 장기간 노출 시 유발되는 증상이 아닌 것은? *2007년 12월 기출문제

① 열사병

② 비타민 D를 생성, 색소침착

③ 혈관확장

④ 초자공의 백내장

⑤ 출혈

105. 자외선의 작용이 아닌 것은? *2002년 12월, 2008년 12월 기출문제

① 비타민 D 생성

② 온열

③ 살균

④ 색소침착

⑤ 홍반 형성

Interpretation

▶ 전파 > 적외선 > 가시광선 > 자외선 > X선 > r선 > 우주선

▶ **살균선**은 2,400~2,800Å(2,500~2,900Å)이고, 도르노선(Dorno-ray) 즉 건강선은 2,800~3,100Å(2,900~3,200Å)이다.
***자외선**의 대표적인 광선은 도노선(Dorno-ray)이고, 도노선은 건강선, 생명선, 비타민선 등으로 불린다.

▶ **적외선 장애**는 피부온도 상승, 혈관확장, 출혈, 피부홍반, 두통, 현기증, 열경련, 열사병, 백내장 등

▶ 온열은 적외선의 작용이다.

106. 공기의 자정작용에 대한 설명 중 틀린 것은?

*2006년 12월, 2007년 12월, 2008년 12월 기출문제

① 태양광선 중 자외선의 살균작용
② 식물의 탄소동화작용
③ 대기 중 질소가스의 질화작용
④ 강수에 의한 분진이나 가스의 세정작용
⑤ 강설에 의한 세정작용

107. 대기권을 바르게 설명한 것은? *2002년 12월 기출문제

① 성층권은 고도에 관계없이 기온이 일정하다.
② 성층권에서는 고도에 따라 기온이 낮아진다.
③ 대류권에는 고도에 따라 기온이 점점 낮아진다.
④ 대류권은 고도에 관계없이 기온이 일정하다.
⑤ 대류권은 고도에 따라 온도가 상승한다.

108. 대기권의 상층부가 하층부보다 기온이 높은 상태는?

*2006년 12월 기출문제

① 기온역전 ② 온열조건
③ 기온감률 ④ 기후요소
⑤ 등온변화

109. 오존층을 파괴하고 있는 원인물질과 진행고도는?

① CO_2 – 약 25km 부근
② PAN – 약 20km 부근
③ CFCs – 25Km 부근
④ NO_2 – 약 10km 부근
⑤ CO – 약 50km 부근

110. 오존층을 파괴하고 있는 원인물질이 아닌 것은?

*2008년 12월 기출문제

① Cl ② N
③ CFCs ④ H
⑤ O_2

Interpretation

▶ 공기의 자정작용은 ① 태양광선 중 자외선의 살균작용, ② 식물의 탄소동화작용, ③ 강수에 의한 분진이나 가스의 세정작용, ④ 강설에 의한 세정작용, ⑤ 산소, 오존 및 과산화수소에 의한 산화작용 등이 있다.

▶ 대류권은 고도에 따라 기온이 점점 낮아지고, 성층권은 고도에 따라 기온이 올라간다.

▶ 성층권은 지상 11~50km 기층을 말하며, 오존층은 지상 25Km 기층을 말한다. 오존층 파괴물질은 염화 불화 탄소(CFCs = chlorofluorocarbons, 프레온 기스)이다. 2차 오염물질은 자외선이 강한 오후 2시경 가장 많이 만들어진다.

▶ 성층권에 H, N, Cl 의 산화물과 같은 반응성 있는 화학물질들이 존재하면 오존층 파괴가 가석화된다.
오존층 파괴물질은 염화 불화 탄소(CFCs = chlorofluorocarbons, 프레온 가스)이다.

111. 오존층에서의 오존의 함량은?

① 1ppm ② 4ppm
③ 6ppm ④ 8ppm
⑤ 10ppm

112. 대기환경기준 항목이 아닌 것은 ? *2000년 1월 기출문제

① SO_2 ② Pb
③ NO_2 ④ H_2S
⑤ O_3

113. 가장 많이 쓰이는 대기오염의 일반적인 지표는? *2004년 12월 기출문제

① CO_2 ② O_2 ③ SO_2
④ N_2 ⑤ O_3

114. 대기오염의 주요 원인은? *2000년 1월 기출문제

① 산업의 발달과 레저문화의 급성장
② 교통기관의 증가와 농촌의 발전
③ 물질의 물리적 변화와 대중의 호흡
④ 연료의 연소과정과 화학물질의 화학반응 과정
⑤ 폐수처리의 잘못으로 급격히 발생

115. 대기오염과 가장 관계가 있는 질병은? *2005년 12월 기출문제

① 피부 질병 ② 순환기 질병
③ 소화기 질병 ④ 호흡기 질병
⑤ 성병

116. 대기오염 발생물질과 배출원의 연결 관계가 잘못된 것은? *2008년 12월 기출문제

① 납 : 축전지 제조공장, 안료공장, 인쇄소, 페인트 공장, 화장품공장, 장난감 공장
② 카드뮴 : 아연 정련배소로, 동배소로, 석유화학공장
③ 페놀공장 : 섬유공장, 화학공장, 도장 공장
④ 알킬수은 : 농약공장, 의약공장, 전해소다공장, 수은공장
⑤ 시안공장 : 코크스공장, 시안공장

Interpretation

▶ 오존층(Ozone layer)에서의 오존의 함량은 약 10ppm이다.

▶ 석유화학공장은 카드뮴이 아니다.

117. 아래쪽으로만 공기가 확산되는 대기 안정도는?

* 2007년 12월 기출문제

① 환상형 ② 원추형
③ 부채형 ④ 상승형
⑤ 훈증형

118. 대기가 매우 안정된 상태이고, 아침과 새벽에 잘 발생하는 것은?

* 2008년 12월 기출문제

① 환상형 ② 원추형
③ 부채형 ④ 상승형
⑤ 훈증형

119. 대기 중에 가장 많은 기체상 질소산화물은?

① NO, NO_2
② HNO_2, N_2O_3
③ N_2O, NO_3
④ NO_3, N_2O_3
⑤ N_2O_3, N_2O_4

120. 로스앤젤레스 사건과 관계 깊은 물질은? * 2001년 1월 기출문제

① O_3 ② H_2O_2
③ PAN ④ HCHO
⑤ HNO_2

121. 차량의 배출오염물질 중 탄화수소(HC)를 가장 많이 발생시키는 경우는?

* 2005년 12월 기출문제

① 아이들링(idling) ② 가속
③ 감속 ④ 정속
⑤ 공전

122. 광화학 반응과정에서 이산화질소는 무엇과 결합하여 일산화질소가 되나?

* 2000년 1월 기출문제

① 가시광선 ② 자외선
③ 적외선 ④ 알파선
⑤ 엑스선

Interpretation

▶ 질소산화물 중 가장 많이 존재하는 것은 NO, NO_2이다.

▶ 자동차 운전 상태에 따라 배출되는 오염물질에는 CO(공전, idling), HC(감속), NOx(가속) 등이 있다

123. 광화학적 오염에 관여하는 물질이 아닌 것은?
*2001년 1월 기출문제

① 오존 ② 탄화수소
③ 유황산화물 ④ 질소산화물
⑤ 유기물

124. 광화학 스모그는 자동차에서 대기 중에 배출되는 무엇과 무엇이 태양광선을 받아 반응한 결과인가? *2000년 1월 기출문제

① 오존, PAN
② 일산화탄소, 일산화질소
③ 이산화황, 이산화질소
④ 탄화수소, 질소산화물
⑤ 탄산가스, 유기산

125. 광학적 스모그 사건과 관련된 물질은? *2008년 12월 기출문제

① HC, NO, 자외선
② HC, NO, 적외선
③ HC, NO, 가시광선
④ SO_2, NO, 적외선
⑤ HC, CO, 자외선

126. 광화학 반응에 의해 생성되는 2차 오염물질이 아닌 것은?

① O_3 ② H_2O_2
③ PAN ④ HCHO
⑤ HC

127. 오존생성과 관련없는 것은?

① 질소산화물
② 탄화수소
③ 태양광선의 빛 에너지
④ 일산화탄소
⑤ 자외선

128. 대기오염물질 중 가스상 물질은?

① 질소화합물 ② 미스트 ③ 스모그
④ 분진 ⑤ 흄

Interpretation

▶ HC는 1차 오염물질이다.

▶ 미스트는 액체입자이고, 스모그, 분진, 흄, 매연 등은 입자상 물질들이나.

129. 가스상 대기오염물질 처리방법으로만 나열된 것은?

*2005년 12월 기출문제

① 연소법, 흡수법
② 흡수법, 중력법
③ 흡착법, 중력법
④ 관성력법, 원심력법
⑤ 세정법, 여과법

130. 대기오염사건이 일어난 도시가 아닌 곳은?

*2001년 1월, 2009년 12월 기출문제

① Meuse Valley ② Donora
③ London ④ Paris
⑤ LA

131. 지구 규모적 대기오염 종류가 아닌 것은? *2007년 12월 기출문제

① 황사 ② 산성비
③ 온난화 ④ 교통기관
⑤ 오존층 파괴

132. 다음 물질 중 입자상 물질이 아닌 것은?

① 먼지 ② 미스트
③ 흄 ④ 알데히드
⑤ 이산화망간

133. 런던 스모그 사건과 LA 스모그 사건을 비교한 것으로 틀린 것은? *2005년 12월, 2008년 12월, 2009년 12월 기출문제

① 런던 스모그는 방사역전이고, LA 스모그는 침강성 역전이다.
② 런던 스모그는 이른 아침에, LA 스모그는 낮에 발생한다.
③ 런던 스모그의 원인은 아황산 가스이다.
④ LA 스모그의 원인은 광화학 반응이다.
⑤ LA 스모그는 습도가 80%일 때 발생한다.

Interpretation

▶ **가스상 물질제거법**으로는 연소법, 흡수법, 흡착법 등이 있고, **입자상 물질제거법**으로는 중력 집진장치, 관성력 집진장치, 원심력 집진장치, 세정 집진장치, 여과 집진장치, 전기 집진장치 등이 있다. 세정집진 장치는 입자상 물질과 가스상 물질을 동시에 제거할 수 있다는 장점이 있다.

▶ 대기오염 사건이 일어난 도시로는 Meuse Valley, Donora, London, LA, 도쿄, 요코하마 등이다.

▶ 알데히드는 가스상 물질이다.

▶ LA 스모그는 습도가 70% 이하일 때 발생한다.

134. 대기오염 사건 중 황산화물이 주요 원인이 아닌 사건은?

* 2006년 12월 기출문제

① 도노라 사건
② 뮤즈계곡 사건
③ 런던 스모그
④ LA 스모그
⑤ 정답이 없음

135. 대기오염물질 중 액체입자로 된 것은?

① 연기　② 검댕
③ 퓸　④ 미스트
⑤ 황산화물

136. 고체 입자상 물질로 크기가 1μm 이하(0.03~0.3μm)인 물질은?

① 먼지　② 미스트
③ 훈연　④ 연기
⑤ 안개

137. 여과재에 의한 먼지의 포집기전으로 틀린 것은?

* 2005년 12월 기출문제

① 브라운 운동　② 관성충돌
③ 증발　④ 직접차단
⑤ 확산

Interpretation

▶ 입자상 물질에는 연무질, 매연, 미스트, 증기, 분진, 연무, 퓸, 등이 있는데, 연무질(에어로졸, aerosol)은 고체 또는 액체의 미세입자가 공중에 분산된 운상(clouds) 형태의 것이고, 매연(smoke)은 연소 시 불완전 연소에 의해 타지 않고 남은 고체 물질인 미세한 입자상 물질이며, 미스트(액적, 박무, mist)는 공중에 부유하는 액체 미립자로 시정거리 1km 이상이 된다. 퓸(fume)은 금속의 연소 또는 가열 등에 의해 기체화한 미립자이다. 가스 상 물질에는 NH_3, CO, HCl, Cl_2, SOx, NOx, CS_2, HCHO, H_2S, F_2, C_6H_6, Br_2 등이 있다.

▶ 대기 중에 존재하는 먼지는 0.001~500μm 이나 0.1~10μm 정도가 대부분이다.

138. 대기 중에 존재하는 먼지의 크기는? *2004년 12월 기출문제

① 0.001 ~0.01μm
② 0.01~0.1μm
③ 0.1~10μm
④ 10~100μm
⑤ 100~1000μm

139. 강하먼지와 부유먼지 표시방법은? *2008년 12월 기출문제

① ton/km^2 · month, mg/m^3 또는 μg/m^3
② mg/m^3 또는 μg/m^3, ton/km^2 · month
③ ton/km^2 · month, ppb
④ ppb, ton/km^2 · month
⑤ ppm, ton/km^2 · month

140. 강하분진 측정 시 이끼방지를 위하여 사용하는 물질은? *2008년 12월 기출문제

① 황산알루미늄
② 오존
③ 염산
④ 음이온 계면활성제
⑤ 황산구리

141. 폐에 침착하여 진폐증을 유발할 수 있는 입자의 크기는? *2002년 2월, 2003년 12월 기출문제

① 0.1μm 이하
② 0.1~0.5μm
③ 0.5~5.0μm
④ 5.0~7.0μm
⑤ 7.0μm 이상

142. 규폐증을 유발하는 물질이 아닌 것은? *2009년 12월 기출문제

① 유리규산
② 규석
③ 석영
④ 규조토
⑤ 금속 퓸

Interpretation

▶ 기관지 침착이 가장 큰 입자의 크기는 0.5~5μm인데, 0.5μm 이하의 입자는 호흡운동에 의해 다시 밖으로 배출되고, 5μm 이상의 입자는 기관지 점막에 침착하여 객담과 함께 배출되거나 또는 식도를 통해 위 속으로 넘어가 배설되기 때문이다.

*진폐증(pneumoconiosis)에는 규폐증, 탄폐증, 석면폐증, 흑연폐증, 면폐증, 농부폐증, 연초폐증 등이 있다.

143. 진폐증과 관계없는 것은? *2009년 12월 기출문제

① 광산 ② 채석장
③ 페인트 작업 ④ 벽돌제조
⑤ 농부

144. 폐에 도달할 수 있는 먼지 입자는 0.25~5㎛이다. 폐포에 침착률이 가장 높은 입자의 크기는 얼마 전후인가? *2006년 12월 기출문제

① 0.1㎛ ② 0.5㎛
③ 1.0㎛ ④ 2.0㎛
⑤ 3.0㎛

145. 폐암과 관계있는 것은? *2001년 1월 기출문제

① 석면 ② 칼슘 ③ 규소
④ 흑연 ⑤ 납

146. 진폐증을 유발하는 먼지 중에서 폐결핵을 동반하는 분진은? *2002년 2월, 2006년 12월, 2009년 12월 기출문제

① 석면
② 사료용 건초
③ 활성탄
④ 유리규산
⑤ 섬유

147. 진폐증 중에서 섬유증식(fibrosis)을 일으키는 것은? *2006년 12월 기출문제

① 카드뮴
② 수은
③ 비소
④ 유리규산
⑤ 납

Interpretation

▶ 진폐증을 유발하는 먼지 중에서 폐결핵을 동반하는 분진은 유리규산이다. 진폐증 중에서 섬유증식(fibrosis)을 일으키는 것으로는 유리규산 외에도 규소, 석면, 베릴륨, 활석, 석회 등이 있으며, 면폐증에는 섬유증식이 없다.

148. 오염물질과 관련 질병 연결이 틀린 것은?

*2007년 12월, 2008년 12월 기출문제

① 크롬 – 비중격천공증
② 납 – 빈혈
③ 카드뮴 – 골연화증
④ 수은 – 미나마타병
⑤ 비소 – 질식

149. 폐기물 소각 시 발생하는 대기오염물질 중 가장 유해한 물질은?

① PAN ② Dioxin
③ PAH ④ Phosgen
⑤ O_3

150. 폐기물 소각 시 발생하지 않는 물질은?

*2006년 12월, 2009년 12월 기출문제

① CH_4 ② Dioxin
③ SO_2 ④ CO_2
⑤ NO

151. 먼지로 인한 장애가 아닌 것은?

① 금속중독 ② 폐암
③ 진폐증 ④ 감염성 질환
⑤ 청변증

152. 가스오염 물질 중 발암성인 것은?

① 질소산화물
② 황산화물
③ 탄화수소
④ 일산화탄소
⑤ 벤조피렌

153. 담배연기 중 발암성인 것은?

① 니코틴 ② 타르
③ 이산화탄소 ④ 일산화탄소
⑤ 시안화수소

Interpretation

▶ 포스겐 – 질식, 비소 – 흑피증

▶ THM, CH_4 등은 수질오염과 관련된 물질들이다.

▶ 청변증은 질산성 질소가 원인인 수질로 인한 장애에 해당된다.

▶ 디젤엔진에서 배출되는 3 · 4벤조피렌은 자동차 배출가스 오염물질 중 발암성 물질이다. 벤조피렌은 대기오염 물질 가운데 대표적인 발암물질이고, 트리할로메탄은 수질오염 물질 가운데 대표적인 발암물질이다.

154. 조혈기능에 장애를 일으키는 물질은?
*2004년 12월, 2006년 12월 기출문제

① 비소 ② 납, 벤젠
③ 카드뮴 ④ 수은
⑤ 오존

Interpretation

155. 대기오염 물질 중에서 독성이 강한 순서는?
*2002년 2월, 2006년 12월 기출문제

① $HF > Cl_2 > SO_2 > NO_2 > CO > CO_2$
② $Cl_2 > HF > CO > NO_2 > SO_2 > CO_2$
③ $SO_2 > Cl_2 > HF > CO > NO_2 > CO_2$
④ $NO_2 > SO_2 > Cl_2 > HF > CO > CO_2$
⑤ $CO > Cl_2 > SO_2 > NO_2 > HF > CO_2$

▶ 대기오염 물질 중에서 고등식물에 독성이 강한 순서는 $HE > SO_2 > NO_2 > CO > CO_2$ 순이다.

156 대기오염 물질과 지표식물이 맞게 연결된 것은?
*2008년 12월 기출문제

① 아황산가스 – 담배
② 아황산가스 – 장미
③ 불소 – 무궁화
④ 오존 – 담배
⑤ 염소 – 소나무

▶ **지표식물**이란 대기오염을 빨리 감지하여 환경파괴의 정도를 알리는 식물을 말한다. 대기오염 물질과 지표식물을 나열하여 보면, **아황산가스**는 알파파(자주개나리)와 참깨이고, **불소 및 불화수소**는 글라디올러스와 메밀이며, **오존**은 담뱃잎이고, **페록시아세틸나이트레이트**(PAN)의 경우는 강낭콩잎, **염소**는 장미 등이다.

157. 대기오염이 가장 심한 형태는? *2008년 12월 기출문제

① 이동성 고기압, 고온
② 이동성 저기압, 고습
③ 정체성 고기압, 기상역전
④ 정체성 저기압, 기상역전
⑤ 이동성 고기압, 기상역전

158. 굴뚝의 유효높이에서 플륨(plume) 상승과 관계없는 것은?

① 배출가스 분출속도
② 분출가스 온도
③ 평균풍속
④ 굴뚝높이
⑤ 평균풍향

159. 매연을 분산시키고자 할 때 연돌의 높이는 주변건물 높이에 비해 얼마나 높아야 하는가?

① 2.0배 이상
② 2.5배 이상
③ 3.0배 이상
④ 3.5배 이상
⑤ 4.0배 이상

160. 링겔만 매연 차트에서 2도는 흑선부분 비율이 몇 %인가?

① 20% ② 40%
③ 60% ④ 80%
⑤ 100%

161. 링겔만 매연 차트로 매연농도측정 결과, 5도 8회, 4도 12회, 3도 35회, 2도 45회, 1도 60회, 0도 180회였다면 이 매연의 농도는?

① 1도 ② 2도
③ 3도 ④ 4도
⑤ 5도

162. 산성 강우는 수소이온농도 얼마 이하를 말하며, 무엇이 주로 강우에 포화되어 산성을 지니게 되는가? *2003년 12월 기출문제

① 5.0, CO_2
② 5.5, NO_2
③ 5.6, CO_2
④ 6.0, NO_2
⑤ 6.5, SO_2

163. 온실효과를 일으키는 기체는?
*2001년 1월, 2004년 12월, 2006년 12월, 2008년 12월 기출문제

① CO_2
② CO
③ SO_2
④ NO_2
⑤ O_3

Interpretation

▶ 매연(%)
= [총(돗수×횟수)/총횟수]×20
=[5×8+4×12+3×35+2×45+1×60+0×180]/(8+12+35+45+60+180)×20
= 20.18%

164. 엘리뇨에 대한 설명으로 타당하지 않는 것은?
① 남아메리카 페루 연안에서 형성되는 따뜻한 해류이다.
② 신의 아들이란 별칭을 가지고 있다.
③ 비교적 드물게 나타나는 현상이다.
④ 해수면의 온도가 평년보다 0.5°C 이상 높게 된다.
⑤ 6개월 이상 지속된다.

165. 밀도가 가장 큰 오염물질은 ?
① H_2O ② NO_2
③ CO ④ CH_4
⑤ SO_2

166. 유속과 밀접히 관계있는 압력은?
① 전압 ② 정압
③ 동압 ④ 기압
⑤ 난류

167. 제진효율이 가장 좋은 집진장치는? *2001년 1월 기출문제
① 관성력 집진 ② 원심력 제진
③ 세정 제진 ④ 여과 제진
⑤ 전기 제진

168. 사이클론 집진장치에서 입경 10μm 이하의 분진을 원심분리하는 경우, 그 분리 성능에 가장 영향을 주는 인자는?
*2007년 12월 기출문제
① 입자의 접선방향 속도
② 압력손실
③ 직경의 크기
④ 유입가스의 함진 농도
⑤ 중력가속도

Interpretation

▶
엘리뇨는 비교적 자주 일어나는 현상이다.
***엘리뇨** : 미국의 대륙 서쪽 동태평양 적도 인근의 해수온도가 상승하면서 일으키는 현상이다.
***라니냐** : 동태평양 적도 인근의 해수온도가 낮아져서 생기는 이상기후 현상이다.
***열섬현상** : 도시의 연료소모가 크기 때문에 열 방출량이 높아 주위 시골보다 기온이 2~5℃ 정도 높게 되는 현상이다.
***열대야** : 밤 기온이 25℃ 이상인 경우이다.

▶ 분리계수(S) = Fc/Fg
= V_2/gR
Fc : 원심력, Fg : 중력
V : 입자의 접선방향 속도
g : 중력가속도
R : 사이클론 반경

169. 수인성 감염병이 아닌 것은? *2000년 1월, 2008년 12월 기출문제
① 발진티푸스
② 장티푸스
③ 파라티푸스
④ 콜레라
⑤ 세균성 이질

170. 수인성 감염병의 특징이 아닌 것은? *2002년 2월, 2007년 12월 기출문제
① 여과 및 염소소독에 의한 처리로 환자발생을 크게 줄일 수 있다.
② 모든 계층과 연령에서 발생한다.
③ 치명률, 발병률이 높다.
④ 계절적 영향을 크게 받지 않는다.
⑤ 환자발생은 급수구역에 한정되며 경계가 명확하다.

171. 상수원 분류에 있어 1급수에 속하는 것은?
① 간이 정수처리 후 사용할 수 있는 물
② 어떤 처리를 필요로 하지 않는 지하수
③ 완전한 여과와 염소소독이 요구되는 물
④ 특수처리를 필요로 하는 물
⑤ 완전한 금속여과의 염소처리를 필요로 하는 물

172. 천수에 대한 설명으로 틀린 것은?
① 지표나 해양에서 증발한 수증기가 응집해 떨어지는 것이다.
② 공기 중의 매연, 먼지, 세균, 미생물을 함유한다.
③ 이산화탄소, 암모니아를 함유하여 약알칼리를 나타낸다.
④ 질산, 황산을 함유하여 산성비가 되는 경우도 있다.
⑤ 이산화단소, 임모니아 등을 함유한 약산성이다.

173. 지하수가 아닌 것은? *2009년 12월 기출문제
① 천층수
② 심층수
③ 하천수
④ 복류수
⑤ 용천수

Interpretation

▶ 수인성 감염병에는 장티푸스, 파라티푸스, 콜레라, 세균성 이질, 간염, 소아마비 등이 있다.

174. 지하수를 공업용수로 이용하는 경우 수질기준이 아닌 것은?
＊2007년 12월 기출문제

① 수소이온농도 ② 질산성 질소
③ 염소이온 ④ 카드뮴
⑤ 대장균수

175. 지하수를 생활용수로 이용하는 경우 수질기준이 아닌 것은?
＊2007년 12월 기출문제

① 탁도 ② 수소이온농도
③ 질산성 질소 ④ 일반세균
⑤ 벤젠

176. 산성비의 원인 물질이 아닌 것은? ＊2009년 12월 기출문제

① 대기 중의 HCl
② 대기 중의 SO_4^{2-}
③ 대기 중의 NO^{3-}
④ 대기 중의 암모니아
⑤ 대기 중의 SO_2

177. 물의 설명 중 바른 것은? ＊2005년 12월, 2007년 12월 기출문제

① 심층수는 무기질의 용존량이 적다고 볼 수 있다.
② 천수는 미생물을 함유하지 않는다.
③ 지표수는 연수로 볼 수 있다.
④ 지하수는 용존산소량이 많다.
⑤ 천수는 산성이 될 수 없다.

178. 물의 특성에 관해 틀리게 설명한 것은? ＊2005년 12월 기출문제

① 물이 얼면 액체 상태보다 밀도가 작아진다.
② 물의 밀도는 4°C에서 $1g/cm^3$로 가장 크다.
③ 물의 표면장력은 온도가 높아짐에 따라 증가한다.
④ 물의 특성은 물분자의 수소결합 때문에 나타나는 것들이다.
⑤ 물은 물분자의 수소결합 때문에 매우 큰 표면장력을 갖는다.

Interpretation

▶ 천수는 미생물을 함유하고, 산성비가 되는 경우가 있으며, 산성비는 pH 5.6 이하의 강수를 말한다. 심층수는 무기질의 용존량이 많고, 지하수는 용존 산소량이 적다.
산성비의 주원인은 황산, 질산, 염산이다. 지표수는 경도가 낮고, 지하수는 경도가 높다.

▶ 표면장력은 액체표면의 분자가 액체 내부의 당기는 힘에 의해 액체 표면에 움츠리는 힘이 생기는 것으로 온도가 증가함에 따라 감소한다.

179. 물의 순환에 대한 설명으로 가장 정확한 것은?

*2005년 12월 기출문제

① 지구상에서 물의 대규모 순환은 해양에서 대기로, 대기에서 육상 또는 해양으로, 육지에서 해양으로 이동한다.
② 물의 순환은 강수, 유출, 증발의 3단계에 의해 빚어진 결과라고 할 수 있는데, 이 중 양이 가장 적은 것은 식물의 흡수 및 증산이다.
③ 지구상 자연계의 물순환 과정에서 주로 식물에 의해 이루어지는 증산은 태양에너지에 의해서 이루어지며, 강수에 의해서 육지에서 형성된 물은 크게 지하수, 지표수의 형태로 나타난다
④ 물의 순환을 지배하는 요인 중 최근에 이르러서는 인위적인 영향이 강하게 작용하고 있다.
⑤ 위 4가지 모두 옳다.

180. 용존산소량이 많은 것은?

① 지하수 ② 지표수
③ 천층수 ④ 심층수
⑤ 복류수

181. 다른 물에 비해 각종 미생물을 많이 함유하고 있는 것은?

*2005년 12월, 2009년 12월 기출문제

① 지하수 ② 지표수
③ 천층수 ④ 심층수
⑤ 복류수

182. 지표수의 특징이 아닌 것은? *2003년 12월, 2004년 12월 기출문제

① 유기물이 적다.
② 미생물과 세균 번식이 활발하다.
③ 경도가 낮다.
④ 수온 및 탁도의 변화가 심하다.
⑤ 용존산소의 농도가 높다.

Interpretation

▶ 지하수는 천층수, 심층수, 복류수, 용천수 등이고, 경도가 높고 오염물이 적다.
*지표수는 하천수, 강물, 호소 등이고, 세균 번식이 활발하고, 유기물이 많으며, 수온변화가 심하고, 용존산소를 많이 함유한다. 또한, 경도가 낮고 탁도가 높은 것이 특징이다.
*지표수는 부유성 유기물이 많고 경도가 낮으며, 지하수는 부유성 유기물이 적고, 경도가 높다.

▶ 지표수는 부유성 유기물이 많고, 미생물과 세균 번식이 활발하며, 경도가 낮고, 수온 및 탁도의 변화가 심하며, 용존산소의 농도가 높다.

183. 탁도가 높은 물은? *2005년 12월 기출문제

① 지하수 ② 지표수
③ 용천수 ④ 심층수
⑤ 복류수

184. 먹는 샘물의 원수는? *2005년 12월 기출문제

① 지하수 ② 지표수
③ 천층수 ④ 호소수
⑤ 강물

185. 탁도의 단위는? *2006년 12월 기출문제

① 도 ② NTU
③ TLM ④ TNT
⑤ mg / L

186. 하천수의 자정작용이 아닌 것은?
*2006년 12월, 2007년 12월, 2008년 12월 기출문제

① 침전 ② 여과
③ 부유 ④ 희석
⑤ 흡착

187. 상수의 정수과정에 해당되지 않는 것은? *2002년 2월 기출문제

① 침전 ② 여과
③ 폭기 ④ 희석
⑤ 소독

188. 급수방식에 관한 설명 중 틀린 것은? *2005년 12월 기출문제

① 수도직결방식은 동력이 정지되면 단수가 되는 결점이 있다.
② 고가수조방식은 단수에서도 수조에 잔류되어 있는 물을 이용할 수 있다.
③ 압력수조방식은 수조 내의 공기가 물에 용해되어 감소하므로 공기를 공급하여야 한다.
④ 펌프직송방식은 설비비가 적게 소요되는 방식이다.
⑤ 수도직결방식, 고가수조방식, 압력수조방식, 펌프직송방식 등은 모두 급수방식이다.

Interpretation

▶ 먹는 샘물의 원수는 지하수이고, 수돗물 즉 상수의 원수는 지표수이다.

▶ 탁도(NTU, Nepheloid Turbidity)
*TLM(Medium of tolerance Limit) : 수중오염 물질농도를 생물학적인 방법으로 측정하는 방식

189. 급수계통으로 맞는 것은? *2002년 2월, 2007년 12월, 2008년 12월 기출문제

① 취수 → 도수 → 정수 → 송수 → 배수 → 급수
② 취수 → 도수 → 송수 → 정수 → 배수 → 급수
③ 취수 → 도수 → 소독 → 정수 → 배수 → 급수
④ 취수 → 송수 → 정수 → 도수 → 배수 → 급수
⑤ 취수 → 도수 → 정수 → 배수 → 송수 → 급수

190. 상수처리과정은? *2009년 12월 기출문제

① 배수 → 여과 → 침전 → 염소소독 → 급수
② 여과 → 침사 → 침전 → 염소소독 → 급수
③ 염소소독 → 침사 → 여과 → 침전 → 급수
④ 침사 → 침전 → 여과 → 염소소독 → 급수
⑤ 침전 → 여과 → 침사 → 염소소독 → 급수

191. 잘못 연결된 것은?

① 급속여과법 – 역류 세척법
② 급속여과법 – 약품 침전법
③ 완속여과법 – 사면 대치법
④ 완속여과법 – 미국식 여과법
⑤ 급속여과법 – 미국식 여과법

192. 여과속도가 급속여과는 완속여과의 몇 배 정도인가?

① 5배
② 30~40배
③ 50배
④ 80배
⑤ 100배

193. 완속여과법과 관계없는 것은?
*2002년 12월, 2003년 12월, 2005년 12월 기출문제

① 수면이 잘 동결되는 지역이 좋다.
② 세균 제거율은 98~99%이다.
③ 건설비가 많이 든다.
④ 여과속도는 3m/day이다.
⑤ 사면대치를 한다.

Interpretation

▶ 취도정송배급

▶ **상수처리계통**은 수원 → 취수 시설 → 침전지 → 여과지 → 소독시설 → 배수지 → 소비자 순이다.
*이 문제는 이 과정인 '수취침여소배소'에서 일부분이 언급되어 있다.

▶ **급속여과법**은 미국식 여과법이라고도 하고, **완속여과법**은 영국식 여과법이라고도 한다.

▶ 여과에는 영국식 여과법이라고 불리는 완속사 여과법과 급속사 여과법이라고 불리는 미국식 여과법이 있다.
영국식 여과법은 3~9m/day의 여과속도를 사용하고, 미국식 여과법은 여과속도가 50~200m/day이다.

▶ 완속 여과법의 세균 제거율은 98~99%로 높고, 여과속도는 3m/day이며, 사면대치하고, 광대한 면적이 필요하여 건설비가 많이 든다. 모래의 세정은 사면대치법에 의하고, 급속여과시설보다 유지비가 적게 든다.

194. 완속여과의 효과가 아닌 것은? *2008년 12월 기출문제

① 색도 제거 ② 경도 제거
③ 세균 제거 ④ 철, 망간의 제거
⑤ 취미 제거

195. 여과처리에서 제거되는 것은? *2007년 12월 기출문제

① 용해성 유기물질
② 철이온
③ 페놀
④ 부유물질
⑤ 납

196. 완속여과법에서 부유물의 제거는?

① 모래층 표면
② 모래층 전체부분
③ 모래층의 밑부분
④ 모래층의 중간부분
⑤ 모래층과 무관하다.

197. 완속여과와 급속여과를 비교한 설명 중 옳지 않은 것은?
*2003년 12월, 2005년 12월 기출문제

① 세균 제거면에서는 완속여과가 더 효과적이다.
② 여과속도가 다르므로 설치 면적에 차이가 있다.
③ 건설비는 완속여과가 많이 들고 유지관리비는 급속여과가 많이 든다.
④ 약품 침전 후의 여과는 급속여과로 한다.
⑤ 원수의 수질이 탁도가 높을 때는 완속여과가 효과적이다.

198. 상수의 처리과정 중 급속여과에 대한 설명으로 옳지 않은 것은?

① 1일 처리 수량이 완속 여과에 비해 크다.
② 역 세척을 실시하여 모래를 재생한다.
③ 약품에 의해 응집 침전시킨 후 여과한다.
④ 유지관리비가 적게 든다.
⑤ 탁도가 높은 물의 처리에 적합하다.

Interpretation

199. 모래여과지의 경우 수두손실에 영향을 주는 인자가 아닌 것은?
① 공극률
② 여과층의 깊이
③ 여과지의 표면적
④ 여과속도
⑤ 점성도

200. 음료수의 소독 목적은? *2002년 12월, 2006년 12월 기출문제
① 세균 억제
② 세균 독소 파괴
③ 모든 미생물 사멸
④ 대장균 사멸
⑤ 병원균 사멸

201. 염소소독 대용으로 이용될 수 있는 물질이 아닌 것은? *2000년 1월 기출문제
① 오존 ② 브롬
③ 고분자 응집제 ④ 자외선
⑤ 요오드

202. 상수의 염소소독에서 살균력이 가장 큰 것은? *2000년 1월, 2008년 12월 기출문제
① NH_2Cl ② $NHCl_2$
③ HCO_3 ④ HOCl
⑤ Chloramine

203. 정수 처리공정에서 염소소독 시 발생하는 소독 부산물에 대해 바른 것은? *2006년 12월 기출문제
① THM은 휴믹산 등의 전구물질과 여모와의 반응에 의해 생성된다.
② 클로로포름, 디브로모클로로메탄, 브로모디클로로메탄 등이 있다.
③ THM의 수돗물 기준치는 0.1mg/L이하이다.
④ THM은 수온이 상승하는 여름철에 발생량이 많다.
⑤ 위 네 가지 모두 맞다.

Interpretation

▶ 살균력이 강한 순서는 HOCl > OCl^- > Chloramine 순이다

▶ THM=trihalomethane

204. 교차연결(cross connection) 방지법으로 옳게 짝지어진 것은?

* 2006년 12월 기출문제

① 급수전에 연결된 관이나 호수의 끝이 수조안에 담겨 있지 않도록 한다.
② 같은 도랑에 상수관과 하수도관이 함께 매설되지 않도록 한다.
③ 저수조 내의 급구의 위치가 배수구의 위치보다 높게 설치한다.
④ 공기변(air vent)을 부착한다.
⑤ 위 4가지 모두 맞다.

205. 불연속점 염소처리는?

* 2001년 1월 기출문제

① 유리형 잔류염소 출현 시까지 처리
② 잔류염소 최하강점 이상으로 염소처리
③ 잔류염소 최상승점 이상으로 염소처리
④ 간헐적으로 염소처리
⑤ 불연속점으로 염소처리

206. 염소의 살균력에 관한 설명 중 옳지 않은 것은?

① 클로라민보다 유리 염소가 살균력이 좋다.
② 온도가 낮을수록 살균력이 좋다.
③ 접촉시간이 길수록 살균력이 좋다.
④ 염소의 농도가 높을수록 살균력이 좋다.
⑤ pH가 낮을수록 살균력이 좋다.

207. 상수의 염소소독에서 일어나는 반응 중 pH 5~6일 때 잘 일어나는 반응은?

* 2005년 12월 기출문제

① $HOCl \longrightarrow H^+ + OCl^-$
② $Cl_2 + H_2O \longrightarrow HOCl + H^+ + OCl^-$
③ $H^+ + O^{2-} \longrightarrow H_2O$
④ $HOCl + HCl \longrightarrow Cl_2 + H_2O$
⑤ $HOCl \longrightarrow OH^- + Cl^-$

Interpretation

▶ 염소 소독 시 수중에서의 반응을 보면, pH 5~6일 때는, $Cl_2 + H_2O \rightarrow HOCl + H^+ + OCl^-$, pH 9~10일 때는 $HOCl \rightarrow H^+ + OCl^-$ 이다.

208. 정수장 소독처리 시 원수에서 페놀이 유입될 경우 합성되는 물질로 냄새를 유발하는 것은? *2002년 12월 기출문제

① 나트륨 ② 클로로포름
③ 마그네슘 ④ 클로로페놀
⑤ 아세톤

209. 정수장에서 트리할로메탄 생성을 방지하기 위한 대책이 아닌 것은?

① 원인 유기물질을 제거한다.
② 오존 처리법으로 대체한다.
③ 클로라민 살균법을 이용한다.
④ 저농도의 염소를 주입한다.
⑤ 양호한 수질의 원수를 이용한다.

210. 1 ppm과 같은 단위는?

① μg/L ② g/L
③ mg/m^3 ④ mg/L
⑤ mg/ton

211. 물의 염소요구량이란 무엇인가? *2009년 12월 기출문제

① 물에 주입하는 염소의 양
② 수중의 유기물질을 산화시키고 남은 염소의 양
③ 수중 유기물질의 산화에 필요한 염소의 양
④ 물에 여분으로 넣어주는 염소의 양
⑤ 불연속점 이상 주입하는 염소량

212. 주입된 염소농도와 남아있는 염소농도 차이를 무엇이라 하는가? *2003년 12월, 2006년 12월 기출문제

① 잔류염소량 ② 결합염소량
③ 염소요구량 ④ 염소소비량
⑤ 파괴염소량

213. 상수도의 잔류염소량 측정 시약은?

① Benzopyrene ② 표백분
③ o-toluidine ④ 페놀프탈레인
⑤ Nessler 시약

Interpretation

214. 정수과정에서 전염소처리와 후염소처리의 구분을 하는데 후염소 처리의 목적은? *2009년 12월 기출문제

① 소독목적 ② BOD제거
③ 냄새제거 ④ 부식방지
⑤ COD제거

215. 염소를 과다하게 주입하였을 때 탈염소처리 방법 중 흔히 사용 되는 방법은? *2006년 12월 기출문제

① 활성탄 흡착
② 이산화황가스 주입
③ 포기
④ 응집
⑤ 여과

216. 물의 포기 목적에 해당되지 않는 것은? *2006년 12월, 2007년 12월, 2009년 12월 기출문제

① 맛과 냄새 제거
② CO_2 가스 제거
③ 휘발성 유기물 제거
④ 철, 망간성분 제거
⑤ 물의 pH 하강

217. 물에서 나는 냄새를 제거하는데 가장 적합한 것은? *2009년 12월 기출문제

① 활성탄 ② 페놀
③ 염소 ④ 황산구리
⑤ 은

218. 부영양화를 발생시키는 요인이 아닌 것은? *2003년 12월, 2006년 12월 기출문제

① 경도
② 화학비료
③ 정체성 수역
④ 인을 함유한 합성세제
⑤ 분뇨

Interpretation

▶ 전염소처리의 목적은 BOD제거, 냄새제거, 부식방지이고, 후염소처리의 목적은 소독이 목적이다.

▶ 상수처리에서 물의 공기를 흡수(aeration)시키는 포기작용에 의해 수중에 산소를 넣게 되고, 이산화탄소를 제거하게 된다. 이로 인해 물의 pH 값은 상승한다.
이때, 휘발성 유기물은 제거하나 용존 유기물을 제거하지는 않는다. 결국, 맛과 냄새가 제거되고, 철, 망간 성분도 제거된다.

▶ **경도**는 빗방울이 공기중을 통해 떨어질 때 CO_2가 용해하여 지하로 침투하는데, 이때 미생물의 작용에 의해 생긴 CO_2가 H_2CO_3로 되며 이 물이 지하의 석탄층을 통과하면서 칼슘이나 마그네슘 등 각종 광물이 녹아서 센물이 된다.

219. 물의 정수과정 중 콜로이드, 부유물질, 용해성이 적은 물질제거에 유용한 방법은?

① 응집 ② 포기
③ 침전 ④ 저장
⑤ 살균

220. 물 1kL를 40%의 유효염소를 함유한 표백분을 사용하여 0.2ppm 농도로 염소소독 할 때 필요한 표백분의 양은?

* 2006년 12월 기출문제

① 30mg ② 40mg
③ 50mg ④ 400mg
⑤ 500mg

221. 정수처리 약품침전법에 사용하지 않는 약품은?

① 황산동 ② 황산 제1철
③ 황산 제2철 ④ 염화 제2철
⑤ 명반

222. 상수처리 시 사용되는 응집제가 아닌 것은?

* 2005년 12월, 2006년 12월, 2008년 12월 기출문제

① 황산반토 ② 염화 제1철
③ 황산 제2철 ④ 황산알루미늄
⑤ 염화 제2철

223. 유기응집제는? * 2009년 12월 기출문제

① 황산반토 ② 폴리아크라민
③ 황산 제2철 ④ 황산알루미늄
⑤ 염화 제2철

224. 먹는 샘물의 기준이 잘못된 것은?

* 2001년 1월, 2005년 12월 기출문제

① 과망간산칼륨 소비량 : 10mg/L를 넘지 아니할 것
② 암모니아성 질소 : 0.5mg/L를 넘지 아니할 것
③ 염소이온 : 150mg/L를 넘지 아니할 것
④ 일반세균수 : 1mL당 100 CFU를 넘지 아니할 것
⑤ 질산성 질소 : 10mg/L를 넘지 아니할 것

Interpretation

▶ 0.2mg/L × 1,000L = 200mg → 200mg × 100/40 = 500mg

▶ 무기응집제의 종류로는 황산 제1철, 황산 제2철, 황산알루미늄, 염화 제2철, 황산반토, 폴리 염화알루미늄 등이다.
* 유기응집제에는 폴리아크라민, 폴리에틸레아민 등이 있다.
* 응집제가 아닌 것들로서 시험문제에서 주의할 것들 → 황산동, 활성탄, 황산마그네슘, 황산망간

▶ 염소이온 : 250mg/L를 넘지 아니할 것

225. 먹는물 기준 중 심미적 영향물질에 관한 기준이 아닌 것은?

*2006년 12월, 2007년 12월 기출문제

① 아연 ② 알루미늄
③ 망간 ④ 철
⑤ 불소

226. 물의 색을 유발하는 원인물질과 색의 조합이 틀린 것은?

*2006년 12월 기출문제

① 동의 용출 – 청수
② 망간의 용출 – 흑수
③ 철의 용출 – 흑수
④ 아연의 용출 – 백수
⑤ 수중의 기포 – 백수

227. 폐수처리 시 사용되는 응집제가 아닌 것은?

*2005년 12월 기출문제

① 질산칼륨
② 황산 제1철
③ 황산 제2철
④ 황산알루미늄
⑤ 염화 제2철

228. 산성폐수의 중화제가 아닌 것은?

*2007년 12월, 2008년 12월 기출문제

① 수산화나트륨($NaOH$)
② 탄산칼슘($CaCO_3$)
③ 탄산나트륨($NaCO_3$)
④ 수산화칼슘($Ca(OH)_2$)
⑤ 질산(HNO_3)

229. 수은함유 폐수처리에 사용할 수 있는 응집제는?

*2007년 12월 기출문제

① 이산화탄소
② 활성탄
③ 시안
④ 오존
⑤ 황화나트륨

Interpretation

▶ 심미적 영향물질에는 아연, 경도, 냄새, 알루미늄, 염소이온, 철, 망간, 과망간산칼륨, 수소이온농도, 탁도 등이 있다.

▶ 철의 용출은 적수이다.

▶ 중하제로는 가성소다($NaOH$), 탄산소다($NaCO_3$), 석회(CaO, $CaCO_3$, 소석회$Ca(OH)_2$) 등의 산 중화제와 H_2SO_4, HCl, HNO_3, CO_2 등의 알칼리 중화제가 있다.

▶ **무기수은 처리방법**으로는 활성탄 흡착법, 이온교환수지법, 황화물 응집법 등이 있는데, 활성탄은 응집제가 아니다.
황화물 응집법은 황화나트륨을 사용하는데 이것이 응집제의 일종이다.

230. 흡착제가 아닌 것은? *2007년 12월 기출문제

① 활성탄
② 실리카겔
③ 활성알루미나
④ 합성제올라이트
⑤ 황산알루미늄

Interpretation

▶ 흡착제의 종류에는 활성탄, 실리카겔, 활성알루미나, 합성제올라이트 등이 있고, 가장 많이 쓰이는 것은 활성탄이다.

231. 천연 응집보조제는? *2005년 12월 기출문제

① 염기 ② 점토
③ 산 ④ 석회
⑤ 알루미늄

▶ 응집보조제는 점토(clay), 산, 염기, polyelectrolytes, 활성 규사 등이다.

232. 음용수의 수질검사에서 과망산산칼륨 소비량이 많다는 것은 무엇을 의미하는가? *2001년 1월 기출문제

① 물의 경도가 높다.
② 대장균이 많다.
③ 유기물이 많다.
④ 물이 깨끗하다.
⑤ 혐기성 부패가 일어나고 있다.

233. 조류의 번식을 방지하기 위해 주입하는 약품은? *2002년 2월 기출문제

① 명반 ② 염화 제2철
③ 황산마그네슘 ④ 황산동
⑤ 황산 제2철

234. 경도 제거에 사용되는 약품은? *2006년 12월 기출문제

① 황산동 ② 염소
③ 명반 ④ 소석회
⑤ EBT 용액

▶ 수중의 경도 제거에 사용되는 약품은 소석회이며 $Ca(OH)_2$이다.

235. 칼슘 및 마그네슘 등과 결합하여 영구경도를 조성하는 것은?

① CO_3^{2-} ② HCO^{3-}
③ SO_4^{2-} ④ OH^-
⑤ CO_2

▶ ***영구경도**를 유발하는 물질은 Cl^-, SO_4^{2-} 등이고,
***일시경도**를 유발하는 물질은 OH^-,CO_3^{2-}, HCO^{3-} 등이다.

236. 경수에 해당하는 물의 특징은? *2001년 1월 기출문제

① 탄산가스가 많다.
② 질소와 인이 많다.
③ 칼슘, 마그네슘이 많다.
④ 조류가 많다.
⑤ 불소량이 많다.

237. 대장균지수가 크다는 의미는? *2003년 12월 기출문제

① 호기성 세균이 많다
② 대장균이 많다.
③ 병원성 세균이 많다.
④ 혐기성 세균이 많다
⑤ 일반 세균이 많다.

238. 수질검사에서 최확수(MPN)와 관계있는 것은? *2001년 1월, 2006년 12월 기출문제

① 일반 세균수
② 대장균군수
③ 병원성 세균수
④ 생물지수
⑤ 염소지수

239. 치매의 원인물질은? *2006년 12월 기출문제

① 나트륨
② 마그네슘
③ 칼슘
④ 칼륨
⑤ 알루미늄

240. 상호관계가 없는 것은? *2002년 2월, 2002년 12월, 2006년 12월, 2008년 2월 기출문제

① 불소 – 충치
② 황산동 – 조류 제거
③ 질산성 질소 – 청색아
④ 밀스 라인케 현상 – 물의 여과
⑤ 경도 – 트리할로메탄 제거

Interpretation

▶ 수중의 경도 제거에 사용되는 약품은 소석회이며 $Ca(OH)_2$이다.

▶ 대장균지수란 대장균이 검출된 검수량의 역수이고, 대장균 지수가 크다는 것은 대장균이 많다는 것이다.

▶ 최확수 (MPN = most probable number)는 검수 100mL당 이론상 있을 수 있는 대장균군수이다.

241. 상수를 처리함으로써 수인성 감염병이 감소하고 일반 사망률이 현저히 저하되는 현상은? * 2005년 12월, 2008년 2월, 2009년 12월 기출문제

① 물 재생현상
② 수명연장
③ 전도현상
④ 밀스라인케 현상
⑤ 성층현상

242. 성층현상과 가장 관계깊은 인자는? * 2009년 12월 기출문제

① 적조현상 ② 유기물 농도
③ 인농도 ④ 온도
⑤ 염류농도

243. 상호관계가 없는 것은? * 2001년 1월 기출문제

① 축전지공장 – 납
② 도금공장 – 시안
③ 농약제조 공장 – 비소
④ 온도계제조 공장 – 크롬
⑤ 안료제조 공장 – 유기인

244. 하수처리과정은?

① 예비처리 – 본처리 – 소독
② 소독 – 예비처리 – 오니처리
③ 예비 처리 – 소독 – 본처리
④ 본처리 – 예비처리 – 소독
⑤ 소독 – 예비처리 – 오니처리 – 본처리

245. 하수처리 설비 중 전처리는? * 2009년 12월 기출문제

① 분쇄기, 침사지, 부패조
② 스크린, 침사지, 1차 침전지
③ 스크린, 침사지, 살수여상조
④ 침사지, 1차 침전지, 소화조
⑤ 침전지, 폭기조, 호기성 분해처리

Interpretation

▶ **밀스 라인케(Mills Reinke) 현상**은 상수를 처리함으로써 수인성 감염병이 감소되고 일반사망률이 현저히 저하되는 현상을 말한다.

▶ 안료제조에는 납, 카드뮴, 크롬 등이 배출되고, 유기인은 농약공장에서 배출된다.

246. 침사지에서 제거하는 사석(grit)의 최종처리법은?
* 2003년 12월 기출문제

① 건조 ② 분해
③ 소각 ④ 매립
⑤ 추출

247. 침사지 설치 목적은? * 2008년 12월 기출문제
① 부유성 유기물 제거
② 모래, 자갈, 금속 제거
③ 용해성 무기질 제거
④ 콜로이드 물질 제거
⑤ 용해성 유기물 제거

248. 하수처리에서 부유물질 처리에 해당되지 않는 것은?
* 2001년 1월, 2005년 12월, 2006년 12월 기출문제

① 자연침전
② 부상분리
③ 약품응집
④ 스크린, 여과
⑤ 중화, 염소주입

249. 침전지에서 부유물질 침강속도를 감소시키는 요인은?
* 2005년 12월, 2009년 12월 기출문제

① 부유물질 입자의 밀도가 클 경우
② 중력가속도가 클 경우
③ 처리수의 점성도가 클 경우
④ 폐수의 밀도와 부유물의 밀도차가 클 경우
⑤ 부유물 입자의 직경이 클 경우

250. 입자 상호 간에 아무 방해가 없고, 단지 유체나 입자의 특성에 의해서만 영향을 받게 되는 침전 형태는? * 2009년 12월 기출문제
① I형(독립침전)
② II형(응집침전)
③ III형(집단침전)
④ IV형(압축침전)
⑤ V형(표면침전)

Interpretation

▶ 유분을 다량 포함한 폐수의 처리를 위해 유효한 장치는 부상분리이다.
부상분리 → 자연침전 → 약품응집 → 스크린, 여과

251. 하수의 수질오염농도를 측정하는 지표와 거리가 먼 것은?
＊2005년 12월 기출문제

① BOD ② COD
③ SS ④ 총 질소
⑤ THM

252. 수질오염을 일으키는 요인이 아닌 것은? ＊2007년 12월 기출문제

① 용존산소의 과포화
② 독성 폐수의 유입
③ 적조현상
④ 호수의 부영양화
⑤ BOD 증가

253. 어느 공장 폐수의 BOD가 300ppm이다. 이를 폐수처리시설에서 정화하여 BOD의 80%를 제거하였다면 방류수의 BOD는?
＊2005년 12월 기출문제

① 20ppm ② 30ppm
③ 40ppm ④ 50ppm
⑤ 60ppm

254. 산업폐수처리에서 현탁물질 처리에 해당하는 것은?
＊2006년 12월 기출문제

① 응집
② 환원
③ 중화
④ 냉각법
⑤ 이온법

255. 살수여상의 유지관리상 주의할 사항과 관계가 없는 것은?
＊2004년 12월 기출문제

① 폭기를 위해 비용이 많이 든다.
② 폐쇄
③ 생물막의 탈락
④ 파리의 발생
⑤ 폭기를 할 필요가 없어 비용이 적게 든다.

Interpretation

▶ THM(트리할로매탄)
정수처리 공정에서 염소소독 시 발생하는 소독 부산물

▶ $300 \times (1-0.8) = 60ppm$

256. 6가 크롬을 3가 크롬으로 환원시키는 환원제로 쓸 수 없는 것은?

① 중아황산 나트륨
② 황산 제1철
③ 아황산가스
④ 철 조각
⑤ 차아염소산나트륨

257. 크롬의 배출원인이 아닌 것은? *2007년 12월 기출문제

① 세차장 ② 안료공장
③ 분뇨처리장 ④ 피혁공장
⑤ 도금공장

258. 시안 폐수처리법은?

① 알칼리염소법
② 활성탄 흡착법
③ 활성오니법
④ 과망간산칼륨 산화법
⑤ 전해산화법

259. 물고기의 아가미가 선홍색을 나타낼 때 가장 먼저 의심되는 오염물질은? *2009년 12월 기출문제

① 비소 ② 에틸렌
③ 시안 ④ 크롬
⑤ 카드뮴

260. 층류와 난류의 구분에 이용되는 레이놀드수의 계산에 필요하지 않은 것은? *2007년 12월 기출문제

① 가스점도 ② 유속
③ 가스밀도 ④ 압력
⑤ 관의 직경

Interpretation

▶ 독성이 가장 강한 크롬 형태는 6가 크롬이다.

▶ 크롬(Cr) 배출원으로는 금속표면 처리, 아연 제련, 도금, 피혁, 염료, 화장품, 석유정제 등과 관련된 공장들이다.

▶ **층류**란 유체가 느리게 흐를 때 유선이 직선이 되는 것이고, **난류**는 유체가 빠르게 흐를 때 불규칙한 흐름이 되는 것이다.
층류와 난류는 레이놀드수로 구분하는데 레이놀드수가 2,100 이하면 층류, 4,000 이상이면 난류이다.
* 레이놀드수(Re) $= (DV\rho)/\mu = (DV)/v$
D는 관경(m), V는 유속(m/s), ρ는 유체(공기)의 밀도(kg/m^3), μ는 유체(공기)의 점도(kg/m·s), v는 동점도(동점성 계수) (μ/ρ)(m^2/s)이다.

261. $Vs=g(\rho s-\rho w)d^2$의 뜻으로 맞지 않는 것은?
*2005년 12월 기출문제

① Vs는 입자의 침강속도(종속도)
② g는 중력 밀도
③ ρs는 입자의 밀도
④ ρw는 물의 밀도
⑤ d는 입자의 직경

262. 폐수의 처리법이 아닌 것은? *2002년 2월 기출문제
① 역삼투압법
② 중화법
③ 이온교환법
④ 산화환원법
⑤ 역삼투법

263. 물속 철분제거법으로 효과적인 방법이 아닌 것은?
① 오존 산화 ② 폭기
③ 모래 여과 ④ 부상분리
⑤ 석회 소다법

264. 미생물을 이용하여 폐수처리할 때 유기물 분해속도가 가장 빠른 시기는? *2006년 12월 기출문제
① 감소성장단계
② 내호흡단계
③ 대수성장단계
④ 정지기
⑤ 대수감소성장단계

265. 생물학적 폐수처리에서 미생물에 의해 유기성 질소의 산화 분해되는 과정이 순서적으로 맞게 된 것은? *2008년 12월 기출문제
① 유기성 질소 → NH_3-N → $NO-N$ → NO_3-N
② 유기성 질소 → NO_3-N → $NO-N$ → NH_3-N
③ 유기성 질소 → $NO-N$ → NO_3-N → NH_3-N
④ 유기성 질소 → NO_3-N → NH_3-N → $NO-N$
⑤ 유기성 질소 → NH_3-N → NO_3-N → $NO-N$

Interpretation

▶ $Vs=g(\rho s-\rho w)d^2//18\mu$ 는 스트로커(strokes) 법칙 계산식이다.
* Vs는 입자의 침강속도(종속도), g는 중력가속도, ρs는 입자의 밀도, ρ w는 물의 밀도, d는 입자의 직경, μ 는 점성계수(동점성 계수)이다.

▶ 역 삼투압법과 역 삼투법은 다름에 유의할 것, 역 삼수법은 바닷물을 단물로 만드는 방법.
*폐수처리법 : 이온교환법, 역 삼투압법, 전기투석법, 산화환원법, 지양분 제거법, 합성슬리지법, 살수예상법, 혐기성 처리법 등이 있다.

▶ 미생물의 증식 곡선 단계는? 유도기-대수기-정지기-사멸기
* 미생물을 이용하여 폐수처리를 할 때 유기물 분해속도가 가장 빠른 단계는 대수성장단계이다.

Interpretation

266. 하수의 호기성 처리 시 가장 많이 발생하는 가스는?
* 2002년 2월, 2006년 12월, 2008년 12월 기출문제

① CO ② CO_2
③ SO_2 ④ CH_4
⑤ NH_3

267. 활성 슬러지 처리방법의 올바른 순서는? * 2001년 1월 기출문제

① 스크린 → 침사지 → 1차 침전지 → 폭기조 → 2차 침전지 → 소독 → 방류
② 침사지 → 스크린 → 1차 침전지 → 폭기조 → 2차 침전지 → 소독 → 방류
③ 스크린 → 침사지 → 폭기조 → 1차 침전지 → 2차 침전지 → 소독 → 방류
④ 스크린 → 1차 침전지 → 침사지 → 폭기조 → 2차 침전지 → 소독 → 방류
⑤ 스크린 → 침사지 → 1차 침전지 → 폭기조 → 소독 → 2차 침전지 → 방류

268. 하수처리 가운데 활성 슬러지의 계통도는 스크린 → 침사지 → 1차 침전지 → 폭기조 → 2차 침전지 → 소독 → 방류 순이다. 이 중 1차 침전지와 2차 침전지에서 나오는 것을 순서대로 나열하면? * 2001년 1월 기출문제

① 폐슬러지, 반송슬러지
② 폐슬러지, 폐슬러지
③ 반송슬러지, 반송슬러지
④ 반송슬러지, 폐슬러지,
⑤ 폐슬러지 + 반송슬러지, 폐슬러지 + 반송슬러지

269. 활성 슬러지법은 어느 성분을 제거하기 위한 것인가?
* 2009년 12월 기출문제

① 부유물질
② 무기물질
③ 질소성분
④ 인물질
⑤ 분해 유기물질

270. 하수처리에서 생물학적 처리법이 아닌 것은?
*2005년 12월 기출문제

① 살수여상법
② 임호프조, 소화조
③ 활성 오니법
④ 산화지법
⑤ 응집 침전법

271. 호기성 미생물을 이용한 생물학적 처리법은? *2007년 12월 기출문제

① 부상 ② 중화
③ 여과 ④ 산화
⑤ 침전

272. 하수의 본처리에서 호기성 분해법이 아닌 것은?
*2005년 12월 기출문제

① 살수여상법
② 임호프조, 소화조
③ 활성 오니법
④ 산화지법
⑤ 관개법, 회전 원판법

273. 하수, 분뇨처리법 중 원리가 틀리게 짝지어진 것은?
*2005년 12월, 2006년 12월 기출문제

① 응집침전 – 화학적 처리
② 호기성산화법 – 생물학적 처리
③ 부패조법 – 생물학적 처리
④ 습식산화법 – 화학적 처리
⑤ 혐기성 산화법 – 생물학적 처리

274. 분뇨와 유기성 폐기물을 처리하는 데 가장 유용한 처리방법은?
*2006년 12월, 2007년 12월 기출문제

① 매립법
② 퇴비화법
③ 소각법
④ 해양투기법
⑤ 사료화법

Interpretation

▶ 생물학적 처리법에는 호기성 분해법과 혐기성 분해법이 있는데, **호기성 분해법**은 살수여상법, 활성 오니법, 산화지법, 관개법, 회전 원판법 등이고, **혐기성 분해법**은 임호프조, 소화조, 부패조, 메탄 발효법 등이다.

▶ 습식산화법 – 물리적 처리

275. 분뇨처리시설이 아닌 것은? *2007년 12월 기출문제

① 부패조법
② 임호프조
③ 혐기성 소화법
④ 응집침전법
⑤ 습식산화법

276. 분뇨처리시설에 대한 설명 중 틀린 것은? *2007년 12월 기출문제

① 위생해충이나 악취가 발생하지 않도록 한다.
② 처리과정에 필요한 실험실을 갖추어야 한다.
③ 축산폐수 공공시설과는 거리를 두어서 서로 간의 오염을 최소화한다.
④ 주요 처리과정을 2계열로 한다.
⑤ 주변의 하수종말처리장 시설을 고려한다.

277. 팽화하는 슬러지는 어떤 결과를 초래하나? *2006년 12월 기출문제

① 공기 확산기를 막히게 한다.
② 활성슬러지를 부패시킨다.
③ 유출수의 SS농도가 높아진다.
④ 포기조 내의 하수 체류기간이 짧아진다.
⑤ 포기조 수의 침전이 잘 된다.

278. 슬러지 팽화의 원인이 아닌 것은? *2006년 12월 기출문제

① 낮은 pH
② 낮은 SRT
③ 섬유성 미생물의 성장
④ 산소부족
⑤ 질소, 인 과다

279. 연안해역 적조현상의 원인이 아닌 것은?
*2007년 12월, 2008년 12월 기출문제

① 해류의 정체
② 염분농도 증가
③ 수온의 상승
④ 영양염류의 증가
⑤ 질소, 인 농도 증가

Interpretation

▶ 응집침전법은 하수, 폐수처리에 이용한다.

280. 수처리 과정에서 침전이 잘 되지 않는, 즉 팽화현상을 야기하는 미생물은?

① Bacteria ② Protozoa
③ Rotifer ④ Algae
⑤ Fungi

281. 광합성 작용으로 산소를 방출해서 주간에 연못이나 호수 등에 용존산소의 과포화 상태를 일으키는 미생물은?

*2002년 2월, 2007년 12월 기출문제

① Rotifer ② Protozoa
③ Algae ④ Bacteria
⑤ Fungi

282. 먹이연쇄를 통하여 생물농축이 되지 않는 물질은?

*2003년 12월 기출문제

① Pb
② Na
③ Cd
④ PCB
⑤ Hg

283. 유기염소계 농약은 토양 잔류성이 크다. 이러한 유기염소계 농약은?

*2001년 1월 기출문제

① DDT
② DDVP
③ CPT
④ PMP
⑤ EPN

284. 콜린에스터라제(cholinesterase) 활성 저해로 신경증상을 유발하는 물질은?

*2006년 12월 기출문제

① 유기인계 농약
② 유기염소계 농약
③ 카바마이트계 농약
④ 유기불소 농약
⑤ 피레스로이드계 농약

Interpretation

▶ 세균과 곰팡이(Fungi)는 호기성 미생물인데, 이 중 곰팡이는 용존산소의 농도가 0.5 mg/L 이하일 때와 수소이온 농도가 낮을 경우도 세균보다 잘 성장한다.
곰팡이가 많이 성장하면 침전이 잘 안 되는데, 이러한 현상을 **슬러지 팽화**(sludge bulking)라고 한다.

▶ DDVP, PMP, EPN, −thion 등은 **유기인계 농약**들이고, DDT, BHC, aldrin, dieldrin, −chlor− 등은 **유기염소계 농약**들이다.

285. 토양의 산성화와 관련이 없는 것은? *2008년 8월 기출문제

① 산성비
② 토양의 미생물 증식
③ pH가 낮은 폐기물 주입
④ 황사
⑤ 토양에 황산 주입

286. 활성 오니법의 변법이 아닌 것은?

① 산화지법
② 산화구법
③ 장기폭기법
④ 접촉안정법
⑤ Kraus공법

287. PCB에 대한 설명 중 틀린 것은? *2003년 12월 기출문제

① 물리화학적으로 안전하고 난연성이다.
② DDT, BHC 등처럼 염소를 함유하는 물질이다.
③ 전기절연성이 높고 콘덴서 등의 전기기기 재료로 사용된다.
④ 수용성이므로 생체 내에서 축적되지 않는다.
⑤ 생물농축으로 축적된다.

288. 폐수의 살수여상법에서 여상표면 세균은?

① 호기성균
② 유기산균
③ 메탄균
④ 혐기성균
⑤ 임의성균

289. 활성 오니법에 이용되는 미생물의 성장조건 중 BOD : N : P의 비는? *2002년 2월 기출문제

① 100 : 5 : 1
② 1 : 5 : 100
③ 10 : 5 : 1
④ 1 : 5 : 10
⑤ 1 : 29 : 100

Interpretation

▶ PCB는 지용성이므로 생체 내에서 지방조직에 축적된다.

290. 활성 슬러지법의 포기조에서 포기량을 결정하는 데 가장 중요한 인자는? * 2001년 1월 기출문제

① 활성 슬러지량
② 유기물질량
③ 무기물질량
④ 용존산소
⑤ 폐수용량

291. 호기성 산화지의 수심은 얼마 이하가 좋은가?

① 0.5m ② 1.5m
③ 2.5m ④ 3.5m
⑤ 4.5m

292. 활성 오니법에서 슬러지 일령이란? * 2001년 1월 기출문제

① 포기조 내의 부유물질 부하량
② 포기조 내의 슬러지의 체류시간
③ 포기조 내의 슬러지의 부하량
④ 포기조 내의 부유물질 농도
⑤ 포기조 내의 폐수의 평균 체류시간

293. 슬러지 용적지수에 대해 틀린 것은? * 2002년 12월 기출문제

① 50~150범위가 좋으며 BOD나 수온에 큰 영양이 없다.
② 높으면 MLSS가 저하 된다.
③ 적을수록 슬러지가 농축되기 쉽다.
④ 침강 농축성을 나타내는 지표이다.
⑤ 포기조 미생물이 2차 침전지에서의 농축성을 나타내는 지표이다.

294. 폐수처리에서 살수여상법 장점은? * 2004년 12월 기출문제

① bulking 문제가 없다.
② 겨울철에 동결 문제가 있다.
③ 냄새가 발생하기 쉽다.
④ 활성슬러지법에 비해 효율이 낮다.
⑤ 수두손실이 크다.

Interpretation

▶ **슬러지 일령**(SA, sludge age)은 포기조 내의 슬러지의 체류시간을 말하며, **고형물 체류시간**(SRT, solid retention time)이라고도 한다.

▶ **슬러지 용적 지수**(SVI, sludge volume index)는 포기조 미생물이 2차 침전지에서의 농축 성을 나타내는 지표이다.

$$SVI = \frac{SV(\%) \times 104}{MLSS(mg/L)}$$

Interpretation

295. 슬러지 고형물의 침전이 압축침전의 형태로 고액분리되는 곳은?
*2009년 12월 기출문제

① 침사지
② 응집침전지
③ 농축조
④ 최종 침전조 상부
⑤ 1차 침전지

296. 혐기성 처리의 온도와 처리일수 중 중온 소화법은?
*2002년 2월, 2006년 12월, 2007년 12월 기출문제

① 10~15°C에서 30일 정도 소화
② 30~35°C에서 15일 정도 소화
③ 30~35°C에서 30일 정도 소화
④ 60~75°C에서 15일 정도 소화
⑤ 50~55°C에서 30일 정도 소화

297. 혐기성 처리과정에서 메탄가스 발생기간은?

① 산 발효기
② 알칼리 발효기
③ 산·알칼리 감퇴기
④ 산 감퇴기
⑤ 알칼리 감퇴기

298. 혐기성 소화처리에 적당한 폐수는?
*2002년 12월 기출문제

① 식품가공폐수
② 석유정제폐수
③ 도금공장폐수
④ 청량음료제조공장폐수
⑤ 탄광폐수

299. 하수 중 유기물이 혐기성 세균으로 분해될 때 발생하는 폭발성 기체는?
*2002년 12월 기출문제

① 염소
② 탄산
③ 메탄
④ 프로판
⑤ LNG

300. 혐기성 소화과정에서 발생하는 가스가 아닌 것은?
*2005년 12월 기출문제

① 메탄 ② 이산화탄소
③ 황화수소 ④ 암모니아
⑤ 이산화황

301. 암모니아의 원인물질은? *2009년 12월 기출문제
① 탄수화물 ② 무기물
③ 유기성 단백질 ④ 지방
⑤ 칼슘

302. 가성소다(NaOH)를 중화시키면 중성의 소금물이 되는 폐수는? *2005년 12월 기출문제
① 메탄함유폐수
② 염산함유폐수
③ 황산함유폐수
④ 소석회함유폐수
⑤ 질산함유폐수

303. 식품제조공장에서 생긴 폐기물과 유기성 가로수 쓰레기의 이상적인 처리는? *2005년 12월 기출문제
① 매몰법
② 퇴비화법
③ 소각법
④ 해양투기법
⑤ 재사용

304. 메탄가스의 성질은? *2002년 2월 기출문제
① 무색, 악취, 폭발성
② 무색, 무취, 폭발성
③ 회색, 무취, 안정
④ 회색, 악취, 안정
⑤ 무색, 무취, 안정

Interpretation

▶ 이산화황은 산화 시 발생한다.

▶ 산 중화제로는 가성소다, 석회 [CaO, $CaCO_3$, $Ca(OH)_2$], 소석회 [$Ca(OH)_2$] 등이 있고, 알칼리 중화제로는 황산, 염산, 이산화탄소 등이 있다.

305. 혐기성 분해기 메탄균의 최적 수소이온농도는?

* 2004년 12월 기출문제

① 11.0~11.5 ② 10~11
③ 9.5~10.2 ④ 8.0~9.2
⑤ 7.0~8.2

306. 혐기성 처리에서 분뇨 내 유기물은 어떤 미생물에 의해서 소화가 이루어지는가?

① 곰팡이와 바이러스
② 메탄균과 원생동물
③ 세균과 녹조류
④ 유기산균과 메탄균
⑤ 원생동물과 녹조류

307. 악취판정표에서 악취도는 6단계(0도, 1도, 2도, 3도, 4도, 5도)로 구분한다. 법적기준은 몇 도 이상이 적합한가?

* 2005년 12월, 2008년 12월 기출문제

① 1도 ② 2도
③ 3도 ④ 4도
⑤ 5도

308. 분뇨의 악취발생가스는?

* 2002년 2월 기출문제

① CH_4과 NH_3
② CO와 CO2
③ NH_3와 H_2S
④ CO_2와 NH_3
⑤ CH_4과 CO_2

309. 분뇨를 혐기성 처리 시 가장 많이 발생하는 가스는?

* 2007년 12월 기출문제

① H_2S ② CO_2
③ NH_3 ④ CH_4
⑤ 메르캅탄

Interpretation

310. 분뇨를 혐기성 방법으로 처리할 때 장점이 아닌 것은?
*2003년 12월, 2004년 12월, 2008년 12월 기출문제

① 소화가스를 모아서 열원으로 이용한다.
② 호기성 처리방법에 비하여 소화속도가 빠르다.
③ 유지관리비가 적게 든다.
④ 기생충란을 사멸시킨다.
⑤ 수인성 감염병의 전파를 막을 수 있다

311. 분뇨를 혐기성 방법으로 처리할 때 단점이 아닌 것은?
*2009년 12월 기출문제

① 냄새가 심하다.
② 호기성 처리방법에 비하여 반응기간이 길다.
③ 상등액의 BOD가 높다.
④ 위생해충이 발생한다.
⑤ 에너지가 많이 든다.

312. 분뇨의 처리방법 중 UF는 무슨 처리인가?
*2001년 1월 기출문제

① 호기성 처리
② 혐기성 처리
③ 임의성 처리
④ 산화성 처리
⑤ 중화처리

313. 폐수처리의 물리적 처리는? *2005년 12월 기출문제

① 활성 오니법
② 스크린
③ 살수여상법
④ 산화지법
⑤ 회전원판법

314. 폐수처리의 산화제가 아닌 것은? *2005년 12월 기출문제

① Cl_2 ② $NaClO$
③ Ozon ④ $CaOCl_2$
⑤ SO_2

Interpretation

▶ **UF(Up flow) 처리법**
유입수가 상향류로 유입되어 소화된 후에 탱크 윗부분의 침전지에 침전시킨 후 유출시키는 방법

▶ 폐수처리의 **산화제**는 Cl_2, $NaClO$, Ozon, $CaOCl_2$ 등이고, **환원제**는 $NaSO_3$, $NaHSO_3$, SO_2, $FeSO_4$ 등이다.

315. 하수분뇨처리법 중 화학적 처리법은? *2005년 12월 기출문제

① 부패조 ② 호기성 법
③ 혐기성 법 ④ 집침전법
⑤ 습식 산화법

316. 하수처리에 주로 많이 쓰이는 여과제는? *2005년 12월 기출문제

① 모래 ② 자갈
③ 안스라사이트 ④ 활성탄
⑤ 스트레이너

317. 분뇨의 슬러지처리과정 중 화학적 처리에 쓰는 응집제는?
*2007년 12월 기출문제

① 황산알루미늄
② 염소
③ 염화철 또는 석회
④ 고분자응집제
⑤ 황산구리

318. 분뇨정화조의 구조물이 아닌 것은? *2007년 12월 기출문제

① 산화조 ② 저류조 ③ 부패조
④ 소독조 ⑤ 여과조

319. 분뇨정화조의 처리순서는? *2007년 12월 기출문제

① 부패조 → 여과조 → 산화조 → 소화조
② 산화조 → 소화조 → 부패조 → 여과조
③ 산화조 → 소화조 → 여과조 → 부패조
④ 부패조 → 여과조 → 소화조 → 산화조
⑤ 부패조 → 소화조 → 여과조 → 산화조

320. 분뇨를 위생적으로 처리하는 목적이 아닌 것은?
*2001년 1월 기출문제

① 수인성 감염병관리
② 세균성 감염병관리
③ 절지동물관리
④ 소화기계 감염병관리
⑤ 기생충질환관리

Interpretation

▶ 부패조, 호기성 법, 혐기성 법 → 생물학적 처리
*응집 침전법 → 화학적 처리
*습식 산화법 → 물리적 처리

▶ 여과시설에 사용하는 여과재로는 모래(sand), 자갈(gravel), 안스라사이트(anthracite), 활성탄, 무연탄, 규조토, 세밀히 짜여진 섬유 등이 있다.

▶ '부여산소' → 분뇨정화조의 구조물 4가지

321. 가정용 정화조에서 주된 분해작용을 하는 곳은?

① 소독조 ② 산화조
③ 부패조 ④ 여과조
⑤ 방류조

322. 임호프조에서 혐기성 분해가 일어나는 곳은?

① 침전실 ② 여과실
③ 스컴(scum)실 ④ 산화실
⑤ 소화실

323. 분뇨의 1차 처리 후 BOD가 4,000mg/L, 2차 처리율 80%일 때 방류수 기준에 맞게 희석하려면 최소한의 희석배수는?

* 2005년 12월 기출문제

① 25배 ② 27배
③ 29배 ④ 31배
⑤ 33배

324. 분뇨의 기생충란 사멸에 필요한 부숙기간은?

① 여름 1개월, 겨울 1개월
② 여름 15일, 겨울 1개월
③ 여름 1개월, 겨울 3개월
④ 여름 3개월, 겨울 3개월
⑤ 여름 2개월, 겨울 3개월

325. 분뇨를 활성슬러지법으로 처리할 경우 생분뇨의 희석배수는?

① 5~20배 ② 30~50배
③ 40~60배 ④ 50~80배
⑤ 20~30배

326. 농촌에서 연료문제 및 위생적인 면을 고려할 때 가장 좋은 변소는?

① 지상 변소
② 수세 변소
③ 분뇨분리 변소
④ 메탄가스발생 변소
⑤ 물통 변소

Interpretation

▶ 분뇨정화조의 부패조는 혐기성 분해가 일어나고, 산화조는 호기성 분해가 일어나며, 소독조는 염소, 표백분 등으로 소독한다. 분뇨정화조는 보통 수세식 변소시설에 설치한다.

▶ 방류수의 기준은 30mg/L이다. 4,000mg/L × (1－0.8) = 800mg/L, 800 mg/L ÷ 30mg/L = 26.7

▶ 혐기성 퇴비화가 호기성 방식보다 훨씬 속도가 느리다. 한편, 생분뇨의 C/N비는 작기 때문에 다른 물질과 섞는 것이 유리하다. 퇴비화에 이용되는 미생물은 친열성 미생물이다.

327. 하수도 처리시설 및 그 처리장 설치를 관장하는 주무부서는?
① 보건복지부 ② 행정안전부
③ 국토해양부 ④ 환경부
⑤ 고용노동부

328. 하수도 맨홀 설치이유가 아닌 것은?
① 환기효과
② 청소의 용이
③ 메탄분해 촉진
④ 관거 내 검사의 편리
⑤ 관거의 접합 편리

329. 병원에서 빵을 먹고 그 봉지를 분리수거하였다. 이때 폐기물의 종류는? *2008년 12월 기출문제
① 생활폐기물
② 지정폐기물
③ 사업장폐기물
④ 병원폐기물
⑤ 의료폐기물

330. 의료폐기물이 아닌 것은? *2005년 12월 기출문제
① 일회용 기저귀
② 생리대
③ 휴지
④ 의료기관의 주방폐기물
⑤ 조직물류(인체의 절단된 물체)

331. 폐기물의 성분 중 가연성이 아닌 것은? *2007년 12월, 2009년 12월 기출문제
① 부엌 쓰레기 ② 섬유류
③ 연단재 ④ 플라스틱류
⑤ 나무

Interpretation

▶ 병·의원, 보건소, 의료관계 연구소와 교육기관 등에서 배출하는 폐기물로서 탈지면·가제·붕대·기저귀·인체 적출물·주사기·주사침·체온계·시험관 등의 검사기구, 분석장치·엑스선 필름, 폐현상액·유기용제 등이 이에 속하며, 의료단계 폐기물 또는 병원 폐기물이라고도 한다.

332. 지정폐기물이 아닌 것은? *2001년 1월 기출문제

① 폐산(pH 2.0 이상)
② 폐알칼리(pH 12.5 이상)
③ 폐유(기름 성분이 5% 이상인 것)
④ 오니류(고형물 함량이 5% 이상인 것)
⑤ 폐석면

333. 우리나라 도시 주택지역 폐기물 수거의 계통도는? *2006년 12월 기출문제

① 발생원 – 저장용기 – 적환장 – 수거차 – 처리장
② 발생원 – 저장용기 – 처리장 – 수거차 – 적환장
③ 발생원 – 저장용기 – 수거차 – 적환장 – 처리장
④ 발생원 – 적환장 – 수거차 – 저장용기 – 처리장
⑤ 발생원 – 수거차 – 적환장 – 처리장 – 저장용기

334. 폐기물 관리체제에서 비용이 가장 많은 것은?

① 수거 ② 운반
③ 매립 ④ 압축
⑤ 퇴비

335. 적환장이란? *2008년 12월 기출문제

① 발생원과 처리장이 멀 때 일정한 장소에 폐기물을 모아서 대형차량에 옮겨 하적 하는 곳
② 발생원과 처리장이 가까울 때 일정한 장소에 폐기물을 모아두는 곳
③ 수택가 주변 일정한 장소에 폐기물을 모아두는 곳
④ 도시상가 일정한 장소에 폐기물을 모아두는 곳
⑤ 수거차량이 대형일 때 일정한 장소에 폐기물을 모아두는 곳

336. 하수의 운반시설 중 분류식의 장점은? *2008년 12월 기출문제

① 항상 일정한 유량을 유지할 수 있다.
② 수리가 용이하다.
③ 빗물에 의해 하수관이 자연히 청소된다.
④ 점검이 간단하다.
⑤ 건설비가 적게 든다.

Interpretation

▶ 지정폐기물
(1) 폐산 (2) 폐알칼리
(3) 폐유
(4) 폐유기용제
(5) 폐합성 고분자화합물(폐합성수지, 폐합성고무, 폐페인트 및 뼤래커)
(6) 폐석면 (7) 슬래그(광재)
(8) 분진
(9) 폐주물사 및 샌드블라스트 폐시
(10) 폐내화물 및 재벌구이 전에 시유된 도자기편류
(11) 소각 잔재물
(12) 안정화 및 고형화 처리물
(13) 폐촉매
(14) 폐흡착제 및 폐흡수제
(15) 폐농약
(16) 폴리염화비페닐 함유 폐기물
(17) 슬러지
(18) 기타(주변환경을 오염시킬 수 있는 유해한 물질로서 환경부장관이 지정·고시하는 물질을 함유한 것에 한함) 등이다.

Interpretation

337. 폐기물 적환장에서 폐기물을 분쇄 또는 절단하는 이유가 아닌 것은? *2007년 12월 기출문제

① 용적 감소
② 미생물 분해촉진
③ 분쇄효율 증가
④ 표면적 증가
⑤ 혼합 용이

338. 분뇨를 도시폐기물과 혼합하여 퇴비화 처리할 때 유의하지 않아도 될 사항은? *2001년 1월 기출문제

① 통기성 ② 함수율
③ pH ④ C/N비
⑤ 온도

339. 폐기물을 퇴비화 시킬 때 적정온도는? *2003년 12월 기출문제

① 10~30°C ② 30~50°C
③ 65~75°C ④ 80~100°C
⑤ 100~120°C

340. 소각처리 시 환경위생상 가장 큰 문제점은? *2001년 1월 기출문제

① 화재발생 ② 대기오염
③ 악취발생 ④ 쥐의 서식
⑤ 먼지비산

341. 폐기물 소각처리 시 가장 먼저 고려해야 될 사항은? *2009년 12월 기출문제

① 가연성분 함유도
② 소각비용
③ 폐열 이용도
④ 대기오염
⑤ 설치면적

342. 폐기물 처리방법 중 가장 이상적인 방법은?

＊2005년 12월 기출문제

① 야외 투기법과 살수여상법
② 활성오니법
③ 소각법과 위생적 매립법
④ 퇴비화법과 침전법
⑤ 해양투기법

343. 폐기물 처리 중 비율이 점차 감소하는 방법은?

＊2009년 12월 기출문제

① 매립 ② 소각
③ 퇴비화 ④ 사료화
⑤ 재활용

344. 위생적 매립방법은? ＊2005년 12월 기출문제

① 소각법
② 생물학적 매립법
③ 소화법
④ 활성오니법
⑤ 도랑식 또는 경사식 매립법

345. 도시 폐기물을 일반 소각처리 할 때 출구온도는?

① 250~300°C ② 500~650°C
③ 500~600°C ④ 850°C
⑤ 900~1,000°C

346. 폐기물 소각법의 장점이 아닌 것은? ＊2001년 12월 기출문제

① 남은 열의 회수가 가능하다.
② 매립에 비해 넓은 토지를 필요로 하지 않는다.
③ 기후의 영향을 거의 받지 않는다.
④ 건설비가 비싸다.
⑤ 시의 중심부에 설치가 가능하다.

Interpretation

▶ 매립은 메탄가스에 의한 폭발과 수질오염이 우려되므로 권장하는 방법이 아니다.

Interpretation

347. 위생적 매립에서 복토재료를 가장 쉽게 얻을 수 있는 방법은?

① 해역매립　　② 경사매립
③ 도랑매립　　④ 지역매립
⑤ 제방매립

348. 폐기물을 위생적으로 매립할 때 쓰는 가장 적합한 복토재료는?
*2008년 12월 기출문제

① 자갈　　② 황토
③ 온도　　④ 점토
⑤ 모래

349. 부패성 유기폐기물 매립 시 그 높이는 폐기물관리법 상 얼마를 넘지 않아야 하는가?

① 1m　　② 2m
③ 3m　　④ 4m
⑤ 5m

350. 폐기물 처리시설 중 중간 처리시설이 아닌 것은?
*2001년 1월 기출문제

① 소각시설
② 기계적 처리시설
③ 생물학적 처리시설
④ 화학적 처리시설
⑤ 매립시설

351. 위생적 매립방법의 가장 큰 단점은? *2001년 1월 기출문제

① 토지 요구량이 크다.
② 파리나 쥐가 서식한다.
③ 인건비가 많이 든다.
④ 폐기물의 분류가 선행되어야 한다.
⑤ 종이, 먼지의 비산이 많다.

352. 폐기물 매립지에서 발생하는 기체와 관계가 먼 것은?

① SO_2　② CH_4
③ NH_3　④ CO_2
⑤ H_2S

353. 폐기물 매립지 위에 집을 건축하려면 몇 년 후에 가능한가?
*2004년 12월, 2006년 12월, 2009년 12월 기출문제

① 5년　② 10년
③ 20년　④ 30년
⑤ 40년

354. 폐기물을 퇴비화 시킬 때 C/N 비는?　*2002년 12월 기출문제

① 20 : 1　② 30 : 1
③ 40 : 1　④ 50 : 1
⑤ 60 : 1

355. 의료폐기물의 가장 적절한 처리법은?
*2000년 1월, 2007년 12월 기출문제

① 매몰　② 가축사료 이용
③ 퇴비화　④ 해양투기
⑤ 소각·소독 후 매립

356. 국제환경회의 결과 유해폐기물의 국가 간 이동을 제한하는 것은?　*2005년 12월 기출문제

① 바젤협약
② 제네바조약
③ 교토의정서
④ 몬트리올의정서
⑤ 런던협약

357. 우리나라 정부에서 정한 환경행정의 지향목표는?
*2005년 12월 기출문제

① 환경보존　② 환경영향
③ 토지개발　④ 산업개발
⑤ 환경평가

Interpretation

▶ 유해폐기물에 대한 국제적 이동의 통제와 규제를 목적으로 한다.
주요 내용을 보면, 유해폐기물과 기타 폐기물의 처리에 있어서 건전한 관리가 보장되어야 하며, 유해폐기물의 수출·수입 경유국 및 수입국에 사전 통보를 의무화 하고 있다.

358. 골프장 건설 시 문제점은? *2005년 12월 기출문제

① 골프장 주변의 농약으로 인한 수질오염
② 골프장 주변의 교통정체
③ 골프장 주변의 인가조성 문제
④ 골프장 주변의 대기오염
⑤ 골프장 주변의 폐기물오염

359. 위생적 매립에서 복토용 흙이 갖출 사항이 아닌 것은? *2006년 12월 기출문제

① 동물시체의 침출수방지
② 종이, 먼지의 비산방지
③ 파리의 접근금지
④ 물의 침투방지
⑤ 압축성이 클 것

360. 산업재해의 예방대책은? *2005년 12월 기출문제

① 시설물 미비
② 부적절한 공구
③ 불량복장
④ 허약체력
⑤ 작업환경개선

361. WHO와 ILO의 산업보건에 대한 정의는? *2007년 12월 기출문제

① 모든 산업장의 직업인들이 육체적, 정신적 안녕을 최고도로 유지 증진하는 것
② 모든 산업장의 직업인들이 육체적, 사회적 안녕을 최고도로 유지 증진하는 것
③ 모든 산업장의 직업인들이 육체적, 정신적, 사회적 안녕을 최고도로 유지 증진하는 것
④ 모든 산업장의 직업인들이 건강하도록 하는 것
⑤ 모든 산업장의 직업인들이 질병이 없도록 하는 것

362. 산업위생과 산업보건행정을 관장하는 부처는?

① 행정안정부 ② 환경부
③ 보건복지부 ④ 교육과학기술부
⑤ 고용노동부

Interpretation

363. 연소근로자의 장애가 아닌 것은?

① 성인에 비해 공업중독이나 산업질환에 대한 감수성이 크다.
② 지적 활동과 발달이 늦어진다.
③ 신체기능이 지연되고 기형이 된다.
④ 기본체력이 강하므로 화학물질에 대한 이환율이 적다.
⑤ 인격발달에 장애를 준다.

364. 강도율 계산식은? * 2002년 2월 기출문제

① (재해건수 ÷ 평균실근로자수) X 1,000
② (손실작업일수 ÷ 연근로시간수) X 1,000
③ (재해건수 ÷ 연근로시간수) X 1,000
④ (재해건수 ÷ 연근로일수) X 1,000
⑤ (손실근로일수 ÷ 재해건수) X 1,000

365. 실질적인 재해 정도를 가장 잘 나타내는 지표는?

① 중독률 ② 강도율
③ 결근률 ④ 도수율
⑤ 중독률

366. 하인리히(Heinrich)가 주창한 산업장 내의 현성 재해와 불현성, 잠재성 재해의 비는?

① 1 : 5 : 10 ② 1 : 10 : 15
③ 1 : 10 : 30 ④ 1 : 29 : 300
⑤ 1 : 30 : 600

367. 직업병의 예방대책이 아닌 것은?
* 2001년 1월, 2007년 12월, 2009년 12월 기출문제

① 채용 전 신체검사, 정기적인 신체검사
② 유해물질 발생공정의 대치
③ 근로자의 보호구 착용
④ 작업환경 개선
⑤ 정기적인 예방접종

Interpretation

▶ 도수율은 재해의 발생빈도를 나타낸 것으로 연 근로시간 100만 시간당 재해의 발생건수를 말한다.

368. 직업과 직업병의 연결 관계가 잘못된 것은?

＊2006년 12월, 2007년 12월 기출문제

① 용접공 – 백내장
② 인쇄공 – 진폐증
③ 항공기정비사 – 소음성난청
④ 도료공 – 빈혈
⑤ 용광로 화부 – 열쇠약

369. 위생보호구 착용과 작업 연결 관계가 잘못된 것은?

＊2002년 12월 기출문제

① 전기용접작업 – 차광안경
② 병 타개 작업 – 귀마개
③ 납 취급 – 방독 마스크
④ 냉동실 작업 – 방한복
⑤ 탱크 내 분무 도정작업 – 분진 마스크

370. 유해환경작업 시 필요한 보호구는? ＊2005년 12월 기출문제

① 보호안경 ② 분진마스크
③ 방독마스크 ④ 방진마스크
⑤ 공기마스크

371. 직업병을 방지할 수 있는 환경변화로 맞지 않는 것은?

＊2005년 12월 기출문제

① 적절한 작업속도 유지
② 개인의 작업량 조절
③ 작업환경의 정리정돈
④ 동적 작업을 정적 작업으로 변환
⑤ 적절한 휴식시간

372. 산업장 안전관리대책이 아닌 것은? ＊2007년 12월 기출문제

① 안전관리 조직의 활성화
② 작업환경의 정비 및 정기적 점검을 엄격히 수행
③ 작업복 및 보호구 착용
④ 안전사고의 표지판 표시 및 포스터 부착
⑤ 평상복 및 보호구 착용

Interpretation

▶ 인쇄공 – 납(연)중독
축전지제조 – 연 중독
도자기 공장 – 규폐증
유리규산 – 규폐증

373. 학교위생이 아닌 것은? *2009년 12월 기출문제

① 기압관리 ② 조도관리
③ 환경위생관리 ④ 온도관리
⑤ 먹는물 관리

374. 산업위생관리자의 직무 중 가장 중요하게 취급되어야 할 것은? *2009년 12월 기출문제

① 복지증진 – 노동시간 단축
② 노동조합 – 환경개선
③ 총괄관리 – 위생교육
④ 작업환경관리 – 작업관리
⑤ 노동시간단축 – 휴식

375. 작업자 중심의 산업합리화에 있어 작업자에 대한 검사에서 꼭 필요하다고 볼 수 없는 것은?

① 정신적 적성검사
② 신체계측
③ 신체기능검사
④ 체력검사
⑤ 건강진단

376. 사람과 접촉이 많은 직업 종사자의 신체검사는 1년에 몇 회 실시하나?

① 1회 ② 2회
③ 3회 ④ 4회
⑤ 5회

377. 근로자의 육체적 근로강도를 표시하는데 사용되는 지표는? *2008년 12월 기출문제

① 에너지대사율
② 근로대사량
③ 기초대사량
④ 에너지소비량
⑤ 작업시간

Interpretation

▶ 육체적 작업강도의 지표로서 에너지 대사율을 계산할 때 요구되는 요소는 작업 시 소비 에너지와 기초대사량이다.

378. 중노동의 경우, 섭취해야 할 영양소는?
① 지방과 비타민 D
② 탄수화물과 비타민 B_1
③ 탄수화물과 비타민 A
④ 단백질과 비타민 E
⑤ 무기질과 비타민 C

379. 산업피로의 예방대책은? *2005년 12월 기출문제
① 수면부족
② 영양상태 악화
③ 작업환경 불량
④ 책임량 과중
⑤ 적당한 휴식과 활동

380. 산업피로의 유발요인 중 내적 요인이 아닌 것은? *2007년 12월 기출문제
① 작업적성 ② 인간관계
③ 작업의욕 ④ 작업시간
⑤ 작업에 대한 불안감

381. 작업장 피로로 인한 생리적 변화는? *2007년 12월 기출문제
① 맥박 ② 호흡
③ 소변 ④ 혈중 이산화탄소
⑤ 피부

382. 이상고온에서 작업 시 치사율이 가장 높은 것은? *2005년 12월, 2009년 12월 기출문제
① 열경련 ② 일사병
③ 열쇠약 ④ 열허탈
⑤ 열피로

383. 고열 작업장에서 만성적인 증상은?
① 열경련 ② 열사병
③ 열쇠약 ④ 열허탈
⑤ 잠함병

Interpretation

▶ 작업시간은 작업피로의 외적 요인이다.

384. 열경련의 주요 원인은? *2007년 12월 기출문제

① 중추신경마비
② 탈수로 인한 수분부족과 염분배출량이 많을 때
③ 순환기계 이상
④ 뇌온도 상승
⑤ 의식상실

385. 체온조절의 부조화로 올 수 있는 열중증은?
*2003년 12월 기출문제

① 열피로 ② 열허탈
③ 열경련 ④ 열사병
⑤ 더위

386. '열중증' 현상에서 탈수로 인한 수분부족과 염분배출량이 많아서 식염을 투여함으로써 증상이 급속히 회복되는 것은?
*2006년 12월, 2008년 12월 기출문제

① 열피로 ② 열허탈
③ 열경련 ④ 열사병
⑤ 더위

387. '급성 열중증' 현상이 아닌 것은? *2007년 12월 기출문제

① 열피로 ② 열허탈
③ 열경련 ④ 열사병
⑤ 열쇠약

388. 4기압 이상에서 마취작용이 있으며, 잠함병을 일으키는 원인 물질은? *2001년 1월, 2007년 12월 기출문제

① 산소
② 수소
③ 탄소
④ 일산화탄소
⑤ 질소

Interpretation

▶ **급성 열중증**에는 열경련, 열허탈(열피로, 열허탈, 열탈진, 열실사), 열사병(일사병, 울열증) 등이 있고, **만성 열중증**에는 열쇠약이 있다.

389. 잠함병을 일으키는 원인물질인 질소의 용해가 잘 되는 순서는? *2005년 12월 기출문제

① 혈액 > 물 > 지방
② 혈액 > 지방 > 물
③ 물 > 지방 > 혈액
④ 지방 > 혈액 > 물
⑤ 지방 > 물 > 혈액

Interpretation

390. 고압작업환경에서 생길 수 있는 질환은? *2001년 1월, 2006년 12월, 2008년 12월 기출문제

① 잠수병
② 항공병
③ 중이염
④ 백내장
⑤ 안구진탕증

▶ 잠수병, 혹은 잠함병은 질소가스에 기인한다. 고기압에서 갑자기 정상기압으로 복귀 시 발생한다.

391. 잠함병 원인의 환경은? *2005년 12월, 2006년 12월 기출문제

① 갑자기 정상기압으로 복귀
② 갑자기 고기압으로 복귀
③ 산소부족
④ 혈액부족
⑤ 수분부족

392. 방사능 물질에 가장 예민한 부위는? *2003년 12월 기출문제

① 간 ② 임파선
③ 신장 ④ 골격
⑤ 근육

▶ 전리방사선에 감수성이 가장 높은 것은 골수이며, 각 장기로 이환된다.

393. 전리방사선이 아닌 것은? *2002년 2월 기출문제

① X선 ② β 선
③ γ 선 ④ α 선
⑤ 적외선

394. 투과력이 강한 순서는?
① α선 > β선 > γ선
② α선 > γ선 > β선
③ β선 > γ선 > α선
④ β선 > α선 > γ선
⑤ γ선 > β선 > α선

395. 피부 투과력이 가장 큰 것은?
① 자외선 ② α선
③ β선 ④ X선
⑤ γ선

396. 유해성 화학물질의 영향인자가 아닌 것은?
*2005년 12월 기출문제
① 석면 ② 수은
③ 비소 ④ 유리규산
⑤ 소금

397. 1g 라듐과 같은 양의 방사선을 방출하는 라듐의 양은?
*2005년 12월 기출문제
① Ci(Curie) ② Rad
③ Rem ④ R(Roentgen)
⑤ J/cm^2

398. 목재의 방부제로 이용되며 '흑족병'의 원인이 되는 물질은?
*2006년 12월 기출문제
① 크롬 ② 수은
③ 비소 ④ 벤젠
⑤ 망간

399. 규폐증을 일으키는 원인물질과 가장 관계가 깊은 것은?
*2001년 1월 기출문제
① 매연 ② 암석분진
③ 부유분진 ④ 석탄분진
⑤ 금속품

Interpretation

▶ 비소는 흑피증(흑족병)을 일으킨다. 사지의 색소침착과 피부암을 일으킨다

400. 미나마타병을 일으키는 물질은? *2007년 12월 기출문제

① 납 ② 크롬
③ 카드뮴 ④ 메틸수은
⑤ 벤조피렌

401. 만성 중독 시 신장기능 장애로 단백뇨가 나타나며 이따이이따이병 증세가 중금속은? *2006년 12월, 2009년 12월 기출문제

① 수은 ② 카드뮴
③ 비소 ④ 규소
⑤ 크롬

402. 카드뮴 중독의 3대 증상은? *2008년 12월 기출문제

① 폐기종, 단백뇨, 신장장애
② 폐렴, 폐암, 백내장
③ 폐기종, 빈혈, 구강염
④ 간장장애, 빈혈, 폐결핵
⑤ 빈혈, 백혈병, 증기열

403. 조혈기능장애를 일으키며, 뼈에 90% 이상 축적되는 중금속은? *2009년 12월 기출문제

① 수은 ② 납
③ 카드뮴 ④ 크롬
⑤ 구리

404. 벤젠 중독장애는? *2006년 12월, 2008년 12월, 2009년 12월 기출문제

① 호흡기장애 ② 조혈기능장애
③ 위장장애 ④ 신장장애
⑤ 피부장애

405. 고엽제의 주성분으로 인체의 지방세포에 주로 축적되는 유독물질은?

① DIOXIN ② PCB
③ DDT ④ BHC
⑤ THM

Interpretation

▶ 급성 수은중독의 전형적인 증상은 구내염이다.

▶ 만성 중독 시 신장기능장애로 단백뇨가 나타나는 증세는 이따이이따이 병으로 폐기종, 단백뇨, 신장장애가 특징이다.

▶ '도기사의 병'으로 알려진 물질은 납이다.

▶ 염소로 치환된 두 개의 벤젠 핵을 산소로 결합한 유기화합물. 독성이 강하며 암을 유발하거나 기형아 출산의 원인이 된다. 고엽제나 플라스틱 따위의 쓰레기를 소각할 때 생긴다.

406. 방열복용으로 많이 사용되는 재료는?
① 고무 ② 플라스틱
③ 석면 ④ 알루미늄
⑤ 폴리에틸렌

407. 진동현상의 초당 반복횟수?
① 음의 강도 ② 주파수
③ 음압 ④ 음속
⑤ 진동

408. 작업환경에서 소음의 허용한계는 8시간 기준으로 몇 dB인가?
*2000년 1월 기출문제
① 120dB ② 90dB
③ 60dB ④ 50dB
⑤ 30dB

409. 일상적 근무시 작업성 난청을 일으키기 시작할 수 있는 음의 최저치는? *2002년 12월 기출문제
① 65~0dB
② 75~80dB
③ 90~95dB
④ 100~105dB
⑤ 110dB이상

410. 건강한 사람이 들을 수 있는 음역의 범위는?
① 20~20,000Hz
② 20~2,000Hz
③ 100~2,000Hz
④ 50~2,000Hz
⑤ 20,000Hz 이상

411. 환경보전법에서 환경소음의 단위는? *2006년 12월 기출문제
① dB(A) ② dB(V)
③ dB ④ NRN
⑤ Phone

Interpretation

▶ **소리**란 음의 강도와 주파수로 구성되고, **음의 강도**는 음의 진동에 의하여 결정되며, **주파수**란 진동현상의 초당 반복횟수이다. **음의 크기**는 파장의 진동과 매질 종류에 따라 각각 다르다.

412. 작업성 난청을 조기 발견할 수 있는 주파수는?

＊2002년 2월, 2009년 12월 기출문제

① 1,000Hz ② 2,000Hz
③ 3,000Hz ④ 4,000Hz
⑤ 5,000Hz

413. 소음성 난청에 대한 설명 중 틀린 것은? ＊2008년 12월 기출문제

① 소음이 50 dB(A) 이상일 때 난청을 초래한다
② 소음성 난청은 내이의 달팽이관(Corti 기관) 신경 말단의 손상에서 올 수 있다
③ 청력장애는 폭로기간이 길수록 심해진다
④ 초기의 청력손실은 4000 Hz이다
⑤ 소음성 난청의 발생인자는 노출시간의 분포, 소음의 특성, 음압수준, 개인의 감수성 등이다.

414. 소음에 의한 증상이 아닌 것은? ＊2009년 12월 기출문제

① 난청
② 이명
③ 두통
④ 레이노이드병
⑤ 현기증

415. 진동에 의한 질병을 유발하는 직업이 아닌 것은?

＊2005년 12월 기출문제

① 착암공
② 병타공
③ 연마공
④ 주물공
⑤ 재단공

416. 진동에 의한 국소장애 현상이 아닌 사항은?

① 건초염
② 관절연골괴저
③ 연부조직변병
④ 골조직 이상
⑤ 손가락 창백

Interpretation

▶ 소음이 90 dB(A) 이상일 때 난청을 초래한다

▶ 손가락 창백증상인 레이노이드병, 그리고 건초염, 관절연골괴저, 골 조직 이상 등은 진동에 의한 질병들이다.

▶ **진동**을 발생시키는 직업으로는 착암공, 병타공, 연마공, 재단공 등이고, **소음**을 발생시키는 직업으로는 조선공, 제판공, 금속공, 직포공 등이다.
특히, 연마공은 진동을 발생시키고, 석탄, 석면 등의 분진도 발생시킨다.
그러나 주물공장의 경우에는 쇠로 그릇을 만들므로 자극성 가스나 고열, 유해광선 등이 문제가 된다.

417. 해수욕장의 선정에 있어서 검토되어야 하는 요소는?
① 분뇨의 해양투기
② 입영자에 의한 오염
③ 연안배수에 의한 오염
④ 유입하천에 의한 오염
⑤ 위의 4가지 모두

418. 수영장의 잔류염소량은 얼마로 규정되어 있나?
* 2004년 12월 기출문제
① 0.05ppm ② 0.1ppm
③ 0.2ppm ④ 0.3ppm
⑤ 1.0ppm

419. 잔류염소를 제거하기 위해 사용하는 물질은?
* 2006년 12월 기출문제
① 황산알루미늄
② 이산화황
③ 클로라민
④ 소석회
⑤ 고분자응집제

420. 수영장이나 목욕탕에서 감염될 수 없는 질병은?
* 2001년 1월 기출문제
① 성병
② 피부병
③ 트라코마
④ 질 트리코모나스
⑤ 눈병

421. 온천수 등의 욕수에 대한 수질기준항목은?
* 2009년 12월 기출문제
① 탁도
② 색도
③ 수소이온 농도
④ 과망간산칼륨 소비량
⑤ 대장균군

Interpretation

▶ 하천이나 해수욕장 오염에 영향을 주는 요소는 입영자에 의한 오염, 하수에 의한 오염, 유입하천에 의한 오염, 위생해충의 존재 및 감염병균에 의한 오염 등이다.

422. 욕조수의 수질기준 검사항목은? *2007년 12월 기출문제

① 과망간산칼륨 소비량, 대장균 군, 탁도
② 총대장균군, 탁도, 색도
③ 과망간산칼륨 소비량, 대장균군, 색도
④ 과망간산칼륨 소비량, 총대장균군, 탁도
⑤ 수소이온농도, 색도

423. 풀장의 수질기준 중 맞지 않는 것은? *2006년 12월, 2009년 12월 기출문제

① 일반세균수는 1mL 당 100 이하일 것
② $KMnO_4$ 소비량이 12ppm 이하일 것
③ pH는 5.8~8.6일 것
④ 유리잔류염소는 0.4~1mg/L일 것
⑤ 대장균은 10mL씩 5개 중에서 3개 이상이 음성일 것

424. 실내 공기정화시설 대상은? *2007년 12월 기출문제

① 지하역사
② 대합실
③ 도서관, 박물관
④ 의료기관, 국공립보육시설, 국공립노인전문요양시설
⑤ 위의 4가지 모두

425. 환기의 목적은? *2005년 12월 기출문제

① 실내에서 이산화탄소를 내보내기 위한 수단
② 실내에서 습도를 방지하는 수단
③ 실내에서 산소를 내보내기 위한 수단
④ 실내에서 열을 내보내기 위한 수단
⑤ 오염된 실내 공기를 바꾸어 인체에 유해 작용을 방지하는 것

426. 실내의 자연환기에 영향을 미치는 요인이 아닌 것은? *2002년 2월, 2005년 12월 기출문제

① 실내기류 속도
② 실내외 기습차
③ 기체 확산력
④ 옥외 풍속
⑤ 실내외 기온차

Interpretation

▶ 풀장의 일반 세균수는 1mL당 200 이하이고, 탁도는 2.8 NTU 이하임

427. 실내 자연환기의 작용은 무풍 시에는 주로 무엇에 의해 일어나는가? *2003년 12월, 2006년 12월, 2009년 12월 기출문제

① 실내외 습도차
② 실내외 온도차
③ 실내외 기압차
④ 기체의 확산
⑤ 실내외 기류차

428. 실내 자연환기가 잘 되는 것은 중성대가 어느 위치에 있을 때인가?

① 방바닥 가까이
② 천정 가까이
③ 창 가까이
④ 중간 지점
⑤ 위치에 무관하다.

429. 주택의 위생학적 조건에 적합하지 않은 것은? *2001년 1월 기출문제

① 지하수위는 3m 이상이 좋다.
② 인근에 공해업소가 없을 것
③ 진개매립 3년 이상 경과한 대지일 것
④ 지질은 유기물 오염되지 않은 모래 사토가 좋다.
⑤ 언덕의 중간에 위치할 것

430. 가옥의 벽체재료 중 열전도율이 가장 큰 것은?

① 흙벽돌 ② 콘크리트
③ 나무판 ④ 붉은 벽돌
⑤ 나무벽

431. 창의 채광효과를 높이려면 앙각과 개각은 어떻게 하여야 하는가? *2007년 12월 기출문제

① 앙각 > 개각
② 앙각 < 개각
③ 개각 = 앙각
④ 개각과 무관하다.
⑤ 앙각과 무관하다.

Interpretation

▶ 진개 매립 20년 이상 경과한 대지여야 한다.

Interpretation

432. 자연채광을 위해 좋은 창문의 개각 및 입사각은 ?

*2002년 2월 기출문제

① 개각 2° 이상, 입사각 20° 이상
② 개각 5° 이상, 입사각 20° 이상
③ 개각 5° 이상, 입사각 28° 이상
④ 개각 3° 이상, 입사각 30° 이상
⑤ 개각 1° 이상, 입사각 28° 이상

433. 동일면적과 동일방향의 측창으로 채광효과를 높일 수 있는 가장 좋은 조건은?

*2000년 1월 기출문제

① 창의 수가 많아야 한다.
② 창이 상하로 길어야 한다.
③ 창의 위치가 낮아야 한다.
④ 창의 위치가 높아야 한다.
⑤ 창이 가로로 길어야 한다.

434. 주택의 크기와 관련된 것은?

*2008년 12월 기출문제

① 채광, 환기
② 방향, 환기
③ 환기, 위치
④ 반향, 위치
⑤ 채광, 위치

▶ 주택의 자연조명과 환기를 위해서 주택 바닥 면적의 1/5~1/7 크기의 창이 좋다.

435. 채광에 필요한 면적은 거실 바닥면적의 얼마 이상이어야 하는가?

*2001년 1월, 2002년 2월 기출문제

① 1/13 이상　　② 1/7 이상
③ 1/10 이상　　④ 1/15 이상
⑤ 1/20 이상

▶ 채광에 필요한 면적은 거실의 바닥면적의 1/5~1/7 즉, 15~20 %가 좋다.
채광을 위한 창의 면적은 바닥면적의 15~20% 이다.

436. 눈의 보호를 위해 가장 좋은 실내 조명방법은?

*2009년 12월 기출문제

① 반직접조명
② 간접조명
③ 직접조명
④ 반간접조명
⑤ 위의 4가지 모두

437. 강한 음영으로 피로도가 큰 조명방법은? *2001년 1월 기출문제

① 굴절조명 ② 반간접조명
③ 직접조명 ④ 간접조명
⑤ 반직접조명

438. 인공조명의 구비조건이 틀린 것은? *2005년 12월 기출문제

① 같은 장소의 조도는 시간에 따라 불변, 균등해야 한다.
② 폭발의 위험성이 없어야 한다.
③ 광색은 주광색에 가까워야 한다.
④ 열의 발색이 적어야 한다.
⑤ 휘도가 커야 한다.

439. 실내의 최저기준 조도는? *2008년 12월 기출문제

① 60Lux
② 100~150Lux
③ 200~300Lux
④ 300~500Lux
⑤ 500Lux~600Lux

440. 조도가 가장 낮은 곳은? *2008년 12월 기출문제

① 욕실 ② 병실
③ 강당 ④ 도서실
⑤ 식당

441. 부적당한 조명으로 야기되는 피해는? *2001년 1월 기출문제

① 식욕부진과 피로
② 정신적 흥분과 충돌
③ 안정피로와 작업능률저하, 근시
④ 심리적 갈등과 재해 억제
⑤ 안정피로와 작업능률 상승

Interpretation

▶ 세면장, 화장실, 욕실의 조도는 60~150Lux 이다.

Interpretation

442. 여름철 실내냉방 시 실내외 온도차는 몇 도 이내가 위생학적으로 적당한가? *2006년 12월 기출문제

① 1~2°C 이내
② 2~4°C 이내
③ 3~5°C 이내
④ 4~6°C 이내
⑤ 5~7°C 이내

443. 난방이 필요한 실내 온도는 몇 °C 이하인가? *2003년 12월 기출문제

① 2°C ② 5°C
③ 7°C ④ 10°C
⑤ 15°C

444. 의복의 목적이 아닌 것은? *2005년 12월 기출문제

① 신체보호
② 사회생활
③ 신체의 청결
④ 체온조절
⑤ 소속감을 나타냄

▶ 의복의 목적은 체온조절, 신체보호, 신체의 청결, 사회생활, 미용 및 장식 등이다.

445. 기온이 몇 °C씩 하강할 때마다 1CLO의 보온력 피복을 더 입어야 하는가?

① 10°C ② 15°C
③ 8.8°C ④ 4.4°C
⑤ 5°C

▶ CLO는 의복의 방한력을 나타내는 단위이다.

446. 병원미생물의 생활력을 파괴 또는 멸살시켜 감염 및 증식력을 없애는 조작은? *2005년 12월 기출문제

① 소독 ② 멸균
③ 방부 ④ 투과
⑤ 살균

447. 용어의 정의가 맞는 것은? *2005년 12월 기출문제

① 소독은 멸균소독을 말한다.
② 소독은 병원미생물을 사멸시키는 것이다
③ 소독은 아포를 포함한 모든 미생물을 사멸시키는 것이다
④ 소독은 모든 미생물의 증식을 억제하거나 사멸시킨다.
⑤ 소독은 부패 미생물의 증식을 억제시키는 방부와 같은 의미이다.

448. 소독작용에 영향을 주는 것이 아닌 것은? *2002년 12월 기출문제

① 수분 ② 시간
③ 온도 ④ 농도
⑤ 채광

449. 작용강도의 순서가 바르게 된 것은?

① 멸균 > 소독 > 방부
② 멸균 > 방부 > 소독
③ 소독 > 멸균 > 방부
④ 소독 > 방부 > 멸균
⑤ 소독 = 멸균 = 방부

450. 소독제의 살균기전을 연결한 것 중 틀린 것은? *2007년 12월 기출문제

① alcohol – 단백응고 작용
② H_2O_2 – 산화작용
③ phenol – 균체요소의 불활성화
④ Cl_2 – 가수분해 작용
⑤ mercurochrome – 균체단백과 염을 형성

451. 오존의 살균기전에 해당하는 것은? *2007년 12월 기출문제

① 단백응고 작용
② 산화작용
③ 균체요소의 불활성화
④ 가수분해 작용
⑤ 균체단백과 염을 형성

Interpretation

▶ **소독**은 병원미생물의 증식을 억제 또는 사멸시키는 것이고, **멸균**은 아포를 포함한 모든 미생물을 사멸시키는 것이며, **방부**는 부패 미생물의 증식을 억제시키는 것이다.

▶ Cl_2는 산화 작용에 의해 소독효과를 낸다.

452. 유기물 사멸방법 중 틀린 것은? *2007년 12월 기출문제

① 생석회 – 분변소독
② 과산화수소 – 건강한 피부소독
③ 승홍 – 손소독
④ 알코올 – 건강한 피부소독
⑤ 석탄산수 – 환자의 오물, 배설물, 실험대소독

453. 오존의 장단점이 아닌 것은? *2009년 12월 기출문제

① 강력한 살균력이 있음
② 잔류효과가 있음
③ 발암물질인 THM을 생성치 않음
④ 가격이 비쌈
⑤ 산화작용

454. 구내염, 인두염, 입안세척 및 상처소독에 알맞은 소독제는? *2000년 1월 기출문제

① 석탄산 ② 크레졸
③ 알코올 ④ 과산화수소
⑤ 승홍

455. 가스, 연기에 의한 훈증제로 선박소독에 알맞은 소독제는? *2005년 12월 기출문제

① 역성비누 ② 생석회
③ 알코올 ④ 포르말린
⑤ 승홍

456. 채소류 및 식기의 소독에 알맞은 소독제는? *2007년 12월 기출문제

① 역성비누 ② 생석회
③ 알코올 ④ 포르말린
⑤ 승홍

Interpretation

▶ 과산화수소 : 상처난 피부소독

▶ 오존은 잔류효과가 없어서 2차 오염을 일으킬 수 있다는 것이 오존소독의 단점이 되고 있다.

457. 분변소독에 가장 저렴하고 소독법이 쉬운 소독제는?
*2002년 2월 기출문제

① 석탄산 ② 크레졸
③ 생석회 ④ 과산화수소
⑤ 승홍

458. 화학물질이나 항생제 등이 균의 증식을 일시적으로 억제시키는 것은?
① 멸균작용 ② 정균작용
③ 살균작용 ④ 방부작용
⑤ 소독작용

459. 이학적 소독법이 아닌 것은?
① 고압증기 소독 ② 석탄산 소독
③ 자비 소독 ④ 간헐 멸균
⑤ 건열 멸균

460. 수술실, 제약실의 소독방법은? *2008년 12월 기출문제
① 자외선 소독 ② 일광 소독
③ 크레졸 소독 ④ 알코올 소독
⑤ 건열멸균

461. 결핵환자용 의류, 침구류의 가장 간편한 소독방법은?
① 자비소독
② 고압증기 멸균소독
③ 약품소독
④ 일광소독
⑤ 건열멸균

462. 백금이(loop)와 유리막대 등의 일반적 멸균법은?
*2001년 1월, 2009년 12월 기출문제

① 자외선 멸균
② 화염멸균
③ 건열멸균
④ 고압증기 멸균
⑤ 알코올 소독

Interpretation

▶ 이학적 소독법이란 물리적 소독법을 말한다.
석탄산 소독은 화학 약품에 의한 소독임

463. 일회용 주사기와 페트리 디쉬의 소독에 사용되는 것은?
*2006년 12월 기출문제

① 포름알데하이드
② 알코올
③ 과산화수소
④ 에틸렌 옥사이드
⑤ 메탄올

464. 건열멸균법은 160~170℃에서 최소 얼마나 실시해야 하는가?
*2006년 12월, 2009년 12월 기출문제

① 30분 ② 1시간
③ 1시간 30분 ④ 2시간
⑤ 3시간

465. 고압증기멸균법의 압력과 처리기간은? *2009년 12월 기출문제

① 10LB 15분 ② 15LB 20분
③ 20LB 15분 ④ 20LB 30분
⑤ 30LB 20분

466. 이상적인 소독제의 구비조건에 해당하지 않는 것은?
*2002년 2월, 2005년 12월, 2009년 12월 기출문제

① 석탄산 계수치가 낮을 것
② 안전성이 있고 물에 잘 녹을 것
③ 인축에 독성이 낮을 것
④ 가격이 저렴하고 사용방법이 간편할 것
⑤ 침투력이 강할 것

467. 석탄산 계수(phenol coefficient index)의 설명 중 틀린 것은 어느 것인가? *2002년 2월, 2004년 12월, 2005년 12월 기출문제

① 석탄산 계수의 값이 클수록 소독력이 강하다.
② 석탄산의 희석배수에 대한 소독약의 희석배수의 비를 말한다.
③ 시험균은 장티푸스균 또는 포도상구균을 이용한다.
④ 시험균을 5분 내에 죽이지 않고 10분 내에 죽이는 희석배수를 말한다.
⑤ 36.5°C에서 살균력을 실험한다.

Interpretation

▶ 소독제는 소독력이 강해야 하고, 물리화학적으로 안정되어야 한다. 석탄산 계수는 값이 클수록 소독력이 강하다.

▶ 20℃에서 살균력을 실험한다.

468. 석탄산 계수가 2이고 석탄산의 희석배수가 30인 경우, 실제 소독약품의 희석배수는? *2004년 12월, 2009년 12월 기출문제

① 15배 ② 28배
③ 32배 ④ 60배
⑤ 120배

469. 소독약과 사용농도와의 연결이 잘못된 것은? *2002년 12월, 2004년 12월, 2007년 12월 기출문제

① 석탄산 – 3% 수용액
② 과산화수소 – 3% 수용액
③ 승홍 – 0.1% 용액
④ 알코올 – 95% 용액
⑤ 클로르칼키 – 5% 수용액

470. 크레졸 소독제의 농도는? *2008년 12월 기출문제

① 0.1% 용액 ② 3% 수용액
③ 5% 수용액 ④ 10% 수용액
⑤ 70~75% 용액

471. 객담, 토물, 배설물에 쓰이는 소독약과 소독농도는? *2008년 12월 기출문제

① 석탄산 – 5% 수용액
② 과산화수소 – 3% 수용액
③ 승홍 – 0.1% 용액
④ 알코올 – 75% 용액
⑤ 페놀 – 3~5% 수용액

472. 환자가 퇴원하든가 또는 격리수용된 감염원을 제거하기 위한 소독법은?

① 지속소독법 ② 종말소독법
③ 증기소독법 ④ 자비소독법
⑤ 멸균소독법

Interpretation

▶ 가장 강한 살균력을 갖는 알코올 농도는 70~75% 이다. 크레졸 비누액도 3%가 소독약으로 사용된다.
한편, 객담, 토물, 배설물 소독에 널리 쓰이는 소독약은 3~5% phenol이고, 분변 소독에는 생석회가, 하수 소독에는 염소가 각각 사용되며, 식수에 염소를 주입하는 가장 큰 이유는 병균을 죽이기 위해서이다.

제 1 부 환경위생학 핵심문제 정답(1)

1. ① 2. ⑤ 3. ③ 4. ⑤ 5. ② 6. ⑤ 7. ② 8. ② 9. ④ 10. ③
11. ⑤ 12. ① 13. ① 14. ⑤ 15. ② 16. ④ 17. ③ 18. ③ 19. ① 20. ②
21. ① 22. ① 23. ① 24. ③ 25. ② 26. ① 27. ④ 28. ④ 29. ① 30. ①
31. ① 32. ① 33. ④ 34. ① 35. ② 36. ① 37. ⑤ 38. ① 39. ② 40. ①
41. ⑤ 42. ① 43. ③ 44. ⑤ 45. ③ 46. ③ 47. ⑤ 48. ② 49. ③ 50. ④

51. ④ 52. ④ 53. ② 54. ② 55. ④ 56. ② 57. ⑤ 58. ③ 59. ⑤ 60. ⑤
61. ③ 62. ③ 63. ④ 64. ③ 65. ② 66. ④ 67. ③ 68. ④ 69. ④ 70. ⑤
71. ④ 72. ② 73. ② 74. ② 75. ④ 76. ⑤ 77. ② 78. ⑤ 79. ⑤ 80. ③
81. ① 82. ⑤ 83. ④ 84. ③ 85. ⑤ 86. ② 87. ① 88. ④ 89. ③ 90. ②
91. ① 92. ② 93. ① 94. ④ 95. ⑤ 96. ③ 97. ⑤ 98. ③ 99. ① 100. ⑤

101. ④ 102. ③ 103. ② 104. ④ 105. ② 106. ③ 107. ③ 108. ① 109. ③ 110. ⑤
111. ⑤ 112. ④ 113. ③ 114. ④ 115. ④ 116. ② 117. ⑤ 118. ③ 119. ① 120. ①
121. ③ 122. ② 123. ③ 124. ④ 125. ① 126. ⑤ 127. ④ 128. ① 129. ① 130. ④
131. ④ 132. ④ 133. ⑤ 134. ④ 135. ④ 136. ③ 137. ③ 138. ③ 139. ① 140. ⑤
141. ③ 142. ⑤ 143. ③ 144. ③ 145. ① 146. ④ 147. ④ 148. ⑤ 149. ② 150. ①

151. ⑤ 152. ⑤ 153. ① 154. ② 155. ① 156. ④ 157. ③ 158. ⑤ 159. ② 160. ②
161. ① 162. ③ 163. ① 164. ③ 165. ⑤ 166. ③ 167. ⑤ 168. ① 169. ① 170. ③
171. ① 172. ③ 173. ③ 174. ⑤ 175. ① 176. ④ 177. ③ 178. ③ 179. ⑤ 180. ②
181. ② 182. ① 183. ② 184. ① 185. ② 186. ③ 187. ④ 188. ③ 189. ① 190. ④
191. ④ 192. ② 193. ① 194. ② 195. ④ 196. ① 197. ① 198. ④ 199. ③ 200. ⑤

201. ③ 202. ④ 203. ⑤ 204. ⑤ 205. ② 206. ② 207. ② 208. ④ 209. ④ 210. ④
211. ③ 212. ③ 213. ③ 214. ① 215. ② 216. ⑤ 217. ① 218. ① 219. ① 220. ⑤
221. ① 222. ② 223. ② 224. ③ 225. ⑤ 226. ③ 227. ① 228. ⑤ 229. ⑤ 230. ⑤
231. ② 232. ③ 233. ④ 234. ④ 235. ③ 236. ③ 237. ② 238. ② 239. ⑤ 240. ⑤
241. ④ 242. ④ 243. ⑤ 244. ① 245. ② 246. ④ 247. ② 248. ⑤ 249. ③ 250. ①

251. ⑤ 252. ① 253. ⑤ 254. ① 255. ① 256. ⑤ 257. ③ 258. ① 259. ③ 260. ④
261. ② 262. ① 263. ④ 264. ③ 265. ① 266. ② 267. ① 268. ① 269. ⑤ 270. ⑤
271. ④ 272. ② 273. ④ 274. ② 275. ④ 276. ③ 277. ③ 278. ⑤ 279. ② 280. ⑤
281. ③ 282. ② 283. ① 284. ① 285. ④ 286. ① 287. ④ 288. ① 289. ① 290. ②
291. ② 292. ② 293. ① 294. ① 295. ③ 296. ③ 297. ② 298. ① 299. ③ 300. ⑤

제 1 부 환경위생학 핵심문제 정답(2)

301. ③ 302. ② 303. ② 304. ② 305. ⑤ 306. ④ 307. ② 308. ③ 309. ④ 310. ②
311. ⑤ 312. ② 313. ② 314. ⑤ 315. ④ 316. ① 317. ③ 318. ② 319. ① 320. ③
321. ③ 322. ⑤ 323. ② 324. ③ 325. ⑤ 326. ④ 327. ④ 328. ③ 329. ① 330. ⑤
331. ③ 332. ⑤ 333. ③ 334. ① 335. ① 336. ① 337. ③ 338. ③ 339. ③ 340. ②
341. ① 342. ③ 343. ① 344. ⑤ 345. ④ 346. ④ 347. ③ 348. ④ 349. ③ 350. ⑤

351. ① 352. ① 353. ③ 354. ② 355. ⑤ 356. ① 357. ① 358. ① 359. ⑤ 360. ⑤
361. ③ 362. ⑤ 363. ④ 364. ② 365. ④ 366. ② 367. ⑤ 368. ② 369. ⑤ 370. ①
371. ④ 372. ⑤ 373. ① 374. ③ 375. ④ 376. ② 377. ① 378. ② 379. ⑤ 380. ④
381. ③ 382. ② 383. ③ 384. ② 385. ④ 386. ③ 387. ⑤ 388. ⑤ 389. ⑤ 390. ①
391. ① 392. ② 393. ⑤ 394. ⑤ 395. ④ 396. ⑤ 397. ① 398. ③ 399. ② 400. ④

401. ② 402. ① 403. ② 404. ② 405. ① 406. ④ 407. ② 408. ② 409. ③ 410. ①
411. ① 412. ④ 413. ① 414. ④ 415. ④ 416. ③ 417. ⑤ 418. ⑤ 419. ② 420. ①
421. ⑤ 422. ① 423. ① 424. ⑤ 425. ⑤ 426. ② 427. ② 428. ② 429. ③ 430. ②
431. ① 432. ③ 433. ② 434. ① 435. ② 436. ② 437. ③ 438. ⑤ 439. ① 440. ①
441. ③ 442. ⑤ 443. ④ 444. ⑤ 445. ③ 446. ① 447. ② 448. ⑤ 449. ① 450. ④

451. ② 452. ② 453. ② 454. ④ 455. ④ 456. ① 457. ③ 458. ② 459. ② 460. ①
461. ④ 462. ② 463. ④ 464. ② 465. ② 466. ① 467. ⑤ 468. ④ 469. ④ 470. ②
471. ⑤ 472. ②

＊자가 테스트 후 뜯어서 맞춰보세요

제 2 부 위생곤충학

제1장 위생곤충

1 위생곤충

인간의 건강을 직간접으로 해치는 곤충에 관한 지식을 탐구하는 학문이다.

1. 벡터

벡터(vector)란 병원체를 매개 운반하여 사람에게 해를 주는 것으로 대다수의 위생곤충이 해당된다. 그리고 **뉴슨스**(nuisance)란 사람에게 불쾌감과 혐오감을 주는 것으로 깔따구, 귀뚜라미, 노린재, 노래기, 나방, 파리 등이 해당된다.

벡터와 뉴슨스

구 분	벡 터	뉴슨스
뜻	감염병의 전달자, 기생충의 매개자	사람에게 불쾌감을 주는 자
가해	일본뇌염, 말라리아, 장티푸스 매개	흡혈, 자교 불쾌감, 또는 불결감
예방	예방, 위생, 방역	환경위생, 환경정비

2 곤충의 병인작용

1. 직접적 피해

직접적 피해란 모기나 벼룩 등이 구부에 의해 피부 조직이 파괴되는 기계적 외상과 파괴된 조직에 세균 감염을 일으키는 2차 감염, 그리고 인체 조직에 피부 기생하는 승저증이나 옴 등의 질병을 말한다.

그 밖에 자교 시 주입된 독성 물질에 대한 감수성으로 자발적 통증이 일어난다든지, 곤충의 일부 화분이나 애완동물의 털 등으로 인한 '아토피성 피부염, 비염, 천식, 소아천식' 등을 유발하는 알레르기성 질환 등이 해당된다.

2. 간접적 피해

간접적 피해란 기계적 전파, 생물학적 전파, 기생충의 중간숙주 역할 등이 있다.

(1) 기계적 전파

단순히 곤충의 체내 외에서 병원체 운반의 역할을 하는 파리, 바퀴, 이, 벼룩 등에 의한 장티푸스, 파라티푸스, 살모넬라증, 이질, 결핵, 흑사병, 나병, 회충, 편충 등을 말한다.

(2) 생물학적 전파

생물학적 전파에는 여러 유형이 있다.

① 증식형 : 곤충체내 수적 증식을 일으키는 페스트(쥐벼룩), 뇌염(집모기), 황열, 뎅기열(모기), 유행성 재귀열(이), 발진열(벼룩) 등이 해당된다.

② 발육형 : 곤충체내 발육만 하는 경우로, 숙주에 의하여 감염되는 사상충증(모기) 등이 해당된다.

③ 발육 증식형 : 곤충체내 증식과 발육을 하는 말라리아(모기), 아프리카 수면병(체체파리) 등이 해당된다.

④ 경란형 : 병원체가 난소에서 증식 전파하는 양충병(진드기), 록키산 홍반열, 진드기매개 재귀열 등이 있다. 그리고 배설형은 곤충의 배설물에 의해 전파되는 발진티푸스(이), 발진열, 흑사병(쥐벼룩) 등이 해당된다.

⑤ 기생출의 중간숙주 역할 : 개벼룩과 개의 이에 의한 개조충, 왜소조충, 축소조충이 있다. 또 물벼룩에 의한 메디나충, 광절열두조충, 게, 가재에 의한 폐흡충 등이 해당된다.

3 위생곤충의 외부형태

1. 몸

몸은 마디로 **두부**, **흉부**, **복부**로 구성되어 있다. 두부는 1쌍의 복안, 3개의 단안, 1쌍의 촉각, 구부 등으로 구성되었다. 그리고 흉부는 3쌍의 다리와 2쌍의 날개가 있다. 복부는 말단부위에 부속지의 11개 복 배판이 있다.

2. 외피

외피는 방수성이 있는 밀랍층(wax layer)으로 구성된 표피와 진피, 그리고 진피와 체강의 경계인 기저막으로 구성되어 있다.

구부를 구성하는 구기는 곤충별로 다르다.

① 저작형 구기 : 바퀴, 흰개미, 풍뎅이, 나방의 유충 등
② 흡수형 구기 : 모기나 진딧물 등
③ 스펀지형 구기 : 집파리
④ 흡관형 구기 : 나비, 나방
⑤ 저작흡수형 구기 : 벌

3. 부절

부절에는 1쌍의 발톱, 1쌍의 욕반, 1개의 조간반이 각각 있다. 그중 욕반은 병원균의 기계적 전파의 기전을 담당하고 매끄러운 표면을 걸을 때 유용하게 사용되며 집파리와 집모기에 유일하게 존재한다.

날개의 형태가 다름을 근거로 하여 직시목(바퀴), 반시목(노린재, 빈대), 막시목(벌, 개미), 은시목(벼룩), 쌍시목(파리) 등으로 분류된다. 위생곤충의 날개는 흉부배판과 측판 사이에 좌우 평평히 늘어진 것으로 근육은 없다.

4. 복부

복부는 11환절로 구성된다. 수컷의 제9환절에 있는 파악기는 공중에서 교미할 때 수컷이 암컷을 잡는 도구이다. 암컷의 제8~9관절에는 산란관이 형성되어 있다. 이는 수컷과 다른 점이다.

4 위생곤충의 내부형태

1. 소화계

소화계에서 전장에 있는 전위는 섭취먹이의 역행을 방지하고 고체먹이를 분쇄하는 기능을 하며, 중장 부위는 위의 역할을 하여 먹이의 소화 작용을 한다. 그리고 후장에는 1개에서 100개까지로 구성된 배설

기관인 말피기씨 관이 있다.

2. 순환계

순환계에서 혈액과 임파액이 별도로 각각 있는 포유류와는 달리, 함께 존재하는 **혈액 임파액**은 **담황색**이나 **담녹색** 혹은 **무색**이다. 역할은 영양분을 각 조직에 공급하고, 노폐물을 배설기관으로 운반, 수분유지 및 혈압을 이용하여 호흡작용을 하며, 탈피과정을 원활하게 도모하는 등의 기능을 한다. 위생 곤충의 심장은 9개로 구성되어 있다.

3. 호흡계

호흡계에서 **기관계**는 **기문**과 **기관**으로 구성된다. 기문은 흉부에 2쌍, 복부에 8쌍이 각각 있다. 공기주머니인 기관 낭은 공기를 저장하여 호흡을 도모하고, 산소를 공급하여 풀무 역할을 하며, 체온냉각 기능을 비롯해 비상시 체중 감소 및 탈피 공간 조성에 역할을 담당한다.

4. 감각계

감각계에는 **복안**과 **단안**에 의한 **시각**, **촉각** 미모에 의한 **청각**, 피부에 의한 **취각** 등이 있다.

5. 생식계

생식계에서 특징적인 것으로 복부말단에 위치하여 교미할 때 이용되는 수컷의 파악기가 있고, 암컷 빈대에 있는 빈대의 정자 보관장소인 **'베레제 기관'** 등이 있다. 대부분 수컷 곤충은 1회 교미 후에 사망한다.

5 위생곤충의 발육

곤충은 **탈피**(moult 또는 ecdysis)를 한다. 곤충의 외피는 단단하며 성장하지 않고, 발육 시에 낡은 외피를 벗고 새로운 외피를 입으며, 탈피과정의 기간 따라 **'령기**(stadium)' 를 매기는데 1회 탈피에 2령으로 매기고 있다. 탈피 횟수는 파리가 2회, 이가 3회, 모기 4회, 빈대 5회, 그리고 바퀴벌레 6회이다.

알이 유충이 되는 것은 부화(hatching), 유충이 번데기가 되는 것은 용화(pupation), 번데기가 성충이 되는 것은 우화(emergence) 라고 부른다. 위생곤충의 변태(metamorphosis) 형태는 크게 두 가지로 분류되는데, 위의 과정을 모두 거치는 완전 변태와 번데기를 거치지 않는 불완전 변태로 나눈다.

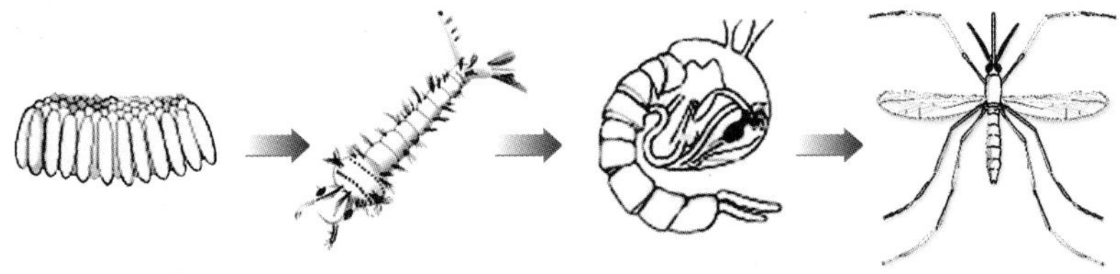

1. 불완전 변태(Incomplete metabolus)

번데기를 거치지 않는 형태로 알, 유충, 성충의 과정을 거친다. 완전 변태에서 유충이 자라지 않는 것과는 달리, 불완전 변태에서는 유충이 자란다. 때문에 '자충' 혹은 '약충' 이라고 불린다. 이에 해당하는 위생곤충에는 이, 빈대, 바퀴, 트리아토민 노린재, 진드기 등이 있다.

2. 완전 변태(Complete metabolus)

알, 유충, 번데기, 성충, 네 가지 모든 과정을 다 거친다. 각 과정마다 곤충들은 자라지 않고 태어날 때의 그 크기를 유지하면서 사는 것이 특징이다. 이에 해당되는 위생곤충에는 모기, 파리, 깔따구, 벼룩, 등에 등이 있다.

6 위생곤충의 분류

위생곤충은 절지동물문(phylum arthropoda)에 속하며, 곤충강(class insecta)과 거미강(class arachnida)으로 크게 나뉜다.

곤충 강의 몸은 두부, 흉부, 복부의 3부분으로 구성되었다. 그리고 두부는 1쌍의 촉각이 있으며, 흉부는 3절로 구성되었고, 다리는 각각의 흉부마다 1쌍씩 있다. 이러한 곤충강의 종류로는 파리, 벼룩, 이, 모기, 바퀴벌레 등이 있다.

거미 강의 몸은 두흉부와 복부의 2부분으로 구성되었고, 촉각은 없으며, 두흉부에는 6쌍의 부속기가 있다. 이러한 거미강의 종류로는 진드기, 거미, 전갈 등이 있다.

곤충 강에 속하는 **위생곤충들의 목**(orders)은 다음과 같다.

① 바퀴목 : 바퀴벌레
② 매미목(= 반시목 = 노린재목) : 매미, 노린재, 물장군, 빈대
③ 이목 : 이 (닭날개이, 사람이 등)
④ 벌목 : 벌, 개미
⑤ 벼룩목(= 은시목) : 벼룩
⑥ 나비목(= 인시목) : 나비, 나방
⑦ 파티목(= 쌍시목) : 날개가 한 쌍인 곤충
- 장각아목 : 모깃과, 나방파릿과, 먹파리과, 등에모기과, 깔따구과
- 단각아목 : 등엣과, 노랑등에과
- 환봉아목 : 파리과

7 거미강인 진드기목의 분류

1. 진드기목 : 진드기

(1) 큰진드기(ticks) = 진드기

① 후기문 아목
참진드기(hard tick)
물렁진드기(soft tick) = 공주진드기

(2) 좀진드기(mites) = 응애

① 중기문 아목
집쥐진드기(tropical rat mite) = 집진드기
새진드기(red poultry mite) = 닭진드기
생쥐진드기
② 전기문 아목
털진드기
모낭진드기 = 여드름진드기

③ 무기문 아목
온진드기(itch mite) : 피부기생진드기
먼지진드기(dust mite)

제2장 위생곤충 각론

1 바퀴벌레(Cockroaches)

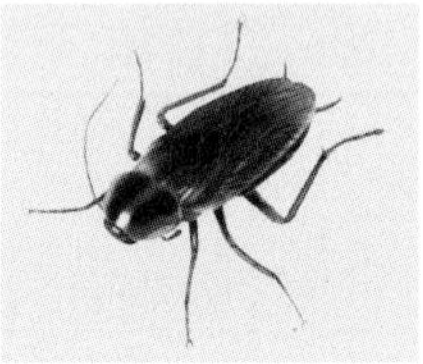

바퀴벌레는 두부가 역삼각형이고, 촉각은 편상이며, 눈은 복안이고, 저작형 구기를 갖고 있다. 흉부는 전흉 배판이 타원형이고, 복부는 10절로 이루어져 있다. 생활사와 습성을 보면, 알과 자충 및 성충으로 변하는 불완전 변태로 난협이라고 하는 알주머니를 갖고 있는데, 이 알들은 자충을 거쳐 성충이 된다. 탈피 5~8회이고 평균 6회이며, 질주형 다리를 갖고 있다.

바퀴벌레의 습성을 보면 잡식성과 가주성 및 야간 활동성, 그리고 24시간 일주성 등이 있다. 바퀴벌레의 분변에는 집합 페로몬이 있어서 군서생활을 한다.

1. 바퀴벌레와 관련된 피해

(1) 직접적 피해

공포감 유발, 자교에 의한 상처, 특이체질이 있는 사람들에게 알레르기성 호흡기 질환 등을 일으킨다

(2) 간접적 피해

몸의 표면, 털, 먹이 토사, 분 배설 등에 의해 병원체를 운반하는 기계적 전파의 원인이 된다. 바퀴벌레의 이러한 기계적 전파로 옮길 수 있는 병원체는 다음과 같다. 세균들로는 흑사병균, 나병균, 장티푸스균, 콜레라균, 파상풍균, 결핵균 등이 있다. 바이러스로는 소아마비 바이러스,

간염 바이러스 등이 있다. 기생충으로는 민촌충, 회충이 있다. 그리고 원충으로는 이질아메바, 장트리코모나스 등이 있다.

2. 바퀴벌레의 종류

(1) 독일바퀴(*Blatella germanica*)

독일바퀴는 세계적으로 가장 널리 분포하고 있는 바퀴벌레이고, 우리나라에 가장 많이 존재하는 바퀴벌레이다. 가주성 바퀴 중 가장 소형으로 크기는 10~15mm이며, 전 흉 배판에 두 줄의 흑색 종대가 있는 것이 다른 바퀴벌레와는 다른 특징이다. 자충 탈피횟수는 5~7회이고 평균 6회이며, 최적 생육 온도는 30°C, 수명은 100일~1년 정도이다.

(2) 이질바퀴(*Periplaneta americana*)

이질바퀴는 그 크기가 35~40mm로 큰 것이 특징이고, 대형 바퀴로서 체색은 적갈색이다.

미국바퀴라고도 하며 세계적으로 분포하나, 북부지방에서는 서식하지 않는다. 전 흉 배판의 가장 자리에 황색 윤상의 띠무늬가 있는 것이 특징이고, 가운데는 흑색을 띤다. 자충 탈피 횟수는 7~13회이고 평균 11회이며 최적 온도는 23~33°C이다. 주변에 먹을 것이 없고 매우 배가 고플 경우에 사람을 물기도 하는 것으로 알려져 있다.

(3) 먹바퀴(*Periplaneta fuliginosa*)

먹바퀴는 세계적으로 분포하고, 일본의 일반 가정에서는 거의 모두 발견된다고 한다. 체장은 대형 바퀴로 30~38mm이고, 체색은 암갈색이며, 전 흉 배판이 반원형이지만, 반점은 없다. 자충의 탈피는 9~12회이고 수명은 약 1년으로 알려져 있다.

(4) 집바퀴(*Periplaneta japonica*)

집바퀴는 일본 토착종으로서 저온 적응 바퀴벌레이며 북부지역에서도 서식한다. 일본바퀴라고도 하며, 체장은 중형 바퀴로 20~25mm이고, 체색은 흑갈색이며, 전 흉 배판에 요철 면이 있다. 이는 다른 바퀴벌레와 다른 특징이다. 자충의 탈피는 9회이다.

3. 바퀴벌레의 구제

바퀴벌레의 구제에서는 환경 위생 관리가 가장 장기적이고 근본적인 구제 대책이다. 이에 해당되는 것들로는 음식물 관리 철저, 내 · 외부 청소, 바퀴벌레 은신처 제거, 바퀴벌레가 먹는 먹이를 제거하는 것 등이다. 바퀴벌레의 침입 예방을 위해서는 특히, 방충망 설치와 쓰레기통 자주 비우기가 매우 중요시 된다.

바퀴벌레의 구제방법

① 트랩 : 집합 페로몬 등의 유인제를 부착한 것으로 바퀴벌레를 유인하는 장비가 된다.

② 살충제 사용 : 살충제 사용에는 독이법, 연무법, 훈증법, 잔류 분무법, 분제 살포법 등이 있다.

- 독이법(bait) : 육류나 빵가루를 미끼로 미리 여러 번 주다가 바퀴벌레가 안심하고 먹을 때쯤 미리 주던 육류나 빵가루에 식물성 기름과 살충제를 넣어서 식독작용을 이용하여 구제하는 방법이다.
- 연무 및 훈증법 : 속효성이고, 휘발성 있는 살충제를 직접 사용하는 방법이다.
- 잔류 분무 : 1회 분무로 장시간 효과가 있다. 완전 구제 효과를 나타내는 가장 경제적인 방법이다.
- 분제 살포 : 손이 닿지 않는 장소인 가구, 서랍, 냉장고 등에 있는 바퀴벌레를 구제하는 방법이다.

2 이(Lice)

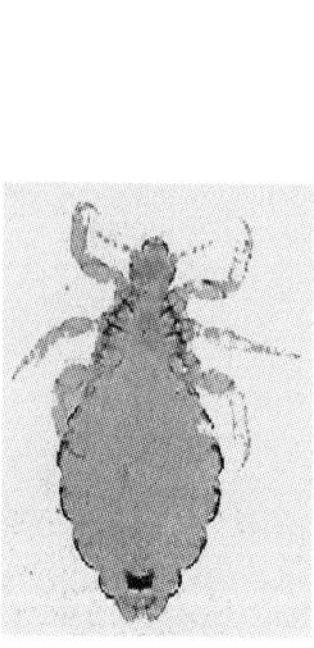

이는 엄격한 숙주 선택성을 갖고 있어서 날개이목(Mallophaga)의 경우, 닭날개이는 닭의 날개에서만, 개털이는 개의 털에서만 나타난다. 그리고 이목(Anoplura)의 경우, 사람이는 사람에서만 나타난다.

1. 날개이목(Mallophaga)

저작형 구기를 갖고 있고, 조류에 기생하는데 소수의 포유동물에서도 비정상적으로 나타난다. 특히 조류에서는 숙주동물의 피부나 죽은 표피 및 깃털 조각에 붙어서 피부의 분비물을 섭취한다.

2. 이목(Anoplura)

알, 자충, 성충으로 변화하는 **불완전 변태**로서 흡혈성 외부 기생충의 일종이다. 포유류에서만 기생한다.

3. 이의 종류

사람에 기생하는 **몸이**, **머릿니**, **사면발이**가 있다. 몸이는 여성보다는 남성에게, 어린이보다는 노인에게 많다. 머릿니는 남성보다는 여성에게, 노인보다는 어린이에서 각각 많은 것이 특징이다.

사면발이는 음부 털에 기생하며 성생활을 통해 전염되므로 성병으로 분류하기도 하므로 '음부이' 라고도 부르며, 그 모양 형태가 원형으로 게(crab) 모양이어서 '게이' 라고도 부른다.

4. 이의 형태

몸이는 3.2~3.8mm, 머릿니는 2.8~3.2mm이다. 생활사와 습성을 보면, 3회 탈피하고, 발육기간은 15~16일이며, 수명은 30일 정도이다. 흡혈 형태는 1회에 1~2mg 정도이다. 몸이는 1일 평균 2회, 머릿니는 2시간 간격으로 수시 흡혈한다.

5. 이의 매개질병과 구제

이의 매개 질병에는 발진티푸스, 참호열, 재귀열 등이 있다. 상처 난 피부나 점막을 통해 감염된다.

이의 구제에는 환경위생 개선과 보건 교육이 중요시 된다. 몸이 구제 방법으로 가장 보편적이고 고전적인 방법은 10% 디디티(DDT) 분제를 사용하여 살포한다.

또 머릿니와 사면발이의 구제는 25% 벤질 벤조에이트(benzyl benzoate)를 유제로 만들어 세척한다.

(1) 발진티푸스(Typhus fever)

이(lice)가 많은 한냉 지역의 비위생적인 환경에 사는 사람들 사이에서 발생하는 질병이다. 전쟁 또는 기근 등 위생에 신경 쓸 수 없을 때 많이 발생한다.

이는 분변으로 감염원을 배설하는데 흡혈과 동시에 배설한다. 이때 배설물을 문지르거나, 이를 눌러 죽일 때 물리거나 벗겨진 상처를 통해 인간에게 감염된다.

증상은 갑작스런 두통, 오한, 발열, 허탈, 전신통 등이다. 중독 증상이 뚜렷하게 나타나지만, 2주 후에는 비교적 단기간에 열이 내리고 급속하게 상태가 호전된다.

(2) 참호열(Trench fever)

이(lice)가 옮기는 열성 전염병으로 5일 간격으로 고열을 되풀이하고 오한이나 두통 및 신경통을 일으킨다. 제1차 세계 대전 때 병사들이 참호 속에서 많이 앓았던 병이라는 뜻에서 이렇게 부른다.

분변 중 병원체가 피부를 할퀴면서 감염된다. 많은 사람이 비위생적 집단 생활할 때 이가 다수 발생하여 유행한다.

(3) 재귀열(Relapsing fever)

스피로헤타에 의하여 일어나는 급성 감염병으로 회귀열이라고도 한다. 특히 열대권에 많은 풍토병이다. 환자 또는 병원체를 보유하는 쥐나 다람쥐 등으로부터 이, 벼룩, 진드기의 매개로 감염된다.

잠복기 3~9일이고, 갑자기 오한이 나면서 40°C 전후로 발열한다. 중증일 때 의식이 혼탁해지며 피하출혈도 보인다. 열은 4~10일 동안 계속된 후에 수그러지고, 약1주간의 평열기간을 두고 재발열이나 같은 증세의 반복이 특징이며, 명명의 유래도 여기에 있다. 때로는 3~4회 반복하는 수도 있으나, 횟수의 증가에 따라서 열의 높이는 낮아지고 유열 기간도 단축되는 한편, 평열기간이 길어진다. 사망하는 일은 거의 없다.

3 빈대(Bed Bug)

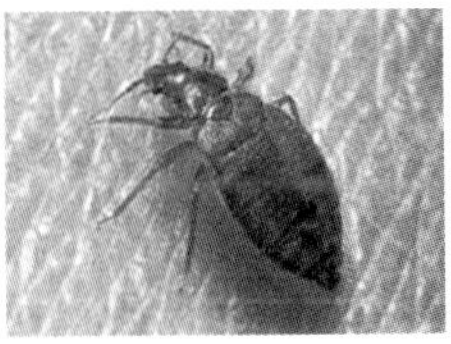

빈대는 매미목에 속하며 매미목은 다른 말로 반시목 또는 노린재목이라고도 한다. 빈대의 형태를 보면 약 6mm 내외의 평평한 난형으로 진한 갈색이며, 1쌍의 복안과 4절의 촉각을 갖고 있다.

1. 빈대의 습성

암컷은 4번째 마디 판에 각질로 된 홈(nick)이 있어서 정자를 일시 보관하는 장소로 이용하는데, 이를 **베레제 기관**(Berless organ) 이라 부르며 이른바 수정낭의 역할을 한다.

암컷은 야간에 활동하며, 특히 새벽에 더 활발하다. 1주에 1~2회 흡혈하고, 수시로 교미해야 하며, 무정란이 많아서 부화율이 다른 곤충에 비해 낮다.

수컷은 복부 끝에 뾰족하고 약간 구부러진 강한 음경이 나와 있다. 빈대는 불완전 변태로서, 알, 자충, 성충으로 발전한다. 자충은 5회 탈피하는데 총 6~7주 정도가 소요된다. 야간 흡혈성이고, 발육 최저기온은 13°C이다. 13°C 이하일 경우에는 발육이 정지된다.

2. 빈대에 의한 피해

빈대가 사람을 물면 자교에 의한 피해인데, 질병매개는 하지 않지만 피부반응을 나타내고, 2차 피부감염을 유발하며, 수면부족을 야기한다. 빈혈과 독특한 냄새로 악취를 유발한다

3. 빈대의 구제

빈대의 구제에는 훈증법, 잔류분무법 등이 사용된다. 특히 1m^2 당 40cc를 분무하는 잔류분무법이 효과적인 구제방법으로 알려져 있다.

4 트리아토민 노린재

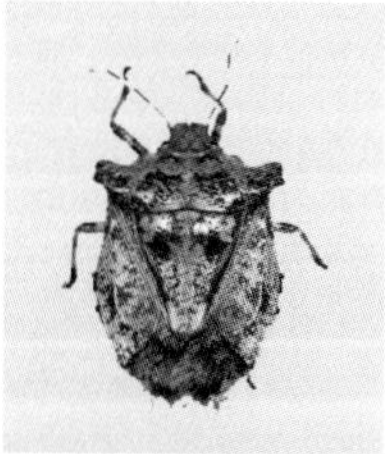

트리아토민 노린재는 빈대와 같이 노린재목에 속한다. 알, 자충, 성충으로 변하는 불완전 변태이고, 암수 모두 흡혈성이며, 자충은 5회 탈피한다. '노린재'란 말은 '노린내가 난다'는 뜻에서 유래된 것으로 추정된다.

1. 트리아토민 노린재의 매개질병과 구제

체체파리가 아프리카 수면병을 매개하는 반면, 트리아토민 노린재는 아메리카 수면병을 매개하는 것이 특징이다. 아메리카 수면병은 다른 말로 샤가스 병(Chagas's disease)이라고도 한다.

Guide

트리아토민 노린재는 어떤 여성의 입술을 물었다는 전설에 따라 **키싱 버그**(kissing bug)라는 별명이 있으며, 곤충의 모양이 옥수수 알갱이처럼 생겼다고 하여 **'콘 노즈 버그'**라고도 불린다.

(1) 샤가스 병

샤가스 병은 브라질 수면병이라고도 하며, 크루스 파동편모충(*Trypanosoma cruzi*)이라는 원충에 의해 감염되는 열대 질병으로, 1909년 브라질 의사 카를로스 샤가스에 의해 발견되었다.

이 기생충은 노린재과의 일종인 흡혈곤충을 매개로 인간을 비롯한 포유류에 옮겨지고, 수혈이나 장기 이식 및 오염된 음식물 섭취를 통해 확산된다.

증상은 감염 직후 급성 감염기에는 약간의 부종을 제외한 다른 증상을 나타내지 않지만 몇 년에서 수십 년에 달하는 만성 감염기에 접어들면 심장장애 · 갑상선기능저하 · 운동장애 · 정신장애 등의 증세가 나타나고 결국 심장병 및 창자 기형 등이 발생하게 된다.

Guide

체체파리가 아프리카 수면병을 매개하는 반면, 트리아토민 **노린재**는 아메리카 수면병을 매개하는 것이 특징이다. 아메리카 수면병은 다른 말로 샤가스 병(Chagas's disease)이라고도 한다.

급성형은 주로 어린이에게 나타나는데, 1~2주 동안의 잠복기 이후에 고열이 나고 차차 부종이 나타난다. 안면, 특히 안검인 눈꺼풀에 현저하다. 대부분 아메리카 대륙에서 발생하고 특히 가난한 농촌 지역에 광범위하게 퍼져 있다. 이들 지역의 감염자는 800만~1,100만 명에 달하는 것으로 추정된다.

대책은 주로 매개곤충을 없애는 것과 전파경로를 차단하는 것에 집중되고 있다.

5 모기(Mosquitoes)

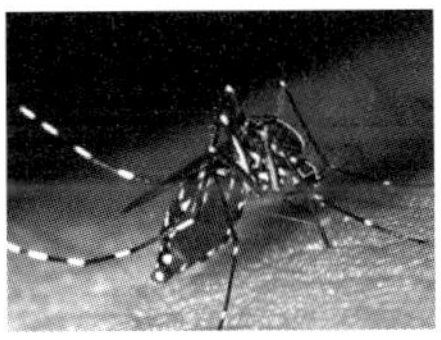

1. 모기의 형태적 특징

모기의 형태적 특징을 보면, 성충의 경우는 두부에 큰 복안, 돌출한 주둥이, 긴 촉각 등이 있는 것과 온 몸에 비늘이 있는 것이 있다. 유충의 경우는 호흡관(respiratory trumpet), 호흡 관모, 즐치(pecten), 유영모, 장상모 등이 있다. 특히, 호흡관(siphon)과 장상모는 모기 종류에 따라 있는 것과 없는 것이 있어서 중요시 된다.

번데기의 경우는 유충에 있는 호흡관 대신에 호흡각이 있다. 그 모양 또한, 모기의 종류에 따라 다른 것이 특징이다.

모기는 알, 유충, 번데기, 성충으로 변화하는 완전변태 곤충이다. 유충은 1~2주에 걸쳐 4회 탈피하여 10~16일이 한 주기를 이룬다. 교미습성은 숲모기속의 경우 1 : 1 교미이고, 그밖에는 군무 현상에 의한다.

2. 모기의 흡혈 습성

Guide

위생곤충별로 흡혈의 목적이 조금씩 다르다. 그 내용을 보면, **이**, **빈대**, **집진드기** 등의 경우는 일생 동안 일상적인 먹이로써 흡혈하고, **벼룩**과 **침파리**의 경우는 성충의 먹이로써 흡혈한다. 그런가 하면 **모기**와 **등에**의 경우는 오직 암컷의 산란을 위해서 흡혈한다.

흡혈 습성은 암모기만 갖고 있는데 이는 모기의 산란기에 고영양분을 섭취하기 위한 것으로 보인다. 흡혈 시에는 모기가 숙주동물이나 인체에 항응혈성 성분과 마취를 일으키는 물질을 함께 함유한 타액을 미리 주입해 흡혈함으로써 흡혈 시에 숙주동물이나 인체는 모기의 흡혈 사실을 느끼지 못하고 흡혈 후에 느끼게 된다. 이것이 질병 전파의 매개체로서 모기의 역할에 한 몫을 하는 셈이다.

숙주동물의 발견은, 1~2m의 근거리에서는 시각에 의해, 10~15m의 중거리에서는 탄산가스에 의해, 15~20m의 원거리에서는 체취에 의해서 이루어진다.

모기가 0.01%의 CO_2를 감지하는 감각기관은 촉각과 주둥이 사이에 있는 촉수이다. 모기는 흡혈 후 2~3일 정도는 휴식을 취하며, 왕모기는 흡혈하지 않고 과일즙만 섭취한다.

3. 모기의 활동

숲모기는 주간에, 그밖의 모기는 야간에 주로 활동한다. 모기의 휴식 공간은 중국얼룩날개모기의 경우, 실내나 축사의 내벽 같은 옥내에서 휴식하는 반면, 작은빨간집모기는 동굴이나 하수도 등의 옥외에서 휴식한다.

월동시기를 보면 빨간집모기는 성충 상태로 동굴이나 지하실에서, 중국얼룩날개모기도 성충 상태로 수풀에서 월동하는 반면, 숲모기의 경우는 알의 상태로 겨울을 보낸다.

계절적으로 보면 중국얼룩날개모기는 7~8월인 한여름에, 작은빨간집모기는 8~9월인 늦은 여름에 주로 활동한다.

휴면기(diapause)는 곤충의 월동기간에 생식기능이 중지되어 월동 준비가 완료된 상태를 말한다.

4. 학질모기와 보통모기의 비교

학질모기와 보통모기는 알, 유충, 번데기, 성충 등 변태의 모든 과정에서 각각 다르다.

(1) 알

학질모기는 날개로 되어 있고, 방추형이며, 부낭으로 물에 뜬다. 그러나 집모기는 난괴를 형성하여 물에 뜨는 것이 특징이고, 숲모기는 날개로 되어 있지만 물 밑으로 가라앉는 것이 특징이다.

(2) 유충

장구벌레라고도 불리는 모기 유충은, 흉부의 견모가 각각 다르다. 학질모기의 경우는 각 복절마다 배면에 한 쌍의 장상 모가 있어서 수면에 수평으로 뜨는 반면에, 보통 모기는 장상 모는 없고 대신 호흡관이 발달하여 유충의 몸이 물에 수직으로 매달리는 모습을 하고 있다.

(3) 호흡각

번데기의 경우 호흡각은 속 분류에, 유영편은 종 분류에 사용된다. 이렇듯 속과 종에 따라 각각 다르다.

학질모기의 호흡각은 짧고 굵은 장화형인데 비해, 보통모기의 호흡각은 길고 가는 원통형으로 구성되어 있다.

(4) 성충

학질모기는 앉은 자세가 벽면과 45~90도로 한 상태로 흡혈하는 반면, 보통모기는 앉은 자세가 벽면과 수평이 된 상태로 흡혈한다.

5. 한국산 모기의 분류

(1) 작은빨간집모기(*Culex tritaniorhynchus*)

작은빨간집모기는 '일본뇌염'을 매개하는 증식형 전파에 해당되며, '뇌염모기'로도 불린다. 흉부 견모는 단모이고, 8월 중순에서 9월 중순에 많이 발생한다. 인제의 흡혈률은 5% 내외이고, 가상 활동이 활발한 시간은 저녁 8시에서 10시까지이며, 월동 기간은 10월에서 5월까지이다. 그리고 가장 멀리 비행하는 특징이 있다.

(2) 중국얼룩날개모기(*Anopheles sinensis*)

중국얼룩날개모기는 '말라리아'를 매개하는 발육 증식형 전파에 해당한다. '말라리아모기' 또는 '학질모기'로도 불린다. 7~8월에 다발하고, 유충의 복절 배판에 장상모가 있어서 수면에 수평을 유지할 수 있고 뜰 수 있다. 날개 전 연맥에 백색 반점이 2개가 있고, 전 맥에도 2개가 있다. 촉수의 각 마디 말단부에 좁은 흰 띠가 있는 것이 특징이다.

(3) 토코숲모기(*Aedes togoi*)

토코숲모기는 약 4.5mm 정도의 크기이고, 흉부의 순판에 흑갈색 바탕에 금색 비늘로 된 종대가 중앙선과 아중앙선 및 봉합선에 각 2줄이 있어서 하프 악기 모양을 하고 있다. 말레이 사상충을 매개하는 발육형 전파에 해당한다. 다리의 각 부절 기부와 말단에 흰 띠를 갖고 있는 것이 특징이고, 이른 봄부터 늦은 가을까지 발생하는데, 해변가 바위 주변의 고인 물에서도 발견된다. 주간 활동성인 모기이다.

6. 모기의 매개질병

모기에 의해 매개되는 질병으로는 말라리아, 사상충증, 황열, 뎅기열, 일본뇌염 등이 있다.

(1) 말라리아(Malaria)

말라리아는 학질이라고도 하며, 중국얼룩날개모기가 매개한다. 우리나라에서 가장 일반적인 말라리아는 3일열 말라리아로 병원체는 원충인 *plasmodium vivax*이고, 모기의 위 속에서 암수 생식모체 수정을 한다.

온대지방에서는 모기의 발생시기와 관련이 있으며, 여름철에 유행하지만, 열대지방에서는 1년 내내 유행한다.

임상 증세는 3일열 말라리아의 경우 3일째마다 부정형의 고열이 난다. 많은 말라리아 원충이 뇌의 소혈관에 괴어서 뇌의 연화소를 일으키는 일이 있는데, 이를 '뇌형 말라리아' 라고 하며, 사망률이 매우 높다.

(2) 사상충증(Filariasis)

사상충증은 제주도를 비롯하여 해안 지방에 서식하는 토코숲모기에 의해 매개된다. 발열과 함께 전신 경련을 일으키고, 어깨와 유방 및 고환 등에 종창이나 경련을 일으키는 경우도 있다.

몇 년에서 십여 년의 경과를 거쳐 만성이 되면 음낭수종, 상피병(elephantiasis), 유미뇨(乳糜尿) 등이 나타난다.

(3) 황열(Yellow fever)

황열은 아르보 바이러스(arbovirus) 에 의한 출혈열로 도시형과 밀림형이 있다. 도시형은 이집트 숲 모기에 의해, 밀림형은 아프리카 숲모기에 의해 매개된다. 아프리카와 남아메리카 지역에서 유행하며, 황달로 인해 피부가 누렇게 변하는 증상이 나타나기 때문에 황열(yellow fever)이라고 부른다.

백신을 접종한 사람의 95%는 1주일 정도 이내에 예방 효과가 나타나고 한 번의 백신 접종으로 10년 정도 예방 효과가 지속된다. 국립의료원이나 인천공항검역소를 비롯한 각 검역소에서 예방접종이 가능하다.

(4) 뎅기열(Dengue fever)

뎅기열은 급성 감염병으로 일시적으로 탈진상태에 이르지만 치명적이지는 않다. 바이러스가 원인이며, 열 외에도 관절이 매우 심한 통증과 함께 뻣뻣하게 굳는다. 브레이크 본 열(break bone fever)이라는 말은 여기서 나왔다.

대부분 지역에서는 황열모기로 알려진 이집트 숲모기(*Aedes aegypti*)가 이 병을 옮기나 아시아 호랑이 모기로 알려진 흰줄숲모기(*A. albopictus*)도 중요한 매개체 중 하나이다.

근본적으로 뎅기열을 막으려면 모기와 그 서식지를 없애는 것이 가장 중요하다.

(5) 일본뇌염(Japanese encephalitis)

일본뇌염은 매개종이 작은빨간집모기이고, 발생 시기는 8월 중순에서 9월 중순이 전체 발생의 90%이다. 증폭 숙주는 돼지이며, 환자로부터 직접 감염되지 않기 때문에 환자를 격리시키지 않는다. 불현성 감염률이 약 500~1000 : 1로 매우 높은 것이 특징이다.

제 2군 법정감염병으로, 38~39°C의 고열을 내며, 심한 두통을 일으키고 구역질이 수반된다. 여름 감기나 밤에 춥게 잤을 때의 증세와 비슷하지만 열은 더욱 높아져서 40°C 전후에 이른다. 헛소리를 하거나 흥분, 의식 혼탁, 안면 · 수족의 경련을 일으키는 뇌염 특유의 증세를 보인다.

중증의 경우는 수족의 강직성 마비가 일생토록 남고, 정신장애로 성격이상이나 저능 또는 치매 등도 일어난다. 발병률은 사람과 말이 가장 높다.

7. 모기의 구제

모기의 구제에는 물리적, 화학적, 생물학적 방법들이 각각 있다.

(1) 물리적 구제방법

발생원을 근본적으로 제거하는 환경위생관리가 있고, 유문 등과 같은 트랩을 이용하는 방법이 있다.

(2) 화학적 구제방법

유제와 수화제 및 입제 살포에 의한 유충 구제법과 가열 연무, 극미량 연무 등의 공간살포 및 잔류 분무에 의한 성충 구제법이 있다.

(3) 생물학적 구제방법

새, 거미, 잠자리, 물고기, 왕모기, 미꾸라지, 딱정벌레, 송사리 등의 포식동물을 이용하는 법이 있다. 또한 모기에게 치명적인 기생충이나 병원체를 살포하는 방법 및 불임웅충을 방산시키는 방법 등이 있다.

6 등에모기(Biting Midge)

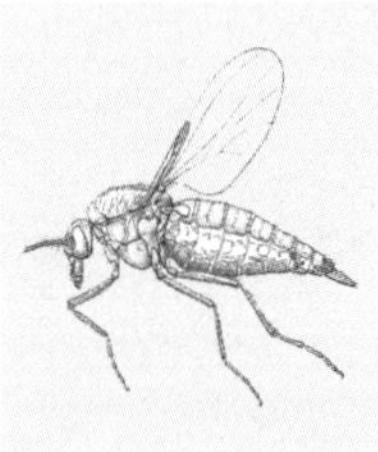

등에모기는 체장이 2mm 이하의 미세한 곤충으로, 흡혈성이다. 체색은 흑색 또는 암갈색의 튼튼한 몸으로 짧은 다리가 특징이고, 군무에 의한 교미를 하며, 촉각은 13~14절로 구성되어 있다.

매개 질병으로는 오자르디 사상충증이 있다.

1. 필라리아증(사상충증, filariasis)

실처럼 생긴 선충에 의해 초래되는 감염성 질환의 총칭이다. 심장사상충증, 반크로프티사상충증, 회선사상충증, 로아로아사상충증, 오자르디사상충증 등이 있다.

(1) 개의 심장사상충증

개의 심장사상충증은 견사상충(heart worm)에 의한 것으로 개나 포유동물에 치명적이다.

(2) 반크롭트사상충증

필라리아증이라는 용어는 주로 열대 및 아열대 지역에 널리 분포되어 있는 쿨렉스 파티칸스(*Culex fatigans*)라는 모기에 의해 사람에게 매개되는 반크롭트사상충을 통해 발생하는 반크롭트사상충증을 지칭한다.

감염 후 몇 년이 지나면 딱딱해지고 섬유성 조직 성분으로 막히게 되는데, 치료하지 않은 채 방치하면 다리와 음낭조직이 상당히 부이오르는 코끼리증으로 진전하게 된다.

(3) 회선사상충증

회선사상충증(Onchocerciasis : river blindness)은 온코케르카 볼불러스(*Onchocerca volvulus*)가 일으키며, 먹파리 또는 곱추파리, 즉 시물리움속(Simulium) 파리에 의해 사람에게 매개된다. 특징적인 병변은 피부 밑, 특히 머리 부위의 결절이다. 감염은 사람의 눈을 침범해서 5% 정도에게 시각장애를 초래한다.

(4) 로아사상충증

특히 콩고강을 따라 만연해 있는 로아사상충증은 로아사상충(Loa loa)에 의해 생기며 크리솝스속의 장님등에속(*Chrysops*) 파리에 의해 매개된다. 피부 밑 조직에 알레르기성 염증으로 생긴 일시적 병변이 특징이며, 칼라바르부종(calabar swelling)이라고도 부른다. 때때로 결막 아래에서 성충이 보일 수도 있다. 로아사상충증은 자극을 줄 수는 있지만 영구적 손상을 초래하지는 않는다.

(5) 오자르디사상충증

다른 종류로는 등에모기에 의해 매개되는 아칸토케일로네마 페르스탄스(*Acanthocheilonema perstans*)와 만소넬라 오자르디(*Mansonella ozzardi*)에 의해 생기는 필라리아증, 즉 오자르디사상충증이 있으며, 이 경우 특별한 증상은 없다.

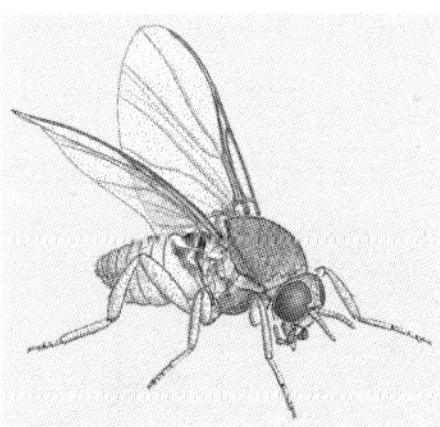

7 모래파리(Sand Fly)

1. 모래파리의 특징

모래파리는 체장이 2~3mm의 미소하고 섬세한 파리로, 체색은 황백 또는 회백색이고, 눈은 크고 현저하게 검으며, 두부와 흉부에 긴 털이 덮여 있는 흡혈성의 곤충이다. 촉각은 시상으로 16절로 구성되어 있다.

모래파리 성충의 특징을 보면 모래파리는 휴식 시 날개를 위로 직립한다. 그 반면, 나방파리는 날개를 양옆으로 접어서 복부를 덮는 것이 특징이다.

> *Guide*
>
> **모래파리**(sand fly)
> 'sand fly' 라는 영어 이름은 검정파리과나 등에모기과의 일부 종에 대해서도 사용된다.

2. 매개질병

매개 질병으로는 뉴슨스(nuisance), 하라라증, 리슈마니아증, 모래파리열, 오로야열 등이 있다.

(1) 하라라증

하라라 증은 피부병으로 사람이나 육식동물, 특히 개가 감염원이다.

(2) 리슈마니아증

① 피부 리슈마니아 편모충증 : 개나 다람쥐 등이 숙주동물이다.
② 점막 리슈마니아 편모충증 : 사람, 야생설치류, 개 등이 감염원이다.

(3) 모래파리열(Pappatasi fever)

사람이 주 매개원인 바이러스(Pappataci fever virus)성 질병이다.

(4) 오로야열(Oroya fever)

병원체가 *Bartonella bacilliformis*인 세균성 질환 바르토넬라증(bartonellosis)을 일으킨다.

8 곱추파리(= 먹 파리, Black Fly)

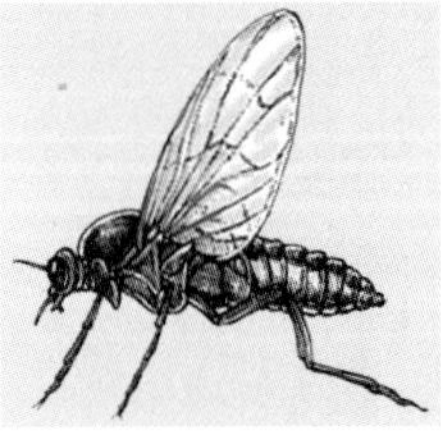

곱추파리는 체장이 1~5mm이고, 체색은 검은 색을 띠나 일부는 황색 또는 오렌지색이다. 두부는 곱추형이므로 머리는 전 흉·복부에 붙어 있다. 생활사는 식물성 즙을 섭취하고, 암놈만 흡혈하며, 알 부화기간은 3~4일이다. 유충은 4령기를 지나며, 낮에만 흡혈한다.

매개 질병은 회선사상충증이 있고, 제주도 일원에서 발견된다.

9 깔따구(Non-biting Midge)

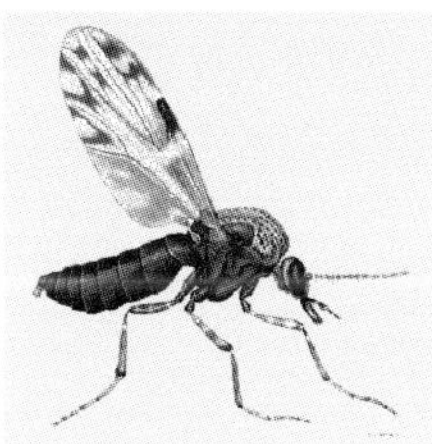

1. 깔따구의 특징

깔따구는 파리목이며 1쌍의 날개를 갖고 있고, 모기와 비슷하나 구부 발달이 빈약하고 구기가 퇴화되어 생후에는 먹지 못하기 때문에 수명이 2~7일밖에 되지 않는다. 그나마 주변에 이슬이나 습기가 있으면 피부를 통해 몸속에 흡수되므로 2~7일을 산다.

즉, 태어나자마자 '깔딱 깔딱' 하다가 목숨을 거두는 곤충이다. 아마 "깔따구"라는 이름도 이러한 어원이 아닌가 싶다.

몸에 비늘이 없어 쉽게 구별된다. 유충의 피 속에 적혈구가 있어 붉게 보이는 것도 두드러진 특징의 하나이다. 알은 300~600개로 부화시간은 1~2일이며, 야간 활동성이고, 강한 추광성을 갖는다.

생물학적 산소요구량 10~20ppm 에서도 생존하는, 오염수질에 대한 지표생물로서도 가치가 있다.

2. 매개 질병

매개 질병은 없으나 뉴슨스(nuisance)의 대표적인 위생곤충으로 잘 알려져 있다. 굳이 매개 질병이라면, 알레르기나 천식을 일으키는 정도이다.

10 등에(Horse Flies, God Flies)

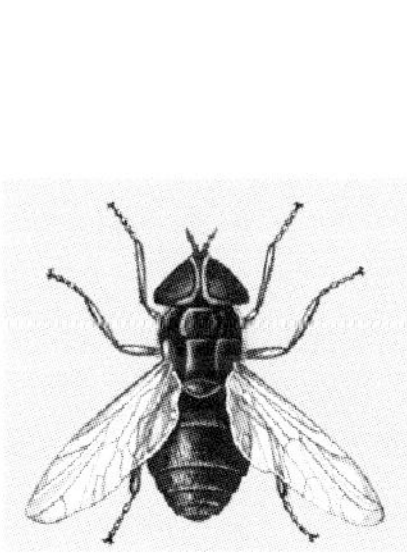

1. 등에의 특징

등에는 흡혈 습성을 갖고 있으며, 파리목으로 주간 활동성이며, 자충만 동물을 공격한다. 단각아목이며, 유충 시 수중의 절지동물을 섭취한다

2. 매개질병

매개질병으로는 툴라레미아(tularemia), 로아로아(Loa loa)사상충병, 수면병(sleeping sickness) 등이 있다.

(1) 툴라레미아

툴라레미아는 야토병균의 감염에 의하여 일어나는 인축(인수) 공통의 전염병으로 '야토병'이라고도 한다. 원래는 토끼나 다람쥐의 병원균으로, 예후가 좋고 사망하는 일은 드물다.

잠복기는 2~5일이다. 발열, 두통, 요통, 구토, 설사 등이 나타난다. 침입 부위에 따라 여러 형으로 나뉜다. 가장 많은 것은 림프절 형이다.

상완이나 겨드랑이의 림프절이 달걀 크기로 붓고 아프며, 상처가 있으면 농이 되어 궤양이 된다.

11 파리(Flies)

1. 파리의 특징

파리는 기계적 전파의 대표적인 위생곤충이다. 전파기전은 무엇이나 닥치는 대로 먹는 잡식성, 두툼한 모양의 구부, 다리에 붙은 주먹 장갑 모양의 욕반, '전구치'라는 구조물에 의해 무슨 형태의 음식이든지 모두 먹을 수 있는 잡식성, 비상하는 특이한 능력 등이다. 이로써 기계적 전파의 대표주자가 되고 있다.

파리는 쌍시목이고 완전 변태이며, 두부에는 1쌍의 대형 복안이 있고, 환봉 아목이며, 온도에 매우 민감하다. 2회 탈피하고, 토하는 습성이 있으며, 잡식성이고 주간 활동성으로 주로 오전 10시부터 오후 2시까지 많이 활동한다. 날아다니는 비상 능력은 4km 이내로 자유롭게 왕래할 수 있다. 장티푸스나 적리를 매개하며, 발생 장소는 주로 쓰레기장이나 오물이 있는 곳이다.

Guide

파리의 습성

① 먹을 때마다 토하는 습성
② 먹은 음식을 5분마다 싸는 습성
③ 계속해서 다리를 비비는 습성

2. 파리의 분류

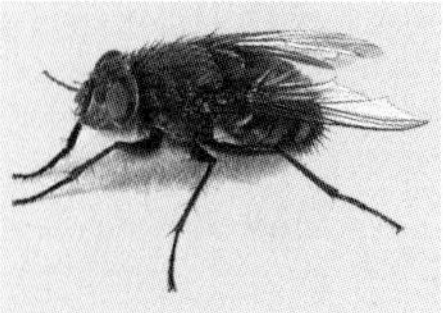

(1) 집파리

집파리의 형태를 보면, 두부는 난형이고, 복안 1쌍, 단안 3개, 촉각 1쌍으로 구부가 이루어져 있다. 흉부는 진한 회색을 띠고 4개의 흑색종선이 있다. 시맥은 제 4 종맥이 심하게 굴곡되어 제 3군맥과 근접하고 있다.

집파리 유충은 2회 탈피하고 3령기이며, 번데기 기간은 4~5일이다. 파리의 기호는 거의 모든 음식물이며, 파리의 수명은 4주이다.

집파리의 구기는 전구치라는 특이한 구조물로 인해 흡수하는 형, 컵형, 긁는 형, 직접 섭취하는 형 등 매우 다양하게 변형하며 모든 음식물을 거의 모두 섭취할 수 있다.

(2) 아기집파리

아기집파리의 형태를 보면, 흉부 순판에 흑색 종선이 3개 있고 촉각극모는 단모이다. 시맥은 제 4 종맥이 굴곡되지 않고 제 3군맥과 떨어진 위치에서 끝난다. 유충은 각 체절에서 많은 수의 극모가 분지된 육질돌기가 있어서 '도깨비 방망이' 모양을 하고 있다. 이러한 특징으로 인해 아기집파리를 '딸집파리' 라고도 한다. 생활사의 총 기간은 1개월이다.

(3) 왕큰집파리

왕큰집파리의 형태를 보면, 흉부에 흑색 종선이 4개이고, 시맥 중 제 4 종맥이 약간 굴곡되어 있으며, 생활사의 총 기간은 1개월이다.

(4) 검정파리과

검정파리과에는 금속 광택 파리와 비 금속성 파리가 있는데, 띠금파리속 중에 베지아띠금파리는 승저증의 가장 중요한 매개종으로 필수적 승저증의 대표적인 종이다.

금파리속은 동물 시체에 기생하며, 특히 생선을 좋아한다. 아마도 시체를 먹고 살아서 검은 복장을 하고 태어난 것이 아닌가 하는 생각이 든다. 검정파리속은 계절적 이동으로 봄과 가을에는 인가에서, 여름에는 산에서 생활하는 것이 특징이다.

(5) 쉬파리과

쉬파리과는 자충이 모두 유생 생식을 하며, 변소나 쓰레기장 및 동물 시체 등에서 잘 발생하고, 기호음식은 생선이다.

(6) 체체파리

체체파리는 아프리카 수면병을 매개하는데 자궁에서 부화해서 새끼를 낳는 난태생의 특이한 위생곤충이다.

(7) 침파리

침파리는 쇠파리라고도 하는데, 동물에게서 흡혈하며, 흉부에 4개의 흑색 종선이 있다. 수명은 3~4주가 된다.

3. 파리목

파리목은 1쌍의 날개가 있고, 후시가 퇴화하여 평균곤(halter, balancer)으로 변형되었으며, 촉각의 특징에 따라 다음과 같이 나눈다.

장각 아목은 긴 촉각으로 모기과, 나방파리과, 곱추파리과, 등에모기과 등이 해당된다. 단각 아목은 짧은 촉각으로 흡혈성 등에과가 해당된다. 환봉 아목은 촉각이 둥근 모양으로 제 3절에 촉각극모가 있는 집파리과, 검정파리과, 쉬파리과, 체체파리과 등이 해당된다.

4. 파리의 매개질병과 구제

매개 질병으로는 장티푸스, 파라티푸스, 이질, 결막염, 콜레라, 결핵, 뇌척수막염, 위장염, 구균성 궤양, 회충, 십이지장충, 조충, 이질 아메바 등이 있다. 특이한 것으로는 체체파리가 매개하는 아프리카 수면병이 있고, 띠금파리와 같은 검정파리과의 파리가 매개하는 승저증이 있다.

파리의 구제에는 물리적, 화학적, 생물학적 방법이 있다.

(1) 물리적 방법

가장 이상적인 방법으로 환경위생관리 차원에서 발생원을 제거하는 것이다. 구체적으로는 파리통, 트랩, 끈끈이 줄 등을 사용하는 방법 등이 있다.

(2) 화학적 방법

유충 구제로 발생원 표면에 유제, 수화제, 분제를 살포하는 방법이 있다. 그리고 성충 구제로 천정이나 벽에 잔류 분무, 옥내에 에어로졸, 옥외에 가열 연무기 사용 등이 있다.

(3) 생물학적 방법

기생벌이나 풍뎅이 등의 천적을 이용하는 방법이 있다.

한편 분제 살포량은 40cc/m^2 이다.

12 벼룩(Flea)

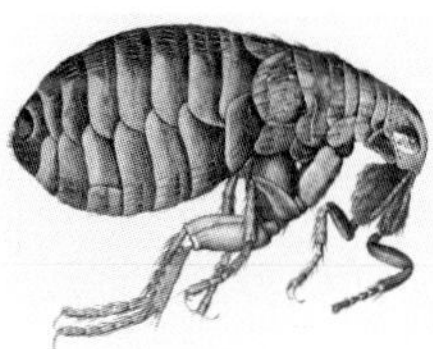

1. 벼룩의 특징

벼룩은 날개가 없으므로 은시목에 속하는 소형 곤충이고, 1~8mm이며, 적갈색이나 암갈색 체색을 갖고, 완전 변태를 한다. 다리가 발달되어 도약하는데, 지상에서 15~30cm 정도까지 점프한다.

벼룩의 수명은 적당한 온도에서 300~500일이고 알의 부화기간은 2~14일로 보통 1주일 정도이며, 유충은 3령기 혹은 2령기를 지내고, 발육기간은 10~14일이다. 촉수는 진동과 이산화탄소를 느끼는 감각기관으로 제 9 복판에도 작은 바늘꽂이 모양의 미절이라는 감각기관이 있다.

소악은 이빨이 아니다. 공격용 도구처럼 생겼으나 공격도구도 아니다. 단지, 숙주의 털 사이를 이동할 때 사용할 뿐이다. 숙주동물에 둥지를 틀고 살거나, 마루 틈 또는 부스러기나 먼지 속 등에서 살아간다.

2. 벼룩의 분류

벼룩에는 협즐치(뺨 빗살형 이빨)와 전흉즐치(앞가슴 빗살형 이빨)라는 특이한 구조물이 있어서 이 구조물들의 유무에 따라 여러 종류로 구별된다. 즉, 즐치가 없는 무즐치벼룩과 즐치가 있는 즐치벼룩이 있다.

(1) 무즐치벼룩

무즐치벼룩에는 사람벼룩, 모래벼룩, 닭벼룩, 열대벼룩 등이 있다.

① 사람벼룩 : 중흉측선이 없고, 흑사병 전파에 부분적으로 관여하는 것으로 알려져 있다.

② 모래벼룩 : 암컷의 경우, 일생동안 숙주의 피부에 묻혀서 지내며 숙주동물을 물어서 2차 감염을 유발한다.

③ 열대쥐벼룩 : 주요 숙주가 시궁쥐와 지붕쥐로서, 흑사병과 발진열 매개에 가장 중요한 종이며, 종대라고도 부르는 중흉측선이 있다.

(2) 즐치벼룩

즐치벼룩에는 개벼룩과 고양이벼룩, 유럽쥐벼룩, 생쥐벼룩 등이 있다.

① 개벼룩과 고양이벼룩 : 협즐치와 전흉즐치가 함께 발달되어 있다.
② 유럽쥐벼룩 : 전흉즐치는 있으나 협즐치는 없으며 흑사병과 발진열을 전파시킨다.
③ 생쥐벼룩 : 전흉즐치와 협즐치가 모두 있으며, 협즐치는 후방을 향해 있는 것이 특징이다.

위생곤충학에 나오는 모기에서의 즐치, 벼룩에서의 협즐치와 전흉즐치, 파리에서의 전구치 등은 사람이나 포유동물의 이빨과는 다르다. 이빨 모양을 가지고 있기 때문에 '이빨'로 불리기는 하지만 실제로는 이빨의 기능과 전혀 다른 구조물일 뿐이다.

즐치는 빗살 또는 빗의 가늘게 갈라진 낱낱의 살이라는 뜻이고, 협즐치는 빰 빗살형 이빨이라는 뜻이며, 전흉즐치는 앞가슴 빗살형 이빨이라는 뜻이다. 그리고 전구치(premolar teeth)는 앞쪽 어금니라는 뜻이 있다.

3. 벼룩 매개질병과 구제

사람벼룩, 개벼룩, 고양이벼룩 등은 자교에 의해 직접 피해를 준다. 흑사병을 매개하는 벼룩에는 유럽쥐벼룩과 열대쥐벼룩 등이 있다. 그리고 발진열을 매개하는 벼룩에는 열대쥐벼룩, 유럽쥐벼룩, 개벼룩, 고양이벼룩이 있다. 그러나 사람벼룩은 둘 다 매개하지 않는다. 개벼룩은 개조충의 중간 숙주 역할을 한다.

개조충(dipylidium caninum)은 몸의 길이가 15~80cm이고, 각 마디가 참외 씨가 길게 연결된 모양의 조충이며, 중간 숙주는 개벼룩이고 개와 고양이의 소장(작은창자)에 기생한다. 소장을 물고 찰거머리처럼 딱 붙어서 생활한다. 어린 애견에게서 발생하기 쉬운 병이다.

벼룩과 쥐를 함께 구제하는 방법으로는, 쥐구멍이나 쥐가 다니는 통로에 살충제를 살포하여 먼저 벼룩을 구제한 다음에 쥐약으로 쥐를 구제해야 한다. 주택 내나 축사 주변에 살충제의 유제나 수화제 또는 분제를 잔류 분무로 뿌리면 된다.

13 독나방(Poisonous Moths)

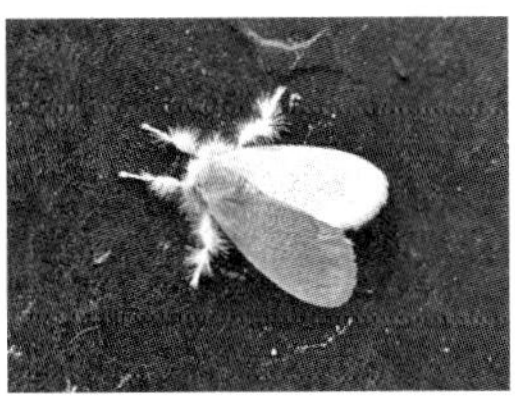

1. 독나방의 특징

독나방은 인시목이다. 촉각은 익모 모양이고, 몸과 날개는 황색이며, 앞날개 중앙에 자갈색 띠가 있으며, 2개의 암갈색 반점이 특징이다.

알의 부화기간은 2주 정도이고, 야간 활동성이며, 성충의 수명은 7~9일인 군서성이다. 유충은 13~15회 탈피한다.

독모는 유충기, 특히 종령기에 다량 발생하는데, 연 1회 발생하고, 7월 중순에서 8월 상순까지이다. 이때가 부화시기이다.

2. 독나방에 의한 피해

독나방에 의한 피해 증상으로는 피부염, 고열, 통증, 전신 증상 등이 있다. 독나방을 구제한다고 해서 독나방을 때려서 죽이면 절대로 안 되는데, 그 이유는 때렸을 때에 독나방은 죽겠지만, 죽으면서 날리는 독나방의 독모들이 흩어져 날리면서 사람에게 치명적인 피해를 입힐 수 있기 때문이다.

3. 독나방의 구제

외부로 유인하기 위해, 먼저 실내 소등을 실시하고, 다음에는 실외에서 가열 연막이나 공간 살포에 의해 농약으로 죽여야 한다.

14 벌(Bee)

1. 벌의 특징

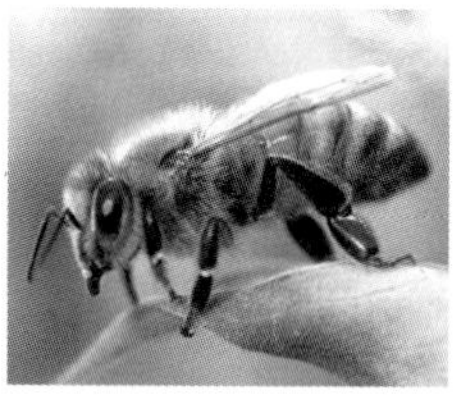

벌목 또는 막시목(hymenoptera)에 속한다. 벌은 집단사회를 이루며, 벌의 독침은 산란관이 변형된 것으로 암컷만이 소유하고 있는데, 벌이 사람을 독침으로 쏘면 그 벌은 죽게 된다.

사람에게 피해를 주는 위생곤충으로서의 벌들은 말벌과 꿀벌이 있다. 말벌은 육식을 하고, 집단 사회를 이룬다. 1년 주기로 겨울에는 모두 죽는데, 단지 여왕벌만이 월동해서 자손을 번식하게 된다.

꿀벌은 화분과 과즙을 섭취하는데, 보통 여왕벌 1마리당 5만~8만 마리 정도의 일벌을 소유하면서 집단사회를 이루고 있다.

2. 벌의 독침에 의한 독성작용

벌의 독침에 의한 독성작용으로는 히스타민 물질에 의한 알레르기 효과로 염증이나 발적 및 부르틈 등이 있으며, 용혈과 출혈이 나타나기도 한다. 마비독성이나 신경독성 효과는 꿀벌보다는 호박벌이 호박벌보다는 말벌이 더 강하게 나타난다.

독성물질의 직접적 피해에는 면역학적 과민 작용으로 쇼크(shock)가 일어남으로써 의식 불명이 되는 경우도 간혹 있고, 구토나 설사 등의 증세가 수반된다.

3. 벌의 구제

벌집 구멍에 농약을 투여하는 방법 등이 있다. 하지만 집에서 길러서 사람에게 유익한 꿀벌은 함부로 구제해서는 안 된다.

15 개미(Ant)

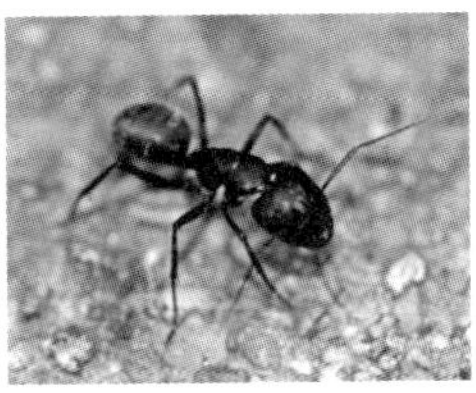

1. 개미의 특징

개미는 불개미, 곰개미, 흑개미, 거지개미 등 매우 다양하다. 분비하는 독성물질로 대표적인 것이 개미산인데, 그 성분이 유기염소계 농약의 일종인 디디티(DDT, dichloro-diphenyl-trichloroethane)와 유사한 작용을 하여, 통증과 발적 현상을 나타낸다.

2. 개미산

개미산(formic acid)은 개미나 벌 따위의 체내에 있는 지방산의 하나로, 무색의 자극적인 냄새가 있는 액체이며, 피부에 닿으면 몹시 아프고 물집이 생긴다. 1670년에 피셔(fischer)가 개미를 증류하여 처음으로 얻어 라틴어의 '개미(formica)'에서 따서 '개미산'으로 널리 알려지게 되었다.

천연적으로는 개미 외에 쐐기풀 등의 식물에도 함유되어 있다. 쐐기풀에 몸이 닿으면 짜릿짜릿한 것도 이 개미산이 원인이다.

3. 개미의 구제

옥외 개미집의 경우는, 개미구멍에 끓는 물을 주입하거나 농약을 사용한다. 그리고 옥내 개미집의 경우는 미끼 트랩을 사용하거나 잔류 분무에 의한 농약 살포 및 독이법을 이용할 수 있다.

16 진드기

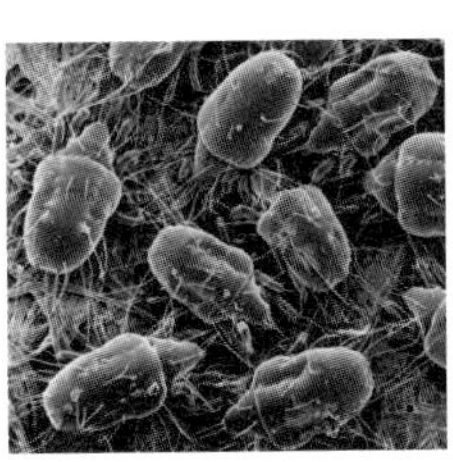

진드기는 분류상 거미강에 속하며, 곤충강에 속하지는 않는다.

거미강(arachnid)은 절지동물, 협각 아문에 속하는 하위분류로 주형강이라고도 한다. 몸은 '머리가슴'과 '배'의 두 부분으로 나뉘어지며 날개나 촉각 및 겹눈이 없고 네 쌍의 다리를 가지고 있다.

절지동물(arthropoda)에는 곤충류, 거미류, 새우류, 지네류 등이 있다. 몸은 좌우 대칭이며, 체절 구조를 가지고 있고, 두부와 흉부 및 복부로 구분되거나 두흉부와 복부로 구분된다. 원칙적으로 체절마다 관절이 있는 부속지를 가진다.

거미강은 절지동물 중 가장 방대한 강이며, 이 가운데 진드기목은 탈피횟수가 1~7회이고, 불완전 변태를 한다. 알, 유충, 자충, 성충의 단계를 거친다. 유충은 다리가 3쌍, 자충은 다리가 4쌍, 성충은 다리가 4쌍인 것이 특징이다.

1. 진드기의 분류

기문(stigma)은 기관호흡을 하는 곤충이나 거미 및 진드기 등 육상 절지동물의 몸의 측면이나 배 쪽에 열려 있어 호흡을 돕는 호흡 문이다. 수중생활을 하는 곤충의 유충은 기관새(tracheal gill)가 발달한다. 몸의 측면 또는 배 쪽에 열려 있어 내부의 기관과 연결되어 있다.

진드기에는 몸의 중앙부에 1쌍만이 있다. 곤충류에는 가운데가슴 마디보다 뒤쪽에 있는 마디에 합계 10쌍이 있는 것이 보통이다.

큰진드기(tick)로 불리는 **후기문 아목**은 참진드기과와 공주진드기과가 있고, **작은진드기**(mite) 또는 좀진드기 및 응애 등으로 불리는 것들로는 중기문 아목, 전기문 아목, 그리고 무기문 아목 등이 있다.

작은진드기(mite) 가운데 중기문 아목에 속하는 것에는 가죽진드기과, 가시진드기과, 집진드기과 등이 있다. 전기문 아목에 속하는 것은 털진드기과, 여드름진드기과 등이 있으며, 무기문 아목에 속하는 것에는 옴진드기과, 먼지진드기과 등이 각각 있다.

> *Guide*
>
> **기문 위치에 따른 진드기의 7 아목**
>
> *질병을 일으키지 않는것
> ① 4기문 아목 (tetrastigmata)
> ② 2기문 아목 (heterostigmata)
> ③ 은기문 아목 (cryptostigmata)
>
> *질병을 일으키는 것
> ④ 후기문 아목 (metastigmata)
> ⑤ 중기문 아목 (mesostigmata)
> ⑥ 전기문 아목 (prostigmata)
> ⑦ 무기문 아목(astigmata)

2. 큰진드기(Tick)

(1) 참진드기(hard tick)

참진드기는 세계적으로 분포하고, 소에 기생하며, 크기는 1~9mm이다. 유충은 흡혈 후에 지상의 토양에서 서식한다.

매개 질병으로는 진드기 매개 티푸스, 큐 열, 진드기 매개성 뇌염, 진드기 매개 재귀열, 야토병, 진드기 마비, 라임병 등이 있다.

진드기 매개 티푸스는 록키산 홍반열이라고도 하고, 경란형이며, 토끼 등 설치류에서 발생한다. 로키산 홍반열이란 리케치아를 진드기가 옮김으로써 발생하는 질환이다. 여름철 특정 지역에서 야외 생활을 하면 발병할 수 있다. 큐 열(Q－fever)은 우유나 소고기 섭취로 발생하고, 야토병은 툴라레미아(tularemia)라고도 한다. 라임병은 그 증세가 독감과 비슷한데, 수막염이나 안면신경 마비를 나타낸다.

⑵ 공주진드기(soft tick)

공주진드기는 열대와 아열대 지방에 분포하고, 자충의 탈피횟수가 4~5회이고, 수명은 10~20년이다. 암컷과 수컷 모두 흡혈하고 흡혈량이 다량인 것이 특징이며, 매개질병으로는 진드기 매개 재귀열이 있다.

3. 좀진드기(응애, Mite)

⑴ 옴진드기

옴진드기는 피부 기생 진드기로서 피부병을 유발한다. 말, 소, 개 및 돼지 등의 가축에서 흔히 발견된다.

⑵ 먼지진드기

먼지진드기는 피부 조각이나 비듬 및 음식 부스러기 등을 먹고 살며, 대기 중에 불포화 수분을 흡수하는 능력을 갖고 있다. 발육온도가 10~32°C이다. 사람의 거주 지역에서 사람들과 같이 생활하면서 성충으로 성장하는 데는 1개월이 소요되고, 수명은 2개월이다.

이들이 음식으로 먹는 집 먼지는 주로 사람이나 애완동물의 박리상피인데, 성인 기준으로 하루 한 사람당 1g 정도가 나온다고 한다.

먼지진드기가 매개하는 질병으로는 기관지 천식, 특히 소아천식과 아토피성 비염, 알레르기성 피부병, 결막 알레르기 등이 있다. 일반적으로 감기에 걸려서 코가 막히면 가습기를 사용하나 이 가습기가 먼지진드기의 발생 원인이 되기도 한다는 점은 아이러니한 일이다.

(3) 털진드기

털진드기는 양충병이라고도 하는 쯔쯔가무시병, 밀림 티푸스를 매개한다. 심한 가려움증과 피부증을 유발하게 만든다. 숙주는 등줄쥐이고, 유충만이 포유동물을 흡혈하는 것이 특징이다. 귀, 생식기, 항문에 기생한다. 털진드기들이 한군데 모여서 흡혈함으로 진드기 섬(mite island)을 형성한다.

(4) 여드름진드기

여드름진드기는 개나 기타 가축 등에 기생하고, 사람의 모낭 부위의 피지선, 특히 코 주변에서 심한 홍반성 구진과 농포를 일으키는 피부병을 유발한다.

(5) 쥐진드기, 닭진드기, 생쥐진드기

쥐진드기, 닭진드기, 생쥐진드기 등은 인간 공격형 진드기들이다. 쥐진드기는 0.7mm 크기의 적갈색 진드기이고, 인체 피해를 다발한다. 닭진드기는 닭이나 비둘기 등의 조류에 기생하면서 산다.

4. 진드기 구제

진드기 구제법으로는 진드기의 전파를 예방해야 되는데, 인체 접촉을 차단하기 위해 주변의 잡초를 제거하고, 잔디밭을 잘 관리해야만 한다. 기피제 등을 잔류 분무하는 것도 진드기 구제에 효과가 있다.

17 위생곤충과 매개질병 정리

위생곤충과 매개질병들

매개체		매개질병
모기	작은빨간집모기	일본뇌염
	중국얼룩날개모기	말라리아(= 학질)
	토고숲모기	사상충병
파리	체체파리	아프리카 수면병
	집파리	장티푸스, 파라티푸스, 세균성 이질, 아메바성 이질, 콜레라, 폴리오(= 소아마비)
진드기	공주진드기	진드기 매개 재귀열
	털진드기	양충병(쯔쯔가무시병)
	옴진드기	옴(scab)
	여드름진드기	여드름
		진드기 매개 티푸스(= 로키산 홍반 열)
	참진드기	큐 열(= Q열), 튜라레미아(= 야토병), 라임병
쥐	들쥐(등줄쥐)	유행성 출혈열
	시궁쥐	페스트, 발진열, 서교열, 랩토스피라증
	이	발진티푸스, 참호열, 재귀열
	벼룩	페스트, 발진열
	등에	튜라레미아, 로아로아사상충병, 수면병
	곱추파리	회선 사상충병
	모래파리	리슈마니아증
	등에모기	오자르디 사상충병
	트리아토민노린재	샤가스(아메리카 수면병)

1. 위생곤충 매개질병의 방제

위생곤충 매개질병을 방제하려면 병원체를 구제하거나, 숙주 동물을 구제하거나, 매개 곤충을 구제하는 등 세 가지 방법이 있다. 복합적으로 두 가지나 세 가지를 동시에 시행할 수도 있다.

(1) 병원체를 구제하는 방법

발병 시에 치료를 위해 투약해 병원체를 구제하거나, 건강 시에 병원체의 발육이나 증식을 억제하는 예방 접종약을 투약함으로 면역 저항성을 확보할 수 있다.

(2) 숙주 동물을 구제하는 방법

감염원인 병원소를 제거하는 것인데, 이는 매개 곤충의 유무에 관계 없이 질병이 근절되는 방법이 된다. 흑사병에서는 쥐가, 광견병에서는 개가, 성병에서는 사람이 각각 숙주가 된다.

(3) 매개 곤충을 구제하는 방법

물리적, 화학적, 생물학적, 그리고 이들을 통합해서 적용시키는 통합적 방법 등 다양하다.

2. 위생곤충 방제를 위한 물리적 방법

물리적 방법으로는 환경관리가 가장 중요하며, 곤충의 서식지나 휴식 장소인 웅덩이나 물이 고인 깡통 제거, 하수도 물을 청결히 하는 것이 중요하다. 변소도 수세식으로 개량한다.

위생곤충의 방제를 위한 스크린은 30메시(mesh) 정도의 크기로 설치해야 한다. 방충망은 철사 굵기가 굵을수록 효과가 좋다.
덫이나 올가미(trap)를 사용할 수 있는데, 파리를 잡는 데 쓰는 유리로 만든 통인 **파리통**, 긴 종이 테이프에 접착 물질을 처리하여 천장에 매달아 놓고 파리를 잡는 **끈끈이줄**, 빛에 유인되는 날벌레를 고압전류에 감전시켜 죽이는 **살문등**, 곤충 포획기인 **유문등**(new Jersey trap), 색깔과 냄새와 빛 및 성페로몬 등으로 해충을 유인하는 **트랩**(trap), 미끼 먹이로 유인하는 **바퀴 트랩** 등이 널리 이용되고 있다.

또, 열에 의한 위생곤충의 구제도 널리 이용되는데, 보통 진드기나 이 또는 빈대 등을 구제하기 위해서 옷이나 침대 덮개를 55°C에서 1시간 가열하면 해당 위생곤충들이 모두 사멸된다.

저온처리를 하여 위생곤충을 구제할 수도 있는데, 빈대의 경우는 17°C에서 2시간, 바퀴벌레의 경우는 8°C에서 1시간 노출 시에 사멸한다고 알려져 있다.

식품가공 시에 많이 사용되고 있는 방사선 이용 구제법은, 주로 Co^{60}에서 방사되는 γ선에 의한 것으로 모든 곤충을 단시간에 치사시킬 수 있다. 이는, 곤충에게 불임이나 돌연변이를 일으키는 것으로 부작용의 염려가 전혀 없지는 않다.

3. 위생곤충 방제를 위한 화학적 방법

살충제에 의한 방제가 해당된다. 살충제에는 곤충의 유충시기 발육과 탈피에 관여하는 유충 호르몬을 합성한 약제인 발육억제제를 살포해 곤충의 발육을 저지함으로 구제하는 방법이 있다.
불임을 유발하는 화학물질로 생식세포를 변화시키는 불임제를 살포하는 방법도 있으며, 교미 목적으로 동물이 상대를 유인하는 성 페르몬과 집합 페르몬을 사용하는 **유인제**도 있다.

살충력은 없으나 곤충이 싫어하고 기피하는 화학물질인 **기피제**를 사용하여 곤충의 접근이나 공격 또는 침입을 방어하기도 한다.

4. 위생곤충 방제를 위한 생물학적 방법

불임 웅충을 대량 방산함으로써 위생곤충의 수를 줄이는 방법이 있다. 또한 **포식동물**을 사용하는 방법도 있는데, 모기유충의 경우는 미꾸라지가, 모기나 파리 성충은 조류와 잠자리와 천적거미 등이, 쥐는 족제비나 부엉이 및 매 등이 각각 포식동물이 된다.
그런가 하면 모기 유충에 기생하는 선충, 원생동물, 세균 등과 같이 위생곤충을 병이 들게 하여 방제하는 **병원성 기생생물**에 의한 방제법도 있다.

18 살충제(Insecticide Pesticide)

농림해충을 구제할 때는 '농약'이라 부르고, 위생해충을 구제할 때는 '살충제'라고 부른다. 살충제는 인체에 대한 독성이 없거나 낮아야 하지만 구제대상 해충에는 독성이 커야 하며, 환경오염 문제가 되도록 없어야 하고 악취도 없어야 한다.

1. 살충제의 종류

(1) 살충제의 화학적 구조에 따라

살충제의 화학적 구조에 따라 비소계, 불소계, 유황계, 동계 등의 무기 살충제가 있다. 그리고 유기 염소계, 유기인계, 카바메이트계, 피레스로이드계 등의 유기 살충제로 구분한다.

화학구조에 인(P)이 포함되어 있는 **유기인계**, 화학구조에 염소(Cl)가 포함되어 있는 **유기 염소계**, 화학 구조에 카바민산(carbamic acid)이 포함되어 있는 **카바메이트계**, 그 밖에 **니코틴계**, **벤지미다졸계**, **항생물질계** 등으로 분류할 수 있다.

(2) 살충제의 곤충 체내 침입경로에 따라

살충제의 곤충 체내 침입경로에 따라서, 곤충의 소화기관에 살충작용을 하는 **식독제**, 곤충의 표리층 각질을 녹인 후 침입하는 **표피접촉제**, 미세한 살충제 입자가 공기 중에 부유 시 곤충의 기공을 통하여 곤충 체내에 축적되는 **훈증제** 등이 있다.

식독제에는 수은, 비소, 승홍, 붕소, 붕산, 비산 동, 항산바륨 등의 무기물이 많이 쓰인다. 유기 살충제는 식독제와 표피접촉제로도 쓰인다.

(3) 살충제를 제조하는 원료에 따라

살충제를 제조하는 원료에 따라서 광물성 살충제, 식물성 살충제, 유기합성 살충제 등으로 나눌 수 있다.

Guide

살충제의 위험도는 용제 > 유제 > 수화제 > 분제 순이다.

(4) 살충제를 실제 현장에서 사용하는 형태에 따라

살충제를 실제 현장에서 사용하는 형태에 따라서 유제, 입제, 분제, 수화제, 수용제, 그리고 마이크로캡슐 등으로 나눈다.

물에 희석하면 우윳빛으로 변하는 **유제**, 싸라기 같은 알맹이 형태의 **입제**, 가루 형태이며 직접 가루 상태로 살포하는 **분제**, 분제와 같이 가루 형태이나 물에 타서 살포하는 **수화제**, 물에 녹는 원제와 수용성의 증량제를 혼합하여 만든 가루 형태이나 물에 타면 투명한 상태인 **수용제**, 그 밖에도 다양한 제형으로 만들어지고 있다.

(5) 살충제의 위생곤충에 대한 효과에 따라

살충제의 위생곤충에 대한 효과에 따라서 몇 분에서 수십 분 만에 효과가 나는 **속효성 살충제**, 지속적으로 계속 효과를 내는 **지효성 살충제** 등이 있다.

2. 유기염소계 살충제(Organochlorine Pesticides)

유기염소계 살충제는 구조 중에서 염소기를 가지고 있는 것으로서 과거에는 살충제 및 제초제로 널리 사용되었으나 환경 중에 매우 오랫동안 잔류하며, 체내에서 축적 작용이 있어 현재에는 사용이 매우 제한되어 있다.

그러나 유기염소계 살충제는 매우 안정한 구조로 토양에서 오랜기간 동안 존재하기 때문에 지하수를 오염시키거나 오염된 토양에서 자란 곡물에 이행되어 가축이나 사람에게 이행될 수 있으므로 종종 문제를 발생시킬 수 있다.

3. 유기인계 살충제 (Organophosphorous Pesticides, OPP)

유기인계 살충제는 유기염소계에 비해 지속성이 적어 잔류의 위험이 적고 살충력이 강하며 적용 위생곤충의 범위가 넓다. 하지만 사람과 가축에 대한 독성이 강한 약제가 많으며 지속성이 적어 다량의 사용이 필요하여 생산물에 대해 높은 가격이 형성된다는 단점이 있다.

디크로보스(dichlorovos), 파라치온(parathion), 마라치온(malathion), 이피엔(EPN), 다이아지논 (diazinon) 등이 많이 사용되고 있다.

마라치온은 유기인계 가운데 독성이 가장 낮아 저독성이지만, 잔효성은 유기인계 중 가장 길다. **파라치온**은 황갈색 액체로 마늘 냄새가 나며, 모든 곤충에 살충력이 대단히 높다. 포유동물에 대한 독성이 유기성 살충제 중 가장 높아 맹독성이어서 방역용 살충제로는 부적합한 약제이다.

메틸 파라치온은 암갈색 액체로 이것 또한 인체 독성이 가장 강해 방역용 살충제로 부적합하다.

4. 카바메이트계 살충제(Carbamate Pesticides)

카바메이트계 살충제는 카바민산(carbamic acid)의 골격을 가진 화합물로 유기인계와 작용방식이 비슷하나 독성은 약한 편이다. 프로폭스(propoxr), 카바릴(carbaryl), 벤디오카브 (bendiocarb) 등이 많이 사용되고 있다.

카바메이트(carbamate)란 화학구조상 $-O-C-NH_2$를 골격으로 하여 합성된 약제의 총칭이며, 카바메이트계 농약(carbamate pesticide)의 **살충작용**은 아세틸콜린 에스테라제 저해작용, 제초작용은 세포분열 저해작용, **살균작용**은 야채 병원균의 유사분열 저해작용, 즉 효소저해작용에 의한 것으로 동물에 대한 독성은 비교적 약하다. 그러나 카바메이트계 살충제에 의한 cholinesterase의 저해작용은 유기인제와는 달리 가역적이어서 독성이 상대적으로 적다. 중독의 치료 역시 atropine이 매우 유효하다.

5. 피레스로이드계 살충제(Pyrethroid Pesticide)

피레스린(pyrethrin)은 벌레를 제거하는 국화꽃을 지칭하는 **'제충국'**의 살충 성분을 말한다. **피레스로이드계 농약**이란 피레스린(pyrethrin)의 근연 화합물로서의 살충제를 말한다. 인체 독성의 위험도는 낮으며, 장기적인 체내 축적 근거는 미약하고, 간에서 효율적인 해독작용이 존재하는 것으로 알려져 있어 인체에 거의 무해하다.

모기향 등에 쓰이는데, 모기향이 인체에 무해한 것은 그 성분이 피레스로이드계 성분이기 때문이다. 인축에 저독성이고, 살충력이 강하며, 속효성이며 잔효성이 낮다.

6. 살충제의 독성

독성 부위에 따라, 식독제나 훈증제에 의한 **경구독성**과 접촉제에 의한 **경피독성** 등이 있고, 독성량에 따라, 급성 중독과 장기간 접촉에 의한 만성 중독이 있다. **독성 정도**에 따라 맹독성, 고독성, 중독성, 저독성, 경미독성, 무독성으로 각각 나누기도 한다.

LD_{50}은 Lethal dose, 즉 중앙 치사량의 약자로 독성의 정도를 나타내고, 단위는 mg/kg이다. 이는 쥐를 시험대상으로 공시 동물의 50%를 치사시킬 수 있는 살충제의 양을 말하며 **'반수 치사량'**이라고도 한다.

고독성일 경우, 위험을 상징하는 해골과 2개의 뼈를 X자형으로 그려 넣고 POISON이란 단어를 명시한다. 중독성인 경우는 그 약제에 warning, 즉 **'경고'**라고 표시하고, 저독성인 약제는 caution, 즉 **'주의'**라고 표지에 명시하도록 구미 여러 나라에서 규정하고 있다.

세계보건기구는 **살충제의 위험도**를 극도 위험, 고도 위험, 중도 위험, 저도 위험으로 각각 분류한다. **극도 위험**에 속하는 약제에는 알디카브(aldicarb), 크로르파시논(chlorphacinon), 이피엔(EPN), 파라치온(parathion), 메틸 파라치온(methyl parathion) 등이 있다.

7. 살충제 중독 시 예방조치

유기인제 살충제의 중독 여부 조사는 콜린에스터라아제(cholinesterase)의 양을 측정하고 혈액의 pH를 측정하면 알 수 있다.

중독 증상으로는 현기증, 피곤에서 두통, 구토, 위경련, 설사, 발한 등의 증세에서 더 심해지며 호흡장애, 사지 경련, 의식불명의 증세가 나타난다. 중독증상이 나타나면 지체없이 위세척과 몸세척을 실시해야 한다.

8. 살충제의 희석방법

살충제의 희석방법은, 예컨대 50% 수용제를 물에 섞어 1% 살포액으로 제조 시에는 49배로 희석해야 한다. 즉, 원제와 물의 비율을 1 : 49, 즉 원제 1mL에 물 49mL를 넣어 섞는다.

50% 수용제를 물에 섞어 1% 유액 200L 제조 시에는 1%×200L/ 50%, 즉 4L의 50 % 수용제를 물 196L에 섞어 1% 유액 200L로 제조하는 것이다.

80% 수화제를 물에 섞어 1%의 현탁액 40L 제조 시는 1%×40L×1kg/L/ 80%, 즉 0.5kg인 500g의 80% 수화제를 현탁액 40L에 넣어서 섞는다.

9. 살충제에 대한 위생곤충의 저항성

생리적 저항성이란 선천적 유전 인자에 의한 저항성이 생기는 것이고, **내성**이란 살충제에 대항하는 힘이 증강되었을 경우, 즉 체중이 증가해 외적 압력에 강하도록 다리의 부절이나 각질이 두꺼워지는 경우 등이다.

그리고 **생태적 저항성**은 살충제에 대한 습성적 반응이 변화 시에 치사하지 않는 능력을 말하고, **교차 저항성**은 화학 구조가 유사한 다른 약제에 대하여 자동적으로 저항성을 나타내는 경우를 각각 말한다.

10. 위생곤충 방제를 위한 살충제의 사용방법

(1) 독이법(Poison Baits)

독이법(poison baits)은 미끼 먹이를 이용하여 곤충이 좋아하는 먹이와 혼합 독 먹이를 섞은 후 곤충을 유인하여 식독시키는 방법이다. 그에 따른 곤충으로는 바퀴벌레, 파리, 벌, 개미 등이 해당된다.

(2) 공간 살포(Space Spray)

공간 살포(space spray)는 입자가 0.1μ~50μ 연무 상태의 분사 원칙이고 이에 해당되는 것으로는 가열연무와 극미량 연무가 있다. **가열연무**는

400~600°C의 연소실에 살충제 희석액을 통과시켜 기화한 후 살충제를 0.1~40μ 크기로 한 다음, 에어 콤프레셔의 힘으로 뿌리는 것이다. 가열 연무기는 분사구를 밑으로 하여 살포하는데 반해, 극미량 연무는 입자를 50μ 이하로 만들어서 극미량 연무기를 사용하여 노즐이 하향하지 않고 45도 각도 상향 고정으로 조정해 살포한다.

(3) 미스트(Mist)

미스트(mist)는 가열하는 입자 크기가 50~100μ인데 이것 역시 상향 조정하여 살포한다.

(4) 잔류 분무(Residual Spray)

잔류 분무(residual spray)의 입자 크기는 100~400μ로서 단순히 분무(spray)라고도 한다. 잔류 분무는 곤충의 휴식장소, 서식장소, 활동장소에 잔류성 살충제 입자를 투여하는 것이다.

휴대용 공기 압축 분무기나 냅색식 분무기가 흔히 사용된다. 가장 많이 쓰이는 노즐 형태는 부채형(flat fan)이다. 벽면 분무 시에 분무량은 보통 $40cc/m^2$ 이고, 탱크 내의 공기 압력이 $40lb/in^2$가 될 때까지 분무한다.

(5) 분제 살포

분제 살포는 사람 옷이나 가축의 몸, 그리고 벌집의 공격에 사용된다. 또 바퀴의 구제에도 사용된다. 가장 이상적인 입자는 10μ 내외이다.

(6) 훈증법(Fumigation)

훈증법(fumigation)은 밀폐된 공간에 살충제를 뿌려서 위생곤충의 호흡각이나 기공을 공격함으로써 체내에 흡입시켜 치사하게 하는 방법이다. 창고의 곡물이나 목재, 선박 내의 쥐, 바퀴 등을 구제할 때에 사용된다.

이때 사용하는 약제로는 가구나 목재 해충의 방제에 쓰이는 메틸브로마이드(methyl bromide)를 비롯해 곡물 해충 방제용으로 많이 쓰이는 에틸렌 옥사이드(ethylene oxide) 등이 있다.

(7) 가정용 훈증제제들

가정용 훈증제제들로는 유기인계 살충제인 훈증제로 널리 쓰이는 디크로보스(dichlorvos, dimethyl dichloro vinyl phosphate, DDVP), 고체 훈증제로 가정에서 옷좀 훈증제로 많이 쓰이는 나프탈렌(naphthalene), 그리고 피레스로이드계 살충제라서 인체에 전혀 무해한 모기향이나 액체 전자모기향 등이 있다.

전자모기향은 약제를 교체하지 않아도 계속 약효가 살아 있다. 과열될 염려도 없다. 원료는 모두 피레스로이드계 살충제이다. 비교적 안전하다고 할 수 있다. 냄새도 연기도 없다. 전원만 켜 두면 모기가 죽는다.

19 위생곤충의 채집 및 보존

모기 성충의 채집에는 유문등(light trap)이, 모기 유충의 채집에는 수서 곤충망(aquatic net)과 국자(dipper)와 스포이드(spoid)와 채집병 등이, 파리 성충의 채집에는 곤충망이나 파리 격자(fly grill) 등이 사용된다. 소형 파리, 등에 모기, 나방 파리 등의 채집에는 흡충관(suckling tube)이 사용된다.

20 쥐(Rat)

1. 위생 쥐류의 종류

쥐는 짐승강이고 포유류이며, 설치동물이다. 가주성 쥐의 분류를 보면 크게 네 종류가 있다.

(1) 시궁쥐

에굽쥐라고도 하는데 체중이 400~500g이고, 머리와 장기 부분 끝의 길이, 즉 꼬리를 뺀 길이인 두동장이 200~270mm인데 이보다 꼬리 길이인 미장이 짧다. 체색은 배면은 갈색, 복면은 회색이다. 몸은 뚱뚱하고, 눈과 귀는 작다. 전국적으로 분포하고, 하수구 주변이나 쓰레기장에 많이 살아서 시궁쥐라고 불린다. 시골 쥐에 해당된다.

(2) 지붕쥐

곰쥐라고도 불리는데, 체중이 300~400g이고, 머리와 장기 부분 끝의 길이, 즉 꼬리를 뺀 길이인 두동장이 145~200mm인데 이보다 꼬리 길이인 미장이 더 길다. 즉, 무게 중심이 시궁쥐보다는 뒤쪽인 셈이다. 체색은 배면은 갈색이고, 복면은 회색과 흑갈색 및 흑백색 세 형태로 각각 있다. 도시지역이나 항구주변의 고층 건물이나 대형 건물에 서식하므로 지붕쥐라고 불린다. 서울 쥐에 해당된다.

(3) 생쥐

마우스(mouse)로 불리고, 체중은 20g 내외이며, 머리와 장기 부분 끝의 길이, 즉 꼬리를 뺀 길이인 두동장이 80~100mm로 꼬리 길이인 미장과 길이가 비슷하다. 체색은 배면이 갈색이고 복면은 회색이며, 개체 밀도가 도시 지역에서 높다.

(4) 들쥐

등줄쥐가 대표적이고 들쥐의 74%는 등줄쥐이다. 등줄쥐는 말 그대로 등에 줄이 선명하게 그어져 있고, 체중은 20g 내외이다. 머리와 장기 부분의 끝의 길이인, 즉 꼬리를 뺀 길이인 두동장이 90~100mm로 꼬리 길이인 미장보다는 짧다. 체색은 배면이 연한 적갈색이고, 복면은 회백색이다. 황무지나 농경지 및 산 밑에서 서식한다.

2. 쥐의 생태

쥐의 임신 기간은 22일이고, 수명은 1년이며, 교미 활동 시기는 생후 2~ 3개월이고, 출산 후 2일이 지나면 다시 임신이 가능하다. 낳은 새끼 수는 시궁쥐의 경우에 8~12마리이고, 지붕쥐는 6~8마리이며, 생쥐는 5~6마리이다.

(1) 쥐의 습성

갉는 습성이 있어서 문치가 1년에 14cm 정도 자란다. 쥐는 갉지 않으면 이빨 성장으로 음식 섭취가 불가능해져 무엇이든지 늘 갉아야만 한다.

(2) 쥐의 서식처

쥐구멍, 쓰레기장, 하수구 등이다. 쥐구멍의 깊이는 30~40cm, 쥐구멍의 길이는 1m이고, 쥐구멍을 파지 못하게 하기 위해서는 콘크리트 벽을 반드시 설치해야 한다.

(3) 쥐의 감각기관

청각, 미각, 촉각 가운데, 청각은 초단파를 감지하고, 촉각기관인 긴 콧수염으로 구멍을 촉진하며, 미각은 매우 예민하다. 시각은 빈약하여 색맹이고 근시이다. 후각도 미약하여 하수구나 쓰레기장에서 생활하는 데 불편해하지 않는다.

(4) 쥐의 활동

야간 활동성으로 일몰 직후 12~1시까지이고, 점프를 잘하는데 60cm 이상 점프하기도 하며, 가파르고 직각으로 된 벽은 1m까지, 미끄러운 벽은 33cm 이내까지 올라갈 수 있다. 쥐는 1km 이내 수영이 가능하다. 활동범위는 시궁쥐와 지붕쥐는 30~40m, 생쥐는 3~8m 정도이다.

광선이나 소음에 대해서는 경계심이 많고, 낯선 물질에 지나치게 예민함으로 반드시 사전 미끼를 주어야만 살서제 투여가 가능하고, 살서제 를 사용할 때마다 실패하는 원인도 바로 이 낯선 음식에 대한 예민함 때문이다.

(5) 쥐의 식성

가주성 쥐의 식성은 잡식성이고, 송곳니가 없어서 토하지 못하므로 일단 살서제를 먹기만 하면 해당 쥐는 반드시 죽게 되어 있다. 즉, 살서제 효과가 높은 것은 토하지 못하는 쥐의 습성 때문이다.

육류, 곡류, 식육, 계란, 야채 등을 먹는다. 즉, 시궁쥐와 지붕쥐 등은 1일 28g, 집쥐는 1일 2.8g 정도를 섭취한다.

(6) 쥐 개체군의 크기에 대한 결정 요소

쥐 개체군의 크기에 대한 결정 요소는 출산, 사망, 이동 등의 3요소에 의한다. 1회 5~6마리까지, 1년에 2만 마리까지, 2년이면 2억 마리까지 출산하는 것으로 산술적으로 나오시만 실제로는 에스(S)자형 성장을 하므로 그렇지는 않다.

(7) 성장에 대한 제한 요인들

먹이, 은신처, 기후 등의 물리적 요인이 있다. 봄이 가을보다 개체밀도가 높은 때이고, 겨울은 개체밀도가 낮을 때이다. 천적으로는 족제비, 개, 고양이, 매, 부엉이, 말똥가리, 뱀 등이 있다. 그러나 어떤 연구에 의하면 고양이는 쥐와 함께 잘 살아간다고 한다.

(8) 쥐는 이종 간 경쟁과 동종 간 경쟁이 심하다. 예를 들면 곰쥐, 즉 지붕쥐의 경우는 건물의 상층부에 살고, 시궁쥐는 건물의 하층부에 잘 사는 등 서로 경쟁적인 관계에 있다.

3. 쥐 매개질병

쥐 매개질병

원인체		매개체	매개질병
세균	*Yersinia pestis*	열대쥐벼룩	흑사병
세균		자교시, 병원체	서교열
세균	*Salmonella*	닭, 개, 고양이, 가축, 쥐	살모넬라증
세균	*Leptospira*	야생동물의 요, 습지, 야채	렙토스피라증
원충	*Leishmania*	나방, 파리	레이슈마니아증
리케치아		열대쥐벼룩	발진열
		털진드기	쯔쯔가무시병
		트리아토민 노린재	아메리카형 수면병 (= 샤가스병)
바이러스		등줄쥐	유행성 출혈열
		돼지, 쥐	선모충증
리케치아		생쥐	리케차폭스

4. 쥐 구제방법

쥐 구제 시기는 개체군의 밀도가 낮은 겨울과 여름이 좋다. 쥐의 통로는 갉은 흔적이나 분말 및 먼지 등에 의한 쥐 발자국의 추적을 통해 확인이 가능하다.

쥐는 종류에 따라 분변 모양이 다른데, 생쥐는 3~4mm, 시궁쥐는 20mm, 지붕쥐는 13~15mm 정도이다. 시궁쥐는 삐쭉삐쭉한 데 비해, 지붕쥐는 동글동글하며, 생쥐의 똥은 상대적으로 작은 것이 특징이다.

환경 개선은 가장 효과적이고 영구적인 대책이고, 장시간 꾸준히 실시해야 효과가 있다. 방서 용기는 항아리나 금속용기를 사용해야 하고 목재의 사용은 쥐 구제를 위해서는 불가능하다.

출입문 관리나 쓰레기장 관리가 중요하고, 건물 기초 하부 40~50cm는 길이 형태로 L자 모양의 방서 벽을 콘크리트로 시설해야 한다.

족제비, 오소리, 고양이, 개 등의 천적을 이용한다. 또는 불임약제를 이용할 수도 있고, 소수의 쥐를 구제하고자 할 때에는 쥐틀이나 쥐덫 등의 트랩을 이용하기도 한다.

5. 살서제

쥐를 죽이는 약제인 살서제는 급성 살서제와 만성 살서제가 있다. 만성 살서제는 항응혈성 살서제로서 생리적 중독 작용을 일으킨다.

(1) 급성 살서제

급성 살서제의 종류로는 알파 클로라로스(alpha-choralose), 안투(antu), 아레세니우스 옥사이드(aresnious oxide), 비스디오세미(bisthiosemi), 칼시페롤(calaiferol), 크리미딘(crimidin), 플루오라세타미드(fluoracetamide), 고파시스(gophacide), 노르모마이드(normomide), 레드스킬(red-squil), 실리로시드(sailiroside), 시아트랜(siatrane), 1080(sodium fluoracetate), 스트리 키닌(strychnine), 바콜(Vacor), 달리움 술파트(Thallium Sulphate), 인화아연(zinc phosphide) 등이 있다.

(2) 만성 살서제

만성 살서제의 종류는 하이드록시크마린(hydroxy coumarine)계 살서제, 브롬마디오론(bromadiolone), 쿠마테트라릴(coumatetraly), 디쿠마롤(dicoumarol), 디페나콤(difenacoum), 푸마린(fumatin), 와파린(warfarin), Indandion계 살서제, 클로로파시논 (chlorphacinone), 디파시논(diphacinone), 피발(pival), 발론(valone) 등이 있다.

(3) 훈증 살서제

훈증 살서제로, aluminum phosphide(phostoxin)는 건물에서 20피트 이상 떨어진 곳에 위치한 쥐 굴속에 phosphine gas가 발생하여 쥐를 치사시키며, 저장 곡물 해충 방제 훈증제로도 병행하여 사용하고 있다. 그리고 calcium cyanide는 분말 상으로 쥐구멍에 투입하고 굴을 막으면 토양 수분과 접촉하여 hydrocyanic gas 발생시켜 쥐를 치사시킨다.

(4) 길목 분제살포 살서제

길목 분제살포 살서제(tracking powder)는 쥐가 왕래하는 통로에 분제를 놓아 두면 쥐의 털과 발에 약제가 묻어서 몸을 입으로 핥는 쥐의 습성으로 쥐가 섭취하게 되어 치사한다. 사용분제로는 indandion 2.18%, zine phosphide 10% 등이 있다

02 위생곤충학 핵심문제 해설

Interpretation

1. 쥐의 구제 시 미끼 먹이 사용에 대한 설명으로 틀린 것은?
① 모든 쥐 구제에는 미끼 통을 사용한다.
② 사용 전에 설명서를 잘 읽고 사용한다.
③ 만성 살서제는 사전 미끼를 반드시 사용한다.
④ 급성 살서제는 1~2일 후에 수거한다.
⑤ 만성 살서제는 수 일간 내버려 두어야 된다.

2. 매개체 설명 중 맞는 것은?

	질병	병원체	매개체	감염원
①	말라리아	원충	파리	사람
②	페스트	바이러스	벼룩	설치동물
③	쯔쯔가무시병	세균	털진드기	설치동물
④	발진티푸스	리케차	몸이	사람
⑤	황열	세균	모기	사람

3. 깔따구에 대한 설명 중 옳지 않은 것은?
① 몸에 비늘이 전혀 없다.
② 구기가 퇴화하였다.
③ 유충의 핏속에 적혈구가 없다.
④ 수명은 2~7일이다.
⑤ 야간활동성이고 강한 추광성이다.

▶ '깔따구'는 날 때부터 입이 없이 태어나 먹지 못하므로 주변에 이슬이 있으면 수분을 흡수하고, 없으면 수분마저 흡수되지 않아 수명이 2~7일 정도 밖에 안된다.
특이한 것은 유충의 핏속에 적혈구가 있어서 죽으면 악취를 풍기고 이로 인해 불쾌한 곤충 즉, 뉴슨스(nuisance)의 대표적인 곤충이라고 알려져 있다.
몸에는 비늘이 전혀 없고, 야간활동성이고 강한 추광성이다.

4. 쥐의 개체군크기를 결정하는 3대 요인이 아닌 것은?
① 출산 ② 사망
③ 경쟁 ④ 이동
⑤ 출산, 사망

5. 해충의 생물학적 구제는?
① 천적 이용 ② 웅덩이 제거
③ 방사선 이용 ④ 방충망 설치
⑤ 농약살포

6. 만성 살서제를 사용할 때 옳지 못한 것은?
① 미끼 먹이에 대한 기피성이 없다.
② 장기간 사용하면 저항성이 생길 가능성이 크다.
③ 사전 미끼를 4~8일간 설치해야 한다.
④ 1회 다량 투여보다 4~5회 소량 중복 투여가 더 효과적이다.
⑤ 사전 미끼를 사용할 필요가 없다.

7. 잔류 분무 시 가장 이상적으로 분무하려면?
① 20 cc/m^2 ② 40 cc/m^2
③ 60 cc/m^2 ④ 80 cc/m^2
⑤ 100 cc/m^2

8. 방역용으로 쓸 수 없는 살충제는?
① 파라치온
② 마라치온
③ 다이아지논
④ 디크로보스
⑤ 카바릴

9. 거미강에 속하는 것은?
① 진드기 ② 벼룩 ③ 바퀴벌레
④ 모기 ⑤ 파리

10. 가주성 쥐의 특성을 틀리게 설명한 것은?
① 생쥐의 활동범위는 수 m이다.
② 땅속에 구멍을 뚫고 사는 것은 대체로 시궁쥐이다.
③ 야간 활동성이지만 시력은 근시이고 색맹이다.
④ 잡식성이며 섭취한 먹이가 이상하면 토해 버린다.
⑤ 대도시에 많은 쥐는 지붕쥐이다.

11. 곤충의 체벽인 표피를 구성하는 가장 외부층은?
① 근육 ② 기저막
③ 표피세포 ④ 내표피
⑤ 왁스층

Interpretation

▶ 사전 미끼는 급성살서제에서 사용되고 만성살서제에서는 사용할 필요가 없다.

▶ 진드기는 유충일 때는 다리가 6개 성충이 되면 다리가 8개가 되는 거미강에 속한다. 즉, 진드기는 곤충강이 아님에 주의해야 한다.

12. 암모기의 침(saliva)에만 들어있는 성분은?
① 항혈응고 성분
② 혈액응고 조장성분
③ 소화기능 성분
④ 항소화 기능 성분
⑤ 살충작용 성분

Interpretation

13. 모기 번데기의 종 분류에 이용되는 것은?
① 호흡각 ② 호흡관
③ 촉각 ④ 유영편
⑤ 즐치

▶ 모기 번데기의 종 분류에 이용되는 것은 호흡 각이고 모기 유충의 종 분류에 이용되는 것은 호흡관, 즐치, 장상모 등이다.

14. 곤충의 혈액 림프액 기능이 아닌 것은?
① 생식기능
② 영양분을 조직에 공급
③ 노폐물 운반
④ 체내 수분유지
⑤ 조직세포에 산소 공급

15. 빈대의 베레제 기관의 역할은?
① 소화기관 ② 호흡기관
③ 생식기관 ④ 배설기관
⑤ 순환기관

▶ 빈대의 베레제 기관의 역할은 정자를 일시 보관하는 장소로 암컷에만 존재한다.

16. 56% 마라치온을 물에 타서 4% 희석액을 만들려면 몇 배의 물이 필요한가?
① 12배(1:12) ② 13배(1:13)
③ 14배(1:14) ④ 15배(1:15)
⑤ 16배(1:16)

▶ (56%÷4%)−1=13배

17. 벼룩의 생활사에서 틀리는 것은?
① 성충의 수명은 약 6개월이다.
② 쥐벼룩은 사람을 흡혈하지 않는다.
③ 알의 부화기간은 1주일이다.
④ 암수 모두 흡혈한다.
⑤ 유충의 발육기간은 약 2주이다.

18. 모기는 일조시간이 몇 시간일 때 월동준비를 하는가?

* 2002년 12월 기출문제

① 6시간　　② 8시간
③ 10시간　　④ 12시간
⑤ 14시간

19. 집파리에 의하여 질병이 전파되는 경우가 아닌 것은?

* 2002년 12월, 2003년 12월, 2006년 12월, 2007년 12월, 2009년 12월 기출문제

① 분비물, 배설물 등을 먹고 토함
② 구기의 털에 의하여
③ 날개를 서로 비벼서
④ 욕반에 묻혀서
⑤ 다리 강모에 의하여

20. 쥐를 방제하는 가장 효과적인 방법은? * 2005년 12월 기출문제

① 급성 살서제를 투여한다.
② 만성 살서제를 투여한다.
③ 먹을 것과 서식처를 없앤다.
④ 천적을 이용한다.
⑤ 덫을 사용한다.

21. 쥐가 간접 또는 직접적으로 옮기는 질병이 아닌 것은?

*2002년 12월 기출문제

① 흑사병
② 살모넬라증
③ 유행성 출혈열
④ 간염
⑤ 선모충증

22. 압축분무기로 잔류분무 할 때 공기를 얼마나 압축시켜야 하는가? * 2002년 12월 기출문제

① 20Lb
② 40Lb
③ 60Lb
④ 80Lb
⑤ 100LB

Interpretation

▶ 파리는 기계적 전파의 대표적인 위생곤충이다. 전파기전은 무엇이나 닥치는 대로 먹는 잡식성, 두툼한 모양의 구부, 다리에 붙은 주먹 장갑 모양의 욕반, 먹을 때마다 토하는 습성, 먹은 음식을 5분마다 싸는 습성, 계속해서 다리를 비비는 습성, 전구치라는 구조물에 의해 무슨 형태의 음식이든지 모두 먹을 수 있는 능력, 비상하는 특이한 능력 등으로 인해 기계적 전파의 대표 주자이다.

▶ 쥐 매개질병

원인체	매개체	매개 질병	비고
세균 Yersinia pestis	열대쥐벼룩	흑사병	
세균	자교시 병원체	서교열	
세균 Salmonella	닭, 개 고양이, 가축, 쥐	살모넬라증	
세균 Leptospira	야생동물의 뇨, 습지, 야채	렙토스피리증	
원충 Leishmania	나방파리	레이슈마리아증	
리케차	열대쥐벼룩 털진드기 트리아토민 노린재	발진열 쯔쯔가무시병 아메리카형 수면병	들쥐 샤가스병
바이러스	등줄쥐	유행성 출혈열	
	돼지, 쥐	선모충증	
리케차	생쥐	리케차폭스	

23. 유충과 성충의 서식처가 다른 것은? *2002년 12월 기출문제

① 빈대 ② 이 ③ 바퀴
④ 모기 ⑤ 진드기

24. 독성이 가장 강한 것은?
*2000년 1월, 2002년 12월, 2005년 12월, 2006년 12월 기출문제

① 나레드 LD_{50}(mg/kg) : 250
② 마라치온 LD_{50}(mg/kg) : 100
③ 파라치온 LD_{50}(mg/kg) : 3
④ 바이오레스 메스린 LD_{50}(mg/kg) : 8,600
⑤ DDT LD_{50}(mg/kg) : 118

25. 질병의 매개와는 관계없이 불쾌감과 혐오감을 주는 뉴슨스 해충은? *2001년 1월, 2004년 12월 기출문제

① 깔따구 ② 모기
③ 파리 ④ 등에
⑤ 바퀴

26. 모기의 흡혈습성 중 틀린 것은? *2007년 12월 기출문제

① 종류에 따라 숙주 선택성을 가진다.
② 산란을 목적으로 흡혈한다.
③ 월동을 위해 흡혈한다.
④ 흡혈활동 시간은 숙주동물의 습성과 밀접한 관계가 있다.
⑤ 매 산란 때마다 흡혈한다.

27. 모기의 번데기는 주로 어느 기관을 이용해 수중에서 움직이는가?

① 호흡각 ② 다리
③ 유영편 ④ 미절
⑤ 즐치

28. 날개가 존재하는 곳은?

① 머리 ② 복부 ③ 꼬리
④ 가슴 ⑤ 등쪽

Interpretation

▶ 모기, 깔따구 등의 곤충의 유충은 물속에서 사는 수서생활을 하고 성충은 육지에서 사는 육서생활을 한다.

29. 이명법의 표시는 무엇을 말하는가?

① 속, 종 ② 과, 속
③ 목 ④ 강, 목
⑤ 문, 강

30. 4쌍의 다리를 갖는 것은? * 2006년 12월 기출문제

① 독나방 ② 이
③ 파리 ④ 바퀴
⑤ 진드기

31. 곤충에 대한 설명으로 틀린 것은? * 2008년 12월, 2009년 12월 기출문제

① 두부, 흉부, 복부로 구성
② 모든 곤충이 완전 변태는 아니다
③ 다리는 3쌍
④ 촉각은 2쌍
⑤ 진드기는 곤충 강이 아니다

32. 불완전변태에 속하는 것은?
* 2004년 12월, 2007년 12월, 2008년 12월 기출문제

① 벌목 ② 반시목
③ 벼룩목 ④ 나비목
⑤ 파리목

33. 저작형 곤충의 타액의 기능은?

① 혈액응고방지
② 노폐물 운반
③ 소화효소 분비
④ 수분유지
⑤ 탈피작용에 관여

34. 가장 긴 촉각을 갖고 있는 것은?

① 바퀴 ② 파리
③ 벼룩 ④ 모기
⑤ 빈대

Interpretation

▶ 곤충의 촉각은 1쌍이다.

▶ 반시목은 노린재목이고 노린재, 빈대, 바퀴, 진드기, 이 등은 불완전 변태이다. 그리고 모기, 파리, 벼룩, 나방, 등에 등은 완전 변태이다.

35. 벼룩이 숙주동물을 감지하기 위하여 따뜻한 기류를 예민하게 느끼는 곳?
*2009년 12월 기출문제

① 꼬리 ② 촉각 ③ 날개
④ 털 ⑤ 다리

36. 빈대에 대한 설명 중 틀린 것은?
*2004년 12월 기출문제

① 완전변태
② 자충은 5령 기를 거침
③ 자충 시기에 흡혈
④ 야간에 활동
⑤ 자충은 5회 탈피

37. 빈대흡혈 시 혈액을 흡혈하고 타액을 분비하는데 사용하는 기관은?
*2006년 12월 기출문제

① 하순 ② 상순 ③ 소악
④ 대악 ⑤ 촉각

38. 빈대의 베레제기관은?
*2009년 12월 기출문제

① 소화기관 ② 호흡기관
③ 생식기관 ④ 배설기관
⑤ 신경기관

39. 파리목 중 단각아목과 장각아목의 특징은 무엇의 크기 차이인가?

① 꼬리 ② 시각 ③ 구기
④ 복부 ⑤ 촉각

40. 모기의 촉각과 주둥이 사이에 있는 것은?

① 촉수 ② 기문 ③ 기절
④ 병절 ⑤ 경절

41. 모기 번데기의 속 분류에 이용되는 것은?
*2007년 12월, 2009년 12월 기출문제

① 유영편 ② 장상모
③ 호흡각 ④ 호흡관
⑤ 즐치

Interpretation

▶ '단각'아목과 '장각'아목에서 '단각'과 '장각'은 촉각의 크기를 나타낸다.

▶ 모기 유충의 속 분류에는 호흡관이, 모기 번데기의 속 분류에는 호흡각이 각각 이용된다.

42. 모기 유충의 흉부에 있는 것 중 분류학적으로 중요한 털은?
*2003년 12월 기출문제

① 견모 ② 안면모
③ 액모 ④ 구기쇄모
⑤ 두순모

43. 모기는 지상 몇 m 높이에서 군무를 하는가? *2001년 1월 기출문제

① 1~3m ② 3~5m
③ 5~9m ④ 9~12m
⑤ 12~15m

44. 모기 번데기의 종 분류에 이용되는 것은?
*2004년 12월, 2007년 12월 기출문제

① 호흡각 ② 촉각
③ 호흡관 ④ 즐치
⑤ 유영편

45. 번데기에서 성충이 되는 과정은?

① 퇴화 ② 부화 ③ 용화
④ 우화 ⑤ 변화

46. 모기가 숙주의 피를 흡혈할 때 가장 먼 거리에서 숙주를 찾을 수 있는 것? *2000년 1월, 2002년 12월, 2008년 12월 기출문제

① 체습 ② 체취 ③ 체온
④ 미각 ⑤ 시각

47. 숲모기의 월동 형태는?

① 알 ② 1령 유충
③ 4령 유충 ④ 번데기
⑤ 성충

48. 독나방의 우화시기는? *2008년 12월 기출문제

① 5월~6월 ② 6월~7월
③ 7월~8월 ④ 8월~9월
⑤ 9월~10월

Interpretation

▶ 모기 번데기는 물보다 가볍고, 활발하게 운동하며, 1쌍의 호흡각이 있고, 두흉부낭을 형성한다.

▶ 알에서 유충으로 부화하고, 유충에서 번데기로 용화하며, 번데기가 성충으로 우화한다. 성충은 계속 성장하지 않고, 불완전 변태의 경우에 한해 자충은 계속 성장한다.

▶ 모기가 숙주 동물을 찾아가는 요인으로는 1차적으로 탄산가스이고, 2차적으로는 시각, 체온, 습기 등이며, 가장 먼 거리에서 숙주를 찾는 것은 체취이다.

▶ 숲모기의 월동 형태는 알이고, 학질모기와 뇌염모기의 월동 형태는 성충이다.

49. 학질모기는? * 2002년 12월 기출문제

① 왕모기 속
② 숲모기 속
③ 날개모기 속
④ 집모기 속
⑤ 공주모기 속

50. 장상모의 역할은? * 2008년 12월 기출문제

① 운동을 도움
② 수면에 수평으로 뜨게 함
③ 물의 흐름을 감지
④ 먹이를 모으는 역할
⑤ 호흡작용

51. 모기의 유충에서 즐치가 있는 곳은?

① 두부 ② 전흉부
③ 복부 ④ 후흉부
⑤ 복부의 미절

52. 부낭을 갖고 있는 알과 관련된 모기는 무슨 모기인가?

① 날개모기 ② 집모기
③ 숲모기 ④ 돌모기
⑤ 왕모기

53. 기계적 전파의 대표적인 위생 곤충은?

① 털진드기 ② 쥐벼룩
③ 집모기 ④ 집파리
⑤ 몸이

54. 유충의 각 체절에 육질돌기가 있는 파리는?

① 침파리
② 집파리
③ 아기집파리
④ 금파리
⑤ 검정파리

Interpretation

▶ **뇌염모기**는 집모기 속이고, **학질모기**는 날개모기 속이다. 외우려면 '**뇌**'는 '**집**'에 가서 살고, '**학**'은 '**날개**'가 달린 조류라는 점을 기억할 것.

▶ 복절 배판에 장상모를 갖고 있는 유충은 날개 모기이다.

55. '집파리과'에 속하지 않는 것은?
① 침파리 ② 집파리
③ 큰집파리 ④ 금파리
⑤ 딸집파리

56. 모래파리에 관한 설명 중 잘못된 것은? *2007년 12월 기출문제
① 많은 종이 인체흡혈기호성이다.
② 암컷은 어둡고 습기 많은 곳을 휴식장소로 찾는다.
③ 장각아목에 속한다.
④ 비상 능력이 좋아 활동범위는 수 km에 달한다.
⑤ 원생동물과 바이러스성 질병을 매개한다.

57. 트리아토민 노린재에 의해 매개되는 질병은?
*2000년 1월, 2002년 2월, 2005년 12월 기출문제
① 아프리카 수면병
② 모래파리열
③ 오로야열
④ 아메리카 수면병
⑤ 록키산 홍반열

58. 곤충의 '파악기'는 어디에 위치하는가?
① 머리 ② 다리 ③ 가슴
④ 복부말단 ⑤ 촉각

59. 암모기 입의 침에 들어 있는 성분은? *2008년 12월 기출문제
① 항혈 응고 성분
② 혈액 응고 조장 성분
③ 페로몬 성분
④ 성장촉진 성분
⑤ 수면성분

60. 곤충의 병인작용 가운데 발육 증식형에 속하는 것은?
*2006년 12월 기출문제
① 사상충증 ② 장티푸스
③ 수면병 ④ 양충병
⑤ 흑사병

Interpretation

▶ 침파리, 집파리, 큰집파리, 딸집파리는 **집파리과**이고, 금파리, 검정파리, 띠금파리는 **검정파리과**에 속한다.

▶ 모래파리는 비상능력이 대단히 미약하여 반경 100~150m를 넘지 못한다.

61. 곤충의 병인 작용가운데 증식형에 속하는 것은?
*2002년 12월, 2006년 12월, 2008년 12월 기출문제

① 사상충증 ② 장티푸스
③ 수면병 ④ 양충병
⑤ 흑사병

62. 해충 구제방법 중 근본적이며 영구적인 방법은?

① 화학적 방법 ② 기계적 방법
③ 환경적 방법 ④ 생물학적 방법
⑤ 통합적 방법

63. 불완전변태에서 볼 수 있는 발육단계는? *2004년 12월 기출문제

① 알 – 자충 – 성충
② 알 – 자충 – 번데기 – 성충
③ 알 – 유충 – 번데기 – 성충
④ 알 – 유충 – 성충
⑤ 알 – 유충 – 자충 – 성충

64. 번데기 때 활발하게 운동하는 위생 곤충은?

① 파리 ② 모기 ③ 등에
④ 빈대 ⑤ 벼룩

65. 위생곤충 구제 시 물리적 방법이 아닌 것은? *2007년 12월 기출문제

① 유문 등 ② 불임 웅충
③ 웅덩이 제거 ④ 모기장 및 방충망
⑤ 방사선

Interpretation

▶ 곤충의 병인작용 가운데 생물학적 전파에는 여러 가지 유형이 있다.
*__증식형__으로 곤충체 내 수적 증식을 일으키는 페스트=흑사병(쥐벼룩), 뇌염(집모기), 황열, 뎅기열(모기), 유행성 재귀열(이), 발진열(벼룩) 등이 해당되고,
*__발육형__은 곤충체 내 발육만 하는 경우로 숙주에 의하여 감염되는 사상충증(모기)이 해당되며,
*__발육 증식형__은 곤충체 내 증식과 발육을 하는 말라리아(모기), 아프리카수면병(체체파리) 등이 해당된다.
*__경란형__은 병원체가 난소에서 증식 전파하는 양충병(진드기), 록키산 홍반열, 진드기매개 재귀열 등이,
*__배설형__은 곤충의 배설물에 의한 전파되는 발진티푸스(이), 발진열, 흑사병(쥐벼룩) 등이 해당된다.
기계적 전파에 속하는 것은 장티푸스(집파리)이다.

▶ **완전변태**는 알 → 유충 → 번데기 → 성충이고, **불완전변태**는 알 → 자충 → 성충이다.
불완전변태는 '유충'이라고 하지 않고 '자충'이라 하며, **완전변태**에서는 '자충'이라 하지 않고 '유충'이라고 한다.

66. 위생곤충 분류상 가장 마지막 단계는? *2000년 1월 기출문제

① 문 ② 강 ③ 과
④ 종 ⑤ 속

67. 거미, 진드기 등은 어느 강에 속하는 위생곤충인가? *2002년 12월 기출문제

① 거미강 ② 곤충강
③ 지네강 ④ 노래기강
⑤ 바퀴강

68. 빈대는 무슨 목에 속하는 위생곤충인가? *2007년 12월 기출문제

① 노린재목
② 메뚜기목
③ 벼룩목
④ 쌍시목
⑤ 은시목

69. 쌍시목에 속하는 위생곤충은?

① 개미 ② 등에
③ 독나방 ④ 빈대
⑤ 벼룩

70. 완전변태를 하지만 날개가 없는 곤충은?

① 노린재목
② 메뚜기목
③ 벼룩목
④ 쌍시목
⑤ 은시목

71. 모기가 파리목의 다른 곤충과 다른 점은?

① 날개 ② 몸
③ 주둥이 ④ 촉각
⑤ 다리

Interpretation

▶ 종 – 속 – 과 – 목 – 강 – 문 – 계, 종이 위생곤충 분류상 가장 말단 단계이다.

▶ **위생곤충의 분류**
- 반시목 : 빈대, 매미
- 초시목 : 갑충류, 농업해충
- 인시목 : 나방, 나비
- 은시목 : 벼룩
- 막시목 : 개미, 벌류
- 쌍시목 : 모기, 쇠파리
- 바퀴목 : 독일바퀴, 미국바퀴 일본바퀴

▶ 모기가 파리목의 다른 곤충과 다른 점은 전방으로 길게 돌출한 주둥이가 있다는 점이다.

72. 곤충의 피부 중 내수성을 담당하고 있는 곳은?

＊2002년 12월, 2003년 12월, 2004년 12월, 2009년 12월 기출문제

① 기저막
② 진피
③ 표피
④ 왁스층
⑤ 털

73. 곤충의 다리 부절에서 볼 수 있는 '욕반'은 어떤 행동을 할 때 도움을 주는가?

＊2004년 12월, 2009년 12월 기출문제

① 앞으로 갈 때
② 굳은 표면을 갈 때
③ 앞으로 점프할 때
④ 가장자리를 움켜잡을 때
⑤ 매끄러운 표면을 걸을 때

74. 날개의 흔적기관으로 날 때 균형을 유지시켜 주는 기관은?

① 하인두
② 전흉판
③ 평형곤
④ 흉판
⑤ 복판

75. 흡수형 구기를 가지고 있는 위생곤충은?

＊2002년 2월 기출문제

① 벼룩
② 몸이
③ 바퀴
④ 개미
⑤ 모기

Interpretation

▶ 구부를 구성하는 구기는 곤충별로 다른데, 바퀴·흰개미·풍뎅이·나방의 유충 등은 **저작형 구기**를, 모기·진딧물 등은 **흡수형 구기**를, 집파리는 **스폰지형 구기**를, 나비·나방은 **흡관형 구기**를, 그리고 벌은 **저작흡수형 구기**를 각각 갖고 있다.
그리고 **저작형 구기** 즉, 씹어 먹는 모습의 곤충은 갖고 있는 대표적인 곤충은 바퀴벌레이다.

76. 곤충의 '말피기씨관'에 대한 설명 중 잘못된 것은?
*2002년 2월, 2006년 12월, 2008년 12월, 2009년 12월 기출문제

① 탄산염, 염소, 인, 염 등의 노폐물을 여과시킨다.
② 곤충에 따라 1~150개로 차이가 있다.
③ 수가 많은 것은 길이가 길다.
④ 체강 내에 부유하고 있다.
⑤ 중장과 후장 사이에 있다.

77. 순환계에 대한 설명 중 틀린 것은?
① 대동맥이 있다.
② 혈액은 엷은 담홍색, 담록색, 무색 등이다.
③ 심장은 보통 하나로 되어 있다.
④ 혈림프액은 주로 영양분을 각 조직에 공급한다.
⑤ 혈림프액은 호흡작용을 돕는다.

78. 곤충의 혈림프액의 작용이 아닌 것은? *2002년 12월 기출문제
① 생식기능
② 조직세포에 산소공급
③ 노폐물 운반
④ 체내 수분유지
⑤ 영양분을 조직에 공급

79. 날개가 1쌍인 곤충은?
① 독나방 ② 말벌, 호박벌
③ 바퀴벌레 ④ 깔따구
⑤ 트리아토민노린재

80. 벌 구제법 중 틀린 것은? *2002년 12월, 2005년 12월 기출문제
① 카본 테트라 클로라이드를 벌집 구멍에 붓는다.
② 대체로 1회 살충제 투여로 충분하다.
③ 카바메이트 살충제를 둥지에 살포한다.
④ 뜨거운 물을 부어 데워 죽인다.
⑤ 유기인계 살충제를 입구에 살포한다.

Interpretation

▶ '말피기씨관'은 일정한 장소에 부착되어 있지 않고 체강 내에 떠 있으며, 중장과 후장 사이에 연결되어 있는데, **말피기관**은 탄산염, 염소, 인, 염 등의 노폐물을 여과시키고, 중장은 위의 역할을 하여 효소를 분비하며, 후장은 노폐물을 배설한다.
곤충에서 먹이의 소화작용이 이루어지는 곳은 **중장**이고, 곤충에서 먹이의 역행을 막는 밸브 역할을 하는 곳은 **전위**이다.

▶ 곤충의 심장은 여러 개다.

81. 스폰지형 구기를 갖고 있는 위생곤충은?

① 모기 ② 집파리 ③ 빈대
④ 벼룩 ⑤ 나방파리

82. 연결이 잘못된 것은?

① 벼룩 – 은시목
② 파리 – 쌍시목
③ 깔따구 – 반시목
④ 바퀴 – 바퀴목
⑤ 빈대 – 노린재목

83. 우리나라에서 제일 많아 전국적으로 분포하고 있는 바퀴벌레는?

① Blattella germanica
② Periplaneta americana
③ Periplaneta fuliginosa
④ Periplaneta japonica
⑤ Asiabiarta kyotoensis

84. 대형바퀴로 가슴부위에 현저한 황색 무늬가 윤상으로 있고 가운데는 거의 흑색인 것은?

* 2000년 1월, 2005년 12월, 2008년 12월, 2009년 12월 기출문제

① 먹바퀴 ② 독일바퀴
③ 이질바퀴 ④ 집바퀴
⑤ 일본바퀴

85. 바퀴의 서식장소로 가장 적당한 온도는?

① 20~25°C ② 25~28°C
③ 28~33°C ④ 33~38°C
⑤ 38~40°C

Interpretation

▶ 구부를 구성하는 구기는 곤충별로 다른데, 바퀴·흰개미·풍뎅이·나방의 유충 등은 **저작형 구기**를, 모기 진딧물 등은 **흡수형 구기**를, 집파리는 **스폰지형 구기**를, 나비·나방은 **흡관형 구기**를, 그리고 벌은 **저작흡수형 구기**를 각각 갖고 있다.

▶ 날개의 형태가 다름을 근거로 하여 **직시목**(바퀴), **반시목**(노린재, 빈대), **막시목**(벌, 개미), **은시목**(벼룩), **쌍시목** (파리) 등으로 분류되는 위생곤충들의 날개는 흉부배판과 측판사이에 좌우 평평히 늘어진 것으로 근육은 없다.

▶ 우리나라에서 전국적으로 제일 많이 분포하고 있는 바퀴벌레는 독일바퀴(Blattella germanica)이다.

▶ **독일바퀴**는 세계적으로 가장 널리 분포하고 있으며, 우리나라에도 가장 많이 존재하는 바퀴벌레이다.
이질바퀴는 크기가 35~40mm로 큰 것이 특징이고, 대형바퀴로서 **미국바퀴**라고도 하며, 집바퀴는 **일본바퀴**라고도 하며, 전흉 배판에 요철면이 있는 것이 다른 바퀴벌레와 각각 다른 특징이다.

86. 독일바퀴는 일생동안 몇 회 난협을 생산하는가?
① 2~4회 ② 4~8회
③ 8~10회 ④ 12~15회
⑤ 16~20회

87. 독일바퀴와 같은 주거성 바퀴의 습성 중 틀린 것은?
*2001년 1월, 2002년 2월, 2007년 12월 기출문제
① 주간활동성 ② 잡식성
③ 질주성 ④ 군거성
⑤ 생활사가 길다.

88. 바퀴의 특성이 아닌 것은? *2007년 12월 기출문제
① 질주성 ② 야행성
③ 잡식성 ④ 군거성
⑤ 흡혈성

89. 독일바퀴의 특성이 아닌 것은? *2003년 12월, 2008년 12월 기출문제
① 전국적으로 분포한다.
② 전흉 배판에 2줄의 흑색 종대가 있다.
③ 몸 전체가 흑갈색이다.
④ 난협은 알이 부화할 때까지 어미 품에 붙어 있다.
⑤ 주거성 바퀴 중 가장 소형이다.

90. 바퀴의 다리 형태는?
① 질주형 ② 날기형
③ 점프형 ④ 걷는 형
⑤ 기는 형

91. 빈대 구제에 가장 효과적인 방법은?
① 실내 에어로졸 처리
② 끈끈이 줄 사용
③ 실내 공간분무
④ 살충제 잔류살포
⑤ 훈증법

Interpretation

▶ 난협은 알주머니를 말한다.

Interpretation

92. 트리아토민 노린재에 대한 설명 중 잘못된 것은?
① 흡혈에 의하여 샤가스병을 매개
② 알은 벽이나 가구 틈에 접착물질로 부착
③ 불완전 변태
④ 암수 모두 흡혈성
⑤ 자충시기에 충분히 흡혈해야 탈피

93. 트리아토민 노린재가 매개하는 질병은?
① 샤가스병 ② 참호열
③ 재귀열 ④ 로아사상충
⑤ 아프리카 수면병

94. 이에 대한 설명 중 틀린 것은?
① 빛을 싫어함
② 고온과 고습에 부적당
③ 암수 모두 흡혈
④ 숙주선택성이 엄격
⑤ 자충만 흡혈

95. 빛을 싫어하는 곤충은? *2004년 12월 기출문제
① 빈대와 파리 ② 파리와 바퀴
③ 바퀴와 모기 ④ 모기와 파리
⑤ 빈대와 바퀴

96. 발진티푸스가 가장 많이 발생하는 계절은?
① 봄 ② 여름 ③ 가을
④ 겨울 ⑤ 사계절

97. 이가 매개하는 재귀열의 감염을 가장 바르게 설명한 것은?
① 자교에 의해 감염
② 분변을 피부 상처에 문질렀을 때 감염
③ 감염 이의 혈액이 상처가 난 피부나 점막에 오염되었을 때 감염
④ 흡혈하는 동안 토함으로써 감염
⑤ 이가 몸에 있기만 하면 무조건 감염

98. 분변을 통해 옮기는 전염병은? *2007년 12월 기출문제

① 사상충
② 장티푸스
③ 양충병
④ 옴
⑤ 일본 뇌염

99. 벼룩의 알 부화기간은?

① 3일 ② 1주 ③ 10일
④ 2주 ⑤ 20일

100. 벼룩이 알을 낳는 장소가 아닌 곳은?

① 숙주동물의 몸
② 숙주동물의 둥지
③ 마루의 갈라진 틈
④ 부스러기
⑤ 먼지 속

101. 벼룩에 대한 설명 중 틀린 것은? *2004년 12월 기출문제

① 쥐에서 사람에게 페스트나 발진열을 옮긴다.
② 야생동물들 사이에 흑사병을 옮기고 사람에게도 옮긴다.
③ 흡혈을 하므로 자극적이고 불쾌하다.
④ 기생충의 중간숙주 역할을 한다.
⑤ 샤가스병을 옮긴다.

102. 사상충이 모기 내에서 발육하는 곳은? *2006년 12월 기출문제

① 전위 ② 대장
③ 흉부근육 ④ 타액선
⑤ 난소

103. 흑사병 병원체가 증식하는 곳은? *2006년 12월 기출문제

① 전위 ② 대장
③ 소낭 ④ 타액선
⑤ 소장

Interpretation

▶ 샤가스병은 트리아토민 노린재가 매개하는 질병이다.

▶ 병원체가 증식하고 발육하는 곳은 흑사병은 전위에서, 뇌염과 황열의 경우 위에서, 말라리아는 위 외벽에서, 사상충은 흉부근육에서 각각 이루어진다.

104. 벼룩의 구부에 있는 구조물 가운데 '소악'이라는 구조물의 기능은? *2008년 12월 기출문제

① 숙주의 피부를 뚫는 데 사용
② 혈액의 흡입통로
③ 숙주의 털 사이를 빠져나가는 데 이용
④ 타액분비에 사용
⑤ 미각을 담당

105. 벼룩이 옮기는 감염 질병은? *2004년 12월 기출문제

① 장티푸스
② 유행성 출혈열
③ 황열
④ 페스트
⑤ 발진티푸스

106. 벼룩의 생활사 중 틀린 것은? *2002년 12월 기출문제

① 숙주선택성이 엄격하다.
② 숙주가 아니더라도 공격한다.
③ 숙주가 죽으면 재빨리 떨어져 다른 동물로 옮긴다.
④ 흑사병균에 감염된 벼룩은 정상적인 벼룩보다 자주 흡혈한다.
⑤ 흑사병균에 감염된 벼룩은 수명이 짧다.

107. 벼룩의 생활사 중 틀린 것은? *2002년 12월 기출문제

① 성충의 수명은 약 6개월이다.
② 쥐벼룩은 흡혈하지 않는다.
③ 알의 부화기간은 1주일이다.
④ 암수 모두 흡혈한다.
⑤ 유충의 발육기간은 약 2주이다.

108. 숲모기 속 알에 대한 설명 중 옳은 것은? *2000년 1월 기출문제

① 부낭을 갖고 있다.
② 난협이 있다.
③ 무더기로 산란한다.
④ 타원형 또는 포탄형이다.
⑤ 건조하면 죽는다.

Interpretation

109. 늪모기 속 유충은 보통 어떤 곳에 서식하나?
*2000년 1월, 2003년 12월 기출문제

① 빈깡통 속
② 나무구멍
③ 수서식물의 뿌리
④ 일시적으로 고인물
⑤ 웅덩이의 표면

110. 일본뇌염모기는 어떤 곳에 서식하나?
*2001년 1월, 2005년 12월, 2008년 12월 기출문제

① 폐타이어, 폐용기
② 하수구
③ 바위구멍
④ 논이나 저수지
⑤ 집 주변의 깨끗히 고인물

111. 논, 늪, 호수, 그 밖에 서식하는 모기는?
*2006년 12월, 2009년 12월 기출문제

① 작은빨간집모기
② 빨간집모기
③ 광릉왕모기
④ 토고숲모기
⑤ 중국얼룩날개모기

112. 일본뇌염을 예방하는 방법이 아닌 것은? *2007년 12월 기출문제

① 진드기 방제
② 돼지에게도 생백신
③ 백신으로 면역을 높임
④ 집모기 방제
⑤ 유행 시 15세 이하 어린이에게 백신

113. 일본뇌염모기가 가장 활발히 활동하는 시간은?

① 저녁 6시~저녁 8시
② 저녁 8시~저녁 10시
③ 저녁 10시~저녁 12시
④ 저녁 12시~새벽 2시
⑤ 새벽 2시~새벽 6시

Interpretation

▶ 모기의 서식지
* 논이나 고인 웅덩이, 늪지, 저수지 : **작은빨간집모기**(일본뇌염), **중국얼룩날개모기**(학질모기)
* 하수구, 오물처리장, 빈깡통, 물독 : **빨간집모기**
* 숲이나 바위 구멍 등 : **토고숲모기**

114. 학질모기 유충에 대한 설명 중 잘못된 것은?
① 호흡관이 퇴화되어 있다.
② 장상모가 있다.
③ 수면에 각도를 갖고 매달린다.
④ 수면에 평행으로 뜬다.
⑤ 하수구 등에 서식하지 않는다.

115. 모기의 천적이 아닌 것은? *2006년 12월, 2009년 12월 기출문제
① 왕모기
② 모기어
③ 미꾸라지
④ 기생벌
⑤ 잠자리

116. 파리의 구제에 가장 많이 이용되는 천적은? *2006년 12월 기출문제
① 플라나리아
② 히드라
③ 미꾸라지
④ 기생벌
⑤ 잠자리

117. 흡혈을 하지 않는 모기는? *2006년 12월 기출문제
① 작은빨간집모기
② 빨간집모기
③ 광릉왕모기
④ 토고숲모기
⑤ 중국얼룩날개모기

118. 말라리아를 매개하는 모기는?
① 작은빨간집모기
② 빨간집모기
③ 광릉왕모기
④ 토고숲모기
⑤ 중국얼룩날개모기

Interpretation

▶ 학질모기 유충은 장상모가 있고, 호흡관이 없으며, 수면에 수평으로 떠서 생활한다.

▶ 모기의 천적은 성충으로는 새, 거미, 잠자리가 있고, 유충으로는 송사리, 잠자리 유충, 왕모기 유충 등이 있다.

119. 토고숲모기의 유충 서식장소는? *2003년 12월 기출문제

① 약간의 염분이 섞인 물이 고여 있는 곳
② 빗물이 고여 있는 곳
③ 웅덩이에 물이 고여 있는 곳
④ 늪이나 연못 같은 깨끗한 물
⑤ 하수구에 물이 고여 있는 곳

120. 모기가 매개하는 질병이 아닌 것은?

① 사상충증
② 뎅기열
③ 발진열
④ 황열
⑤ 일본뇌염

121. 모기의 유충채집 시 필요 도구로만 연결된 것은?
*2007년 12월, 2009년 12월 기출문제

① 국자, 스포이드, 유문등
② 국자, 스포이드, 독병
③ 국자, 스포이드, 채집병
④ 국자, 핀셋, 유문등
⑤ 스포이드, 채집병, 유문등

122. 소형파리, 모기, 등에모기, 쌀겨모기, 나방파리, 진드기, 개미, 벼룩 등의 성충 채집에 쓰이는 것은? *2006년 12월 기출문제

① 국자
② 스포이드
③ 채집병
④ 유문등
⑤ 흡충관

123. 우리나라에서 유행하는 말라리아는?

① 삼일열 ② 사일열
③ 오일열 ④ 난형열
⑤ 열대열

Interpretation

▶ 모기 유충은 가정용 국자로 물을 떠서 유충이 발견되면 스포이드로 채집 병에 옮긴다.

124. 모기에서 다이아포스(diapause)란?
① 산란 직전의 상태
② 월동 중인 상태
③ 월동이 끝난 상태
④ 흡혈 후 휴식 중인 상태
⑤ 월동준비가 완료된 상태

125. 수면병을 옮기는 파리는?
① 침파리 ② 공주집파리
③ 쉬파리 ④ 체체파리
⑤ 금파리

126. 집파리에 의하여 전파되는 질병이 아닌 것은?
① 콜레라 ② 홍역
③ 아메바성 이질 ④ 장티푸스
⑤ 세균성이질

127. 유생생식을 하는 파리는? *2008년 12월 기출문제
① 집파리 ② 침파리
③ 금파리 ④ 쉬파리
⑤ 체체파리

128. 유충이 자궁 속에서 모체로부터 영양 공급을 받으며, 발육을 마친 후 밖으로 나오는 난태생을 하는 파리는? *2006년 12월 기출문제
① 집파리 ② 침파리
③ 금파리 ④ 쉬파리
⑤ 체체파리

129. 집파리에 의하여 질병이 전파되는 경우가 아닌 것은?
*2002년 12월, 2003년 12월, 2006년 12월 기출문제
① 분비물, 배설물 등을 먹고 토함
② 구기의 털에 의하여
③ 날개를 서로 비벼서
④ 욕반에 묻혀서
⑤ 다리 강모에 의하여

Interpretation

▶ 체체파리는 다른 파리들과는 달리 1개의 알이 자궁에서 부화하고, 유충은 자궁 속에서 모체로부터 영양공급을 받으며, 발육을 마친 후 밖으로 나온다.

130. 파리 유충이 동물의 조직에 기생하는 것은?

* 2001년 1월, 2002년 2월, 2005년 12월, 2006년 12월 기출문제

① 사상충증
② 람블편모충증
③ 승저증
④ 회선사상충증
⑤ 수면증

131. 파리의 평균수명은?

① 2주 ② 4주 ③ 8주
④ 10주 ⑤ 5개월

132. 번데기가 하체를 흙에 묻고 수직으로 몸을 고정하는 위생곤충은?

* 2006년 12월 기출문제

① 파리 ② 벼룩
③ 모기 ④ 등에
⑤ 빈대

133. 등에 모기가 옮기는 질병은?

① 오자르디 사상충
② 오로야열
③ 회선사상충
④ 파파타시열
⑤ 양충병

134. 깔따구의 보건상 피해는?

* 2000년 1월, 2004년 12월, 2007년 12월, 2009년 12월 기출문제

① 뉴슨스 ② 오로야열
③ 리슈마니아 ④ 황열
⑤ 뎅기열

135. 질병의 매개와는 관계없이 불쾌감과 혐오감을 주는 뉴슨스 해충 중 도시해충은?

* 2006년 12월 기출문제

① 지하집모기 ② 초파리
③ 집파리 ④ 독일바퀴
⑤ 숲모기

Interpretation

▶ '**승저증**' 또는 '**구더기증**'에는 기생하는 부위에 따라 피부 조직에 기생하는 외부 구더기증과 소화기관이나 비뇨기관에 기생하는 내부 구더기증이 있다.

한편 이른바 '**우발적 구더기증**'은 '2차적 구더기증'이라고도 하는데 우연한 기회에 파리 유충이 인체에 기생하는 모든 경우를 말한다.

136. 곤충의 직접 피해는? *2007년 12월 기출문제

① 외상, 인체 기생
② 기계적 전파
③ 증식형, 경란형
④ 기계적 전파, 발육형
⑤ 발육증식형

137. 깔따구 성충의 평균수명은?

① 2~7일 ② 5~10일 ③ 13일
④ 15~17일 ⑤ 4주

138. 깔따구에 대한 설명 중 맞는 것은?
*2001년 1월, 2002년 12월 기출문제, 2003년 12월, 2008년 12월 기출문제

① 몸에 비늘이 있다.
② 구기가 퇴화하였다.
③ 유충의 핏속에 적혈구가 없다.
④ 수명은 한달이다.
⑤ 주간 활동성이다.

139. 먹파리, 즉 곱추파리에 의해 매개되는 질병은?
*2007년 12월, 2009년 12월 기출문제

① 양충병 ② 말레이사상충
③ 로아사상충 ④ 오로야열
⑤ 회선사상충

140. 모래파리가 옮기는 질병은?

① 회선사상충 ② 파파티시열
③ 반크로프티사상충 ④ 로아사상충
⑤ 오자르디 사상충

141. 독나방과 관계가 없는 것은? *2001년 1월, 2005년 12월 기출문제

① 종령기에 가장 많은 독모가 있다.
② 야간 활동성이다.
③ 낮에는 산에서 휴식한다.
④ 성충의 수명은 7~9일이다.
⑤ 군서성으로 연 1회 발생한다.

142. 큰 진드기에 의하여 전파되는 질병은?

① 참호열 ② 록키산 홍반열
③ 양충병 ④ 리케차폭스
⑤ 알레르기성 질환

143. 양충병의 매개체는? *2000년 1월, 2002년 2월, 2005년 12월 기출문제

① 노린재 ② 좀진드기
③ 빈대 ④ 큰 진드기
⑤ 벼룩

144. 털진드기는 어느 시기에 흡혈하는가? *2007년 12월 기출문제

① 자충 준비기 ② 자충
③ 유충 ④ 성충 준비기
⑤ 성충

145. 여드름진드기는 사람의 피부 중 특히 어디에 기생하는가? *2006년 12월 기출문제

① 손과 손목 ② 생식기 부위
③ 코 주변 ④ 몸통
⑤ 발목

146. 참진드기와 관계가 없는 것은?

① 록키산 홍반 열
② Q열
③ 진드기 매개 뇌염
④ 황열
⑤ 라임병

147. 리케차폭스와 관계 있는 좀진드기는?

① 닭진드기
② 생쥐진드기
③ 여드름진드기
④ 쥐진드기
⑤ 털진드기

Interpretation

▶ 양충병은 쯔쯔가무시병이다.

▶ 여드름진드기는 사람의 피부 중 특히 코 주변에 기생하고 피지선과 모낭에 주로 기생한다. 그래서 '모낭진드기'라고도 한다.

148. 후기문 아목에 속하는 진드기는?
① 공주진드기 ② 집진드기
③ 털진드기 ④ 여드름진드기
⑤ 먼지진드기

149. 먼지진드기에 대한 설명 중 틀리는 것은? *2003년 12월 기출문제
① 자충과 성충은 자유생활을 하고 유충만 흡혈한다.
② 성충의 수명은 2개월
③ 대기 중에 불포화수분을 흡수하는 능력이 있다.
④ 습도가 중요한 생장 요인이다.
⑤ 알에서 성충까지 1개월 소요된다.

150. 전선줄을 타고 다니는 쥐는? *2008년 12월 기출문제
① 등줄쥐 ② 들쥐
③ 곰쥐 ④ 시궁쥐
⑤ 집쥐

151. 쥐와 관계없는 것은?
① 살모넬라증 ② 흑사병
③ 발진열 ④ 서교열
⑤ 홍역

152. 쥐는 어디에 속하는가?
① 포유류 ② 파충류
③ 양서류 ④ 갑각류
⑤ 선충류

153. 다음 중 쥐약은?
① 타론 ② 마라치온
③ 페메스린 ④ 바이오 레스메스린
⑤ 알드린

154. 쥐약 중 급성인 것은?
① 후마린 ② 와파린
③ 파이발 ④ 다이파시논
⑤ 스트리크 나인

Interpretation

▶ 곰쥐와 생쥐는 각종 파이프의 외부와 내부 또는 전선을 타고 이동한다.

155. 쥐약 중 기피성이 없는 것은?
① 와파린
② ANTU
③ Red squill
④ Strichnine
⑤ 1080(sodium monofluoroacetate)

156. 2차 독성이 가장 심한 것은?
① 와파린
② 1080(sodium monofluoroacetate)
③ 파이발
④ 후마린
⑤ 인화아연

157. 쥐의 능력에 해당하지 않는 것은?
① 덜 굳은 시멘트를 뚫을 수 있다.
② 1km 이상 수영한다.
③ 전선을 타고 이동할 수 있다.
④ 각종 파이프의 외부와 내부를 타고 이동한다.
⑤ 미끄러운 벽을 올라 갈 수 있다.

158. 쥐의 감각기관 중 가장 약한 것은? ＊2007년 12월 기출문제
① 청력 ② 후각 ③ 미각
④ 시각 ⑤ 촉각

159. 항혈응고제 쥐약에 관하여 옳지 않은 것은?
＊2001년 1월, 2005년 12월 기출문제
① 한 번 먹으면 죽는다.
② 4~5일간 계속 먹어야 죽는다.
③ 혈액의 응고를 방해하는 쥐약이다.
④ 해독제는 비타민 K이다.
⑤ 기피성이 없다.

Interpretation

▶ 기피성은 급성 살서제에서 발생한다.

160. 2차 독성(second poisoning)이란?
① 한 번 사용한 쥐약을 다시 사용하여도 독성이 있다는 뜻이다.
② 쥐약을 먹고 죽은 쥐를 다른 동물이 섭취했을 때의 독성을 말한다.
③ 만성 쥐약의 성질이다.
④ 쥐약이 2일이 지나야 효과가 있다는 뜻이다.
⑤ 모든 쥐약이 가지고 있는 성질이다.

161. 쥐를 방제하는 가장 효과적인 방법은? *2005년 12월 기출문제
① 급성 살서제를 투여한다.
② 만성 살서제를 투여한다.
③ 먹을 것과 서식처를 없앤다.
④ 천적을 이용한다.
⑤ 쥐덫을 사용한다.

162. 쥐의 특성이 아닌 것은? *2009년 12월 기출문제
① 야간 활동성
② 주간 활동성
③ 잡식성
④ 구토하는 능력이 없다.
⑤ 잘 정돈된 장소를 싫어한다.

163. 쥐약에 대한 쥐의 기피성은? *2001년 1월, 2008년 12월 기출문제
① 급성 쥐약에서 일어난다.
② 만성 쥐약에서 일어난다.
③ 급 · 만성 쥐약에서 모두 일어난다.
④ 예비 미끼에서 일어난다.
⑤ 기피성이 있는 쥐약은 드물다.

164. 곰쥐의 1회 출산수는? *2000년 1월, 2005년 12월 기출문제
① 2~5마리 ② 4~8마리
③ 10~15마리 ④ 16~20마리
⑤ 25마리

Interpretation

▶ 급성 살서제는 기피성과 2차독성의 문제가 있고, 만성살서제는 저항성과 항응혈성의 문제가 있다.

165. 쥐의 문치는 연간 평균 얼마나 자라는가?

① 11~14cm ② 15~17cm
③ 6~8cm ④ 8~10cm
⑤ 2~5cm

166. 구서활동은 어느 시기에 하는 것이 가장 효과적인가?
*2003년 12월 기출문제

① 여름 ② 가을
③ 겨울 ④ 봄
⑤ 봄과 여름

167. 쥐에 대한 설명 중 잘못된 것은? *2006년 12월 기출문제

① 봄과 가을 2번 개체수가 최고에 이른다.
② 생후 1개월부터 갉는다.
③ 생후 10일 정도면 귀가 열려 제대로 들을 수 있다.
④ 사람 냄새에 익숙하다.
⑤ 색맹이며 근시이다.

168. 주가성 쥐의 특성을 틀리게 설명한 것은? *2007년 12월 기출문제

① 생쥐의 활동범위는 수 m이다.
② 땅속에 구멍을 뚫고 사는 것은 대체로 시궁쥐이다.
③ 야간 활동성이지만 시력은 근시이고 색맹이다.
④ 잡식성이며 섭취한 먹이가 이상하면 토해 버린다.
⑤ 청각은 대단히 예민하다.

169. 쥐가 옮기는 살모넬라증은 병원체가 어디에 있는가?

① 쥐벼룩 ② 쥐 진드기
③ 쥐 이 ④ 쥐의 분뇨
⑤ 쥐의 자교

170. 등줄쥐에 대한 설명 중 틀린 것은?

① 무게가 생쥐와 비슷하다.
② 꼬리가 두동장보다 길다.
③ 등쪽에 머리부터 검은 줄이 있다.
④ 구멍은 S자로 1~2m 파고 그 속에 둥지가 있다.
⑤ 월동식량을 별도로 저장하는 습성이 없다.

Interpretation

▶ 쥐는 생후 2주부터 이빨로 갉는다. 쥐의 문치는 연간 평균 11~14cm가 자란다.

171. 쥐는 출산 후 얼마만에 교미하는가?

① 1일 ② 2일 ③ 3일
④ 7일 ⑤ 10일

172. 쥐가 매끄러운 수직벽을 오를 수 있는 높이는?

① 15cm ② 25cm ③ 33cm
④ 45cm ⑤ 60cm

173. 설치류의 먹이 선택은?

① 저장물질 ② 곡물
③ 고기 ④ 채소
⑤ 환경에 의하여 결정

174. 쥐의 개체군 크기를 결정하는 요인이 아닌 것은?

① 출생 ② 죽음
③ 경쟁 ④ 이동
⑤ 출생과 사망

175. 쥐의 개체군 증가를 제한하는 물리적 환경에 해당하는 것은?

*** 2007년 12월, 2009년 12월 기출문제**

① 쥐틀 ② 먹이
③ 경쟁 ④ 스크린 설치
⑤ 고양이

176. 도시지역에 있어서 쥐 먹이의 주요 출처는?

① 집 정원
② 저장 곡물
③ 건초
④ 부엌 쓰레기
⑤ 창고

177. 생쥐의 수명은?

① 1년 ② 2년
③ 3년 ④ 1년 6개월
⑤ 6개월

Interpretation

▶ 쥐의 개체군 증가를 제한하는 물리적 환경은 먹이, 은신처, 기후 등이고, 천적에는 족제비, 고양이, 매, 부엉이, 뱀, 말똥가리 등이며, 그 밖에 동종 간의 경쟁이 있다.

178. 오직 생쥐에 의하여 전파되는 질병은?
① 발진열 ② 흑사병
③ 렙토스피라증 ④ 리케차폭스
⑤ 양충병

179. 생쥐의 평균 무게는?
① 20g ② 40g ③ 50g
④ 80g ⑤ 30g

180. 주가성 쥐의 구제방법 중 효과적이고 영구적인 방법은?
＊2000년 1월, 2002년 2월, 2005년 12월 기출문제
① 쥐구멍을 막는다.
② 살서제를 놓는다.
③ 쥐덫을 놓는다.
④ 환경을 개선한다.
⑤ 불임약제를 이용한다.

181. 만성 살서제를 사용할 때 옳지 못한 것은? ＊2001년 1월 기출문제
① 미끼먹이에 대한 기피성이 없다.
② 장기간 사용하면 저항성이 생길 가능성이 크다.
③ 사전미끼를 4~8일간 설치해야 한다.
④ 1회 다량 투여보다 4~5회 소량 중복 투여가 더 효과적이다.
⑤ 사전미끼를 사용할 필요가 없다.

182. 살서제를 사용할 때 인축의 피해를 방지하기 위해 해야 할 사항 중 틀린 것은? ＊2003년 12월 기출문제
① 인화아연은 미끼먹이와 섞을 때 수분과 작용하여 맹독성인 인 가스를 방출한다.
② 1080은 결정체 분말이므로 호흡기관을 통해 중독 가능성이 높다.
③ 만성 살서제는 2차 독성이 거의 없다.
④ 만성 살서제에 중독되면 치료방법이 없다.
⑤ 만성 살서제 중독 시 비타민 K를 다량 투여하면 회복률이 높다.

Interpretation

▸ sodiummonofluoroacetate (1080)

183. 급성살서제를 미끼 먹이에 섞어 설치한 후 언제 수거해 매몰하는가? *2001년 1월 기출문제

① 1~2일 ② 4~5일 ③ 1주
④ 10일 ⑤ 2주

184. 시궁쥐 구제에 안전하며 매스껍고 쓴맛이 있는 살서제는?
① ANTU
② 인화아연
③ Red squill
④ 1080
⑤ 와파린

185. 살서제 중 극도로 위험하고 위독한 것은?
① 와파린
② 레드스퀼(Red squill)
③ 1080
④ 후마린
⑤ 크리마딘

186. 식물의 꽃에서 추출한 성분으로 만든 살서제는?
① Red squill
② ANTU
③ RH 787
④ 1080
⑤ 와파린

187. 살서제를 사용할 때 색을 넣는 이유는?
① 인축의 독성 때문에 쉽게 발견되도록 하기 위하여
② 쥐에 쉽게 발견되도록 하기 위하여
③ 상품가치를 나타내기 위하여
④ 색은 쥐에게 유인성을 발휘하기 때문에
⑤ 색을 좋아하기 때문에

Interpretation

▶ sodiummonofluoroacetate (1080)

188. 살충제의 훈증작용이 가장 강한 약제는? ＊2004년 12월 기출문제

① DDT
② dichlorvos(DDVP)
③ malathion
④ fenthion
⑤ Naled

189. 곤충의 살충제에 대한 습성적(習性的) 반응이 변화함으로써 치사량 접촉을 피할 수 있는 능력은?
＊2003년 12월, 2006년 12월, 2007년 12월, 2008년 12월, 2009년 12월 기출문제

① 교차 저항성
② 내성
③ 생태적 저항성
④ 돌연변이
⑤ 생리적 저항성

190. 가열연막에서 틀린 것은? ＊2002년 2월 기출문제

① 주로 제제 중에서 용액(solution)을 사용한다.
② 노즐(nozzle) 풍향을 가로지르되 30~40도로 하향한다.
③ 실시 시기는 밤 10시 후부터 새벽 해뜨기 직전까지가 좋다.
④ 가능하면 넓은 면적을 단시간에 하기 위해 살포의 폭을 크게 한다.
⑤ 풍속이 10km/h 이상일 때는 살포할 수 없다.

191. 극미량 연무(ultra low volume)의 장점이 아닌 것은?
＊2007년 12월 기출문제

① 저독성 살충제의 원액을 그대로 연무한다.
② 작업시간과 운행경비가 절감된다.
③ 열에 의해 상당량의 살충제가 파괴된다.
④ 연막에 의한 교통사고의 위험이 적다.
⑤ 석유나 경유와 같은 희석용매가 필요없어 경비가 절약된다.

192. 극미량 연무를 할 때 노즐(nozzle)의 각도는 얼마가 좋은가?
＊2007년 12월 기출문제

① 수평　② 밑으로 45°
③ 위로 45°　④ 수직
⑤ 아래로 30°

Interpretation

▶ 곤충의 살충제에 대한 습성적(習性的) 반응이 변화함으로써 치사량 접촉을 피할 수 있다면 생태적 저항성 때문이다.
어느 지방의 살충제 투여 결과 예전에는 치사량이 되었는데 최근에는 10배 이상 증가시켜도 곤충이 사멸하지 않았다면 이는 생리적 저항성 때문이다.

193. 효력 증강제가 아닌 것은?

① 아베이트
② 피페오닐 부톡사이드
③ 피페오닐 사이크로
④ 세사민
⑤ 디엠씨

194. 살충제 잔류분무 시 동일한 약제의 경우도 분무장소와 물질에 따라 잔류효과에 심한 차이를 나타낸다. 잘못 연결된 것은?

＊2006년 12월 기출문제

① 타일 > 페인트 칠한 나무
② 시멘트 벽 < 흙벽
③ 저온 > 고온
④ 음지 > 양지
⑤ 페인트 칠한 벽 > 시멘트 벽

195. 펠렛이란? ＊2006년 12월 기출문제

① 얇은 피막으로 약제를 싼 것
② 원제를 증량제에 침투시켜 희석한 것
③ 원통형 고형제제
④ 굵은 연필심과 같은 막대형 입제
⑤ 점성이 있는 반 고형체 물질을 미세화 한 것

196. 농부가 손으로 뿌릴 수 있는 것은? ＊2009년 12월 기출문제

① 수화제 ② 유제 ③ 용제
④ 수용제 ⑤ 입제

197. 마이크로캡슐의 장점이 아닌 것은?

＊2004년 12월, 2006년 12월 기출문제

① 인체에 안정성이 높다.
② 잔류기간을 연장시킬 수 있다.
③ 모든 해충구제에 사용되고 있다.
④ 살포 후 냄새가 없다.
⑤ 약제의 기피성을 감소시킨다.

Interpretation

▶ 펠렛이란 굵은 연필심과 같은 막대가 조각조각 부서진 형태이고, 부리켓은 5~7cm의 도넛형 또는 원통형의 큰 덩어리로 된 입제이다.

198. 수화제(wettable powder)의 구성성분은? *2008년 12월 기출문제

① 증량제 + 친수제 + 계면활성제

② 유기용매 + 유화제

③ 증량제 + 점결제 + 붕괴촉진제

④ 증량제 + 친수제 + 안정제

⑤ 유기용매 + 안정제

199. 용어와 약제가 틀린 것은? *2008년 12월 기출문제

① 수화제, WP ② 유제, EC

③ 용제, S ④ 수용제, SP

⑤ 분제, G

200. 유제 조제 시 유화제로 사용하는 것은? *2002년 12월 기출문제

① triton ② xylene

③ toluene ④ tropital

⑤ methylnaphthalene

201. 동일 살충제, 동일 농도의 경우 위험도가 잘못 연결된 것은?

① 용제 > 유제

② 용제 > 수화제

③ 수화제 > 유제

④ 분제 > 입제

⑤ 유제 > 분제

202. 공간살포는 얼마 동안 살충력을 기대할 수 있는가?

① 10~20분 ② 20~30분

③ 30~40분 ④ 40~50분

⑤ 1~2시간

203. 극미량 연무 시 살충제 입자 크기는? *2008년 12월, 2009년 12월 기출문제

① 0.1~40μ ② 5~50μ

③ 50~80μ ④ 80~100μ

⑤ 100~150μ

Interpretation

▶ *수화제 : WP=wettable powder,
*유제, EC=emulsifiable concentrate
*용제 : S=solution
*수용제 : SP=soluble powder
*분제 : D=dust
*입제 : G=granule
*부리켓 : briquet

▶ 공간살포 입자의 크기는 1~50μ인데 이에는 30μ의 에어로졸과 0.1~40μ의 가열연무, 그리고 5~50μ의 극미량 연무가 있다. 참고로 마이크로캡슐의 입자 크기는 20~30μ이다.

204. DDT는 환경오염문제가 될 때까지 어떤 이유에서 대중적인 살충제로서 사용되어 왔는가?

① 비교적 값이 싸다.

② 잔류효과가 길다.

③ 많은 해충에 사용되어 왔다.

④ 포유류에 상대적으로 저독성이다.

⑤ 전부 해당된다.

205. 유기염소제 살충제가 아닌 것은?

① DDT ② Permethrin

③ r−HCH ④ Dieldrin

⑤ Chlordane

206. 식물에서 추출한 것으로 속효성이며 포유류에 저독성인 것은?

* 2006년 12월 기출문제

① 피레스린

② 크로르덴

③ 디엘드린

④ 다이아지논

⑤ 마라치온

207. 살충제 용매로서 가장 널리 사용되고 있는 것은?

① 물

② Ether

③ Acetone

④ Alcohol

⑤ 석유나 Kerosene

208. 기피제가 아닌 것은?

① Rutgers 612

② RH 787

③ Dimethyl carbamate

④ DMP

⑤ Benzyl benzoate

Interpretation

▶ 식물에서 추출한 것으로 속효성이며 포유류에 저독성이어서 현대에 있어서 방역용 살충제로 가장 적당한 것은 피레스로이드계 살충제이다.

209. 방역용 살충제의 조건에서 틀린 것은? *2007년 12월 기출문제

① 인축독성이 낮거나 없어야 한다.
② 가격이 염가라야 한다.
③ 환경을 가능한 오염시키지 말아야 한다.
④ 다른 약제와 혼용해도 약효가 떨어져서는 안 된다.
⑤ 가격과는 별 관계가 없다.

210. 살충제 중 장기간 분해되지 않고 환경을 오염시키는 것은?
*2000년 1월, 2001년 1월, 2005년 12월, 2007년 12월 기출문제

① DDT ② Sumithion
③ Diazinon ④ DDVP
⑤ Permethrin

211. 가열 연무시 살충제 입자의 크기는?

① 5~50μ ② 50~100μ
③ 0.1~40μ ④ 40~50μ
⑤ 50~60μ

212. 효력 증강제에 대한 설명 중 틀린 것은?

① 자체는 살충력이 없다.
② piperonyl butoxide는 효력증강제이다.
③ 살충제와 혼용 시 살충효력이 커진다.
④ benzyl benzoate는 효력증강제이다.
⑤ 곤충 체내에서 분비하여 무독화작용을 하는 효소를 공격한다.

213. 식물성 살충제는?

① DDVP ② Lindane
③ Pyrethrin ④ Dursdan
⑤ Bendiocab

214. 유기인계 살충제는?

① Propoxur(Baygon)
② Bendiocab
③ Naled
④ DDT
⑤ Dieldrin

Interpretation

Interpretation

215. 유충 시와 성충 시의 서식하는 곳이 다른 위생곤충은?
① 모기 ② 파리
③ 벼룩 ④ 바퀴
⑤ 빈대

216. 잔류분무 시 가장 좋은 입자의 크기는?
*2003년 12월, 2006년 12월 기출문제
① 50μ ② 100~250μ
③ 250~400μ ④ 400μ 이상
⑤ 0.1μ

217. 모기 성충을 방제하기 위해 벽의 표면에 물약을 뿌린다면 무엇이겠는가? *2000년 1월, 2002년 2월 기출문제
① 가열연막 ② 잔류분무
③ 훈증 ④ 공간분무
⑤ 훈증

218. 잔류분무 시 이상적으로 분무하려면 벽 면적당 몇 cc의 희석액이 살포되어야 하는가?
*2001년 1월, 2002년 2월, 2005년 12월, 2006년 12월 기출문제
① 20cc/m^2 ② 40cc/m^2
③ 60cc/m^2 ④ 100cc/m^2
⑤ 19cc/m^2

219. 잔류분무 시 분당 어느 정도 면적을 살포해야 하는가?
① 16m^2 ② 19m^2 ③ 22m^2
④ 40m^2 ⑤ 10m^2

220. 50% HCH(BHC) 유제를 물에 5%로 희석하여 100갤런을 만들어 사용하고자 할 때 원제의 필요량은? *2005년 12월 기출문제
① 5갤런 ② 15갤런
③ 25갤런 ④ 35갤린
⑤ 45갤런

▶ 50×□ = 5×100

221. Permethrin 10%의 유제 20L를 희석하여 0.2% 살포액을 만들려고 할 때 필요한 물의 양은 몇 L인가? *2005년 12월 기출문제

① 900L ② 980L
③ 1000L ④ 1,500L
⑤ 1,600L

▶ 10×20=0.2×(20+□), □=980

222. 살포방법의 기준을 지켜 잔류분무를 실시하였을 때 희석농도가 5%인 경우 원체 몇 g이 벽면에 잔류되나? *2005년 12월 기출문제

① $1g/m^2$ ② $2g/m^2$ ③ $3g/m^2$
④ $5g/m^2$ ⑤ $6g/m^2$

▶ 잔류분무시 벽면에 $40cc/m^2$로 분무한다.
$40cc/m^2 \times 5/100 = 2cc/m^2 = 2g/m^2$ $cc = cm^3 = mL$, $cc = g$ (비중이 1일 때)

223. 공기압축 분무기로 잔류분무할 때 평균 얼마나 공기를 압축시켜야 하는가? *2002년 12월 기출문제

① 20Lb ② 40Lb
③ 50Lb ④ 60Lb
⑤ 10Lb

224. 가열연막은 언제 하는 것이 좋은가? *2000년 1월, 2005년 12월 기출문제

① 새벽 ② 낮 ③ 저녁
④ 밤 ⑤ 수시로

225. 식독제가 아닌 것은?

① 염화수은
② 인화알루미늄
③ 붕산
④ 비산동
⑤ 비소

226. 발육억제제에 대한 설명이 아닌 것은? *2006년 12월, 2008년 12월 기출문제

① 환경오염을 시키지 않는다.
② 저항성 문제가 없다.
③ 포유동물에 영향이 없다.
④ 인체에 독성이 없다.
⑤ 정상 호르몬의 작용을 도와서 발육을 억제한다.

▶ 발육억제제는 곤충 발육과정에 관여하는 정상 호르몬의 작용을 방해하여 발육을 억제하는 약제를 말한다.

227. 유기염소계 살충제는? * 2005년 12월 기출문제

① Heptachlor ② Sevin
③ Abate ④ Dipterex
⑤ Fenthion

228. 합성 피레스로이드계 살충제가 아닌 것은?

① Allethrin ② Sumicidin
③ Aldrin ④ Resmethrin
⑤ Empenthrin

229. 카바메이트계 살충제는? * 2008년 12월 기출문제

① naled ② propxur
③ permethrin ④ diazinon
⑤ remethrin

230. 유기인계 살충제는 어느 것인가?

① Sevin ② Baygon
③ Dipterex ④ Chlordane
⑤ Aldrin

231. 염소화합물로 독성이 높은 것은?

① Dieldin ② Propoxur
③ Dibrom ④ DDVP
⑤ HCH

232. 효력증강제는? * 2004년 12월 기출문제

① Piperonyl butoxide
② Methyl bromide
③ Paradichlorbenzene
④ Hydrogen
⑤ Dimethyl phtalate

Interpretation

233. 유기인계 살충제 중 포유류에 독성이 낮은 것은?
*2004년 12월 기출문제

① Guthion ② Parathion
③ Endrin ④ Phosdrin
⑤ Malathion

234. 유기염소제의 특징은?
① 접촉독 ② 지속적 잔류효과
③ 호흡독 ④ 피부로 흡수
⑤ 독이법

235. 살충제 중 인축에 맹독성인 것은?
① DDT ② 파라치온
③ 제충국 ④ 린덴
⑤ 마라치온

236. 살충제를 희석하지 않고 원체를 입자크기 50μ 이하로 살포하는 것은?
*2006년 12월 기출문제

① 가열연막 ② 잔류분무
③ 극미량 연무 ④ 분제살포
⑤ 미스트

237. 잡목이나 풀숲에 대량으로 발생한 독나방을 방제하는 방법 중 가장 효과적인 것은?
*2006년 12월 기출문제

① 가열연막 ② 잔류분무
③ 극미량 연무 ④ 분제살포
⑤ 미스트

238. 독나방을 방제하는 가장 효과적인 것은?
*2006년 12월 기출문제

① 파리채
② 살충제
③ 실내등을 켬
④ 젖은 헝겊이나 휴지
⑤ 옥내로 유인

Interpretation

▶ 독나방은 독모 때문에 젖은 헝겊이나 휴지로 싸서 잡아야 하고, 실내 등을 끄고 외부를 밝게 한 후 옥외로 유인해서 잡아야 한다.

239. 흰쥐에 대한 경구독성 중앙치사량(LD50)이다. 방역용 살충제로서 가장 이상적인 것은? * 2002년 12월, 2004년 12월, 2006년 12월 기출문제

① 고도독성 5~50mg/kg
② 중도독성 50~500mg/kg
③ 극도독성 50mg/kg 이하
④ 무해무도독성 5,000~15,000mg/kg
⑤ 저도독성 500~5,000mg/kg

240. 살충제의 인체 중독사고를 예방 또는 치료하는데 필요한 내용 중 옳지 않은 것은? * 2006년 12월 기출문제

① 유기인계에 중독 시 휴식을 취하면 도움이 된다.
② 대부분의 살충제는 피부 접촉 시에도 중독된다.
③ 유기염소계에 중독되었을 때는 아트로핀을 투여한다.
④ 유기인계 중독여부는 혈액의 코리네스트라제효소의 양을 측정하면 된다.
⑤ 일반적으로 카바메트계가 유기인제보다 인명피해의 위험이 낮다.

241. 살충제 중 인축 독성이 가장 낮은 것은?

① 다이아지논
② 파라치온
③ 마라치온
④ 메틸 파라치온
⑤ 디엘드린

242. 살충제 중 훈증작용을 하는 것은?

① 펜치온 ② 마라치온
③ 카바릴 ④ DDVP
⑤ DDT

243. 구제 시 독이법을 사용할 수 없는 곤충은?

① 파리 ② 벼룩 ③ 바퀴
④ 개미 ⑤ 벌

Interpretation

▶ 쥐는 급성독성도에 따라 살충제의 독성등급이 다르다. 이는 경구와 경피의 LD_{50}에 의한다.

▶ 유기인계, 카바메트계에 중독 시 아트로핀을 투여하는데 특히 유기인계 중독여부는 혈액의 코리네스트라제 효소의 양을 측정하면 된다. 그러나 유기염소계는 포유동물에 독성이 거의 없다. 하지만 유기염소계는 잔류가 문제시 된다.

Interpretation

244. 차량 가열연막 작업에서 잘못된 것은?

① 아침이나 저녁에 실시
② 차량속도는 8km/h로 유지
③ 살포폭은 평균 50m
④ 시간당 40갤론을 분무
⑤ 풍속이 10km/h 이상일 때 차량속도를 증가시킨다.

245. 훈증제가 아닌 것은?

① Phosphine
② Hydrogen cyanide
③ Methyl bromide
④ Naphthalene
⑤ Piperonyl butoxide

246. 살충제의 생리적 저항성 개념에서 틀린 것은?

*2004년 12월 기출문제

① 저항성을 위한 돌연변이를 유발하지 않는다.
② 저항성 발전요인이 살충제 사용 이전에 이미 개체군의 일부 개체에 존재하고 있다.
③ 단일 유전자에 의한 특수방위기능이 아닌 다른 힘에 의해 살충제에 대항하는 힘이 증강되었을 경우
④ 대다수의 해충을 치사시킬 수 있는 농도에서 대다수가 생존할 수 있는 능력이 발달되었을 때
⑤ 저항성이 생기는 정도나 속도는 개체군의 크기, 접촉빈도, 곤충의 습성이나 유전인자 성격 등 여러 요인에 의하여 결정된다.

247. 살충제 살포작업 시 주의할 점 중 틀리는 것은?

*2001년 1월, 2005년 12월, 2006년 12월, 2008년 12월 기출문제

① 살포 기구를 점검
② 바람을 등에 업고 바람 쪽으로 후진하면서 살포
③ 살포 후 기구 세척
④ 용기를 쓰레기통에 그대로 버린다.
⑤ 보호용 장비를 착용 및 휴대

248. DDT가 사용금지인 이유로 가장 적합한 것은?
① 모든 해충에 저항성이 발달
② 환경오염 성분을 소비자 체내에 축적
③ 쉽게 분해
④ 값이 비싸다.
⑤ 잔류성이 짧다.

249. 어떤 약제에 저항성일 때 유사한 다른 약제에도 자동적으로 저항성이 생기는 경우를 무엇이라고 하는가? * 2003년 12월 기출문제
① 내성　② 생리적 저항성
③ 생태적 저항성　④ 교차 저항성
⑤ 환경적 저항성

250. 두 가지 이상의 방제 방법을 적용했을 때 서로 방해요인으로 작용하지 않는 것은? * 2008년 12월 기출문제
① 물리적 방제　② 화학적 방제
③ 생물학적 방제　④ 통합적 방제
⑤ 천적 방제

251. 살충제 중 속효성이 아닌 것은?
① Fenitrothion　② Pyrethrin
③ Bioresmethrin　④ DDVP
⑤ Permethrin

252. 살충제에서 비교적 저항성이 발달하지 않은 것은?
* 2004년 12월 기출문제
① Fenitrothion　② Pyrethrin
③ Malathion　④ Diazinon
⑤ Naled

253. 다음 중 잘못된 것은?
① 유기염소계 살충제는 교차저항성이 생기기 쉽다.
② 한 가지 약제를 장기간 사용하면 저항성이 생기기 쉽다.
③ 속효성 살충제는 비교적 저항성이 나타나지 않는다.
④ 카바메트계와 유기인계 살충제는 살충작용이 같다.
⑤ Atropine은 유기염소계 살충제 중독 시 투여한다.

Interpretation

254. Benzyl benzoate는 무엇인가?

① 살충제 ② 살서제
③ 유인제 ④ 기피제
⑤ 불임제

255. 모기의 성충을 구제하기 위하여 벽의 표면에 물약을 뿌렸다. 이 작업의 이름은 무엇인가? *2000년 1월, 2002년 2월 기출문제

① 공간분무 ② 잔류분무
③ 훈증 ④ 살분
⑤ 가열연막

256. 연무작업 시 노즐에서 나오는 약 방울입자 크기의 범위는?

① 50μ 이상 ② 100~400μ
③ 400μ 이상 ④ 0.1~50μ
⑤ 0.001μ

257. 뇌염모기나 파리를 구제하기 위하여 축사벽에 잔류분무를 하고자 할 때 가장 알맞은 분무기의 노즐은?
*2003년 12월, 2004년 12월, 2005년 12월 기출문제

① 부채꼴 ② 직선형
③ 원뿔형 ④ 방사형
⑤ 부정형

258. 냉장고 밑이나 싱크대의 틈새에 있는 바퀴벌레를 방제하려면 가장 알맞은 분무기의 노즐은? *2008년 12월, 2009년 12월 기출문제

① 부채꼴 ② 직선형 ③ 원뿔형
④ 방사형 ⑤ 부정형

259. 훈증제는 다음 중 어느 부위를 통해 곤충의 체내로 들어가는가?
*2006년 12월 기출문제

① 복안 ② 촉각
③ 구기 ④ 기문(기공)
⑤ 발바닥(부절)

Interpretation

260. LD_{50}이란? * 2004년 12월 기출문제

① 공시동물의 50%를 치사시킬 수 있는 살충제의 양
② 공시동물의 50%를 치사시킬 수 있는 살충제의 농도
③ 살충제의 농도가 50%라는 뜻
④ 살충제의 사용량이 50%라는 뜻
⑤ 공시동물의 사용량이 50마리라는 뜻

261. 생물검정 시험방법이 아닌 것은? * 2006년 12월 기출문제

① 공시곤충을 노출장소에 강제 노출시켜 살포기의 방제효과를 평가한다.
② 공시곤충을 노출장소에 강제 노출시켜 잔효성, 기피성을 평가한다.
③ 공시곤충을 노출장소에 강제 노출시켜 살충 효력을 평가한다.
④ 공시곤충을 노출장소에 강제 노출시켜 치사량을 알아본다.
⑤ 야외시험 시 풍속, 기온, 수질, 수온 등을 기록해 물리 화학적 요인을 체크한다.

262. 75% 파라치온을 물에 타서 3% 희석액을 만들려면 몇 배의 물이 필요한가? * 2007년 12월 기출문제

① 10배(1:10) ② 13배(1:13)
③ 15배(1:15) ④ 24배(1:24)
⑤ 130배(1:130)

263. 파리 성충의 구제에 대한 설명 중 적당하지 않은 것은? * 2007년 12월, 2009년 12월 기출문제

① 주간 활동성이므로 낮에 공간살포 방법으로 가열연막 하는 것이 가장 효과가 좋다.
② 유기염소계에 대한 저항성은 세계적으로 보편화되었으므로 살충제 선택에 신중해야 한다.
③ 기생벌 혹은 똥풍뎅이를 이용한 생물학적 방제를 실시한다.
④ 축사주변, 퇴비장 등 파리가 집단적으로 서식하는 곳에 성호르몬 유인제가 첨가된 독먹이를 설치한다.
⑤ 각종 트랩, 끈끈이줄, 파리채 등을 이용한다.

Interpretation

▶ (75% ÷ 3%) − 1 = 24배

▶ 천장, 벽에 주로 휴식하므로 잔류분무를 실시한다.

264. 쥐벼룩을 구제하는 방법 중 적당하지 않은 것은?

＊2007년 12월 기출문제

① 공간살포를 한다.

② 수동식 분제 압축기를 이용하여 쥐구멍이나 둥지 등 서식처에 살분한다.

③ 흑사병 환자가 발생하였거나 유행 가능성이 있을 때는 쥐가 자주 드나드는 구멍이나 통로에 잔효성 살충제 분제를 살포한다.

④ 주택 내 또는 축사 내의 벼룩 구제는 유제, 수화제, 분제를 잔류분무한다.

⑤ 애완동물에 기생하는 벼룩은 침수 또는 분제를 뿌려준다.

265. 살서제 30mg을 먹였더니 위생공충의 50%가 죽었다면, 무슨 독성 때문 인가?

＊2007년 12월 기출문제

① 맹독성 ② 고독성

③ 중독성 ④ 저독성

⑤ 경미독성

Interpretation

▶ 쥐의 급성 독성에 따른 살충제 분류표

독성등급	경구 LD_{50}(mg/kg)	경피 LD_{50}(mg/kg)
맹독성	<5	<20
고도독성	5~50	20~200
중도독성	50~500	200~1000
저도독성	500~5000	1000~2000
극미독성	5000~15000	2000~20000
실질적 무독성	15000 이상	20000 이상

제 2 부 위생곤충학 핵심문제 정답

1. ③	2. ④	3. ③	4. ④	5. ①	6. ③	7. ②	8. ①	9. ①	10. ④
11. ⑤	12. ①	13. ①	14. ①	15. ③	16. ②	17. ②	18. ③	19. ③	20. ③
21. ④	22. ①	23. ④	24. ③	25. ①	26. ③	27. ③	28. ④	29. ①	30. ⑤
31. ④	32. ②	33. ③	34. ④	35. ②	36. ①	37. ③	38. ③	39. ⑤	40. ①
41. ③	42. ①	43. ①	44. ⑤	45. ④	46. ②	47. ①	48. ③	49. ③	50. ②
51. ⑤	52. ①	53. ④	54. ③	55. ④	56. ④	57. ④	58. ④	59. ①	60. ③
61. ⑤	62. ③	63. ①	64. ②	65. ②	66. ④	67. ①	68. ①	69. ②	70. ⑤
71. ③	72. ④	73. ⑤	74. ③	75. ⑤	76. ③	77. ③	78. ①	79. ④	80. ④
81. ②	82. ③	83. ①	84. ③	85. ③	86. ②	87. ①	88. ⑤	89. ③	90. ①
91. ④	92. ①	93. ①	94. ⑤	95. ⑤	96. ④	97. ③	98. ②	99. ②	100. ①
101. ⑤	102. ③	103. ①	104. ③	105. ④	106. ①	107. ②	108. ④	109. ③	110. ④
111. ①	112. ①	113. ②	114. ③	115. ④	116. ④	117. ③	118. ⑤	119. ①	120. ③
121. ③	122. ⑤	123. ①	124. ⑤	125. ④	126. ②	127. ④	128. ⑤	129. ③	130. ③
131. ②	132. ④	133. ①	134. ①	135. ①	136. ①	137. ①	138. ②	139. ⑤	140. ②
141. ③	142. ②	143. ②	144. ③	145. ③	146. ④	147. ②	148. ①	149. ①	150. ③
151. ⑤	152. ①	153. ①	154. ⑤	155. ①	156. ②	157. ⑤	158. ④	159. ①	160. ②
161. ③	162. ②	163. ①	164. ②	165. ①	166. ③	167. ②	168. ④	169. ④	170. ②
171. ②	172. ③	173. ⑤	174. ③	175. ②	176. ④	177. ①	178. ④	179. ①	180. ④
181. ③	182. ④	183. ①	184. ⑤	185. ③	186. ①	187. ①	188. ②	189. ③	190. ④
191. ③	192. ③	193. ①	194. ②	195. ④	196. ⑤	197. ③	198. ①	199. ⑤	200. ①
201. ③	202. ②	203. ②	204. ⑤	205. ②	206. ①	207. ⑤	208. ②	209. ②	210. ①
211. ③	212. ④	213. ③	214. ③	215. ①	216. ②	217. ②	218. ②	219. ②	220. ②
221. ②	222. ②	223. ②	224. ①	225. ②	226. ⑤	227. ①	228. ③	229. ②	230. ③
231. ①	232. ①	233. ⑤	234. ②	235. ②	236. ③	237. ⑤	238. ④	239. ⑤	240. ③
241. ③	242. ④	243. ②	244. ⑤	245. ⑤	246. ③	247. ④	248. ②	249. ④	250. ④
251. ①	252. ②	253. ⑤	254. ④	255. ②	256. ④	257. ①	258. ②	259. ④	260. ①
261. ④	262. ④	263. ①	264. ①	265. ②					

제 3 부 위생관계 법령

1. 위생사에 관한 법률

최근개정일 : 2010. 12. 30

* 위생사 수험생을 위해 발췌한 자료임

제 1 조 (목적) 위생업무에 종사하는 위생사의 자격 및 업무의 범위 등에 관하여 필요한 사항을 규정함으로써 국민보건향상에 기여함

제 2 조 (정의) "위생업무"라 함은 인체의 발육 · 건강 및 생존에 관련되는 다음 각 호의 업무

1. 음료수의 처리
2. 쓰레기 · 분뇨 · 하수 기타 폐기물의 처리
3. 공중이 이용하는 공중위생접객업소와 공중이용시설 및 위생용품의 위생관리
4. 식품 · 식품첨가물과 이에 관련된 기구 · 용기 및 포장의 제조와 가공에 관한 위생관리
5. 유해곤충 및 쥐의 구제
6. 그 밖의 보건위생에 영향을 미치는 것으로서 **대통령령이 정하는 업무**
   → 소독업무와 보건관리업무

제 3 조 (면허) ① 위생사국가시험에 합격한 후 보건복지부장관의 면허를 받아야 함

1. 전문대학 또는 이와 동등 이상의 학교에서 보건 또는 위생에 관한 교육과정을 이수한 자(보건복지부장관이 인정하는 외국의 학교를 포함)
2. 전문대학 또는 이와 동등 이상의 학교를 졸업한 자로서 보건복지부령이 정하는 위생업무에 1년 이상 종사한 자
3. 고등학교 졸업자 또는 이와 동등 이상의 학력이 있다고 인정되는 자로서 보건복지부령이 정하는 위생업무에 3년 이상 종사한 자
4. 보건복지부장관이 인정하는 외국의 위생사의 면허나 자격을 가진 자

② 제1항의 규정에 의한 국가시험은 **매년 1회 이상** 보건복지부장관이 이를 실시하되, 그 시험과목 · 시험방법 · 합격기준 그 밖의 시험에 관하여 필요한 사항은 **대통령령**으로 정한다.

제 4 조 (시험자격의 제한) ① 다음 각 호에 해당되는 자는 국가시험에 응시할 수 없으며, 위생사면허를 받을 수 없다.

1. 「정신보건법」 제3조제1호에 따른 정신질환자. 다만, 전문의가 위생사로서 적합하다고 인정하는 사람은 그러하지 아니하다.
2. 마약 · 대마 또는 향정신성의약품 중독자
3. 이 법 또는 감염병예방법, 검역법, 식품위생법, 의료법, 약사법, 마약법, 대마관리법, 향정신성의약품관리법 또는 보건 범죄 단속에 관한 특별 조치법에 위반하여 금고 이상의 실형 선고 받고 그 집행이 종료되지 아니하거나 면제되지 아니한 자

② 부정한 방법으로 국가시험에 응시한 자 또는 국가시험에 관하여 부정행위를 한 자에 대하여는 그 수험을 정지시키거나 합격을 무효로 한다.

③ 제2항의 규정에 의하여 수험이 정지되거나 합격이 무효된 자는 그 후 **2회**에 한하여 국가시험에 응시할 수 없다.

제 5 조 (면허의 등록) ① 보건복지부장관은 위생사의 면허를 부여하는 때에 위생사 면허대장에 그 면허에 관한 사항을 등록하고 면허증을 교부하여야 한다.

② 면허의 등록 · 수수료 및 면허증에 관하여 필요한 사항은 보건복지부령으로 정한다.

제 6 조 (동일한 명칭의 사용금지) 위생사가 아니면 위생사라는 명칭을 사용하지 못한다.

제 7 조 (면허의 취소) ① 보건복지부장관은 위생사가 다음에 해당하는 때에는 그 면허를 취소한다.

1. 제4조제1항 각호의 1에 해당하게 된 때
2. 면허증을 대여한 때

② 위생사가 제 1 항의 규정에 의하여 면허가 취소된 후 그 처분의 원인이 된 사유가 소멸된 때에는 보건복지부장관은 그자에 대하여 다시 면허를 할 수 있다.

제 8 조 (청문) 보건복지부장관은 제 7조의 규정에 의하여 면허를 취소하고자 하는 경우에는 청문을 실시해야 한다.

제 9 조 (업무의 위탁) 보건복지부장관은 국가시험의 실시에 관한 업무를 대통령령이 정하는 바에 의하여 시험 관리 능력이 있다고 인정되는 관계전문기관에 위탁할 수 있다.

제 10 조 (과태료의 부과 · 징수) ① 제 6조의 규정에 위반하여 위생사의 명칭을 사용한 자는 50만 원 이하의 과태료에 처한다.[과태료(過怠料) : 신호 위반이나 과속 운전을 한 것이 적발됐을 때 '과태료'. '과태료'는 공법에서, 의무 이행을 태만히 한 사람에게 벌로 물게 하는 돈. 벌금과는 달리 형벌의 성질을 가지지 않는 법령 위반에 대해서 부과하는 것. 세금이나 각종 공공요금을 제때 내지 않았을 때에도 역시 과태료 부과.
'과태료'에서 '과태'라는 말은 '태만' 또는 '과실'이라는 뜻. 과태료 납부의무를 이행하지 않았을 때에는 납부의무자의 재산, 부모와 동거하는 경우 부모의 재산 등이 압류조치가 들어올 수 있다. 나중에 국세징수법에 의해 고발이 되면 전과자가 되고, 과태료에 벌금까지 낼 수 있다.]

② 제1항의 규정에 의한 과태료는 대통령령이 정하는 바에 의하여 보건복지부장관이 부과 · 징수한다.

③ 제2항의 규정에 의한 과태료처분에 불복이 있는 자는 그 처분의 고지를 받은 날부터 30일 이내에 보건복지부장관에게 이의를 제기할 수 있다.

④ 제2항의 규정에 의한 과태료처분을 받은 자가 제3항의 규정에 의하여 이의를 제기한 때에 보건복지부장관은 지체 없이 관할법원에 그 사실을 통보하여야 하며, 그 통보를 받은 관할법원은 비송사건절차법에 의한 과태료의 재판을 한다.

⑤ 제3항의 규정에 의한 기간 내에 이의를 제기하지 아니하고 과태료를 납부하지 아니한 때에는 국세체납처분의 예에 의하여 이를 징수한다.

부 칙

① (시행일) 이 법은 공포 후 6월이 경과한 날부터 시행한다.

② (위생사에 관한 경과조치) 이 법 시행당시 종전 규정에 의한 위생사는 이 법에 의한 위생사로 본다.

③ (위생 시험 사에 관한 경과조치) 이 법 시행당시 종전의 규정에 의한 위생시험사는 이 법에 의한 위생사로 본다. 다만, 이 법 시행일부터 1년 이내에 대통령령이 정하는 교육과정을 이수하여야 한다.

2. 식품위생법

최종개정일 : 2011. 04. 22

* 위생사 수험생을 위해 발췌한 자료임

제 1 조 (목적) 식품으로 인하여 생기는 위생상의 위해를 방지하고 식품영양의 질적 향상을 도모하며 식품에 관한 올바른 정보를 제공하여 국민보건의 증진에 이바지함

제 2 조 (정의)

1. "식품"이란 모든 음식물(의약으로 섭취하는 것은 제외한다)을 말한다.
2. "식품첨가물"이란 식품을 제조 · 가공 또는 보존하는 과정에서 식품에 넣거나 섞는 물질 또는 식품을 적시는 등에 사용되는 물질을 말한다. 이 경우 기구 · 용기 · 포장을 살균 · 소독하는 데에 사용되어 간접적으로 식품으로 옮아갈 수 있는 물질을 포함한다.
3. "화학적 합성품"이란 화학적 수단으로 원소(원소) 또는 화합물에 분해 반응 외의 화학 반응을 일으켜서 얻은 물질을 말한다.
4. "기구"란 다음 각 목의 어느 하나에 해당하는 것으로서 식품 또는 식품첨가물에 직접 닿는 기계 · 기구나 그 밖의 물건(농업과 수산업에서 식품을 채취하는 데에 쓰는 기계 · 기구나 그 밖의 물건은 제외한다)을 말한다.
   가. 음식을 먹을 때 사용하거나 담는 것
   나. 식품 또는 식품첨가물을 채취 · 제조 · 가공 · 조리 · 저장 · 소분 (완제품을 나누어 유통을 목적으로 재포장하는 것을 말한다. 이하 같다.) · 운반 · 진열할 때 사용하는 것
5. "용기 · 포장"이란 식품 또는 식품첨가물을 넣거나 싸는 것으로서 식품 또는 식품첨가물을 주고받을 때 함께 건네는 물품을 말한다.
6. "위해"란 식품, 식품첨가물, 기구 또는 용기 · 포장에 존재하는 위험요소로서 인체의 건강을 해치거나 해칠 우려가 있는 것을 말한다.
7. "표시"란 식품, 식품첨가물, 기구 또는 용기 · 포장에 적는 문자, 숫자 또는 도형을 말한다.
8. "영양표시"란 식품에 들어 있는 영양소의 양 등 영양에 관한 정보를 표시하는 것을 말한다.
9. "영업"이란 식품 또는 식품첨가물을 채취 · 제조 · 수입 · 가공 · 조리 · 저장 · 소분 · 운반 또는 판매하거나 기구 또는 용기 · 포장을 제조 · 수입 · 운반 · 판매하는 업(농업과 수산업에 속하는 식품 채취 업은 제외한다)을 말한다.
10. "영업자"란 영업허가를 받은 자나 영업신고를 한 자를 말한다.
11. "식품위생"이란 식품, 식품첨가물, 기구 또는 용기 · 포장을 대상으로 음식에 관한 위생을 말한다.
12. "집단급식소"란 영리를 목적으로 하지 아니하면서 특정 다수인에게 계속하여 음식물을 공급하는 다음 각 목의 어느 하나에 해당하는 곳의 급식시설로서 대통령령으로 정하는 시설을 말한다.
    가. 기숙사　　나. 학교
    다. 병원　　라. 그 밖의 후생기관 등
13. "식품이력추적관리"란 식품을 제조 · 가공단계부터 판매단계까지 각 단계별로 정보를 기록 · 관리하여 그 식품의 안전성 등

에 문제가 발생할 경우 그 식품을 추적하여 원인을 규명하고 필요한 조치를 할 수 있도록 관리하는 것을 말한다.

14. "식중독"이란 식품 섭취로 인하여 인체에 유해한 미생물 또는 유독물질에 의하여 발생하였거나 발생한 것으로 판단되는 감염성 질환 또는 독소형 질환을 말한다.

제 3 조 (식품 등의 취급) ① 누구든지 판매를 목적으로 식품 또는 식품첨가물을 **채취 · 제조 · 가공 · 사용 · 조리 · 저장 · 소분 · 운반 또는 진열**을 할 때에는 깨끗하고 위생적으로 하여야 한다.

제 4 조 (위해식품 등의 판매 등 금지) 누구든지 다음 각 호의 어느 하나에 해당하는 식품 등을 판매하거나 판매할 목적으로 채취 · 제조 · 가공 · 사용 · 조리 · 저장 · 소분 · 운반 또는 진열하여서는 아니 된다.

1. 썩거나 상하거나 설익어서 인체의 건강을 해칠 우려가 있는 것
2. 유독 · 유해물질이 들어 있거나 묻어 있는 것 또는 그러할 염려가 있는 것. 다만, 식품의약품안전청장이 인체의 건강을 해칠 우려가 없다고 인정하는 것은 제외한다.
3. 병을 일으키는 미생물에 오염되었거나 그러할 염려가 있어 인체의 건강을 해칠 우려가 있는 것
4. 불결하거나 다른 물질 섞이거나 첨가된 것 또는 그 밖 사유로 인체의 건강을 해칠 우려 있는 것
5. 제18조에 따른 안전성 평가 대상인 농 · 축 · 수산물 등 가운데 안전성 평가를 받지 아니하였거나 안전성 평가에서 식용으로 부적합하다고 인정된 것
6. 수입이 금지된 것 또는 수입신고를 하지 아니하고 수입한 것
7. 영업자가 아닌 자가 제조 · 가공 · 소분한 것

제 5 조 (병든 동물 고기 등의 판매 등 금지) 누구든지 보건복지부령으로 정하는 질병에 걸렸거나 걸렸을 염려가 있는 동물이나 그 질병에 걸려 죽은 동물의 고기 · 뼈 · 젖 · 장기 또는 혈액을 식품으로 판매하거나 판매할 목적으로 채취 · 수입 · 가공 · 사용 · 조리 · 저장 · 소분 또는 운반하거나 진열하여서는 아니 된다.

제 10 조 (표시기준) ① 식품의약품안전청장은 국민보건을 위하여 필요하면 다음 각 호의 어느 하나에 해당하는 표시에 관한 기준을 정하여 고시할 수 있다.

1. 판매를 목적으로 하는 식품 또는 식품첨가물의 표시
2. 제9조제1항에 따라 기준과 규격이 정해진 기구 및 용기 · 포장의 표시
3. 생물의 유전자 중 유용한 유전자만을 취하여 다른 생물체의 유전자와 결합시키는 등의 유전자 재조합 기술을 활용하여 재배 · 육성한 농 · 축 · 수산물 등을 원료로 하여 제조 · 가공한 식품 또는 식품첨가물(이하 "유전자 재조합 식품 등"이라 한다)의 표시

② 제1항에 따라 표시에 관한 기준이 정하여진 식품 등은 그 기준에 맞는 표시가 없으면 판매하거나 판매할 목적으로 수입 · 진열 · 운반하거나 영업에 사용하여서는 아니 된다.

제 11 조 (식품의 영양표시) ① 식품의약품안전청장은 보건복지부령으로 정하는 식품의 영양표시에 관하여 필요한 기준을 정하여 고시할 수 있다.

② 식품을 제조 · 가공 · 소분 또는 수입하는 영업자가 식품을 판매하거나 판매할 목적으로 수입 · 진열 · 운반하거나 영업에 사용하는 경우에는 정하여진 영양표시 기준을 지켜야 한다.

③ 식품의약품안전청장은 국민들이 영양표시

를 식생활에서 활용할 수 있도록 교육과 홍보를 하여야 한다.

제 13 조 (허위표시 등의 금지) ① 누구든지 식품 등의 명칭 · 제조방법, 품질 · 영양표시 및 식품이력추적관리 표시에 관하여는 허위표시 또는 과대광고를 하지 못하고, 포장에 있어서는 과대포장을 하지 못하며, 식품 또는 식품첨가물에는 의약품과 혼동할 우려가 있는 표시 또는 광고를 하여서는 아니 된다. 식품 또는 식품첨가물의 영양가 · 원재료 · 성분 · 용도에 관하여도 같다.

② 제 1 항에 따른 허위표시, 과대광고 및 과대포장의 범위와 그 밖에 필요한 사항은 보건복지부령으로 정한다.

제 15 조 (위해평가) ① 식품의약품안전청장은 국내외에서 유해물질이 함유된 것으로 알려지는 등 위해의 우려가 제기되는 식품 등이 의심되는 경우에는 그 식품 등의 위해요소를 신속히 평가하여 그것이 위해식품인지를 결정하여야 한다.

제 16 조 (소비자의 위생검사 등 요청) ① 식품의약품안전청장은 대통령령으로 정하는 일정 수 이상의 소비자 또는 소비자단체가 식품 등 또는 영업시설 등에 대하여 출입수거 등(이하 이 조에서 "위생검사 등"이라 한다)을 요청하는 경우에는 이에 따라야 한다. 다만, 다음 각 호의 어느 하나에 해당하는 경우에는 그러하지 아니히다.

제 17 조 (위해식품 등에 대한 긴급대응) ① 식품의약품안전청장은 판매하거나 판매할 목적으로 채취 · 제조 · 수입 · 가공 · 조리 · 저장 · 소분 또는 운반(이하 이 조에서 "제조 · 판매 등"이라 한다)되고 있는 식품 등이 다음 각 호의 어느 하나에 해당하는 경우에는 긴급대응 방안을 마련하고 필요한 조치를 하여야 한다.

제 18 조 (유전자재조합식품 등의 안전성 평가)
① 식품의약품안전청장은 유전자재조합식품 등을 식용(食用)으로 수입 · 개발 · 생산하는 자에게 최초로 유전자재조합식품 등을 수입하는 경우 등 대통령령으로 정하는 경우에는 해당 식품 등에 대하여 안전성 평가를 받게 할 수 있다.

제 19 조 (수입 식품 등의 신고) ① 판매를 목적으로 하거나 영업에 사용할 목적으로 식품 등을 수입하려는 자는 보건복지부령으로 정하는 바에 따라 식품의약품안전청장에게 신고하여야 한다.

제 20 조 (우수수입업소 등록) 특정식품 등의 수입 · 판매 등 금지

① 식품의약품안전청장은 특정 국가 또는 지역에서 채취 · 제조 · 가공 · 사용 · 조리 또는 저장된 식품 등이 그 특정 국가 또는 지역에서 위해한 것으로 밝혀졌거나 위해의 우려가 있다고 인정되는 경우에는 그 식품 등을 수입 · 판매하거나 판매할 목적으로 제조 · 가공 · 사용 · 조리 · 저장 · 소분 · 운반 또는 진열하는 것을 금지할 수 있다.

제 22 조 (출입 · 검사 · 수거 등) ① 식품의약품안전청장 (대통령령으로 정하는 그 소속 기관의 장을 포함한다. 이하 이 조에서 같다), 특별시장 · 광역시장 · 도지사 · 특별자치도지사 (이하 "시 · 도지사"라 한다) 또는 시장 · 군수 · 구청장(자치구의 구청장을 말한다. 이하 같다) 은 식품 등의 위해방지 · 위생관리와 영업질서의 유지를 위하여 필요하면 다음 각 호의 구분에 따른 조치를 할 수 있다.

제 23 조 (식품 등의 재검사) ① 식품의약품안전청장(대통령령으로 정하는 그 소속 기관의 장을 포함한다. 이하 이 조에서 같다), 시 · 도지사 또는 시장 · 군수 · 구청장은 식품 등을

검사한 결과 해당 식품 등이 식품 등의 기준이나 규격에 맞지 아니하면 대통령령으로 정하는 바에 따라 해당 영업자에게 그 대통령 결과를 통보하여야 한다.

제 24 조 (식품위생검사기관의 지정) ① 식품 등의 안전성을 확보하고 위해식품 등을 판명하기 위하여 기준 및 규격 등의 검사 (이하 "식품위생검사"라 한다) 를 행하는 기관 (이하 "식품위생검사기관"이라 한다) 은 다음 각 호와 같다.

제 31 조 (자가품질검사 의무) ① 식품 등을 제조 · 가공하는 영업자는 보건복지부령으로 정하는 바에 따라 제조 · 가공하는 식품 등이 기준과 규격에 맞는지를 검사하여야 한다.

② 식품의약품안전청장 및 시 · 도지사는 검사를 해당 영업을 하는 자가 직접 행하는 것이 부적합한 경우 자가품질위탁검사 기관에 위탁 검사하게 할 수 있다.

③ 검사의 항목 · 절차, 그 밖에 검사에 필요 사항은 보건복지부령으로 정한다.

제 32 조 (식품위생감시원) ① 관계 공무원의 직무와 그 밖에 식품위생에 관한 지도 등을 하기 위하여 식품의약품안전청(대통령령으로 정하는 그 소속 기관을 포함한다), 특별시 · 광역시 · 도 · 특별자치도(이하 "시 · 도"라 한다) 또는 시 · 군 · 구(자치구를 말한다. 이하 같다)에 식품위생감시원을 둔다.

② 식품위생감시원의 자격 · 임명 · 직무범위, 그 밖에 필요 사항은 대통령령으로 정한다.

제 33 조 (소비자식품위생감시원) ① 식품의약품안전청장 (대통령령으로 정하는 그 소속 기관의 장을 포함한다. 이하 이 조에서 같다), 시 · 도지사 또는 시장 · 군수 · 구청장은 식품위생관리를 위하여 「소비자기본법」 제29조에 따라 등록한 소비자단체의 임직원 중 해당 단체의 장이 추천한 자나 식품위생에 관한 지식이 있는 자를 소비자식품위생감시원으로 위촉할 수 있다.

제 34 조 (시민식품감사인) ① 대통령령으로 정하는 영업자는 식품위생에 관한 전문 지식이 있는 다음 각 호의 어느 하나에 해당하는 자 중 식품의약품안전청장 또는 시 · 도지사가 지정하는 자를 해당 영업소의 식품등의 위생관리 상태를 점검하는 시민식품감사인으로 위촉할 수 있다.

제 35 조 (소비자 위생점검 참여 등) ① 대통령령으로 정하는 영업자는 식품위생에 관한 전문적인 지식이 있는 자 또는 「소비자기본법」 제29조에 따라 등록한 소비자단체의 장이 추천한 자로서 식품의약품안전청장이 정하는 자에게 위생관리 상태를 점검받을 수 있다.

제 37 조 (영업허가) ① 영업 중 대통령령으로 정하는 영업을 하려는 자는 대통령령으로 정하는 바에 따라 영업 종류별 또는 영업소별로 **식품의약품안전청장 또는 특별자치도지사 · 시장 · 군수 · 구청장의 허가를 받아야 한다.** 허가받은 사항 중 대통령령으로 정하는 중요한 사항을 변경할 때에도 또한 같다.

제 40 조 (건강진단) ① 보건복지부령으로 정하는 영업자 및 그 종업원은 건강진단을 받아야 한다. 다만, 다른 법령에 따라 같은 내용의 건강진단을 받는 경우에는 이 법에 따른 건강진단을 받은 것으로 본다.

제 41 조 (식품위생교육) ① 대통령령으로 정하는 영업자 및 유흥종사자를 둘 수 있는 식품접객업 영업자의 종업원은 매년 식품위생에 관한 교육(이하 "식품위생교육"이라 한다)을 받아야 한다.

제 42 조 (품질관리 및 보고) ① 식품 또는 식품첨가물을 제조 · 가공하는 영업자와 그 종업원은 원료관리, 제조공정, 그 밖에 식품 등의 위

생적 관리를 위하여 보건복지부령으로 정하는 사항을 지켜야 한다.

② 영업자는 보건복지부령으로 정하는 바에 따라 식품 및 식품첨가물을 생산한 실적 등을 식품의약품안전청장 또는 시 · 도지사에게 보고하여야 한다.

제 43 조 (영업제한) ① 시 · 도지사는 영업 질서와 선량한 풍속을 유지하는 데에 필요한 경우에는 영업자 중 식품접객영업자와 그 종업원에 대하여 영업시간 및 영업행위를 제한할 수 있다.

② 제한 사항은 대통령령으로 정하는 범위에서 해당 시 · 도의 조례로 정한다.

제 44 조 (영업자 등의 준수사항) ① 식품접객영업자 등 대통령령으로 정하는 영업자와 그 종업원은 영업의 위생관리와 질서유지, 국민의 보건위생 증진을 위하여 보건복지부령으로 정하는 사항을 지켜야 한다.

② 식품접객영업자는 「청소년보호법」에 따른 청소년(이하 이 항에서 "청소년"이라 한다)에게 다음 각 호의 어느 하나에 해당하는 행위를 하여서는 아니 된다.

③ 누구든지 영리를 목적으로 식품접객업을 하는 장소(유흥종사자를 둘 수 있도록 대통령령으로 정하는 영업을 하는 장소는 제외한다)에서 손님과 함께 술을 마시거나 노래 또는 춤으로 손님의 유흥을 돋우는 접객행위(공연을 목적으로 하는 가수, 악사, 댄서, 무용수 등이 하는 행위는 제외한다)를 하거나 다른 사람에게 그 행위를 알선하여서는 아니 된다.

④ 식품접객영업자는 유흥종사자를 고용 · 알선하거나 호객행위를 하여서는 아니 된다.

⑤ 주문자 상표부착방식으로 수출국에 제조 · 가공을 위탁하여 식품 등 (이하 "주문자 상표부착식품 등"이라 한다)을 수입 · 판매하는 영업자는 다음 각 호의 사항을 지켜야 한다.

제 45 조 (위해식품 등의 회수) ① 판매의 목적으로 식품 등을 제조 · 가공 · 소분 · 수입 또는 판매한 영업자는 해당 식품 등이 위반한 사실(식품 등의 위해와 관련이 없는 위반사항을 제외한다)을 알게 된 경우에는 지체 없이 유통 중인 해당 식품 등을 회수하거나 회수하는 데에 필요한 조치를 하여야 한다. 이 경우 영업자는 회수계획을 식품의약품안전청장, 시 · 도지사 또는 시장 · 군수 · 구청장에게 미리 보고하여야 하며, 회수결과를 보고받은 시 · 도지사 또는 시장 · 군수 · 구청장은 이를 지체 없이 식품의약품안전청장에게 보고하여야 한다.

② 식품의약품안전청장, 시 · 도지사 또는 시장 · 군수 · 구청장은 회수에 필요한 조치를 성실히 이행한 영업자에 대하여 해당 식품 등으로 인하여 받게 되는 행정처분을 대통령령으로 정하는 바에 따라 감면할 수 있다.

③ 회수대상 식품 등 · 회수계획 · 회수절차 및 회수결과 보고 등에 관하여 필요한 사항은 보건복지부령으로 정한다.

제 46 조 (식품 등의 이물 발견보고) ① 판매의 목적으로 식품 등을 제조 · 가공 · 소분 · 수입 또는 판매하는 영업자는 소비자로부터 판매제품에서 식품의 제조 · 가공 · 조리 · 유통 과정에서 정상적으로 사용된 원료 또는 재료가 아닌 것으로서 섭취할 때 위생상 위해가 발생할 우려가 있거나 섭취하기에 부적합한 물질[이하 "이물(異物)"이라 한다]을 발견한 사실을 신고 받은 경우 지체 없이 이를 식품의약품안전청장, 시 · 도지사 또는 시장 · 군수 · 구청장에게 보고하여야 한다.

② 「소비자기본법」에 따른 한국소비자원 및 소비자 단체는 소비자로부터 이물 발견의 신고를 접수하는 경우 지체 없이 이를 식품의약

품안전청장에게 통보하여야 한다.

③ 시 · 도지사 또는 시장 · 군수 · 구청장은 소비자로부터 이물 발견의 신고를 접수하는 경우 이를 식품의약품안전청장에게 통보하여야 한다.

④ 식품의약품안전청장은 이물 발견의 신고를 통보받은 경우 이물혼입 원인 조사를 위하여 필요한 조치를 취하여야 한다.

⑤ 이물 보고의 기준 · 대상 및 절차 등에 필요한 사항은 보건복지부령으로 정한다.

제 48 조 (위해요소 중점관리기준) ① 식품의약품안전청장은 식품의 원료관리 및 제조 · 가공 · 조리 · 유통의 모든 과정에서 위해한 물질이 식품에 섞이거나 식품이 오염되는 것을 방지하기 위하여 각 과정의 위해요소를 확인 · 평가하여 중점적으로 관리하는 기준(이하 "위해요소 중점관리기준"이라 한다)을 식품별로 정하여 고시할 수 있다.

제 49 조 (식품이력추적관리 등록기준 등) ① 식품을 제조 · 가공 또는 판매하는 자 중 식품이력추적관리를 하려는 자는 보건복지부령으로 정하는 등록기준을 갖추어 해당 식품을 식품의약품안전청장에게 등록할 수 있다.

제 50 조 (위생수준 안전평가) ① 식품의약품안전청장은 소비자에게 안전한 식품을 공급하고 식품위생 수준을 높이기 위하여 영업허가를 받거나 신고를 한 자 중 위해요소 중점관리기준을 준수하여야 하는 영업자 등 대통령령으로 정하는 영업자에 대하여 식품 등의 제조 · 가공 · 조리 및 유통 등의 위생관리 수준과 안전한 식품공급 등에 대한 평가(이하 "위생수준 안전평가"라 한다)를 실시하여야 한다.

제 51 조 (조리사) 대통령령으로 정하는 식품접객영업자와 집단급식소 운영자는 조리사(調理士)를 두어야 한다. 다만, 식품접객영업자 또는 집단급식소 운영자 자신이 조리사로서 직접 음식물을 조리하는 경우에는 조리사를 두지 아니하여도 된다.

제 52 조 (영양사) 대통령령으로 정하는 집단급식소 운영자는 영양사(營養士)를 두어야 한다. 다만, 집단급식소 운영자 자신이 영양사로서 직접 영양 지도를 하는 경우에는 영양사를 두지 아니하여도 된다.

제 53 조 (조리사 및 영양사의 면허) ① 조리사가 되려는 자는 「국가기술자격법」에 따라 해당 기능분야의 자격을 얻은 후 특별자치도지사 · 시장 · 군수 · 구청장의 면허를 받아야 한다.

② 영양사가 되려는 자는 다음 각 호의 어느 하나에 해당하는 자로서 영양사 자격시험에 합격한 후 보건복지부장관의 면허를 받아야 한다.

1. 「고등교육법」에 따른 학교에서 식품학 또는 영양학을 전공한 자로서 교과목과 학점 이수 등에 관하여 보건복지부령으로 정하는 요건을 갖춘 자
2. 외국에서 영양사 면허를 받은 자
3. 외국의 영양사 양성학교 중 보건복지부장관이 인정하는 학교를 졸업한 자

③ 보건복지부장관은 영양사 자격시험의 관리를 보건복지부령으로 정하는 바에 따라 시험관리 능력이 있다고 인정되는 관계 전문기관으로 하여금 하게 할 수 있다.

④ 조리사와 영양사의 면허 및 영양사의 자격시험 등에 관하여 필요한 사항은 보건복지부령으로 정한다.

제 54 조 (결격사유) 다음 각 호의 어느 하나에 해당하는 자는 조리사 면허를 받을 수 없다.

1. 「정신보건법」 제 3 조제 1 호에 따른 정신질환자. 다만, 전문의가 조리사로서 적합하다고 인정하는 자는 그러하지 아니하다.

2. 「감염병의 예방 및 관리에 관한 법률」 제2조제13호에 따른 감염병환자. 다만, 같은 조 제3호아목에 따른 B형간염환자는 제외한다.
3. 「마약류관리에 관한 법률」 제2조제2호에 따른 마약이나 그 밖의 약물 중독자
4. 조리사 면허의 취소처분을 받고 그 취소된 날부터 1년이 지나지 아니한 자

제 55 조 (명칭 사용금지) 조리사 또는 영양사가 아니면 조리사 또는 영양사라는 명칭을 사용하지 못한다.

제 56 조 (교육) ① 보건복지부장관은 식품위생 수준 및 자질의 향상을 위하여 필요한 경우 조리사와 영양사에게 교육을 받을 것을 명할 수 있다. 다만, 집단급식소에 종사하는 조리사와 영양사는 2년마다 교육을 받아야 한다.

② 제1항에 따른 교육의 대상자 · 실시기관 · 내용 및 방법 등에 관하여 필요한 사항은 보건복지부령으로 정한다.

③ 보건복지부장관은 교육 등 업무의 일부를 대통령령으로 정하는 바에 따라 관계 전문기관이나 단체에 위탁할 수 있다.

제 57 조 (식품위생심의위원회의 설치) 보건복지부장관 또는 식품의약품안전청장의 자문에 응하여 다음 각 호의 사항을 조사 · 심의하기 위하여 보건복지부에 식품위생심의위원회를 둔다.
1. 식중독 방지에 관한 사항
2. 농약 · 중금속 등 유독 · 유해물질 잔류 허용 기준에 관한 사항
3. 식품 등의 기준과 규격에 관한 사항
4. 그 밖에 식품위생에 관한 중요 사항

제 58 조 (심의위원회의 조직과 운영) ① 심의위원회에 식품 등의 국제 기준 및 규격을 조사 · 연구할 연구위원을 둘 수 있다.

② 이 법에서 정한 것 외에 심의위원회의 조직 및 운영에 필요한 사항은 대통령령으로 정한다.

제 59 조 (동업자조합 설립) ① 영업자는 영업의 발전과 국민보건 향상을 위하여 대통령령으로 정하는 영업 또는 식품의 종류별로 동업자조합(이하 "조합"이라 한다)을 설립할 수 있다.

② 조합은 법인으로 한다.

③ 조합을 설립하려는 경우에는 대통령령으로 정하는 바에 따라 조합원 자격이 있는 자 10분의 1(20명을 초과하면 20명으로 한다) 이상의 발기인이 정관을 작성하여 보건복지부장관의 설립인가를 받아야 한다.

④ 조합은 설립인가를 받는 날에 성립된다.

⑤ 조합은 정관으로 정하는 바에 따라 하부조직을 둘 수 있다.

제 60 조 (조합의 사업) 조합은 다음 각 호의 사업을 한다.
1. 영업의 건전한 발전과 조합원 공동의 이익을 위한 사업
2. 조합원의 영업시설 개선에 관한 지도
3. 조합원을 위한 경영지도
4. 조합원과 그 종업원을 위한 교육훈련
5. 조합원과 그 종업원의 복지증진을 위한 사업
6. 보건복지부장관이 위탁하는 조사 · 연구 사업
7. 규정된 사업의 부대사업

제 61 조 (대의원회) ① 조합원이 500명을 초과하는 조합은 정관으로 정하는 바에 따라 총회를 갈음할 수 있는 대의원회를 둘 수 있다.

② 대의원은 조합원이어야 한다.

제 62 조 (「민법」의 준용) 조합에 관하여 이 법에서 규정하지 아니한 것에 대하여는 「민법」 중 사단법인에 관한 규정을 준용한다.

제 63 조 (자율지도원) ① 조합은 조합원의 영업시설 개선과 경영에 관한 지도 사업 등을 효율적으로 수행하기 위하여 자율지도원을 둘 수 있다.

② 조합의 관리 및 운영 등에 필요한 기준은 대통령령으로 정한다.

제 64 조 (식품공업협회의 설립) ① 식품공업의 발전과 식품위생의 향상을 위하여 한국식품공업협회(이하 "협회"라 한다)를 설립한다.

② 설립되는 협회는 법인으로 한다.

③ 협회의 회원이 될 수 있는 자는 영업자 중 식품 또는 식품첨가물을 제조 · 가공하는 자로 한다.

④ 협회에 관하여 이 법에서 규정하지 아니한 것에 대하여는 「민법」 중 사단법인에 관한 규정을 준용한다.

제 65 조 (협회의 사업) 협회는 다음 각 호의 사업을 한다.

1. 식품공업에 관한 조사 · 연구
2. 식품 및 식품첨가물과 그 원재료(原材料)에 대한 시험 · 검사 업무
3. 식품위생과 관련한 교육
4. 영업자 중 식품이나 식품첨가물을 제조 · 가공하는 자의 영업시설 개선에 관한 지도
5. 회원을 위한 경영지도
6. 규정된 사업의 부대사업

제 66 조 (준용) "조합"은 "협회"로, "조합원"은 "협회의 회원"으로 본다.

제 67 조 (식품안전정보센터 설립과 허가취소) ① 식품의약품안전청장 또는 특별자치도지사 · 시장 · 군수 · 구청장은 영업자가 다음 각 호의 어느 하나에 해당하는 경우에는 대통령령으로 정하는 바에 따라 영업허가를 취소하거나 6개월 이내의 기간을 정하여 그 영업의 전부 또는 일부 정지하거나 영업소 폐쇄 (신고한 영업만 해당)를 명할 수 있다.

제 76 조 (품목 제조정지) ① 식품의약품안전청장 또는 특별자치도지사 · 시장 · 군수 · 구청장은 영업자가 다음 각 호의 어느 하나에 해당하면 대통령령으로 정하는 바에 따라 해당 품목 또는 품목류(제7조 또는 제9조에 따라 정하여진 식품 등의 기준 및 규격 중 동일한 기준 및 규격을 적용받아 제조 · 가공되는 모든 품목을 말한다. 이하 같다)에 대하여 기간을 정하여 6개월 이내의 제조정지를 명할 수 있다.

제 80 조 (면허취소 등) ① 보건복지부장관 또는 특별자치도지사 · 시장 · 군수 · 구청장은 조리사 또는 영양사가 다음 각 호의 어느 하나에 해당하면 그 면허를 취소하거나 6개월 이내의 기간을 정하여 업무정지를 명할 수 있다. 다만, 조리사 또는 영양사가 제1호 또는 제5호에 해당할 경우 면허를 취소하여야 한다.

1. 제 54 조 각 호의 어느 하나에 해당하게 된 경우
2. 교육을 받지 아니한 경우
3. 식중독이나 그 밖에 위생과 관련한 중대한 사고 발생에 직무상의 책임이 있는 경우
4. 면허를 타인에게 대여하여 사용하게 한 경우
5. 업무정지기간 중에 조리사 또는 영양사의 업무를 하는 경우

제 82 조 (영업정지 등의 처분에 갈음하여 부과하는 과징금 처분) ① 식품의약품안전청장, 시 · 도지사 또는 시장 · 군수 · 구청장은 영업자가 제75조제1항 각 호 또는 제76조제1항 각 호의 어느 하나에 해당하는 경우에는 대통령령으로 정하는 바에 따라 영업정지, 품목 제조정지 또는 품목류 제조정지 처분을 갈음하여 2억 원 이하의 과징금을 부과할 수 있다.

제 85 조 (국고 보조) 보건복지부장관 또는 식품의약품안전청장은 예산의 범위에서 다음 경

비의 전부 또는 일부를 보조할 수 있다.

1. 수거에 드는 경비
2. 지정된 식품위생검사기관의 검사와 실험에 드는 경비
3. 조합에서 실시하는 교육훈련에 드는 경비
4. 식품위생감시원과 소비자식품위생감시원 운영에 드는 경비
5. 센터의 설립 · 운영에 드는 경비
6. 조사 · 연구 사업에 드는 경비
7. 조합 또는 협회의 자율지도원 운영에 드는 경비
8. 폐기에 드는 경비

제 86 조 (식중독에 관한 조사 보고) ① 다음 각 호의 어느 하나에 해당하는 자는 지체 없이 **관할 보건소장 또는 보건지소장에게 보고하여야** 한다. 이 경우 의사나 한의사는 대통령령으로 정하는 바에 따라 식중독 환자나 식중독이 의심되는 자의 혈액 또는 배설물을 보관하는 데에 필요한 조치를 하여야 한다.

1. 식중독 환자나 식중독이 의심되는 자를 진단하였거나 그 사체를 검안(檢案)한 의사 또는 한의사
2. 집단급식소에서 제공한 식품 등으로 인하여 식중독 환자나 식중독으로 의심되는 증세를 보이는 자를 발견한 집단급식소의 설치 · 운영자

② 보건소장 또는 보건지소장은 보고를 받은 때에는 지체 없이 그 사실을 보건복지부장관, 식품의약품안전청장, 시 · 도지사 및 시장 · 군수 · 구청장에게 보고하고, 대통령령으로 정하는 바에 따라 원인을 조사하여 그 결과를 보고하여야 한다.

③ 식품의약품안전청장은 식중독 발생의 원인을 규명하기 위하여 식중독 의심환자가 발생한 원인시설 등에 대한 조사절차와 시험 · 검사 등에 필요한 사항을 정할 수 있다.

제 87 조 (식중독대책협의기구 설치) ① 식품의약품안전청장은 식중독 발생의 효율적인 예방 및 확산방지를 위하여 교육과학기술부, 농림수산식품부, 보건복지부, 환경부, 식품의약품안전청, 시 · 도 등 유관기관으로 구성된 식중독대책협의기구를 설치 · 운영하여야 한다.

② 식중독대책협의기구의 구성과 세부적인 운영사항 등은 대통령령으로 정한다.

제 88 조 (집단급식소) ① 집단급식소를 설치 · 운영하려는 자는 보건복지부령으로 정하는 바에 따라 특별자치도지사 · 시장 · 군수 · 구청장에게 신고하여야 한다.

② 집단급식소를 설치 · 운영하는 자는 집단급식소 시설의 유지 · 관리 등 급식을 위생적으로 관리하기 위하여 다음 각 호의 사항을 지켜야 한다.

1. 식중독 환자가 발생하지 아니하도록 위생관리를 철저히 할 것
2. 조리 · 제공한 식품의 **매회 1인분 분량**을 보건복지부령으로 정하는 바에 따라 144시간 **이상 보관할 것**
3. 영양사를 두고 있는 경우 그 업무를 방해하지 아니할 것
4. 영양사를 두고 있는 경우 영양사가 집단급식소의 위생관리를 위하여 요청하는 사항에 대하여는 정당한 사유가 없으면 따를 것
5. 그 밖에 식품 등의 위생적 관리를 위하여 필요하다고 보건복지부령으로 정하는 사항을 지킬 것

③ – 중략 –

④ 집단급식소의 시설기준과 그 밖의 운영에 관한 사항은 보건복지부령으로 정한다.

제 89 조 (식품진흥기금) ① 식품위생과 국민의 영양수준 향상을 위한 사업을 하는 데에 필요

한 재원에 충당하기 위하여 시 · 도 및 시 · 군 · 구에 식품진흥기금(이하 "기금"이라 한다)을 설치한다.

② 기금은 다음 각 호의 재원으로 조성한다.

1. 식품위생단체의 출연금
2. 「건강기능식품에 관한 법률」 제37조에 따라 징수한 과징금
3. 기금 운용으로 생기는 수익금
4. 그 밖에 대통령령으로 정하는 수입금

③ 기금은 다음 각 호의 사업에 사용한다.

1. 영업자(「건강기능식품에 관한 법률」에 따른 영업자를 포함한다)의 위생관리시설 및 위생설비시설 개선을 위한 융자 사업
2. 식품위생에 관한 교육 · 홍보 사업(소비자단체의 교육 · 홍보 지원을 포함한다)과 소비자식품위생감시원의 교육 · 활동 지원
3. 식품위생과 국민 영양에 관한 조사 · 연구 사업
4. 포상금 지급 지원
5. 식품위생에 관한 교육 · 연구 기관의 육성 및 지원
6. 음식문화의 개선과 좋은 식단 실천을 위한 사업 지원
7. 집단급식소(위탁에 의하여 운영되는 집단급식소만 해당)의 급식시설 개수 · 보수를 위한 융자 사업
8. 그 밖에 대통령령으로 정하는 식품위생, 국민영양, 식품산업 진흥 및 건강기능식품에 관한 사업

④ 기금은 시 · 도지사 및 시장 · 군수 · 구청장이 관리 · 운용하되, 필요한 사항은 대통령령으로 정한다.

제 90 조 (포상금 지급) ① 식품의약품안전청장, 시 · 도지사 또는 시장 · 군수 · 구청장은 이 법에 위반되는 행위를 신고한 자에게 신고 내용별로 1천만 원까지 포상금을 줄 수 있다.

② 포상금 지급의 기준 · 방법 및 절차 등 필요사항은 대통령령으로 정한다.

제 93 조 (벌칙) ① 다음 질병에 걸린 동물을 사용하여 판매할 목적으로 식품 또는 식품첨가물을 제조 · 가공 또는 조리한 자는 3년 이상의 징역에 처한다.

1. 소해면상뇌증(狂牛病)
2. 탄저병
3. 가금 인플루엔자

② 다음 원료 또는 성분 등을 사용하여 판매할 목적으로 식품 또는 식품첨가물을 제조 · 가공 또는 조리한 자는 1년 이상의 징역에 처한다.

1. 마황(麻黃) 2. 부자(附子)
3. 천오(川烏) 4. 초오(草烏)
5. 백부자(白附子) 6. 섬수(두꺼비 기름)
7. 백선피(白鮮皮) 8. 사리풀

③ 제1항 및 제2항의 경우 제조 · 가공 · 조리한 식품 또는 식품첨가물을 판매하였을 때에는 그 소매가격의 2배 이상 5배 이하에 해당하는 벌금을 병과(倂科)한다.

제 94 조 (벌칙) 7년 이하의 징역 또는 1억 원 이하의 벌금에 처하거나 이를 병과 할 수 있다.

1. 판매금지식품, 첨가물 위반
2. 병육 등의 판매금지 위반
3. 기준 규격이 고시되지 아니한 화학적 합성품 등의 판매금지 위반
4. 유해 기구 등 판매 사용금지 위반
5. 불합격품 판매금지 위반
6. 영업허가 등 위반

제 95 조 (벌칙) 5년 이하의 징역 또는 5천만 원 이하의 벌금에 처하거나 이를 병과할 수 있다.

1. 영업 제한을 위반한 자
2. 영업정지 명령을 위반하여 영업을 계속한 자

제 96 조 (벌칙) 3년 이하의 징역 또는 3천만 원 이하의 벌금에 처하거나 이를 병과할 수 있다.

1. 조리사, 영양사를 두지 아니한 때

제 97 조 (벌칙) 3년 이하의 징역 또는 3천만 원 이하의 벌금에 처한다.

1. 검사 · 출입 · 수거 · 압류 · 폐기를 거부 · 방해 또는 기피한 자
2. 시설기준을 갖추지 못한 영업자
3. 영업소폐쇄명령을 위반하여 영업을 계속한 자
4. 제조정지 명령을 위반한 자
5. 관계공무원이 부착한 봉인 또는 게시문 등을 함부로 제거하거나 손상시킨 자

제 98 조 (벌칙) 1년 이하의 징역 또는 300만 원 이하의 벌금에 처한다.

1. 접객행위를 하거나 다른 사람에게 그 행위를 알선한 자
2. 소비자로부터 이물 발견의 신고를 접수하고 이를 거짓으로 보고한 자
3. 이물의 발견을 거짓으로 신고한 자

제 99 조 (벌칙 적용에서의 공무원 의제) 지정된 식품위생검사기관의 임직원은 「형법」 제129조부터 제132조까지의 규정에 따른 벌칙의 적용에서는 공무원으로 본다.

제 100 조 (양벌규정) 법인의 대표자나 법인 또는 개인의 대리인, 사용인, 그 밖의 종업원이 그 법인 또는 개인의 업무에 관하여 제93조제3항 또는 제94조부터 제97조까지의 어느 하나에 해당하는 위반행위를 하면 그 행위자를 벌하는 외에 그 법인 또는 개인에게도 해당 조문의 벌금형을 과(科)하고, 제93조제1항의 위반행위를 하면 그 법인 또는 개인에 대하여도 1억5천만 원 이하의 벌금에 처하며, 제93조제2항의 위반행위를 하면 그 법인 또는 개인에 대하여도 5천만 원 이하의 벌금에 처한다. 다만, 법인 또는 개인이 그 위반행위를 방지하기 위하여 해당 업무에 관하여 상당한 주의와 감독을 게을리 하지 아니한 경우에는 그러하지 아니하다.

제 101 조 (과태료) ① 1천만 원 이하의 과태료를 부과한다.

1. 영양표시 기준을 준수하지 아니한 자

② 500만 원 이하의 과태료를 부과한다.

1. 보고를 하지 아니하거나 허위의 보고를 한 자
2. 교육을 받지 아니한 자
3. 명령에 위반한 자

③ 300만 원 이하의 과태료를 부과한다.

1. 검사기관 운영자의 지위를 승계하고 1개월 이내에 지위승계를 신고하지 아니한 자
2. 영업자가 지켜야 할 사항 중 보건복지부령으로 정하는 경미한 사항을 지키지 아니한 자
3. 소비자로부터 이물 발견신고를 받고 보고하지 아니한 자
4. 식품이력추적관리 등록사항이 변경된 경우 변경사유가 발생한 날부터 1개월 이내에 신고하지 아니한 자

④ 과태료는 대통령령으로 정하는 바에 따라 식품의약품안전청장, 시 · 도지사 또는 시장 · 군수 · 구청장이 부과 · 징수한다.

제 102 조 (과태료에 관한 규정 적용의 특례) 제101조의 과태료에 관한 규정을 적용하는 경우 제82조에 따라 과징금을 부과한 행위에 대하여는 과태료를 부과할 수 없다. 다만, 제82제4항 본문에 따라 과징금 부과처분을 취소하고 영업정지 또는 제조정지 처분을 한 경우에는 그러하지 아니하다.

3. 감염병의 예방 및 관리에 관한 법률

* 위생사 수험생을 위해 발췌한 자료임

'전염병예방법'은 2010년 12월 31일부터 '감염병의 예방 및 관리에 관한 법률'로 전면 개정되어 시행됩니다. 따라서 2011년 12월에 치르는 시험부터는 '감염병예방법'에 의거 출제됩니다.

제 1 조 (목적) 이 법은 국민 건강에 위해(危害)가 되는 감염병의 발생과 유행을 방지하고, 그 예방 및 관리를 위하여 필요한 사항을 규정함으로써 국민 건강의 증진 및 유지에 이바지함을 목적으로 한다.

1. "감염병"이란 제1군감염병, 제2군감염병, 제3군감염병, 제4군감염병, 제5군감염병, 지정감염병, 세계보건기구 감시대상 감염병, 생물테러감염병, 성매개감염병, 인수(人獸)공통감염병 및 의료관련감염병을 말한다.
2. **"제1군감염병"**이란 마시는 물 또는 식품을 매개로 발생하고 집단 발생의 우려가 커서 발생 또는 유행 즉시 방역대책을 수립하여야 하는 다음 각 목의 감염병을 말한다.
   가. 콜레라　나. 장티푸스
   다. 파라티푸스　라. 세균성이질
   마. 장출혈성대장균감염증
   바. A형간염
3. **"제2군감염병"**이란 예방접종을 통하여 예방 및 관리가 가능하여 국가예방접종사업의 대상이 되는 다음 각 목의 감염병을 말한다.
   가. 디프테리아　나. 백일해
   다. 파상풍　라. 홍역
   마. 유행성이하선염　바. 풍진
   사. 폴리오　아. B형간염
   자. 일본뇌염　차. 수두
4. **"제3군감염병"**이란 간헐적으로 유행할 가능성이 있어 계속 그 발생을 감시하고 방역대책의 수립이 필요한 다음 각 목의 감염병을 말한다.
   가. 말라리아　나. 결핵
   다. 한센병　라. 성홍열
   마. 수막구균성 수막염
   바. 레지오넬라증　사. 비브리오패혈증
   아. 발진티푸스　자. 발진열
   차. 쯔쯔가무시증　카. 렙토스피라증
   타. 브루셀라증　파. 탄저하. 공수병
   거. 신증후군출혈열　너. 인플루엔자
   더. 후천성 면역결핍증(AIDS)
   러. 매독
   머. 크로이츠펠트—야콥병(CJD) 및 변종크로이츠펠트—야콥병(vCJD)
5. "제4군감염병"이란 국내에서 새롭게 발생하였거나 발생할 우려가 있는 감염병 또는 국내 유입이 우려되는 해외 유행 감염병으로서 보건복지부령으로 정하는 감염병을 말한다.

(제4군감염병의 종류)

1. 페스트
2. 황열
3. 뎅기열
4. 바이러스성 출혈열
5. 두창
6. 보툴리늄독소증
7. 중증 급성호흡기 증후군(SARS)
8. 조류인플루엔자 인체감염증
9. 신종 인플루엔자
10. 야토병
11. 큐열

12. 웨스트나일열
13. 신종감염병증후군
14. 라임병
15. 진드기매개뇌염
16. 유비저(類鼻疽)
17. 치쿤구니야열

6. "제5군감염병"이란 기생충에 감염되어 발생하는 감염병으로서 정기적인 조사를 통한 감시가 필요하여 보건복지부령으로 정하는 감염병을 말한다.

(제5군감염병의 종류)

1. 회충증
2. 편충증
3. 요충증
4. 간흡충증
5. 폐흡충증
6. 장흡충증

7. "지정감염병"이란 제1군감염병부터 제5군감염병까지의 감염병 외에 유행 여부를 조사하기 위한 감시활동이 필요하여 보건복지부장관이 지정하는 감염병을 말한다.
8. "세계보건기구 감시대상 감염병"이란 세계보건기구가 국제공중보건의 비상사태에 대비하기 위하여 감시대상으로 정한 질환으로서 보건복지부장관이 고시하는 감염병을 말한다.
9. "생물테러감염병"이란 고의 또는 테러 등을 목적으로 이용된 병원체에 의하여 발생된 감염병 중 보건복지부장관이 고시하는 감염병을 말한다.
10. "성매개감염병"이란 성 접촉을 통하여 전파되는 감염병 중 보건복지부장관이 고시하는 감염병을 말한다.
11. "인수공통감염병"이란 동물과 사람 간에 서로 전파되는 병원체에 의하여 발생되는 감염병 중 보건복지부장관이 고시하는 감염병을 말한다.
12. "의료관련감염병"이란 환자나 임산부 등이 의료행위를 적용받는 과정에서 발생한 감염병으로서 감시활동이 필요하여 보건복지부장관이 고시하는 감염병을 말한다.
13. "감염병환자"란 감염병의 병원체가 인체에 침입하여 증상을 나타내는 사람으로서 의사 또는 한의사의 진단이나 보건복지부령으로 정하는 기관의 실험실 검사를 통하여 확인된 사람을 말한다.

(감염병의 병원체를 확인할 수 있는 기관)

1. 질병관리본부
2. 국립검역소
3. 「보건환경연구원법」 제2조에 따른 보건환경연구원
4. 「지역보건법」 제7조에 따른 보건소
5. 「의료법」 제3조에 따른 의료기관 중 진단검사의학과 전문의가 상근하는 기관
6. 「고등교육법」 제4조에 따라 설립된 의과대학
7. 「결핵예방법」 제21조에 따라 설립된 대한결핵협회(결핵환자의 병원체를 확인하는 경우만 해당한다)
8. 「민법」 제32조에 따라 한센병환자 등의 치료、재활을 지원할 목적으로 설립된 기관(한센병환자의 병원체를 확인하는 경우만 해당한다)

14. "감염병의사환자"란 감염병병원체가 인체에 침입한 것으로 의심이 되나 감염병환자로 확인되기 전 단계에 있는 사람을 말한다.
15. "병원체보유자"란 임상적인 증상은 없으나 감염병병원체를 보유하고 있는 사람을 말한다.
16. "감시"란 감염병 발생과 관련된 자료 및 매개체에 대한 자료를 체계적이고 지속적으로 수집 · 분석 및 해석하고 그 결과를 제때에 필

요한 사람에게 배포하여 감염병 예방 및 관리에 사용하도록 하는 일체의 과정을 말한다.

(표본감시의 대상이 되는 감염병)

1. 제3군감염병 중 인플루엔자
2. 지정감염병
3. 제5군감염병

17. "역학조사"란 감염병환자, 감염병의사환자 또는 병원체보유자(이하 "감염병환자등"이라 한다)가 발생한 경우 감염병의 차단 및 확산 방지 등을 위하여 감염병환자등의 발생 규모를 파악하고 감염원을 추적하는 등의 활동과 감염병 예방접종 후 이상반응 사례가 발생한 경우 그 원인을 규명하기 위하여 하는 활동을 말한다.

18. "예방접종 후 이상반응"이란 예방접종 후 그 접종으로 인하여 발생할 수 있는 모든 증상 또는 질병으로서 해당 예방접종과 시간적 관련성이 있는 것을 말한다.

(감염병환자등의 명부 작성 및 관리)

① 보건소장은 감염병환자등의 명부를 작성하고 이를 3년간 보관하여야 한다.

② 보건소장은 예방접종 후 이상반응자의 명부를 작성하고 이를 10년간 보관하여야 한다.

19. "고위험병원체"란 생물테러의 목적으로 이용되거나 사고 등에 의하여 외부에 유출될 경우 국민 건강에 심각한 위험을 초래할 수 있는 감염병병원체로서 보건복지부령으로 정하는 것을 말한다.

제 3 조 (다른 법률과의 관계) 감염병의 예방 및 관리에 관하여는 다른 법률에 특별한 규정이 있는 경우를 제외하고는 이 법에 따른다.

제 4 조 (국가 및 지방자치단체의 책무) ① 국가 및 지방자치단체는 감염병환자등의 인간으로서의 존엄과 가치를 존중하고 그 기본적 권리를 보호하며, 법률에 따르지 아니하고는 취업 제한 등의 불이익을 주어서는 아니 된다.

② 국가 및 지방자치단체는 감염병의 예방 및 관리를 위하여 다음 각 호의 사업을 수행하여야 한다.

1. 감염병의 예방 및 방역대책
2. 감염병환자등의 진료 및 보호
3. 감염병 예방을 위한 예방접종계획의 수립 및 시행
4. 감염병에 관한 교육 및 홍보
5. 감염병에 관한 정보의 수집 · 분석 및 제공
6. 감염병에 관한 조사 · 연구
7. 감염병병원체 검사 · 보존 · 관리 및 약제내성 감시(약제내성 감시)
8. 감염병 예방을 위한 전문인력의 양성
9. 감염병 관리정보 교류 등을 위한 국제협력
10. 감염병의 치료 및 예방을 위한 약품 등의 비축
11. 감염병 관리사업의 평가
12. 기후변화에 따른 감염병 발생조사 · 연구 및 예방대책 수립
13. 한센병의 예방 및 진료 업무를 수행하는 법인 또는 단체에 대한 지원

제 5 조 (의료인 등의 책무) 「의료법」에 따른 의료인, 의료기관 및 의료인단체는 국가와 지방자치단체가 수행하는 감염병의 발생 감시 및 예방 · 관리 및 역학조사업무에 적극 협조하여야 한다.

제 6 조 (국민의 책무와 권리) ① 국민은 국가와 지방자치단체의 감염병 예방 및 관리를 위한 활동에 적극 협조하여야 한다.

② 국민은 감염병 발생 상황, 감염병 예방 및 관리 등에 관한 정보와 대응방법을 알 권리가 있다.

제 7 조 (감염병 예방 및 관리 계획의 수립 등) ① 보건복지부장관은 감염병의 예방 및 관리에 관한 기본계획(이하 "기본계획"이라 한다)을 5년마다 수립 · 시행하여야 한다.

② 기본계획에는 다음 각 호의 사항이 포함되어야 한다.

1. 감염병 예방 · 관리의 기본목표 및 추진방향
2. 주요 감염병의 예방 · 관리에 관한 사업계획 및 추진방법
3. 전문인력의 양성 및 감염병 위기대응역량의 강화 방안
4. 감염병 통계 및 정보의 관리 방안
5. 그 밖에 감염병의 예방 및 관리에 필요한 사항

③ 특별시장 · 광역시장 · 도지사 · 특별자치도지사(이하 "시 · 도지사"라 한다)와 시장 · 군수 · 구청장(자치구의 구청장을 말한다. 이하 같다)은 기본계획에 따라 시행계획을 수립 · 시행하여야 한다.

④ 보건복지부장관, 시 · 도지사 또는 시장 · 군수 · 구청장은 기본계획이나 시행계획의 수립 · 시행에 필요한 자료의 제공 등을 관계 행정기관 또는 단체에 요청할 수 있다.

⑤ 관계 행정기관 또는 단체는 특별한 사유가 없으면 이에 따라야 한다.

제 8 조 (감염병관리사업지원기구의 운영) ① 보건복지부장관 및 시 · 도지사는 제7조에 따른 기본계획 및 시행계획의 시행과 국제협력 등의 업무를 지원하기 위하여 민간전문가로 구성된 감염병관리사업지원기구를 둘 수 있다.

② 국가 및 지방자치단체는 감염병관리사업지원기구의 운영 등에 필요한 예산을 지원할 수 있다.

③ 감염병관리사업지원기구의 설치 · 운영 및 지원 등에 필요한 사항은 대통령령으로 정한다.

제 9 조 (감염병관리위원회) ① 감염병의 예방 및 관리에 관한 주요 시책을 심의하기 위하여 보건복지부에 감염병관리위원회(이하 "위원회"라 한다)를 둔다.

② 위원회는 다음 각 호의 사항을 심의한다.

1. 기본계획의 수립
2. 감염병 관련 의료 제공
3. 감염병에 관한 조사 및 연구
4. 감염병의 예방 · 관리 등에 관한 지식보급 및 감염병환자등의 인권 증진
5. 해부명령에 관한 사항
6. 예방접종의 실시기준과 방법에 관한 사항
7. 감염병 위기관리대책의 수립 및 시행
8. 예방 · 치료 의약품 및 장비 등의 사전비축, 장기구매 및 생산에 관한 사항
9. 예방접종 등으로 인한 피해에 대한 국가보상에 관한 사항
10. 그 밖에 감염병의 예방 및 관리에 관한 사항으로서 위원장이 위원회의 회의에 부치는 사항

제 10 조 (위원회의 구성) ① 위원회는 위원장 1명과 부위원장 1명을 포함하여 20명 이내의 위원으로 구성한다.

② 위원장은 보건복지부차관이 되고, 부위원장은 위원 중에서 위원장이 지명하며, 위원은 다음 각 호의 어느 하나에 해당하는 사람 중에서 보건복지부장관이 임명하거나 위촉하는 사람으로 한다.

1. 감염병의 예방 또는 관리 업무를 담당하는 공무원
2. 감염병을 전공한 의료인
3. 감염병과 관련된 전문지식을 소유한 사람

4. 「비영리민간단체 지원법」에 따른 비영리민간단체가 추천하는 사람
5. 그 밖에 감염병에 관한 지식과 경험이 풍부한 사람

③ 위원회의 업무를 효율적으로 수행하기 위하여 위원회의 위원과 외부 전문가로 구성되는 분야별 전문위원회를 둘 수 있다.

④ 규정한 사항 외에 위원회 및 전문위원회의 구성 · 운영 등에 관하여 필요한 사항은 대통령령으로 정한다.

제 11 조 (의사 등의 신고) ① 의사나 한의사는 다음 각 호의 어느 하나에 해당하는 사실(표본감시 대상이 되는 감염병으로 인한 경우는 제외한다)이 있으면 소속 의료기관의 장에게 보고하여야 하고, 해당 환자와 그 동거인에게 보건복지부장관이 정하는 감염방지방법 등을 지도하여야 한다. 다만, 의료기관에 소속되지 아니한 의사 또는 한의사는 그 사실을 관할 보건소장에게 신고해야 한다.

1. 감염병환자 등을 진단하거나 그 사체를 검안한 경우
2. 예방접종 후 이상반응자를 진단하거나 그 사체를 검안한 경우
3. 감염병환자등이 제1군감염병부터 제4군감염병까지에 해당하는 감염병으로 사망한 경우

② 보고를 받은 의료기관의 장은 제1군감염병부터 제4군감염병까지의 경우에는 지체 없이, 제5군감염병 및 지정감염병의 경우에는 7일 이내에 관할 보건소장에게 신고하여야 한다.

③ 육군, 해군, 공군 또는 국방부 직할 부대에 소속된 군의관은 제1항 각 호의 어느 하나에 해당하는 사실(표본감시 대상이 되는 감염병으로 인한 경우는 제외한다)이 있으면 소속 부대장에게 보고하여야 하고, 보고를 받은 소속 부대장은 관할 보건소장에게 지체 없이 신고하여야 한다.

④ 감염병 표본감시기관은 표본감시 대상이 되는 감염병으로 인하여 해당하는 사실이 있으면 보건복지부령으로 정하는 바에 따라 보건복지부장관 또는 관할 보건소장에게 신고하여야 한다.

⑤ 규정에 따른 감염병환자등의 진단 기준, 신고의 방법 및 절차 등에 관하여 필요한 사항은 보건복지부령으로 정한다.

제 12 조 (그 밖의 신고의무자) ① 다음 각 호의 어느 하나에 해당하는 사람은 제1군감염병 감염병환자등 또는 제1군감염병이나 그 의사증(擬似症)으로 인한 사망자가 있을 경우와 제2군감염병부터 제4군감염병까지에 해당하는 감염병 중 보건복지부령으로 정하는 감염병이 발생한 경우에는 의사나 한의사의 진단이나 검안을 요구하거나 해당 주소지를 관할하는 보건소장에게 신고하여야 한다.

1. 일반가정에서는 세대를 같이하는 세대주. 다만, 세대주가 부재 중인 경우에는 그 세대원
2. 학교, 병원, 관공서, 회사, 공연장, 예배장소, 선박 · 항공기 · 열차 등 운송수단, 각종 사무소 · 사업소, 음식점, 숙박업소 또는 그 밖에 여러 사람이 모이는 장소의 관리인, 경영자 또는 대표자

② 신고의무자가 아니더라도 감염병환자등 또는 감염병으로 인한 사망자로 의심되는 사람을 발견하면 보건소장에게 알려야 한다.

③ 신고 및 통보의 방법과 절차 등에 관하여 필요한 사항은 보건복지부령으로 정한다.

제 13 조 (보건소장 등의 보고) ① 신고를 받은

보건소장은 그 내용을 관할 특별자치도지사 또는 시장 · 군수 · 구청장에게 보고하여야 하며, 보고를 받은 특별자치도지사 또는 시장 · 군수 · 구청장은 이를 보건복지부장관 및 시 · 도지사에게 각각 보고하여야 한다.

② 보고의 방법 및 절차 등에 관하여 필요한 사항은 보건복지부령으로 정한다.

제 14 조 (인수공통감염병의 통보) ①「가축전염병예방법」 신고를 받은 특별자치도지사(특별자치도의 동지역에 한정된다) · 시장(구를 두지 아니하는 시의 시장을 말하며, 도농복합형태의 시에 있어서는 가축 등의 소재지가 동지역인 경우에 한정된다) · 구청장(도농복합형태의 시의 구에 있어서는 가축 등의 소재지가 동지역인 경우에 한정된다) · 읍장 또는 면장은 같은 법에 따른 가축전염병 중 다음 각 호의 어느 하나에 해당하는 감염병의 경우에는 즉시 질병관리본부장에게 통보하여야 한다.

1. 탄저
2. 고병원성조류인플루엔자
3. 광견병
4. 그 밖에 대통령령으로 정하는 인수공통감염병

② 신고 또는 통보를 받은 행정기관의 장은 신고자의 요청이 있는 때에는 신고자의 신원을 외부에 공개하여서는 아니 된다.

③ 통보의 방법 및 절차 등에 관하여 필요한 사항은 보건복지부령으로 정한다.

제 15 조 (감염병환자 등의 파악 및 관리) 보건소장은 관할구역에 거주하는 감염병환자등에 관하여 신고를 받았을 때에는 보건복지부령으로 정하는 바에 따라 기록하고 그 명부(전자문서를 포함한다)를 관리하여야 한다.

제 16 조 (감염병 표본감시 등) ① 보건복지부장관은 감염병 발생의 의과학적인 감시를 위하여 질병의 특성과 지역을 고려하여「보건의료기본법」에 따른 보건의료기관이나 그 밖의 기관 또는 단체를 감염병 표본감시기관으로 지정할 수 있다.

② 보건복지부장관, 시 · 도지사 또는 시장 · 군수 · 구청장은 제1항에 따라 지정받은 감염병 표본감시기관(이하 "표본감시기관"이라 한다)의 장에게 감염병의 표본감시와 관련하여 필요한 자료의 제출을 요구하거나 감염병의 예방 · 관리에 필요한 협조를 요청할 수 있다. 이 경우 표본감시기관은 특별한 사유가 없으면 이에 따라야 한다.

③ 보건복지부장관, 시 · 도지사 또는 시장 · 군수 · 구청장은 제2항에 따라 수집한 정보 중 국민 건강에 관한 중요한 정보를 관련 기관 · 단체 · 시설 또는 국민들에게 제공하여야 한다.

④ 보건복지부장관, 시 · 도지사 또는 시장 · 군수 · 구청장은 표본감시활동에 필요한 경비를 표본감시기관에 지원할 수 있다.

⑤ 제1항에 따른 표본감시의 대상이 되는 감염병 및 표본감시기관의 지정 등에 관하여 필요한 사항은 보건복지부령으로 정한다.

⑥ 질병관리본부장은 감염병이 발생하거나 유행할 가능성이 있어 관련 정보를 확보할 긴급한 필요가 있다고 인정하는 경우「공공기관의 운영에 관한 법률」에 따른 공공기관 중 대통령령으로 정하는 공공기관의 장에게 정보 제공을 요구할 수 있다. 이 경우 정보 제공을 요구받은 기관의 장은 정당한 사유가 없는 한 이에 따라야 한다.

⑦ 제공되는 정보의 내용, 절차 및 정보의 취급에 필요한 사항은 대통령령으로 정한다.

제 17 조 (실태조사) ① 보건복지부장관은 감염병의 관리 및 감염 실태를 파악하기 위하여 실태조사를 실시할 수 있다.

② 실태조사에 포함되어야 할 사항과 실태조사의 방법과 절차 등에 관하여 필요한 사항은 보건복지부령으로 정한다.

제 18 조 (역학조사) ① 질병관리본부장, 시 · 도지사 또는 시장 · 군수 · 구청장은 감염병이 발생하여 유행할 우려가 있다고 인정하면 지체 없이 역학조사를 하여야 한다.

② 질병관리본부장, 시 · 도지사 또는 시장 · 군수 · 구청장은 역학조사를 하기 위하여 역학조사반을 각각 설치하여야 한다.

③ 누구든지 질병관리본부장, 시 · 도지사 또는 시장 · 군수 · 구청장이 실시하는 역학조사를 정당한 사유 없이 거부 또는 방해하거나 회피하여서는 아니 된다.

④ 역학조사의 내용과 시기 · 방법 및 제2항에 따른 역학조사반의 구성 · 임무 등에 관하여 필요한 사항은 대통령령으로 정한다.

제 19 조 (건강진단) 성매개감염병의 예방을 위하여 종사자의 건강진단이 필요한 직업으로 보건복지부령으로 정하는 직업에 종사하는 자와 성매개감염병에 감염되어 그 전염을 매개할 상당한 우려가 있다고 시장 · 군수 · 구청장이 인정한 자는 보건복지부령으로 정하는 바에 따라 성매개감염병에 관한 건강진단을 받아야 한다.

제 20 조 (해부명령) ① 질병관리본부장은 국민 건강에 중대한 위협을 미칠 우려가 있는 감염병으로 사망한 것으로 의심이 되어 시체를 해부(解剖)하지 아니하고는 감염병 여부의 진단과 사망의 원인규명을 할 수 없다고 인정하면 그 시체의 해부를 명할 수 있다.

② 해부를 하려면 미리 「장사 등에 관한 법률」에 따른 연고자(선순위자가 없는 경우에는 그 다음 순위자를 말한다. 이하 "연고자"라 한다)의 동의를 받아야 한다. 다만, 소재불명 및 연락두절 등 미리 연고자의 동의를 받기 어려운 특별한 사정이 있고 해부가 늦어질 경우 감염병 예방과 국민 건강의 보호라는 목적을 달성하기 어렵다고 판단되는 경우에는 연고자의 동의를 받지 아니하고 해부를 명할 수 있다.

③ 질병관리본부장은 감염병 전문의, 해부학, 병리학 또는 법의학을 전공한 사람을 해부를 담당하는 의사로 지정하여 해부를 하여야 한다.

④ 제3항에 따른 해부는 사망자가 걸린 것으로 의심되는 감염병의 종류별로 보건복지부장관이 정하여 고시한 생물학적 안전등급을 갖춘 시설에서 실시하여야 한다.

⑤ 해부를 담당하는 의사의 지정, 감염병 종류별로 갖추어야 할 시설의 기준, 해당 시체의 관리 등에 관하여 필요한 사항은 보건복지부령으로 정한다.

제 21 조 (고위험병원체의 분리 및 이동 신고) ① 감염병환자, 식품, 동식물, 그 밖의 환경 등으로부터 고위험병원체를 분리하거나 이미 분리된 고위험병원체를 이동하려는 자는 지체없이 고위험병원체의 명칭, 분리된 검체명, 분리 일시 또는 이동계획을 보건복지부장관에게 신고하여야 한다.

② 신고의 방법 및 절차 등에 관하여 필요한 사항은 보건복지부령으로 정한다.

제 22 조 (고위험병원체의 반입 허가 등) ① 감염병의 진단 및 학술 연구 등을 목적으로 고위험병원체를 국내로 반입하려는 자는 대통령령으로 정하는 요건을 갖추어 보건복지부장관의

허가를 받아야 한다.

② 허가받은 사항을 변경하는 자는 보건복지부장관의 허가를 받아야 한다. 다만, 대통령령으로 정하는 경미한 사항을 변경하려는 경우에는 보건복지부장관에게 신고하여야 한다.

③ 고위험병원체의 반입 허가를 받은 자가 해당 고위험병원체를 인수하여 이동하려면 대통령령으로 정하는 바에 따라 그 인수 장소를 지정하고 이동계획을 보건복지부장관에게 미리 신고하여야 한다.

④ 허가 또는 신고의 방법과 절차 등에 관하여 필요한 사항은 보건복지부령으로 정한다.

제 23 조 (고위험병원체의 안전관리) ① 고위험병원체를 검사, 보존, 관리 및 이동하려는 자는 그 검사, 보존, 관리 및 이동에 필요한 시설 및 장비 등에 대하여 보건복지부령으로 정하는 안전관리기준을 지켜야 한다.

② 보건복지부장관은 고위험병원체를 검사, 보존, 관리 및 이동하는 자가 안전관리기준을 지키고 있는지 여부 등을 점검할 수 있다.

③ 규정한 사항 외에 고위험병원체의 검사, 보존, 관리 및 이동에 필요한 사항은 보건복지부령으로 정한다.

제 24 조 (정기예방접종) ① 특별자치도지사 또는 시장 · 군수 · 구청장은 다음 각 호의 질병에 대하여 관할 보건소를 통하여 정기예방접종(이하 "정기예방접종"이라 한다)을 실시하여야 한다.

1. 디프테리아
2. 폴리오
3. 백일해
4. 홍역
5. 파상풍
6. 결핵
7. B형간염
8. 유행성이하선염
9. 풍진
10. 수두
11. 일본뇌염
12. 그 밖에 보건복지부장관이 감염병의 예방을 위하여 필요하다고 인정하여 지정하는 감염병

② 특별자치도지사 또는 시장 · 군수 · 구청장은 정기예방접종업무를 대통령령으로 정하는 바에 따라 관할구역 안에 있는 「의료법」에 따른 의료기관에 위탁할 수 있다.

제 25 조 (임시예방접종) ① 특별자치도지사 또는 시장 · 군수 · 구청장은 다음 각 호의 어느 하나에 해당하면 관할 보건소를 통하여 임시예방접종(이하 "임시예방접종"이라 한다)을 하여야 한다.

1. 보건복지부장관이 감염병 예방을 위하여 특별자치도지사 또는 시장 · 군수 · 구청장에게 예방접종을 실시할 것을 요청한 경우
2. 특별자치도지사 또는 시장 · 군수 · 구청장이 감염병 예방을 위하여 예방접종이 필요하다고 인정하는 경우

② 임시예방접종업무의 위탁에 관하여는 준용한다.

제 26 조 (예방접종의 공고) 특별자치도지사 또는 시장 · 군수 · 구청장은 임시예방접종을 할 경우에는 예방접종의 일시 및 장소, 예방접종의 종류, 예방접종을 받을 사람의 범위를 정하여 미리 공고하여야 한다. 다만, 예방접종의 실시기준 등이 변경될 경우에는 그 변경 사항을 미리 공고하여야 한다.

제 27 조 (예방접종증명서) ① 특별자치도지사 또는 시장 · 군수 · 구청장은 정기예방접종 또는 임시예방접종을 받은 사람에게 보건복지부령으로 정하는 바에 따라 예방접종증명서를 발급하여야 한다.

② 특별자치도지사나 시장 · 군수 · 구청장이 아닌 자가 이 법에 따른 예방접종을 한 때에는

특별자치도지사 또는 시장 · 군수 · 구청장은 보건복지부령으로 정하는 바에 따라 해당 예방접종을 한 자로 하여금 예방접종증명서를 발급하게 할 수 있다.

③ 예방접종증명서는 전자문서를 이용하여 발급할 수 있다.

제 28 조 (예방접종 기록의 보존 및 보고 등) ① 특별자치도지사 또는 시장 · 군수 · 구청장은 정기예방접종 및 임시예방접종을 하거나, 보고를 받은 경우에는 보건복지부령으로 정하는 바에 따라 예방접종에 관한 기록을 작성 · 보관하여야 하고, 그 내용을 시 · 도지사 및 보건복지부장관에게 각각 보고하여야 한다.

② 특별자치도지사나 시장 · 군수 · 구청장이 아닌 자가 이 법에 따른 예방접종을 하면 보건복지부령으로 정하는 바에 따라 특별자치도지사 또는 시장 · 군수 · 구청장에게 보고하여야 한다.

제 29 조 (예방접종에 관한 역학조사) 질병관리본부장, 시 · 도지사 또는 시장 · 군수 · 구청장은 다음 각 호의 구분에 따라 조사를 실시하고, 예방접종 후 이상반응 사례가 발생하면 그 원인을 밝히기 위하여 역학조사를 하여야 한다.

1. 질병관리본부장 : 예방접종의 효과 및 예방접종 후 이상반응에 관한 조사
2. 시 · 도지사 또는 시장 · 군수 · 구청장 : 예방접종 후 이상반응에 관한 조사

제 30 조 (예방접종피해조사반) ① 예방접종으로 인한 질병 · 장애 · 사망의 원인 규명 및 피해 보상 등을 조사하고 제3자의 고의 또는 과실 유무를 조사하기 위하여 질병관리본부에 예방접종피해조사반을 둔다.

② 예방접종피해조사반의 설치 및 운영 등에 관하여 필요한 사항은 대통령령으로 정한다.

제 31 조 (예방접종 완료 여부의 확인) ① 특별자치도지사 또는 시장 · 군수 · 구청장은 초등학교와 중학교의 장에게 「학교보건법」 제10조에 따른 예방접종 완료 여부에 대한 검사 기록을 제출하도록 요청할 수 있다.

② 특별자치도지사 또는 시장 · 군수 · 구청장은 「유아교육법」에 따른 유치원의 장과 「영유아보육법」에 따른 보육시설의 장에게 보건복지부령으로 정하는 바에 따라 영유아의 예방접종 여부를 확인하도록 요청할 수 있다.

③ 특별자치도지사 또는 시장 · 군수 · 구청장은 제출 기록 및 확인 결과를 확인하여 예방접종을 끝내지 못한 영유아, 학생 등이 있으면 그 영유아 또는 학생 등에게 예방접종을 하여야 한다.

제 32 조 (예방접종의 실시주간 및 실시기준 등)

① 보건복지부장관은 국민의 예방접종에 대한 관심을 높여 감염병에 대한 예방접종을 활성화하기 위하여 예방접종주간을 설정할 수 있다.

② 예방접종의 실시기준과 방법 등에 관하여 필요한 사항은 보건복지부령으로 정한다.

제 33 조 (예방접종약품의 계획 생산) ① 보건복지부장관은 예산의 범위에서 감염병의 예방접종에 필요한 수량의 예방접종약품을 미리 계산하여 「약사법」 제31조에 따른 의약품 제조업자(이하 "의약품 제조업자"라 한다)에게 생산하게 할 수 있으며, 예방접종약품을 연구하는 자 등을 지원할 수 있다.

② 보건복지부장관은 보건복지부령으로 정하는 바에 따라 예방접종약품의 생산에 드는 비용의 전부 또는 일부를 해당 의약품 제조업자에게 미리 지급할 수 있다.

제 34 조 (감염병 위기관리대책의 수립 · 시행) ① 보건복지부장관은 감염병의 확산으로 인한 재난상황에 대처하기 위하여 위원회의 심의를 거쳐 감염병 위기관리대책(이하 "감염병 위기관리대책"이라 한다)을 수립 · 시행하여야 한다.

② 감염병 위기관리대책에는 다음 각 호의 사항이 포함되어야 한다.

1. 재난상황 발생 현장 대응체계 및 기관별 역할
2. 재난상황의 판단 및 의사결정체계
3. 대량 의료 지원 등 의료용품의 비축방안 및 조달 방안
4. 재난상황별 국민행동요령 등 교육 · 훈련 방안
5. 그 밖에 재난상황의 극복을 위하여 필요하다고 보건복지부장관이 인정하는 사항

③ 감염병 위기관리대책의 수립 및 시행 등에 필요한 사항은 대통령령으로 정한다.

제 35 조 (시 · 도별 감염병 위기관리대책의 수립 등) ① 보건복지부장관은 수립한 감염병 위기관리대책을 시 · 도지사에게 알려야 한다.

② 시 · 도지사는 통보된 감염병 위기관리대책에 따라 특별시 · 광역시 · 도 · 특별자치도(이하 "시 · 도"라 한다)별 감염병 위기관리대책을 수립 · 시행하여야 한다.

제 36 조 (감염병관리기관의 지정 등) ① 시 · 도지사 또는 시장 · 군수 · 구청장은 보건복지부령으로 정하는 바에 따라 「의료법」에 따른 의료기관을 감염병관리기관으로 지정할 수 있다.

② 지정받은 의료기관(이하 "감염병관리기관"이라 한다)의 장은 보건복지부령으로 정하는 바에 따라 감염병을 예방하고 감염병환자등을 진료하는 시설(이하 "감염병관리시설"이라 한다)을 설치하여야 한다.

③ 시 · 도지사 또는 시장 · 군수 · 구청장은 감염병관리시설의 설치 및 운영에 드는 비용을 감염병관리기관에 지원하여야 한다.

④ 감염병관리기관이 아닌 의료기관이 감염병관리시설을 설치 · 운영하려면 보건복지부령으로 정하는 바에 따라 특별자치도지사 또는 시장 · 군수 · 구청장에게 신고하여야 한다.

제 37 조 (감염병위기 시 감염병관리기관의 설치 등) ① 보건복지부장관, 시 · 도지사 또는 시장 · 군수 · 구청장은 감염병환자가 대량으로 발생하거나 지정된 감염병관리기관만으로 감염병환자 등을 모두 수용하기 어려운 경우 다음 각 호의 조치를 취할 수 있다.

1. 지정된 감염병관리기관이 아닌 의료기관을 일정 기간 동안 감염병관리기관으로 지정
2. 격리소 · 요양소 또는 진료소의 설치 · 운영

② 지정된 감염병관리기관의 장은 보건복지부령으로 정하는 바에 따라 감염병관리시설을 설치하여야 한다.

③ 보건복지부장관, 시 · 도지사 또는 시장 · 군수 · 구청장은 시설의 설치 및 운영에 드는 비용을 감염병관리기관에 지원하여야 한다.

④ 지정된 감염병관리기관의 장은 정당한 사유없이 제2항의 명령을 거부할 수 없다.

제 38 조 (감염병환자등의 입소 거부 금지) 감염병관리기관은 정당한 사유없이 감염병환자등의 입소를 거부할 수 없다.

제 39 조 (감염병관리시설 등의 설치 및 관리방법) 감염병관리시설 및 격리소 · 요양소 또는 진료소의 설치 및 관리방법 등에 관하여 필요한 사항은 보건복지부령으로 정한다.

제 40 조 (생물테러감염병 등에 대비한 의약품 및 장비의 비축) ① 보건복지부장관은 생물

테러감염병 및 그 밖의 감염병의 대유행이 우려되면 위원회의 심의를 거쳐 예방 · 치료 의약품 및 장비 등의 품목을 정하여 미리 비축하거나 장기 구매를 위한 계약을 미리 할 수 있다.

② 보건복지부장관은 「약사법」 제31조에도 불구하고 생물테러감염병이나 그 밖의 감염병의 대유행이 우려되면 예방 · 치료 의약품을 정하여 의약품 제조업자에게 생산하게 할 수 있다.

③ 보건복지부장관은 예방 · 치료 의약품의 효과와 이상반응에 관하여 조사하고, 이상반응 사례가 발생하면 역학조사를 하여야 한다.

제 41 조 (감염병환자등의 관리) ① 감염병 중 특히 전파 위험이 높은 감염병으로서 보건복지부장관이 고시한 감염병에 걸린 감염병환자등은 감염병관리기관에서 입원치료를 받아야 한다.

② 보건복지부장관, 시 · 도지사 또는 시장 · 군수 · 구청장은 감염병관리기관의 병상이 포화상태에 이르러 감염병환자등을 수용하기 어려운 경우에는 감염병관리기관이 아닌 다른 의료기관에서 입원치료하게 할 수 있다.

③ 보건복지부장관, 시 · 도지사 또는 시장 · 군수 · 구청장은 다음 각 호의 어느 하나에 해당하는 사람에게 자가 또는 감염병관리시설에서 치료하게 할 수 있다.

1. 입원치료 대상자가 아닌 사람
2. 감염병환자등과 접촉하여 감염병이 감염되거나 전파될 우려가 있는 사람

④ 규정에 따른 자가치료 및 입원치료의 방법 및 절차 등에 관하여 필요한 사항은 대통령령으로 정한다.

제 42 조 (감염병에 관한 강제처분) ① 보건복지부장관, 시 · 도지사 또는 시장 · 군수 · 구청장은 해당 공무원으로 하여금 다음 각 호의 어느 하나에 해당하는 감염병환자등이 있다고 인정되는 주거시설, 선박 · 항공기 · 열차 등 운송수단 또는 그 밖의 장소에 들어가 필요한 조사나 진찰을 하게 할 수 있으며, 그 진찰 결과 감염병환자등으로 인정될 때에는 동행하여 치료받게 하거나 입원시킬 수 있다.

1. 제1군감염병
2. 제2군감염병 중 디프테리아, 홍역 및 폴리오
3. 제3군감염병 중 결핵, 성홍열 및 수막구균성수막염
4. 제4군감염병 중 보건복지부장관이 정하는 감염병
5. 세계보건기구 감시대상 감염병
6. 생물테러감염병

② 조사 · 진찰을 하는 공무원은 그 권한을 증명하는 증표를 지니고 이를 관계인에게 보여주어야 한다.

제 43 조 (감염병환자등의 입원 통지) ① 보건복지부장관, 시 · 도지사 또는 시장 · 군수 · 구청장은 감염병환자등이 입원치료가 필요한 경우에는 그 사실을 입원치료 대상자와 그 보호자에게 통지하여야 한다.

② 통지의 방법 · 절차 등에 관하여 필요한 사항은 보건복지부령으로 정한다.

제 44 조 (수감 중인 환자의 관리) 교도소장은 수감자로서 감염병에 감염된 자에게 감염병의 전파를 차단하기 위한 조치와 적절한 의료를 제공하여야 한다.

제 45 조 (업무 종사의 일시 제한) ① 감염병환자등은 보건복지부령으로 정하는 바에 따라 업무의 성질상 일반인과 접촉하는 일이 많은 직업에 종사할 수 없고, 누구든지 감염병환자등을 그러한 직업에 고용할 수 없다.

② 성매개감염병에 관한 건강진단을 받아야 할 자가 건강진단을 받지 아니한 때에는 같은 조에 따른 직업에 종사할 수 없으며 해당 영업을 영위하는 자는 건강진단을 받지 아니한 자를 그 영업에 종사하게 하여서는 아니 된다.

제 46 조 (건강진단 및 예방접종 등의 조치) 특별자치도지사 또는 시장 · 군수 · 구청장은 보건복지부령으로 정하는 바에 따라 다음 각 호의 어느 하나에 해당하는 사람에게 건강진단을 받거나 감염병 예방에 필요한 예방접종을 받게 하는 등의 조치를 할 수 있다.

1. 감염병환자 등의 가족 또는 그 동거인
2. 감염병 발생지역에 거주하는 사람 또는 그 지역에 출입하는 사람으로서 감염병에 감염되었을 것으로 의심되는 사람
3. 감염병환자 등과 접촉하여 감염병에 감염되었을 것으로 의심되는 사람

제 47 조 (감염병 유행에 대한 방역 조치) 특별자치도지사 또는 시장 · 군수 · 구청장은 감염병이 유행하면 감염병 전파를 막기 위하여 다음 각 호에 해당하는 모든 조치를 하거나 그에 필요한 일부 조치를 하여야 한다.

1. 감염병환자등이 있는 장소나 감염병병원체에 오염되었다고 인정되는 장소의 교통을 일정한 기간 차단하는 것
2. 감염병병원체에 감염되었다고 의심되는 사람을 적당한 장소에 일정한 기간 입원 또는 격리시키는 것
3. 감염병병원체에 오염되었거나 오염되었다고 의심되는 물건을 사용 · 접수 · 이동하거나 버리는 행위 또는 해당 물건의 세척을 금지하거나 태우거나 폐기처분하는 것
4. 감염병병원체에 오염된 장소에 대한 소독이나 그 밖에 필요한 조치를 명하는 것
5. 일정한 장소에서 세탁하는 것을 막거나 오물을 일정한 장소에서 처리하도록 명하는 것

제 48 조 (오염장소 등의 소독 조치) ① 육군 · 해군 · 공군 소속 부대의 장, 국방부직할부대의 장 및 해당하는 사람은 감염병환자등이 발생한 장소나 감염병병원체에 오염되었다고 의심되는 장소에 대하여 의사, 한의사 또는 관계 공무원의 지시에 따라 소독이나 그 밖에 필요한 조치를 하여야 한다.

② 소독 등의 조치에 관하여 필요한 사항은 보건복지부령으로 정한다.

제 49 조 (감염병의 예방 조치) ① 시 · 도지사 또는 시장 · 군수 · 구청장은 감염병을 예방하기 위하여 다음 각 호에 해당하는 모든 조치를 하거나 그에 필요한 일부 조치를 하여야 한다.

1. 관할 지역에 대한 교통의 전부 또는 일부를 차단하는 것
2. 흥행, 집회, 제례 또는 그 밖의 여러 사람의 집합을 제한하거나 금지하는 것
3. 건강진단, 시체 검안 또는 해부를 실시하는 것
4. 감염병 전파의 위험성이 있는 음식물의 판매 · 수령을 금지하거나 그 음식물의 폐기나 그 밖에 필요한 처분을 명하는 것
5. 인수공통감염병 예방을 위하여 살처분에 참여한 사람 또는 인수공통감염병에 드러난 사람 등에 대한 예방조치를 명하는 것
6. 감염병 전파의 매개가 되는 물건의 소지 · 이동을 제한 · 금지하거나 그 물건에 대하여 폐기, 소각 또는 그 밖에 필요한 처분을 명하는 것
7. 선박 · 항공기 · 열차 등 운송 수단, 사업장 또는 그 밖에 여러 사람이 모이는 장소에 의

사를 배치하거나 감염병 예방에 필요한 시설의 설치를 명하는 것

8. 공중위생에 관계있는 시설 또는 장소에 대한 소독이나 그 밖에 필요한 조치를 명하거나 상수도 · 하수도 · 우물 · 쓰레기장 · 화장실의 신설 · 개조 · 변경 · 폐지 또는 사용을 금지하는 것
9. 쥐, 위생해충 또는 그 밖의 감염병 매개동물의 구제 또는 구제시설의 설치를 명하는 것
10. 일정한 장소에서의 어로(漁撈) · 수영 또는 일정한 우물의 사용을 제한하거나 금지하는 것
11. 감염병 매개의 중간숙주가 되는 동물류의 포획 또는 생식을 금지하는 것
12. 감염병 유행기간 중 의료업자나 그 밖에 필요한 의료관계요원을 동원하는 것
13. 감염병병원체에 오염된 건물에 대한 소독이나 그 밖에 필요한 조치를 명하는 것
14. 감염병병원체에 감염되었다고 의심되는 자를 적당한 장소에 일정한 기간 입원 또는 격리시키는 것

② 시 · 도지사 또는 시장 · 군수 · 구청장은 식수를 사용하지 못하게 하려면 그 사용금지기간 동안 별도로 식수를 공급하여야 하며, 조치를 하려면 그 사실을 주민에게 미리 알려야 한다.

제 50 조 (그 밖의 감염병 예방조치) 육군 · 해군 · 공군 소속 부대의 장,국방부직할부대의 장 및 해당하는 사람은 감염병환자등이 발생하였거나 발생할 우려가 있으면 소독이나 그 밖에 필요한 조치를 하여야 하고, 특별자치도지사 또는 시장 · 군수 · 구청장과 협의하여 감염병 예방에 필요한 추가 조치를 하여야 한다.

제 51 조 (소독 의무) ① 특별자치도지사 또는 시장 · 군수 · 구청장은 감염병을 예방하기 위하여 보건복지부령으로 정하는 바에 따라 청소나 소독을 실시하거나 쥐, 위생해충 등의 구제조치(이하 "소독"이라 한다)를 하여야 한다.

② 공동주택, 숙박업소 등 여러 사람이 거주하거나 이용하는 시설 중 대통령령으로 정하는 시설을 관리 · 운영하는 자는 보건복지부령으로 정하는 바에 따라 감염병 예방에 필요한 소독을 하여야 한다.

③ 제2항에 따라 소독을 하여야 하는 시설의 관리 · 운영자는 소독업의 신고를 한 자에게 소독하게 하여야 한다. 다만, 「주택법」에 따른 주택관리업자가 소독장비를 갖추었을 때에는 그가 관리하는 공동주택은 직접 소독할 수 있다.

제 52 조 (소독업의 신고 등) ① 소독을 업으로 하려는 자(단서에 따른 주택관리업자는 제외한다)는 보건복지부령으로 정하는 시설 · 장비 및 인력을 갖추어 특별자치도지사 또는 시장 · 군수 · 구청장에게 신고하여야 한다. 신고한 사항을 변경하려는 경우에도 또한 같다.

② 특별자치도지사 또는 시장 · 군수 · 구청장은 소독업의 신고를 한 자(이하 "소독업자"라 한다)가 다음 각 호의 어느 하나에 해당하면 소독업 신고가 취소된 것으로 본다.

1. 「부가가치세법」 관할 세무서장에게 폐업 신고를 한 경우
2. 「부가가치세법」 관할 세무서장이 사업자등록을 말소한 경우
3. 휴업이나 폐업 신고를 하지 아니하고 소독업에 필요한 시설 등이 없어진 상태가 6개월 이상 계속된 경우

제 53 조 (소독업의 휴업 등의 신고) 소독업자가 그 영업을 30일 이상 휴업하거나 폐업 또는

재개업하려면 보건복지부령으로 정하는 바에 따라 특별자치도지사 또는 시장 · 군수 · 구청장에게 신고하여야 한다.

제 54 조 (소독의 실시 등) ① 소독업자는 보건복지부령으로 정하는 기준과 방법에 따라 소독하여야 한다.

② 소독업자가 소독하였을 때에는 보건복지부령으로 정하는 바에 따라 그 소독에 관한 사항을 기록 · 보존하여야 한다.

제 55 조 (소독업자 등에 대한 교육) ① 소독업자(법인인 경우에는 그 대표자를 말한다. 이하 이 조에서 같다)는 소독에 관한 교육을 받아야 한다.

② 소독업자는 소독업무 종사자에게 소독에 관한 교육을 받게 하여야 한다.

③ 교육의 내용과 방법, 교육시간, 교육비 부담 등에 관하여 필요한 사항은 보건복지부령으로 정한다.

제 56 조 (소독업무의 대행) 특별자치도지사 또는 시장 · 군수 · 구청장은 소독을 실시하여야 할 경우에는 그 소독업무를 소독업자가 대행하게 할 수 있다.

제 57 조 (서류제출 및 검사 등) ① 특별자치도지사 또는 시장 · 군수 · 구청장은 소속 공무원으로 하여금 소독업자에게 소독의 실시에 관한 관계 서류의 제출을 요구하게 하거나 검사 또는 질문을 하게 할 수 있다.

② 서류제출을 요구하거나 검사 또는 질문을 하려는 소속 공무원은 그 권한을 표시하는 증표를 지니고 이를 관계인에게 보여주어야 한다.

제 58 조 (시정명령) 특별자치도지사 또는 시장 · 군수 · 구청장은 소독업자가 다음 각 호의 어느 하나에 해당하면 1개월 이상의 기간을 정하여 그 위반사항을 시정하도록 명하여야 한다.

1. 시설 · 장비 및 인력 기준을 갖추지 못한 경우
2. 교육을 받지 아니하거나 소독업무 종사자에게 같은 조 제2항에 따른 교육을 받게 하지 아니한 경우

제 59 조 (영업정지 등) ① 특별자치도지사 또는 시장 · 군수 · 구청장은 소독업자가 다음 각 호의 어느 하나에 해당하면 영업소의 폐쇄를 명하거나 6개월 이내의 기간을 정하여 영업의 정지를 명할 수 있다. 다만, 해당하는 경우에는 영업소의 폐쇄를 명하여야 한다.

1. 변경 신고를 하지 아니하거나 휴업, 폐업 또는 재개업 신고를 하지 아니한 경우
2. 소독의 기준과 방법에 따르지 아니하고 소독을 실시하거나 같은 조 제2항을 위반하여 소독실시 사항을 기록 · 보존하지 아니한 경우
3. 관계 서류의 제출 요구에 따르지 아니하거나 소속 공무원의 검사 및 질문을 거부 · 방해 또는 기피한 경우
4. 시정명령에 따르지 아니한 경우
5. 영업정지기간 중에 소독업을 한 경우

② 특별자치도지사 · 시장 · 군수 · 구청장은 영업소의 폐쇄명령을 받고도 계속하여 영업을 하거나 신고를 하지 아니하고 소독업을 하는 경우에는 관계 공무원에게 해당 영업소를 폐쇄하기 위한 다음 각 호의 조치를 하게 할 수 있다.

1. 해당 영업소의 간판이나 그 밖의 영업표지 등의 제거 · 삭제
2. 해당 영업소가 적법한 영업소가 아님을 알리는 게시물 등의 부착

③ 행정처분의 기준은 그 위반행위의 종류와 위반 정도 등을 고려하여 보건복지부령으로 정한다.

제 60 조 (방역관 등) ① 감염병 예방에 관한 업무를 처리하기 위하여 보건복지부 또는 시 · 도에 방역관을 둔다.

② 감염병 역학조사에 관한 사무를 처리하기 위하여 보건복지부 또는 시 · 도에 역학조사관을 둘 수 있다.

③ 방역관 및 역학조사관의 자격, 직무 및 배치 등에 관하여 필요한 사항은 대통령령으로 정한다.

제 61 조 (검역위원) ① 시 · 도지사는 감염병을 예방하기 위하여 필요하면 검역위원을 두고 검역에 관한 사무를 담당하게 하며, 특별히 필요하면 운송수단 등을 검역하게 할 수 있다.

② 검역위원은 사무나 검역을 수행하기 위하여 운송수단 등에 무상으로 승선하거나 승차할 수 있다.

③ 검역위원의 임명 및 직무 등에 관하여 필요한 사항은 보건복지부령으로 정한다.

제 62 조 (예방위원) ① 특별자치도지사 또는 시장 · 군수 · 구청장은 감염병이 유행하거나 유행할 우려가 있으면 특별자치도 또는 시 · 군 · 구(자치구를 말한다. 이하 같다)에 감염병 예방 사무를 담당하는 예방위원을 둘 수 있다.

② 예방위원은 무보수로 한다. 다만, 특별자치도 또는 시 · 군 · 구의 인구 2만명당 1명의 비율로 유급위원을 둘 수 있다.

③ 예방위원의 임명 및 직무 등에 관하여 필요한 사항은 보건복지부령으로 정한다.

제 63 조 (한국건강관리협회) ① 제5군감염병에 관한 조사 · 연구 등 제5군감염병의 예방사업을 수행하기 위하여 한국건강관리협회(이하 "협회"라 한다)를 둔다.

② 협회는 법인으로 한다.

③ 협회에 관하여는 이 법에서 정한 사항 외에는 「민법」 중 사단법인에 관한 규정을 준용한다.

제 64 조 (특별자치도 · 시 · 군 · 구가 부담할 경비) 다음 각 호의 경비는 특별자치도와 시 · 군 · 구가 부담한다.

1. 한센병의 예방 및 진료 업무를 수행하는 법인 또는 단체에 대한 지원 경비의 일부
2. 예방접종에 드는 경비
3. 의료기관이 예방접종을 하는 데 드는 경비의 전부 또는 일부
4. 특별자치도지사 또는 시장 · 군수 · 구청장이 지정한 감염병관리기관의 감염병관리시설의 설치 · 운영에 드는 경비
5. 특별자치도지사 또는 시장 · 군수 · 구청장이 설치한 격리소 · 요양소 또는 진료소 및 같은 조에 따라 지정된 감염병관리기관의감염병관리시설 설치 · 운영에 드는 경비
6. 교통 차단 또는 입원으로 인하여 생업이 어려운 사람에 대한 「국민기초생활 보장법」에 따른 최저생계비 지원
7. 특별자치도 · 시 · 군 · 구에서 실시하는 소독이나 그 밖의 조치에 드는 경비
8. 의사의 배치 및 의료업자 등의 동원을 위한 수당 · 치료비 또는 조제료
9. 식수 공급에 드는 경비
10. 예방위원의 배치에 드는 경비
11. 그 밖에 이 법에 따라 특별자치도 · 시 · 군 · 구가 실시하는 감염병 예방 사무에 필요한 경비

제 65 조 (시 · 도가 부담할 경비) 다음 각 호의 경비는 시 · 도가 부담한다.

1. 한센병의 예방 및 진료 업무를 수행하는 법인 또는 단체에 대한 지원 경비의 일부
2. 시 · 도지사가 지정한 감염병관리기관의 감염병관리시설의 설치 · 운영에 드는 경비
3. 시 · 도지사가 설치한 격리소 · 요양소 또는 진료소 및 같은 조에 따라 지정된 감염병관리기관의감염병관리시설 설치 · 운영에 드는 경비
4. 내국인 감염병환자등의 입원치료, 조사, 진찰 등에 드는 경비
5. 건강진단, 예방접종 등에 드는 경비
6. 교통 차단으로 생업이 어려운 자에 대한 「국민기초생활 보장법」에 따른 최저생계비 지원
7. 식수 공급에 드는 경비
8. 검역위원의 배치에 드는 경비
9. 그 밖에 이 법에 따라 시 · 도가 실시하는 감염병 예방 사무에 필요한 경비

제 66 조 (시 · 도가 보조할 경비) 시 · 도(특별자치도는 제외한다)는 시 · 군 · 구가 부담할 경비에 관하여 대통령령으로 정하는 바에 따라 보조하여야 한다.

제 67 조 (국고 부담 경비) 다음 각 호의 경비는 국가가 부담한다.
1. 감염병환자등의 진료 및 보호에 드는 경비
2. 감염병 교육 및 홍보를 위한 경비
3. 감염병 예방을 위한 전문인력의 양성에 드는 경비
4. 표본감시활동에 드는 경비
5. 해부에 필요한 시체의 운송과 해부 후 처리에 드는 경비
6. 예방접종약품의 생산 및 연구 등에 드는 경비
7. 보건복지부장관이 설치한 격리소 · 요양소 또는 진료소 및 같은 조에 따라 지정된 감염병관리기관의감염병관리시설 설치 · 운영에 드는 경비
8. 위원회의 심의를 거친 품목의 비축 또는 장기구매를 위한 계약에 드는 경비
9. 국인 감염병환자등의 입원치료, 조사, 진찰 등에 드는 경비
10. 예방접종 등으로 인한 피해보상을 위한 경비

제 68 조 (국가가 보조할 경비) 국가는 다음 각 호의 경비를 보조하여야 한다.
1. 한센병의 예방 및 진료 업무를 수행하는 법인 또는 단체에 대한 지원 경비의 일부
2. 시 · 도가 부담할 경비의 2분의 1 이상

제 69 조 (본인으로부터 징수할 수 있는 경비) 특별자치도지사 또는 시장 · 군수 · 구청장은 보건복지부령으로 정하는 바에 따라 입원치료비 외에 본인의 지병이나 본인에게 새로 발병한 질환 등으로 입원, 진찰, 검사 및 치료 등에 드는 경비를 본인이나 그 보호자로부터 징수할 수 있다.

제 70 조 (손실보상) ① 보건복지부장관, 시 · 도지사 및 시장 · 군수 · 구청장은 제37조에 따라 의료기관이 감염병관리시설로 사용됨에 따라 손해를 입은 해당 의료기관의 경영자와 소독이나 그 밖의 조치로 손해를 입은 건물의 소유자에게 그 손해에 상당하는 비용을 보상하여야 한다.

② 보상의 범위와 보상액의 산정 등에 관하여 필요한 사항은 대통령령으로 정한다.

제 71 조 (예방접종 등에 따른 피해의 국가보상) ① 국가는 예방접종을 받은 사람 또는 생산된 예방 · 치료 의약품을 투여받은 사람이 그 예방접종 또는 예방 · 치료 의약품으로 인하여 질병에 걸리거나 장애인이 되거나 사망하였을

때에는 대통령령으로 정하는 기준과 절차에 따라 다음 각 호의 구분에 따른 보상을 하여야 한다.

1. 질병으로 진료를 받은 사람: 진료비 전액 및 정액 간병비
2. 장애인이 된 사람: 일시보상금
3. 사망한 사람: 대통령령으로 정하는 유족에 대한 일시보상금 및 장제비

② 보상받을 수 있는 질병, 장애 또는 사망은 예방접종약품의 이상이나 예방접종 행위자 및 예방 · 치료 의약품 투여자 등의 과실 유무에 관계없이 해당 예방접종 또는 예방 · 치료 의약품을 투여받은 것으로 인하여 발생한 피해로서 보건복지부장관이 인정하는 경우로 한다.

③ 보건복지부장관은 보상청구가 있은 날부터 120일 이내에 제2항에 따른 질병, 장애 또는 사망에 해당하는지를 결정하여야 한다. 이 경우 미리 위원회의 의견을 들어야 한다.

④ 보상의 청구, 결정의 방법과 절차 등에 관하여 필요한 사항은 대통령령으로 정한다.

제 72 조 (손해배상청구권과의 관계 등) ① 국가는 예방접종약품의 이상이나 예방접종 행위자, 예방 · 치료 의약품의 투여자 등 제3자의 고의 또는 과실로 인하여 피해보상을 하였을 때에는 보상액의 범위에서 보상을 받은 사람이 제3자에 대하여 가지는 손해배상청구권을 대위한다.

② 예방접종을 받은 자, 예방 · 치료 의약품을 투여받은 자 또는 유족이 제3자로부터 손해배상을 받았을 때에는 국가는 그 배상액의 범위에서 보상금을 지급하지 아니하며, 보상금을 잘못 지급하였을 때에는 해당 금액을 국세 징수의 예에 따라 징수할 수 있다.

제 73 조 (국가보상을 받을 권리의 양도 등 금지) 보상받을 권리는 양도하거나 압류할 수 없다.

제 74 조 (비밀누설의 금지) 이 법에 따라 건강진단, 입원치료, 진단 등 감염병 관련 업무에 종사하는 자 또는 종사하였던 자는 그 업무상 알게 된 비밀을 다른 사람에게 누설하여서는 아니 된다.

제 75 조(청문) 특별자치도지사 또는 시장 · 군수 · 구청장은 영업소의 폐쇄를 명하려면 청문을 하여야 한다.

제 76 조 (권한의 위임) 이 법에 따른 보건복지부장관의 권한은 대통령령으로 정하는 바에 따라 그 일부를 질병관리본부장 또는 시 · 도지사에게 위임할 수 있다.

제 77 조 (벌칙) 위반하여 고위험병원체의 반입허가를 받지 아니하고 반입한 자는 5년 이하의 징역 또는 5천만 원 이하의 벌금에 처한다.

제 78 조 (벌칙) 위반하여 업무상 알게 된 비밀을 누설한 자는 3년 이하의 징역 또는 3천만원 이하의 벌금에 처한다.

제 79 조 (벌칙) 다음 각 호의 어느 하나에 해당하는 자는 2년 이하의 징역 또는 2천만 원 이하의 벌금에 처한다.

1. 신고를 하지 아니하거나 거짓으로 신고한 자
2. 고위험병원체에 대한 안전관리 점검을 거부 · 방해 또는 기피한 자

제 80 조 (벌칙) 다음 각 호의 어느 하나에 해당하는 자는 300만 원 이하의 벌금에 처한다.

1. 위반하여 감염병관리시설을 설치하지 아니한 자
2. 위반하여 입원치료를 받지 아니하거나 같은 조 제2항 및 제3항을 위반하여 입원 또는 치료를 거부한 자

3. 강제처분에 따르지 아니한 자
4. 위반하여 일반인과 접촉하는 일이 많은 직업에 종사한 자 또는 감염병환자등을 그러한 직업에 고용한 자
5. 조치에 위반한 자
6. 소독업 신고를 하지 아니하거나 거짓이나 그 밖의 부정한 방법으로 신고하고 소독업을 영위한 자
7. 기준과 방법에 따라 소독하지 아니한 자

제 81 조 (벌칙) 다음 각 호의 어느 하나에 해당하는 자는 200만 원 이하의 벌금에 처한다.

1. 보고 또는 신고를 게을리하거나 거짓으로 보고 또는 신고한 의사, 한의사, 군의관, 의료기관의 장 또는 감염병 표본감시기관
2. 의사, 한의사, 군의관, 의료기관의 장 또는 감염병 표본감시기관의 보고 또는 신고를 방해한 자
3. 신고를 게을리한 자
4. 세대주, 관리인 등으로 하여금 신고를 하지 아니하도록 한 자
5. 역학조사를 거부 · 방해 또는 기피한 자
6. 해부명령을 거부한 자
7. 예방접종증명서를 거짓으로 발급한 자
8. 역학조사를 거부 · 방해 또는 기피한 자
9. 성매개감염병에 관한 건강진단을 받지 아니한 자를 영업에 종사케한 자
10. 건강진단을 거부하거나 기피한 자

제 82 조 (양벌규정) 법인의 대표자나 법인 또는 개인의 대리인, 사용인, 그 밖의 종업원이 그 법인 또는 개인의 업무에 관하여 위반행위를 하면 그 행위자를 벌하는 외에 그 법인 또는 개인에게도 해당 조문의 벌금형을 과(科)한다. 다만, 법인 또는 개인이 그 위반행위를 방지하기 위하여 해당 업무에 관하여 상당한 주의와 감독을 게을리하지 아니한 경우에는 그러하지 아니하다.

제 83 조 (과태료) ① 다음 각 호의 어느 하나에 해당하는 자에게는 100만 원 이하의 과태료를 부과한다.

1. 보고를 하지 아니하거나 거짓으로 보고한 자
2. 소독을 하지 아니한 자
3. 휴업 · 폐업 또는 재개업 신고를 하지 아니한 자
4. 소독에 관한 사항을 기록 · 보존하지 아니하거나 거짓으로 기록한 자

② 과태료는 대통령령으로 정하는 바에 따라 관할 시 · 도지사 또는 시장 · 군수 · 구청장이 부과 · 징수한다.

『감염병 예방 및 관리에 관한 법률』에 의한 감염병의 분류 및 종류 (75종)

구분	제1군 감염병	제2군 감염병	제3군 감염병
특성	물 또는 식품 매개 발생(유행) 즉시 방역대책 수립 요(6종)	국가예방 접종사업 대상 (10종)	간헐적 유행 가능성 계속 발생 감시 및 방역대책 수립 요(19종)
종류	가. 콜레라 나. 장티푸스 다. 파라티푸스 라. 세균성 이질 마. 장출혈성 대장균 감염증 바. A형간염	가. 디프테리아 나. 백일해 다. 파상풍 라. 홍역 마. 유행성 이하선염 바. 풍진 사. 폴리오 아. B형간염 자. 일본뇌염 차. 수두	가. 말라리아 나. 결핵 다. 한센병 라. 성홍열 마. 수막구균성 수막염 바. 레지오넬라증 사. 비브리오패혈증 아. 발진티푸스 자. 발진열 차. 쯔쯔가무시증 카. 렙토스피라증 타. 브루셀라증 파. 탄저 하. 공수병 가. 신증후군출혈열 나. 인플루엔자 다. 후천성 면역결핍증(AIDS) 라. 매독 마. 크로이츠펠트—야콥병(CJD) 및 변종크로이츠펠트—야콥병(vCJD)
신고주기	즉시	즉시	즉시

지정감염병 중 장관 감염증, 급성호흡기 감염증, 해외유입 기생충감염증의 종류는 감염병의 진단기준(고시)에 의거 다음과 같음.

하. 장관감염증 : 살모넬라균 감염증, 장염비브리오균 감염증, 장독소성 대장균 감염증(ETEC), 장침습성 대장균 감염증(EIEC), 장병원성 대장균 감염증(EPEC), 캄필로박터균 감염증, 클로스트리듐 퍼프린젠스 감염증, 황색포도알균 감염증, 바실루스 세레우스균 감염증, 예르시니아 엔테로콜리티카 감염증, 리스테리아 모노사이토제네스 감염증, 그룹 A형 로타바이러스 감염증, 아스트로바이러스 감염증, 장내 아데노바이러스 감염증, 노로바이러스 감염증, 사포바이러스 감염증, 이질아메바 감염증, 람블편모충 감염증, 작은 와포자충 감염증, 원포자충 감염증(이상 16개 감염증)

구분	제4군 감염병	제5군 감염병	지정감염병
특성	국내 새로 발생 또는 국외유입 우려 (17종)	기생충 감염증 정기적 조사요 (6종)	유행 여부 조사 · 감시 요(17종)
종류	가. 페스트 나. 황열 다. 뎅기열 라. 바이러스성 출혈열 (마버그열, 라싸열 에볼라열 등) 마. 두창 바. 보툴리눔독소증 사. 중증급성 호흡기증후군 아. 조류인플루엔자 인체감염증 자. 신종 인플루엔자 차. 야토병 카. 큐열 타. 웨스트나일열 파. 신종 전염병증후군 하. 라임병 가. 진드기매개뇌염 나. 유비저 다. 치쿤구니야열	가. 회충증 나. 편충증 다. 요충증 라. 간흡충증 마. 폐흡충증 바. 장흡충증	가. C형간염 나. 수족구병 다. 임질 라. 클라미디아 마. 연성 하감 바. 성기단순포진 사. 첨규콘딜롬 아. 반코마이신내성 황색포도알균 (VRSA) 감염증 자. 반코마이신내성 장알균(VRE) 감염증 차. 메티실린내성 황색포도알균 (MRSA) 감염증 카. 다제내성 녹농균(MRPA) 감염증 타. 다제내성 아시네토박터바우마니균(MRAB) 감염증 파. 카바페넴내성 장내세균속균종 (CRE) 감염증 하. 장관감염증 가. 급성 호흡기감염증 나. 해외유입 기생충감염증 다. 엔테로바이러스 감염증
신고주기	즉시	즉시	즉시

거. **급성호흡기감염증** : 아데노바이러스 감염증, 사람 보카바이러스 감염증, 파라인플루엔자 바이러스 감염증, 호흡기 세포융합바이러스 감염증, 리노바이러스 감염증, 사람 메타뉴모바이러스 삼염증, 사람 코로나바이러스 감염증, 폐렴알균 감염증, 헤모필루스 인플루엔자균 감염증, 마이코플라즈마균 감염증, 클라미디아균 감염증(이상 11개 감염증)

너. **해외유입 기생충감염증**: 리슈만편모충증, 바베스열원충증, 아프리카수면병, 주혈흡충증, 샤가스병, 광동주혈선충증, 유극악구충증, 사상충증, 포충증, 톡소포자충증, 메디나선충증 (이상 11개 감염증)

세계보건기구 감시대상 감염병	생물테러감염병	성매개감염병	인수공통감염병	의료관련감염병	감염병관리기관에서 입원치료를 받아야 하는 감염병
(9종)	(8종)	(6종)	(10종)	(6종)	(21종)
가. 두창 나. 폴리오 다. 신종인플루엔자 라. 중증급성호흡기 증후군(SARS) 마. 콜레라 바. 폐렴형 페스트 사. 황열 아. 바이러스성출혈열 자. 웨스트나일열	가. 탄저 나. 보툴리눔독소증 다. 페스트 라. 마버그열 마. 에볼라열 바. 라싸열 사. 두창 아. 야토병	가. 매독 나. 임질 다. 클라미디아 라. 연성하감 마. 성기단순포진 바. 첨규콘딜롬	가. 장출혈성대장균감염증 나. 일본뇌염 다. 브루셀라증 라. 탄저 마. 공수병 바. 조류인플루엔자 인체감염증 사. 중증급성호흡기증후군(SARS) 아. 변종크로이츠펠트—야콥병(vCJD) 자. 큐열 차. 결핵	가. 반코마이신내성 황색포도알균(VRSA) 감염증 나. 반코마이신내성 장알균(VRE) 감염증 다. 메티실린내성 황색포도알균(MRSA) 감염증 라. 다제내성 녹농균(MRPA) 감염증 마. 다제내성 아시네토박터 바우마니균(MRAB) 감염증 바. 카바페넴내성장내 세균속균종(CRE) 감염증	가. 제1군감염병 1) 콜레라 2) 장티푸스 3) 파라티푸스 4) 세균성 이질 5) 장출혈성대장균감염증 6) A형간염 나. 제2군감염병 1) 디프테리아 2) 홍역 3) 폴리오 다. 제3군감염병 1) 결핵 2) 성홍열 3) 수막구균성 수막염 라. 제4군감염병 1) 페스트 2) 바이러스성출혈열 3) 두창 4) 보툴리눔독소증 5) 중증급성호흡기증후군(SARS) 6) 조류인플루엔자 인체감염증 7) 신종 인플루엔자 8) 신종 전염병 증후군

법정감염병 진단 · 신고기준 주요 개정 내용

〈감염병의 예방 및 관리에 관한 법률〉 및 하위법령에 의한 개정사항 반영

내 용

■ 법정감염병의 종류 및 분류 : 5개군 82종 → 6개군 75종 (감염증 세부 분류로는 114종)

① 신설

- 제4군감염병 중 신종인플루엔자, 라임병, 진드기매개뇌염, 유비저, 치쿤구니야열
- 제5군감염병(기생충감염증) 전체 : 회충증, 편충증, 요충증, 간흡충증, 폐흡충증, 장흡충증
- 지정감염병 중 반코마이신내성 장알균(VRE) 감염증, 메티실린내성 황색포도알균(MRSA) 감염증, 다제내성 녹농균(MRPA) 감염증, 다제내성 아시네토박터바우마니균(MRAB) 감염증, 급성호흡기감염증

② 삭제

- 제3군전염병 중 비임균성요도염, 제4군전염병 중 요우스, 핀타

③ 군 분류 변경

- A형간염(지정전염병 → 제1군감염병)
- 크로이츠펠트-야콥병(CJD) 및 변종크로이츠펠트-야콥병(vCJD)(지정전염병 → 제3군감염병)
- 페스트(제1군전염병 → 제4군감염병)
- 웨스트나일열(지정전염병 → 제4군감염병)
- 성병 중 임질, 클라미디아감염증, 연성하감, 성기단순포진, 첨규콘딜롬(제3군전염병 → 지정감염병)
- 마버그열, 라싸열, 에볼라열(제4군전염병 → 제4군감염병의 바이러스성출혈열로 통합)
- 리슈마니아증, 바베시아증, 아프리카수면병, 크립토스포리디움증, 주혈흡충증(제4군전염병 → 지정감염병 중 해외유입기생충감염증으로 통합)
- 지정전염병 중 병원체 감시대상 → 지정감염병 중 장관감염증으로 통합

④ 감시방법 변경

- 제2군감염병 중 B형간염 : 표본감시 법정전염병감시
- 제3군감염병 중 매독 : 표본감시(성병) 법정전염병감시

⑤ 신고범위 확대

- 레지오넬라증 : 환자, 환자 및 의사환자

■ 신고의무자 확대 : 의사, 한의사, 의료기관의 장, 육 · 해 · 공군 또는 국방부 직할 부대의 장

■ 신고 내용 변경

- 추가 : 감염병환자 등이 제1군감염병부터 제4군감염병까지에 해당하는 감염병으로 사망한 경우 신고
- 삭제 : 제1군전염병 및 제2군전염병 중 일본뇌염에 대한 변경신고(퇴원, 치유, 사망, 주소변경)

■ 신고(보고) 시기 변경

- 의사 등의 신고 시기 : 제1군감염병부터 제4군감염병까지의 경우에는 지체없이, 제5군감염병 및 지정감염병의 경우에는 7일이내 신고
- 보건소장의 보고 시기 : 제1군감염병부터 제4군감병병까지의 경우에는 신고받은 후 지체없이, 제5군감염병 및 지정감염병의 경우에는 매주 1회 보고

■ 진단기준 변경

4. 먹는물관리법

최근개정일 : 2011. 3. 22

* 위생사 수험생을 위해 발췌한 자료임

제 1 조 (목적) 이 법은 먹는 물의 수질과 위생을 합리적으로 관리하여 국민건강을 증진하는 데 이바지한다.

제 3 조 (정의) 이 법에서 사용하는 용어의 뜻은 다음과 같다.

1. **"먹는물"이란** 먹는 데에 통상 사용하는 자연 상태의 물, 자연 상태의 물을 먹기에 적합하도록 처리한 수돗물, 먹는 샘물, 먹는 해양심층수 등을 말한다.
2. **"샘물"이란** 암반대수층 안의 지하수 또는 용천수 등 수질의 안전성을 계속 유지할 수 있는 자연 상태의 깨끗한 물을 먹는 용도로 사용할 원수(原水)를 말한다.
3. **"먹는 샘물"이란** 샘물을 먹기에 적합하도록 물리적으로 처리하는 등의 방법으로 제조한 물을 말한다.
4. **"먹는 해양심층수"**란 「해양심층수의 개발 및 관리에 관한 법률」 제2조제1호에 따른 해양심층수를 먹는 데 적합하도록 물리적으로 처리하는 등의 방법으로 제조한 물을 말한다.
5. **"수처리제"**란 자연 상태의 물을 정수 또는 소독하거나 먹는물 공급시설의 산화방지 등을 위하여 첨가하는 제제를 말한다.
6. **"먹는물 공동시설"이란** 여러 사람에게 먹는 물을 공급할 목적으로 개발했거나 저절로 형성된 약수터, 샘터, 우물 등을 말한다.
7. **"정수기"**란 물리적 · 화학적 또는 생물학적 과정을 거치거나 이들을 결합한 과정을 거쳐 먹는물을 제5조제3항에 따른 먹는물의 수질기준에 맞게 하는 기구로서, 유입수 중에 함유된 오염물질을 감소시키는 기능을 가진 것을 말한다.
8. "정수기품질검사"란 정수기에 대한 구조, 재질, 정수 성능 등을 종합적으로 검사하는 것을 말한다.
9. "먹는물 관련영업"이란 먹는 샘물의 제조업 · 수입판매업, 수처리제 제조업 및 정수기의 제조업 · 수입판매업을 말한다.

제 4 조 (적용 범위) 먹는물과 관련된 사항 중 수돗물에 관하여는 「수도법」을 적용하고, 먹는 해양심층수에 관하여는 「해양심층수의 개발 및 관리에 관한 법률」을 적용한다. 다만, 먹는물의 수질기준에 관하여는 이 법을 적용한다.

제 5 조 (먹는물의 수질관리)

① **환경부장관은** 먹는물의 수질기준을 정하여 보급하는 등 먹는물의 수질관리를 위하여 필요한 시책을 마련하여야 한다.

② **환경부장관 또는 특별시장 · 광역시장 · 도지사 · 특별자치도지사(이하 "시 · 도지사"라 한다)는** 먹는물의 수질검사를 실시하여야 한다.

③ 먹는물의 수질기준 및 검사 횟수는 환경부령으로 정한다.

④ 특별시 · 광역시 · 도 · 특별자치도(이하 "시 · 도"라 한다)는 먹는물의 수질개선을 위하여 필요하다고 인정하는 경우에는 조례로 제3항에 따른 수질기준 및 검사 횟수를 강화하여 정할 수 있다.

⑤ 시 · 도지사는 제4항에 따라 수질기준 및 검사 횟수가 설정 · 변경된 경우에는 지체 없이 환경부장관에게 보고하고, 환경부령으로

정하는 바에 따라 이해관계자가 알 수 있도록 필요한 조치를 하여야 한다.

제 7 조 (먹는물 수질감시원) ① 이 법에 따른 관계 공무원의 직무나 그 밖에 먹는물 수질에 관한 지도 등을 행하게 하기 위하여 환경부, 시 · 도, 시 · 군 · 구(자치구를 말한다. 이하 같다)에 먹는물 수질감시원을 둔다.

② 제1항에 따른 먹는물 수질감시원의 자격, 임명, 직무범위, 그 밖에 필요한 사항은 대통령령으로 정한다.

제 8 조 (먹는물 공동시설의 관리) ① 먹는물 공동시설 소재지의 특별자치도지사 · 시장 · 군수 · 구청장(구청장은 자치구의 구청장을 말하며, 이하 "시장 · 군수 · 구청장"이라 한다)은 먹는물 공동시설의 수질을 정기적으로 검사하는 등 먹는물 공동시설의 알맞은 관리를 위하여 필요한 조치를 하여야 한다.

② 누구든지 먹는물 공동시설의 수질을 오염시키거나 시설을 훼손하는 행위를 하여서는 아니 된다.

③ 먹는물 공동시설의 관리대상, 관리방법, 그 밖에 필요한 사항은 환경부령으로 정한다.

④ 특별자치도 · 시 · 군 · 구는 먹는물 공동시설의 수질개선을 위하여 필요하다고 인정하는 경우에는 조례로 제3항에 따른 관리대상, 관리방법 등을 강화하여 정할 수 있다.

⑤ 시장 · 군수 · 구청장은 제4항에 따라 관리대상, 관리방법 등이 설정 · 변경된 경우에는 지체 없이 환경부장관에게 보고하고, 환경부령으로 정하는 바에 따라 이해관계자가 알 수 있도록 필요한 조치를 하여야 한다.

제 7 조의 2 (냉 · 온수기의 설치 · 관리) ① 냉 · 온수기 설치 · 관리자는 환경부령으로 정하는 바에 따라 냉 · 온수기의 설치 장소, 설치 대수 등을 시장 · 군수 · 구청장에게 신고하여야 한다. 신고한 사항을 변경한 때에도 또한 같다.

② 냉 · 온수기 설치 · 관리자는 먹는물이 오염되기 쉬운 장소에 냉 · 온수기를 설치하여서는 아니 된다.

③ 냉 · 온수기 설치 · 관리자는 냉 · 온수기를 주기적으로 청소 · 소독하는 등 위생적으로 관리하여야 한다.

④ 냉 · 온수기의 설치금지장소 및 냉 · 온수기의 관리방법에 관한 구체적인 기준은 환경부령으로 정한다.

제 9 조 (샘물 개발허가) 대통령령으로 정하는 규모 이상의 샘물을 개발하려는 자는 환경부령으로 정하는 바에 따라 시 · 도지사의 허가를 받아야 한다. 허가받은 사항 중 대통령령으로 정하는 중요한 사항을 변경하려는 때에도 또한 같다.

제 9 조의 2 (샘물 또는 염지하수의 개발허가) ① 대통령령으로 정하는 규모 이상의 샘물 또는 염지하수(이하 "샘물 등"이라 한다)를 개발하려는 자는 환경부령으로 정하는 바에 따라 시 · 도지사의 허가를 받아야 한다.

② 제 1 항에 따라 허가를 받은 자가 허가받은 사항 중 대통령령으로 정하는 중요한 사항을 변경하려면 변경허가를 받아야 하고, 그 밖의 사항을 변경하려면 **변경신고**를 하여야 한다.

제 9조의 4 (샘물 등의 개발허가의 유효기간) ① 샘물 등의 개발허가의 유효기간은 5년으로 한다.

② 시 · 도지사는 샘물 등의 개발허가를 받은 자가 유효기간의 연장을 신청하면 허가할 수 있다. 이 경우 매 회의 연장기간은 5년으로 한다.

③ 유효기간의 연장신청 절차나 그 밖에 필요한 사항은 환경부령으로 정한다.

제 9조의 5 (샘물 등의 개발허가의 취소) ① 시 · 도지사는 샘물 등의 개발허가를 받은 자가 거짓이나 그 밖의 부정한 방법으로 샘물 등의 개발허가를 받거나 샘물 등의 개발허가 유효기간의 연장을 받은 경우에는 허가를 취소하여야 한다.

② 시 · 도지사는 샘물 등의 개발허가를 받은 자가 다음 각 호의 어느 하나에 해당하는 경우에는 허가를 취소할 수 있다.

1. 허가를 받은 후 2년 이내에 정당한 사유 없이 샘물 등을 개발하지 아니하거나 먹는 샘물 또는 먹는 지하수(이하 "먹는 샘물 등"이라 한다)의 제조업의 허가를 받지 아니한 경우. 다만, 지하수의 용도변경, 취수능력의 증가 등으로 샘물 등의 개발허가를 받은 경우를 제외한다.
2. 먹는 샘물 등의 제조업 허가가 취소된 경우로서 2년 이내에 먹는 샘물 등의 제조업 허가를 다시 받지 아니한 경우

제 10 조 (환경영향조사) ① 제9조에 따라 샘물 등의 개발허가를 받으려는 자 중 먹는 샘물 등의 제조업자와 그 밖에 1일 취수능력이 대통령령으로 정하는 기준에 해당하는 규모의 샘물 등을 개발하려는 자는 샘물 등의 개발로 주변 환경에 미치는 영향과 주변 환경으로부터 발생하는 해로운 영향을 예측 · 분석하여 이를 줄일 수 있는 방안에 관한 환경영향조사를 실시하여야 하며, 조사서를 작성하여 제9조에 따라 허가를 신청할 때에 시 · 도지사에게 제출하여야 한다.

② 제1항에 따른 환경영향조사의 항목, 조사방법, 평가 기준, 조사서의 작성, 그 밖에 필요한 사항은 환경부령으로 정한다.

제 12 조 (환경영향조사 대행자의 등록) 환경영향조사의 실시를 대행하려는 자는 환경부령으로 정하는 바에 따라 기술능력, 시설, 장비를 갖추어 시 · 도지사에게 등록하여야 한다. 등록한 사항 중 환경부령으로 정하는 중요한 사항을 변경하려는 때에도 또한 같다.

제 13 조 (결격사유) 다음 각 호의 어느 하나에 해당하는 자는 제15조에 따른 등록을 할 수 없다.

1. 금치산자나 한정치산자
2. 파산선고를 받고 복권되지 아니한 자
3. 이 법을 위반하여 징역의 실형을 선고받고 그 집행이 종료(집행이 종료된 것으로 보는 경우를 포함한다)되거나 집행이 면제된 날부터 2년이 지나지 아니한 자
4. 이 법을 위반하여 징역형의 집행유예를 선고받고 유예기간 중에 있는 자
5. 등록이 취소된 후 2년이 지나지 아니한 자
6. 임원 중 제1호부터 제5호까지의 규정 중 어느 하나에 해당하는 자가 있는 법인

제 14 조 (조사대행자의 등록취소) ① 시 · 도지사는 제15조에 따라 등록한 자(이하 "조사대행자"라 한다)가 다음 각 호의 어느 하나에 해당하면 그 등록을 취소하거나 6개월 이내의 기간을 정하여 업무정지를 할 수 있다. 다만, 제1호, 제2호 또는 제9호에 해당하면 그 등록을 취소하여야 한다.

1. 제16조 각 호의 어느 하나에 해당하는 경우. 다만, 법인의 임원 중 제16조제6호에 해당하는 자가 있는 경우 3개월 이내에 그 임원을 바꾸어 임명하면 등록을 취소하지 아니한다.
2. 거짓이나 그 밖의 부정한 방법으로 등록한 경우

3. 다른 사람에게 등록증을 빌려주거나 도급받은 환경영향조사 대행 업무를 일괄하여 하도급한 경우
4. 등록 요건에 미달하게 된 경우
5. 1년에 2회 이상 업무정지처분을 받은 경우
6. 고의나 중대한 과실로 필요한 현장조사를 하지 아니하는 등 환경영향조사 대행업무를 부실하게 한 경우
7. 등록한 후 5년 이내에 환경영향조사 대행업무를 시작하지 아니하거나 계속해서 5년 이상 환경영향조사 대행업무의 실적이 없는 경우
8. 제15조 후단에 따른 변경등록을 하지 아니하고 영업행위를 한 경우
9. 업무정지처분 기간 중에 환경영향조사 대행업무를 한 경우

② 제1항에 따른 행정처분의 기준이나 그 밖에 필요한 사항은 환경부령으로 정한다.

제 15 조 (환경영향심사) ① 시 · 도지사는 제출된 조사서를 환경부장관에게 보내 기술적 심사를 받아야 한다.

② 환경부장관은 조사서에 대한 기술적 심사를 할 때 대통령령으로 정하는 바에 따라 전문가의 의견을 들을 수 있다.

제 16 조 (판매 등의 금지) 누구든지 먹는 데 제공할 목적으로 다음 각 호의 어느 하나에 해당하는 것을 판매하거나 판매할 목적으로 채취, 제조, 수입, 저장, 운반 또는 진열하지 못한다.

1. 먹는 샘물 등 외의 물이나 그 물을 용기에 넣은 것
2. 허가를 받지 아니한 먹는 샘물 등이나 그 물을 용기에 넣은 것
3. 수입신고를 하지 아니한 먹는 샘물 등이나 그 물을 용기에 넣은 것
4. 증명표지가 없는 먹는 샘물 등. 다만, 수입한 먹는 샘물 등은 제외한다.

제 17 조 (시설기준) 먹는물 관련 영업을 하려는 자는 환경부령으로 정하는 기준에 적합한 시설을 갖추어야 한다.

제 18 조 (영업의 허가) ① 먹는 샘물 등의 제조업을 하려는 자는 환경부령으로 정하는 바에 따라 시 · 도지사의 허가를 받아야 한다. 환경부령으로 정하는 중요한 사항을 변경하려는 때에도 또한 같다.

② 수처리제 제조업을 하려는 자는 환경부령으로 정하는 바에 따라 시 · 도지사에게 등록하여야 한다. 환경부령으로 정하는 중요한 사항을 변경하려는 때에도 또한 같다.

③ 먹는 샘물 등의 수입판매업을 하려는 자는 환경부령으로 정하는 바에 따라 시 · 도지사에게 등록하여야 한다. 환경부령으로 정하는 중요한 사항을 변경하려는 때에도 또한 같다.

④ 먹는 샘물 등의 유통전문판매업을 하려는 자는 환경부령으로 정하는 바에 따라 시 · 도지사에게 신고하여야 한다. 환경부령으로 정하는 중요한 사항을 변경하려는 때에도 또한 같다.

⑤ 정수기의 제조업 또는 수입판매업을 하려는 자는 제43조제1항에 따라 환경부장관이 지정한 기관의 검사를 받고 환경부령으로 정하는 바에 따라 시 · 도지사에게 신고하여야 한다. 환경부령으로 정하는 중요한 사항을 변경하려는 때에도 또한 같다.

⑥ 시 · 도지사는 제1항에 따른 허가를 할 때에는 제18조에 따른 조사서의 심사결과에 따라 1일 취수량(取水量)을 제한하는 등의 필요한 조건을 붙일 수 있다.

⑦ 제1항부터 제5항까지의 규정에 따라 영업허가를 받거나 등록 또는 신고를 한 자가 그 영업을 휴업 · 재개업 또는 폐업하거나, 허가받은 사항이나 등록 또는 신고한 사항 중 가벼운 사항을 변경하려면 환경부령으로 정하는 바에 따라 시 · 도지사에게 신고하여야 한다.

제 21 조 (영업허가 등의 제한) 허가를 받거나 등록 또는 신고를 할 수 없다.

1. 영업을 하려는 자(법인인 경우에는 임원을 포함한다. 이하 이 조에서 같다)가 한정치산자나 금치산자일 때
2. 영업을 하려는 자가 파산선고를 받고 복권되지 아니한 자일 때
3. 영업을 하려는 자가 이 법을 위반하여 징역의 실형을 선고받고 그 집행이 종료(집행이 종료된 것으로 보는 경우를 포함한다)되거나 집행이 면제되지 아니한 자일 때
4. 영업의 허가나 등록이 취소된 후 1년이 지나지 아니한 자(법인인 경우에는 그 대표자를 포함한다)가 다시 같은 업종의 영업을 하려 할 때
5. 영업의 허가나 등록이 취소된 후 1년이 지나지 아니하였는데도 같은 장소에서 먹는샘물 등의 제조업이나 수처리제 제조업을 하려 할 때
6. 지반침하, 수자원의 고갈 등 환경에 심각한 피해나 위해를 끼치거나 끼칠 우려가 있어 환경부령으로 정하는 기준에 해당될 때 (먹는 샘물 등의 제조업 경우만 해당한다)

제 22 조 (영업의 승계) ① 먹는물 관련영업자가 그 영업을 양도하거나 사망한 때 또는 법인인 먹는물 관련영업자가 합병한 경우에는 그 양수인 · 상속인 또는 합병 후 존속하는 법인이나 합병으로 설립되는 법인이 그 영업자의 지위를 승계한다.

② 다음 각 호의 어느 하나에 해당하는 사유로 영업시설 · 설비의 전부를 인수한 자는 종전의 영업자의 지위를 승계한다. 이 경우 종전의 영업자에 대한 영업허가와 등록은 그 효력을 잃는다.

1. 「민사집행법」에 따른 경매
2. 「채무자 회생 및 파산에 관한 법률」에 따른 환가
3. 「국세징수법」 · 「관세법」 또는 「지방세기본법」에 따른 압류재산의 매각
4. 그 밖에 제1호부터 제3호까지의 규정에 준하는 절차

③ 제1항이나 제2항에 따라 영업자의 지위를 승계한 자는 환경부령으로 정하는 바에 따라 1개월 이내에 시 · 도지사에게 신고하여야 한다.

제 23 조 (수입신고 등) ① 먹는 샘물 등, 수처리제 또는 그 용기를 수입하려는 자는 환경부령으로 정하는 바에 따라 시 · 도지사에게 신고하여야 한다.

② 시 · 도지사는 필요하다고 인정하면 제1항에 따라 신고한 먹는 샘물 등, 수처리제 또는 그 용기를 통관 절차 완료 전에 관계 공무원이나 관계 검사기관으로 하여금 필요한 검사를 하게 할 수 있다. 이 경우 수입항(수입물품이 「관세법」에 따른 보세구역에서 반출되는 경우에는 그 물품의 보관 장소를 말한다. 이하 이 항에서 같다)이 다른 시 · 도지사의 관할구역에 위치한 경우에는 그 수입항이 위치한 시 · 도의 관계 검사기관에 검사를 요청할 수 있다.

③ 시 · 도지사는 제31조에 따른 수질개선부담금을 2회 이상 내지 아니한 먹는 샘물 등의 수입판매업자에게는 제2항에 따라 실시하는

검사를 거부할 수 있다.

제 24 조 (품질관리인) ① 먹는 샘물 등의 제조업자, 수처리제 제조업자, 정수기 제조업자는 품질관리인을 두어야 한다. 다만, 개인인 먹는 샘물 등의 제조업자, 수처리제 제조업자 또는 정수기 제조업자가 품질관리인의 자격을 갖추고 업무를 직접 수행하는 경우에는 품질관리인을 따로 두지 아니할 수 있다.

② 품질관리인은 먹는 샘물 등, 수처리제 또는 정수기를 제조하는 과정에서 품질을 관리하고, 제조 시설을 위생적으로 관리하여야 한다.

③ 먹는 샘물 등의 제조업자, 수처리제 제조업자, 정수기 제조업자는 품질관리인의 업무를 방해하여서는 아니 되며, 그로부터 업무수행에 필요한 요청을 받을 경우 정당한 사유가 없으면 요청에 따라야 한다.

④ 품질관리인의 자격 기준은 대통령령으로 정한다.

제 25 조 (품질관리교육) ① 먹는 샘물 등의 제조업자, 수처리제 제조업자, 정수기 제조업자는 환경부장관이 실시하는 품질관리교육을 받아야 하고, 품질관리인에게도 품질관리교육을 받도록 하여야 한다.

② 품질관리인이 되려는 자는 미리 제1항에 따른 교육을 받아야 한다. 다만, 품질관리인이 특별한 사정 등 부득이한 사유로 미리 교육을 받을 수 없으면 품질관리인이 된 후에 교육을 받을 수 있다.

③ 품질관리에 관한 교육의 실시기관 및 내용 등에 관하여는 환경부령으로 정한다.

④ 환경부장관은 교육에 드는 경비를 교육 대상자나 교육 대상자를 고용한 자로부터 징수할 수 있다.

제 26 조 (건강진단) ① 먹는 샘물 등의 제조에 종사하는 종업원(제조업자가 직접 제조에 종사하는 경우에는 제조업자를 포함한다)은 건강진단을 받아야 한다. 다만, 다른 법령에 따라 같은 내용의 건강진단을 받은 경우에는 이 법에 따른 건강진단으로 갈음할 수 있다.

② 먹는 샘물 등의 제조업자는 제1항에 따른 건강진단을 받지 아니한 자와 건강진단을 받은 결과 다른 사람에게 위해를 끼칠 우려가 있는 질병이 있다고 인정되는 자를 그 업무에 종사하게 하여서는 아니 된다.

③ 제1항에 따른 건강진단의 실시 방법 등과 제2항에 따라 영업에 종사하지 못하는 질병의 종류는 환경부령으로 정한다.

제 28 조 (수질개선부담금의 부과 · 징수) ① 환경부장관은 공공의 지하수자원을 보호하고 먹는 물의 수질개선에 이바지하도록 샘물 등의 개발허가를 받은 자, 먹는 샘물 등의 제조업자 및 수입판매업자에게 수질개선부담금(이하 "부담금"이라 한다)을 부과 · 징수할 수 있다.

② 부담금은 샘물 등의 개발허가를 받은 자와 먹는 샘물 등의 제조업자에게는 샘물 등의 취수량을 기준으로, 먹는 샘물 등의 수입판매업자에게는 먹는 샘물 등의 수입량을 기준으로 다음 각 호의 금액을 더한 금액의 3배의 범위에서 대통령령으로 정하는 바에 따라 부과 · 징수한다.

1. 「지방공기업법」 상수도 원가 및 하수도 원가
2. 「수도법」 원인자부담금
3. 「하수도법」 원인자부담금
4. 다음 각 목의 물 이용부담금을 평균한 금액
   가. 「한강수계 상수원수질개선 및 주민지원 등에 관한 법률」 물 이용부담금
   나. 「낙동강수계 물 관리 및 주민지원 등에

관한 법률」 물 이용부담금
다. 「금강수계 물 관리 및 주민지원 등에 관한 법률」 물 이용부담금
라. 「영산강 · 섬진강수계 물 관리 및 주민지원 등에 관한 법률」 물 이용부담금
5. 「환경개선특별회계법」 국가환경개선사업 중 상수도 및 수질보전 부문의 세출

③ 샘물 등의 개발허가를 받은 자는 취수량을 측정할 수 있는 계측기를 설치 · 관리하고, 환경부령으로 정하는 바에 따라 측정 결과를 환경부장관에게 제출하여야 한다.

④ 부담금의 부과대상, 부과금액, 부과 · 징수의 방법과 절차, 그 밖에 필요한 사항은 대통령령으로 정한다.

⑤ 환경부장관은 부담금을 내야 할 자가 정하여진 기한까지 부담금을 내지 아니하면 가산금을 징수한다. 이 경우 가산금에 관하여는 「국세징수법」을 준용한다.

⑥ 징수한 부담금과 가산금은 「환경개선특별회계법」 환경개선특별회계의 세입으로 한다.

⑦ 환경부장관은 환경개선특별회계의 세입 중 샘물 등의 개발허가를 받은 자와 먹는 샘물 등의 제조업자 중 대통령령으로 정하는 자로부터 징수한 부담금 및 가산금의 100분의 40에 상당하는 금액을 해당 취수정(取水井)이 위치한 특별자치도, 시, 군 또는 구에 지급하여야 한다.

⑧ 환경부장관은 시 · 도지사에게 부담금 및 가산금의 징수에 관한 권한을 위임하면 징수된 부담금 및 가산금의 일부를 대통령령으로 정하는 바에 따라 징수비용으로 지급할 수 있다.

⑨ 환경부장관이나 제8항에 따른 시 · 도지사는 부담금이나 가산금을 내야 할 자가 정하여진 기한까지 내지 아니하면 국세 또는 지방세 체납처분의 예에 따라 징수한다.

⑩ 환경부장관은 체납된 부담금을 징수하기 위하여 「지방세기본법」에 따라 지방자치단체의 장에게 지방세 과세정보를 요구할 수 있다. 이 경우 지방자치단체의 장은 특별한 사유가 없으면 이에 따라야 한다.

제 28 조의 2 (수질개선부담금의 용도) 징수된 수질개선부담금은 다음 각 호의 어느 하나에 해당하는 용도에만 사용한다. 다만, 징수비용으로 교부한 금액은 해당 수질개선부담금을 부과 · 징수하는 데에 드는 경비 등으로 사용하여야 한다.
1. 먹는물의 수질관리시책 사업비의 지원
2. 먹는물의 수질검사 실시 비용의 지원
   먹는물공동시설의 관리를 위한 비용의 지원
3. 그 밖에 공공의 지하수 자원을 보호하기 위하여 대통령령으로 정하는 용도

제 28 조의 3 (샘물부담금 등의 증명표지) ① 환경부장관은 대통령령으로 정하는 바에 따라 먹는 샘물 등의 제조업자가 출고하는 먹는 샘물 등의 용기에 제9조에 따라 개발허가를 받은 샘물 등으로 제조되었고 부담금의 납부나 면제 대상임을 증명하는 표지(이하 "증명표지"라 한다)를 표시하게 할 수 있다.

② 증명표지의 규격, 표시방법, 증명표지의 관리에 필요한 사항은 환경부령으로 정한다.

③ 환경부장관은 부담금을 2회 이상 내지 아니한 먹는 샘물 등의 제조업자에게 증명표지 사용을 제한할 수 있다.

제 28 조의 4 (증명표지의 제조자) ① 환경부장관은 영리를 목적으로 하지 아니하는 자로서 환경부령으로 정하는 시설 및 자격을 갖춘 자를 증명표지의 제조자로 지정할 수 있다.

② 환경부장관은 증명표지의 제조자로 지정

을 받은 자가 다음 각 호의 어느 하나에 해당하면 그 지정을 취소할 수 있다. 다만, 제1호에 해당하면 그 지정을 취소하여야 한다.

1. 거짓이나 그 밖의 부정한 방법으로 지정을 받은 경우
2. 지정 요건을 갖추지 못한 경우
3. 증명표지의 규격, 표시 방법, 그 밖의 관리 기준을 위반한 경우

③ 행정처분의 세부적인 기준은 환경부령으로 정한다.

제 29 조 (기준과 규격) ① 환경부장관은 먹는 샘물 등, 수처리제, 정수기 또는 그 용기의 종류, 성능, 제조방법, 보존방법, 유통기한, 사후관리 등에 관한 기준과 성분에 관한 규격을 정하여 고시할 수 있다.

② 환경부장관은 제1항에 따른 기준과 규격이 정하여지지 아니한 먹는 샘물 등, 수처리제, 정수기 또는 그 용기는 그 제조업자에게 자가기준(自家基準)과 자가규격을 제출하게 하여, 제43조에 따라 지정된 검사기관의 검사를 거쳐 이를 그 제품의 기준과 규격으로 인정할 수 있다.

③ 제1항 및 제2항에 따른 기준과 규격에 맞지 아니한 먹는 샘물 등, 수처리제, 정수기 또는 그 용기를 판매하거나 판매할 목적으로 제조, 수입, 저장, 운반, 진열하거나 그 밖의 영업상으로 사용하지 못한다.

제 30 조 (표시기준) ① 환경부장관은 먹는 샘물등, 수처리제, 정수기의 용기나 포장의 표시, 제품명의 사용에 필요한 기준을 정하여 고시하여야 한다.

② 먹는물관련 영업자는 제1항에 따른 표시기준에 맞게 표시하지 아니한 먹는 샘물 등, 수처리제 또는 정수기를 판매하거나 판매할 목적으로 제조 · 수입 · 진열 또는 운반하거나 영업상 사용하여서는 아니 된다.

제 31 조 (광고의 제한) ① 환경부장관은 공익상 필요하다고 인정하면 대통령령으로 정하는 바에 따라 먹는 샘물 등에 관한 광고를 금지하거나 제한할 수 있다.

② 시 · 도지사는 먹는 샘물 등의 제조업자와 수입판매업자가 제1항에 따른 금지 또는 제한을 위반하면 그 먹는 샘물 등의 수입 또는 판매를 제한하거나 광고물의 제거 등 시정에 필요한 명령이나 조치를 할 수 있다.

제 32 조 (거짓 또는 과대 표시 · 광고의 금지 등) ① 먹는 샘물 등, 수처리제, 정수기와 그 용기 · 포장의 명칭, 제조 방법 · 품질 등에 관하여 거짓 또는 과대의 표시 · 광고를 하거나 의약품과 혼동할 우려가 있는 표시 · 광고를 하여서는 아니 된다.

② 거짓 또는 과대의 표시 · 광고의 범위, 그 밖에 필요한 사항은 환경부령으로 정한다.

제 32 조의 2 (유사제품명 사용금지) 이 법에 따른 먹는 샘물 등이 아닌 경우에는 "샘물", "생수" 등 먹는 샘물 등으로 오인될 우려가 있는 제품명을 사용 하여서는 아니 된다.

제 33 조 (자가품질검사의 의무) ① 먹는 샘물 등, 수처리제, 정수기 또는 그 용기의 제조업자는 환경부령으로 정하는 바에 따라 그가 제조하는 제품이 기준과 규격에 적합한지를 자가검사하고 그 기록을 보존하여야 한다.

② 제1항의 경우에 시 · 도지사는 먹는 샘물 등, 수처리제, 정수기 또는 그 용기의 제조업자가 직접 검사하는 것이 적합하지 아니하면 지정된 검사기관에 위탁하여 검사하게 할 수 있다.

제 34 조 (출입 · 검사 · 수거) ① 환경부장관,

시 · 도지사 또는 시장 · 군수 · 구청장은 샘물 등의 개발에 따른 환경영향조사를 하거나 먹는물관련 영업 또는 냉 · 온수기의 설치 · 관리로 인한 국민건강상의 위해를 방지하고 검사기관의 적정 운영 여부를 확인하기 위하여 필요하다고 인정되면 다음 각 호의 조치를 할 수 있다.

1. 샘물 등의 개발허가를 받은 자, 먹는물관련 영업자, 냉 · 온수기 설치 · 관리자 및 지정된 검사기관이나 그 밖의 관계인에게 필요한 보고를 명하는 것
2. 관계 공무원에게 영업장소 · 사무소 · 창고 · 제조소 · 저장소 · 판매소(이하 "사업장"이라 한다) 또는 이와 유사한 장소에 출입하여 판매를 목적으로 하거나 영업상 사용하는 원재료 · 제품 · 용기 · 포장 또는 제조 · 영업시설 등이나 냉 · 온수기를 검사하도록 하는 것
3. 제2호의 검사에 필요한 최소량의 원재료, 제품, 용기 · 포장 등을 무상으로 수거하는 것
4. 관계 공무원이 영업 관계의 장부, 서류, 검사와 관련된 자료를 열람하게 하는 것

② 제1항에 따라 출입, 검사, 수거 또는 열람을 하려는 공무원은 그 권한을 표시하는 증표를 지니고 이를 관계인에게 내보여야 한다.

제35조 (검사기관의 지정) ① 환경부장관은 거두어들인 원재료, 제품, 용기 등의 검사와 먹는물의 수질검사를 위한 기관을 지정할 수 있다. 지정받은 기관(이하 "검사기관"이라 한다)이 지정받은 사항 중 환경부령으로 정하는 중요사항을 변경하려는 경우에는 환경부장관에게 신고하여야 한다.

② 검사기관은 먹는물 수질검사기관, 수처리제 검사기관, 정수기 품질검사기관, 정수기 성능검사기관으로 구분한다.

③ 다음 각 호의 어느 하나에 해당하는 자는 제1항에 따른 검사기관으로 지정받을 수 없다.

1. 금치산자 또는 한정치산자
2. 이 법을 위반하여 징역의 실형을 선고받고 그 집행이 끝나거나(집행이 끝난 것으로 보는 경우를 포함한다) 집행이 면제된 날부터 2년이 지나지 아니한 자
3. 이 법을 위반하여 징역형의 집행유예를 선고받고 그 집행유예기간 중에 있는 자
4. 제6항에 따라 지정이 취소된 후 2년이 지나지 아니한 자
5. 임원 또는 기관의 대표자 중에 규정 중 어느 하나에 해당하는 자가 있는 법인이나 기관

④ 환경부장관은 검사기관의 지정을 신청받거나 검사기관으로 지정하면 수질의 측정 · 분석에 관한 능력을 평가할 수 있다.

⑤ 제1항과 제2항에 따라 지정받은 정수기품질검사기관은 정수기품질검사를 공정하게 처리하기 위하여 정수기품질심의위원회를 둘 수 있다.

⑥ 환경부장관은 검사기관이 다음 각 호의 어느 하나에 해당하면 그 지정을 취소하거나 6개월 이내의 기간을 정하여 업무정지처분을 할 수 있다. 다만, 제1호, 제1호의2, 제2호 및 제3호에 해당하면 그 지정을 취소하여야 한다.

1. 거짓이나 그 밖의 부정한 방법으로 지정을 받은 경우

1의2. 제3항 각 호의 어느 하나에 해당하는 경우. 다만, 법인 또는 기관의 임원이나 대표자 중에 제3항제1호부터 제4호까지의 규정

중 어느 하나에 해당하는 자가 있는 경우 그 임원이나 대표자를 3개월 이내에 바꾸어 임명하면 그 지정을 취소하지 아니한다.

2. 고의나 중대한 과실로 거짓의 검사성적서를 발급한 경우
3. 업무정지처분 기간 중 검사업무를 대행한 경우
4. 지정받은 후 1년 이내에 검사대행업무를 시작하지 아니하거나 계속해서 1년 이상 그 실적이 없는 경우
5. 변경신고를 하지 아니한 경우
6. 평가결과 평가기준에 미달된 경우
7. 기술 인력 및 시설기준에 미달된 경우
8. 준수사항을 지키지 아니한 경우

⑦ 검사기관으로 지정받기 위하여 갖추어야 할 기술인력과 시설기준, 검사기관의 지정신청과 지정, 평가기준 등에 관한 사항은 환경부령으로 정한다.

⑧ 정수기 품질검사기관의 기능과 정수기품질심의위원회의 구성, 임기, 기능 등에 관하여 필요한 사항은 환경부령으로 정한다.

⑨ 행정처분의 세부적인 기준은 환경부령으로 정한다.

⑩ 검사기관은 수질검사 방법, 검사 결과의 기록 · 보존 등 환경부령으로 정하는 준수사항을 지켜야 한다.

⑪ 검사업무를 담당하는 기술 인력은 환경부령으로 정하는 바에 따라 환경부장관이 시행하는 교육을 받아야 한다. 이 경우 환경부장관은 교육 경비를 교육대상자를 고용한 자로부터 징수할 수 있다.

제 35 조의 2 (소비자보호) 정수기 제조업자와 정수기 수입판매업자(이하 이 조에서 "제조업자등"이라 한다)는 소비자보호를 위하여 **환경부령으로** 정하는 **소비자보호센터를** 설치 · 운영하여야 한다. 다만, 제조업자 등을 조합원으로 하여 「중소기업협동조합법」 제32조에 따라 설립인가를 받은 **협동조합**(이하 이 조에서 "**협동조합**"이라 한다)이 소비자보호센터를 설치 · **운영하는 경우**에는 그 협동조합에 가입한 제조업자 등이 각각 소비자보호센터를 설치 · 운영하는 것으로 본다.

제 36 조 (지도와 개선명령) ① **환경부장관, 시 · 도지사 또는 시장 · 군수 · 구청장**은 환경보전이나 국민보건에 중대한 위해를 끼치거나 끼칠 우려가 있다고 인정하면 먹는물관련 영업자 또는 냉 · 온수기 설치 · 관리자에게 필요한 지도와 명령을 할 수 있다.

② **환경부장관, 시 · 도지사 또는 시장 · 군수 · 구청장**은 제조시설이 제20조에 따른 시설기준에 적합하지 아니하거나 먹는물관련 영업자, 증명표지 제조자 또는 냉 · 온수기 설치 · 관리자가 이 법 또는 이 법에 따른 명령을 위반하면, 기간을 정하여 그 시설을 고치도록 명하거나 그 밖에 필요한 조치를 명할 수 있다.

제 38 조 (폐쇄조치 등) ① 시 · 도지사는 위반하여 허가를 받지 아니하거나, 등록 또는 신고를 하지 아니하고 영업을 하거나, 허가 또는 등록이 취소되거나 영업정지처분을 받은 후에도 계속해서 영업을 하면, 그 사업장을 폐쇄하기 위하여 관계 공무원에게 다음 각 호의 조치를 하게 할 수 있다.

1. 그 사업장의 간판이나 그 밖의 영업표지물의 제거 또는 삭제
2. 그 사업장이 적법한 사업장이 아님을 알리는 게시문의 부착
3. 그 사업장의 시설물이나 그 밖의 영업에 사

용하는 기구 등을 사용할 수 없게 하는 봉인

② 시 · 도지사는 게시물의 부착이나 봉인을 한 후 다음 각 호의 어느 하나에 해당하는 경우에는 게시물을 떼어내거나 봉인을 해제할 수 있다.

1. 게시물의 부착이나 봉인을 계속할 필요가 없다고 인정되는 경우
2. 해당 영업을 하는 자 또는 그 대리인이 그 사업장을 폐쇄할 것을 약속한 경우
3. 그 밖에 정당한 사유를 들어 게시물을 떼어내거나 봉인의 해제를 요청하는 경우

③ 시 · 도지사가 제1항에 따른 조치를 하려면 그 영업을 하는 자 또는 대리인에게 미리 서면으로 알려주어야 한다. 다만, 급박한 사유가 있으면 알리지 아니할 수 있다.

④ 조치는 그 영업을 할 수 없게 하는 데에 필요한 최소한의 범위에 그쳐야 한다.

⑤ 조치를 하는 관계 공무원은 그 권한을 표시하는 증표를 지니고 이를 관계인에게 내보여야 한다.

제 39 조 (폐기처분 등) ① 시 · 도지사는 관계 공무원에게 제36조제3항이나 제40조제1항에 위반되는 먹는 샘물 등, 수처리제, 정수기 또는 그 용기와 포장 등을 압류 또는 폐기하게 하거나 영업자 등에게 처리방법 등을 정하여 필요한 조치를 하도록 명할 수 있다.

② 시 · 도지사는 다음 각 호의 어느 하나에 해당하면 관계 공무원에게 해당 물건을 압류하거나 폐기하게 할 수 있다.

1. 제21조제1항부터 제5항까지 또는 제26조에 따른 허가를 받지 아니하거나 등록 · 신고를 하지 아니하고 제조 · 수입 · 유통판매하는 먹는 샘물 등, 수처리제, 또는 그 용기와 포장 등
2. 증명표지가 없는 먹는 샘물 등

③ 제1항이나 제2항에 따라 관계 공무원이 압류나 폐기할 때에는 그 권한을 표시하는 증표를 지니고 이를 관계인에게 내보여야 한다.

④ 환경부장관 또는 시 · 도지사는 유통 중인 먹는 샘물 등, 수처리제, 정수기 또는 그 용기와 포장 등이 대통령령으로 정하는 기준에 미달하여 국민건강상의 위해가 발생하거나 발생할 우려가 있는 경우에는 먹는물관련 영업자에게 회수 · 폐기 등을 명하여야 한다.

⑤ 제4항에 따른 회수 · 폐기 절차와 그 밖에 필요한 사항은 환경부령으로 정한다.

제 39 조의 2 (공표명령) ① 환경부장관 또는 시 · 도지사는 제36조제3항을 위반하여 국민건강에 위해가 발생하였다고 인정되는 때에는 해당 먹는물관련영업자에 대하여 그 사실의 공표를 명하여야 한다.

② 제1항에 따른 공표방법 등 공표에 관하여 필요한 사항은 대통령령으로 정한다.

제 40 조 (허가의 취소) ① 시 · 도지사는 먹는물관련영업자가 다음 각 호의 어느 하나에 해당하면 영업허가 또는 등록을 취소하거나 영업장 폐쇄 또는 6개월 이내의 영업정지 처분을 할 수 있다. 다만, 제4호와 제8호에 해당하면 영업허가 또는 등록을 취소하거나 영업장 폐쇄를 명하여야 한다.

1. 규정을 위반한 경우
2. 증명표지가 없는 먹는 샘물 등을 판매한 경우
3. 시설기준을 위반한 경우
4. 거짓이나 그 밖의 부정한 방법으로 허가 또는 변경허가를 받거나 등록 또는 변경등록과 신고 또는 변경신고를 한 경우
5. 생략함
6. 조건을 위반한 경우

7. 수질측정 결과를 제출하지 아니하거나 거짓으로 제출한 경우
8. 규정 중 어느 하나에 해당하는 경우. 다만, 다음 각 목의 어느 하나에 해당하면 그러하지 아니하다.
   가. 법인의 임원 중 어느 하나에 해당하는 자가 있는 경우 2개월 이내에 그 임원을 바꾸어 임명한 경우
   나. 영업자의 지위를 승계한 상속인이 상속이 시작된 날부터 3개월 이내에 그 영업을 양도한 경우
   다. 증명표지를 먹는 샘물 등의 용기에 표시하지 아니한 경우
9. 금지 또는 제한을 위반하거나 명령이나 조치를 위반한 경우
10. 보고, 출입, 검사, 수거 또는 열람을 방해 · 거부 또는 기피한 경우
11. 검사 결과 수질기준 위반한 경우
12. 명령을 위반한 경우

② 시 · 도지사는 먹는물관련영업자가 제1항에 따른 영업정지처분을 위반하여 계속 영업행위를 하면 그 영업의 허가 또는 등록을 취소하거나 영업장의 폐쇄를 명할 수 있다.

③ 시 · 도지사는 먹는물관련영업자가 정당한 사유 없이 계속해서 6개월 이상 휴업할 경우에는 그 영업의 허가 또는 등록을 취소하거나 영업장의 폐쇄를 명할 수 있다.

④ 행정처분의 세부적인 기준은 그 위반행위의 유형과 정도 등을 고려하여 환경부령으로 정한다.

제 41 조 (행정처분효과의 승계) 먹는물관련 영업자가 그 영업을 양도하거나 법인을 합병할 경우에는 위반한 사유로 종전의 먹는물관련 영업자에게 행한 행정처분의 효과는 그 처분기간이 끝난 날부터 1년 동안 양수인이나 합병 후 존속하는 법인에 승계되며, 행정처분의 절차가 진행 중일 때에는 양수인이나 합병 후 존속하는 법인에 대하여 그 절차를 계속할 수 있다. 다만, 양수인이나 합병 후 존속하는 법인이 양수 또는 합병할 때 그 처분이나 위반사실을 알지 못했음을 증명하면 그렇지 아니하다.

제 42 조 (청문) 환경부장관이나 시 · 도지사는 다음 각 호의 어느 하나에 해당하는 처분을 하려면 청문을 하여야 한다.
1. 샘물 등의 개발허가의 취소
2. 등록의 취소 또는 제43조제6항에 따른 지정취소
3. 증명표지 제조자의 지정취소 검사기관의 지정취소
4. 영업허가나 등록의 취소 또는 영업장의 폐쇄

제 43 조 (과징금 처분) ① 환경부장관 또는 시 · 도지사는 검사기관이 제43조제6항에 해당하거나 먹는물관련영업자가 제48조제1항에 해당하면 대통령령으로 정하는 바에 따라 업무정지 또는 영업정지를 갈음하여 5천만 원 이하의 과징금을 부과할 수 있다.

② 제1항에 따른 과징금을 부과하는 위반행위의 종류 · 정도 등에 따른 과징금의 금액이나 그 밖에 필요한 사항은 대통령령으로 정한다.

③ 제1항에 따른 과징금을 내야 하는 자가 납부기한까지 내지 아니하면 국세 체납처분 또는 지방세 체납처분의 예에 따라 징수한다.

제 44 조 (국고보조) 환경부장관은 예산의 범위에서 다음 각 호의 어느 하나에 해당하는 경비의 전부 또는 일부를 보조할 수 있다.
1. 먹는물 수질감시원의 운영에 드는 경비
2. 관계 검사기관 또는 지정된 검사기관에서의

검사 등에 드는 경비
3. 수거에 드는 경비
4. 폐기에 드는 경비

제 44 조의 2 (다른 법률과의 관계) 지하수 개발 · 이용허가를 받거나 신고를 한 자가 지하수의 용도변경, 취수능력의 증가 등으로 샘물 개발허가를 받아야 하는 경우에는 대통령령으로 정하는 바에 따라 제10조에 따른 샘물 개발가허가를 시 · 도지사에게 신청하는 때에 샘물 개발가허가를 받은 것으로 본다.

제 44 조의 3 (자료의 요청) ① 환경부장관은 먹는물 관리제도의 효율적인 운영을 위하여 필요하면 관계 중앙행정기관, 지방자치단체, 그 밖의 공공단체 등에 필요한 자료의 제출을 요청할 수 있다.

② 자료의 제출을 요청받은 자는 정당한 사유가 없으면 요청에 따라야 한다.

제 45 조 (위임 및 위탁 등) ① 이 법에 따른 환경부장관의 권한은 대통령령으로 정하는 바에 따라 그 일부를 지방환경관서의 장, 국립환경과학원장, 시 · 도지사 또는 시장 · 군수 · 구청장에게 위임할 수 있다.

② 환경부장관은 대통령령으로 정하는 바에 따라 검사업무와 품질관리교육의 일부를 관계 전문기관에 위탁할 수 있다.

③ 제2항에 따라 위탁받은 업무를 수행하는 관계 전문기관의 임직원은 「형법」 제129조부터 제132조까지의 규정을 적용할 때에는 공무원으로 본다.

제 56 조 (수수료) 다음 각 호의 어느 하나에 해당하는 허가 등을 받으려는 자는 환경부령으로 정하는 수수료를 내야 한다.

1. 샘물 등의 개발의 허가 · 변경허가 또는 제12조제2항에 따른 연장의 허가
2. 환경영향조사 대행자의 등록 또는 변경등록
3. 먹는 샘물 등의 제조업의 허가 또는 변경허가
4.수처리제 제조업의 등록 또는 변경등록
5. 먹는 샘물 등의 수입판매업의 등록 또는 변경등록

 먹는 샘물 등의 유통전문판매업의 신고 또는 변경신고

6. 정수기의 제조업이나 수입판매업의 신고 또는 변경신고
7. 검사

제 57 조 (벌칙) 5년 이하의 징역이나 1천 500만원 이하의 벌금에 처한다. 이 경우 징역과 벌금을 병과할 수 있다.

1. 위반한 자
2. 허가 또는 변경허가를 받지 아니하고 먹는 샘물 등의 제조업을 하거나 거짓이나 그 밖의 부정한 방법으로 허가 또는 변경허가를 받은 자
3. 증명표지를 위조 · 변조 또는 재사용하거나 위조 또는 변조한 증명표지를 소지 또는 사용하거나 다른 자에게 내준 자
4. 증명표지 제조자의 지정을 받지 아니하고 증명표지를 제조한 자

제 58 조 (벌칙) 3년 이하의 징역이나 1천만원 이하의 벌금에 처한다. 이 경우 징역과 벌금을 병과할 수 있다.

1. 먹는물 공동시설의 수질을 오염시키거나 시설을 훼손하여서는 안 된다는 것을 위반한 자
2. 수입신고를 하지 아니한 먹는 샘물 등이나 그 물을 용기에 넣은 것 또는 증명표지가 없는 먹는 샘물 등을 판매하거나 판매할 목적으로 채취, 제조, 수입, 저장, 운반, 진열하지 못한다는 것을 위반한 자
3. 등록을 하지 아니하고 수처리제 제조업을

하거나 거짓이나 그 밖의 부정한 방법으로 등록한 자
4. 등록을 하지 아니하고 먹는 샘물 등의 수입판매업을 하거나 거짓이나 그 밖의 부정한 방법으로 등록한 자. 신고를 하지 아니하고 먹는 샘물 등의 유통전문판매업을 하거나 거짓이나 그 밖의 부정한 방법으로 신고한 자
5. 신고를 아니하고 정수기의 제조업이나 수입판매업을 하거나 거짓이나 그 밖의 부정한 방법으로 신고한 자
6. 신고를 하지 아니하거나 거짓된 신고를 하고 먹는 샘물 등 또는 그 용기를 수입한 자
7. 위반하여 먹는 샘물 등 또는 그 용기를 판매하거나 판매할 목적으로 제조, 수입, 저장, 운반, 진열 또는 그 밖의 영업상으로 사용한 자
7-2. 거짓이나 그 밖의 부정한 방법으로 검사기관으로 지정을 받은 자
7-3. 검사기관에서 고의로 거짓의 검사성적서를 발급한 자
7-4. 업무정지처분 기간 중 검사업무를 한 자
8. 명령을 이행하지 아니한 자
9. 영업정지처분을 위반하여 먹는 샘물 등의 제조업이나 수입판매업을 한 자

제 49 조 (벌칙) 1년 이하의 징역이나 300만 원 이하의 벌금에 처한다.
1. 허가 또는 변경허가를 받지 아니하고 샘물 등을 개발하거나 거짓이나 그 밖의 부정한 방법으로 허가나 변경허가를 받아 샘물 등을 개발한 자
2. 조건을 위반한 자
3. 조사서를 거짓으로 작성한 자
4. 조사 대행자의 등록을 하지 아니하고 환경영향조사 대행 업무를 한 자
5. 변경등록을 하지 아니하고 수처리제 제조업을 한 자
6. 변경등록을 하지 아니하고 먹는 샘물 등의 수입판매업을 한 자. 변경신고를 하지 아니하고 먹는 샘물 등의 유통전문판매업을 한 자
7. 정수기의 제조업이나 수입판매업의 변경신고를 하지 아니하고 정수기의 제조업이나 수입판매업을 한 자
8. 신고를 하지 아니하거나 거짓된 신고를 하고 수처리제나 그 용기를 수입한 자
9. 위반한 자
10. 위반한 자계측기를 설치하지 아니한 자 또는 측정 결과를 제출하지 아니하거나 거짓으로 제출한 자
11. 위반하여 수처리제 또는 그 용기를 판매하거나 판매할 목적으로 제조, 수입, 저장, 운반, 진열하거나 그 밖의 영업상으로 사용한 자
12. 위반하여 정수기를 판매하거나 판매할 목적으로 제조, 수입, 저장, 운반, 진열하거나 그 밖의 영업상으로 사용한 자
13. 광고의 금지 또는 제한을 위반한 자
14. 명령을 이행하지 아니한 자. 위반하여 먹는샘물 등으로 오인될 우려가 있는 명칭을 사용한 자
15. 자가 검사를 실시하지 아니한 자
16. 출입 · 검사 또는 수거를 거부 · 방해 또는 기피한 자검사기관에서 중대한 과실로 사실과 다른 검사성적서를 발급한 자
17. 폐쇄, 압류 · 폐기를 거부, 방해 또는 기피한 자
18. 영업정지처분을 위반하여 수처리제 제조업을 한 자. 영업정지처분을 위반하여 먹는 물 등의 유통전문판매업을 한 자

19. 영업정지처분을 위반하여 정수기의 제조업이나 수입 판매업을 한 자

제 50 조 (양벌규정) ① 법인의 대표자, 대리인, 사용인, 그 밖의 종업원이 그 법인의 업무에 관하여 제57조부터 제59조까지의 규정에 따른 위반행위를 하면 그 행위자를 벌할 뿐만 아니라 그 법인에도 해당 조문의 벌금형을 과한다.

② 개인의 대리인, 사용인, 그 밖의 종업원이 그 개인의 업무에 관하여 제57조부터 제59조까지의 규정에 따른 위반행위를 하면 그 행위자를 벌할 뿐만 아니라 그 개인에게도 해당 조문의 벌금형을 과한다.

제 51 조 (과태료) ① 제44조에 따라 소비자 보호센터를 설치 또는 운영하지 아니한 자에게는 300만원 이하의 과태료를 부과한다.

② 100만 원 이하의 과태료를 부과한다.

1. 신고 또는 변경신고를 하지 아니하거나 거짓이나 그 밖의 부정한 방법으로 신고 또는 변경신고를 한 자
2. 위반하여 냉 · 온수기를 설치 · 관리한 자
3. 신고를 하지 아니하거나 거짓으로 신고하여 허가받은 사항이나 등록한 사항을 변경한 자
4. 위반하여 신고를 하지 아니하거나 거짓으로 신고한 자
5. 품질관리교육이나 건강진단을 받아야 한 것을 위반한 자
6. 기록을 보존하지 아니하거나 거짓으로 기록한 자
7. 보고를 하지 아니하거나 거짓으로 보고한 자
8. 준수사항을 지키지 아니한 자
9. 교육을 정당한 사유 없이 받지 아니한 자
10. 명령을 이행하지 아니한 자

③ 과태료는 대통령령으로 정하는 바에 따라 환경부장관이나 시 · 도지사가 부과 · 징수한다.

5. 폐기물관리법

최근개정일 : 2011. 4. 28

* 위생사 수험생을 위해 발췌한 자료임

제 1 조 (목적) 이 법은 폐기물의 발생을 최대한 억제하고 발생한 폐기물을 친환경적으로 처리함으로써 환경보전과 국민생활의 질적 향상에 이바지하는 것을 목적으로 한다.

제 2 조 (정의) 이 법에서 사용하는 용어의 뜻은 다음과 같다.

1. **"폐기물"**이란 쓰레기, 연소재(燃燒滓), 오니(汚泥), 폐유(廢油), 폐산(廢酸), 폐알칼리 및 동물의 사체(死體) 등으로서 사람의 생활이나 사업활동에 필요하지 아니하게 된 물질을 말한다.
2. **"생활폐기물"**이란 사업장폐기물 외의 폐기물을 말한다.
3. **"사업장폐기물"**이란 「대기환경보전법」, 「수질 및 수생태계 보전에 관한 법률」 또는 「소음 · 진동관리법」에 따라 배출시설을 설치 · 운영하는 사업장이나 그 밖에 대통령령으로 정하는 사업장에서 발생하는 폐기물을 말한다.
4. **"지정폐기물"**이란 사업장폐기물 중 폐유 · 폐산 등 주변 환경을 오염시킬 수 있거나 의료폐기물(醫療廢棄物) 등 인체에 위해(危害)를 줄 수 있는 해로운 물질로서 대통령령으로 정하는 폐기물을 말한다.
5. **"의료폐기물"**이란 보건 · 의료기관, 동물병원, 시험 · 검사기관 등에서 배출되는 폐기물 중 인체에 감염 등 위해를 줄 우려가 있는 폐기물과 인체 조직 등 적출물(摘出物), 실험 동물의 사체 등 보건 · 환경보호상 특별한 관리가 필요하다고 인정되는 폐기물로서 대통령령으로 정하는 폐기물을 말한다.
6. "처리"란 폐기물의 소각(燒却) · 중화(中和) · 파쇄(破碎) · 고형화(固形化) 등의 중간처리(제7호에 따른 재활용을 포함한다. 이하 같다)와 매립하거나 해역(海域)으로 배출하는 등의 최종처리를 말한다.
7. "재활용"이란 폐기물을 재사용 · 재생이용하거나 재사용 · 재생이용 할 수 있는 상태로 만드는 활동 또는 환경부령으로 정하는 기준에 따라 폐기물로부터 「에너지법」에 따른 에너지를 회수하는 활동을 말한다.
8. "폐기물처리시설"이란 폐기물의 중간처리시설과 최종처리시설로서 대통령령으로 정하는 시설을 말한다.
9. "폐기물감량화시설"이란 생산 공정에서 발생하는 폐기물의 양을 줄이고, 사업장 내의 재활용을 통하여 폐기물 배출을 최소화하는 시설로서 대통령령으로 정하는 시설을 말한다.

제 3 조 (적용 범위) ① 이 법은 다음 각 호의 어느 하나에 해당하는 물질에 대하여는 적용하지 아니한다.

1. 「**원자력법**」 방사성 물질과 이로 인하여 오염된 물질
2. 용기에 들어 있지 아니한 기체상태의 물질
3. 「**수질 및 수생태계 보전에 관한 법률**」 중 수질 오염 방지시설에 유입되거나 공공 수역(水域)으로 배출되는 폐수
4. 「**가축분뇨의 관리 및 이용에 관한 법률**」 중 가축분뇨
5. 「**하수 · 분뇨도법**」 중 하수 · 분뇨
6. 「**가축전염병예방법**」 중 가축의 사체, 오염 물건, 수입 금지 물건 및 검역 불합격품

7. 「수산동물질병 관리법」 중 수산동물의 사체, 오염된 시설 또는 물건, 수입금지물건 및 검역불합격품
8. 「군수품관리법」 중 폐기되는 탄약

② 이 법에 따른 폐기물의 해역 배출은 「해양환경관리법」으로 정하는 바에 따른다.

제 3 조의 2 (폐기물 관리의 기본원칙) ① 사업자는 제품의 생산방식 등을 개선하여 폐기물의 발생을 최대한 억제하고, 발생한 폐기물을 스스로 재활용함으로써 폐기물의 배출을 최소화하여야 한다.

② 누구든지 폐기물을 배출하는 경우에는 주변 환경이나 주민의 건강에 위해를 끼치지 아니하도록 사전에 적절한 조치를 하여야 한다.

③ 폐기물은 그 처리과정에서 양과 유해성(有害性)을 줄이도록 하는 등 환경보전과 국민건강보호에 적합하게 처리되어야 한다.

④ 폐기물로 인하여 환경오염을 일으킨 자는 오염된 환경을 복원할 책임을 지며, 오염으로 인한 피해의 구제에 드는 비용을 부담하여야 한다.

⑤ 국내에서 발생한 폐기물은 가능하면 국내에서 처리되어야 하고, 폐기물의 수입은 되도록 억제되어야 한다.

⑥ 폐기물은 소각이나 매립 등의 처분을 하기보다는 우선적으로 재활용함으로써 자원생산성의 향상에 이바지하도록 하여야 한다.

제 4 조 (국가와 지방자치단체의 책무) ① 특별자치도지사, 시장 · 군수 · 구청장(자치구의 구청장을 말한다. 이하 같다)은 관할 구역의 폐기물의 배출 및 처리상황을 파악하여 폐기물이 적정하게 처리될 수 있도록 폐기물처리시설을 설치 · 운영하여야 하며, 폐기물의 처리방법의 개선 및 관계인의 자질 향상으로 폐기물 처리사업을 능률적으로 수행하는 한편, 주민과 사업자의 청소 의식 함양과 폐기물 발생 억제를 위하여 노력하여야 한다.

② **특별시장 · 광역시장 · 도지사는** 시장 · 군수 · 구청장이 제1항에 따른 책무를 충실하게 하도록 기술적 · 재정적 지원을 하고, 그 관할 구역의 폐기물 처리사업에 대한 조정을 하여야 한다.

③ **국가는** 지정폐기물의 배출 및 처리 상황을 파악하고 지정폐기물이 적정하게 처리되도록 필요한 조치를 마련하여야 한다.

④ **국가는** 폐기물 처리에 대한 기술을 연구 · 개발 · 지원하고, 특별시장 · 광역시장 · 도지사 · 특별자치도지사(이하 "시 · 도지사"라 한다) 및 시장 · 군수 · 구청장이 제1항과 제2항에 따른 책무를 충실하게 하도록 필요한 기술적 · 재정적 지원을 하며, 특별시 · 광역시 · 도 · 특별자치도(이하 "시 · 도"라 한다) 간의 폐기물 처리사업에 대한 조정을 하여야 한다.

제 9 조 (폐기물 처리 기본계획) ① 시 · 도지사는 관할 구역의 폐기물을 적정하게 처리하기 위하여 환경부장관이 정하는 지침에 따라 **10년마다** 폐기물 처리에 관한 기본계획을 세워 환경부장관의 승인을 받아야 한다. 승인사항을 변경하려 할 때에도 또한 같다. 이 경우에 환경부장관은 기본계획을 승인하거나 변경승인하려면 관계 중앙행정기관의 장과 협의하여야 한다.

② **시장 · 군수 · 구청장은 10년마다** 관할 구역의 폐기물 처리에 관한 기본계획을 세워 시 · 도지사에게 제출하여야 한다.

③ 기본계획에는 다음 각 호의 사항이 포함되어야 한다.

1. 관할 구역의 인구, 주거 형태, 산업 구조 ·

분포 및 지리적 환경 등에 관한 개황(槪況)
2. 폐기물의 종류별 발생량과 장래의 발생 예상량
3. 폐기물의 처리 현황과 향후 처리 계획
4. 폐기물의 감량화와 재활용 등 자원화에 관한 사항
5. 폐기물처리시설의 설치 현황과 향후 설치 계획
6. 폐기물의 수집 · 운반 · 보관 및 그 장비 · 용기 등의 개선에 관한 사항
7. 재원의 확보 계획

제 10 조 (폐기물 관리 종합계획) ① 환경부장관은 국가 폐기물을 적정하게 관리하기 위하여 제9조제1항에 따른 폐기물 처리에 관한 기본계획과 제11조에 따른 폐기물 통계 조사 결과를 기초로 국가 폐기물 관리 종합계획(이하 "종합계획"이라 한다)을 10년마다 세워야 한다.

② 환경부장관은 종합계획을 세운 날부터 5년이 지나면 그 타당성을 재검토하여 변경할 수 있다.

③ 시 · 도지사는 종합계획이 변경되면 종합계획의 변경 사항을 반영하여 제9조제1항에 따른 폐기물 처리에 관한 기본계획을 수정하고, 환경부장관에게 제출하여 승인을 받아야 한다.

④ 종합계획에는 다음 각 호의 사항이 포함되어야 한다.
1. 종전의 종합계획에 대한 평가
2. 폐기물 관리 여건 및 전망
3. 종합계획의 기조
4. 부문별 폐기물 관리 정책
5. 재원 조달 계획

제 11 조 (폐기물 통계조사) ① 환경부장관, 시 · 도지사 또는 시장 · 군수 · 구청장은 폐기물 정책의 수립에 필요한 기초자료를 확보하기 위하여 폐기물 종류별 발생 · 처리현황, 폐기물 처리업 등 관련 산업 현황, 폐기물 재활용률 등 자원생산성 향상에 관한 사항 등을 조사하여야 한다.

② 조사의 항목과 시기 및 방법에 관한 사항은 환경부령으로 정한다.

제 12 조 (폐기물 공정시험방법) 환경부장관은 폐기물의 해로운 정도를 판단하고 폐기물 처리방법을 결정하는 데에 필요한 기초자료가 되는 폐기물의 성질과 상태 및 오염물질의 용출(溶出) 등을 분석할 때에 그 분석의 정확과 통일을 기하기 위하여 폐기물(廢棄物) 공정시험(公定試驗) 방법을 정하여 고시하여야 한다.

제 13 조 (폐기물의 처리기준 등) ① 누구든지 폐기물을 처리하려는 자는 대통령령으로 정하는 기준과 방법을 따라야 한다. 다만, 제13조의 2의 용도 또는 방법에 따라 재활용을 하기 쉬운 상태로 만든 폐기물(이하 "중간가공 폐기물"이라 한다)에 대하여는 완화된 처리기준과 방법을 대통령령으로 따로 정할 수 있다.

② 의료폐기물은 환경부장관이 지정한 기관이나 단체가 환경부장관이 정하여 고시한 검사기준에 따라 검사한 전용용기만을 사용하여 처리하여야 한다.

제 13 조의 2 (폐기물의 재활용 용도 또는 방법)
① 누구든지 폐기물을 재활용하려는 자는 다음 각 호의 어느 하나에 해당하는 용도 또는 방법을 따라야 한다.
1. 「자원의 절약과 재활용촉진에 관한 법률」 재활용제품 중 환경부령으로 정하는 제품의 제조

2. 「산업표준화법」 인증을 받은 제품의 제조
3. 「비료관리법」 공정규격이 설정된 비료 또는 같은 조에 따라 지정된 부산물비료의 제조
4. 「사료관리법」 사료공정이 설정된 사료의 제조
5. 가연성 고형폐기물 또는 유기성 폐기물의 제2조제7호 나목에 따른 재활용
6. 그 밖에 환경부령으로 정하는 기준에 따른 재활용

② 재활용하여야 하는 폐기물의 종류와 구체적인 재활용 방법은 **환경부령**으로 정한다.

제 13 조의 3 (재활용 제품 또는 물질에 관한 유해성 기준) ① **환경부장관은** 폐기물을 재활용하여 만든 제품 또는 물질이 사람의 건강이나 환경에 위해를 줄 수 있다고 판단되는 경우에는 관계 중앙행정기관의 장과 협의하여 그 재활용 제품 또는 물질에 대한 유해성 기준(이하 "유해성 기준"이라 한다)을 정하여 고시하여야 한다.

② 누구든지 유해성 기준에 적합하지 아니하게 폐기물을 재활용한 제품 또는 물질을 제조하거나 유통하여서는 아니 된다.

③ **환경부장관은** 폐기물을 재활용한 제품 또는 물질이 유해성 기준을 준수하는지를 확인하기 위하여 시험 · 분석을 하거나 그 제품 또는 물질의 제조 또는 유통 실태를 조사할 수 있다.

④ 제3항에 따른 시험 · 분석 및 실태 조사에 필요한 사항은 환경부령으로 정한다.

⑤ **환경부장관은** 제3항에 따른 시험 · 분석 또는 실태 조사 결과 유해성 기준을 위반한 제품 또는 물질을 제조 또는 유통한 자에 대하여 해당제품 또는 물질의 회수나 파기 등 필요한 조치를 명할 수 있다.

⑥ **환경부장관은** 제1항에 따라 유해성 기준이 고시된 제품 또는 물질 중에서 재활용하는 폐기물의 관리가 필요하다고 인정되는 제품 또는 물질에 대하여는 관할 지방자치단체의 장 및 해당 제품 또는 물질을 제조하는 자 등과 협약을 체결하여 폐기물의 종류별 사용 용도 및 사용량이나 폐기물 중의 중금속 함유량 등의 정보를 공개 할 수 있다.

제 14 조 (생활폐기물의 처리 등) ① **특별자치도지사, 시장 · 군수 · 구청장은** 관할 구역에서 배출되는 생활폐기물을 처리하여야 한다. 다만, 환경부령으로 정하는 바에 따라 특별자치도지사, 시장 · 군수 · 구청장이 지정하는 지역은 제외한다.

② **특별자치도지사, 시장 · 군수 · 구청장은** 해당 지방자치단체의 조례로 정하는 바에 따라 대통령령으로 정하는 자에게 제1항에 따른 처리를 대행하게 할 수 있다.

③ 폐기물 처리 신고를 한 자(이하 "폐기물처리 신고자"라 한다)는 생활폐기물을 수집 · 운반 또는 재활용할 수 있다.

④ **특별자치도지사, 시장 · 군수 · 구청장은** 제1항에 따라 생활폐기물을 처리할 때에는 배출되는 생활폐기물의 종류나 양 등에 따라 수수료를 징수할 수 있다. 이 경우, 수수료는 해당 지방자치단체의 조례로 정하는 바에 따라 폐기물 종량제(從量制) 봉투 또는 폐기물임을 표시하는 표지 등(이하 "종량제 봉투 등"으로 한다)을 판매하는 방법으로 징수한다.

⑤ **특별자치도지사, 시장 · 군수 · 구청장은** 조례로 정하는 바에 따라 종량제 봉투 등의 제작 · 유통 · 판매를 대행하게 할 수 있다.

⑥ **특별자치도지사, 시장 · 군수 · 구청장은** 제2항에 따라 생활폐기물 수집 · 운반을 대행

하게 할 경우에는 다음 각 호의 사항을 준수하여야 한다.

1. 환경부령으로 정하는 기준에 따라 원가를 계산하여야 하며, 최초의 원가계산은 「지방자치단체를 당사자로 하는 계약에 관한 법률 시행규칙」 제9조에서 규정하는 원가계산 용역기관에 원가계산을 의뢰하여야 한다.
2. 생활폐기물 수집 · 운반 대행자에 대한 대행실적 평가기준(주민만족도와 환경미화원의 근로조건을 포함한다)을 해당 지방자치단체의 조례로 정하고, 평가기준에 따라 매년 1회 이상 평가를 실시하여야 한다. 이 경우, 대행실적 평가는 민간전문가 등으로 평가단을 구성하여 실시하여야 한다.
3. 대행실적을 평가한 경우, 그 결과를 해당 지방자치단체 인터넷 홈페이지에 평가일부터 6개월 이상 공개하여야 하며, 평가결과로 해당 지방자치단체의 조례로 정하는 기준에 미달되는 경우에는 환경부령으로 정하는 바에 따라 영업정지나 대행계약 해지 등의 조치를 하여야 한다.
4. 생활폐기물 수집 · 운반 대행계약을 체결한 경우, 그 계약내용을 계약일부터 6개월 이상 해당 지방자치단체 인터넷 홈페이지에 공개하여야 한다.
5. 대행계약이 만료된 경우에는 계약만료 후 6개월 이내에 대행비용 지출내역을 6개월 이상 해당 지방자치단체 인터넷 홈페이지에 공개하여야 한다.
6. 생활폐기물 수집 · 운반 대행자(법인의 대표자를 포함한다)가 생활폐기물 수집 · 운반 대행계약과 관련하여 뇌물 등 비리혐의로 700만 원 이상의 벌금형을 선고받은 경우에는 지체 없이 대행계약을 해지하여야 한다.
7. 생활폐기물 수집 · 운반 대행계약 시에 생활폐기물 수집 · 운반 대행계약과 관련하여 뇌물 등 비리혐의로 700만 원 이상의 벌금형을 선고받은 후 3년이 지나지 아니한 자는 계약대상에서 제외하여야 한다.

⑦ 환경부장관은 생활폐기물 수집 · 운반 업무의 대행과 관련하여 필요하다고 인정하는 경우에는 해당 특별자치도지사, 시장 · 군수 · 구청장에 대하여 필요한 자료 제출을 요구하거나 시정조치를 권고할 수 있으며, 생활폐기물 수집 · 운반에 관한 기준의 준수 여부 등을 점검 · 확인할 수 있다.

⑧ 제6항제3호에 따라 생활폐기물 수집 · 운반 대행자에게 영업의 정지를 명령하려는 때에는 그 영업의 정지로 인하여 생활폐기물이 적체되어 지역주민의 건강에 위해가 발생되거나 발생될 우려가 있는 경우에는 대통령령으로 정하는 바에 따라 그 영업의 정지를 갈음하여 1억 원 이하의 과징금을 부과할 수 있다.

제 17 조 (사업장폐기물배출자의 의무 등) ① 사업장폐기물을 배출하는 사업자(이하 "사업장폐기물배출자"라 한다)는 다음 사항을 지켜야 한다.

1. 사업장에서 발생하는 모든 폐기물을 적정하게 처리하여야 한다.
2. 생산 공정(工程)에서는 폐기물감량화시설의 설치와 기술개발 및 재활용 등의 방법으로 사업장폐기물의 발생을 최대한으로 억제하여야 한다.
3. 폐기물의 수집 · 운반 · 처리를 위탁하려면 사업장폐기물배출자는 수탁자가 제13조에 따른 기준에 맞게 폐기물을 수집 · 운반 · 처리할 능력이 있는지를 환경부령으로 정하는 바에 따라 확인한 후 위탁하여야 한다. 다

만, 폐기물처리시설을 설치 · 운영하는 자에게 위탁하는 경우에는 그러하지 아니하다.

② 환경부령으로 정하는 사업장폐기물배출자는 사업장폐기물의 종류와 발생량 등을 환경부령으로 정하는 바에 따라 특별자치도지사와 시장 · 군수 · 구청장에게 신고하여야 한다. 신고한 사항 중 환경부령으로 정하는 사항을 변경할 때에도 또한 같다.

③ 환경부령으로 정하는 지정폐기물을 배출하는 사업자는 그 지정폐기물을 제18조제1항에 따라 처리하기 전에 다음 각 호의 서류를 환경부장관에게 제출하여 확인을 받아야 한다. 다만, 「자동차관리법」에 따른 자동차정비업을 하는 자 등 환경부령으로 정하는 자가 지정폐기물을 공동으로 수집 · 운반하는 경우에는 그 대표자가 환경부장관에게 제출하여 확인을 받아야 한다.

1. 폐기물처리계획서
2. 환경부령으로 정하는 폐기물분석전문기관의 폐기물분석결과서
3. 지정폐기물의 처리를 위탁하는 경우에는 수탁처리자의 수탁확인서

④ 확인을 받은 자가 그 사항을 변경하려면 서류 중 변경사항과 관련된 서류를 환경부장관에게 제출하여 변경확인을 받아야 한다.

⑤ 대통령령으로 정하는 업종 및 규모 이상의 사업장폐기물배출자는 사업장폐기물의 발생 억제를 위하여 환경부장관과 관계 중앙행정기관의 장이 환경부령으로 정하는 기본 방침과 절차에 따라 통합하여 고시하는 지침을 지켜야 한다.

⑥ 사업장폐기물배출자가 그 사업을 양도하거나 사망한 경우 또는 법인이 합병한 경우 등에는 그 양수인 · 상속인 또는 합병 후 존속하는 법인이나 합병에 의하여 설립되는 법인은 그 사업장폐기물과 관련한 권리와 의무를 승계한다.

⑦ 「민사집행법」에 따른 경매, 「채무자 회생 및 파산에 관한 법률」에 따른 환가(換價)나 「국세징수법」 · 「관세법」 또는 「지방세기본법」에 따른 압류재산의 매각, 그 밖에 이에 준하는 절차에 따라 사업장폐기물배출자의 사업장 전부 또는 일부를 인수한 자는 그 사업장에 방치된 폐기물을 적절하게 처리하여야 한다.

제 18 조 (사업장폐기물의 처리) ① 사업장폐기물배출자는 그의 사업장에서 발생하는 폐기물을 스스로 처리하거나 폐기물처리업의 허가를 받은 자, 다른 사람의 폐기물을 재활용하는 자, 폐기물처리시설을 설치 · 운영하는 자 또는 「해양환경관리법」에 따른 폐기물해양배출업의 등록을 한 자에게 위탁하여 처리하여야 한다.

② 사업장폐기물을 폐기물처리업자에게 위탁하여 처리하려는 사업장폐기물배출자는 환경부장관이 고시하는 폐기물 처리 가격의 최저액보다 낮은 가격으로 폐기물 처리를 위탁하여서는 아니 된다.

③ 환경부령으로 정하는 사업장폐기물을 배출 · 운반 또는 처리하는 자는 그 폐기물을 배출 · 운반 또는 처리할 때마다 폐기물의 인계 · 인수에 관한 내용을 환경부령으로 정하는 바에 따라 전자정보처리프로그램에 입력하여야 한다. 다만, 의료폐기물은 환경부령으로 정하는 바에 따라 무선주파수인식방법을 이용하여 그 내용을 전자정보처리프로그램에 입력하여야 한다.

④ 전산처리기구의 장은 입력된 폐기물 인계 · 인수 내용을 해당 폐기물의 배출자, 수집 · 운반자 또는 처리자가 확인 · 출력할 수

있도록 하여야 하며, 그 배출자나 수집 · 운반자 또는 처리자를 관할하는 시장 · 군수 · 구청장, 시 · 도지사 또는 환경부장관이 그 폐기물의 배출 · 운반 및 처리 과정을 검색 · 확인할 수 있도록 하여야 한다.

⑤ 환경부령으로 정하는 둘 이상의 사업장폐기물배출자는 각각의 사업장에서 발생하는 폐기물을 환경부령으로 정하는 바에 따라 공동으로 수집 · 운반 또는 처리할 수 있다. 이 경우, 사업장폐기물배출자는 공동 운영기구를 설치하고 그 중 1명을 공동 운영기구의 대표자로 선정하여야 하며, 폐기물처리시설을 공동으로 설치 · 운영할 수 있다.

제 19 조 (사업장폐기물처리자의 의무) ① 사업장폐기물을 운반하는 자는 그 폐기물을 운반하는 중에 전자정보처리프로그램에 입력된 폐기물 인계 · 인수 내용을 확인할 수 있도록 인계번호를 숙지하여야 하며, 관계 행정기관이나 그 소속 공무원이 요구하는 때에는 이를 알려주어야 한다.

② 폐기물을 수탁하여 처리하는 자는 영업정지 · 휴업 · 폐업 또는 폐기물처리시설의 사용정지 등의 사유로 환경부령으로 정하는 사업장폐기물을 처리할 수 없는 경우에는 환경부령으로 정하는 바에 따라 지체 없이 그 사실을 사업장폐기물의 처리를 위탁한 배출자에게 통보하여야 한다.

제 24 조 (사업장폐기물의 처리 가격) 환경부장관은 폐기물을 적정하게 처리하기 위하여 필요하다고 인정하면 환경부령으로 정하는 폐기물에 대하여 그 처리에 드는 비용 등을 고려하여 폐기물 처리 가격의 최고액이나 최저액을 정하여 고시할 수 있다.

제 24 조의 2 (폐기물의 수출입 신고) ① 환경부장관이 정하여 고시하는 폐기물을 수출하거나 수입하려는 자는 환경부령으로 정하는 바에 따라 그 폐기물의 종류 · 양 및 처리계획 등 환경부령으로 정하는 내용이 포함된 서류를 첨부하여 환경부장관에게 신고하여야 한다.

② 제1항에 따라 신고한 사항 중 환경부령으로 정하는 중요한 사항을 변경하려면 변경신고를 하여야 한다.

③ 환경부장관은 제1항 또는 제2항에 따라 신고를 한 자가 다음 각 호의 어느 하나에 해당하는 경우에는 해당 폐기물의 반출 등 필요한 조치를 명할 수 있다.

1. 제1항 또는 제2항에 따라 신고한 내용과 다른 폐기물을 수입한 경우
2. 수입된 폐기물이 제1항 또는 제2항에 따른 신고 당시에는 예상할 수 없었던 국민건강상 또는 환경보전상 위해를 유발하거나 유발할 우려가 있는 경우

제 24 조의 3 (수입폐기물의 처리) ① 수입신고를 한 자와 「폐기물의 국가간 이동 및 그 처리에 관한 법률」에 따라 수입허가를 받은 자는 그 수입한 폐기물(이하 "수입폐기물"이라 한다)을 스스로 처리하거나 다음 각 호의 어느 하나에 해당하는 자에게 위탁해 처리하여야 한다.

1. 폐기물처리시설을 설치 · 운영하는 자
2. 폐기물처리업의 허가를 받은 자
3. 폐기물처리신고자

② 수입신고를 한 자나 그 수입한 폐기물을 운반, 재활용 또는 처분하는 자는 그 폐기물을 수입, 운반, 재활용 또는 처분할 때마다 폐기물의 인계 · 인수에 관한 내용을 환경부령으로 정하는 바에 따라 전자정보처리프로그램에 입력하여야 한다.

③ 수입한 폐기물을 운반하는 자는 그 폐기물을 운반하는 중에 전자정보처리프로그램에 입력된 폐기물 인계·인수 내용을 확인할 수 있도록 인계번호를 숙지하여야 하며, 관계 행정기관이나 그 소속 공무원이 요구하는 때에는 이를 알려주어야 한다.

④ 수입폐기물을 처리하는 자는 폐기물의 처리기준과 방법 중 사업장폐기물에 해당하는 기준과 방법 또는 폐기물의 재활용 용도 또는 방법에 따라 처리하여야 한다.

⑤ 누구든지 수입폐기물을 수입할 당시의 성질과 상태 그대로 수출하여서는 아니 된다.

제 25 조 (폐기물처리업) ① 폐기물의 수집·운반, 재활용 또는 처분을 업(이하 "폐기물처리업"이라 한다)으로 하려는 자(음식물류 폐기물을 제외한 생활폐기물을 재활용하려는 자와 폐기물처리신고자는 제외한다)는 환경부령으로 정하는 바에 따라 지정폐기물을 대상으로 하는 경우에는 폐기물처리사업계획서를 환경부장관에게 제출하고, 그 밖의 폐기물을 대상으로 하는 경우에는 시·도지사에게 제출하여야 한다. 환경부령으로 정하는 중요 사항을 변경하려는 때에도 또한 같다.

② 환경부장관이나 시·도지사는 제1항에 따라 제출된 폐기물처리사업계획서를 다음 각 호의 사항에 관하여 검토한 후 그 적합 여부를 폐기물처리사업계획서를 제출한 자에게 통보하여야 한다.

1. 폐기물처리업 허가를 받으려는 자(법인의 경우에는 임원을 포함한다)가 결격사유에 해당하는지 여부
2. 폐기물처리시설의 입지 등이 다른 법률에 저촉되는지 여부
3. 폐기물처리사업계획서상의 시설·장비와 기술능력이 허가기준에 맞는지 여부
4. 폐기물처리시설의 설치·운영으로 사람의 건강이나 주변 환경에 영향을 미치는지 여부

③ 적합통보를 받은 자는 그 통보를 받은 날부터 2년(폐기물 수집·운반업의 경우에는 6개월, 폐기물처리업 중 소각시설과 매립시설의 설치가 필요한 경우에는 3년) 이내에 환경부령으로 정하는 기준에 따른 시설·장비 및 기술능력을 갖추어 업종과 영업대상 폐기물 및 처리분야별로 지정폐기물을 대상으로 하는 경우에는 환경부장관의 허가를 받아야 하고 그 밖의 폐기물을 대상으로 하는 경우에는 시·도지사의 허가를 받아야 한다. 이 경우, 환경부장관 또는 시·도지사는 적합통보를 받은 자가 그 적합통보를 받은 사업계획에 따라 시설·장비 및 기술인력 등의 요건을 갖추어 허가신청을 한 때에는 지체없이 허가하여야 한다.

④ 환경부장관 또는 시·도지사는 천재지변이나 그 밖의 부득이한 사유로 제3항의 기간 내에 허가신청을 하지 못한 자에 대하여는 신청에 따라 총 연장기간 1년(제5항제1호에 따른 폐기물 수집·운반업의 경우에는 총 연장기간 6개월, 같은 항 제3호에 따른 폐기물 최종처분업과 같은 항 제4호에 따른 폐기물 종합처분업의 경우에는 총 연장기간 2년)의 범위에서 허가신청기간을 연장할 수 있다.

⑤ 폐기물처리업의 업종 구분과 영업 내용은 다음과 같다.

1. 폐기물 수집·운반업: 폐기물을 수집하여 재활용 또는 처분 장소로 운반하거나 폐기물을 수출하기 위하여 수집·운반하는 영업
2. 폐기물중간처분업: 폐기물중간처분시설을 갖추고 폐기물을 소각 처분, 기계적 처분,

화학적 처분, 생물학적 처분, 그 밖에 환경부장관이 폐기물을 안전하게 중간처분할 수 있다고 인정하여 고시하는 방법으로 중간처분하는 영업

3. 폐기물최종처분업: 폐기물최종처분시설을 갖추고 폐기물을 매립 등(해역 배출은 제외한다)의 방법으로 최종처분하는 영업
4. 폐기물종합처분업: 폐기물중간처분시설 및 최종처분시설을 갖추고 폐기물의 중간처분과 최종처분을 함께 하는 영업
5. 폐기물중간재활용업: 폐기물재활용시설을 갖추고 중간가공폐기물을 만드는 영업
6. 폐기물최종재활용업: 폐기물재활용시설을 갖추고 중간가공폐기물을 용도 또는 방법으로 재활용하는 영업
7. 폐기물종합재활용업: 폐기물재활용시설을 갖추고 중간재활용업과 최종재활용업을 함께 하는 영업

⑥ 규정에 해당하는 폐기물처리업 허가를 받은 자는 같은 항 폐기물 수집·운반업의 허가를 받지 아니하고 그 처리 대상 폐기물을 스스로 수집·운반할 수 있다.

⑦ **환경부장관 또는 시·도지사는** 허가를 할 때에는 주민생활의 편익과 주변 환경보호 및 폐기물처리업의 효율적 관리 등을 위하여 필요한 조건을 붙일 수 있다. 다만, 영업 구역을 제한하는 조건은 생활폐기물의 수집·운반업에 대하여 붙일 수 있으며, 이 경우에 시·도지사는 시·군·구 단위 미만으로 제한하여서는 아니 된다.

⑧ 폐기물처리업의 허가를 받은 자(이하 "폐기물처리업자"라 한다)는 다른 사람에게 자기의 성명이나 상호를 사용하여 폐기물을 처리하게 하거나 그 허가증을 다른 사람에게 빌려주어서는 아니 된다.

⑨ 폐기물처리업자는 제24조에 따른 폐기물처리 가격의 최고액보다 높거나 최저액보다 낮은 가격으로 수탁(受託)하거나 환경부령으로 정하는 양 또는 기간을 초과하여 폐기물을 보관할 수 없으며, 그 밖에 환경부령으로 정하는 준수사항을 지켜야 한다.

⑩ 의료폐기물의 수집·운반 또는 처분을 업(業)으로 하려는 자는 다른 폐기물과 분리하여 별도로 수집·운반 또는 처분하는 시설·장비 및 사업장을 설치·운영하여야 한다.

⑪ 허가를 받은 자가 허가받은 사항 중 환경부령으로 정하는 중요사항을 변경하려면 변경허가를 받아야 하고, 그 밖의 사항 중 환경부령으로 정하는 사항을 변경하려면 변경신고를 하여야 한다.

⑫ 지정폐기물과 지정폐기물 외의 폐기물을 동일한 폐기물처리시설에서 처리하려는 자가 지정폐기물과 관련하여 다음 각 호의 어느 하나에 해당하면 지정폐기물 외의 폐기물과 관련하여 각각 그에 해당하는 시·도지사의 적합 통보·허가 또는 변경허가를 받거나 시·도지사에게 변경신고를 한 것으로 본다.

1. 환경부장관으로부터 폐기물 처리 사업계획서의 적합 통보를 받은 경우
2. 환경부장관으로부터 폐기물처리업의 허가를 받은 경우
3. 환경부장관으로부터 폐기물처리업의 변경허가를 받거나 환경부장관에게 변경신고를 한 경우

⑬ 지정폐기물 외의 폐기물과 관련하여 시·도지사의 적합 통보·허가·변경허가·변경신고의 의제(擬制)를 받으려는 자는 환경부장관에게 폐기물처리사업계획서의 제출, 폐기물

처리업의 허가신청, 변경허가 신청 또는 변경신고를 할 때에 환경부령으로 정하는 관련 서류를 함께 제출하여야 한다.

⑭ 환경부장관은 관련 서류를 제출받으면 관할 시 · 도지사의 의견을 들어야 하며, 적합통보 · 허가 · 변경허가를 하거나 변경신고를 받으면 관할 시 · 도지사에게 그 내용을 알려야 한다.

⑮ 폐기물처리업을 하려는 자 중 다음 각 호의 어느 하나에 해당하는 자는 절차를 거치지 아니하고 제3항에 따른 허가를 신청할 수 있다.

1. 「산업입지 및 개발에 관한 법률」 산업단지에서 폐기물처리업을 하려는 자
2. 「자원의 절약과 재활용촉진에 관한 법률」 재활용단지에서 폐기물처리업을 하려는 자
3. 규정에 따른 폐기물재활용업을 하려는 자

제 26 조 (결격 사유) 다음 각 호의 어느 하나에 해당하는 자는 폐기물처리업의 허가를 받을 수 없다.

1. 미성년자, 금치산자 또는 한정치산자
2. 파산선고를 받고 복권되지 아니한 자
3. 이 법을 위반하여 징역 이상의 형을 선고받고 그 형의 집행이 끝나거나 집행을 받지 아니하기로 확정된 후 2년이 지나지 아니한 자
4. 이 법을 위반하여 징역 이상의 형집행유예를 선고받고 그 집행유예기간이 지나지 아니한 자
5. 폐기물처리업의 허가가 취소된 자로서 그 허가가 취소된 날부터 2년이 지나지 아니한 자
6. 임원 중에 규정의 어느 하나에 해당하는 자가 있는 법인

제 28 조 (허가의 취소 등) ① 환경부장관이나 시 · 도지사는 폐기물처리업자가 다음 각 호의 어느 하나에 해당하면 그 허가를 취소하여야 한다.

1. 속임수나 그 밖의 부정한 방법으로 허가를 받은 경우
2. 결격사유 중 어느 하나에 해당되는 경우. 다만, 법인의 임원 중 해당하는 자가 있는 경우, 2개월 이내에 그 임원을 바꾸어 임명하면 그러하지 아니하다.
3. 조치를 하지 아니한 경우
4. 계약갱신명령을 이행하지 아니한 경우
5. 영업정지기간 중 영업 행위를 한 경우

② 환경부장관이나 시 · 도지사는 폐기물처리업자가 다음 각 호의 어느 하나에 해당하면 그 허가를 취소하거나 6개월 이내의 기간을 정하여 영업의 전부 또는 일부의 정지를 명령할 수 있다.

1. 위반하여 사업장폐기물을 버리거나 매립 또는 소각한 경우
2. 위반하여 폐기물을 처리한 경우, 조치명령을 이행하지 아니한 경우
3. 위반하여 폐기물의 인계 · 인수에 관한 내용을 전자정보처리프로그램에 입력하지 아니한 경우
4. 위반하여 운반 중에 서류 등을 지니지 아니하거나 관계 행정기관이나 그 소속 공무원이 요구하여도 인계번호를 알려주지 아니한 경우
5. 업종 구분과 영업 내용의 범위를 벗어나는 영업을 한 경우
6. 조건을 위반한 경우
7. 위반하여 다른 사람에게 자기의 성명이나 상호를 사용하여 폐기물을 처리하게 하거나

그 허가증을 다른 사람에게 빌려 준 경우

8. 위반하여 폐기물을 보관하거나 준수사항을 위반한 경우
9. 위반하여 별도로 수집 · 운반 · 처분하는 시설 · 장비 및 사업장을 설치 · 운영하지 아니한 경우
10. 변경허가를 받거나 변경신고를 하지 아니하고 허가사항이나 신고사항을 변경한 경우
11. 위반하여 검사를 받지 아니하거나 같은 조 제3항을 위반하여 적합판정을 받지 아니한 폐기물처리시설을 사용한 경우
12. 관리기준에 맞지 아니하게 폐기물처리시설을 운영한 경우
13. 개선명령이나 사용중지명령을 이행하지 아니한 경우
14. 폐쇄명령을 이행하지 아니한 경우
15. 측정명령이나 조사명령을 이행하지 아니한 경우
16. 권리 · 의무의 승계신고를 하지 아니한 경우
17. 위반하여 장부를 기록 · 보존하지 아니한 경우
18. 명령을 이행하지 아니한 경우
19. 사후관리이행보증금을 사전에 적립하지 아니한 경우
20. 허가를 받은 후 1년 이내에 영업을 시작하지 아니하거나 정당한 사유 없이 계속하여 1년 이상 휴업한 경우

제 28 조 (폐기물처리업자에 대한 과징금 처분) ① 환경부장관이나 시 · 도지사는 폐기물처리업자에게 영업의 정지를 명령하려는 때 그 영업의 정지가 다음 각 호의 어느 하나에 해당한다고 인정되면 대통령령으로 정하는 바에 따라 그 영업의 정지를 갈음하여 1억 원 이하의 과징금을 부과할 수 있다.

1. 해당 영업의 정지로 인하여 그 영업의 이용자가 폐기물을 위탁처리하지 못하여 폐기물이 사업장 안에 적체(積滯)됨으로써 이용자의 사업활동에 막대한 지장을 줄 우려가 있는 경우
2. 해당 폐기물처리업자가 보관 중인 폐기물이나 그 영업의 이용자가 보관 중인 폐기물의 적체에 따른 환경오염으로 인하여 인근지역 주민의 건강에 위해가 발생되거나 발생될 우려가 있는 경우
3. 천재지변이나 그 밖의 부득이한 사유로 해당 영업을 계속하도록 할 필요가 있다고 인정되는 경우

② 과징금을 부과하는 위반행위의 종류와 정도에 따른 과징금의 금액, 그 밖에 필요한 사항은 대통령령으로 정한다.

③ 과징금을 내지 아니하면 환경부장관은 국세 체납처분의 예에 따라서, 시 · 도지사는 지방세 체납처분의 예에 따라서 각각 징수한다.

④ 과징금으로 징수한 금액은 징수 주체가 사용하되, 광역 폐기물처리시설의 확충 등 대통령령으로 정하는 용도로 사용하여야 한다.

제 29 조 (폐기물처리시설의 설치) ① 폐기물처리시설은 환경부령으로 정하는 기준에 맞게 설치하되, 환경부령으로 정하는 규모 미만의 폐기물소각시설을 설치 · 운영하여서는 아니 된다.

② 폐기물처리업의 허가를 받았거나 받으려는 자 외의 자가 폐기물처리시설을 설치하려면 환경부장관의 승인을 받아야 한다. 다만, 제1호의 폐기물처리시설을 설치하는 경우는 제외하며, 제2호의 폐기물처리시설을 설치하려면 환경부장관에게 신고하여야 한다.

1. 학교 · 연구기관 등 환경부령으로 정하는 자

가 환경부령으로 정하는 바에 따라 시험 · 연구목적으로 설치 · 운영하는 폐기물처리시설

2. 환경부령으로 정하는 규모의 폐기물처리시설

③ 승인을 받았거나 신고한 사항 중 환경부령으로 정하는 중요사항을 변경하려면 각각 변경승인을 받거나 변경신고를 하여야 한다.

④ 폐기물처리시설을 설치하는 자는 그 설치공사를 끝낸 후 그 시설의 사용을 시작하려면 다음 각 호의 구분에 따라 해당 행정기관의 장에게 신고하여야 한다.

1. 폐기물처리업자가 설치한 폐기물처리시설의 경우 : 허가관청
2. 제1호 외의 폐기물처리시설의 경우 : 승인관청 또는 신고관청

제 30 조 (폐기물처리시설의 검사) ① 환경부령으로 정하는 폐기물처리시설의 설치를 마친 자는 환경부령으로 정하는 검사기관으로부터 검사를 받아야 한다. 제29조제3항에 따른 변경승인을 받거나 변경신고를 한 경우로서 환경부령으로 정하는 경우에도 또한 같다.

② 폐기물처리시설을 설치 · 운영하는 자는 환경부령으로 정하는 기간마다 제1항에 따른 검사기관으로부터 정기검사를 받아야 한다. 이 경우, 검사기간 내에 「환경기술개발 및 지원에 관한 법률」 제13조에 따라 같은 시설에 대한 기술진단을 받으면 정기검사를 받은 것으로 본다.

③ 검사에서 적합 판정을 받지 아니한 폐기물처리시설은 사용할 수 없다. 다만, 검사를 위하여 그 시설을 사용하는 경우에는 그러하지 아니하다.

④ 검사의 절차 · 기준 및 검사기관의 관리기준, 그 밖에 필요한 사항은 환경부령으로 정한다.

제 31 조 (폐기물처리시설의 관리) ① 폐기물처리시설을 설치 · 운영하는 자는 환경부령으로 정하는 관리기준에 따라 그 시설을 유지 · 관리하여야 한다.

② 대통령령으로 정하는 폐기물처리시설을 설치 · 운영하는 자는 그 처리시설에서 배출되는 오염물질을 측정하거나 환경부령으로 정하는 측정기관으로 하여금 측정하게 하고, 그 결과를 환경부장관에게 제출하여야 한다.

③ 대통령령으로 정하는 폐기물처리시설을 설치 · 운영하는 자는 그 폐기물처리시설의 설치 · 운영이 주변 지역에 미치는 영향을 3년마다 조사하고, 그 결과를 환경부장관에게 제출하여야 한다.

④ 환경부장관은 폐기물처리시설의 설치 또는 유지 · 관리가 제29조제1항에 따른 설치기준 또는 이 조 제1항에 따른 관리기준에 맞지 아니하거나 제30조제1항 또는 제2항에 따른 검사 결과 부적합 판정을 받은 경우에는 그 시설을 설치 · 운영하는 자에게 환경부령으로 정하는 바에 따라 기간을 정하여 그 시설의 개선을 명하거나 그 시설의 사용중지(제30조제1항 또는 제2항에 따른 검사 결과 부적합 판정을 받은 경우는 제외한다)를 명할 수 있다.

⑤ 환경부장관은 제4항에 따른 개선명령과 사용중지 명령을 받은 자가 이를 이행하지 아니하거나 그 이행이 불가능하다고 판단되면 해당 시설의 폐쇄를 명할 수 있다.

⑥ 환경부장관은 폐기물처리시설을 설치 · 운영하는 자가 제2항에 따른 오염물질의 측정의무를 이행하지 아니하거나 주변 지역에 미치는 영향을 조사하지 아니하면 환경부령에 따

라 기간을 정하여 오염물질의 측정 또는 주변 지역에 미치는 영향의 조사를 명령할 수 있다.

⑦ 측정하여야 하는 오염물질, 측정주기, 측정 결과의 보고, 그 밖에 필요한 사항은 환경부령으로 정한다.

⑧ 조사의 방법 · 범위, 결과 보고, 그 밖에 필요한 사항은 환경부령으로 정한다.

⑨ 환경부장관은 「공공기관의 정보 공개에 관한 법률」로 정하는 바에 따라 측정 결과와 제 3 항에 따른 조사 결과를 공개하여야 한다.

제 32 조 (다른 법령에 따른 허가 · 신고 등의 의제) ① 폐기물처리시설을 설치하려는 자가 승인을 받거나 신고를 한 경우, 같은 항 폐기물처리시설을 설치하는 경우 및 폐기물처리업의 허가를 받은 경우에는 그 폐기물처리시설과 관련한 다음 각 호의 허가를 받거나 신고를 한 것으로 본다.

1. 「대기환경보전법」 배출시설의 설치허가 또는 신고
2. 「수질 및 수생태계 보전에 관한 법률」 배출시설의 설치허가 또는 신고
3. 「소음 · 진동관리법」 배출시설의 설치허가 또는 신고

② 폐기물처리시설을 설치하는 자가 신고를 하면 다음 각 호의 신고를 한 것으로 본다.

1. 「대기환경보전법」 배출시설의 가동 개시 신고
2. 「수질 및 수생태계 보전에 관한 법률」 배출시설의 가동 개시 신고
3. 삭제

③ 환경부장관 또는 시 · 도지사는 각 호의 어느 하나에 해당하는 사항이 포함되어 있는 폐기물처리시설의 설치승인 또는 폐기물처리업의 허가를 하려면 관계 행정기관의 장과 협의하여야 한다.

④ 환경부장관은 제1항과 제2항에 따라 의제되는 허가나 신고의 처리기준을 정하여 고시하여야 한다.

제 32 조 (권리 · 의무의 승계) ① 폐기물처리업자, 폐기물처리시설의 설치승인을 받거나 신고를 한 자 또는 폐기물처리 신고자가 폐기물처리업, 폐기물처리시설 또는 시설을 양도하거나 사망한 경우 또는 법인이 합병한 경우에는 그 양수인이나 상속인 또는 합병 후 존속하는 법인이나 합병으로 설립되는 법인은 허가 · 승인 또는 신고에 따른 권리 · 의무를 승계한다.

② 「민사집행법」에 따른 경매, 「채무자 회생 및 파산에 관한 법률」에 따른 환가(換價)나 「국세징수법」 · 「관세법」 또는 「지방세기본법」에 따른 압류재산의 매각, 그 밖에 이에 준하는 절차에 따라 폐기물처리업자, 폐기물처리시설의 설치승인을 받거나 신고를 한 자 또는 폐기물처리신고자로부터 폐기물처리시설 등을 인수한 자는 허가 · 승인 또는 신고에 따른 권리 · 의무를 승계한다. 이 경우, 종전의 폐기물처리업자, 폐기물처리시설설치자에 대한 허가 · 승인 또는 폐기물처리신고자의 신고는 그 효력을 잃는다.

③ 권리 · 의무를 승계한 자는 환경부령으로 정하는 바에 따라 환경부장관 또는 시 · 도지사에게 신고하여야 한다.

제 34 조 (기술관리인) ① 대통령령으로 정하는 폐기물처리시설을 설치 · 운영하는 자는 그 시설의 유지 · 관리에 관한 기술업무를 담당하게 하기 위하여 기술관리인을 임명 (기술관리인

의 자격을 갖추어 스스로 기술관리하는 경우를 포함한다)하거나 기술관리 능력이 있다고 대통령령으로 정하는 자와 기술관리 대행계약을 체결하여야 한다.

② 기술 관리인의 자격 · 기술관리 대행계약 등에 필요한 사항은 환경부령으로 정한다.

제40조 (폐기물 처리 담당자 등에 대한 교육)

① 폐기물처리업에 종사하는 기술요원, 폐기물처리시설의 기술관리인, 그 밖에 대통령령으로 정하는 폐기물 처리 담당자는 환경부령으로 정하는 교육기관이 실시하는 교육을 받아야 한다.

② 교육을 받아야 할 자를 고용한 자는 그 해당자에게 그 교육을 받게 하여야 한다.

③ 교육을 받는 자를 고용한 자는 같은 항의 규정에 따른 교육에 드는 경비를 부담하여야 한다.

제 36 조 (장부 등의 기록과 보존) ① 다음 각 호의 어느 하나에 해당하는 자는 환경부령으로 정하는 바에 따라 장부를 갖추어 두고 폐기물의 발생 · 배출 · 처리상황 등(제1호와 제3호에 해당하는 자의 경우에는 폐기물의 발생량 · 재활용상황 · 처리실적 등을, 제7호에 해당하는 자의 경우에는 제품과 용기 등의 생산 · 수입 · 판매량과 회수 · 처리량 등을 말한다)을 기록하고, 마지막으로 기록한 날부터 3년 동안 보존하여야 한다. 다만, 전자정보처리프로그램을 이용하는 경우에는 그러하지 아니하다.

1. 신고를 하여야 하는 자, 확인을 받아야 하는 자
2. 사업장폐기물을 공동으로 수집, 운반, 재활용 또는 처분하는 공동 운영기구의 대표자
3. 수입신고를 한 자
4. 폐기물처리업자
5. 폐기물처리시설을 설치 · 운영하는 자
6. 폐기물처리신고자
7. 제조업자나 수입업자

제 37 조 (휴업과 폐업 등의 신고) ① 폐기물처리업자 또는 폐기물처리신고자는 그 영업을 휴업 · 폐업 또는 재개업한 경우에는 환경부령으로 정하는 바에 따라 그 사실을 허가 또는 신고관청에 신고하여야 한다.

② 제1항에 따라 휴업 또는 폐업의 신고를 하려는 자는 환경부령으로 정하는 바에 따라 보관하는 폐기물을 전부 처리하여야 한다.

제 38 조 (보고서 제출) ① 다음 각 호의 어느 하나에 해당하는 자는 환경부령으로 정하는 바에 따라 매년 폐기물의 발생 · 처리에 관한 보고서를 다음 연도 2월 말일까지 해당 허가 · 승인 · 신고기관 또는 확인기관의 장에게 제출하여야 한다.

1. 폐기물처리시설을 설치 · 운영하는 자
2. 사업장폐기물배출자 신고를 한 자
3. 확인을 받은 자, 수출신고나 수입신고를 한 자
4. 폐기물처리업자
5. 폐기물처리신고자

② 환경부장관은 보고서를 제출하여야 하는 자가 기한 내에 제출하지 아니하면 기간을 정하여 제출을 명할 수 있다.

③ 보고서를 제출하여야 하는 자는 사업장폐기물의 처리를 위탁한 자에게 제1항에 따른 보고서 작성에 필요한 자료를 매년 1월 15일까지 서면으로 요구할 수 있으며, 그 요구를 받은 자는 그 자료를 1월 31일까지 서면으로 제출하여야 한다.

제 39 조 (보고 · 검사 등) ① 환경부장관, 시 · 도지사 또는 시장 · 군수 · 구청장은 이 법의 시행에 필요한 범위에서 환경부령으로 정하는 바에 따라 관계인에게 보고하게 하거나 자료를 제출하게 할 수 있으며, 관계 공무원에게 사무소나 사업장 및 「관세법」 보세구역 등에 출입하여 관계 서류나 시설 또는 장비 등을 검사하게 할 수 있다.

② 출입 · 검사를 하는 공무원은 그 권한을 표시하는 증표를 지니고 관계인에게 내보여야 한다.

③ 검사를 하려는 경우에는 검사 7일 전까지 검사일시와 검사목적 및 검사내용 등을 포함한 검사계획을 검사대상 사업자에게 통지하여야 한다. 다만, 긴급히 검사할 필요가 있거나 사전에 알리면 검사목적을 달성할 수 없다고 인정하는 경우에는 그러하지 아니하다.

제 39 조 (배출자에 대한 폐기물 처리명령) ① 환경부장관 또는 시 · 도지사는 사업장폐기물배출자가 폐기물의 처리 기준과 방법으로 정한 보관기간을 초과하여 폐기물을 보관하는 경우에는 사업장폐기물배출자에게 기간을 정하여 폐기물의 처리를 명할 수 있다.

② 환경부장관 또는 시 · 도지사는 사업장폐기물배출자에게 처리명령을 하였음에도 불구하고 처리되지 아니한 폐기물이 있으면 권리와 의무를 승계한 자에게 기간을 정하여 폐기물 처리를 명할 수 있다.

제 39 조의 3 (폐기물처리업자 등에 대한 폐기물 처리명령) 환경부장관 또는 시 · 도지사는 폐기물처리업자에 대하여 제27조에 따른 허가취소 또는 영업정지를 명하거나, 폐기물처리 신고자에 대하여 제46조제7항에 따른 폐쇄명령 또는 처리금지명령을 하려는 경우에는 폐기물처리업자 또는 폐기물처리신고자에게 기간을 정하여 보관하는 폐기물의 처리를 명하여야 한다.

제 40 조 (폐기물처리업자 등의 방치폐기물처리) ① 사업장폐기물을 대상으로 하는 폐기물처리업자와 폐기물처리신고자는 폐기물의 방치를 방지하기 위하여 허가를 받거나 신고를 한 후 영업 시작 전까지 다음 각 호의 어느 하나에 해당하는 조치를 취하여야 한다.

1. 폐기물처리공제조합에 분담금 납부
2. 폐기물의 처리를 보증하는 보험 가입
3. 삭제

② 환경부장관 또는 시 · 도지사는 제1항에 따른 폐기물처리업자나 폐기물처리신고자가 대통령령으로 정하는 기간을 초과하여 휴업을 하거나 폐업 등으로 조업을 중단(허가취소 · 영업정지 또는 폐쇄명령 · 처리금지명령에 따른 조업 중단은 제외한다)하면 기간을 정하여 그 폐기물처리업자나 폐기물처리신고자에게 그가 보관하고 있는 폐기물의 처리를 명할 수 있다.

③ 환경부장관 또는 시 · 도지사는 폐기물처리업자나 폐기물처리신고자에게 처리명령을 하였음에도 불구하고 처리되지 아니한 폐기물이 있으면 권리 · 의무를 승계한 자에게 기간을 정하여 폐기물의 처리를 명할 수 있다.

④ 환경부장관 또는 시 · 도지사는 명령을 받은 자가 그 명령을 이행하지 아니하면 그가 보관하고 있는 폐기물(이하 "방치폐기물"이라 한다)의 처리에 관하여 다음 각 호의 조치를 할 수 있다.

1. 분담금을 낸 경우 : 폐기물 처리 공제조합에 대한 방치폐기물(放置廢棄物)의 처리 명령
2. 보험에 가입한 경우 : 방치폐기물의 처리와

보험사업자에게서 보험금 수령
3. 삭제

⑤ 보험의 가입 기간, 가입 시기, 보험금액의 산출기준, 그 밖에 필요한 사항은 대통령령으로 정한다.

⑥ 삭제

⑦ 조치를 한 자가 다음 각 호의 어느 하나에 해당하면 대통령령으로 정하는 바에 따라 같은 항 제2호에 따른 보험(이하 "처리이행보증보험"이라 한다)의 계약을 갱신하여야 한다.

1. 처리이행보증보험의 가입 기간이 끝나는 경우
2. 허가를 받은 처리 대상 폐기물의 종류, 허용보관량 또는 처리 단가가 변경되거나 같은 조 제9항에 따른 양을 초과하여 폐기물을 보관하는 등의 사유로 처리이행보증보험의 보험금액이 변동되어야 하는 경우

⑧ 환경부장관이나 시 · 도지사는 처리이행보증보험의 계약갱신을 하여야 하는 자가 이를 이행하지 아니하면 처리이행보증보험의 계약갱신을 명령할 수 있다.

⑨ 처리이행보증보험에 가입하거나 처리이행보증보험의 계약을 갱신한 자는 대통령령으로 정하는 바에 따라 그 사실을 증명하는 보험증서 원본을 환경부장관 또는 시 · 도지사에게 제출하여야 한다.

⑩ 각 호의 어느 하나에 해당하는 조치를 같은 항 각 호의 어느 하나에 해당하는 다른 조치로 변경하려는 자는 그 조치를 취한 후 지체 없이 환경부장관 또는 시 · 도지사에게 그 사실을 알려야 한다.

⑪ **환경부장관 또는 시 · 도지사가** 폐기물 처리 공제조합에 방치폐기물의 처리를 명할 때에는 처리량과 처리기간에 대하여 대통령령으로 정하는 범위 안에서 할 수 있도록 명하여야 한다.

⑫ 폐기물 처리 공제조합은 폐기물처리업자 또는 폐기물처리 신고자로부터 납부 받은 분담금을 초과하여 폐기물을 처리한 경우에는 초과비용에 대하여 폐기물처리업자, 폐기물처리신고자 또는 권리 · 의무를 승계한 자에게 구상권을 행사할 수 있다.

제 41 조 (폐기물 처리 공제조합의 설립) ① 방치폐기물의 처리이행을 보증하기 위하여 사업장폐기물을 처리 대상으로 하는 폐기물처리업자와 폐기물처리신고자는 폐기물 처리 공제조합(이하 "조합"이라 한다)을 설립할 수 있다.

② 조합은 법인으로 한다.

③ 조합은 주된 사무소의 소재지에서 설립등기를 함으로써 성립한다.

제 42 조 (조합의 사업) 조합은 조합원의 방치폐기물을 처리하기 위한 공제사업을 한다.

제 43 조 (분담금) ① 조합의 조합원은 공제사업을 하는 데에 필요한 **분담금을** 조합에 내야 한다.

② 분담금의 산정기준 · 납부절차, 그 밖에 필요한 사항은 조합의 정관으로 정하는 바에 따른다.

③ 조합원은 명령을 이행하지 아니하여 방치폐기물이 발생한 경우에는 납부한 분담금은 반환받을 수 없다. 다만, 환경부장관이 처리명령을 하기 이전에 방치폐기물을 처리한 경우에는 그러하지 아니하다.

제 44 조 (「민법」의 준용) 조합에 관하여 이 법에서 규정한 것 외에는 「민법」 중 사단법인에 관한 규정을 준용한다.

제 45 조 (폐기물 인계 · 인수 내용 등의 전산 처리) ① 환경부장관은 제18조제3항 및 제24조

의3 제2항에 따라 입력된 폐기물 인계 · 인수 내용과 제3항에 따라 입력된 기록(이하 "전산기록"이라 한다)을 관리할 수 있는 **전산처리기구**(이하 "**전산처리기구**"라 한다)를 설치 · 운영하여야 한다.

② 환경부장관은 전자정보를 효율적으로 처리하기 위하여 **전자정보처리프로그램**(이하 "**전자정보처리프로그램**"이라 한다)을 구축 · 운영하여야 한다. 이 경우 그 전산처리에 필요한 비용의 일부 또는 전부를 전자정보처리프로그램을 이용하는 자로부터 징수할 수 있다.

③ 사업장폐기물배출자 등이 전자정보처리프로그램을 이용하여 보고 등 대통령령으로 정하는 업무에 관한 내용을 환경부령으로 정하는 바에 따라 입력한 경우에는 해당 업무를 이행한 것으로 본다.

④ **환경부장관은** 전산기록이 입력된 날부터 3년 동안 **전산기록을 보존**하여야 한다.

⑤ **환경부장관, 시 · 도지사** 또는 업무에 관한 전산기록을 전송한 자는 전산처리기구의 장에게 그 전산기록과 관련된 자료를 제공할 것을 서면으로 요구할 수 있으며, 전산처리기구의 장은 요구받은 자료를 환경부령으로 정하는 기간 이내에 제공하여야 한다.

제 46 조 (폐기물 처리 신고) ① 다음 각 호의 어느 하나에 해당하는 자는 환경부령으로 정하는 기준에 따른 시설 · 장비를 갖추어 **시 · 도지사에게 신고**하여야 한다.

1. 동 · 식물성 잔재물 등의 폐기물을 자신의 농경지에 퇴비로 사용하는 등의 방법으로 재활용하는 자로서 환경부령으로 정하는 자
2. 폐지, 고철 등 환경부령으로 정하는 폐기물을 수집 · 운반하거나 환경부령으로 정하는 방법으로 재활용하는 자로서 사업장 규모 등이 환경부령으로 정하는 기준에 해당하는 자
3. 폐타이어, 폐가전제품 등 환경부령으로 정하는 폐기물을 수집 · 운반하는 자

② 삭제

③ 폐기물처리신고자가 환경부령으로 정하는 사항을 변경하려면 **시 · 도지사에게 신고**하여야 한다.

④ 삭제

⑤ 폐기물처리신고자는 폐기물 수집 · 운반업의 허가를 받지 아니하고 그 재활용 대상 폐기물을 스스로 수집 · 운반할 수 있다.

⑥ 폐기물처리신고자는 신고한 폐기물 처리 방법에 따라 폐기물을 처리하는 등 환경부령으로 정하는 준수사항을 지켜야 한다.

⑦ **시 · 도지사는** 폐기물처리신고자가 다음 각 호의 어느 하나에 해당하면 그 시설의 폐쇄를 명령하거나 6개월 이내의 기간을 정하여 폐기물의 반입금지 등 폐기물 처리의 금지(이하 "처리 금지"라 한다)를 명령할 수 있다.

1. 준수사항을 지키지 아니한 경우
2. 폐기물의 처리 기준과 방법 또는 폐기물의 재활용 용도 또는 방법을 지키지 아니한 경우
3. 조치를 하지 아니한 경우

⑧ 시설의 폐쇄처분을 받은 자는 그 처분을 받은 날부터 1년 동안 다시 제1항에 따른 폐기물 처리 신고를 할 수 없다.

제 46 조의 2 (폐기물처리신고자에 대한 과징금 처분) ① 시 · 도지사는 폐기물처리신고자가 제 46 조제 7 항 각 호의 어느 하나에 해당하여 처리금지를 명령하여야 하는 경우에 그 처리금지가 다음 각 호의 어느 하나에 해당한다고 인정되면 대통령령으로 정하는 바에 따라 그

처리금지를 갈음하여 2천만 원 이하의 과징금을 부과할 수 있다.

1. 해당 처리금지로 인하여 그 폐기물 처리의 이용자가 폐기물을 위탁처리하지 못하여 폐기물이 사업장 안에 적체됨으로써 이용자의 사업활동에 막대한 지장을 줄 우려가 있는 경우
2. 해당 폐기물처리신고자가 보관 중인 폐기물 또는 그 폐기물 처리의 이용자가 보관 중인 폐기물의 적체에 따른 환경오염으로 인하여 인근지역 주민의 건강에 위해가 발생되거나 발생될 우려가 있는 경우
3. 천재지변이나 그 밖의 부득이한 사유로 해당 폐기물 처리를 계속하도록 할 필요가 있다고 인정되는 경우

② 과징금을 부과하는 위반행위의 종류와 정도에 따른 과징금의 금액, 그 밖에 필요한 사항은 대통령령으로 정한다.

③ 과징금을 내지 아니하면 지방세 체납처분의 예에 따라 징수한다.

④ 과징금으로 징수한 금액은 시·도의 수입으로 하되, 광역폐기물처리시설의 확충 등 대통령령으로 정하는 용도로 사용하여야 한다.

제 47 조 (폐기물의 회수 조치) ① 사업자는 제품의 제조·가공·수입 또는 판매 등을 할 때에 그 제조·가공·수입 또는 판매 등에 사용되는 재료·용기·제품 등이 폐기물이 되는 경우에 그 회수와 처리가 쉽도록 하여야 한다.

② 사업자는 제1항에 따른 재료·용기·제품 등이 「대기환경보전법」 제2조, 「수질 및 수생태계 보전에 관한 법률」 제2조 및 「유해화학물질관리법」 제2조에 따른 대기오염물질, 수질오염물질, 유독물 중 환경부령으로 정하는 물질을 함유하고 있거나 다량으로 제조·가공·수입 또는 판매되어 폐기물이 되는 경우에 환경부장관이 고시하는 폐기물의 회수 및 처리방법에 따라 회수·처리하여야 한다. 이 경우에 환경부장관이 이를 고시하려면 미리 관계 중앙행정기관의 장과 협의하여야 한다.

③ **환경부장관은** 사업자가 고시된 회수·처리방법에 따라 회수·처리하지 아니하면 기간을 정하여 그 회수와 처리에 필요한 조치를 할 것을 권고할 수 있다.

④ **환경부장관은** 권고를 받은 자가 권고사항을 이행하지 아니하면 해당 폐기물의 회수와 적정한 처리 등에 필요한 조치를 명할 수 있다.

제 48 조 (폐기물 처리에 대한 조치명령) 환경부장관, 시·도지사 또는 시장·군수·구청장은 폐기물이 폐기물의 처리 기준과 방법 또는 폐기물의 재활용 용도 또는 방법에 맞지 아니하게 처리되거나 위반하여 버려지거나 매립되면 다음 각 호의 어느 하나에 해당하는 자에게 기간을 정하여 폐기물의 처리방법 변경과 폐기물의 처리 또는 반입 정지 등 필요한 조치를 명할 수 있다.

1. 폐기물을 처리한 자
2. 확인을 하지 아니하고 위탁한 자
3. 폐기물을 직접 처리하거나 다른 사람에게 자기 소유의 토지 사용을 허용한 경우, 폐기물이 버려지거나 매립된 토지의 소유자

제 48 조의 2 (의견제출) **환경부장관, 시·도지사 또는 시장·군수·구청장은** 명령을 하려면 미리 그 명령을 받을 자에게 그 이유를 알려 의견을 제출할 기회를 주어야 한다. 다만, 상수원 보호 등 환경보전상 긴급히 하여야 하는 경우에는 그러하지 아니하다.

제 49 조 (대집행) 환경부장관, 시·도지사 또는

시장 · 군수 · 구청장은 명령을 받은 자가 그 명령을 이행하지 아니하면 「**행정대집행법**」에 따라 **대집행**(代執行)을 하고 그 비용을 징수할 수 있다.

제 50 조 (폐기물처리시설의 사후관리) ① 설치승인을 받아 폐기물처리시설을 설치한 자(폐기물처리업의 허가를 받은 자를 포함한다)는 그가 설치한 폐기물처리시설의 사용을 끝내거나 폐쇄하려면 환경부령으로 정하는 바에 따라 환경부장관에게 신고하여야 한다.

② 신고를 한 자 중 대통령령으로 정하는 폐기물을 매립하는 시설을 사용종료하거나 폐쇄한 자는 그 시설로 인한 주민의 건강 · 재산 또는 주변환경의 피해를 방지하기 위하여 환경부령으로 정하는 바에 따라 **침출수**(浸出水)**처리시설**을 설치 · 폐동하는 등의 사후관리를 하여야 한다.

③ **환경부장관**은 사후관리를 하여야 하는 자가 이를 제대로 하지 아니하면 환경부령으로 정하는 바에 따라 기간을 정하여 시정을 명할 수 있다.

④ **환경부장관**은 명령을 받고도 그 기간에 시정하지 아니하면 대통령령으로 정하는 자에게 대행하게 하고 **사후관리이행보증금 · 이행보증보험금 또는 사후관리이행보증금의 사전적립금(이하 "사후관리이행보증금 등"이라 한다)**을 그 비용으로 사용할 수 있다. 이 경우 그 비용이 사후관리이행보증금 등을 초과하면 그 초과 금액을 그 명령을 받은 자로부터 징수할 수 있다.

제 51 조 (폐기물처리시설의 사후관리 이행보증금) ① **환경부장관**은 사후관리 대상인 폐기물을 매립하는 시설이 그 사용종료 또는 폐쇄 후 침출수의 누출 등으로 주민의 건강 또는 재산이나 주변환경에 심각한 위해(危害)를 가져올 우려가 있다고 인정하면 대통령령으로 정하는 바에 따라 그 시설을 설치한 자에게 그 사후관리의 이행을 보증하게 하기 위하여 사후관리에 드는 비용의 전부 또는 일부를 「**환경개선특별회계법**」에 따른 환경개선특별회계에 예치하게 할 수 있다. 다만, 다음 각 호의 어느 하나에 해당하면 대통령령으로 정하는 바에 따라 **사후관리에 드는 비용**의 예치를 면제하거나 사후관리에 드는 비용의 전부나 일부의 예치에 갈음하게 할 수 있다.

1. 사후관리의 이행을 보증하는 보험에 가입한 경우
2. 사후관리에 드는 비용을 사전에 적립한 경우
3. 그 밖에 대통령령으로 정하는 경우

② 폐기물을 매립하는 시설을 설치한 자가 예치하여야 할 비용(이하 "사후관리이행보증금"이라 한다)은 대통령령으로 정하는 기준에 따라 산출하되, 그 납부시기 · 절차, 그 밖에 필요한 사항은 대통령령으로 정한다.

③ 사후관리이행보증금을 납부기한까지 내지 아니하면 국세 체납처분의 예에 따라 징수한다.

④ **환경부장관**은 폐기물을 매립하는 시설을 설치한 자가 매년 이행하여야 할 사후관리 업무의 전부 또는 일부를 이행하면 납부된 사후관리이행보증금 중에서 그 이행의 정도에 따라 대통령령으로 정하는 기준에 의하여 산출된 금액에 해당하는 사후관리이행보증금을 반환하여야 한다.

제 52 조 (사후관리이행보증금의 사전 적립) ① **환경부장관**은 대통령령으로 정하는 폐기물을 매립하는 시설을 설치하는 자에게 대통령

령으로 정하는 바에 따라 그 시설의 사용종료 또는 폐쇄 후의 사후관리에 드는 비용의 일부를 「환경개선특별회계법」에 따른 환경개선특별회계에 사전 적립하게 할 수 있다.

② 환경부장관은 시설을 설치한 자가 사전에 적립한 금액이 사후관리이행보증금보다 많으면 대통령령으로 정하는 바에 따라 그 차액을 반환하여야 한다.

제 49 조의 2 (사후관리이행보증금의 용도) 사후관리이행보증금과 사전적립금은 다음 각 호의 용도에 사용한다.

1. 사후관리이행보증금과 매립 시설의 사후관리를 위한 사전적립금의 환불
2. 매립 시설의 사후관리 대행
3. 그 밖에 대통령령으로 정하는 용도

제 54 조 (사용종료 또는 폐쇄 후의 토지이용 제한 등) 환경부장관은 사후관리 대상인 폐기물을 매립하는 시설의 사용이 끝나거나 시설이 폐쇄된 후 침출수의 누출이나 제방의 유실 등으로 주민의 건강 또는 재산이나 주변환경에 심각한 위해를 가져올 우려가 있다고 인정되면 대통령령으로 정하는 바에 따라 그 시설이 있는 토지의 소유권 또는 소유권 외의 권리를 가지고 있는 자에게 대통령령으로 정하는 기간에 그 토지 이용을 수목(樹木)의 식재(植栽)나 초지(草地)의 조성 또는 「도시공원 및 녹지 등에 관한 법률」 공원시설, 「체육시설의 설치·이용에 관한 법률」 체육시설, 「문화예술진흥법」 문화시설, 「신에너지 및 재생에너지 개발·이용·보급촉진법」 신·재생에너지 설비의 설치에 한정하도록 그 용도를 제한할 수 있다.

제 55 조 (폐기물처리사업의 조정) 환경부장관 또는 시·도지사는 지방자치단체 간의 폐기물처리사업을 조정할 때에 폐기물매립시설 등 폐기물처리시설을 공동으로 사용할 필요가 있으면 공동으로 사용하게 하고, 그 시설이 설치된 지역의 생활환경 보전과 개선을 위하여 필요한 지원대책을 마련하도록 관련 지방자치단체에 요구할 수 있다. 이 경우, 관련 지방자치단체는 특별한 사유가 없으면 그 요구에 따라야 한다.

제 56 조 (국고 보조) 국가는 예산의 범위에서 지방자치단체에 폐기물처리시설의 설치에 필요한 비용의 전부 또는 일부를 지원할 수 있다.

제 57 조 (폐기물처리시설 설치비용의 지원) 국가나 지방자치단체의 장은 필요하다고 인정하면 폐기물처리시설을 설치하려는 자에게 설치에 대한 재정적인 지원을 할 수 있다.

제 58 조 (폐기물 처리실적의 보고) ① 시·도지사는 환경부령으로 정하는 바에 따라 관할 구역의 전년도 폐기물 처리실적을 3월 31일까지 환경부장관에게 보고하여야 한다.

② 환경부장관은 이 법의 시행에 필요한 범위에서 시·도지사 또는 시장·군수·구청장에게 폐기물 업무에 관련된 지도·단속 등의 실적을 보고하게 할 수 있다.

제 58 조의 2 (한국폐기물협회) ① 폐기물처리시설 설치·운영자, 폐기물처리업자, 폐기물과 관련된 단체, 그 밖에 폐기물과 관련된 업무에 종사하는 자는 폐기물에 관한 조사연구·기술개발·정보보급 등 폐기물 분야의 발전을 도모하기 위하여 환경부장관의 허가를 받아 한국폐기물협회(이하 "협회"라 한다)를 설립할 수 있다.

② 협회는 법인으로 한다.

③ 협회의 업무·조직·운영, 그 밖에 필요한 사항은 그 설립목적을 달성하기 위하여 필요한 범위에서 대통령령으로 정한다.

④ 협회에 관하여 이 법에 규정되지 아니한 사항은 「민법」 중 사단법인에 관한 규정을 준용한다.

제 59 조 (허가 등의 수수료) ① 허가 또는 검사를 받으려는 자는 환경부령으로 정하는 바에 따라 수수료를 내야 한다.

② 검사 기관이나 단체는 전용용기에 대한 검사를 받으려는 자로부터 환경부장관이 정하여 고시하는 바에 따라 수수료를 받을 수 있다.

제 60 조 (행정처분의 기준) 이 법 또는 이 법에 따른 명령을 위반한 행위에 대한 행정처분의 기준은 환경부령으로 정한다.

제 61 조 (청문) 환경부장관 또는 시 · 도지사는 다음 각 호의 어느 하나에 해당하는 처분을 하려면 청문을 실시하여야 한다.

1. 허가의 취소
2. 폐기물처리시설의 폐쇄명령

제 62 조 (권한이나 업무의 위임과 위탁) ① 이 법에 따른 환경부장관의 권한은 대통령령으로 정하는 바에 따라 그 일부를 시 · 도지사 또는 지방환경관서의 장에게 위임할 수 있다.

② 이 법에 따른 환경부장관 또는 지방자치단체의 장의 업무는 대통령령으로 정하는 바에 따라 그 일부를 「한국환경공단법」에 따른 한국환경공단, 협회 등 관련 전문기관에 위탁할 수 있다.

③ 환경부장관이나 지방자치단체의 장은 이 법에 따라 설치한 폐기물처리시설 등의 효율적인 관리 · 운영을 위하여 필요하다고 인정하면 환경부령(지방자치단체의 장의 경우에는 해당 지방자치단체의 조례)으로 정하는 바에 따라 그 관리 · 운영을 맡을 능력이 있는 자에게 위탁할 수 있다.

제 62 조의 2 (벌칙 적용에서의 공무원 의제) 위탁받은 업무를 하는 자 중 공무원이 아닌 자는 「형법」 제129조 부터 제132조까지의 규정에 따른 벌칙을 적용하는 경우에 공무원으로 본다.

제 63 조 (벌칙) 사업장폐기물을 버리거나 매립한 자는 7년 이하의 징역이나 5천만 원 이하의 벌금에 처한다. 이 경우 징역형과 벌금형은 병과(倂科)할 수 있다.

제 64 조 (벌칙) 5년 이하의 징역이나 3천만 원 이하의 벌금에 처한다.

1. 허가를 받지 아니하고 폐기물처리업을 한 자
2. 거짓이나 그 밖의 부정한 방법으로 폐기물처리업 허가를 받은 자
3. 폐쇄명령을 이행하지 아니한 자
4. 대행계약을 체결하지 아니하고 종량제 봉투 등을 제작 · 유통한 자

제 65 조 (벌칙) 다음 각 호의 어느 하나에 해당하는 자는 3년 이하의 징역이나 2천만 원 이하의 벌금에 처한다. 다만, 제1호나 제2호의 경우, 징역형과 벌금형은 병과할 수 있다.

1. 위반하여 폐기물을 매립한 자
2. 위반하여 사업장폐기물 또는 수입폐기물을 처리한 자조치명령을 이행하지 아니한 자
3. 위반하여 수입폐기물을 수입 당시의 성질과 상태 그대로 수출한 자
4. 변경허가를 받지 아니하고 폐기물처리업의 허가사항을 변경한 자
5. 영업정지 기간에 영업을 한 자
6. 위반하여 승인을 받지 아니하고 폐기물처리시설을 설치한 자
7. 규정을 위반하여 검사를 받지 아니하거나 적합 판정을 받지 아니하고 폐기물처리시설을 사용한 자

8. 개선명령을 이행하지 아니하거나 사용중지 명령을 위반한 자, 출입 · 검사를 하는 공무원이 증표를 관계인에게 내보여야 하는 것을 어겼거나 폐기물처리업자가 폐기물 처리 명령을 이행하지 않았거나, 폐기물처리업자 등의 방치폐기물에 있어서 폐기물처리업자 또는 폐기물처리신고자에게 보관중인 폐기물 처리를 명할 수 있고 그 권리의무를 승계한 자에게 명할 수 있으며, 분담금을 낸 경우에 폐기물 처리공제조합에 처리 명령을 할 수 있는데 이에 따른 명령을 이행하지 아니한 자
9. 해당 폐기물의 회수와 적정한 처리 등에 필요한 조치명령을 이행하지 아니한 자
10. 폐기물 처리에 대한 조치명령을 이행하지 아니한 자
11. 폐기물처리시설의 사후관리에 대한 시정명령을 이행하지 아니한 자

제 66 조 (벌칙) 2년 이하의 징역이나 1천만 원 이하의 벌금에 처한다.

1. 위반하여 폐기물을 처리하여 주변 환경을 오염시킨 자조치명령을 이행하지 아니한 자
2. 위반하여 신고를 하지 아니하거나 허위로 신고를 한 자
3. 삭제
4. 확인 · 변경확인을 받지 아니하거나 확인 · 변경확인을 받은 내용과 다르게 지정폐기물을 배출 · 운반 또는 처리한 자
5. 위반하여 폐기물 인계 · 인수에 관한 내용을 입력하지 아니하거나 환경부령으로 정하는 방법에 따라 입력하지 아니한 자 또는 거짓으로 입력한 자
6. 업종 구분과 영업 내용의 범위를 벗어나는 영업을 한 자
7. 환경부장관 또는 시 · 도지사는 폐기물처리업 허가를 할 때 주민생활의 편익과 주변 환경보호 및 폐기물처리업의 효율적 관리를 위하여 필요한 조건을 붙일 수 있는데, 그 조건을 위반한 자
8. 위반하여 다른 사람에게 자기의 성명이나 상호를 사용하여 폐기물을 처리하게 하거나 그 허가증을 다른 사람에게 빌려준 자
9. 위반하여 폐기물을 보관한 자
10. 위반하여 설치가 금지되는 폐기물 소각시설을 설치 · 운영한 자
11. 위반하여 신고를 하지 아니하고 폐기물처리시설을 설치한 자
12. 변경승인을 받지 아니하고 승인받은 사항을 변경한 자
13. 관리기준에 적합하지 아니하게 폐기물처리시설을 유지 · 관리하여 주변환경을 오염시킨 자
14. 측정이나 조사명령을 이행하지 아니한 자

제 67 조 (양벌 규정) 법인의 대표자나 법인 또는 개인의 대리인, 사용인, 그 밖의 종업원이 그 법인 또는 개인의 업무에 관하여 제63조 부터 제66조까지의 어느 하나에 해당하는 위반행위를 하면 그 행위자를 벌하는 외에 그 법인 또는 개인에게도 **해당 조문의 벌금형**을 과(科)한다. 다만, 법인 또는 개인이 그 위반행위를 방지하기 위하여 해당 업무에 관하여 상당한 주의와 감독을 게을리하지 아니한 경우에는 그러하지 아니하다.

제 68 조 (과태료) ① 1천만 원 이하의 과태료를 부과한다.

1. 폐기물처리기준, 폐기물 · 재활용 용도 또는 방법, 수입폐기물처리 중 그에 해당하는 기준과 방법 또는 폐기물의 재활용 용도 또는

방법 등을 위반하여 폐기물을 처리한 자(제65조제1호와 제66조제1호의 경우는 제외한다) 위반하여 신고를 하지 아니하거나 거짓으로 신고를 한 자

2. 위반하여 폐기물 처리 가격의 최고액보다 높거나 최저액보다 낮은 가격으로 폐기물을 수탁한 자
3. 준수 사항을 지키지 아니한 자
4. 규정을 위반하여 관리기준에 맞지 아니하게 폐기물처리시설을 유지 · 관리하거나 오염물질 및 주변지역에 미치는 영향을 측정 또는 조사하지 아니한 자(제66조제14호의 경우는 제외한다)
5. 위반하여 기술관리인을 임명하지 아니하고 기술관리 대행 계약을 체결하지 아니한 자
6. 제출명령을 이행하지 아니한 자, 각 호의 조치를 하지 아니한 자
7. 삭제
8. 계약갱신명령을 이행하지 아니한 자
9. 위반하여 유해성기준에 적합하지 아니하게 폐기물을 재활용한 제품 또는 물질을 제조하거나 유통한 자
10. 처리금지 기간 중 폐기물의 처리를 계속한 자

② 300만원 이하의 과태료를 부과한다.

1. 폐기물을 수집 · 운반 · 처리할 능력이 있는지, 확인을 하지 아니하고 위탁한 자
2. 고시한 지침의 준수의무를 이행하지 아니한 자
3. 위반하여 폐기물 처리 가격의 최저액보다 낮은 가격으로 폐기물 처리를 위탁한 자
4. 삭제
5. 변경신고를 하지 아니하고 신고사항을 변경한 자
6. 위반하여 관계 행정기관이나 그 소속 공무원이 요구하여도 인계번호를 알려주지 아니한 자
7. 위반하여 통보하지 아니한 자
8. 삭제
9. 위반하여 신고를 하지 아니하거나 같은 조 위반하여 폐기물을 전부 처리하지 아니한 자

9의2. 제38조제1항에 따른 보고서를 기한까지 제출하지 아니하거나 거짓으로 작성하여 제출한 자(제38조제1항제3호에 따른 자만 해당한다)

10. 처리이행보증보험의 계약을 갱신하지 아니한 자
11. 환경부령으로 정하는 준수사항을 지키지 아니한 자
12. 대행계약을 체결하지 아니하고 종량제 봉투 등을 판매한 자

③ 100만 원 이하의 과태료를 부과한다.

1. 생활폐기물을 버리거나 매립 또는 소각한 자
2. 조치명령을 이행하지 아니한 자
3. 폐기물 배출자의 처리협조 중 폐기물을 스스로 처리하거나 양을 줄여서 배출하고 스스로 처리할 수 없는 생활폐기물을 종류별이나 형질상태별로 분리하여 보관해야 하는데, 이를 위반한 자
4. 위반하여 음식물류 폐기물의 배출 감량 계획 및 처리 실적을 제출하지 아니하거나 발생량과 처리 실적 등을 기록 · 보존하는 등 조례로 정하는 사항을 지키 지 아니한 자, 폐기물의 인계 · 인수에 관한 내용을 기간 내에 전자정보처리프로그램에 입력하지 아니하거나 부실하게 입력한 자
5. 신고를 하지 아니하고 해당 시설의 사용을

시작한 자
6. 위반하여 교육을 받지 아니한 자 또는 교육을 받게 하지 아니한 자
7. 장부를 기록 또는 보존하지 아니하거나 거짓으로 기록한 자
8. 보고서를 기한까지 제출하지 아니하거나 거짓으로 작성하여 제출한 자(제2항제9호의 2의 경우는 제외한다)
9. 보고서 작성에 필요한 자료를 기한까지 제출하지 아니하거나 거짓으로 작성하여 제출한 자
10. 보고를 하지 아니하거나 거짓 보고를 한 자
11. 출입 · 검사를 거부 · 방해 또는 기피한 자
12. 보험증서 원본을 제출하지 아니한 자
13. 변경사실을 알리지 아니한 자
14. 폐기물처리시설의 사후관리에 있어서 그 시설의 사용을 끝내거나 폐쇄하려고 할 때, 환경부령으로 정하는 바에 다라 환경부장관에 신고해야 하는데, 그 신고를 하지 아니한 자

④ 과태료는 대통령령으로 정하는 바에 따라 소관별로 환경부장관, 시 · 도지사 또는 시장 · 군수 · 구청장이 부과 · 징수한다.

6. 하수도법

최종개정일 : 2011. 6. 1

* 위생사 수험생을 위해 발췌한 자료임

제 1 조 (목적) 이 법은 하수도의 설치 및 관리의 기준 등을 정함으로써 하수와 분뇨를 적정하게 처리하여 지역사회의 건전한 발전과 공중위생의 향상에 기여하고 공공수역의 수질을 보전함을 목적으로 한다.

제 2 조 (정의)

1. **"하수"**라 함은 사람의 생활이나 경제활동으로 인하여 액체성 또는 고체성의 물질이 섞여 오염된 물(이하 "오수"라 한다)과 건물·도로 그 밖의 시설물의 부지로부터 하수도로 유입되는 빗물·지하수를 말한다. 다만, 농작물의 경작으로 인한 것을 제외한다.
2. **"분뇨"**라 함은 수거식 화장실에서 수거되는 액체성 또는 고체성의 오염물질(**개인하수처리시설의 청소과정에서 발생하는 찌꺼기를 포함한다**)을 말한다.
3. **"하수도"**라 함은 하수와 분뇨를 유출 또는 처리하기 위하여 설치되는 하수관거·공공하수처리시설·공공처리수재이용시설·분뇨처리시설·중수도·배수설비·개인하수처리시설 그 밖의 공작물·시설의 총체를 말한다.
4. **"공공하수도"**라 함은 지방자치단체가 설치 또는 관리하는 하수도를 말한다. 다만, 개인하수도를 제외한다.
5. **"개인하수도"**라 함은 건물·시설 등의 설치자 또는 소유자가 당해 건물·시설 등에서 발생하는 하수를 유출 또는 처리하기 위하여 설치하는 중수도·배수설비·개인하수처리시설과 그 부대시설을 말한다.
6. **"하수관거"**라 함은 하수물 공공하수처리시설로 이송하거나 하천·바다 그 밖의 공유수면으로 유출시키기 위하여 지방자치단체가 설치 또는 관리하는 관로와 그 부속시설을 말한다.
7. "합류식 하수관거"라 함은 오수와 하수도로 유입되는 빗물·지하수가 함께 흐르도록 하기 위한 하수관거를 말한다.
8. "분류식 하수관거"라 함은 오수와 하수도로 유입되는 빗물·지하수가 각각 구분되어 흐르도록 하기 위한 하수관거를 말한다.
9. "공공하수처리시설"이라 함은 하수를 처리하여 하천·바다 그 밖의 공유수면에 방류하기 위하여 지방자치단체가 설치 또는 관리하는 처리시설과 이를 보완하는 시설을 말한다.

9의2. 삭제

10. "분뇨처리시설"이라 함은 분뇨를 침전·분해 등의 방법으로 처리하는 시설을 말한다.
11. 삭제
12. "배수설비"라 함은 건물·시설 등에서 발생하는 하수를 공공하수도에 유입시키기 위하여 설치하는 배수관과 그 밖의 배수시설을 말한다.
13. "개인하수처리시설"이라 함은 건물·시설 등에서 발생하는 오수를 침전·분해 등의 방법으로 처리하는 시설을 말한다.
14. "배수구역"이라 함은 공공하수도에 의하여 하수를 유출시킬 수 있는 지역으로서 제15조의 규정에 따라 공고된 구역을 말한다.
15. "하수처리구역"이라 함은 하수를 공공하수처리시설에 유입하여 처리할 수 있는 지역

으로서 제15조의 규정에 따라 공고된 구역을 말한다.

제 3 조 (국가 및 지방자치단체의 책무) ① 국가는 하수도의 설치 · 관리 및 관련 기술개발 등에 관한 기본정책을 수립하고, 지방자치단체가 제2항의 규정에 따른 책무를 성실하게 수행할 수 있도록 필요한 기술적 · 재정적 지원을 할 책무를 진다.

② 지방자치단체의 장은 공공하수도의 설치 · 관리를 통하여 관할 구역 안에서 발생하는 하수 및 분뇨를 적정하게 처리하여야 할 책무를 진다.

제 4 조 (국가하수도종합계획의 수립) ① 환경부장관은 국가 하수도정책의 체계적 발전을 위하여 10년 단위의 국가하수도종합계획(이하 "종합계획"이라 한다)을 수립하여야 한다.

② 종합계획에는 다음 각 호의 사항이 포함되어야 한다.

1. 하수처리의 여건에 관한 사항
2. 하수처리의 목표에 관한 사항
3. 하수처리의 추진전략 · 세부시행계획 등 정책방향에 관한 사항
4. 광역전인 하수도사업의 추진에 관한 사항
5. 공공하수도의 확충 및 정비에 관한 사항
6. 개인하수도의 정비 및 보급에 관한 사항
7. 하수도의 연구 및 기술개발에 관한 사항
8. 하수도 경영체계의 개선에 관한 사항
9. 하수도 관련 인력의 확보 및 교육훈련에 관한 사항
10. 하수도 관련 사업의 시행에 소요되는 비용의 산정 및 재원 조달에 관한 사항

③ 환경부장관은 종합계획을 수립 또는 변경하고자 할 때에는 미리 관계 중앙행정기관의 장 및 특별시장 · 관역시장 또는 도지사(이하 "시 · 도지사"라 한다)와 협의하여야 하며, 종합계획이 수립 또는 변정된 경우에는 관계기관의 장 및 시 · 도지사에게 이를 통보하여야 한다.

④ 환경부장관은 종합계획을 수립 또는 변경하고자 할 때에는 관계기관의 장 및 시 · 도지사에게 관련 자료의 제출을 요구할 수 있다. 이 경우, 자료제출의 요구를 받은 관계 기관의 장 및 시 · 도지사는 특별한 사유가 없는 한 이에 응하여야 한다.

⑤ 환경부장관은 종합계획이 수립된 날부터 5년이 경과한 때에는 그 타당성 여부를 검토하여 필요한 경우에는 이를 변경하여야 한다.

제 5 조 (하수도정비기본계획의 수립권자 등) ① 특별시장 · 광역시장 · 시장 또는 군수(광역시의 군수를 제외한다)는 사람의 건강을 보호함에 필요한 공중위생 및 생활환경의 개선과 「환경정책기본법」에서 정한 수질환경기준의 유지를 위하여 종합계획을 바탕으로 관할 구역 안의 유역별로 하수도의 정비에 관한 20년 단위의 기본계획(이하 "하수도정비기본계획"이라 한다)을 수립하여야 한다. 이 경우, 「국토의 계획 및 이용에 관한 법률」 제18조의 규정에 따른 도시기본계획이 수립된 지역의 경우에는 이를 기본으로 하여야 한다.

② 하수도가 2 이상의 특별시 · 광역시 · 시 또는 군(광역시의 군을 제외한다)의 관할 구역에 걸치거나 그 밖의 특별한 사유가 있을 때에는 대통령령이 정하는 시 · 도지사, 시장 또는 군수(광역시의 군수를 제외한다)가 당해 하수도정비기본계획을 수립한다.

③ 하수도정비기본계획에는 다음 각 호의 사항이 포함되어야 한다.

1. 하수도의 정비에 관한 기본방침
2. 하수도에 따라 하수를 유출 또는 처리하는 구역에 관한 사항

3. 하수도의 기본적 시설의 배치 · 구조 및 능력에 관한 사항
4. 합류식 하수관거와 분류식 하수관거의 배치에 관한 사항
5. 하수도정비사업의 실시순위에 관한 사항
6. 삭제
7. 하수를 공공하수처리시설에서 처리하는 과정에서 발생한 찌꺼기의 처리계획 및 처리시설의 설치에 관한 사항
8. 분뇨의 처리계획 및 분뇨처리시설의 설치에 관한 사항
9. 하수와 분뇨의 연계처리에 관한 사항
10. 하수도 관련 사업의 시행에 소요되는 비용의 산정 및 재원조달에 관한 사항
11. 그 밖에 환경부장관이 하수도의 정비에 관하여 필요하다고 인정하여 고시하는 사항

제 6 조 (하수도정비기본계획의 수립) ① 하수도정비기본계획 수립권자(이하 "하수도정비기본계획 수립권자"라 한다)는 하수도정비기본계획을 수립하고자 할 때에는 대통령령이 정하는 바에 따라 환경부장관의 승인을 얻어야 한다. 승인을 얻은 사항 중 환경부령이 정하는 중요사항을 변경하고자 할 때에도 또한 같다.

② 환경부장관은 승인 또는 변경승인을 하고자 할 때에는 국토해양부장관과 미리 협의하여야 한다.

③ 하수도정비기본계획 수립권자는 제1항의 규정에 따른 승인을 얻은 후에는 5년마다 하수도정비기본계획의 타당성 여부를 검토하여 필요한 경우에는 이를 변경하여야 한다.

④ 하수도정비기본계획 수립권자는 「국토의 계획 및 사용에 관한 법률」 제18조의 규정에 따른 도시기본계획, 「댐건설 및 주변지역지원 등에 관한 법률」 제7조의 규정에 따른 댐건설기본계획 그 밖의 공공계획이 수립 · 변경되는 등 하수도정비기본계획의 변경사유가 발생한 때에는 이를 반영하여 하수도정비기본계획을 변경하여야 한다.

⑤ 환경부장관은 정책방향의 변경 등으로 인하여 종합계획의 중요한 사항이 변경된 경우에는 하수도정비기본계획 수립권자에게 하수도정비기본계획의 변경을 요청할 수 있다.

⑥ 환경부장관은 하수도정비기본계획 수립권자가 하수도정비기본계획의 변경사유가 발생하였음에도 불구하고 정당한 사유 없이 이를 변경하지 아니할 때에는 당해 하수도정비기본계획 수립권자에게 하수도정비기본계획의 변경을 요청할 수 있다.

제 7 조 (방류수수질기준) ① 공공하수처리시설 · 분뇨처리시설 및 개인하수처리시설의 방류수수질기준은 환경부령으로 정한다. 이 경우, 「환경정책기본법」 제22조의 규정에 따른 특별대책지역이나 상수원의 수질보전 또는 생활환경보전을 위하여 필요한 지역으로서 대통령령이 정하는 지역에 대하여는 그 기준을 엄격하게 정할 수 있다.

② 특별시 · 광역시 · 도(이하 "시 · 도"라 한다)는 「환경정책기본법」 제10조제3항의 규정에 따른 환경기준에 유지가 곤란하다고 인정하는 때에는 당해 시 · 도의 조례로 제1항의 규정에 따른 기준보다 엄격한 방류수수질기준을 정할 수 있다.

제 11 조 (공공하수도의 설치) ① 지방자치단체의 장은 하수도정비기본계획에 따라 공공하수도를 설치하여야 한다.

② 시 · 도지사는 공공하수도를 설치하고자 하는 때에는 대통령령이 정하는 바에 따라 사업시행지의 위치 및 면적, 설치하고자 하는 시설의 종류, 사업시행기간 등을 고시하여야 한다. 고시한 사항을 변경 또는 폐지하고자 하는

때에도 또한 같다.

③ **시장 · 군수 · 구청장**(**자치구의 구청장을 말한다. 이하 같다**)은 공공하수도를 설치하려면 대통령령으로 정하는 바에 따라 **시 · 도지사의 인가**를 받아야 한다.

④ **시장 · 군수 · 구청장은** 제3항에 따라 인가받은 사항을 변경하거나 폐지하려면 **시 · 도지사의 인가를** 받아야 한다. 다만, 환경부령으로 정하는 경미한 사항을 변경하려는 경우에는 그러하지 아니하다.

⑤ 제3항 및 제4항에도 불구하고 「**한강수계 상수원수질개선 및 주민지원 등에 관한 법률**」 제8조에 따른 오염총량관리계획 또는 「**금강수계 물관리 및 주민지원 등에 관한 법률**」 제11조에 따른 오염총량관리시행계획을 수립 · 시행하지 아니하는 시장 · 군수 · 구청장이 상수원 수질보전을 위하여 「**환경정책기본법**」 제22조에 따라 지정 · 고시된 특별대책지역에서 공공하수처리시설을 설치하고자 하는 때에는 대통령령이 정하는 바에 따라 **환경부장관의 인가**를 받아야 한다. 인가받은 사항을 변경 또는 폐지하고자 하는 때에도 또한 같다.

⑥ **시 · 도지사는** 국가의 보조를 받아 설치하고자 하는 공공하수도에 대하여 제2항에 따른 고시 또는 제3항 및 제4항에 따른 인가를 하고자 할 때에는 대통령령이 정하는 바에 따라 그 설치에 필요한 제원의 조달 및 사용에 관하여 **환경부장관과 미리 협의하여야** 한다.

⑦ **환경부장관 또는 시 · 도지사는** 제3항부터 제5항까지의 규정에 따라 인가를 한 때에는 대통령령이 정하는 바에 따라 그 인가내용을 고시하여야 한다.

⑧ **환경부장관은** 지방자치단체의 장이 하수도정비기본계획에 따라 공공하수도를 설치하지 아니할 때에는 당해 지방자치단체의 장에게 하수도정비기본계획에 따라 공공하수도를 설치할 것을 요청할 수 있다.

제 19 조 (공공하수도의 유지 · 관치 및 손괴 · 방해행위 금지 등) ① 공공하수도를 운영 · 관리하는 자는 대통령령으로 정하는 기준에 따라 공공하수도를 유지 · 관리하기 위한 기준을 마련하여야 한다.

② 공공하수처리시설 또는 분뇨처리시설을 운영 · 관리하는 자는 강우 · 사고 또는 처리공법상 필요한 경우 등 환경부령이 정하는 정당한 사유 없이 다음 각 호의 어느 하나에 해당하는 행위를 하여서는 아니 된다.

1. 방류수수질기준(이하 "방류수수질기준"이라 한다)을 초과하여 배출하는 행위
2. 공고된 하수처리구역 안의 하수를 공공하수처리시설에 유입시키지 아니하고 배출하거나 공공하수처리시설에 유입시키지 아니하고 배출할 수 있는 시설을 설치하는 행위
3. 공공하수처리시설 또는 분뇨처리시설에 유입된 하수는 분뇨를 최종방류구를 거치지 아니하고 배출하거나 최종방류구를 거치지 아니하고 배출할 수 있는 시설을 설치하는 행위
4. 분뇨에 물을 섞어 처리하거나 물을 섞어 배출하는 행위

③ 공공하수처리시설 또는 분뇨처리시설을 운영 · 관리하는 자는 대통령령이 정하는 바에 따라 방류수의 수질검사와 찌꺼기의 성분검사를 실시하고 그 검사에 관한 기록을 5년 동안 보존하여야 한다.

④ 분뇨처리시설의 설치자 또는 관리자는 분뇨처리시설의 처리용량에 여유가 있을 때에는 「가축분뇨의 관리 및 이용에 관한 법률」 에 따른 가축분뇨를 당해 분뇨처리시설로 유입시켜 처리할 수 있다.

⑤ 누구든지 공공하수도를 손괴하거나 그 기능에 장해를 주어 하수의 흐름을 방해하여서는 아니 된다.

⑥ 누구든지 정당한 사유 없이 공공하수도를 조작하여 하수의 흐름을 방해하여서는 아니 한다.

제 20 조 (기술진단 등) ① 공공하수도관리청은 5년마다 소관 공공하수도에 대한 기술진단을 실시하여 공공하수도의 관리상태를 점검하여야 한다.

제 23 조 (재해시설의 설치 등) ① 공공하수도관리청은 다음 각 호의 어느 하나에 해당하는 하수를 공공하수도에 계속 유입시키는 자에 대하여는 대통령령이 정하는 바에 따라 그 하수로 인한 장해를 제거하는 데 필요한 시설(이하 "재해시설"이라 한다)을 설치하게 하거나 재해시설의 대체 · 철거 또는 수리나 그 밖에 필요한 조치를 명할 수 있다.

1. 공공하수도 시설의 기능을 현저히 방해하거나 그 시설을 손괴시킬 우려가 있는 수질의 하수
2. 방류수수질기준을 유지하기 곤란하게 할 우려가 있는 하수

② 공공하수도관리청은 재해시설에 다른 시설을 설치하는 등의 행위로 재해시설에 장해를 발생시킨 자에 대하여는 해당 시설의 이전이나 그 밖에 장해 제거에 필요한 조치를 명할 수 있다.

제 32 조 (개인하수도 설치의 지원) ① 국가는 개인하수도의 보급확대 등을 위하여 제34조의 규정에 따른 개인하수처리시설의 설치에 필요한 기술적 · 재정적 지원을 할 수 있다.

② 지방자치단체의 장은 관할 구역 안의 하수를 효율적으로 처리하기 위하여 필요한 경우에는 개인하수도를 설치 · 변경 또는 폐지하는 자에게 소요비용의 전부 또는 일부를 지원하거나 직접 개인하수도에 관한 공사를 할 수 있다.

③ 토지의 소유자는 정당한 사유 없이 제2항의 규정에 따른 배수설비에 관한 공사를 거부 또는 방해하여서는 아니 된다.

제 41 조 (분뇨처리 의무) ① 시장 · 군수 · 구청장은 관할 구역 안에서 발생하는 분뇨를 수집 · 운반 및 처리하여야 한다. 이 경우, 시장 · 군수 · 구청장은 당해 지방자치단체의 조례가 정하는 바에 따라 제45조의 규정에 따른 분뇨수집 · 운반업자로 하여금 그 수집 · 운반을 대행하게 할 수 있다.

② 시 · 군 · 구(자치구를 말한다. 이하 같다)는 오지 · 벽지 등 분뇨의 수집 · 운반 및 처리가 어려운 지역에 대하여 환경부령이 정하는 기준에 따라 제1항의 규정을 적용하지 아니할 수 있는 지역을 당해 지방자치단체의 조례로 정할 수 있다.

③ 화장실이 설치되어 있는 차량 · 선박 또는 항공기를 운행하는 자 및 이동식 화장실을 설치 · 관리하는 자는 그 화장실에서 배출되는 분뇨(수세식 화장실에서 발생하는 오수를 포함한다)를 스스로 수집 · 운반 및 처리하여야 하며, 스스로 수집 · 운반할 수 없는 경우에는 제45조의 규정에 따른 분뇨수집 · 운반업자로 하여금 그 수집 · 운반을 대행하게 할 수 있다.

④ 시장 · 군수 · 구청장은 분뇨를 수집 · 운반 및 처리함에 있어서 당해 지방자치단체의 조례가 정하는 바에 따라 수수료를 징수할 수 있다. 다만, 시 · 도지사가 분뇨처리시설을 설치 · 운영하는 경우에는 시 · 도의 조례가 정하는 바에 따라 당해 시 · 도지사가 그 분뇨처리에 따른 수수료를 징수할 수 있으며, 제1항 및 제3항의 규정에 따라 제45조의 규정에 따른 분뇨수집 · 운반업자가 수집 · 운반을 대행하

는 경우에는 대행자가 그 수집 · 운반에 따른 수수료를 징수할 수 있다.

⑤ 분뇨처리시설을 설치하여 운영하는 공공하수도 관리청은 제1항 및 제3항의 규정에 따라 수집 · 운반된 분뇨에 대하여 분뇨처리시설의 운영중단 등 환경부령이 정하는 사유가 발생한 경우를 제외하고는 그 처리를 거부하여서는 아니 된다.

제 48 조 (결격사유) 다음 각 호의 어느 하나에 해당하는 자는 분뇨수집 · 운반업의 허가를 받을 수 없다.

1. 금치산자 또는 한정치산자
2. 파산선고를 받고 복권되지 아니한 자
3. 이 법, 「수질환경보전법」 또는 「폐기물관리법」을 위반하여 징역 이상의 실형의 신고를 받고 그 집행이 종료(종료된 것으로 보는 경우를 포함한다)되거나 집행을 받지 아니하기로 확정된 날부터 2년이 경과되지 아니한 자
4. 이 법에 따라 분뇨수집 · 운반업의 허가가 취소된 자로서 그 허가가 취소된 날부터 2년이 경과되지 아니한 자
5. 임원 중에 제1호 내지 제4호의 어느 하나에 해당하는 자가 있는 법인

제 50 조 (과징금) ① 시장 · 군수 · 구청장은 분뇨수집 · 운반업자가 제49조제1항 각 호의 어느 하나에 해당하여 영업정지처분을 하여야 할 경우로서 그 영업정지가 당해 사업의 이용자 등에게 심한 불편을 주거나 그 밖에 공익을 해할 우려가 있는 때에는 그 영업정지에 갈음하여 3천만 원 이하의 과징금을 부과할 수 있다.

② 제1항의 규정에 따라 과징금을 부과하는 위반행위의 종별과 과징금의 금액 및 징수절차 그 밖의 필요한 사항은 대통령령으로 정한다.

③ 시장 · 군수 · 구청장은 제1항의 규정에 따라 과징금을 납부하여야 할 자가 납부기한까지 이를 납부하지 아니한 때에는 지방세체납처분의 예에 따라 이를 징수한다.

④ 제1항의 규정에 따라 징수한 과징금은 환경보전사업 외의 용도로 이를 사용하여서는 아니 된다.

제 61 조 (원인자부담금) ① 공공하수도 관리청은 대통령령이 정하는 양 이상의 하수를 공공하수도로 유출시킬 수 있는 건축물 등의 소유자(건축 또는 건설 중인 경우에는 건축주 또는 건설주체를 말한다)에게 공공하수도 개축비용의 전부 또는 일부를 부담시킬 수 있다.

② 공공하수도 관리청은 대통령령이 정하는 타 공사 또는 공공하수도에 영향을 미치는 공사 외의 행위(이하 "타 행위"라 한다)로 인하여 필요하게 된 공공하수도에 관한 공사에 소요되는 비용의 전부 또는 일부를 타 공사 또는 타행위의 비용을 부담하여야 할 자에게 부담시키거나 필요한 공사를 시행하게 할 수 있다.

③ 제1항 및 제2항의 규정에 따른 원인자부담금의 산정기준 · 징수방법 그 밖의 필요한 사항은 당해 지방자치단체의 조례로 정한다.

제 75 조 (벌칙) 5년 이하의 징역 또는 3천만 원 이하의 벌금에 처한다.

1. 해당하는 행위를 한 자
2. 규정을 위반하여 공공하수도를 손괴하거나 그 기능에 장해를 주어 하수의 흐름을 방해한 자

제 76 조 (벌칙) 2년 이하의 징역 또는 2천만 원 이하의 벌금에 처한다.

1. 분뇨에 물을 섞어 처리하거나 물을 섞어 배출하지 말아야 하는 것에 해당하는 행위를 한 자
2. 명령을 위반하여 특정공산품을 제조 · 수입 또는 판매한 자
3. 규정을 위반하여 개인하수처리시설을 설치하지 아니하거나 그 처리용량을 증대하지

아니한 자. 다만, 설치 또는 증대하여야 하는 개인하수처리시설의 처리용량이 1일 $2m^3$를 초과하는 경우에 말한다.

4. 허가를 받지 아니하고 분뇨수집 · 운반업을 한 자
5. 규정을 위반하여 상호 또는 성명을 사용하게 하거나 허가증 또는 등록증을 빌려 준 자
6. 등록을 하지 아니하고 개인하수처리시설설계 · 시공업을 한 자
7. 등록을 하지 아니하거나 제52조제4항의 규정에 따른 검사를 받지 아니하고 개인하수처리시설제조업을 한 자
8. 등록을 하지 아니하고 개인하수처리시설관리업을 한 자

제 77 조 (벌칙) 1년 이하의 징역 또는 1천만 원 이하의 벌금에 처한다.

1. 규정을 위반하여 기준에 맞지 아니한 하수도용 자재를 사용하여 하수도에 관한 공사를 한 자
2. 정당한 사유 없이 공공하수도를 조작하여 하수의 흐름을 방해한 자
3. 조치명령을 이행하지 아니한 자
4. 공사의 중지 · 변경 등의 조치명령을 위반한 자
5. 시설의 개선 등의 조치명령을 위반한 자
6. 규정을 위반하여 개인하수처리시설을 설치하지 아니하거나 그 처리용량을 증대시키지 아니한 자. 다만, 설치 또는 증대하여야 하는 개인하수처리시설의 처리용량이 1일 2세제곱미터 이하인 경우에 한한다.
7. 어느 하나에 해당하는 행위를 한 개인하수처리시설의 소유자 또는 관리자
8. 개인하수처리시설에 대한 개선명령을 이행하지 아니한 자
9. 규정을 위반하여 분뇨를 함부로 버린 자
10. 신고를 하지 아니하고 분뇨를 재활용한 자
11. 규정에 따른 개선명령을 위반한 자
12. 거짓 그 밖의 부정한 방법으로 규정에 따른 분뇨수집 · 운반업의 허가를 받은 자
13. 영업정지기간 중에 영업을 한 자
14. 거짓 그 밖의 부정한 방법으로 개인하수처리시설설계 · 시공업의 등록 또는 변경등록을 한 자
15. 변경등록을 하지 아니하고 개인하수처리시설설계 · 시공업의 등록사항을 변경한 자
16. 거짓 그 밖의 부정한 방법으로 제52조제1항의 규정에 따른 개인하수처리시설제조업의 등록 또는 변경등록을 한 자
17. 변경등록을 하지 아니하고 등록사항을 변경한 자
18. 개인하수처리시설의 구조 · 규격 · 재질 및 성능에 관한 기준을 위반한 제품을 제조하여 판매한 자
19. 거짓 그 밖의 부정한 방법으로 제53조제1항의 규정에 따른 개인하수처리시설관리업의 등록 또는 변경등록을 한 자
20. 변경등록을 하지 아니하고 개인하수처리시설관리업의 등록사항을 변경한 자

제 78 조 (벌칙) 200만 원 이하의 벌금에 처한다.

1. 기준을 위반하여 분뇨를 수집 · 운반한 자
2. 규정을 위반하여 분뇨를 재활용한 자
3. 규정에 따른 기술관리인을 두지 아니한 자

제 79 조 (양벌규정) 법인의 대표자나 법인 또는 개인의 대리인, 사용인, 그 밖의 종업원이 그 법인 또는 개인의 업무에 관하여 어느 하나에 해당하는 위반행위를 하면 그 **행위자를 벌하는 외에** 그 법인 또는 개인에게도 **해당 조문의 벌금형을 과(科)한다.** 다만, 법인 또는 개인이 그 위반행위를 방지하기 위하여 해당 업무에 관하여 상당한 주의와 감독을 게을리하지 아니한 경우에는 그러하지 아니하다.

제 80 조 (벌칙) ① 500만 원 이하의 과태료에 처한다.
1. 방류수수질기준을 위반하여 방류한 자
2. 삭제
② 100만 원 이하의 과태료에 처한다.
1. 위반하여 토지의 출입 또는 사용을 거부하거나 방해한 자
2. 공공하수도 관리청의 허가를 받지 아니하고 공사를 시행한 자
3. 공공하수처리시설 또는 분뇨처리시설을 운영 · 관리하는 자로서 제19조제3항의 규정을 위반하여 방류수의 수질검사 또는 찌꺼기의 성분검사를 실시하지 아니하거나 검사에 관한 기록을 보존치 아니한 자
4. 공공하수도 관리청의 허가를 받지 아니하고 공공하수도 점용행위를 한 자
5. 규정을 위반하여 배수설비를 설치하지 아니하고 하수를 유출시킨 자
6. 공공하수도 관리청의 조치명령을 위반한 자
7. 명령을 위반하여 특정 공산품을 사용한 자
8. 위반하여 신고를 하지 아니한 자
9. 폐쇄기준을 준수하지 아니한 자
10. 준공검사를 받지 아니하고 개인하수처리시설을 사용한 자
11. 규정을 위반하여 개인하수처리시설의 설치 또는 변경을 맡긴 자
12. 개인하수처리시설을 그 기준에 적합치 아니하게 유지 · 관리한 자
13. 운영기구를 설치하지 아니하거나 그 사실을 신고하지 아니한 자
14. 분뇨를 수집 · 운반 또는 처리하지 아니한 자
15. 신고를 하지 아니한 자
16. 변경신고를 하지 아니하거나 거짓으로 변경신고를 한 자
17. 영업구역 · 영업대상 그 밖의 허가조건을 위반한 자
18. 위반하여 수수료를 받은 자
19. 분뇨수집 · 운반업자의 준수사항을 이행하지 아니한 자
20. 처리시설설계 · 시공업자의 준수사항을 이행하지 아니한 자
21. 처리시설제조업자의 준수사항을 이행하지 아니한 자
22. 처리시설관리업자의 준수사항을 이행하지 아니한 자
23. 규정을 위반하여 신고를 하지 아니한 자
24. 기술 관리인의 준수사항을 이행하지 아니한 자
25. 정당한 사유 없이 운영요원 · 기술인력 또는 기술인에 대하여 교육을 받게 하지 아니한 자
26. 기록 · 보존을 하지 아니하거나 거짓으로 기재한 자
27. 보고 또는 자료의 제출을 하지 아니하거나 거짓 보고를 한 자
28. 출입 또는 검사 등을 거부 · 방해 또는 기피한 자
④ 50만 원 이하의 과태료에 처한다.
1. 조치명령을 이행하지 아니한 자
2. 대형명령을 위반하여 배수설비의 공사를 한 자
3. 배수설비설치 등의 신고를 하지 아니한 자
4. 조치명령을 이행하지 아니한 자
5. 배수설비 등의 검사를 거부 · 방해 또는 기피한 자
6. 배수설비에 관한 공사를 거부 또는 방해한 자
⑤ 과태료는 **대통령령으로** 정하는 바에 따라 **환경부장관 또는 지방자치단체의 장이 부과 · 징수한다.**

03 위생관계법령 핵심문제 해설

종합문제

Interpretation

1. 식품위생법의 궁극적인 목적은?
   ① 국민보건 증진에 기여
   ② 국민보건 향상과 증진에 기여
   ③ 국민보건 향상에 기여
   ④ 국민건강 증진 및 향상에 기여
   ⑤ 국민건강 향상에 기여

▶ 법령 문제는 내용이나 의미가 맞는 것이 정답이 아니고, 문구 하나하나가 정확히 일치하는 것이 정답임을 잊지 말아야 한다.

2. 폐기물처리에 관한 기본계획을 몇 년마다 수립하여야 하는가?
   ① 3년 ② 5년
   ③ 10년 ④ 15년
   ⑤ 20년

3. 식품위생에 대한 대상범위에 속하지 않는 것은?
   ① 식품 ② 첨가물
   ③ 제조방법 ④ 기구, 용기
   ⑤ 포장

4. 제1군 감염병에 속하지 않는 감염병은?
   ① 콜레라
   ② 유행성 이하선염
   ③ 세균성 이질
   ④ 파라티푸스
   ⑤ 장출혈열 대장균감염증

▶ 제1군 감염병에 속하는 감염병은 콜레라, 페스트, 장티푸스, 파라티푸스, 세균성이질, 장출혈열 대장균감염증 등이다.

5. 제1군 감염병환자의 신고의무대상자가 아닌 것은?
   ① 세대주 ② 양호교사
   ③ 소속부대장 ④ 기관장
   ⑤ 대표

▶ 제1군 감염병환자의 신고의무 대상자는 의사, 한의사 외에도 **기타 신고의무자**로서 일반가정의 세대주, 학교, 병원, 회사, 선박, 사무소, 음석점, 여관, 기타 사업소의 그 기관장, 관리인, 경영자, 대표자가 있고, 또한 군부대의 소속 부대장이 있다.

6. 감염병 예방법에 의하여 감염되었으리라 의심되는 충분한 이유가 있는 자에 대하여 강제적 건강진단을 명할 수 있는 자는?
① 시장·군수·구청장
② 관할보건소장
③ 시·도지사
④ 보건복지부장관
⑤ 국무총리

7. 정기예방접종은 누가 실시하는가?
① 시장·군수·구청장
② 시·도지사
③ 국립검역원장
④ 보건복지부장관
⑤ 대통령

8. 수도법상 질병우려가 있을 시 건강진단은 몇 개월마다 실시하는가?
① 즉시 ② 1월
③ 3월 ④ 6월
⑤ 1년

9. 국가 하수도 종합계획은 몇 년 단위로 수립하는가?
① 3년 ② 5년
③ 10년 ④ 20년
⑤ 25년

10. 상수도의 경우 수질검사횟수에서 매일 1회 이상 실시하는 것은?
① 냄새, 맛, 색도, 탁도, pH, 잔류염소
② 잔류염소, pH, 탁도, 색도
③ 일반세균, 대장균군
④ 일반세균, 대장균군, 잔류염소
⑤ 일반세균, 대장균군, 암모니아성 질소, 과망간산소비량, 증발잔류물

Interpretation

▶ 국가하수도 종합계획은 10년 단위로 수립하고, 그 변경여부는 5년이 경과한 후 검토하여 변경하며, 하수도 정비 기본 계획은 20년 단위로 수립한다.

11. 폐기물처리에 관한 기본계획에 대해 변경 여부를 몇 년마다 검토하는가?

① 1년 ② 2년
③ 3년 ④ 5년
⑤ 10년

Interpretation

▶ 폐기물처리에 관한 기본계획은 10년마다 수립하고 변경 여부는 5년마다 재검토한다.

12. 위생사에 관한 법률에서 위생업무는? *2000년 1월 기출문제

① 음료수의 수질검사
② 인체의 발육 · 건강 및 생존에 관련된 위생관리업무
③ 식품의 보관 · 저장 및 제품실험검사
④ 식품검사 및 판정
⑤ 공장폐수 및 하수의 처리

13. 다음 중 과태료 처분에 불복이 있는 자는 며칠 이내에 보건복지부장관에게 이의를 제기할 수 있는가?

① 처분의 고지를 안 날부터 30일 이내
② 처분의 고지를 받은 날로부터 30일 이내
③ 처분의 고지를 안 날부터 60일 이내
④ 처분의 고지를 받은 날로부터 60일 이내
⑤ 처분의 고지를 받은 날로부터 90일 이내

14. 식중독을 일으킨 환자 또는 의심이 있는 자를 진단한 의사 또는 한의사는 누구에게 보고하여야 하는가?

① 보건복지부장관
② 시 · 도지사
③ 시장 · 군수 · 구청장
④ 식품의약품안전청장
⑤ 관할 보건소장 또는 보건지소장

15. 식품 등을 제조 · 가공하는 영업을 하는 자는 자가품질검사를 실시하여야 한다. 이때 자가 품질검사에 관한 기록서 보관기간은?

① 1년 ② 2년
③ 5년 ④ 10년
⑤ 15년

16. 식중독의 원인물질을 찾아내기 위하여 역학적 조사나 식중독환자에 대한 세균학적 또는 이화학적인 시험에 의한 조사는 누가 하는가?

① 의사 및 한의사

② 시장·군수·구청장

③ 시·도지사

④ 식품의약품안전청장

⑤ 보건소장 또는 보건지소장

17. 집단급식소를 설치·운영하고자 하는 자는 누구에게 신고해야 하나?

① 시장·군수·구청장

② 행정자치부장관

③ 보건복지부장관

④ 식품의약품안전청장

⑤ 의사 및 한의사

18. 정기 예방접종을 실시하여야 하는 질병이 아닌 것은?

① 디프테리아 ② 유행성 이하선염

③ 풍진 ④ 파상풍

⑤ 장티푸스

19. 소독업을 하고자 하는 자는 누구에게 어떻게 해야 하는가?

① 시·도지사 – 신고

② 시장·군수·구청장 – 신고

③ 보건소장 – 신고

④ 시·도지사 – 허가

⑤ 보건복지부장관 – 등록

20. 국고에서 보조해야 할 경비가 아닌 것은?

① 감염병 예방시설에 요하는 경비의 1/2 이상

② 사립 제3군 감염병 요양소에 소요되는 경비의 일부

③ 감염병 예방선전에 소요되는 경비

④ 시·도가 부담할 경비의 1/2 이상

⑤ 한센병 예방 경비

Interpretation

21. 예방접종에 관한 기록은 몇 년간 보관하는가?

① 1년 ② 2년
③ 3년 ④ 4년
⑤ 10년

22. 먹는물 수질감시원 자격인 것은?

① 위생사
② 폐기물기사
③ 수질환경산업기사
④ 환경기능사
⑤ 약사

23. 샘물 제조업자의 경우 생산 및 작업일지를 얼마동안 보존하는가?

① 1년 ② 2년
③ 3년 ④ 4년
⑤ 5년

24. 폐기물 처리업을 하고자 하는 자는 누구에게 허가받아야 하는가?

① 군수
② 구청장
③ 광역시장
④ 보건복지부장관
⑤ 환경부장관

25. 사후관리대상인 폐기물을 매립하는 시설이 사용 종료되거나 폐쇄된 날로부터 몇 년간 토지이용을 제한하는가?

① 1년 ② 5년
③ 10년 ④ 15년
⑤ 20년

26. 폐기물 처리에 관한 기본계획을 몇 년간 토지이용을 제한하는가?

① 2년 ② 7년
③ 10년 ④ 15년
⑤ 20년

Interpretation

▶ 하수도법에서 **분뇨수집운반업**을 할 수 있는 기술인력자격증은 수질환경산업기사, 위생사, 환경기능사 등이고, 먹는물 관리법에서 **먹는물 수질 감시원** 자격이 있는 기술인력자격증은 수질환경기사, 위생사 등이다.

27. 자동판매기영업에서 더운물을 필요로 하는 제품의 경우에는 최종 음용온도가 섭씨 몇 도 이상이 되도록 해야 하는가?
① 63˚C ② 65˚C
③ 67˚C ④ 69˚C
⑤ 70˚C

28. 휴게음식점의 칸막이 높이는 얼마 미만인가?
① 50cm 미만 ② 1m 미만
③ 1.2m 미만 ④ 1.5m 미만
⑤ 1.7m 미만

29. 감염병 예방법에서 영업정지에 갈음하여 부과하는 과징금은 얼마 이하인가?
① 3천만원 ② 5천만원
③ 1억원 ④ 2억원
⑤ 3억원

1. 위생사에 관한 법률

30. 위생사에 관한 법률의 궁극적인 목적은? *2009년 12월 기출문제
① 위생에 종사하는 자의 업무규정
② 효율적인 식생활 지도
③ 보건행정의 발전
④ 위생에 종사할 수 있는 자의 자격규정
⑤ 위생업무에 종사하는 자의 자격과 업무의 범위 등에 관하여 필요한 사항을 규정함으로써 국민보건향상에 기여하게 함.

Interpretation

▶ 자동판매기영업에서 더운물을 필요로 하는 제품의 경우에는 **최종음용온도**가 70˚C 이상이 되도록 해야 하고, **최초음용온도**는 68˚C 이상이 되도록 해야 한다.

▶ 휴게음식점의 칸막이 높이는 1.5m 미만이고, 단란주점의 칸막이 높이도 1.5m 미만인데 휴게 음식점은 객석설치 불가이고 단란주점은 객석 설치가 가능하다.

▶ **감염병 예방법에서 영업정지**에 갈음하여 부과하는 과징금은 2억 원 이하이고, **폐기물 관리법에서 영업정지**에 갈음하여 부과하는 과징금은 1억 원 이하이며, **하수도법에서 영업정지**에 갈음하여 부과하는 과징금은 3천만 원 이하이고, **먹는물 관리법에서 영업정지**에 갈음하여 부과하는 과징금은 5천만 원 이하이다.

Interpretation

31. 위생사에 관한 법률에서 '위생업무'는 무엇을 뜻하는가?

*2006년 12월 기출문제

① 인체의 발육 · 건강 및 생존에 관련되는 업무를 말한다.
② 이화학적 업무를 말한다.
③ 화학적 업무를 말한다.
④ 생물학적 업무를 말한다.
⑤ 물리 · 화학적 업무를 말한다.

32. 위생사에 관한 법률에서 '위생업무'가 아닌 것은?

*2000년 1월, 2007년 12월 기출문제

① 식품 · 식품첨가물과 이에 관련된 기구 · 용기 및 포장의 제조와 가공에 관한 위생관리
② 음료수 처리
③ 쓰레기 · 분뇨 · 하수 기타 폐기물의 처리
④ 위해해충 및 쥐의 구제
⑤ 그 밖에 환경인자와 관련되어 보건에 영향을 미치는 것으로 대통령령이 정한 업무

33. 위생사는 누구로부터 면허를 받는가?

*2002년 2월 , 2002년 12월, 2009년 12월 기출문제

① 국가고시연구원장 ② 행정자치부장관
③ 보건복지부장관 ④ 환경부장관
⑤ 국립보건원장

34. 위생사 국가시험에 응시할 수 없는 자는?

*2001년 1월, 2005년 12월, 2007년 12월, 2008년 12월 기출문제

① 전문대학 이상에서 보건 또는 위생에 관한 교육과정을 이수한 자
② 전문대학 이상 학교를 졸업하고 보건복지부령이 정하는 위생업무에 1년 이상 종사한 자
③ 고등학교를 졸업하고 보건복지부령이 정하는 위생업무에 3년 이상 근무한 자
④ 보건복지부장관이 인정하는 외국에서 위생시험사 자격을 취득한 자
⑤ 보건복지부장관이 인정하는 외국의 위생사 면허나 자격을 가진 자

35. 위생사의 위생업무 중 '기타 보건위생에 영향을 미치는 것'이란 어디서 정하는 업무인가?

① 총리령　　② 대통령령
③ 환경부령　　④ 보건복지부령
⑤ 노동부령

36. 위생사의 국가시험에 관한 사항은 어디서 정하는가?

① 대통령령　　② 총리령
③ 보건복지부령　　④ 관리공단법
⑤ 지방자치단체법

37. 위생사 국가시험 자격제한에 해당하지 않는 사람은?

* 2002년 2월, 2003년 12월, 2005년 12월, 2006년 12월, 2007년 12월, 2009년 12월 기출문제

① 정신질환자
② 마약중독자
③ 대마 또는 향정신성 의약품 중독자
④ 위생사에 관한 법 또는 감염병법, 검역법, 식품위생법, 대마관리법, 향정신성 의약약품 등에서 금고 이상의 실형을 선고받고 그 집행이 종료되지 아니하거나 면제되지 아니한 자
⑤ 맹자 · 아자 · 농자

38. 위생사 국가시험에 응시한 자가 부정행위를 한 경우 처벌은?

* 2008년 12월 기출문제

① 그 수험을 정지시키거나 합격을 무효로 한다.
② 그 시험 후 5회 동안 응시할 수 없다.
③ 해당 시험만 무효로 한다.
④ 영원히 위생사 시험에 응시할 수 없다.
⑤ 그 후 10회 동안 모든 국가시험에 응시할 수 없다.

39. '동일한 명칭 사용금지법'에 따라 위생사가 아니면서 위생사 명칭을 사용한 자에게는 얼마 이하의 과태료를 부과하는가?

* 2001년 1월, 2009년 12월 기출문제

① 50만원　　② 150만원
③ 250만원　　④ 350만원
⑤ 500만원

Interpretation

40. 과태료 처분에 불복이 있는 자는 그 처분의 고지서를 받은 날부터 며칠 이내에 보건복지부장관에게 이의를 제기할 수 있는가?

① 10일 ② 30일
③ 40일 ④ 50일
⑤ 60일

41. 위생업무 중 "대통령이 정하는 업무"는 무슨 업무를 말하는가?

① 소독업무와 보건관리업무
② 근로자 관리업무
③ 실험측정업무
④ 생물학적 기술분야업무
⑤ 시료채취업무

42. 위생사에 관한 법률이 정한 위생사 국가시험 중 필기시험 과목이 아닌 것은? *2005년 12월 기출문제

① 공중보건학 ② 식품위생학
③ 위생곤충학 ④ 수질오염개론
⑤ 환경위생학

43. 위생사 국가시험은 누가 실시하는가? *2008년 12월 기출문제

① 국무총리
② 보건복지부장관
③ 교육과학기술부장관
④ 고용노동부장관
⑤ 국립보건원장

44. 보건복지부장관은 위생사 국가시험을 실시하고자 하는 때에는 시험 실시 30일 전에 필요한 사항을 공고하여야 한다. 공고 사항에 해당하지 않는 것은?

① 시험일시
② 시험장소
③ 시험과목
④ 응시원서 제출기관
⑤ 시험범위

Interpretation

45. 위생사 시험실시는 며칠 전에 공고해야 하는가?

＊2000년 1월, 2005년 12월 기출문제

① 10일 ② 20일
③ 30일 ④ 60일
⑤ 90일

46. 위생사 국가시험에 응시하고자 하는 자는 응시원서를 누구에게 제출하여야 하는가?

① 시장 ② 도지사
③ 특별시장 ④ 국립보건원장
⑤ 보건복지부장관

47. 위생사 국가시험에 응시할 때 보건복지부장관에게 제출하는 서류가 아닌 것은?

① 이수증명서 또는 졸업증명서
② 신원보증서
③ 위생업무에 종사한 경력증명서
④ 의사의 진단서
⑤ 사진 4매

48. 보건복지부장관은 위생사 국가시험에 합격자가 면허증 교부신청을 하면 그 신청한 날로부터 며칠 이내에 면허증을 교부해야 하는가?

① 1개월 ② 2개월
③ 5개월 ④ 10개월
⑤ 15개월

49. 보건복지부장관은 국가시험 실시에 관한 업무를 시험관리 능력이 있다고 인정하여 지정 · 고시할 수 있는데, 이 기관에 속하는 것은?

① 정부가 설립 · 운영비용의 일부를 출연한 비영리 법인일 것
② 정부가 설립 · 운영비용의 일부를 출연한 영리 법인일 것
③ 국가시험에 관한 조서 · 연구 등을 통하여 국가시험에 관한 전문적인 능력을 갖춘 영리 법인일 것
④ 정부가 비용의 일부를 출연한 법인일 것
⑤ 정부가 설립한 법인일 것

Interpretation

Interpretation

50. 과태료를 부과할 때에는 며칠 이상의 기간을 정하여 과태료 처분대상자에게 구술 또는 서면에 의한 의견진술의 기회를 주어야 하는가?

① 10일 ② 20일
③ 30일 ④ 40일
⑤ 50일

51. 위생사의 면허자격 취득을 위한 위생업무에 속하지 않는 것은?

*2004년 12월 기출문제

① 국가 공공단체 또는 국 · 공리의 위생시험기관에서 직무상 행하는 식품위생, 환경위생 및 위생시험에 관한 업무
② 식품위생법에 의한 식품위생 관리인의 업무
③ 근로자의 보건관리에 관한 업무
④ 감염병 예방법에 의한 예방접종을 하는 업무
⑤ 감염병 예방법에 의한 소독업무를 보조하는 업무

52. 위생사 면허대장에 기재하지 않아도 되는 것은?

① 면허의 종별
② 면허번호 및 면허 년월일
③ 성명, 주소
④ 국가시험 합격 년월일
⑤ 면허취소 또는 취업의 정지처분을 한 경우에는 그 사유 및 년월일과 정지처분 기간

53. 보건복지부장관으로부터 위생사 국가시험의 실시에 관한 업무를 위탁받은 기관을 무엇이라 하는가?

① 관계전문기관(국가시험관리기관)
② 관리공단
③ 인력공단
④ 보건전문기관
⑤ 보건원

54. 위생사 면허증을 잃어버리거나 못쓰게 된 때 또는 면허증의 기재사항에 변경이 있을 때에는 위생사 면허증 재교부 신청서를 누구에게 제출하여 재교부를 받는가?

*2000년 1월, 2005년 12월, 2006년 12월 기출문제

① 국무총리
② 보건복지부장관
③ 교육과학기술부장관
④ 고용노동부장관
⑤ 국립보건원장

55. 위생사 면허증의 재교부 사유에 해당하는 것은?

*2008년 12월 기출문제

① 잃어버리거나 못쓰게 된 때 또는 면허증의 기재사항에 변경이 있을 때
② 잃어버리거나 못쓰게 된 때
③ 잃어버렸을 때
④ 재교부 사유는 없음
⑤ 어떠한 경우든지 원할 때

56. 위생사라 함은 인체의 발육, 건강 및 생존에 관련되는 위생업무를 수행하는데 필요한 무엇과 기능을 가진 자인가?

*2002년 12월 기출문제

① 전문지식 ② 능력
③ 일반지식 ④ 위생지식
⑤ 위생보건

57. 위생사 면허를 취소하려고 할 때 청문은 누가 실시하는가?

*2001년 1월 기출문제

① 보건복지부장관
② 시 · 도지사
③ 특별시장
④ 국가고시원장
⑤ 시 · 군 · 구청장

Interpretation

2. 식품위생법

58. 식품위생법의 목적은? *2001년 1월, 2005년 12월, 2007년 12월 기출문제
① 위생상의 위해방지
② 식품영양의 질적 향상을 도모하는 것
③ 국민보건의 증진
④ ①, ②, ③번이다
⑤ ①, ②번이다

59. 식품위생법에서 정의하는 '식품'이란 무엇인가?
① 모든 음식물을 말한다.
② 음식물을 넣는 것을 말한다.
③ 의약품으로서 섭취하는 것을 제외한 모든 음식물을 말한다.
④ 음식물, 기구, 용기를 포함한 모든 것을 말한다.
⑤ 음식물과 합성품을 말한다.

60. 식품위생법에서 정의하는 '식품첨가물'에 관한 설명으로 적합하지 않은 것은?
① 제조 · 가공 · 보존 ② 첨가
③ 혼합 ④ 침윤
⑤ 추출

61. 식품위생법에서 정의하는 '화학적 합성품'을 얻는 방법이 아닌 것은? *2006년 12월, 2009년 12월 기출문제
① 분해반응 ② 중합반응
③ 추출반응 ④ 혼합
⑤ 발효반응

62. 식품위생법에서 정의하고 있는 '표시'를 바르게 표현한 것은? *2006년 12월, 2008년 12월 기출문제
① 식품, 첨가물에 기재하는 문자
② 식품, 첨가물, 기구에 기재하는 문자와 숫자
③ 식품을 종합하여 나타내는 것
④ 채취, 제조에 관한 모든 것
⑤ 식품, 첨가물, 기구 또는 용기, 포장에 기재하는 문자, 숫자 또는 도형을 말한다.

Interpretation

▶ 식품위생법에서 정의하고 있는 '식품'은 의약품으로서 섭취하는 것을 제외한 모든 음식물을 말하고, '표시'는 식품 · 첨가물 · 기구 또는 용기 · 포장에 기재하는 문자 · 숫자 또는 도형을 말한다.

63. 식품위생법에서 정의하는 '식품위생'에 해당하지 않는 것은?
*2001년 1월 기출문제

① 식품
② 식품첨가물
③ 기구 또는 용기
④ 치료를 목적으로 섭취하는 식품
⑤ 포장

64. 식품위생법에서 정의하는 '집단급식소'에 관한 설명으로 적절하지 않은 것은? *2001년 1월, 2007년 12월 기출문제

① 영리를 목적으로 한다.
② 기숙사, 학교, 병원 그 밖에 우생기관 등의 급식시설을 말한다.
③ 계속적으로 특정의 다수인에게 음식물을 제공하는 곳을 말한다.
④ 상시 1회 50인 이상에게 식사를 제공하는 급식소를 말한다.
⑤ 대통령령으로 정한 급식시설을 말한다.

65. 질병에 걸렸거나 또는 병사한 동물에 있어서 판매할 수 있는 부분은? *2004년 12월, 2005년 12월, 2008년 12월 기출문제

① 고기　　② 장기
③ 뼈　　④ 혈액
⑤ 가죽

66. 판매를 목적으로 하는 식품 또는 식품첨가물과 기구와 용기·포장의 표시에 관하여 필요한 기준은 누가 정하여 고시하는가?
*2003년 12월 기출문제

① 식품의약품안정청장　　② 시군구청장
③ 보건복지부장관　　④ 시도시사
⑤ 국립보건원장

67. 식품위생법에서 식품 등의 공전 작성에 있어 수록한 내용과 관계가 먼 것은?

① 식품첨가물의 기준과 규격
② 기구의 기준과 규격
③ 용기, 포장의 기준과 규격
④ 식품첨가물의 자가 기준과 규격
⑤ 식품첨가물 · 기구 및 용기, 포장의 표시 기준

Interpretation

Interpretation

68. 식품위생법에서 식품 등의 공전은 누가 작성·보급하여야 하는가? *2002년 12월, 2006년 12월, 2009년 12월 기출문제

① 보건복지부장관
② 식품의약품안전청장
③ 국립보건원장
④ 시도지사
⑤ 시군구청장

69. 판매를 목적으로 식품을 수입했을 때 신고하여야 하는 기관은?

① 환경부장관
② 건설교통부장관
③ 농림부장관
④ 행정자치부장관
⑤ 보건복지부장관

70. 식품위생감시원을 두지 않아도 되는 곳은?

① 보건복지부
② 서울특별시
③ 시·도
④ 시·군·구
⑤ 식품의약품안전청

71. 영업의 질서유지 또는 선량한 풍속을 유지하기 위하여 식품접객자에 대하여 영업시간을 제한할 수 있는 사람은? *2003년 12월, 2007년 12월 기출문제

① 환경부장관 ② 국무총리
③ 시·도지사 ④ 동장
⑤ 보건복지부장관

72. 조리사는 누구의 면허를 받는가? *2004년 12월 기출문제

① 식품의약품안전청장
② 보건복지부장관
③ 행정자치부장관
④ 국립보건원장
⑤ 시장 · 군수 또는 구청장

73. 식품위생심의위원회에서 조사 · 심의하는 사항이 아닌 것은?

*2001년 1월, 2006년 12월 기출문제

① 식중독 방지에 관한 사항
② 식품위생에 관한 중요사항
③ 식품 등의 기준과 규격에 관한 사항
④ 식품 등의 시험 · 검사
⑤ 국민영양의 조사 · 지도 및 교육에 관한 사항

74. 조합원의 영업시설에 관한 지도 · 경영지도 사업 등의 효율적인 수행을 위하여 자율지도원을 두는 곳은?

① 대위원회
② 영업소
③ 동업자조합(조합)
④ 식품공업협회
⑤ 식품위생연구원

75. 집단급식소를 설치 · 운영하고자 하는 자는 누구에게 신고하여야 하는가?

*2001년 1월, 2006년 12월, 2008년 12월, 2009년 12월 기출문제

① 시장 · 군수 또는 구청장
② 행정자치부장관
③ 보건복지부장관
④ 환경부장관
⑤ 식품의약품안전청장

76. 식중독을 일으킨 환자 또는 의심이 되는 자를 진단한 의사 또는 한의사는 누구에게 보고하여야 하는가?

*2002년 12월, 2007년 12월, 2009년 12월 기출문제

① 보건복지부장관
② 시도지사
③ 시군구청장
④ 식품의약품안전청장
⑤ 관할 보건소장 또는 보건지소장

Interpretation

Interpretation

77. 병육 등의 판매 등의 금지를 위반하여 병육을 판매한 자의 벌금으로 맞는 것은? *2002년 2월, 2005년 12월 기출문제

① 7년 이하의 징역 또는 1억 원 이하의 벌금
② 3년 이하의 징역 또는 2,000만 원 이하의 벌금
③ 2년 이하의 징역 또는 1,000만 원 이하의 벌금
④ 2,000만 원 이하의 벌금
⑤ 500만 원 이하의 벌금

78. 7년 이하의 징역 또는 1억 원 이하의 벌금에 처하는 경우가 아닌 것은?

① 위해식품 등의 판매 등 금지를 위반하고 위해식품을 판매한 자
② 병육 등의 판매 등의 금지를 위반하여 병육을 판매한 자
③ 기준·규격이 고시되지 아니한 화학적 합성품 등의 판매금지를 위반하여 판매를 한 자
④ 유독기구 등의 판매·사용금지를 위반하여 유독기구를 사용한 자
⑤ 영업시간 제한을 위반한 자

79. 식품위생감시원의 자격에 해당되지 않는 것은?

① 위생사
② 의사
③ 수의사
④ 식품산업기사
⑤ 환경관리기사

80. 식품위생감시원의 직무가 아닌 것은?
*2000년 1월, 2003년 12월, 2007년 12월, 2008년 12월 기출문제

① 시설기준의 적합여부에 관한 사항
② 행정처분의 이행여부에 관한 사항
③ 식품첨가물의 영업허가
④ 영업자 및 종업원의 위생교육 이행여부에 관한 사항
⑤ 표시기준 또는 과대광고금지의 위반여부에 관한 단속

81. 식품위생법에서 영업허가를 받는 업종이 아닌 것은?
*2007년 12월 기출문제

① 식품조사 처리업
② 단란주점업
③ 식품첨가물 제조업
④ 유흥주점 영업
⑤ 농어민 생산자 단체가 식품을 직접 제조 · 가공하는 경우

82. 시 · 군 · 구청장이 허가를 하는 업종은? *2008년 12월 기출문제

① 식품조사처리업
② 식품첨가물제조업
③ 식품보존업
④ 단란주점 영업, 유흥주점 영업
⑤ 식품운반업

83. 식품조사처리업의 허가권자는 누구인가? *2009년 12월 기출문제

① 시 · 도지사
② 시 · 군 · 구청장
③ 식품의약품안전청장
④ 보건복지부장관
⑤ 보건지소장

84. 시 · 도지사에게 신고를 하여야 할 영업이 아닌 것은?

① 용기, 포장류 제조업
② 식품운반업
③ 식품소분, 판매업(식품 등 수입판매업은 제외)
④ 식품첨가물 제조업
⑤ 식품제조, 가공업, 즉석판매제조, 가공업, 식품냉동, 냉장업, 휴게음식점 영업, 일반음식점 영업 및 위탁급식 영업

85. 수출을 목적으로 하는 식품 또는 식품첨가물의 기준과 규격은 누구의 요구에 의해 정할 수 있는가?

① 식품의약품안전청장
② 시장 · 군수 · 구청장
③ 보건복지부장관
④ 수입자
⑤ 수출진흥공단 협회장

Interpretation

▶ 식품가공업은 신고 업종이다.

Interpretation

86. 유전자 재조합기술을 활용하여 재배, 육성된 농·축·수산물 등을 원료로 하여 제조·가공한 식품 또는 식품첨가물의 표시에 관한 필요 기준은 누가 고시하는가?

① 보건복지부장관 ② 시장·군수·구청장
③ 농림부장관 ④ 시·도지사
⑤ 식품의약품안전청장

87. 식품영업자 및 그 종업원의 건강진단은 어디에서 정하는가?

① 총리령 ② 대통령령
③ 환경부령 ④ 보건복지부령
⑤ 식품의약품안전청장

88. '위해요소중점관리기준(HACCP)'은 누가 정하는가?

① 시장·군수 또는 구청장
② 행정안전부장관
③ 보건복지부장관
④ 환경부장관
⑤ 식품의약품안전청장

89. '위해요소중점관리기준'의 관리과정에 해당되는 것은?

＊2008년 12월 기출문제

① 식품의 원료관리, 제조과정, 가공과정, 조리과정, 유통의 모든 과정
② 식품의 원료관리, 제조과정, 가공과정, 조리의 모든 과정
③ 식품의 원료관리, 제조과정, 가공의 모든 과정
④ 식품의 원료관리, 제조과정의 모든 과정
⑤ 식품의 원료관리의 모든 과정

90. '위해요소중점관리기준'의 적용 음식들을 나열한 것은?

＊2006년 12월 기출문제

① 어묵, 냉동수산물
② 어묵, 냉동수산물, 피자류
③ 어묵, 냉동수산물, 피자류, 비가열음료
④ 어묵, 냉동수산물, 피자류, 비가열음료, 빙과류, 레토르트 식품
⑤ 어묵, 냉동수산물, 피자류, 비가열음료, 빙과류, 레토르트 식품, 배추김치

91. 시장·군수·구청장에게 신고를 하여야 할 영업이 아닌 것은?
① 옹기, 포장류 제조업
② 식품운반업
③ 식품소분·판매업(식품 등 수입판매업은 제외)
④ 식품첨가물 제조업
⑤ 식품제조·가공업, 즉석판매제조·가공업, 식품냉동·냉장업, 휴게 음식점 영업, 일반음식점 영업 및 위탁급식 영업

92. 식품을 채취, 제조, 조리하는 조리사들의 건강진단기간은?
*2009년 12월 기출문제
① 1개월 ② 3개월 ③ 6개월
④ 9개월 ⑤ 12개월

93. 조리사를 두어야 할 영업으로 틀린 것은?
① 특별법에 의하여 설립된 법인
② 국가 · 지방자치단체
③ 모든 음식점
④ 학교·병원·사회복지시설
⑤ 식품접객업 중 복어를 조리·판매하는 영업

94. 영양사를 두어야 할 집단급식소는 상시 몇 명 이상에게 식사를 제공하는가?
*2007년 12월 기출문제
① 50인 ② 100인 ③ 150인
④ 200인 ⑤ 250인

95. 식품위생심의위원회에 대한 설명으로 틀린 내용은?
① 위원의 임기는 3년이다.
② 심의위원회에는 전문분야별로 분과위원회를 둘 수 있다.
③ 위원장 1인과 부위원장 2인을 포함하여 100인 이내의 위원으로 구성한다.
④ 위원은 보건복지부장관이 임명 또는 위촉한다.
⑤ 위원은 식품위생 관계공무원과 식품 등에 관한 영업에 종사하는 자, 시민단체(비영리민간단체를 말함)가 추천하는 자 또는 식품위생에 관한 학식과 경험이 풍부한 자 중에서 임명 또는 위촉한다.

Interpretation

Interpretation

96. 식중독의 원인물질을 찾아내기 위하여 역학적 조사나 식중독 환자에 대한 세균학적 또는 이화학적인 시험에 의한 조사는 누가 하는가?

① 의사 및 한의사
② 시군청장
③ 시도지사
④ 식품의약품안전청장
⑤ 보건소장 또는 보건지소장

97. 병육 등의 판매 등이 금지되는 동물의 질병이 아닌 것은?

① 구간낭충
② 살모넬라증
③ 방선균증
④ 선모충증
⑤ 파스츄렐라병

98. 식품을 수입하고자 하는 자에게 수입신고필증을 교부하는 자는?

① 식품위생연구원
② 지방 식품의약품안전청장 또는 국립검역소장
③ 식품위생관리인
④ 보건소장 또는 군수
⑤ 중앙 식품의약품안전청장 또는 검역소장

99. 수입되는 식품이 통관절차 전에 하는 수입식품에 대한 검사의 종류가 아닌 것은?

① 서류검사
② 관능검사
③ 정밀검사
④ 육안검사
⑤ 무작위표본검사

100. 식품 등을 수거할 때 그 수거한 식품에 대한 봉인은 누가 하는가?
* 2003년 12월, 2005년 12월 기출문제

① 소속 공무원
② 수거자
③ 시장 · 군수
④ 식품위생관리인
⑤ 관계 공무원과 피수거자

101. 식품위생검사기관은 시험기록서를 최종검사일로부터 몇 년 보관하는가?

① 1년 ② 2년
③ 3년 ④ 6년
⑤ 15년

102. 식품위생검사기관은 검체를 채취한 후 검사를 실시함과 동시에 검체의 일부를 보관하도록 되어 있다. 검체의 보관기간은 며칠인가? *2002년 2월, 2008년 12월 기출문제

① 50일 ② 60일
③ 90일 ④ 100일
⑤ 200일

103. 식품위생검사기관으로 지정 받은 기관이 아닌 것은?

① 식품의약안전본부
② 국립검역소
③ 시도 보건환경연구원
④ 지방 식품의약품안전청
⑤ 국립수산물품질검사원

104. 식품 등을 제조 · 가공하는 영업을 하는 자는 자가 품질검사를 실시하여야 한다. 이때 자가 품질검사에 관한 기록서 보관기관은? *2002년 12월, 2006년 12월 기출문제

① 1년 ② 2년
③ 5년 ④ 10년
⑤ 15년

105. 식품위생법의 규정에 의해 영업에 종사하지 못하는 질병의 종류가 아닌 것은? *2006년 12월, 2007년 12월, 2008년 12월 기출문제

① 피부병, 그밖에 화농성 질환
② 제1군 감염병
③ B형 간염
④ 제3군 감염병 중 결핵(비전염성은 제외)
⑤ 후천성 면역결핍증(AIDS)

Interpretation

▶ 식품위생법의 규정에 의해 영업에 종사하지 못하는 질병의 종류로는 피부병 기타 화농성 질환, 제1군 감염병, 제3군 감염병 중 결핵(비전염성은 제외), 후천성 면역결핍증(AIDS) 등이 있다.

106. 식품접객영업자의 준수사항이 아닌 것은?

* 2000년 1월, 2005년 12월 기출문제

① 가두 유객행위를 할 것
② 손님을 꾀어서 끌어들이는 행위를 해서는 안 된다.
③ 조수보호법을 위반하여 포획한 야생동물을 사용한 식품을 조리·판매하여서는 안 된다.
④ 지정된 영업시간을 준수할 것
⑤ 업소 내의 풍기문란 행위를 방지하여야 한다.

107. 식품접객영업자의 준수사항 중 물수건에 대한 준수사항은?

* 2001년 1월 기출문제

① 알코올로 소독한다.
② 약품을 처리한다.
③ 건조시킨다.
④ 석탄산수로 처리한다.
⑤ 살균제 또는 열탕의 방법으로 소독한다.

Interpretation

3. 감염병 예방법

Interpretation

108. 감염병 예방법의 목적은?
① 감염병의 발생방지
② 감염병의 유행방지
③ 국민보건 향상 · 증진
④ 감염병의 발생방지와 감염병의 유행방지 및 국민보건 향상 · 증진
⑤ 정답이 없다

109. 제1군 감염병이 아닌 것은? *2002년 2월 기출문제
① 콜레라
② 세균성 이질
③ 장티푸스
④ 장출혈성 대장균감염증
⑤ 아메바성 이질

▶ **제1군 감염병**이란 마시는 물 또는 식품을 매개로 발생하고 집단 발생의 우려가 커서 발생하는 유행 즉시 방역대책을 수립하여야 하는 감염병을 말하며, 콜레라, 장티푸스, 파라티푸스, 세균성 이질, 장출혈성 대장균감염증, A형간염 등이다.

110. 제2군 감염병이 아닌 것은? *2001년 1월, 2005년 12월 기출문제
① 백일해, 수두
② 유행성 이하선염
③ 디프테리아
④ B형간염
⑤ 후천성 면역결핍증(AIDS)

▶ 제2군 감염병이란 예방접종을 통하여 예방 및 관리가 가능하여 국가예방접종사업의 대상이 되는 감염병을 말하며, 디프테리아, 백일해, 파상풍, 홍역, 유행성 이하선염, 풍진, 폴리오, B형간염, 일본뇌염, 수두 등이다.

111. 제3군 감염병이 아닌 것은?
*2002년 12월, 2004년 12월, 2006년 12월, 2007년 12월, 2009년 12월 기출문제
① 결핵
② 파상풍
③ 성병
④ 한센병
⑤ 후천성 면역결핍증(AIDS)

▶ **제3군 감염병**이란 간헐적으로 유행할 가능성이 있어 계속 그 발생을 감시하고 방역대책의 수립이 필요한 감염병을 말하며, 말라리아, 결핵, 한센병, 성홍열, 수막구균성수막염, 레지오넬라증, 비브리오패혈증, 발진티푸스, 발진열, 쯔쯔가무시증, 렙토스피라증, 브루셀라증, 탄저, 공수병, 신증후군출혈열, 인플루엔자, 후천성면역결핍증(AIDS), 매독, 크로이츠펠트-야콥병(CJD), 변종크로이츠펠트-야콥병(vCJD) 등이다.

112. 감염병의 설명이 잘못된 것은?
① 제2군 감염병 : 예방접종을 통하여 예방 가능한 감염병
② 제2군 감염병 : 대부분 호흡기계
③ 제3군 감염병 : 간헐적으로 유행할 가능성이 있는 감염병
④ 제3군 감염병 : 대부분 소화기계
⑤ 제2군 감염병 : 10종(디프테리아, 백일해, 파상풍, 홍역, 소아마비, 풍진, 유행성이하선염, 폴리오, B형간염, 수두, 일본뇌염)

113. 국내 유입이 우려되는 해외유행 감염병으로 방역대책을 수립하여야 하는 감염병? *2008년 12월, 2009년 12월 기출문제
① 제1군 감염병
② 제2군 감염병
③ 제3군 감염병
④ 지정 감염병
⑤ 제4군 감염병

114. 격리수용 방법 중 맞지 않은 것은? *2007년 12월 기출문제
① 접촉격리대상 감염병 : 제1군 감염병 중 장티푸스, 파라티푸스, 세균성이질, 콜레라, 장출혈성 대장균감염증
② 호흡기격리대상 감염병 : 페스트, 제3군 감염병 중 성홍열환자, 수막염환자, 생물테러감염병 환자
③ 접촉격리대상 감염병의 격리 수용기간 : 콜레라, 세균성이질, 장 출혈성 대장균감염증은 항생제 치료 종료 48시간이 지난 후 24시간 간격으로 대변에서 병원체를 확인하기 위한 검사를 실시하여 그 결과 2회 이상 음성일 때, 장티푸스, 파라티푸스는 항생제 치료종료 48시간이 지난 후 24시간 간격으로 대변에서 병원체를 인하기 위한 검사를 실시하여 그 결과 3회 이상 음성인 때, 생물 테러감염병은 당해 감염병의 증상 및 전염력이 소멸된 때
④ 호흡기 격리대상 감염병의 격리 수용기간 : 페스트는 치료개시 후 48시간, 제3군 감염병은 치료개시 후 24시간, 제4군 감염병 및 생물테러감염병은 당해 감염병의 증상 및 전염력이 소멸된 때
⑤ 격리대상 질환의 격리 수용기간 : 감염병환자로 진단받은 때부터 치료를 통하여 주요증상이 쇠퇴하여 미생물학적 검사결과 그 병원체를 발견할 수 없을 때까지

Interpretation

115. 용어의 정의가 잘못된 것은?
① 감염병 환자 : 감염병의 병원체가 인체 내에 침입하여 증상을 나타내는 자로서 의사의 진단 결과 확인된 자
② 감염병 의사 환자 : 감염병 병원체가 인체 내에 침입한 것으로 의심이 되나 의사의 진단 또는 보건복지부령이 정하는 기관의 실험실 검사를 통하여 확인되기 전 단계의 자
③ 감염병 병원체 보유자 : 임상적인 증상은 없으나 감염병 병원체를 보유하고 있는 자
④ 역학조사 : 감염병 환자 등이 발생한 경우 감염병의 차단과 확산 방지 또는 감염병 예방접종 부작용 사례가 발생한 경우 그 원인을 규명하기 위한 활동
⑤ 역학조사 : 감염병을 치료하기 위한 조사

116. 국가 및 지방자치단체가 감염병의 예방 등 방역대책을 마련하기 위한 사업내용이 아닌 것은?
① 감염병의 예방 및 관리대책의 수립
② 감염병 환자 등의 보호 및 진료
③ 감염병에 관한 교육 및 보호
④ 감염병에 관한 정보의 수집 · 분석 및 제공
⑤ 감염병 환자격리

117. 의사 또는 한의사는 제1군 · 제2군 · 제4군 감염병 및 제3군의 탄저환자를 진단하였거나 시체를 검안하였을 때 즉시 누구에게 신고하는가? *2004년 12월 기출문제
① 보건소장을 거쳐 보건복지부장관
② 시도지사
③ 보건소장을 거쳐 시 · 도지사
④ 보건복지부장관
⑤ 감염병 환자를 관할하는 소재지의 보건소장

118. 의사 또는 한의사가 탄저병 환자를 진단하였을 때의 신고 시기는? *2006년 12월, 2008년 12월 기출문제
① 즉시 ② 5일 이내
③ 6일 이내 ④ 7일 이내
⑤ 8일 이내

Interpretation

Interpretation

119. 의사 또는 한의사는 제3군 및 지정감염병 환자 등을 진단하였을 때에는 며칠 이내에 감염병 환자를 관할하는 보건소장에게 신고를 하여야 하는가?

① 5일 ② 7일
③ 10일 ④ 12일
⑤ 15일

120. 제1군 감염병 환자가 사망하였을 때 기타 신고의무자에 속하지 않는 자는? *2000년 1월, 2005년 12월 기출문제

① 세대주
② 군부대 소속부대장
③ 양호교사
④ 관공서장
⑤ 병원의 경영자

121. 보건복지부의 직속기관은? *2006년 12월 기출문제

① 질병관리본부 ② 보건소
③ 보건지소 ④ 병원
⑤ 의원

122. 제1군 감염병 환자가 사망하였을 때 기타 신고의무자는 어떻게 하여야 하는가? *2003년 12월 기출문제

① 소재지의 보건소장에게 즉시 신고한다.
② 시장에게 신고한다.
③ 보건복지부에 신고한다.
④ 시도지사에게 신고한다.
⑤ 동사무소에 신고한다.

123. 의사 또는 한의사는 제1군 감염병 환자나 또는 2군 감염병 환자 중 일본뇌염 환자가 퇴원·치료·사망 또는 주소변경이 있을 때 누구에게 신고하나?

① 읍·면·동사무소 ② 보건소장
③ 국립검역소장 ④ 보건복지부장관
⑤ 시·군·구청장

124. 의사 또는 한의사는 감염병 환자 등의 퇴원·치료·사망 또는 주소변경이 있을 때에도 보건소장에게 신고하여야 한다. 신고대상 감염병에 속하지 않는 것은? * 2007년 12월 기출문제

① 장티푸스 ② 세균성이질
③ 파라티푸스 ④ 일본뇌염
⑤ 소아마비

125. 보건소장은 관할구역 내 감염병 환자 등에 관하여 신고 또는 보고를 받았을 때 어디에서 정하는 바에 의해 감염병 환자 등의 명부를 작성·보관·보고하여야 하는가?

① 대통령령
② 총리령
③ 보건복지부령
④ 지방자치단체법
⑤ 지역보건법

126. "보건소장 등의 보고" 순서는?

① 보건소장 → 시·군·구청장 → 특별시장, 광역시장 또는 도지사 → 보건복지부장
② 보건복지부장 → 보건소장 → 시·군·구청장 → 특별시장, 광역시장 또는 도지사
③ 보건소장 → 시·군·구청장 → 특별시장, 광역시장 또는 도지사 → 군수
④ 시·군·구청장 → 특별시장, 광역시장 또는 도지사 → 보건복지부 장관 → 보건소장
⑤ 보건소장 → 시·군·구청장 → 보건복지부장 → 특별시장, 광역시장 또는 도지사

127. 국내외 감염병의 발생을 감시하고 감염병에 관한 정보를 수집, 관리하는 자는?

① 질병관리본부장, 보건복지부장관, 시·도지사
② 질병관리본부장, 시·도지사
③ 보건복지부장관, 군수
④ 군수
⑤ 질병관리본부장, 보건복지부장관, 시·도지사, 군수

Interpretation

Interpretation

128. "제1군 감염병이 발생하였거나 제2군, 제4군 감염병, 지정감염병, 생물테러감염병 또는 인축공통감염병이 유행할 우려가 있을 때 역학조사를 실시할 수 있는 자는?

① 질병관리본부장, 구청장, 시·도지사
② 질병관리본부장, 시·도지사
③ 구청장, 보건소장
④ 보건소장
⑤ 질병관리본부장, 구청장, 시·도지사, 보건소장

129. 제1군 감염병 유행에 대한 방역조치 상 교통을 일정한 기간 차단, 감염된 의심이 있는 자를 일정기간 격리, 오염된 장소에 대해 소독조치 등을 취해야 되는 자는? *2008년 12월 기출문제

① 시·도지사
② 질병관리본부장
③ 시·군·구청장
④ 보건소장
⑤ 보건복지부장관

130. 감염병에 감염되었으리라고 의심되는 충분한 이유가 있는 자에게 누가 건강진단을 받거나 예방접종을 받을 것을 명할 수 있는가? *2000년 1월, 2005년 12월, 2008년 12월 기출문제

① 식품의약품안전청장
② 보건복지부장관
③ 국립검역소장
④ 시·군·구청장
⑤ 시·도지사

131. 보건복지부장관의 자문에 응하여 예방접종심의위원회와 예방접종 피해보상심의위원회를 둘 수 있는 곳은?

① 식품의약품안전청장
② 보건복지부
③ 국립검역소
④ 시·군·구
⑤ 질병관리본부

132. 정기예방접종은 누가 실시하는가? *2002년 2월 기출문제

① 시 · 도지사
② 시 · 군 · 구청장
③ 읍 · 면 · 동장
④ 국립검역소장
⑤ 보건소장

133. 정기예방접종을 실시하여야 하는 질병이 아닌 것은?
*2002년 12월, 2007년 12월, 2008년 12월 기출문제

① 디프테리아
② 유행성 이하선염
③ 풍진
④ 파상풍
⑤ 아메바성 이질

134. 정기 또는 임시예방접종을 시행하고자 할 때 누가 예방접종 공고를 하나?

① 시 · 도지사
② 시 · 군 · 구청장
③ 보건소장
④ 보건복지부장관
⑤ 국립보건원장

135. 예방접종의 공고에 관한 사항이 아닌 것은? *2000년 1월 기출문제

① 기일
② 장소
③ 예방접종의 종류
④ 예방접종을 받을 범위
⑤ 예방접종 약의 양

136. 예방접종의 효과적 시행을 위해 일정량 예방접종약을 계획 생산할 수 있는 자는 ?

① 보건복지부장관
② 시 · 도지사
③ 시장 · 군수
④ 국립검역소장
⑤ 국립보건원장

Interpretation

Interpretation

137. 예방접종을 받은 자에게 예방접종증명서를 교부하는 자는?
*2000년 1월, 2005년 12월, 2006년 12월, 2007년 12월, 2009년 12월 기출문제
① 보건소장
② 시·도지사
③ 시·군·구청장
④ 보건복지부장관
⑤ 검역소장

138. 예방접종에 관한 기록은 어디에서 정하는 바에 의하여 작성·보관하여야 하는가?
① 대통령령
② 보건복지부령
③ 공중보건법
④ 위생사 등의 법률
⑤ 검역소법

139. 예방접종의 효과 및 부작용에 관하여 조사하고, 예방접종으로 인한 부작용으로 의심되는 경우 역학조사를 실시하는 자는?
① 질병관리본부장
② 보건복지부장관
③ 의사
④ 시·군·구청장
⑤ 시·도지사

140. 예방접종의 실시기준과 방법 등에 관하여 필요한 사항은 어디서 정하는가?
① 총리령
② 대통령령
③ 환경부령
④ 보건복지부령
⑤ 식품의약품안전청장

141. 감염병의 예방, 감염병 환자 등의 진료 및 입소에 필요한 감염병 예방시설을 설치할 수 없는 자는?
① 시·도지사 ② 시장
③ 군수 ④ 구청장
⑤ 보건소장

142. 제1군 감염병 유행에 대한 방역조치상 교통을 일정한 기간 차단, 감염된 의심이 있는 자를 일정한 기간 격리시키는 것, 오염된 장소에 대한 소독 등의 조치를 취하는 자는?

*2008년 12월 기출문제

① 시 · 도지사
② 보건복지부장관
③ 시 · 군 · 구청장
④ 보건소장
⑤ 질병관리본부장

143. 감염병 환자가 발생한 장소 또는 감염병 병원체에 오염되었다고 의심되는 장소의 소독 및 필요한 조치의 시행의무자는?
① 구청장
② 관할 도지사
③ 기타 신고의무자
④ 보건복지부장관
⑤ 시장 · 군수

144. 소독업을 하고자 하는 자는 어디서 정하는 시설 · 장비 및 인력을 갖추어 어떻게 하여야 하는가? *2002년 12월 기출문제
① 보건복지부령 – 시 · 군 · 구청장 – 신고
② 보건복지부령 – 시 · 군 · 구청장 – 허가
③ 보건소령 – 보건소장 – 신고
④ 환경부령 – 시 · 도지사 – 신고
⑤ 보건복지부령 – 보건복지부장관 – 등록

145. 소독업 신고를 한 자가 그 영업을 30일 이상 휴업하거나 또는 폐업을 하고자 할 때는 어디서 정하는 바에 따라 시 · 군 · 구청장에게 신고하여야 하는가?
① 총리령 ② 검역법
③ 보건복지부령 ④ 지역보건법
⑤ 대통령령

Interpretation

Interpretation

146. 방역관을 두지 않아도 되는 곳은?

① 질병관리본부 ② 서울특별시
③ 광역시 ④ 충청북도
⑤ 중원군

147. 예방위원을 유급위원으로 둘 수 있는 인구비율이 맞게 된 것은?

① 인구 1만 명에 1인 비율
② 인구 1만 명에 2인 비율
③ 인구 2만 명에 1인 비율
④ 인구 2만 명에 2인 비율
⑤ 인구 3만 명에 1인 비율

148. 감염병 예방사무에 종사하기 위하여 예방위원을 둘 수 있는 곳은?

① 특별시 ② 광역시
③ 시·도 ④ 시·군·구
⑤ 읍·면·동

149. 시·군·구가 부담할 경비가 아닌 것은?

① 감염병 예방시설에 관한 경비
② 예방위원에 관한 경비
③ 식수공급에 요하는 경비
④ 예방접종의 시행에 소요되는 경비
⑤ 격리병사에 소요되는 경비

150. 시·도가 보조할 경비에 관한 내용이다. 시·군·구가 부담할 경비는 어디에서 정한 바에 의하여 시·군·구가 지출할 경비의 2/3를 보조하여야 하는가?

① 대통령령 ② 총리령
③ 보건복지부령 ④ 환경부령
⑤ 지역보건법

151. 국고가 부담할 경비가 아닌 것은?

① 예방접종 약 생산비
② 국립 예방시설에 관한 경비
③ 감염병 예방홍보에 관한 경비
④ 개인요양소에서 소요되는 경비
⑤ 예방접종으로 인한 피해보상을 위한 경비

152. 국고가 보조해야 할 경비가 아닌 것은 어느 것인가?

* 2002년 12월 기출문제

① 감염병 예방시설에 요하는 경비의 1/2 이상
② 사립 3군 감염병 요양소에 소요되는 경비의 일부
③ 감염병 예방홍보에 관한 경비
④ 한센병의 예방 및 진료업무를 수행하는데 소요되는 경비의 전액 또는 일부
⑤ 시 · 도가 부담할 경비의 1/2 이상

153. 제4군 감염병이라 중 보건복지부령이 정하는 감염병에 속하지 않는 감염병은?
① 황열
② 뎅기열
③ 페스트
④ 급성호흡기 증후군
⑤ 일본뇌염

154. 감염병 환자 및 감염병 의사환자를 진단할 수 있는 기관이 아닌 것은?
① 질병관리본부
② 국립검역소
③ 개인병원
④ 시·군·구 보건소
⑤ 특별시·광역시·도 보건환경연구원

155. 의사 또는 한의사가 감염병 환자를 진단 후 신고방법으로 옳은 것은?
① 서면
② 서면, 구두
③ 서면, 구두, 전보
④ 서면, 구두, 전보, 전화
⑤ 서면, 구두, 전보, 전화 또는 컴퓨터 통신

Interpretation

▶ 페스트는 감염병 예방법으로 법이 바뀌면서 1군에서 4군이 되었다.

156. 표본감시의료기관이 감시하여야 하는 감염병이 아닌 것은?
* 2006년 12월, 2007년 12월, 2008년 12월 기출문제

① 제5군 감염병
② 회충증
③ 인플루엔자
④ 지정감염병
⑤ 결핵

157. "질병관리본부장은 표본감시감염 병별로 구분하여 시·도지사의 추천을 받아 표본감시의료기관을 지정하여야 한다."에서 실제로 감염병 연결이 잘못된 것은? * 2007년 12월 기출문제

① B형 간염 및 성병 중 선천성 매독은 산부인과 진료과목이 있는 의원
② 선천성 매독을 제외한 성병은 비뇨기과, 산부인과 또는 피부과 진료과목이 있는 의료기관이나 보건소
③ 인플루엔자는 소아과, 내과, 가정의학과 또는 이비인후과 진료 과목이 있는 의료기관이나 보건소
④ 지정감염병은 보건의료기관, 종합전문요양기관, 의과대학, 지정 감염병에 관한 연구 및 학술발표 등을 목적으로 결성된 학회
⑤ B형 간염 및 성병 중 선천성 매독은 요양소나 진료소

158. 감염병 예방법에서 시·군·구청장이 건강진단 또는 감염염 예방에 필요한 예방접종을 받을 것을 명할 수 있는 범위에 속하지 않는 것은?

① 환자를 소독한 자
② 감염병 환자 등의 가족 또는 동거인
③ 감염병 발생지역에 거주하는 자
④ 감염병 발생지역에 출입하는 자로 감염 의심이 있는 자
⑤ 감염병 환자 등과 접촉하여 감염 의심이 있는 자

159. 예방접종 공시는 예방접종일 며칠 전까지 신문이나 게시판에 공고 하여야 하는가?

① 3일 전 ② 4일 전
③ 56일 전 ④ 10일 전
⑤ 20일 전

Interpretation

▶ 표본감시의료기관이 감시하여야 하는 감염 병으로는 제3군 감염 병 중 인플루엔자, 지정 감염 병 모두, 그리고 제 5군 감염 병을 말한다.

160. 예방접종에 관한 기록은 몇 년간 보관하는가?

*2002년 2월 기출문제

① 1년 ② 2년
③ 3년 ④ 4년
⑤ 10년

161. 정기예방접종을 위탁할 수 있는 곳은? *2007년 12월 기출문제

① 종합병원, 병원, 의원, 한의원
② 종합병원, 병원, 의원
③ 종합병원, 병원
④ 종합병원
⑤ 보건소

162. 감염병환자의 예방·진료 및 입소에 필요한 격리치료병원·격리 치료의원·격리소·요양소 또는 진료소를 설치하고자 하는 경우 그 시설규모가 맞지 않는 것은?

① 격리치료병원 : 병원에 해당하는 시설
② 격리치료의원 : 의원에 해당하는 시설
③ 격리소 : 의원에 해당하는 시설
④ 요양소 : 의원에 해당하는 시설
⑤ 진료소 : 의원에 해당하는 시설

163. 제3군 감염병 환자의 예방시설은 어느 것인가?

① 감염 병원 ② 요양소
③ 국립병원 ④ 진료소
⑤ 보건소

164. 성병검사를 받지 않아도 되는 사람은? *2006년 12월 기출문제

① 특수 업태부 ② 다방의 여자종업원
③ 유흥접객원 ④ 안마시술소의 여자종업원
⑤ 음식점 종업원

Interpretation

▶ 시·군·구청장은 정기예방접종의 질병에 관하여 보건소를 통하여 정기예방접종을 하여야 한다. 시·군·구청장은 보건소를 이용하기에 불편한 주민 등에 대한 예방접종업무를 종합병원, 병원, 요양병원, 의원 중에서 시·군·구청장이 지정하는 의료기관에 위탁할 수 있다.

▶ 격리치료병원 및 요양소는 병원에 해당하는 시설, 격리치료의원 및 진료소는 의원에 해당하는 시설, 격리소는 의원에 해당하는 시설 등이다.

165. 소독의 방법이 아닌 것은? *2004년 12월, 2009년 12월 기출문제

① 소각
② 증기소독
③ 끓는 물 소독
④ 약물소독
⑤ 살균소독

166. 소독의무 대상시설이 아닌 것은? *2007년 12월, 2009년 12월 기출문제

① 300세대 이상의 공동주택
② 객실 20실 이상의 숙박업소
③ 연면적 300제곱미터 이상의 식품접객업소
④ 300석 이상의 공연장
⑤ 200세대 이상의 공동주택

167. 소독업자는 소독실시 사항을 기록하여 몇 년간 보관하여야 하는가? *2002년 2월, 2008년 12월 기출문제

① 1년 ② 2년
③ 3년 ④ 5년
⑤ 10년

168. 소독업자는 소독업의 신고를 한 날로부터 며칠 이내 교육을 받아야 하는가? *2002년 2월, 2005년 12월 기출문제

① 3개월(90일)
② 6개월(180일)
③ 1년(365일)
④ 3년(1,095일)
⑤ 5년(1,825일)

169. 검역위원의 직무에 해당하지 않는 것은?

① 감염병의 병원체 규명
② 감염병 병원체에 오염된 장소소독
③ 주민계몽 및 위생교육
④ 감염원의 조사, 감염경로의 추적 등 역학조사
⑤ 감염병 환자 등의 추적, 격리수용 및 감시

Interpretation

▶ 소독의무 대상시설은
① 300세대 이상의 공동주택
② 객실 20실 이상의 숙박업소
③ 연면적 300제곱미터 이상의 식품접객업소
④ 300석 이상의 공연장
⑤ 연면적 300제곱미터 이상의 식품접객업소
⑥ 연면적 300제곱미터 이상의 고속버스 대합실
⑦ 종합병원
⑧ 병원
⑨ 치과병원
⑩ 한방병원
⑪ 1회 100명 이상의 식사를 제공하는 집단급식업소 등이 해당된다.

170. 검역위원의 임명권자는?

① 동장
② 보건복지부장관
③ 국무총리
④ 시·도지사
⑤ 시·군·구청장

171. 예방위원의 임명권자는?

① 국립보건원장
② 보건소장
③ 보건복지부장관
④ 시·군·구청장
⑤ 경기도지사

172. 예방위원의 직무가 아닌 것은?

① 감염병 환자 등의 관리 및 치료에 관한 기술자문에 관한 사항
② 감염병 발생의 정보수집 및 판단
③ 역학조사에 관한 사항
④ 주민계몽 및 위생교육
⑤ 감염병 병원체에 오염된 장소 소독

Interpretation

4. 먹는물 관리법

Interpretation

173. 모든 국민이 질 좋은 먹는물을 공급받을 수 있도록 합리적인 시책을 마련하여 물 관련 영업자에게 지도 및 관리를 하여야 하는 곳은? *2004년 12월 기출문제

① 국가 및 지방자치단체
② 국무총리
③ 보건복지부
④ 환경부
⑤ 식품의약품안전청

174. 먹는물이란? *2000년 1월, 2006년 12월 기출문제

① 먹는물이란 자연 상태의 물과 자연 상태의 물을 먹는데 적합하게 처리한 수돗물, 먹는 샘물, 먹는 해양 심층수 등
② 먹는물이란 먹는 물을 제조한 것
③ 먹는물이란 생물학적 과정을 거친 물
④ 먹는물이란 자연 상태의 물
⑤ 먹는물이란 지하수의 물

▶ **먹는물**이란 자연 상태의 물과 자연 상태의 물을 먹는데 적합하게 처리한 수돗물, 먹는 샘물, 먹는 해양 심층수 등이다.

175. 먹는 샘물이란? *2009년 12월 기출문제

① 자연 상태의 물과 자연 상태의 물을 먹는데 적합하게 처리한 수돗물, 먹는 샘물, 먹는 해양 심층수
② 암반대수층의 지하수 또는 용천수 등 수질의 안정성을 계속 유지할 수 있는 자연 상태의 깨끗한 물을 먹는 데 적합하도록 물리적 처리 등의 방법으로 제조한 물
③ 생물학적 과정을 거친 물
④ 자연 상태의 물
⑤ 지하수의 물

▶ **먹는 샘물**이란 암반대수층의 지하수 또는 용천수 등 수질의 안정성을 계속 유지할 수 있는 자연 상태의 깨끗한 물을 먹는데 적합하도록 물리적 처리 등의 방법으로 제조한 물이다.
수 처리제란 자연 상태의 물을 정수 또는 소독하거나 먹는물 공급시설의 산화방지를 위하여 첨가하는 제제이다.
정수기란 물리적 · 화학적 또는 생물학적 과정을 거쳐 먹는물의 수질기준에 적합하게 하는 기구이다.

176. 수질관리기준을 정하여 보급하고 먹는물의 수질관리를 위하여 필요한 시책을 마련하는 자는?

① 시·군·구청장
② 식품의약품안전청장
③ 환경부장관
④ 보건복지부장관
⑤ 시·도지사

177. 먹는물의 수질기준 및 검사횟수는 어디서 정하는가?

*2001년 1월 기출문제

① 시·군·구청장
② 총리령
③ 환경부령
④ 보건복지부령
⑤ 고용노동부령

178. 먹는물 공동시설의 알맞은 관리를 위하여 필요한 조치를 하여야 하는 사람은?

① 보건복지부장관
② 시·군·구청장
③ 시·도지사
④ 환경부장관
⑤ 식품의약품안전청장

179. 샘물개발허가의 유효기간과 연장기간은?

*2006년 12월, 2008년 12월 기출문제

① 유효기간 1년, 연장기간 6개월
② 유효기간 1년, 연장기간 1년
③ 유효기간 2년, 연장기간 1년
④ 유효기간 3년, 연장기간 3년
⑤ 유효기간 5년, 연장기간 5년

Interpretation

Interpretation

180. 환경영향조사 대행자로 등록하고자 하는 자는 등록신청서를 누구에게 제출해야 하나?
① 대통령
② 국무총리
③ 환경부장관
④ 건설교통부장관
⑤ 지방환경 관서의 장

181. 먹는 샘물 제조업을 하고자 하는 자에게 필요한 사항과 관련 기관장이 바르게 연결된 것은? *2009년 12월 기출문제
① 시·군·구청장 – 허가
② 보건복지부장관 – 허가
③ 시·군·구청장 – 신고
④ 시·도지사 – 허가
⑤ 환경부장관 – 신고

182. 정수기 제조업을 하고자 하는 자는 누구에게 무엇을 받아야 하는가? *2008년 12월 기출문제
① 시·군·구청장 – 허가
② 환경부장관 – 신고
③ 보건복지부장관 – 등록
④ 환경부장관 – 허가
⑤ 시·도지사 – 신고

183. 수처리제 제조업을 하고자 하는 자는 어떻게 하여야 하는가? *2006년 12월 기출문제
① 시·군·구청장 – 허가
② 환경부장관 – 신고
③ 보건복지부장관 – 등록
④ 환경부장관 – 등록
⑤ 시·도지사 – 등록

184. 먹는 샘물의 수입판매업을 하고자 하는 자는 누구에게 등록하여야 하는가? *2001년 1월, 2007년 12월 기출문제

① 시장·군수
② 보건복지부장관
③ 환경부장관
④ 시·도지사
⑤ 식품의약품안전청장

185. 환경부장관은 먹는 샘물 평균판매가액의 얼마의 범위 안에서 대통령령이 정하는 부담금을 부과·징수해야 하는가?

① 10/100 ② 20/100
③ 30/100 ④ 40/100
⑤ 50/100

186. 먹는 샘물 및 수처리제 등에 관하여 필요한 기준을 정할 수 있는 자는?

① 식품의약품안전청장
② 보건복지부장관
③ 환경부장관
④ 시·도지사
⑤ 보건원장

187. 먹는물 관련 영업장에 대해 관계공무원이 출입·검사·수거·장부 열람 등을 할 수 있는 장소가 아닌 곳은?

① 영업장소 ② 사무소
③ 창고 ④ 제조소
⑤ 운반소

188. 환경보전 또는 국민보건에 중대한 위해가 발생하거나, 발생할 우려가 있다고 인정될 때 먹는물 관련 영업자에게 필요한 지도와 명령을 할 수 없는 자는? *2001년 1월 기출문제

① 환경부장관 ② 특별시장
③ 광역시장 ④ 도지사
⑤ 시장·군수

Interpretation

▶ **먹는물 관련 영업**이란 먹는 샘물의 제조업·수입판매업, 수 처리제 제조업 및 정수기의 제조업·수입판매업 등을 말한다.

189. 시·도지사는 먹는물 관련자에게 영업정지에 갈음하여 얼마 이하의 과징금을 부과할 수 있는가? *2002년 2월, 2008년 12월 기출문제

① 5천만원 ② 4천만원
③ 3천만원 ④ 2천만원
⑤ 일천만원

190. 환경부장관이 국고로 경비일부 또는 전부를 보조할 수 있는 것이 아닌 것은?

① 먹는물 수질감사원의 운영에 드는 경비
② 검사 기관에서 검사에 소요되는 경비
③ 먹는 샘물의 등의 수거에 소요되는 경비
④ 먹는물 개발에 필요한 경비
⑤ 먹는 샘물 및 용기들을 폐기하는데 소요되는 경비

191. 먹는물 수질감시원을 임명할 수 없는 자는?

① 환경부장관
② 특별시장
③ 도지사
④ 시·군·구청장
⑤ 식품의약품안전청장

192. 먹는물 수질감시원 자격이 아닌 것은? *2009년 12월 기출문제

① 위생시험사
② 위생사
③ 수질환경기사
④ 대기환경기사, 산업위생기사
⑤ 1년 이상 환경행정 또는 식품위생행정 분야의 사무에 종사한 자

193. 먹는 샘물의 광고를 금지 또는 제한할 수 있는 자는?

① 식품의약품안전청장
② 시장
③ 보건복지부장관
④ 환경부장관
⑤ 군수

194. 먹는물 공동시설의 관리대상에 해당되는 항목은?
*2001년 1월, 2003년 12월, 2005년 12월 기출문제

① 상시 이용인구가 50인 이상인 것으로 소재지의 시장군수구청이 지정한 시설
② 상시 이용인구가 40인 이상인 것으로 소재지의 시장군수구청이 지정한 시설
③ 상시 이용인구가 30인 이상인 것으로 소재지의 시장군수구청이 지정한 시설
④ 상시 이용인구가 50인 이상인 것으로 소재지의 시도지사가 지정한 시설
⑤ 상시 이용인구가 30인 이상인 것으로 소재지의 시도지사가 지정한 시설

195. 먹는물 공정도는?
*2006년 12월 기출문제

① 취수 → 원수저장 → 정수 → 자외선살균 → 처리수 저장 → 충전 → 검사 → 포장
② 원수저장 → 취수 → 정수 → 자외선살균 → 처리수 저장 → 충전 → 검사 → 포장
③ 취수 → 원수저장 → 자외선살균 → 정수 → 처리수 저장 → 충전 → 검사 → 포장
④ 취수 → 원수저장 → 정수 → 자외선살균 → 충전 → 처리수 저장 → 검사 → 포장
⑤ 취수 → 원수저장 → 정수 → 자외선살균 → 처리수 저장 → 충전 → 포장 → 검사

196. 먹는 샘물 제조업자는 생산 및 작업일지를 작성일부터 얼마나 보존하는가?
*2001년 1월, 2005년 12월, 2007년 12월 기출문제

① 1개월
② 1년
③ 3년
④ 5년
⑤ 7년

Interpretation

▶ **먹는물 공동시설**이란 여러 사람에게 먹는물을 공급할 목적으로 개발하였거나 저절로 형성된 약수터, 샘터 및 우물 등을 말한다.

Interpretation

197. 먹는 샘물 제조업자는 자가품질검사 내용이 잘못된 것은?
① 먹는 샘물에 대한 일반세균 : 매주 2회 이상 실시
② 먹는 샘물에 대한 대장균군 : 매주 2회 이상 실시
③ 먹는 샘물에 대한 수소이온농도 : 매일 1회 이상 실시
④ 먹는 샘물에 대한 냄새와 맛 : 매일 1회 이상 실시
⑤ 먹는 샘물에 대한 탁도와 색도 : 매주 1회 이상 실시

198. 먹는 샘물에 대한 기준 중 매일 1회 이상 측정하여야 하는 항목은? *2002년 2월, 2005년 12월, 2007년 12월, 2008년 12월 기출문제
① 냄새, 맛, 탁도, 색도, 수소이온
② 냄새, 맛, 탁도, 대장균군
③ 냄새, 맛, 탁도, 일반세균
④ 맛, 탁도, 색도, 수소이온, 대장균군
⑤ 맛, 탁도, 색도, 수소이온, 일반세균

199. 먹는물 수질검사기관이 아닌 것은?
① 국립환경과학원
② 지방환경청
③ 보건환경연구원
④ 보건복지부
⑤ 상수도 연구소

200. 먹는물 관련영업의 시설개선 명령기간은?
① 1개월 ② 3개월
③ 5개월 ④ 1년
⑤ 3년

201. 먹는물 관련영업자가 영업정지 처분을 받았을 때 게시문을 부착하는 자는?
① 식품의약품안전청장
② 시·도지사
③ 보건복지부장관
④ 환경부장관
⑤ 시장·군수·구청장

202. 먹는물의 수질기준 중 일반세균 기준은?
① 1mL 중 10 cfu를 넘지 아니할 것
② 1mL 중 50 cfu를 넘지 아니할 것
③ 1mL 중 100 cfu를 넘지 아니할 것
④ 1mL 중 200 cfu를 넘지 아니할 것
⑤ 1mL 중 1,000 cfu를 넘지 아니할 것

203. 먹는물의 수질기준 중 대장균군 기준은?
① 10mL 중 검출되지 않을 것
② 50mL 중 검출되지 않을 것
③ 100mL 중 검출되지 않을 것
④ 200mL 중 검출되지 않을 것
⑤ 1,000mL 중 검출되지 않을 것

204. 먹는물의 수질기준에 포함되지 않는 것은? *2007년 12월 기출문제
① 시안 ② 수소이온농도
③ 방사성 물질 ④ 잔류염소
⑤ 탁도

205. 먹는물의 수질기준 중 색도의 기준은?
① 1도를 넘지 아니할 것
② 2도를 넘지 아니할 것
③ 3도를 넘지 아니할 것
④ 4도를 넘지 아니할 것
⑤ 5도를 넘지 아니할 것

206. 먹는물 기준에서 탁도의 기준은?
① 1mg/L ② 10mg/L
③ 1도 ④ 2도
⑤ 1NTU

207. 샘물 기준에서 과망간산칼륨 기준은? *2009년 12월 기출문제
① 10mg/L ② 50mg/L
③ 150mg/L ④ 250mg/L
⑤ 불검출

Interpretation

Interpretation

208. 먹는물의 유해영향 무기물질의 기준 항목이 아닌 것은?
*2001년 1월 기출문제

① 납 ② 비소
③ 6가 크롬 ④ 카드뮴
⑤ 동

209. 광역상수도 및 지방상수도의 정수장에서 매일 1회 이상 측정하여야 하는 수질검사항목이 아닌 것은? *2009년 12월 기출문제

① 냄새 ② 맛
③ 색도 ④ 탁도
⑤ 질산성 질소

210. 광역 및 지방상수도의 정수장에서 매일 1회 이상 측정하는 항목이 아닌 것은?

① 냄새 ② 경도
③ 색도 ④ 맛
⑤ 잔류염소

211. 광역 및 지방상수도의 정수장에서 매주 1회 이상 측정하는 항목이 아닌 것은?

① 일반세균
② 총대장균군
③ 증발잔류물
④ 암모니아성 질소
⑤ 잔류염소

212. 마을 및 전용상수도의 경우, 매분기 1회 이상 측정하는 항목이 아닌 것은?

① 질산성 질소
② 암모니아성 질소
③ 일반세균
④ 총 대장균군
⑤ 과망간산칼륨 소비량

213. 먹는물 관리법과 수도법에 규정한 자는 건강진단을 받는데 건강 진단을 받는 이유는 어떤 질병에 대한 감염여부를 판단하기 위한 것인가? *2002년 2월 기출문제

① 장티푸스, 파라티푸스, 세균성 이질
② 장티푸스, 파라티푸스, 콜레라
③ 장티푸스, 파라티푸스, 아메바성 이질
④ 파라티푸스, 세균성 이질, 간염
⑤ 파라티푸스, 세균성 이질, 소아마비

214. 먹는물 관리법 규정에 의한 영업에 종사하지 못하는 질병으로 연결된 것은? *2005년 12월, 2006년 12월 기출문제

① 장티푸스, 파라티푸스, 세균성 이질
② 장티푸스, 파라티푸스, 콜레라
③ 장티푸스, 파라티푸스, 아메바성 이질
④ 파라티푸스, 세균성 이질, 간염
⑤ 파라티푸스, 세균성 이질, 소아마비

215. 먹는 샘물의 취수, 제조, 가공, 저장, 이송시설 종사자의 건강진단 기간은?

① 1개월마다 1회
② 3개월마다 1회
③ 6개월마다 1회
④ 9개월마다 1회
⑤ 1년마다 1회

216. 장티푸스, 파라티푸스, 세균성 이질에 관한 건강진단은 어느 기관에서 실시하는가?

① 병원 ② 종합병원
③ 보건소 ④ 의원
⑤ 대학병원

217. 수질검사결과 보존기간은? *2000년 1월 기출문제

① 1년 ② 2년
③ 3년 ④ 4년
⑤ 10년

Interpretation

5. 폐기물 관리법

Interpretation

218. 폐기물 관리법의 궁극적인 목적은? *2002년 12월 기출문제

① 폐기물의 발생을 최대한 억제하고 발생된 폐기물을 적정하게 처리함으로써 환경보전과 국민 생활의 질적 향상에 이바지함에 있다.
② 자연환경 및 생활환경을 청결히 함에 있다.
③ 국민보건의 향상과 환경보전에 이바지함에 있다.
④ 모든 국민이 건강하고 쾌적한 환경에서 생활할 수 있게 함에 있다.
⑤ 자연환경을 청결히 하여 국민보건의 증진에 이바지함에 있다.

219. "지정폐기물"이라 함은 무엇이 정하는 폐기물인가?

① 대통령령
② 환경부령
③ 보건복지부령
④ 식품의약품안전청장
⑤ 보건소장

220. 지정 폐기물의 배출 및 처리상황 등에 필요한 조치를 강구해야 하는 자는?

① 광역시장 ② 시·군·구청장
③ 특별시장 ④ 시·도지사
⑤ 국가

221. 폐기물의 정의에 가장 가까운 것은? *2009년 12월 기출문제

① 쓰레기·연소 재·오니·폐유·폐산·폐 알칼리·동물의 사체 등
② 쓰레기·연소 재·오니·폐유·폐산·폐 알칼리 등
③ 쓰레기·연소 재·오니·폐유·폐산 등
④ 쓰레기·연소 재·오니 등
⑤ 쓰레기·연소 재 등

222. 생활 폐기물을 수집 · 운반 처리하는 자는? *2002년 2월 기출문제

① 시·군·구청장　② 시·도지사
③ 환경부장관　④ 보건복지부장관
⑤ 광역시장

223. 폐기물 처리업을 하고자 하는 자는 누구의 허가를 받아야 하나? *2006년 12월 기출문제

① 시·도지사
② 시·군·구청장
③ 대통령
④ 보건복지부장관
⑤ 환경부장관

224. 폐기물 처리업의 업종구분이 잘못된 것은? *2008년 12월 기출문제

① 폐기물 수집, 운반법
② 폐기물 중간처리업
③ 폐기물의 재활용 및 재생처리업
④ 폐기물 최종처리업
⑤ 폐기물 종합처리업

225. 환경부장관 또는 시, 도지사는 영업정지에 갈음하여 얼마 이하의 과징금을 부과할 수 있는가?

① 1,000만원　② 2,000만원
③ 3,000만원　④ 5,000만원
⑤ 1억원

226. 폐기물처리시설의 유지 · 관리 등 기술업무는 누가 맡아야 하는가? *2001년 1월 기출문제

① 기술관리인
② 폐기물처리업자
③ 시장
④ 시·도지사
⑤ 군수

Interpretation

227. 사업장폐기물을 대상으로 하는 폐기물처리업자 및 폐기물 재활용 신고자는 폐기물의 방치를 방지하기 위하여 허가를 받거나 신고를 한 후 영업개시 전까지의 날로부터 2월 이내에 어떠한 조치를 취해야 하는가?

① 폐기물 처리공제조합에의 분담금 납부와 폐기물의 처리를 보증하는 보험가입 및 폐기물 처리이행 보증금의 예치
② 폐기물 처리공제조합에의 분담금 납부 및 폐기물의 처리를 보증하는 보험가입
③ 폐기물 처리공제조합에의 분담금 납부
④ 폐기물의 처리를 보증하는 보험가입
⑤ 폐기물 처리이행 보증금의 예치

228. 처리이행보증금은 어느 법에 따르는가?

① 환경개선특별회계법
② 환경법
③ 수질오염법
④ 폐기물법
⑤ 하수도법

229. 사후관리 대상인 폐기물을 매립한 후 일정기간 동안 토지의 이용을 제한할 수 있는데 이 제한기간에 포함되는 용도는?

① 공장부지 조성
② 공원
③ 수목의 식재
④ 초지의 조성
⑤ 체육시설의 설치

230. 지정폐기물이 아닌 것은?

*2001년 1월, 2005년 12월, 2009년 12월 기출문제

① 수소이온농도가 매 pH 12 이상인 폐알칼리
② 기름성분이 5% 이상인 폐유
③ 폐 페인트 및 폐락카
④ 폐합성수지
⑤ 2 mg/L 이상의 PCB를 함유한 액체상태 폐기물

Interpretation

▶ 수소이온농도가 pH12.5 이상인 폐 알칼리이고, 고형물함량이 5% 이상인 오니류 등이다.

Interpretation

231. 폐기물처리시설의 종류 중 중간처리시설에 해당하지 않는 것은? *2002년 2월, 2006년 12월, 2007년 12월, 2008년 12월, 2009년 12월 기출문제

① 소각시설
② 고형화, 안정화 시설
③ 사료화, 퇴비화, 소멸화 시설
④ 호기성, 혐기성 분해 시설
⑤ 매립 시설

232. 지정폐기물을 연간 200톤 이상 배출하는 사업자로서 사업장 폐기물의 발생억제를 위한 지침을 준수하여야 하는 사업장에 해당하지 않는 업종은?

① 섬유제품 제조업
② 식품제조업
③ 비금속광물제품 제조업
④ 전기, 가스업
⑤ 화합물 및 화학제품 제조업

233. 폐기물을 매립하는 시설은 몇 년간 토지이용을 제한하는가? *2002년 12월, 2005년 12월 기출문제

① 1년 ② 5년
③ 10년 ④ 15년
⑤ 20년

234. 폐기물 처리에 대한 기본계획은 몇 년마다 세워야 하나? *2009년 12월 기출문제

① 1년 ② 5년
③ 10년 ④ 15년
⑤ 20년

235. 유기성 오니는 수분함량이 몇 %이하로 탈수·건조한 후 매립하여야 하는가? *2001년 1월 기출문제

① 90% ② 15%
③ 10% ④ 85%
⑤ 80%

236. 감염성 폐기물의 수집, 운반차량의 차체의 색상과 글씨의 색깔은? *2007년 12월 기출문제

① 차체는 녹색, 글씨의 색깔은 백색
② 차체는 백색, 글씨의 색깔은 녹색
③ 차체는 노란색, 글씨의 색깔은 검정색
④ 차체는 검정색, 글씨의 색깔은 노란색
⑤ 차체는 백색, 글씨의 색깔은 검정색

237. 감염성 폐기물의 종류별 전용용기에 표시하는 색상 중 '적색'에 해당하는 것은? *2003년 12월, 2005년 12월, 2006년 12월 기출문제

① 인체 조직물 중 태반(재활용하는 경우)
② 병리계폐기물, 손상성 폐기물
③ 탈지면류, 폐합성수지류, 혼합감염성 폐기물
④ 인체 조직물 중 태반(재활용하지 아니하는 경우), 그 밖의 조직물류
⑤ 모두

238. 재활용하는 태반의 도형색상은? *2009년 12월 기출문제

① 붉은색 ② 노란색
③ 녹색 ④ 흰색
⑤ 검은색

239. 생활폐기물관리 제외지역으로 지정할 수 있는 지역은?

① 가구수가 50호 미만 지역
② 가구수가 100호 미만 지역
③ 가구수가 200호 미만 지역
④ 가구수가 300호 미만 지역
⑤ 가구수가 500호 미만 지역

240. 생활폐기물관리 제외지역은 누가 정하는가?

① 시·군·구청장 ② 복지부장관
③ 특별시장 ④ 도지사
⑤ 환경부장관

Interpretation

▶ 의료용 폐기물 중 재활용하는 태반은 녹색, 격리의료 폐기물은 붉은색, 위해 의료 폐기물(재활용하는 태반 제외) 및 일반의료 폐기물은 노란색이다.

241. 지방자치단체에서 발생한 생활폐기물의 처리 수수료는 누가 정하는가?
① 시·군·구청장 ② 복지부장관
③ 특별시장 ④ 도지사
⑤ 환경부장관

242. 감염성 폐기물처리업자는 인수한 감염성 폐기물을 며칠 이내 처리해야 하는가? *2008년 12월 기출문제
① 5일 ② 10일
③ 20일 ④ 30일
⑤ 60일

243. 지정폐기물 중 감염성 폐기물을 중간처리하는 경우, 최대 몇 일분의 폐기물을 보관할 수 있는 보관창고를 갖추어야 하는가?
① 5일 ② 10일
③ 20일 ④ 30일
⑤ 60일

244. 사업장 폐기물을 배출, 운반 또는 처리하는 자가 작성하는 폐기물 간이 인계서에 작성하지 않아도 되는 항목은?
① 오니 ② 광재
③ 분재 폐사 ④ 도자기 조각
⑤ 종이

245. 사업장 폐기물을 공동으로 수집, 운반, 보관, 처리할 수 있는 사업장 폐기물 배출자의 범위에 속하지 않는 것은?
① 감염성 폐기물을 배출하는 자
② 건설기계관리법상 건설기계 정비업을 하는 자
③ 공중위생법상 세탁업을 하는 자
④ 식품위생법상 식품 또는 첨가물의 제조업을 하는 자
⑤ 동일한 기업집단의 사업장을 운영하는 자 및 동일 산업단지 등 사업장 밀집지역의 사업장을 운영하는 자

Interpretation

246. 일반소각시설 연소실의 출구온도는 몇 도 이상인가?
① 850°C ② 1,000°C
③ 1,100°C ④ 1,200°C
⑤ 1,300°C

247. 일반소각시설 바닥재의 강열감량은 200kg/hr 이상인 경우 몇 % 이하가 될 수 있는 소각 성능을 갖추어야 하나?
① 1% ② 5%
③ 10% ④ 15%
⑤ 20%

248. 폐기물처리시설의 변경승인을 받아야 할 중요사항으로서 틀린 것은?
① 상호의 변경
② 처리시설 소재지의 변경
③ 처리대상 폐기물의 변경
④ 승인 또는 변경승인을 얻은 처리용량의 합계 또는 누계의 100분의 10이상의 변경
⑤ 매립시설 제방 증·개축

249. 폐기물처리시설의 설치자는 시설의 사용 개시일 며칠 전까지 사용개시 신고서를 제출하여야 하나? *2008년 12월 기출문제
① 7일 전 ② 10일 전
③ 15일 전 ④ 30일 전
⑤ 45일 전

250. 폐기물 소각시설을 검사할 수 있는 검사기관은?
① 환경관리공단
② 기계연구원
③ 한국생산기술연구원
④ 한국건설기술연구원
⑤ 환경보전협회

Interpretation

▶ 열분해 시설 연소실의 출구온도는 850 ℃ 이상, 고온 소각시설 연소실의 출구온도는 1,100 ℃ 이상, 고온 용융 시설 연소실의 출구온도는 1,200 ℃ 이상이며, 일반소각시설 연소실의 출구온도는 몇 850 ℃ 이상이다.

251. 폐기물처리 관련업의 권리, 의무 승계 시 승계신고사유가 발생한 날로부터 며칠 이내 신고서류를 시·도지사 또는 지방 환경관서의 장에게 제출하는가?

① 7일　　② 14일
③ 21일　　④ 30일
⑤ 40일

252. 폐기물처리 담당자 등의 교육은 몇 년마다 실시하는가?

① 3년마다　　② 6년마다
③ 9년마다　　④ 10년마다
⑤ 12년마다

253. 폐기물처리 담당자 등이 이수하여야 할 교육과정으로 잘못된 것은?

① 사업장폐기물 배출자 과정
② 폐기물재활용 신고자 과정
③ 폐기물 처리업 기술요원
④ 폐기물처리시설 기술담당자 과정
⑤ 일반폐기물 배출자 과정

254. 환경부령이 정하는 재활용폐기물은?

*2002년 12월, 2006년 12월 기출문제

① 폐지, 고철, 음식물류 폐기물, 폐타이어
② 폐지, 고철, 폐타이어
③ 음식물류 폐기물, 폐가전제품
④ 폐가전제품
⑤ 폐지, 고철, 음식물류 폐기물, 폐타이어, 폐가전제품

255. 폐기물회수 등의 조치대상이 되는 제품에 함유된 수질오염물질이 아닌 것은?

① 크롬 또는 그 화합물
② 비소 또는 그 화합물
③ 수은 또는 그 화합물
④ 카드뮴 또는 그 화합물
⑤ 납 또는 그 화합물

Interpretation

6. 하수도법

Interpretation

256. 분뇨를 재활용하고자 하는 자는 누구에게 신고하여야 하는가?
① 시·군·구청장
② 시·도지사
③ 광역시장
④ 환경부장관
⑤ 보건복지부장관

257. 관할구역 안의 분뇨 수집·운반·처리는 누가 하는가?
① 시·군·구청장
② 시·도지사
③ 광역시장
④ 환경부장관
⑤ 보건복지부장관

258. 환경부장관은 몇 년마다 국가 하수도종합계획을 수립하여야 하나? ＊2009년 12월 기출문제
① 20년 ② 10년 ③ 5년
④ 3년 ⑤ 2년

259. 특정 공산품이란 무엇인가?
① 합성세제
② 세척제
③ 살균제
④ 소독제
⑤ 음식물 찌꺼기 등을 분쇄하여 오수와 함께 배출하는 주방용 오물 분쇄기

260. 분뇨를 수집·운반하는 영업을 하고자 하는 자는 누구에게 무엇을 받아야 하나?
① 시·군·구청장 – 신고
② 시·군·구청장 – 허가
③ 시·도지사 – 신고
④ 시·도지사 – 허가
⑤ 환경부장관 – 신고

제 3 부 위생관계법규 핵심문제 정답

1. ② 2. ③ 3. ③ 4. ② 5. ② 6. ① 7. ① 8. ① 9. ③ 10. ①
11. ④ 12. ② 13. ② 14. ⑤ 15. ② 16. ⑤ 17. ① 18. ⑤ 19. ② 20. ③
21. ⑤ 22. ① 23. ① 24. ⑤ 25. ⑤ 26. ③ 27. ⑤ 28. ④ 29. ④ 30. ⑤
31. ① 32. ⑤ 33. ③ 34. ④ 35. ② 36. ① 37. ⑤ 38. ① 39. ① 40. ②
41. ① 42. ④ 43. ② 44. ⑤ 45. ③ 46. ⑤ 47. ② 48. ② 49. ① 50. ①

51. ④ 52. ① 53. ① 54. ② 55. ① 56. ① 57. ① 58. ④ 59. ③ 60. ⑤
61. ① 62. ⑤ 63. ④ 64. ① 65. ⑤ 66. ① 67. ④ 68. ② 69. ⑤ 70. ①
71. ③ 72. ⑤ 73. ④ 74. ③ 75. ① 76. ⑤ 77. ① 78. ⑤ 79. ⑤ 80. ③
81. ⑤ 82. ④ 83. ③ 84. ④ 85. ④ 86. ⑤ 87. ④ 88. ⑤ 89. ① 90. ⑤
91. ④ 92. ⑤ 93. ③ 94. ① 95. ① 96. ⑤ 97. ③ 98. ② 99. ④ 100. ⑤

101. ③ 102. ② 103. ① 104. ② 105. ③ 106. ① 107. ⑤ 108. ④ 109. ⑤ 110. ⑤
111. ② 112. ④ 113. ⑤ 114. ⑤ 115. ⑤ 116. ⑤ 117. ⑤ 118. ① 119. ② 120. ③
121. ① 122. ① 123. ② 124. ⑤ 125. ③ 126. ① 127. ② 128. ② 129. ③ 130. ④
131. ⑤ 132. ② 133. ⑤ 134. ② 135. ⑤ 136. ① 137. ③ 138. ② 139. ① 140. ④
141. ⑤ 142. ③ 143. ③ 144. ① 145. ③ 146. ⑤ 147. ③ 148. ④ 149. ⑤ 150. ①

151. ④ 152. ③ 153. ⑤ 154. ⑤ 155. ⑤ 156. ⑤ 157. ⑤ 158. ① 159. ④ 160. ⑤
161. ② 162. ④ 163. ④ 164. ⑤ 165. ⑤ 166. ⑤ 167. ② 168. ② 169. ③ 170. ④
171. ④ 172. ⑤ 173. ① 174. ① 175. ② 176. ③ 177. ③ 178. ② 179. ⑤ 180. ⑤
181. ④ 182. ⑤ 183. ⑤ 184. ④ 185. ① 186. ③ 187. ⑤ 188. ⑤ 189. ① 190. ④
191. ⑤ 192. ④ 193. ④ 194. ① 195. ① 196. ② 197. ⑤ 198. ① 199. ④ 200. ④

201. ④ 202. ③ 203. ③ 204. ③ 205. ⑤ 206. ⑤ 207. ① 208. ⑤ 209. ⑤ 210. ②
211. ⑤ 212. ⑤ 213. ① 214. ① 215. ③ 216. ③ 217. ③ 218. ① 219. ① 220. ⑤
221. ① 222. ① 223. ⑤ 224. ③ 225. ⑤ 226. ① 227. ① 228. ① 229. ① 230. ①
231. ⑤ 232. ② 233. ⑤ 234. ③ 235. ④ 236. ③ 237. ④ 238. ③ 239. ① 240. ①
241. ① 242. ① 243. ① 244. ⑤ 245. ④ 246. ① 247. ③ 248. ④ 249. ② 250. ①
251. ④ 252. ① 253. ⑤ 254. ⑤ 255. ① 256. ① 257. ⑤ 258. ① 259. ⑤ 260. ②

제 2 교시

제 4 부 공중보건학

제 5 부 식품위생학

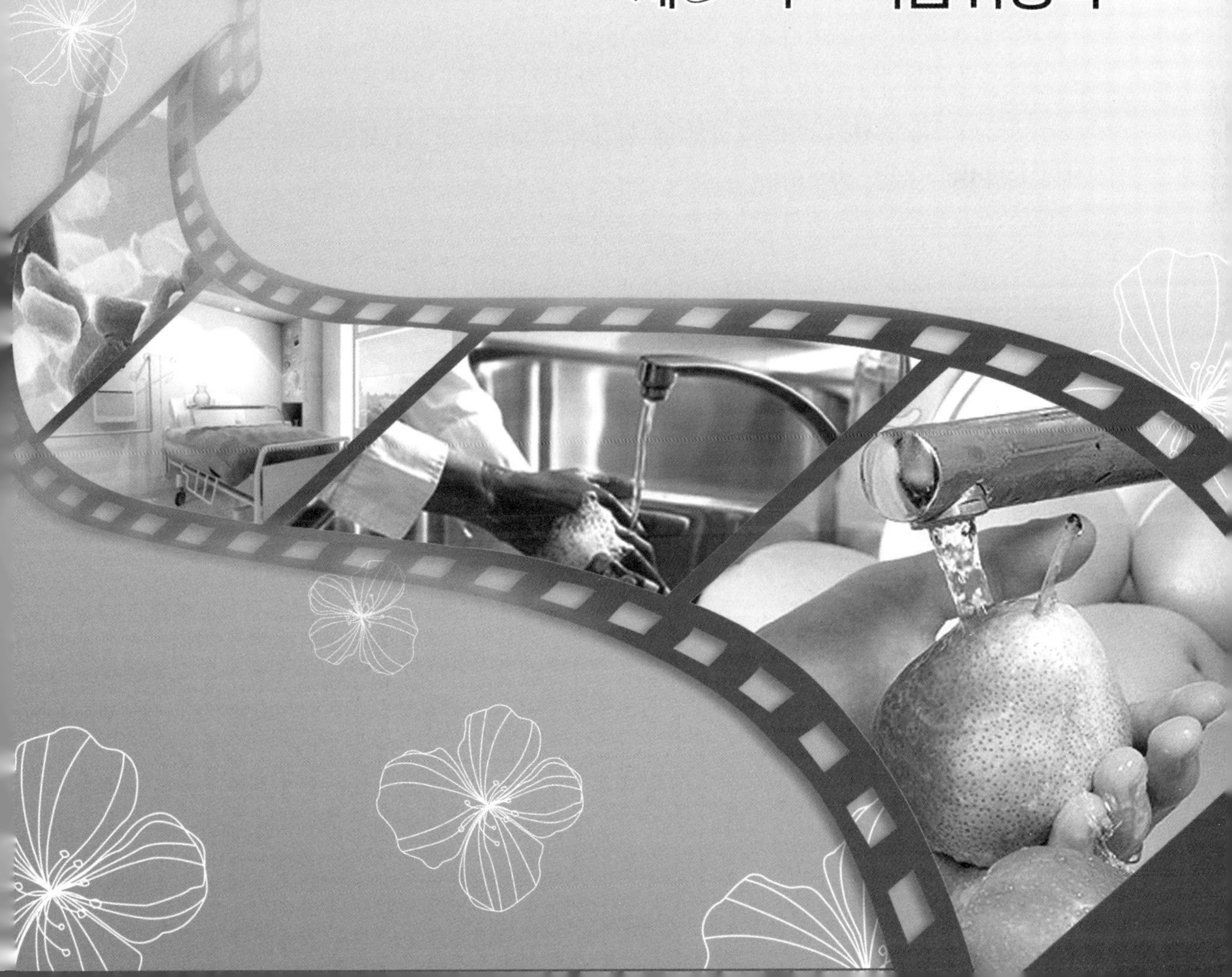

제 4 부

공중보건학

제1장 공중보건학 개론

1 건강의 정의

건강의 정의는 신체적으로 질병이 없으며 허약하지 않은 상태로, 정신적으로는 '건강한 육체에 건강한 마음(a sound mind in a sound body)' 이라는 개념이다. 최근에는 사회적 개념이 포함되어 신체적으로나 정신적으로 건강할뿐만 아니라 사회적으로까지 건강한 것을 건강의 범주에 포함시킨다.

WHO 헌장에서 말하는 건강의 정의는 "육체적 · 정신적 및 사회적 안녕이 완전한 상태에 놓여 있는 것이다."라고 기록되어 있다.

질병발생의 세 가지가 평행을 이룰 때 건강을 유지하는데, 그 세 가지는 병원균, 숙주, 환경이다.

Guide

***건강이란**

육체적 · 정신적, 그리고 사회적 안녕인 상태를 말한다.

***질병발생의 3대 요소**

병원균, 숙주, 환경

질병의 자연사와 예방의 수준 및 대책

비병원성기	초기 병원성기	불현성 감염기	발현성 질환기	회복기
←제1차적 예방→		←제2차적 예방→		←제3차적 예방
I	II	III	IV	V
무병기(無病期)	전병기(前病期)	증병기(證病期)	진병기(進病期)	정병기(停病期)
적극적 예방 환경위생, 건강증진	소극적 예방 특수예방, 예방접종	중증화의 예방 조기진단 및 치료, 집단검진	진단과 치료 악화방지, 장해의 제한을 위한 치료	무능력의 예방 재활, 사회생활 복귀

(NEW 공중보건학, 지구문화사, p.19 참조)

Guide

건강을 위한 예방대책

① **1차적 예방**
영양개선과 보건교육, 예방접종

② **2차적 예방**
집단검진과 조기진단, 조기치료

③ **3차적 예방**
재활의학으로 질병악화 방지, 잔여기능의 최선화

건강의 수준과 예방대책은 다음과 같다. 1차적 예방은 영양개선과 보건교육 및 예방접종 등으로 공중보건학적인 접근방법이고, 2차적 예방은 집단검진과 조기진단 및 조기치료 등으로 임상의학적인 접근방법이다.

3차적 예방은 재활 등으로 재활의학적인 접근방법이 된다. 즉, 1차적 예방은 균형이 깨지는 것을 예방하고, 2차적 예방은 치료의학이며, 3차적 예방은 재활의학으로 질병악화를 방지하고 잔여기능을 최선화하는 것이다.

2 건강의 지표

지역보건수준 평가지표는 한 국가나 지역사회의 건강수준을 나타내는 척도이다. 여기에는 영아사망률, 조사망률, 비례사망지수, 유아사망률, 질병이환율, 사인별 사망률, 모성사망률, 평균수명, 예방 가능한 질병의 이환율 등이 포함된다.

세계보건기구(WHO)의 보건수준 평가지표는 한 나라의 건강수준을 표시하여 다른 나라와 비교할 수 있는 보건수준 평가지표를 말한다. 여기에는 평균수명, 조사망률, 비례사망지수 등이 3대 종합 건강 지표로 불린다.

매해 총 사망자 수에 대한 연간 50세 이상 사망자 수의 백분율로 표시하는 비례사망지수(PMI, proportionate mortality indicator) 는, 그 수치가 높으면 보건 수준이 높고, 그 수치가 낮으면 보건 수준이 낮은 것이다. 전체 사망자수 중에서 50세 이상의 사망자 수의 백분율을 비례사망지수라고 한다.

3 보건의료

(1) 1차 보건의료

전 세계적인 보건의료 전략의 핵심으로 지역사회의 적극적인 참여가 필요하다. 접근성이 용이해야 하며, 전문성과 함께 계속성이 유지되어서 조기에 질병을 예방하고 치료한다.

(2) 2차 보건의료

응급처치를 요하는 질병이나 급성질환 관리, 그리고 입원 환자 관리를 한다. 치료를 위해서는 전문 병원이 필요하게 되고 의료인 역할이 중요시 된다.

(3) 3차 보건의료

재활을 의미하는데, 회복기나 재기 치료 환자 및 만성 환자와 요양 환자의 재활을 돕는다. 여기에는 재활치료, 노인질병 관리를 포함한다.

4 공중보건

1. 공중보건의 개념

공중보건학은 포괄적 · 미래지향적 · 지역사회적인 내용을 담고 있다. 예일대학교의 Winslow는 '공중보건학이란 개인이 아닌 지역사회를 중심으로 질병을 예방하고, 생명을 연장하며, 신체적 · 정신적 효율을 증진시키는 기술 또는 과학' 이라고 정의한다.

공중보건 사업수행의 3요소는 보건교육, 보건행정, 보건법규가 된다.

전통 의학에서는 환자가 일방적으로 의사의 지시와 처분을 따르는 데 반해, 공중보건학에서는 개인이나 집단에서 지역사회로 확장해 의료인의 치료는 이제 주민의 자발적 · 적극적인 참여와 협력을 필요로 한다는 개념이다.

내 용	전통의학	공중보건학
대상	개인, 가족	지역사회 주민
책임	개인, 가족	지방자치 단체

2. 공중보건의 역사

(1) 고대기

기원전부터 기원후 500년까지로 개인위생에 치중하는 시기이다.

상하수도 시설이나 사체 매장 및 목욕장 시설 등 위생 과학적인 요소가 도입된 시기이다.

(2) 중세기

기원후 500~1500년까지이고 사회, 정치, 문화적으로 암흑기이다. 이 시대에는 콜레라, 페스트 등 전염병이 집단적으로 창궐한다. 검역사업이 시작되어, 검역법 제정에 의해 사상 최초의 검역소가 마르세이유에 설치된다.

1383년에 마르세이유에서 검역소가 문을 열었는데, 40일 동안 여행자와 배를 격리시키는 일부터 시작되었다. 콜레라는 최대잠복기간이 5일, 즉 120시간이므로 검역기간이 120시간이다. 그리고 페스트는 최대잠복기간이 6일, 즉 144시간이므로 검역기간이 144시간이며, 황열은 최대잠복기간이 6일, 즉 144시간이므로 검역기간이 144시간이다. 즉, 잠복기가 곧 검역기간인 셈이다.

(3) 여명기

요람기라고도 하며, 기원후 1500~1800년까지이고 공중보건학이 체계를 갖춘 시기이다. 개인위생이 공중위생으로 바뀌게 되는 시기로 산업혁명으로 공중보건이 싹튼 시기이며, 국민의 복지를 국가적 관심사로 받아들이게 된 시기이기도 하다.

문예부흥기와 프랑스 혁명 및 영국의 산업혁명과 같은 시기인 이때 라마르찌니(Bernardino Ramazzini)의 직업병에 관한 저술이 나왔고, 프랭크(J. P. Frank)의 위생행정이라는 저서가 나왔으며, 제너(Jenner)가 우두종두법을 개발하였다. 스웨덴은 1749년에 세계 최초로 국세조사를 실시하였다.

(4) 확립기

근대기라고도 하며 기원후 1850~1900년까지이다. 예방의학이 발전한 시기이고 예방백신이 개발된 시기로 인구가 폭발적으로 증가하였다. 영국은 1859년에 공중보건법을 제정하였고, 보건소 제도가 시작되었다. 독일 뮌헨대학에서는 세계 최초로 위생학 강좌가 개설되었다.

> **Guide**
>
> *** 공중보건의 역사**
>
> 고대기 : 기원 전~ 기원 후 500년
>
> 중세기 : 기원 후 500~1500
>
> 여명기 : 1500~1800년
>
> 확립기 : 1850~1900년
>
> 발전기 : 1900년 이후

확립기의 인물로는 콜레라에 관한 역학조사를 하여 전염병 발생 원인을 규명한 스노(John Snow)와 탄저균을 발견한 파스퇴르(Louis Pasteur)가 있고 콜레라균을 발견한 코호(Robert koch) 등이 있다.

(5) 발전기

기원후 1900년 이후를 말한다. 이 시기에 영국은 세계 최초로 보건부를 설치함으로써 보건소 활동을 최초로 실시한 나라가 된다. 1948년에는 세계보건기구(WHO)가 설립되었다. 그리고 1978년에는 당시 소련의 알마아타(Alma-ata)에서 열린 회의에서 1차 보건의료 개념이 확립되었는데, 이것의 철학적 배경은 '건강권' 이다.

3. 우리나라 공중보건 역사

삼국시대 고구려에서는 왕실치료자 시의, 백제는 의박사와 채박사 및 약사주, 그리고 신라는 왕실 담당 의사였던 내공봉의사와 공봉의사 및 의박사 등이 있었다. 통일신라에서는 약정에 근무하는 곤봉의사가 있었다. 그리고 고려시대에서는 서민과 빈민들의 진료를 위해 제위보와 동서 대비원 및 혜민국을 두었으며, 보건 업무를 관할하는 중앙 관청으로 대의감 또는 전의사를 설치하였다.

조선시대에는 허준의 의서인 '동의보감' 이 발간되었고, 제생원을 편성해 '의녀제도' 를 도입하였다. 그리고 근세의료행정이 이루어졌다. 즉, 예조판서 산하의 의약담당 행정기관인 전형사, 왕실의료를 담당하는 내의원, 일반의료 행정과 의료고시 행정을 담당하는 전의감, 일반서민의 의료 담당기관으로 혜민서, 전염병 환자를 담당하던 동서활인서 등이 있었다.

5 역 학(Epidemiology)

1. 역학

유행병학이라고도 하는 역학은 감염병의 발생이나 유행에 미치는 자연적 · 사회적 모든 조건을 밝히고, 그것에 의해 감염병의 예방이나 치료 방법을 연구하는 학문이다.

현재 암이나 고혈압, 심장병 및 재해사고 등의 감염병 이외의 상해나 질병도 연구 대상으로 하며, 그 방법도 건강자나 장수자 등의 분포와 증감 및 그것에 미치는 모든 조건의 연구에까지 응용되어 있다. 또한 역학의 기초는 의학, 생물학, 경제학, 사회학 등이지만 중요한 것은 정밀한 실지 조사이다.

역학을 뜻하는 '에피데미올로지(epidemiology)'는 그리스어에서 기원하는데, 그리스어의 '에피(epi ; 위쪽, 덮는다)' + '데모스(demos ; 시민, 민중)' + '로고스(logos ; 학문, 과학)'에서 기원된 것으로 종래에는 감염성의 유행병에 관한 학문이었다. 그러나 오늘날에는 감염성이 없어도 다발성 질환이면 사용되기에 이르렀고 암이나 뇌졸중 등의 역학으로 사용되는가 하면 교통사고의 역학 등으로도 사용되고 있다.

2. 역학의 역할

질병 발생의 원인 혹은 유행의 원인을 찾아내서 그것을 규명하는 역할을 한다. 질병의 자연사에 관한 기술에 의해서 질병의 임상적 특징과 검사결과, 그리고 임상경과 등 자연사에 관한 통계가 임상의사들에게 진단 기준이 될 뿐 아니라 예후를 추정하는 데 아주 유용하다.

건강수준과 질병 양상에 관한 기술에 의해 임상의학에 기여하고, 연구개발에 응용되며, 이로 인해 보건 사업 평가에 활용된다.

3. 역학의 기본 요소들

(1) 병인(Causal agents)

영양소가 원인인 경우는 비만증, 당뇨병, 심장병 등이 있다. 그리고 미생물 원인인 경우는 바이러스, 리케차, 기생충, 곰팡이 등이 있다.

① 물리적인 병인 : 기계적인 힘에 의한 외상, 열에 의한 화상이나 동상, 고산병, 잠함병 등이 있다.

② 화학적인 병인 : 강산, 강알칼리, 일산화탄소, 청산가스, 독가스 등이 있다.

③ 정신적인 이유 : 신경성 두통이나 기능성 소화불량 등이 있다.

Guide

*** 역학의 기본요소**

(1) 병인
① 물리적
② 화학적
③ 정신적
④ 사회환경적

(2) 숙주의 특성
① 인적
② 신체적
③ 정신적

(3) 환경
① 물리적
② 생물학적
③ 사회경제적

④ 사회환경이 병인인 경우 : 산업 재해에 의한 직업병이나 식품에 의한 중독증 등이 있다.

(2) 숙주(Host)

① 인적 특성 : 성, 연령, 인종, 결혼, 직업, 사회 경제적 상황 등이 있다.
② 신체적 특성 : 해부학적 구조와 숙주의 생리적 변화에 따라 사춘기나 임신 중 결핵의 이환율(morbidity rate)이 높게 나타나는 것과 영양상태 등을 들 수 있다.
③ 정신적 특성 : 숙주가 갖는 스트레스로 인해서도 질병이 발생한다.

(3) 환경(Environment)

① 물리적 환경 : 지형, 지질, 기후, 지세 등
② 생물학적 환경 : 식물의 꽃가루, 깃털, 동물의 피부로부터 오는 비듬 등
③ 사회 경제적인 환경 : 인구밀도, 인구분포, 자연자원, 경제수준, 직업 등

4. 역학적 조사방법

(1) 기술역학(Descriptive Epidemiology)

인구 집단을 대상으로 하여 집단에서 발생하는 질병의 분포, 원인, 규모, 경향 등을 그 집단의 특성에 따라 기술하여 조사 · 연구하는 제1단계 역학이다.

기술 역학에서의 집단의 특성은 연령 · 성 · 인종 · 결혼 · 교육 정도 · 직업 · 사회계층 등의 인적 특성, 토착적 · 유행적 · 산발적 · 범발적 등의 지역적 특성, 그리고 추세 변화 · 주기 변화 · 계절적 변화 등의 시간적 특성이 각각 있다.

추세 변화는 장티푸스의 경우에 30~40년, 디프테리아는 10~24년, 인플루엔자는 30년 단위로 나타난다. 주기 변화를 보면, 백일해는 2~4년 단위로, 홍역은 2~3년 단위로 나타난다.

계절적 변화는 전체 사망률의 경우, 여름보다는 겨울이 높고, 수인성 질환의 경우 사망률은 여름이 겨울보다 높다.

가설 설정의 기본방법에는 일치법(method of agreement), 차이법(method of difference), 동시 변화에 의한 법(method of concomitant variation), 유사법(method of analogy) 등이 있다.

기술역학은 건강지표와 인구 동태를 제시하고 건강과 질병 양상을 기술함으로써 질병의 자연사를 기록한다. 이 단계는 원인규명이 이루어지지 않는다. 가설도 아직 제시되지는 않지만, 가설의 필요성만이 제시된다.

(2) 분석 역학(Analytical Epidemiology)

기술역학의 관찰을 통해 얻게 된 결과를 토대로 질병발생과 질병발생의 요인, 그리고 인간과의 관계를 밝혀내는 제2단계 역학이다.

① 단면조사 연구(Cross Section Study)

현재 시점에서의 연구인데, 비교적 단시간 내에 결과를 얻을 수 있고, 동시에 여러 종류의 질병 및 발생요인과의 관련성을 조사할 수 있으며, 비용이 저렴하고, 일반화가 쉽다는 장점이 있다.

반면, 일정한 시점에서의 조사이기 때문에 질병발생과 질병의 원인으로 보이는 요인이나 속성과의 시간적인 선후 관계를 규명하기 어렵고, 복합요인 중에서 원인 요인만을 찾아내기 어렵다. 또한 대상 인구집단이 비교적 커야 하고 빈도가 낮은 질병이나 이환기간이 짧은 급성 감염병에 대해서는 적절하지 못한 연구방법이라는 단점이 있다.

② 환자, 대조군 연구(Retrospective case-control studies)

후향성 조사 또는 기왕력 조사라고도 할 수 있는데, 어떤 질병에 이환된 집단을 대상으로 환자군을 선택하고 이환되어 있지 않은 건강한 대조군을 선정해 가설된 위험요인을 과거에 갖고 있었는지 또는 위험 요인에 폭로되었는지의 여부를 비교 · 검토함으로써 위험 요인과 질병 발생과의 인과관계를 규명하고자 하는 방법이다.

비교적 비용이 적게 들고, 빠른 시일 내에 결론을 얻을 수 있으며, 희귀한 질병을 조사하는 데 적절하다는 장점들이 있다. 그 반면, 환자의 기억력이 흐려져서 착오가 생길 수 있고, 대조군의 선정이 어려우며, 상대위험도 밖에는 얻을 수 없다는 단점들이 있다.

환자 대조군 연구와 코호트 연구의 비교

종 류	내 용	장 점	단 점
전향적 조사연구 (계획조사)	현재의 어떤 요인이 어떤 결과를 초래했는지를 조사	표본 시 객관적 편견 없음 위험도 산출가능	시간, 노력, 경비가 많이 듦
후향적 조사연구 (기왕조사)	현재의 결과가 과거에 어떤 원인에 의해 발생했는지를 조사	시간, 노력, 경비가 적게 듦	표본 시 주관적 편견 있음. 위험도 산출 불가능

* 공통목적은 원인규명이고, 차이는 대상이 다르다는 점이다. 전향적 조사는 건강한 사람을 대상으로 하고, 후향적 조사는 질병 이환자를 대상으로 한다.

③ 코호트 연구

전향성 추적 조사라고도 하며, 어떤 원인이 어떤 결과를 가져오는가를 연구하는 것이고, 시간적인 개념을 포함한다. 비교위험도와 귀속위험도를 직접 측정이 가능하고, 객관성이 있으며, 부수적으로 다른 질환과의 관계파악이 가능하고, 시간의 선후관계를 알 수 있다는 장점이 있다.

그 반면, 질병분류에 착오가 발생할 수 있고, 시간과 비용이 많이 들며, 대상자가 중도에 탈락되기 쉽다는 단점이 있다.

코호트 연구(cohort study)와 단면적(cross section study) 연구는 전향적 조사연구(prospective study)이고, 환자와 대조군 연구는 후향적 조사연구(retrospective study)이다.

④ 비교위험도(Relative Risk)와 귀속위험도(Attributable Risk)의 측정

비교위험도란 질병발생의 위험요인을 갖고 있거나 폭로된 군에서의 질병발생률을 폭로되지 않은 군에의 질병발생률로 나눈 것이고, 귀속위험노란 어떤 위험요인에 의해서 초래되는 결과의 위험도를 말한다.

(3) 실험 역학

질병발생의 원인을 실험적으로 규명하려는 역학이다. 실험 역학에 쓰이는 실험에는 임상 실험과 지역사회 실험이 있다. 임상실험은 임상의학에서 가장 널리 쓰이고, 지역사회 실험은 어떤 인구집단을 대표하는 집단을 대상으로 위험요소를 제거하거나 또는 생활태도를 변화시킴으로써 대상질병의 발생이 감소되는지를 규명하려는 일차예방사업의 효과를 판단하는 연구이다.

실험 역학에는 원인과 가설이 제시되고, 발생모델과 유행현상을 '수리적으로 분석' 하는 단계이다.

(4) 이론 역학

이론 역학은 질병발생 양상에 관한 모델과 유행현상을 수리적으로 분석하고 이론적으로 유행법칙이나 현상을 수식화하여 실제로 나타난 결과와 비교해 봄으로써 그 모델의 타당성을 검정한다든가 또는 그 모델 내에서의 여러 요인들 간의 상호관계를 수리적으로 규명하는 역학이다.

(5) 작전 역학

작전 역학은 보건 서비스를 포함하는 지역사회 서비스의 운영에 관한 계통적 연구를 통해 서비스의 향상을 목적으로 하는 역학이다.

6 감염병

1. 감염병의 생성 과정

병원체 → 병원소 → 병원소로부터 병원체의 탈출 → 전파 → 병원체의 새로운 숙주로의 침입 → 감수성이 있는 숙주

숙주가 감수성이 있으면 질병 발생 가능자이고, 감수성이 없으면 면역 형성자이다. 6개의 요소 중에 한 요소라도 결여되거나 차단되면 감염병은 발생하지 않는다.

2. 감염병 유행의 양식

일반적으로 유행 약식들에는 범세계적, 전국적, 지방적, 산발적 양식 등이 있다.

(1) 생물학적 요인(Biological Factors)

나이, 성별, 인종, 결혼 등이 있다. 예를 들어 결핵의 경우, 흑인이 백인보다 2배 정도 더 많다. 여성에서의 자궁근종의 경우, 흑인이 백인보다 3~9배 더 많이 생긴다.

(2) 시간적 요인(Time Factors)

수십 년에 걸쳐서 발생하는 장기변화를 비롯하여 몇 년에 걸쳐서 발생하는 단기 변화가 있다. 또한 여름에 다발하는 소화기계 감염병과 겨울에 다발하는 호흡기계 감염병 같은 계절적 변화가 있으며, 갑자기 돌발적으로 유행하는 외래 감염병 같은 불규칙 변화도 있다.

① 장기 변화 : 30~40년 주기의 장티푸스, 20년 주기의 디프테리아, 30년 주기의 인플루엔자 등이 있다.

② 단기 변화 : 2년 주기의 홍역, 2~4년 주기의 백일해, 3~4년 주기의 유행성 이하선염 등이 있다.

3. 감염병 관리

감염병 발생설에는 나쁜 공기에 의해 감염병이 발생한다는 장기설(miasma theory)과 접촉에 의해 질병이 전파된다는 접촉감염설(contagious communicable theory), 그리고 현미경 발명으로 미생물에 의해 질병이 감염된다는 미생물 병인설 등이 있다.

로버트 코호는 탄저균, 콜레라균(vibrio cholera) 및 결핵균(tubercle bacillus)을, 에드워드 제너는 1973년 우두를, 그리고 루이 파스퇴르는 1081년에 탄저균 백신을 개발하였을 뿐만 아니라, 1986년에는 광견병 백신을 개발하였다.

4. 감염병 관리방법

감염병의 3대 예방대책으로는 전파예방, 예방접종, 예방되지 못한 환자에 대한 조치 등이 있다.

(1) 전파예방

병원소 제거, 특히 동물 병원소의 제거와 함께 환자에게 약을 섭취하게 해 감염병의 전파를 막는 감염력의 감소가 있다.

병원소의 격리는 전염병이 잠복하는 일정기간을 격리하는 것으로 콜레라의 경우는 5일 즉, 120시간, 페스트와 황열의 경우는 각각 6일, 즉 144시간 격리하는 것을 말한다. 이러한 세 가지 질명을 특히 검역질병이라고 부른다.

우리나라에는 현재 인천공항, 부산, 인천, 군산, 목포, 여수, 마산, 김해, 통영, 울산, 포항, 동해, 그리고 제주 등 13개 검역소가 있다.

(2) 예방접종

기초접종과 추가접종이 있다. 정기예방접종 대상 감염병에는 디프테리아, 백일해, 파상풍, 결핵, 폴리오, 홍역, B형 간염 등이 있다. 이 중 생후 최초로 실시하는 예방접종은 B형 간염이다.

(3) 예방되지 못한 환자의 관리 : 2차적인 예방 단계이다. 격리, 조기진단, 그리고 조기치료 등이 있다.

7 병원소와 병원체

1. 병원체

인체에 침입하는 미생물을 말하며, 종류로는 세균, 바이러스, 리케차, 곰팡이, 기생충 등을 말한다. 이 가운데 장티푸스, 콜레라, 결핵, 디프테리아, 백일해, 나병, 살모넬라, 포도상 구균 등의 세균이 가장 많다. **간균**으로는 장티푸스, 디프테리아, 결핵균 등이다. 또 **구균**으로는 폐렴균, 임균, 포도상구균, 연쇄상구균, **나선균**으로는 나병, 백일해 등이 있다.

바이러스는 치명적인 영향을 준다. 홍역, 폴리오(polio), 유행성 간염, 일본 뇌염, 공수병(광견병), 유행성 이하선염(볼거리), AIDS, 천연두(두창), 수두, 독감, 감기 등이 있다.

리케차(rickettsia)는 발진티푸스, 발진열, 양충병(쯔쯔가무시병), 록키산 홍반열 등이 있다. 그리고 기생충에는 말라리아, 아메바 성이질, 회충, 십이지장충, 유구조충, 무구조충, 간디스토마, 폐디스토마 등이 있다. 또 곰팡이는 무좀 및 각종 피부질환이 있다.

(1) 병원체의 전파(Transmission)

병원체의 전파방식은 직접전파와 간접전파가 있는데, 이 중 간접전파가 감염병 관리상 관리가 어려운 면이 있다.

전파체의 종류는 활성 전파체(animate vehicle)와 비활성 전파체(inanimate vehicle)가 있는데, 활성 전파체는 매개 곤충 등에 의한 전파를 말하며, 모기, 이, 파리, 벼룩, 바퀴, 진드기 등이 해당된다. 비활성 전파체는 물, 우유, 식품, 공기, 토양, 개달물 등이 해당된다.

개달물 감염(vehicle borne infection)은 물과 우유와 식품과 공기 및 토양을 제외한 모든 비활성 매체, 즉 환자가 사용하는 의복과 수건과 침구와 완구 및 책 등에 의한 감염병의 전파를 말하며, 대표적인 것으로 트라코마가 있다.

> **Guide**
>
> ***개달물**(fomites)
> 병원체를 매개하는 모든 무기물을 말한다.
>
> ***트라코마**(tracoma)
> 바이러스에 의한 감염성이 강한 결막염의 일종이다.

① 공기 전파

비말전파와 먼지에 의한 전파가 해당되고, 식품매개전파(food-borne transmission)는 생식 또는 충분히 가열하지 않고 섭취할 때 위험성이 증대된다. 그 밖에도 물에 의한 전파(water-borne transmission)와 우유매개전파(milk-borne transmission)가 있다.

② 절지동물에 의한 전파

기계적 전파(mechanical transmission)와 생물학적 전파(biological transmission)가 있는데, 매우 복잡한 양상을 보이고 있다.

> **Guide**
>
> *** 절지동물**(arthropoda)
> 곤충류, 거미류, 지네류 등을 말한다. 몸은 좌우 대칭이고 체절적 구조를 가지며, 두부와 흉부와 복부로 구분되거나 두흉부와 복부로 구분되는 동물을 말한다.

③ 기계적 전파

바퀴벌레와 파리가 그 대표적인 전파체이다. 오물을 섭취한 후에 다시 토하거나 분변을 통해 살아있는 병원체로 음식물을 오염시키는 경우를 말한다.

④ 생물학적 전파(biological transmission)

발육이나 증식한 후에 전파되는 경우인데 증식 전파는 수가 증가하는 것이고, 발육 전파는 형태적 변화가 이루어지는 경우이다.

- 증식형 : 쥐와 벼룩의 전위에서 병원체가 증식하는 페스트, 모기의 몸속에서 병원체가 증식하는 뇌염, 황열, 뎅기열, 이의 몸속에서 병원체가 증식하는 발진티푸스, 재귀열, 벼룩의 몸속에서 병원체가 증식하는 발진열 등이 있다.
- 발육형 : 사상충증이 해당되는데, 사상충증에는 말레이 사상충증과 반크로프티 사상충증이 있다.
- 발육증식형 : 모기의 몸속에서 병원체의 수가 증가하는 동시에 형태도 변화하는 말라리아나, 체체파리의 몸속에서 병원체의 수가 증가하는 동시에 형태도 변화하는 수면병(sleeping sickness)이 해당된다.
- 배설형(faecal transmission) : 이의 배설물을 통해 병원체가 배설되는 발진티푸스와 벼룩의 배설물을 통해 병원체가 배설되는 발진열과 페스트가 해당된다.
- 경란형(trans ovarian transmission) : 난소 내에서 병원체가 증식 · 생존하는 록키산 홍반 열이나 양충병 등이 해당된다.

(2) 병원체의 새로운 숙주로의 침입

신숙주로의 침입은 병원소로부터 탈출하는 방법과 거의 비슷하다. **소화기로 침입하는 감염병**에는 콜레라, 이질, 장티푸스, 파라티푸스, 폴리오, 전염성 간염, 파상열 등이 있다.

또 **호흡기로 침입하는 감염병**에는 결핵, 나병, 두창, 디프테리아, 성홍열, 수막구균성 수막염, 백일해, 홍역, 유행성 이하선염, 폐렴 등이 있다.

> *Guide*
>
> *** 감수성 지수**
> 접촉감염지수를 말하는데, 감염균의 종류에 따라 감수성에 차이가 난다.
> 감수성 지수는 %로 표시한다.
> 두창은 95%, 홍역 95%, 백일해 60~80%, 성홍열 40%, 디프테리아 10%, 폴리오 0.1% 이하 등이다.
> 감수성 지수가 가장 높은 것은 두창이나 홍역이고, 가장 낮은 것은 폴리오, 즉 소아마비이다.

(3) 병원체에 대한 숙주의 감수성

'감수성(susceptibility)이 있다.'는 것은 숙주에 침입한 병원체에 대항하여 감염 또는 발병을 막을 수 있는 능력이 없는 상태를 말하고, '감수성 보균자'란 병원균을 물리칠 수 있는 힘이 없어서 몸속으로 받아들이는 사람을 말한다.

관용구 중에 "홍역을 치르다."라는 말이 있다. 홍역은 한 번 앓으면 다시 걸리지 않는데, 이 정도로 홍역은 감수성이 좋다는 뜻이다. 또 "홍역은 평생에 안 걸리면 무덤에서라도 앓는다."라는 말도 있다. 이는 홍역은 누구나 한 번은 치러야 하는 병이라는 말이다.

저항력(resistance)은 질병을 물리치는 힘인데, 저항력이 센 사람은 질병을 물리칠 수 있는 능력이 강하고 약한 사람은 그렇지 않다.

2. 병원소

병원소는 병원체가 생활 · 증식해서 다른 숙주에게 전파될 수 있는 상태로 저장되는 장소이며 인간과동물 및 토양 등을 말한다. 인간 병원소는 환자와 보균자가 있다.

(1) 환자

현성 감염된 상태를 말하고, 병원체에 감염되어 임상증상을 나타내는 사람이다. 무증상 감염자는 불현성 감염된 상태를 말하고, 임상증상이 미약하여 간과하기 쉬운 환자이다.

(2) 보균자(Carrier)

① 회복기 보균자

병후 보균자(convalescent carrier)인데, 감염병을 경과하고 그 임상 증상이 전부 소실되었음에도 불구하고 병원체를 배출하는 자이다. 장티푸스, 세균성 이질, 디프테리아 등이 해당된다.

② 잠복기 보균자(incubatory carrier)

발병 전 보균자이며, 잠복기간 중에 병원체를 배출하여 감염성을 가지고 있는 자이다.

③ 건강 보균자(health carrier)

병원체의 감염을 받고도 전혀 임상증상을 나타내지 않으며, 발병하지 않는 자로서 건강한 자와 구별이 어려운 보균자이다. 실제 감염병 관리상 가장 관리가 어려운 경우이다. 폴리오, 디프테리아, 일본뇌염 등이 해당된다.

세대기란 감염균에 감염되어 감염균을 남에게 최고로 배출하는 시기를 말한다.

(3) 동물 병원소

동물이 감염된 질병 중에서 2차적으로 인간 숙주에게 감염되어 질병을 일으킬 수 있는 감염원으로 작용하는 경우이다. 소(살모넬라), 돼지(일본뇌염), 개(광견병), 쥐(양충병, 발진열) 등이 해당된다.

(4) 토양 병원소 : 파상풍이 대표적인 질병이 된다.

(5) 병원소로부터 병원체의 탈출

① 병원소로부터 병원체의 탈출

호흡기 계통이나 소화기 계통 등 여러 경로로 이루어진다. 호흡기계통으로부터의 병원체의 탈출은 대화, 기침, 재채기를 통해 전파되는 경우이다. 폐결핵, 폐렴, 백일해, 홍역, 수두, 천연두 등이 해당된다.

② 소화기 계통으로부터의 병원체의 탈출

위 장관을 통한 탈출로 분변이나 토물에 의해서 소화기 감염병이나 기생충 질환의 병원체가 체외로 탈출되는 경우이다. 이질, 콜레라, 장티푸스, 파라티푸스, 소아마비, 그리고 장 질환 등이 이에 해당된다.

③ 비뇨생식기 계통으로부터의 병원체의 탈출

소변이나 분비물을 통하여 탈출하는 경우가 해당된다.

④ 개방된 병변 부위(open lesion)로부터의 병원체의 탈출

병변부위에서 병원체가 직접 탈출하는 경우이다. 농양, 피부병, 옴 등이 해당된다.

⑤ 기계적 병원체의 탈출(mechanical escape)

모기, 이, 벼룩 등의 흡혈성 곤충(blood sucking insect)에 의한 탈출과 주사기 및 감염된 육류에 의한 탈출을 말한다. 여기에는 발진티푸스, 발진열, 말라리아 등이 해당된다.

8 숙주의 면역

면역(immunity)은 병원체의 침입에 대한 절대적인 방어를 말하며, 선천면역(inherent immunity)과 후천면역(acquired immunity), 즉 자연면역과 획득면역으로 나뉜다.

후천면역은 능동면역(active immunity)과 피동면역(passive immunity), 즉 수동면역으로 나뉘고, 능동면역은 자연능동면역(natural active immunity)과 인공능동면역(artificial active immunity), 그리고 피동면역은 자연 피동 면역과 인공 피동면역으로 각각 나뉜다.

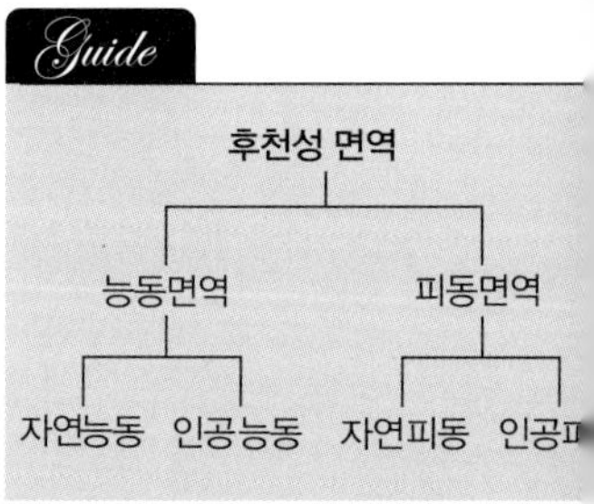

선천면역은 선천적으로 지니고 있는 저항력으로 자기방어능력이라 할 수 있다. 같은 종족으로서 갖는 저항력, 동일한 인종으로서 갖는 저항력, 개인이 특이하게 개별적으로 갖고 있는 저항력 등이 있다. 후천면역은 예방접종 등에 의해서 후천적으로 얻어지는 면역이며, 이 가운데 능동면역은 적극적으로 활동하여 생기는 후천면역을 말한다.

1. 능동면역

(1) 자연능동면역

각종 감염병에 이환된 후 성립되는 이환 후 면역과 불현성 감염에 의한 잠복 면역(latent immunity)이 해당된다.

자연능동면역이 잘 되는 질병의 경우, 한 번 이환되면 다시는 해당 질환에 이환되는 일이 드문 감염병, 즉 영구면역이 잘 되는 것들로 두창, 홍역, 수두, 유행성 이하선염, 콜레라, 백일해, 성홍열, 발진티푸스, 장티푸스, 페스트 등이 있다. 이들은 상당히 높은 면역력을 지녔다는 특징이 있다.

반면에 단지 일시적인 감염 면역만 형성되는 것들인 매독이나 임질, 말라리아 등은 면역력이 매우 낮고 약한 것이 특징이다

(2) 인공능동면역

'백신접종'을 통해 인위적으로 면역이 생기게 하는 것으로, 생균백신의 경우에 대부분 바이러스성이지만 예외로 세균성인 결핵도 있다.

사균 백신의 경우는 대부분 세균성이지만 예외로 바이러스성인 일본뇌염도 포함되어 있다.

한편, 순화독소인 디프테리아, 파상풍도 인공능동면역에 해당된다.

2. 피동면역

회복기 혈청, 면역 혈청, 감마글로부린 등을 주사하여 항체를 주는 방법이다. 장티푸스에 걸려서 앓고 난 뒤에는 몸속에 면역이 생겼고, 그 피를 뽑아 다른 사람에게 넣으면 그 사람이 면역이 생기는 경우가 해당된다.

피동면역은 능동면역에 비해 면역효과는 빠르나 면역지속기간은 2~4주 정도로 짧다. 감염병이 유행하여 주위에 감염병 환자가 많으면 인공피동면역을 하는 것이 좋다.

제2장 급성 감염병 관리

1 소화기계 감염병

소화기계 감염병은 환자나 보균자의 분뇨를 통해 배출된 병원체가 식품, 음료수, 우유 등에 오염되어 경구적 감염을 일으키는 질병이다. 장티푸스, 세균성 이질, 콜레라, 파라티푸스, 폴리오, 유행성 간염, 아메바성 이질 등이 있다.

(1) 장티푸스

대표적인 수인성 감염병으로서 발병 초기부터 일주일이 지나면 40°C의 고열이 몇주 동안 지속된다. 권태감, 식욕부진, 느린 맥박, 림프조직 병변, 회장의 궤양, 설사 후 변비, 허리 부위 발진 등이 주 증상이다. 병원체는 살모넬라균(*salmonella typhi*)이고, 잠복기는 10~14일이며, widal test로 진단한다.

(2) 세균성 이질

발열, 구토, 경련 등이 주 증상이다. 심할 때는 점액성 혈변이 있으며, 병원체는 시겔라균(Shigella spp.)으로, 4종의 혈청형이 있다. A군은 *S. dysenteriae*, B군은 *S. flexneri*, C군은 *S. boydii*, D군은 *S. sonnei* 등이 된다. 잠복기는 4일이다.

(3) 콜레라

외래감염병으로 구토, 쌀뜨물 같은 설사, 탈수, 허탈, 발병 후 몇 시간 이내 사망 등이 주 증상이다. 병원체는 비브리오균(*vibrio cholerae*)으로, 잠복기는 1~3일이고 최장 기간은 5일이다. 콜레라의 병원소는 사람이고, 감염원은 대변이나 토사물에 의한 오염수, 오염 음식물 등이 된다.

(4) 폴리오(소아마비)

중추신경계 손상과 소아에게 나타나는 영구적인 마비가 주 증상이다. 병원체는 폴리오바이러스(polio virus)이며, 잠복기는 7~12일이다. 예방접종약으로는 혼합형인 사빈 백신(sabin vaccine)이 유명한데, 생후 1개월부터 1~2개월 간격으로 3회 기본 접종을 실시하고 그 후인 생후 18개월에 추가접종을 실시한다.

(5) 파라티푸스

고열과 위장염이 주 증상이고, 병원체는 살모넬라균(*salmonella paratyphi* A, B, C)이며, 잠복기는 1~2주일 정도이다.

(6) 유행성 간염

황달이 주 증상이고, 병원체는 간염 바이러스(hepatitis virus type A)이며, 잠복기는 15~40일이고, 병원소는 환자이다.

2 호흡기계 감염병

호흡기계 전염병은 비말 감염, 즉 환자나 보균자의 객담이나 콧물 및 재채기 등이 대화할 때 감염되는 것으로 1m 이내에서 대화할 때, 3m 이내에서 재채기할 때 영향을 받는다. 이러한 비말 핵 감염뿐만 아니라, 먼지에 의한 감염도 있다. 해당 질병으로는 디프테리아, 백일해, 인플루엔자, 홍역, 결핵 등이 있다.

Guide

*** DTP와 Td**

DTP는 디프테리아, 파상풍, 백일해에 대한 예방 접종약이다.

Td는 디프테리아와 파상풍에 대한 예방 접종약이다.

(1) 디프테리아(Diphteria)

대표적인 호흡기계 감염병으로 제2군 법정 감염병이다. 상피 조직의 국소적 염증, 장기 조직이나 신경 조직의 장애가 주 증상이다. 환자나 보균자의 콧물, 인후 분비물, 기침, 피부의 상처 등을 통해 전파된다.

병원체는 디프테리아균(*Corynebacterium diphtheriae*)이고, 이 균의 외독소에 의한 급성감염 질환이며, 진단법으로 Schick test가 있다.

(2) 백일해(Pertussis, Whooping Cough)

병의 경과 기간이 대개 6~8주, 혹은 3개월 정도 걸리는 경우가 있기 때문에 대략 백일 정도 간다고 해서 '백일해'라고 부른다. 가장 큰 임상적 특징은 경련성의 기침이고 병원체는 보르텔라균(*Bordetella pertussis*)이며, 9세 이하 소아에게 많이 발생한다. 특히 5세 아이에게서 가장 많이 발생한다. 예방접종에 의한 관리가 가장 효과적이다.

잠복기는 1주일 전후이고, 겨울과 봄에 많이 발생하며, 여자 아이가 남자 아이에 비해 더 많이 발생한다. 완쾌 후 영구면역되며 보통 자연수동면역이 이루어진다. 예방접종은 사균 백신이다.

(3) 홍역(Measles, Rubeola)

바이러스성 질환으로 홍역 바이러스(measles virus)에 의한 감염으로 발생하며 감염성이 강하여 감수성 있는 접촉자의 90% 이상이 발병한다. 발열, 콧물, 결막염, 홍반성 반점, 구진이 복합적으로 나타난다. 질병 특유의 점막진을 특징으로 한다. 한 번 걸린 후 회복되면 평생면역을 얻게 되어 다시는 걸리지 않는다. 잠복기는 8~13일이다. 잠복기 보균자에 의해 많이 발생한다.

(4) 인플루엔자(Influenza)

① 독감

독감 바이러스 또는 인플루엔자 바이러스(influenza virus)가 원인 병원체이고, 독감 바이러스에는 인플루엔자 바이러스 A, B, C형 세 가지가 존재한다. 사람에게 병을 일으키는 것은 A형과 B형이다. B형은 증상이 약하고 한 가지 종류만 존재하지만, A형은 바이러스 표면에 있는 H항원과 N항원의 종류에 따라 여러 가지 종류가 존재한다. 보통 사람에게 병을 일으키는 항원의 종류는 H1, H2, H3와 N1, N2이다. 잠복기는 1~3일이다.

② 신종플루

신종 인플루엔자(novel swine-origin influenza A, H1N1)의 준말로서, new influenza, swine flu 로도 불린다. 신종 인플루엔자 A는 A형 인플루엔자 바이러스가 변이를 일으켜 생긴 새로운 바이러스로, 2009년 세계적으로 사람에게 감염을 일으키고 있는 호흡기 질환이다.

A형 인플루엔자 바이러스는 돼지에서 기원한 새로운 H1N1 바이러스가 검출되면서 신종 인플루엔자가 처음으로 밝혀졌다.

인플루엔자 바이러스는 바이러스의 표면 항원인 적혈구 응집소(hemagglutinin, HA)와 뉴라민 분해 효소(neuraminidase, NA)에 의해 아형이 결정된다.

H는 바이러스가 체 세포에 부착하는 데 중요한 역할을 한다. 15가지 아형이 있으며, N은 감염된 세포로부터 증식된 바이러스가 빠져 나와 새로운 체세포를 감염시킬 수 있도록 기존의 감염된 세포와 바이러스 입자 간의 결합을 끊어주는 역할을 하며 9가지 아형으로 분류된다.

(5) 풍진(Rubella, German Measles)

풍진 바이러스(rubella virus)에 의해 감염된다. 귀 뒤와 목 뒤의 림프절 비대와 통증으로 시작되고 이어 얼굴과 몸에 발진이 일어나 연분홍색의 홍반성 구진이 나타난다.

Guide

*** 조류독감**

AI로 많이 불리며, bird flu로도 불린다. 닭, 오리, 야생조류에서 조류 인플루엔자 바이러스의 감염으로 인해 발생하는 급성 바이러스성 감염병이다. 드물게 사람에게서도 감염증을 일으킨다.

2003년 말부터 2008년까지 사람에게 감염될 수 있는 고병원성 조류 인플루엔자 바이러스가 인체에 감염된 사례가 보고되어 있다.

이 중 약 25%는 조류 독감의 원인이 된 조류와 연관이 있는 사람들에서 발생하였으나 사람 사이의 감염이 가능한지는 아직 확실히 밝혀지지 않았다.

감염력이 높은 감염성 질환이고 2군 법정 감염병으로 지정되어 있다.

전 세계에 산발적으로 발생하고, 임산부에게 많이 발생하며, 임신 초기에 이환되면 태아에게 영향을 끼치는 특징이 있다. 태아의 태반에 의해서 감염이 이루어지기도 한다.

풍진은 선천성 기형을 유발할 수 있다. 임신 초기에 산모가 처음 풍진 바이러스에 감염되면 태아의 90%가 선천성 풍진 증후군에 걸리게 되지만, 임신 16주에 감염되면 0~20%에서만 발생하고, 임신 20주 이후에는 드물다.

(6) 수두(Chicken Pox)

수두 대상포진 바이러스(varicella–zoster virus)에 의한 급성 바이러스성 질환이다. 증상은 급성 미열로 시작되고 신체전반이 가렵고 발진성 수포, 즉 물집이 생긴다. 잠복기간은 2~3주, 보통 13~17일이다. 수두나 대상포진의 수포에서 나오는 액의 직접 접촉 또는 공기를 통해서 전파된다.

(7) 성홍열(Scarlet Fever)

A군 β–용혈성 연쇄상 구균에 의한 법정 급성 감염성 질환의 일종이다. 3~12세에서 비말 감염되고, 잠복기는 2~4일이다. 발열, 구토, 두통 등으로 시작한다. 좁쌀 크기의 빨강색 발진이 전신에 치밀하게 출현하는데, 입 주위에는 나타나지 않고 창백하기까지 하며, 편도 종창이나 딸기 혀를 수반한다.

발열, 인후염, 편도선염, 경부 임파선 통증 등이 주 증상이다. 합병증으로 중이염, 뇌막염 등이 있다.

3 절족동물 매개 감염병

절족동물 매개 감염병에는 이에 의한 발진티푸스, 모기에 의한 말라리아, 일본뇌염, 쥐벼룩에 의한 발진열, 털진드기에 의한 쯔쯔가무시병 등이 있다.

4 동물 매개 감염병

동물 매개 감염병에는 쥐에 의한 페스트(plague), 들쥐에 의한 유행성 출혈열 등이 있다.

(1) 공수병(Hydrophobia)

'광견병(rabies)' 의 다른 말로서, 병원체는 광견병 바이러스(rabies virus)로 동물에 감염되면 '광견병', 사람에 감염되면 '공수병' 이라 한다.

병원소는 개, 고양이, 여우 등 포유동물의 침 속이다. 전염 동물의 교상에 의해 전파되며, 4~5일 후 증상이 나타난다. '공수병' 이라고 불리는 이유는 사람이 이 병에 걸리면 물을 무서워하는 증상을 나타내기 때문이다. 주로 매개하는 야생동물은 너구리가 대표적이고 그 밖에 박쥐나 여우 등이 있다.

일단 발병하면 치사율이 거의 100%로 아주 치명적이다. 초기에는 불안, 초조, 우울, 무기력, 식욕저하, 경련, 마비, 흥분, 침흘림 등을 동반한다. 나중에는 혼수상태로 급사한다. 잠복기는 약 3주에서 6주까지이고 대부분의 환자는 증상이 나타나서 약 4~10일 사이에 사망하게 된다.

(2) 탄저(Anthrax)

소, 양, 말, 산양 등의 가축에서 급성 폐혈증을 유발하는 인수공통 감염병이다. 탄저균(bacillus anthracis) 감염에 의해 발생하는 급성 감염성 감염 질환이다. 균은 대부분 피부를 통해 침범하고 드물게 흡입이나 입을 통하여 들어와서 호흡기 또는 소화관을 침범하기도 한다. 국내에서도 탄저병에 걸린 소를 도살한 후에 그 고기를 먹은 사람에게서 발병한 경우가 보고된 바 있다.

(3) 바일씨 병(Weil's disease)

'7일열', '렙토스피라증(leptospirosis)' 등으로 불리는 급성 발열성 질환이며 병원소는 들쥐이다. 들쥐의 배설물에서 배출된 병원체 렙토스피라 균이 오염된 물이나 토양과 접촉하여 경 피 감염을 일으킨다. 잠복기는 7~12일 정도이다. 갑자기 시작되는 발열과 두통, 오한, 심한 근육통, 특히 종아리와 허벅지의 근육통, 안결막 충혈이 흔한 증상이다. 식품이나 음료수를 통한 경구감염도 가끔 있다고 한다.

제3장 만성 감염병 관리

1 만성 감염성 질환

(1) 결핵(Tuberculosis)

고대 이집트 시대부터 있었던 것으로, 기록에 남아 있는 역사가 가장 오래된 질병이다. 병원체는 마이코 박테리엄 균(*mycobacterium tuberculosis*)이고, 병원소는 사람과 소로 공기 매개로 전파된다. 잠복기는 1~3개월이다.

진단은 투베르쿨린 반응, 흉부 X-선 촬영 등으로 검사한다. 발병하지 않더라도 잠복 감염의 형태로 일생 동안 체내에 머물기도 하는 잠복 감염(latent infection)균이기도 하다. 피로, 발열, 체중 감소가 나타난다. 기침, 흉통, 객혈 등이 주요 증상이다.

결핵진단 방법은 어린이의 경우 투베르쿨린검사로 하는데 최초로 부은 크기가 0.4mm이하이면 음성이고, 5~9mm이면 양성으로 판정한다. 투베르쿨린 검사결과가 음성인 경우에 BCG 예방접종을 실시한다. 10mm 이상의 양성이면 직접 촬영이 필요하고, 추가 검사로는 객담검사가 있다. 어른의 경우, 최초 검사는 간접촬영을 실시하고, 이후는 직접촬영에 이어서 객담 검사를 실시하게 된다.

> *Guide*
>
> *BCG(투베르클린 검사) (=bacille de Calmette-Guerin vaccine) 결핵예방 백신이며, 프랑스 출신의 세균학자 칼메트와 게랭이 파스퇴르 연구소에서 1908~1921년까지 237대를 연속 배양한 결과로 얻어낸 무독화 균종이다.

국립결핵병원에는 공주, 목포, 마산 등지에 3곳이 있었다. 하지만, 공주국립결핵병원은 정신병원으로 바뀌었고, 목포국립결핵병원은 1/2로 규모가 축소되어 현재 2개의 국립결핵병원이 있다.

병원비는 의료보장증이 있는 경우 외래와 입원진료가 모두 무료이고, 의료보험증이 있는 경우에 외래진료는 진료비의 40%, 입원진료는 진료비의 20%를 내면 된다.

서울특별시립 서북병원에서도 결핵환자를 돌보고 있다.

(2) 한센병(Hansen disease)

'나병' 으로 많이 알려져 있다. 피부, 말초신경, 비강 점막을 침범해 병변을 일으키는 질병이다. 작은 결절들, 구진, 반점, 무감각하고 마비되는 것 등이 주요 증상이다. 병원체는 마이코 박테리움균(*mycobacterium leprae*)이고, 이 균은 저항력이 약하여 배양이 안되므로 예방백신이 개발되지 않았으며, 맞는 항생제도 찾지 못하였다. 병원소는 사람이며, 장기간의 접촉에 의해 상기도로 전파되는 호흡기계 만성 감염병이다.

환자와 밀접하게 접촉하는 자는 5년 동안 매년 1회씩 검진해야 하고, 환자인 부모와 접촉하였으나 질병의 증상이 나타나지 않는 아이들의 경우에도 5년 동안 매년 정기 검진을 실시하여야 한다. 이들 경우에 감염률은 5~6%이므로 격리가 필요하다. 한센병은 유전되지는 않는 것으로 알려져 있다.

한센병 요양소는 보건복지부가 정하는데, 국립소록도병원이나 한센병연구소 등 다수가 있다.

(3) 임질(Gonorrhea)

임질균(*Neisseria gonorrhea*)에 의하여 전염되는 성병(venereal disease)으로 남성은 배뇨 곤란을 일으키고 요도에서 고름이 나오며, 불임의 원인 중 하나이다. 여성의 경우 요도염이나 자궁경관염의 원인이 되며, 신생아의 경우는 결막염을 일으켜서 실명을 유발하기도 한다.

(4) 매독(Syphilis)

매독균(*Treponema pallidum*)에 의해 발생하는 성병이다. 성관계에 의해 주로 전파되지만 모체에서 태아에게로 전파되는 경우도 있다. 성기의 구진, 무통성 피부 궤양, 즉 하감(chancre)이 1기 매독의 증상이고, 피부 발진 특히 손바닥과 발바닥에 나타나는 피부발진이 2기 매독의 증상이며, 3기 매독의 증상은 주로 내부 장기의 손상으로 나타나며, 중추신경계나 심혈관계의 병변이 일어난다.

사산의 원인 가운데 1위를 차지하는 것이 부모의 매독이다. 부모를 통해 감염된 태아는 유산 또는 사산되거나 출생해도 선천성 장애를 가지게 된다.
임신 18주 전에 감염되면 사산이 되고, 18주 후에 감염되면 선천성 장애를 가진 아이를 낳을 가능성이 있다.

(5) B형 간염(Hepatitis B)

B형 간염 바이러스(hepatitis B virus, HBV)가 병원체이며 DNA 바이러스의 일종이다. 환자의 혈액, 타액, 정액, 질분비물 등에 의해 전파된다. 오염된 주사기나 의료기기 등이 매개체가 될 수도 있다. 식욕 부진, 복부 불편감, 오심, 구토, 피로감, 황달 등이 주요 증상이다. 환자의 혈액이나 체액으로 오염된 기구나 주삿바늘 및 면도칼이나 칫솔 등을 여러 사람이 함께 사용하지 말아야 한다.

(6) 후천성 면역결핍증

에이즈(AIDS)라고 더 많이 알려져 있는데, 병원체는 human immunodeficiency virus이며, HIV라고 줄여서 부른다. 병원소는 사람이고, 잠복기가 6개월에서 10년까지 다양하다. 식욕이 떨어지고, 체중이 감소하며, 발열과 피로감 및 만성적 설사나 기회 감염병 등이 주요 증상이다.

기회 감염병으로 많이 나타나는 경우에는 주폐포자충 폐렴, 만성 장관 크립토스포리디아증, 식도 칸디다증, 미만성 단순 포진 간염, 카포시 육종 등이 있다.

> Guide
>
> ***카포시 육종**
> (kaposi' s sarcoma)
>
> 1872년에 헝가리 피부과 의사인 카포시(Moritz Kaposi)에 의해 처음으로 기술된 악성 종양의 한 종류이다. 주로 피부에 붉거나 자주색을 띠는 반점 또는 결절의 형상으로 나타난다.

(7) 비임균성 요도염 또는 성기 클라미디아 감염증

신종 문화 성병으로서 비임균성 요도염균(Chlamydia trachomatis)에 감염되어 발생하는 성 매개 질환이다. 남성에서는 비임균성 요도염, 여성에서는 자궁경부염의 형태로 나타난다. 환자 수는 임질의 5배이고, 감염될 경우에 불임이 될 확률은 3배이다. 신생아에게 모태로부터 수직 감염되어 폐렴이나 결막염을 일으킨다.

2 성인병 관리

성인병이란 성년기 이후 노화와 더불어 점차 발생하는 비전향성의 만성·퇴행성 질환으로 불구·무능력 상태이며, 기능장애 상태를 말한다. 성인병 예방을 위해서는 식염의 섭취를 1일 10g 이하로 줄여서 3~8g 정도로 먹어야 된다. 성인병 발생이 높은 원인으로는 생활수준 향상과 생활환경 개선 및 노령화나 식생활 습관의 변화 등을 들 수 있다.

(1) 암(Cancer)

남자의 경우 위암이 가장 많고 간암이 많아지고 있다. 또 여자는 자궁경부암이 가장 많고, 유방암이 많아지는 추세이다. 중요한 4가지 요인으로는 식생활습관, 흡연, 감염, 환경오염물질 등이다.

(2) 고혈압(High Blood Pressure)

최고혈압이 160 이상이고 최저혈압이 90 이상인 경우로, 다른 병과 관계없이 발생하기도 하고, 다른 질병에 의해 발생하기도 한다.

(3) 당뇨병(Diabetes Mellitus)

체내의 혈당조절기관인 췌장에서 나오는 인슐린 호르몬이 부족하거나 기능을 제대로 발휘하지 못해 혈중의 당을 유용하게 사용하지 못해 그 농도가 높아져서 소변으로 나오게 되는 질환이다. 당뇨는 물을 끌고 가기 때문에 다뇨증이 생기며, 심한 갈증을 느끼게 된다. 당뇨병의 3대 증상은 다뇨, 다음, 다식 등이다.

질병 원인이 병원소로 접근하는 질환은 감염병과 급성질환 등이고, 질병 원인이 병원소로 접근하지 않는 질환은 만성 질환이나 성인병 등이다.

3 기생충 질환관리

매개물	기생충
토양	회충, 편충, 십이지장충, 동양모양선충
물과 채소	회충, 편충, 십이지장충, 동양모양선충, 분선충, 이질 아메마
어패류	간흡충, 폐흡충, 요꼬가와흡충
육류	유구조충, 무구조충, 선모충
모기	말라리아 원충, 사상충
사람	요충, 질 트리코모나스

Guide

기생충의 또다른 이름

*간디스토마 = 간흡충

*폐디스토마 = 폐흡충

*아니사키스 = 고래회충

*유구조충 = 갈고리촌충

기생충 질병의 종류로는 수육의 경우, **쇠고기**는 무구조충에 감염되고 **돼지고기**는 유구조충에 감염된다. **민물고기**의 경우, 담수산 게나 참게 및 가재는 폐디스토마에, **담수어**는 간디스토마에, 은어나 숭어는 요코가와흡충에 감염되며, **바다 생선**의 경우는 아나사키스에 감염되고, **야채**의 경우는 회충이나 구충, 편충 및 동양모양선충 등에 감염된다.

사상충증(filariasis)은 상피병(elephantiasis)이라고도 하는데, 피부가 코끼리 같이 커진다는 뜻이다. 말레이 사상충(brugia malayi)이나 반크로프티 사상충(wuchereria bancrofti) 등이 원인이다.

사상충이 음낭, 고환, 수족 림프관, 림프절 내에 기생하여 발작을 되풀이하는 동안에 만성 림프관염이나 만성 림프절염이 되어 림프관이 폐색되고 주위 피하조직까지 염증이 파급되어 오랜 세월에 걸쳐 피부 비후를 야기함으로써 마치 코끼리 피부처럼 울퉁불퉁하고 두터워진다. 수족, 음낭, 대음순, 유방 등에 나타나는 경우가 많다.

말레이사상충은 중간 숙주인 모기가 사람을 흡혈할 때 (microfilaria)를 같이 흡혈해서 생기는데, 2~3주 후 filaria가 형성돼 림프 조직에 기생한다. 감염된 유충이 1년 후에 성충이 되어 마이크로필라리아를 다시 산출한다. 림프선과 림프관에 부종을 일으킨다.

세포의 침입, 상피증, 알레르기 반응, 두통, 근육통을 각각 유발한다.

4 원충류(Protozoa)에 의한 질환

(1) 이질 아메바(Entamoeba Histolytica)

'적리 아메바'라고도 하는데, 불현성 감염자가 많다. 주로 사람에 기생하지만 개나 고양이, 돼지 및 쥐 등에서도 볼 수 있다. 1~2개의 위족을 내어 운동하며 세균 외에 적혈구도 잡아먹는다. 주로 대장벽 조직 속에 기생해 궤양을 형성하며, 세균의 2차 감염을 일으키거나 소장 또는 간 등을 침해하는 일도 있다.

(2) 람블편모충증(Giardiasis)

람블편모충(giardia lamblia)이 소장에 기생하여 설사, 복통, 흡수장애 등을 초래한다. 무증상인 경우도 있다. 낭포(cyst)의 형태로 오염된 음식물을 통해 경구감염되거나 사람과 사람의 접촉으로 감염되고 오염된 물에 의한 감염도 보고되고 있으며 여행자 설사증(traveler's diarrhea)의 원인 중 하나이다

(3) 말라리아 원충(Plasmodium)

우리나라에서 사는 종류로는 삼일열 원충(*plasmodium vivax*), 4일열 원충(*p. malariae*), 열대열 원충(*p. falciparum*), 닭빈혈 원충(*leucocytozoon caulleryi*) 등이 있다. 감염과 사망률이 매우 높다. 모기 체내에서는 유성생식, 인체 내에서는 무성생식을 한다. 종의 숙주는 모기이고 중간숙주가 사람이다.

(4) 그 밖의 원충들

트리코모나스, 트리파노소마, 리슈마니아 등이 있다. 트리코모나스는 성생활에 의해 감염되거나 주로 목욕탕에서 감염된다. 소양감, 냉대하증, 악취를 유발한다.

5 법정 감염병의 관리

우리나라 법정 감염병은 제1군 감염병에서 제5군 감염병까지 나뉘어 있으며, 그밖에 지정감염병, 세계보건기구 감시대상감염병, 생물테러감염병, 성매매감염병, 인수공통감염병 및 의료관련 감염병 등으로 분류, 규정하고 있다.

이들 감염병에 대해서는 국가나 지방자치단체가 환자의 발생신고의 의무, 예방접종실시, 방역사업 등의 규정을 두어 발생과 유행을 방지하기 위한 행정적 관리를 하고 있다.

(1) 법정 감염병의 분류

가) 제1군 감염병

마시는 물 또는 식품을 매개로 발생하고 집단발생의 우려가 커서 발생 또는 유행 즉시 방역대책을 수립해야만 하는 감염병은 다음과 같다.

① 콜레라　② 장티푸스　③ 파라티푸스
④ 세균성 이질　⑤ 장출혈성 대장균군 감염증　⑥ A형 간염

나) 제2군 감염병

예방접종을 통하여 예방 또는 관리가 가능하며, 국가예방접종사업의 대상이 되는 감염병은 다음과 같다.

① 디프테리아　② 백일해　③ 파상풍
④ 홍역　⑤ 유행성 이하선염　⑥ 풍진
⑦ 폴리오　⑧ B형 간염　⑨ 일본뇌염
⑩ 수두

다) 제3군 감염병

간헐적으로 유행할 가능성의 있어서 계속 그 발생을 감시하고, 방역대책의 수립이 필요한 감염병은 다음과 같다.

① 말라리아　② 결핵
③ 한센병　④ 성홍열

⑤ 수막구균성 수막염
⑥ 레지오넬라증
⑦ 비브리오 패혈증
⑧ 발진티푸스
⑨ 발진열
⑩ 쯔쯔가무시증
⑪ 렙토스피라증
⑫ 브루셀라증(파상열)
⑬ 탄저
⑭ 공수병
⑮ 신증후군출혈열(유행성 이하선염)
⑯ 인플루엔자
⑰ 후천성 면역결핍증(AIDS)
⑱ 매독
⑲ 크로이츠펠트－야콥병(CJD) 및 변종 크로이츠펠트－야콥병(vCJD)

라) 제4군 감염병

국내에서 새롭게 발견하였거나 발생할 우려가 있는 감염병 또는 국내유입이 우려되는 해외 유행성 감염병으로서 보건복지부령으로 정하는 감염병이며, 그 내용은 다음과 같다.

① 페스트
② 황열
③ 뎅기열
④ 바이러스성 출혈열
⑤ 두창
⑥ 보툴리눔 독소증
⑦ 중증 급성호흡기증후군(SARS)
⑧ 조류인플루엔자인체감염증
⑨ 신종 인플루엔자
⑩ 야토병
⑪ 규열
⑫ 웨스트나일열
⑬ 신종 감염병증후군
⑭ 라임병
⑮ 진드기 매개뇌염
⑯ 유비저(類鼻疽)
⑰ 치쿤구니야열

마) 제5군 감염병

기생충에 감염되어 발생하는 감염병으로서 정기적인 조사를 통한 감시가 필요하며 보건복지부령으로 정하는 감염병으로 그 내용은 다음과 같다.

① 회충증
② 편충증
③ 요충증
④ 간흡충증
⑤ 폐흡충증
⑥ 장흡충증

바) 지정 감염병

제1군 감염병부터 제5군 감염병까지의 감염병 외에 유행여부를 조사하기 위하여 감시활동이 필요하여 보건복지부장관이 지정하는 감염병을 말하며, 그 내용은 다음과 같다.

① C형 간염 ② 수록구병 ③ 임질
④ 클라미디아 ⑤ 연성하감
⑥ 성기 단순포진 ⑦ 첨규콘딜롬
⑧ 반코마이신 내성 황색포도알균(VRSA) 감염증
⑨ 반코마이신 내성 장내 장알균(VRE) 감염증
⑩ 메티실린 내성 황색포도알균(MRSA) 감염증
⑪ 다제 내성 녹농균(MRPA) 감염증
⑫ 다제 내성 아시네토박터바우마니균(MRAB) 감염증
⑬ 카바페넴 내성 장내세균속균종(CRE) 감염증
⑭ 장관감염증 ⑮ 급성호흡기 감염증
⑯ 해외유입기생충 감염증 ⑰ 엔테로바이러스 감염증

(2) 감염병의 신고 규정

감염병의 예방 및 관리에 관한 법률에 의거하여 제 1~4군 감염병은 발생 즉시, 제5군 감염병 및 지정감염병, 표본감시감염병의 경우에는 7일 이내에 소재지 관할보건소장에게 신고하도록 규정하고 있다.

신고의무자는 의사, 한의사, 의료기관의 상, 육 · 해 · 공군 또는 국방부 직할부대의 부대장 및 감염병 표본감시기관이다. 제1군 감염병에 대해서는 그밖의 신고의무자인 세대주와 세대원, 각종 운송수단이나 사무소 관리인, 경영자 또는 대표자가 발견 즉시 소재지 관할 보건소장에게 신고하도록 규정하고 있다.

제4장 보건관리

1 보건행정

1. 보건행정의 개념

행정이란 조직의 목적을 달성하기 위하여 정책을 결정하고 집행 및 이행하기 위한 활동을 말한다. 더불어 보건행정이란 지역사회 주민의 건강을 유지 · 증진시키고 정신적 안녕 및 사회적 효율을 도모할 수 있도록 하기 위한 공적인 행정 활동을 말한다.

보건행정이 일반 행정과 다른 점은, 보건과 관련된 제반 지식과 기술을 행정에서 요구되는 여러 가지 기법과 원칙에 연결시켜 적용한다는 점에 있다.

2. 보건행정의 특징

① 보건행정의 목적은 지역사회 주민의 건강증진에 주안점을 둔다.
② 지역사회 주민의 욕구와 수요를 반영하며 시대와 환경의 변화에 부응하여야 한다.
③ 국가나 지방자치단체가 주도적으로 업무를 관장한다.
④ 관리적 측면에서 볼 때, 보건의료사업을 기획과 집행 및 통제함으로써 국민의 건강증진을 달성하는 기능을 수행한다.
⑤ 우리나라 보건행정은 공행정으로서의 기능이 미약하므로, 공행정으로서의 역할을 강화하고 공익성을 확대해 나가야 한다.

3. 보건행정의 범위

(1) 세계보건기구(World Health Organization, WHO)

세계보건기구가 규정한 범위는 제기록의 보존, 지역 주민에 대한 보건교육, 환경위생, 감염병 관리, 모자보건, 의료서비스 제공, 보건간호 등이다.

(2) 미국 공중보건협회

미국 공중보건협회(American Public Health Association, APHA)가 정의한 범위는 건강 관련 자료의 기록과 분석, 보건교육 및 홍보, 감독과 통제, 직접적 제 환경 서비스, 개인건강 서비스 실시, 보건의료 시설의 운영, 제사업과 자원의 조정 등이다.

4. 우리나라 보건행정 조직(부록 참조)

보건사업은 정부 책임과 지방자치단체의 책임 하에 수행하는 경우로 나눈다. 중앙조직을 보면, 주무관청은 보건복지부이며, 환경부도 일부 관여하고 있다.

(1) 보건복지부 소속기관

국립보건원, 국립보건안전교육원, 국립결핵병원, 국립검역소, 국립의료원, 국립정신병원, 국립사회복지연수원, 국립재활원, 국립망향의동산관리소, 국립소록도병원 등이 있다.

(2) 보건복지부 산하기관

의료보험관리공단, 의료보험연합회, 국민연금관리공단, 인구보건연구원, 여성개발원 등이 있다. 대한의학협회를 비롯해서 대한보건협회 등의 유관기관도 많다.

(3) 보건과 관계된 지방조직 : 행정안전부 산하에 있나. 나반, 보건에 관한 사항만 보건복지부가 관장하고 있다.

2 보건소(Health Center)

보건소는 국가 보건행정의 합리적 운영과 국민보건의 향상을 도모하기 위한 의료기관이다. 지방자치단체의 조례가 정하는 바에 따라 설치하고, 시 · 군 · 구 단위로 1개씩 설치할 수 있다.

또한 업무활동을 분담시키기 위하여 각 읍, 면에 보건지소를 두고 있다.

보건소에서는 ① 건강증진, ② 보건교육, ③ 구강 건강 ④ 영양개선, ⑤ 감염병 관리 및 진료, ⑥ 모자보건 및 가족계획 ⑦ 노인보건, ⑧ 공중위생 및 식품위생, ⑨ 의료인 및 의료기관 ⑩ 의료기사 · 의무기록사 · 안경사 · 응급의료 · 공중보건의사 · 보건진료원 및 보건진료소 · 약사, ⑪ 마약, ⑫ 향정신성 의약품 ⑬ 정신 보건, ⑭ 건강진단 및 만성 퇴행성 질환, ⑮ 장애인 등과 관련된 수많은 사업들을 현재 수행하고 있다.

3 국제 보건행정 조직

세계보건기구는 1948년 4월 7일에 국제연합 산하의 경제사회 이사회 소속으로 발족했다. 매년 4월 7일을 세계 보건의 날로 정했으며, 본부는 스위스의 제네바에 있다.

(1) 세계보건기구의 지역 사무소

우리나라는 필리핀의 마닐라에 본부가 있는 서태평양 사무소 소속이다.

① 동지중해 사무소 : 이집트의 알렉산드리아에 본부가 있다.
② 유럽 사무소 : 덴마크의 코펜하겐에 본부가 있다.
③ 미주 사무소 : 미국의 워싱턴에 본부가 있다.
④ 아프리카 사무소 : 콩고의 브라자빌에 본부가 있다.
⑤ 서태평양 사무소 : 필리핀의 마닐라에 본부가 있다.
⑥ 동남아시아 사무소 : 인도의 뉴델리에 본부가 있다.

(2) 유엔아동기금(United Nations Children' s Fund, UNICEF)

유엔아동기금은 처음에는 국제연합 국제아동긴급 기금이었으나 1953년 현재는 이 이름으로 바뀌었다. 예전 이름의 약자인 유니세프(UNICEF)로 널리 알려져 있다.

개발도상국의 어린이와 어머니를 돕기 위한 기금으로 가난한 국가의 굶주리는 어린이를 위해 활동한다. 긴급구호, 영양, 예방접종, 식수문제 및 환경개선, 기초교육 등과 관련된 일을 하고 있다.

전쟁으로 인한 피해지역과 전 세계의 모자보건 향상을 위해 식품과 자재 등을 공급한다. 설립목적은 '어린이 권리선언' 정신에 근거한다.

4 보건통계

산술평균은 모든 측정값을 전부 합한 후에 총수로 나눈 값이다. 가장 보편적으로 사용한다. 기하 평균은 측정값을 모두 곱한 후 총수의 제곱근으로 나눈 값이다. 분모가 비대칭일 때에 사용한다.

중앙값은 크기 순서대로 나열했을 때 가장 중앙에 오는 값을 말하는데, 평균값에 비해 어느 주관적 측정값에 영향을 받지 않는 장점이 있다. 최빈값은 측정치 중에서 가장 빈도가 높은 값이다.

5 보건지표

영아는 생후 1년 미만의 아이를, 신생아는 생후 4주 미만의 아이를 말한다. 모성 사망이란 임신, 분만, 산욕의 합병증으로 발생한 모성의 사망을 말한다.

(1) 발생률과 유병률

① 발생률(incidence rate) : 일정기간에 새로 발생한 환자수의 비율을 나타낸다.

② 유병률(prevalence rate) : 일정시점 또는 일정기간 동안의 인구 중에 존재하는 환자수의 비율을 나타낸다.

(2) 만성 감염병과 급성 감염병

만성 감염병은 유병률이 높고, 급성 감염병은 발생률이 높다. 유병률과 발생률이 같은 경우는 감염병 유행 기간이 짧을 때이다.

(3) 치명률과 발병률

① 치명률(case fatality rate) : 어느 질병에 걸린 환자가운데 그 질병으로 인한 사망수의 비율을 말한다.

② 발병률(attack rate) : 환자와 접촉한 감수성자 수에 대한 발병한 환자수의 비율을 말한다.

(4) 출산통계치

총 재생산률(gross reproduction rate)과 순 재생산률(net reproduction rate)이 있는데, 순재생산률이 1.0 이하이면 인구의 감소를, 순 재생산률이 1.0 이상이면 인구의 증가를 나타낸다.

(5) 성비

남자와 여자의 비를 말하며, 성비가 높다는 것은 남자가 여자보다 많다는 뜻이다.

① 일차 성비 : 수태 당시의 성비
② 이차 성비 : 출생 당시의 성비
③ 삼차 성비 : 현재 인구의 성비
④ 성비 불균형 : 남성과 여성의 수에 차이가 나는 것
⑤ 남초현상 : 여성을 100으로 두었을 때 남성의 수가 많은 것
⑥ 여초현상 : 남성을 100으로 두었을 때 여성의 수가 많은 것

6 보건교육

보건교육은 개인 또는 집단의 건강에 관한 지식과 태도 및 행위에 영향을 주어 건강한 행동을 실천하도록 만드는 교육을 말한다.

보건교육은 학교보건사업의 일환이다. 학교보건사업의 범위에는 학교보건봉사, 급식관리, 보건교육, 정신보건, 사고예방, 응급처치 등이 있다. 학교보건 교육의 주체는 보건복지부이다.

(1) 보건교육의 목적

개인이나 집단 모두가 자신의 보건 문제에 대한 중요성을 인식하고 자발적 행동을 통해 문제를 해결할 수 있도록 만드는 데 있다. 잘못되어 있는 지식, 태도, 행동 등에 영향을 주어 새롭고 바른 양상으로 바꾸어야 한다.

(2) 보건교육의 대상

학생, 지역사회, 환자 등이다. 학생을 대상으로 학교에서 교육하는 학교 교육, 지역사회 주민을 대상으로 보건소나 관련 기관 및 단체에서 교육하는 지역사회 교육, 환자 및 가족을 대상으로 보건소나 병원 등 의료기관에서 교육하는 환자 교육 등이 있다.

(3) 학교보건 교육의 장점

대상 인구의 집단이 크다는 것과 지역사회 중심은 학생이라는 것, 그리고 교육 효과가 대체로 좋다는 것과 교육적으로도 효율성이 있다는 점 등이다.

7 보건교육의 방법

보건교육의 방법에는 개인 접촉, 집단 접촉, 대중 접촉 등의 방법이 있다. 집단 접촉 방법들에는 강연회, 집단 토론(group discussion), 심포지엄(symposium), 패널 토론(panel discussion), 버즈 세션(buzz session), 역할극(role playing) 등이 있다.

(1) 개인 접촉

개인적 접촉을 통해 보건교육을 하는 것을 말한다. 저소득층이나 노인층에 적합하다. 가정 방문, 건강 상담, 진찰, 전화, 예방접종, 편지 등의 방법으로 할 수 있다. 가장 효과적이고 필요한 것인 반면에, 많은 인원과 시간이 소요된다는 결점이 있다.

(2) 집단 접촉

① 강연회 : 일방적인 의사 전달
② 집단 토론 : 10명이나, 20명으로 집단을 구성하고 각자 의견을 말하며, 사회자는 전체의 의견을 종합
③ 심포지엄 : 전문가들이 한 문제에 대해 의견을 교환하여 청중의 의견 형성에 역할을 함

④ **패널 토론** : 전문가 몇 명이 청중 앞 단상에서 자유롭게 토론하는 형식으로 사회자가 이야기를 진행하고 정리해 나가는 것

⑤ **버즈세션** : 집회 참가자가 많은 경우, 전체를 몇 분단으로 나누어 토의시키고 다시 전체로 종합하는 것. 보통 '6–6' 법을 사용하는데, 이는 제한된 연사 6명이 제한된 6분에 발표한다는 뜻이다.

⑥ **역할극** : 청중 앞에서의 연극을 통한 교육법

(3) **대중 접촉** : 특정 집단이 아닌 무제한의 대중을 위한 교육이다. 신문, 방송, 포스터, 전시, 게시 등이 이용된다.

8 사회보장

사회보장이란 국가가 주체적인 역할을 통해 질병, 실업, 노령이나 사망으로 야기되는 경제적 어려움으로부터 국민을 보호하고 의료서비스를 제공해 안락하고 만족한 삶을 성취할 수 있도록 하는 제도이다.

사회보장의 내용에는 국가가 보장해 주는 제도인 사회보험이나 최저한도의 생활을 보장해 주고 의료 서비스를 제공해 주는 제도인 공적부조 및 특정 계층을 대상으로 경제적 보상과 생활 편의를 제공해 주는 제도인 사회복지서비스 등이 있다.

사회보험에는 연금, 실업보험같은 소득 보장이 있다. 그리고 의료보험, 산재보험같은 의료보장이 있다. 또, 공적부조에는 생활보호와 의료보호가 있고, 사회복지 서비스에는 공공서비스와 보건의료 서비스가 있다.

(1) 사회보험과 공적 부조의 차이점

① **사회보험** : 보험료와 일반 재정수입으로 운영하며, 보험료 지불 능력이 있는 사람이 대상이다.

② **공적부조** : 조세 중심의 일반 재정수입으로 운영하므로, 보험료 지불 능력이 없는 사람이 대상이다.

(2) 사회보험과 공적 부조의 보장 범위에 대한 차이점

① 사회보험 : 연금보험 등과 같은 소득보장, 의료보험 같은 의료보장, 그리고 고용보험이 해당된다.
② 공적 부조 : 생활보호, 의료보호, 취로사업 등의 구호사업, 보훈 사업 등이 해당된다.

9 의료보험

우리나라 의료보험 급여의 내용은 다음과 같다. 요양급여, 분만급여, 건강진단 등의 현물급여가 있다. 그리고 요양비, 분만비, 장제비 등의 현금급여가 있다.

의료보험급여 체계를 보면, 1989년에 전국민 의료보험이 실시된 이후 진료권이 설정되었고, 각 진료권별로 요양급여가 제공되고 있다.

(1) 1차 진료

진료권 내의 모든 요양취급기관이 이용 가능하고, 3차 진료기관의 외래는 직접 이용이 제한되어 있다.

(2) 2차 진료

진료의뢰서를 지참하면, 대 진료권 내의 모든 요양취급기관이 이용 가능하다. 의료보험 조합에서 발급하는 진료확인서를 지참하게 되면, 2차 진료에서도 타 대진료권 내의 요양 취급기관을 이용할 수 있다.

다만 가정의학과, 피부과, 안과, 이비인후과, 재활의학과의 외래는 직접 1차 진료에서도 가능하다.

10 의료보호

의료보호는 생활유지능력이 없거나 생활이 어려운 사람을 대상으로 의료서비스를 제공해 주는 제도로서, 1977년 12월 공포된 법률에 의거 시행하고 있는데, 이는 공적부조제도의 일환이다.

자격선정은 해당 시 · 군 · 구에서 시행하고, 관리는 의료보험관리공단이 하며, 기금은 국고나 지방비로 충당한다.

의료보호는 1종 보호대상자, 2종 보호대상자 및 의료부조대상자로 분류한다.

의료보호대상자는, 생활보호대상자, 이재민, 의사의상자 및 의사자 유족, 국가유공자 예우 등에 관한 법률에 적용을 받고 있는 자, 월남귀순용사와 그 가족, 무형문화재 보유자 및 그 가족, 생활유지의 능력이 없거나 생활이 어려운 자, 성병 감염자 등이다.

11 인구

1. 인구 구성

(1) 성비

여자수에 대한 남자수에 대한 백분율로서 출생 시의 성비는 남자가 높지만, 영아사망률이 여자보다 남자가 높아 결혼 적령기가 되면 성비가 거의 비슷하게 된다. 노령기가 되면 남자 사망률이 여자보다 높아서 노령인구는 여자가 많아진다.

(2) 연령별 구성

① 피라미드형 : 인구 발전형이며, 인구가 증가할 잠재력을 가진 형으로서 출생률이 높고, 사망률도 높다.
② 종형 : 인구 정지형이며, 출생률과 사망률이 모두 낮다.
③ 항아리형 : 생산층 인구가 증가하는 것
④ 기타(guitar)형 : 별형과는 반대로서 생산층 인구가 감소하는 것이다.

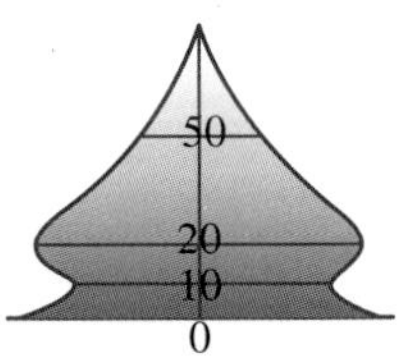

별형(星型)

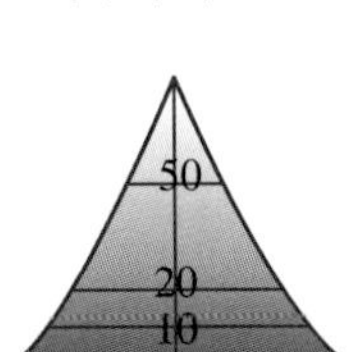

피라미드형

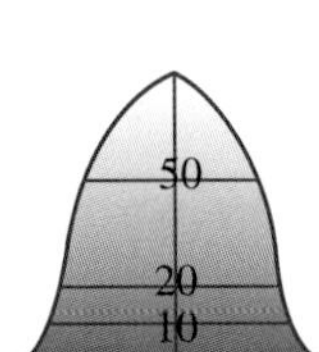

종형(縱型)

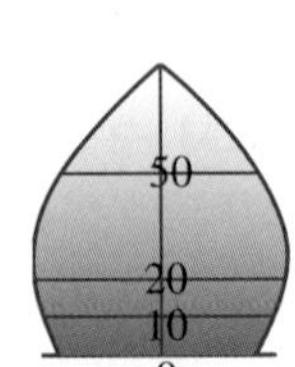

항아리형

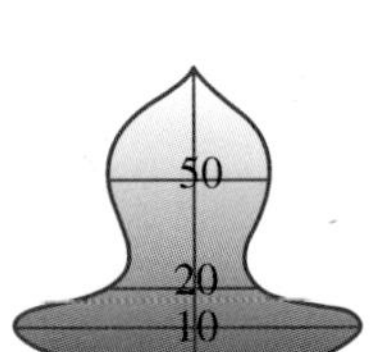

기타 형

(3) 인구

① 영아 인구 : 1세 미만의 인구를 말한다.
② 소년 인구 : 1세에서 14세까지의 인구를 말한다.
③ 생산연령 인구 : 15세에서 64세까지 인구를 말한다.
④ 노년 인구 : 64세 이후의 인구를 말한다.

(4) 생명표

생명현상을 표시한다. 생존자와 사망자의 비율과 생존할 수 있는 수명이 어떻게 되는가를 나타내는 여섯가지 생명 함수로 표현한다. 생존수, 사망수, 생존율, 사망률, 사력, 평균여명(일정 나이의 사람이 장래 생존하는 총 연수를 말한다. 평균수명이란 0세의 평균여명) 등으로 표현한다.

2. 인구조사

(1) 인구정태 통계

어느 특정 일시를 기하여 인구조사 시에 조사시점에 있는 인구의 양상이다.
인구의 크기와 자연적 · 사회적 · 경제적 구조에 관한 자료를 산출하고, 국세조사를 통해 인구 정태를 전국적인 규모로 조사할 수 있다.

국세조사를 최초로 실시한 나라는 1686년 스웨덴이고, 근대적 국세조사를 실시한 최초 국가는 1790년 미국이다. 국세조사방법은 현재 인구조사와 상주 인구조사를 실시하는 것이다.

(2) 인구동태 통계

출생, 사망, 혼인, 전입 및 전출에 의한 일정기간의 인구변동을 조사하는 것이다. 조출생률은 연간출생수를, 조사망률은 연간사망수를, 사산율은 연간출산수에 대한 사산수를, 혼인율은 연간혼인건수를 각각 말한다.

3. 인구의 변천

제1단계는 고 잠재적 성장단계로 다산다사 형이며 인구증가가 예상되는 나라이다. 제2단계는 과도기적 성장단계로 다산소사형이며 안정이 예상되는 나라이다. 그리고 제3단계는 인구 감소의 발단기로 소산소사형이며, 인구감소 경향이 있는 나라이다.

제1단계는 고위 정지기로 인구 정지형이며 후진국형이다. 제2단계는 초기 확장기로 인구증가형이며 경제개발 초기단계 국가의 인구이다. 제3단계는 후기 확장기로 인구성장 둔화형이며 한국과 중앙아메리카가 해당된다. 제4단계는 정지기로 인구증가 정지형이며, 러시아와 이탈리아가 해당된다. 제5단계는 감퇴기로 인구 감소형이며 북유럽이나 북아메리카가 해당된다.

4. 인구문제

인구증가는 자연증가에 사회증가를 합친 양이다. 인구증가율은 자연증가율을 말한다.

(1) **급속한 인구증가로 인한 문제**(3P) : 인구(population), 환경오염(pollution), 빈곤(poverty) 등이다.

(2) 인구증가로 인한 사회 · 경제적 문제

경제발전의 둔화, 환경위생의 악화, 교통문제, 정치 · 사회적 불안, 열악한 소질자의 증가, 부양비 증가, 빈곤, 기아, 인구의 도시화, 농촌의 노동력 문제 등이다.

(3) 재생산율

총 재생산율(gross reproduction rate)은 여자의 연령별 여아 출생률이고, 순 재생산율(net reproduction rate)은 여자가 일전 나이까지 생존할 수 있는 확률이다.

한 여성이 일생동안 낳은 여아의 총수가 재생산율인데 순 재생산율이란 어머니의 사망을 고려한 것이고, 총 재생산율에 모성의 생존을 고려한 것이 된다.

5. 인구보건

인구론의 체계화는 18세기 말경에 말더스의 '인구원리론'에 의해 이루어졌다.

(1) 말더스주의

인구는 식량에 의해서 규제된다는 규제의 원리, 생존자료가 증가하면 인구도 증가한다는 증식의 원리, 인구는 균형에서 불균형으로 또는 그 반대인 주기적으로 부단히 되풀이한다는 인구파동의 원리 등을 포함한다.

(2) **신말더스주의** : 프랑시스(Francis Place)가 피임에 의한 산아조절을 주장한 데에 근거를 둔다.

(3) **적정 인구론** : 캐넌(E. Cannan)의 '주어진 여건 속에서 최고의 생활수준을 유지할 때에 실질 소득을 최대로 할 수 있다.'는 주장에 근거한다.

12 가족계획

가족계획이란 근본적인 산아제한을 뜻하는 것으로서 출산의 시기 및 간격을 조절하며, 출생자녀수도 제한하고 불임증 환자의 진단 및 치료를 하는 것이다.

가족계획의 필요성은 여성천시사상이나 모성의 건강장애요인을 제거하기 위해서일뿐만 아니라, 가정 경제의 악화를 방지하고 노후생활을 편안히 지낼 수 있도록 하기 위해서도 필요하다.

피임방법에는 일시적 피임법과 영구적 피임법이 있다. 일시적 피임법에는 콘돔법, 중절법, 월경주기법, 자궁내장치법, 경구피임약 등이 있다. 그리고 영구적 피임법에는 정관결찰법과 난관 결찰법이 있다.

13 모자보건

모자보건은 한 국가나 지역 사회의 보건 수준을 제시하는 지표로서 모성 보건과 영유아 보건이 있다. 모자보건 사업은 모체와 영유아에게 보건의료 서비스를 제공하는 것이다.

모성 및 유아의 사망률을 저하시키고 신체적 · 정신적 · 정서적 발달을 유지 · 발달시켜 주며, 모자보건 사업 대상자의 건강증진과 무성인자에게 유성인자를 생성하는 데 기여한다.

모자보건이 중요한 이유는, 대상이 전체 인구의 2/3에서 3/4을 차지하고, 다른 층에 비해 쉽게 질병에 이환되며, 관리는 예방 사업을 통해 효과를 극대화할 수 있고, 영유아기에 대부분의 지능이 발달된다는 점 등이다.

14 모성보건

모성보건에는 산전관리, 분만관리, 산후관리 등이 있다. 산전관리는 임신의 시작과 진행되는 동안의 산모의 진단 및 영양 관리를 담당하고, 분만관리는 산모와 태아의 안전한 분만과 산모의 건강을 관리하며, 산후관리는 수유나 섭생 등을 통해 신생아와 산모의 건강을 관리한다.

(1) 산욕기

해산으로 인한 상처가 완전히 낫고, 자궁이 평상시 상태가 되며 신체의 각 기관이 임신 전의 상태로 회복되기까지의 기간을 말한다. 대개 산후 6~8주 동안을 말한다.

(2) 모성사망

임신, 출산 또는 산욕증의 합병증으로 야기되는 사망을 말한다. 모성사망의 원인으로는 임신중독증, 출혈, 감염증, 자궁외임신 등이 있다.

① **모성사망률** : 임산부의 산전과 산후관리 수준을 반영하는 지표로, 보통 10,000명당 3명 정도 사망한다.

② **영아사망률** : 지역 사회의 보건 수준을 표시하는 대표적 지표로, 보통 1,000명당 9.56명 정도 사망한다.

(3) **적정 인구론** : 캐넌(E. Cannan)의 '주어진 여건 속에서 최고의 생활수준을 유지할 때에 실질 소득을 최대로 할 수 있다' 는 주장에 근거한다.

15 모성의 주요 질병

임신부는, 임신 초기의 경우, 즉 임신 후 7개월까지는 월 1회, 임신 8개월에서 9개월까지는 월 2회, 분만까지는 월 4회, 즉 매주 1회 산전 관리를 해야 한다.

(1) 임신중독증

임신 중에 생겨나는 독성 물질에 중독되어 발생하는데, 특히 8개월 이후 나타난다. 3대 증상으로는 부종, 단백요, 고혈압 등이 있다.

(2) 산욕열

분만 직후에 세균이 침입하여 발생하는데, 산후 6~8주 사이에 38°C 이상의 고열이 2회 이상 발생 시에 산욕열이라고 한다. 산모의 청결 및 소독이 중요시 된다.

(3) 출혈

자궁외임신의 경우, 비정상적인 착상에 의해 일어나고, 그리고 전치 태반 및 태반 조기 박리 시에도 일어난다.

(4) 전치 태반(Placenta Pre Via)

태반이 자궁 목 입구 가까이에 착상하여 자궁 입구를 막아 버린 상태를 말한다. 태반은 임신 기간 동안 태아에 영양을 제공하고 노폐물을 운반하기 위해 발달하는 일시적인 기관이며, 자궁 목은 질로 돌출된 자궁의 좁은 아랫부분이다.

임신 마지막 3개월 동안, 통증을 수반하지 않은 출혈이 있으면 전치 태반을 의심한다. 임신 횟수가 많고 임신 간격이 짧을수록 생길 가능성이 높다. 치료하지 않으면 사산아나 미숙아를 낳을 수 있고 출혈로 산모가 사망할 수도 있다.

(5) 유산

태아가 생존력을 지니기 전에 자궁 밖으로 나오는 것으로, 자연 유산(miscarriage)과 유발 유산(induced abortion) 또는 낙태가 있다. 임신 7개월, 즉 28주까지의 분만을 말한다.

(6) 조산

임신 28주에서 38주까지의 분만

(7) 사산

4개월이 지난 후에 죽은 태아를 분만하는 경우를 말한다.

> Guide
>
> **비정상 출산**
>
> *유산 = 임신 7개월 즉, 28주까지의 분만
> *조산 = 임신 28주에서 28주까지의 분만
> *사산 = 임신 4개월이 경과된 후에 죽은 태아를 분만

16 영유아 보건

미숙아는 임신 28~37주 사이에 태어난 아기를 말한다. 체중이 2.5kg 이하이고, 키는 50cm 미만이다. 발생 원인은 다태 임신이나 임신중독증 등이다.

초생아는 출생 후 1주까지를, 신생아는 출생 후 4주, 즉 한 달까지를, 영아는 출생 후 1년까지를, 유아는 만 4세 이하의 어린아이를 각각 부른다.

신생아의 주요 사망원인은 미숙아, 호흡 장애, 출생 시의 손상 및 선천성 기형 등이다. 영아의 주요 사망원인은 호흡기나 소화기의 감염 및 사고가 대부분이다.

식염은 1일 2g 정도가 필요하고, 비타민은 과량이면 신장결석(kidney stone)의 원인이 될 수도 있다.

> Guide
>
> **영유아 명칭들**
>
> *미숙아 = 임신 28~37주
> *초생아 = 출생 1주까지
> *신생아 = 출생 1달까지
> *영아 = 출생 후 1년까지
> *유아 = 만 4세 이하의 어린아이

04 공중보건학 핵심문제 해설

1. 역학조사에서 1단계 역학은? *2001년 1월, 2005년 12월 기출문제

① 기술역학 ② 분석역학
③ 이론역학 ④ 실험역학
⑤ 작전역학

2. 조선시대 왕실의료를 담당하였던 곳은? *2000년 1월, 2001년 1월, 2005년 12월 기출문제

① 전의감 ② 혜민서
③ 내의원 ④ 활인서
⑤ 검역소

3. 보건행정가의 역할이라 할 수 없는 것은? *2001년 1월, 2005년 12월, 2009년 12월 기출문제

① 전문위원 역할
② 사회지도자 역할
③ 정부관리 역할
④ 보건교육자의 역할
⑤ 전문가 역할

4. 지방자치단체의 보건행정에 대한 보건복지부의 권한은? *2001년 1월 기출문제

① 사업집행권 ② 예산권
③ 사업감독권 ④ 사업기획권
⑤ 사업경영권

5. 보건사업의 성공을 위해 가장 중요한 사업은? *2000년 1월 기출문제

① 보건교육
② 감염병관리
③ 환경위생관리
④ 식품위생관리
⑤ 보건통계

Interpretation

▶ 1단계 역학은 **기술역학**이고, 2단계 역학은 **분석역학**, 3단계 역학은 **이론역학**이다.

▶ 이조시대 **전의감**은 의료행정 및 의과고시, **혜민서**는 서민치료, **내의원**은 왕실 의료, **활인서**는 감염병 관리, 전형 사는 의약을 담당하였다.

6. 보건행정 수단으로 바르게 짝지어진 것은?
* 2000년 1월, 2002년 12월, 2005년 12월, 2006년 12월 기출문제

① 보건교육, 보건예산, 보건법규
② 보건봉사, 보건교육, 보건법규
③ 보건경영, 보건감독, 보건법규
④ 보건통계, 보건감독, 보건법규
⑤ 보건교육, 보건예산, 보건봉사

7. 장티푸스를 관리하는데 가장 주안점을 두어야 할 사항은?
* 2000년 1월, 2002년 2월, 2005년 12월, 2008년 12월 기출문제

① 예방접종 ② 환자격리
③ 환자치료 ④ 만성 보균자 색출
⑤ 환경관리

8. 만성 감염병의 역학적 특성은? * 2002년 12월 기출문제

① 발생률은 높고 유병률은 낮다.
② 발병률은 높고 유병률은 낮다.
③ 발생률은 낮고 유병률은 높다.
④ 발병률은 낮고 유병률은 높다.
⑤ 발병률은 낮고 유병률은 낮다.

9. 검역 감염병은? * 2001년 1월, 2005년 12월 기출문제
① 콜레라, 페스트, 두창
② 콜레라, 페스트, 황열
③ 콜레라, 에이즈, 두창
④ 콜레라, 에이즈, 황열
⑤ 콜레라, 에이즈, 황열

10. 인간 병원소 중 관리가 어려운 대상은?
* 2000년 1월, 2001년 1월, 2006년 12월, 2008년 12월 기출문제

① 만성 감염병 환자
② 건강(만성)보균자
③ 회복기 보균자
④ 급성 감염병 환자
⑤ 회복기 환자

Interpretation

▶ 보건행정 수단으로 바르게 짝지어진 것 = 공중보건의 3대 원칙

▶ **급성 감염병**은 발생률은 높고 유병률은 낮다. **만성 감염병**은 발생률은 낮고 유병률은 높다.

11. 발생률과 유병률이 거의 같은 경우는?

* 2001년 1월, 2005년 12월 기출문제

① 질병의 이환기간이 길 때
② 질병의 이환기간이 짧을 때
③ 질병의 잠복기간이 길 때
④ 질병의 잠복기간이 짧을 때
⑤ 질병의 치료기간이 길 때

12. 질병이 10년을 주기로 대유행이 반복하는 것을 무엇이라 하는가?

* 2001년 1월, 2002년 2월, 2005년 12월 기출문제

① 추세변화 ② 순환변화
③ 계절적 변화 ④ 불규칙 변화
⑤ 주기적 변화

13. 저소득층이나 노인층에 가장 적합한 보건교육방법은?

* 2000년 1월, 2001년 1월, 2005년 12월 기출문제

① 개인접촉방법 ② 집단토론
③ 역할극 ④ 토의
⑤ 강의

14. 우리나라 간이 국세조사는 몇 년 간격으로 언제를 기준으로 하는가?

* 2001년 1월 기출문제

① 5년마다 11월 1일
② 5년마다 7월 1일
③ 10년마다 7월 1일
④ 10년마다 11월 1일
⑤ 5년마다 7월 1일과 11월 1일

15. 인구증가란?

* 2000년 1월, 2001년 1월, 2009년 12월 기출문제

① 자연증가
② 사회증가
③ 자연증가(출생 – 사망) + 사회증가(유입 – 유출) / 인구
④ 자연증가 X사회증가 / 인구
⑤ 자연증가(출생 – 사망) – 사회증가(유입 – 유출) / 인구

Interpretation

▶ 10년 이상 주기이면 **추세변화**(장기변화)이고, 10년 미만이면 **순환변화**(주기적 변화)이다. **계절적 변화**는 1년 주기로 변하는 것이고, **불규칙 변화**는 외래 감염병이 국내 침입하는 경우이다.

▶ 저소득층이나 노인층에 가장 적합한 보건교육방법은 개인접촉방법으로 가정방문, 진찰, 건강상담, 전화, 편지 등의 방법이 있다.

▶ 우리나라 인구조사는 5년마다 11월 1일을 기준으로 전국적으로 실시하는 국세조사에 의한 인구정태조사에 의해 이루어진다.

▶ 인구증가율 = < [자연증가(출생 – 사망) + 사회증가(유입 – 유출)] / 인구 >X1,000

16. 가족계획사업의 효과판정상 가장 좋은 지표는?

* 2001년 1월, 2002년 12월 기출문제

① 영아사망률 ② 조출생률
③ 치명률 ④ 발병률
⑤ 발생률

17. 백분율로 표시되는 것은? * 2001년 1월, 2002년 12월 기출문제

① 사망률 ② 출산율
③ 치명률 ④ 유병률
⑤ 출생률

18. 정지인구의 구조는? * 2000년 1월, 2001년 1월, 2005년 12월 기출문제

① 피라미드형 ② 종형
③ 항아리형 ④ 별형
⑤ 기타형

19. 신생아란? * 2001년 1월 기출문제

① 생후 1주일까지의 아이
② 생후 1개월까지의 아이
③ 생후 1년까지의 아이
④ 생후 6년까지의 아이
⑤ 생후 24시간까지의 아이

20. 위생적 관리상 배수 및 환기에 특별히 신경을 써야 할 곳은?

① 실습실 ② 교실
③ 강당 ④ 간호실
⑤ 교무실

21. 조직의 원칙과 거리 먼 것? * 2002년 12월 기출문제

① 일치의 원칙
② 통합의 원칙
③ 분업의 원칙
④ 조정의 원칙
⑤ 목적의 원칙

Interpretation

▶ 사망률, 출산율, 유병률, 출생률은 각각 천분율이고, 치명률은 백분율이다.

▶ 정지인구의 구조들 가운데 **피라미드형**은 '인구증가형'이고, **종형**은 '인구 정지형'이며, **항아리형**은 '인구감퇴형'이고, **별형**은 '생산층 유입형'이며, **기타형**은 '생산율 유출형'이다.

▶ 생후 1주일까지의 아기는 '**초생아**'이고, 생후 1개월까지의 아기가 '**신생아**'이며, 생후 1년까지의 아이가 '**영아**'이며, 생후 6년까지의 아이가 '**유아**'이다.

▶ 조직의 7대 원칙에는 계층화의 원칙, 분업의 원칙, 조정의 원칙, 목적의 원칙, 일치의 원칙, 명령통일의 원칙, 통솔범위의 원칙 등이 있다.

22. 9월에 일본뇌염이 유행인 이유는? * 2002년 12월 기출문제

① 더위로 인한 숙주의 저항력 약화
② 모기의 소장과 잠복기
③ 가을의 추수로 인한 먹이 증가
④ 산란의 계절
⑤ 천적이 적은 시기

23. 잠복기 보균자가 병원소 역할이 아닌 것?

① 홍역 ② 성홍열
③ 백일해 ④ 디프테리아
⑤ 유행성 이하선염

24. 여명기에 속하는 단계는? * 2002년 12월 기출문제

① 고대기 ② 중세기
③ 요람기 ④ 확립기
⑤ 발전기

25. 연령에 따라 유행 양상이 달라진다면 그 요인은? * 2002년 12월 기출문제

① 시간적 요인
② 시대적 요인
③ 생물학적 요인
④ 유전적 요인
⑤ 환경적 요인

Interpretation

▶ 잠복기 보균자가 병원소 역할인 것으로는 디프테리아, 홍역, 백일해, 유행성 이하선염, 구균성 수막염 등이 있다.

▶ 공중보건학의 발달순서는 고대기–중세기–여명기(요람기)–확립기–발전기 순이다.
*공중보건 사상이 싹트기 시작한 시기는 산업혁명 시대이다.
*산업혁명은 공장 중심으로 도시가 형성되어 농촌 인구가 도시로 집중하면서 비위생적인 집단생활과 교통의 발달로 감염병이 유행되어 공중보건 사상이 급속도로 발달하게 만들었다.

▶ 숙주의 생물학적 요인들로는 연령, 성, 종족, 가족력 등이 있다.

26. 지역사회 보건수준을 평가하기 위한 가장 대표적인 지표는?
＊2002년 12월, 2007년 12월 기출문제

① 평균수명 ② 조사망률
③ 영아사망률 ④ 치명률
⑤ 유병률

27. 전향적 조사의 경우, 상대위험도의 산출방법은?
＊2002년 12월 기출문제

① 폭로군 발병률 ÷ 비폭로군 발병률
② 비폭로군 발병률 ÷ 폭로군 발병률
③ 폭로군 발병률 − 비폭로군 발병률
④ 비폭로군 발병률 − 폭로군 발병률
⑤ 비폭로군 발병률 + 폭로군 발병률

28. 2차 발병률을 산출하는데 분모가 되는 것은?
＊2000년 1월, 2002년 12월, 2005년 12월 기출문제

① 발병위험에 폭로된 비면역자수
② 전체 환자수
③ 환자와의 접촉자수
④ 발병위험에 폭로된 면역자수
⑤ 기감염자와 면역자를 포함한 접촉자수

29. 감염병 유행 3대 요소로 바르게 짝지어진 것은?
＊2002년 12월, 2007년 12월, 2009년 12월 기출문제

① 숙주, 환경, 감염
② 감염원, 감염경로, 감수성 숙주
③ 병인, 숙주, 환경
④ 감염원, 감염경로, 비감수성 숙주
⑤ 감염원, 감염시기, 감수성 숙주

Interpretation

▶ 한 국가나 지역사회의 건강수준을 평가할 수 있는 대표적인 지표가 '영아사망률'이다.

▶ 역학적 분석에서 전향성 조사의 경우, **상대위험도의 산출방법**은 "폭로군의 발병률 ÷ 비 폭로군의 발병률"인데, 질병요인에 폭로된 자가 폭로되지 않는 자보다 질병에 걸릴 위험도가 몇 배나 되는가를 나타내는 방법이다.
귀속위험도의 산출방법은 "폭로군의 발병률−비 폭로군의 발병률"인데, 질병요인에 의한 희생자가 얼마나 되는가를 나타내는 방법이다.

▶ 2차 발병률이란 환자와 접촉한 사람 중에서 새로 발병한 비율이다.

30. '개달물'에 속하는 것은?

＊2002년 2월, 2002년 12월, 2007년 12월, 2008년 12월 기출문제

① 의복, 침구, 수건
② 식품, 토양
③ 토양, 공기
④ 음식물, 물
⑤ 우유, 혈액

31. 감염지수가 큰 것부터 차례로 나열된 것은?

＊2002년 12월, 2006년 12월 기출문제

① 천연두–홍역–백일해–소아마비–디프테리아
② 홍역–백일해–성홍열–디프테리아–소아마비
③ 소아마비–디프테리아–성홍열–백일해–홍역
④ 소아마비–디프테리아–성홍열–천연두–백일해
⑤ 디프테리아–두창–백일해–성홍열–소아마비

32. 현성감염보다 불현성 감염이 많은 것은?

＊2002년 12월, 2007년 12월 기출문제

① 말라리아　② 일본뇌염
③ 장티푸스　④ 에이즈
⑤ 매독

33. 잠복기(Latency Period)를 잘 설명한 것은?

＊2002년 12월 기출문제

① 병원체가 임상적으로 자각 및 타각증상이 발현되기까지의 기간
② 병원체가 다른 숙주에 감염 이환되기까지의 기간
③ 병원체가 의학적으로 진단되기까지의 기간
④ 병원체가 다른 숙주에 감염되기까지의 기간
⑤ 병원체가 집단적인 증상이 발현되기까지의 기간

Interpretation

▶ **개달물**(Fomites)이란 공기, 토양, 물, 우유, 음식물을 제외한 환자가 쓰던 모든 무생물을 말하며, 환자의 손수건, 컵, 안경, 장신구 등을 말한다.

▶ **감수성 지수**(접촉성 지수)는 홍역(95%), 두창(95%), 백일해(60~80%), 성홍열(40%), 디프테리아(10%), 소아마비(0.1%) 순이다.

34. 인구동태와 가장 관계가 깊은 것은?
* 2000년 1월, 2002년 12월, 2005년 12월 기출문제

① 출생과 사망
② 국세조사
③ 인구정태조사
④ 일정 지역의 인구크기 구성
⑤ 일정 지역의 인구분포, 밀도

35. 병원체 침입경로가 아닌 것은?

① 점막 피부 ② 호흡기
③ 신경계 ④ 소화기
⑤ 성기

36. 결핵 유병률 계산의 분자는? * 2002년 12월 기출문제

① 새로 발생한 환자 총수
② 반응결과 양성인 자
③ 현존 결핵환자 총수
④ 기 결핵환자 총수
⑤ 사망한 결핵환자 총수

37. 순재생산율이 1.0이라는 뜻은? * 2000년 1월 기출문제

① 1세대와 2세대 간의 여자수가 같다.
② 1세대의 여자수가 1년 동안 출생한 출생수이다.
③ 인구의 자연 증가율이 1.0%이다.
④ 1세대와 2세대 간의 남녀 수가 같다.
⑤ 1세대의 남녀의 수가 1년 동안 출생한 출생수이다.

38. 인구의 자연증가율이란? * 2002년 12월 기출문제

① 연초 인구와 연말 인구의 차이로 계산한다.
② 전출·전입이 없다는 가정 하에서 조출생률에서 조사망률을 뺀 값이다.
③ 연초 인구와 연말 인구의 합으로 계산한다.
④ 전출·전입이 있다는 가정 하에서 조출생률에서 조사망률을 뺀 값이다.
⑤ 조출생률에서 조사망률을 더한 값이다.

Interpretation

▶ 인구동태는 출생, 사망, 전입, 전출, 혼인, 이혼 등 인구의 변동을 중심으로 한 통계이다.

39. 의사가 제1군 법정 감염병 환자를 진단했을 때는?

* 2002년 12월, 2006년 12월 기출문제

① 보건소장에 보고
② 시·도지사에게 보고
③ 보건복지부장관에게 보고
④ 대통령에게 보고
⑤ 시·군·구청장에게 보고

40. 학교보건이 중요시 되어야 할 이유로 볼 수 없는 것은?

① 지역사회의 중심체 역할을 하고 있다.
② 지역사회 인구의 20% 이상 수를 점하고 있다.
③ 학부형에게 간접적으로 보건교육을 실시할 수 있다.
④ 학생들은 질병에 감염될 우려가 없다.
⑤ 가족들에게 간접적으로 보건교육을 실시할 수 있다.

41. 학동기에 이환율이 가장 높고 생활수준 향상에 비례해서 높은 질병은?

* 2002년 12월 기출문제

① 유행성 일본뇌염
② 백일해
③ 충치
④ 감염병
⑤ 수인성 감염병

42. 통계에서 0세 인구가 뜻하는 것은?

* 2000년 1월, 2005년 12월, 2007년 12월 기출문제

① 출생 이후의 영아 인구
② 어느 시점의 출산수
③ 출생 후 1년 미만의 영아수
④ 어느 시점의 출생수
⑤ 출생 후 1개월 미만의 영아수

43. 보건통계에서 0세 인구가 뜻하는 것은?

* 2002년 12월, 2005년 12월 기출문제

① 신생아수　② 영아수
③ 초생아수　④ 유아수
⑤ 아이수

Interpretation

▶ 0세 인구란 생후 1년까지의 아이인 '영아'의 인구를 뜻한다.

44. 건강의 정의는? *2000년 1월 기출문제

① 허약하지 않은 상태
② 질병이 없는 상태
③ 정신적, 육체적, 경제적 안녕 상태
④ 정신적, 경제적, 사회적 안녕 상태
⑤ 육체적, 정신적, 사회적 안녕 상태

Interpretation

45. 공중보건의 범주가 아닌 것은?
*2001년 1월, 2002년 2월, 2003년 12월, 2005년 12월, 2008년 12월 기출문제

① 질병예방
② 수명연장
③ 질병치료
④ 정신효율 증진
⑤ 지역사회 노력

▶ 공중보건은 조직된 지역사회의 노력을 통해서 질병을 예방하고, 수명을 연장시키며, 육체적, 정신적 효율을 증진시키는 기술이며 과학이다.

46. 공중보건사업을 중앙집권으로 할 때 갖는 장점이 아닌 것은? *2002년 12월 기출문제

① 국가시책이 지방말단에 이르기까지 잘 반영된다.
② 보건사업의 중첩을 피할 수 있다.
③ 지방 자체의 특색을 살려 보건사업을 할 수 있다.
④ 다른 행정부서의 협조하에 이루어져야 할 사업이 많다.
⑤ 지역단위로는 불가능하거나 의미가 없는 사업이 있다.

47. 공중보건사업의 최소단위는? *2003년 12월, 2005년 12월 기출문제

① 직장 ② 가족
③ 개인 ④ 지역사회
⑤ 국가

▶ 공중보건사업의 최소단위는 지역사회이며, 지역사회 주민 전체를 대상으로 해야 한다.

48. 공중보건사업 수행에 있어서 가장 적절한 대상은?
*2001년 1월, 2002년 12월, 2005년 12월 기출문제

① 특수업태부를 대상으로 한다
② 빈민층의 저소득층을 대상으로 한다.
③ 교육수준이 낮고 비위생적인 사람을 대상으로 한다.
④ 병원에 입원하고 있는 환자를 대상으로 한다.
⑤ 지역사회 주민 전체를 대상으로 한다.

49. 조선시대 의료를 담당하였던 곳이 아닌 것은?

* 2009년 12월 기출문제

① 전의감 ② 혜민서
③ 내의원 ④ 활인서
⑤ 전형사

50. 조선시대 의료행정 및 의료고시를 담당하던 곳은?

* 2006년 12월, 2008년 12월 기출문제

① 전의감 ② 혜민서
③ 내의원 ④ 활인서
⑤ 검역소

51. 지역사회 보건수준평가를 위한 가장 대표적인 지표는?

* 2002년 12월, 2007년 12월 기출문제

① 치명률
② 모성사망률
③ 영아사망률
④ 평균수명
⑤ 조사망률

52. 영아사망률 및 모성사망률의 분모가 되는 것은?

* 2000년 1월, 2005년 12월 기출문제

① 모성수
② 연간 출생아수
③ 영아수
④ 신생아수
⑤ 연간 출생아수

53. 조사망률이란? * 2001년 1월 기출문제

① [연간 50세 이상 사망수 / 연간 총사망수] × 100
② [연간 특정원인 사망수 / 연간 총사망수] × 100
③ [어떤 질병에 의한 사망수 / 그 질병의 환자수] × 100
④ [연간 총사망수 / 연앙인구] × 100
⑤ [연간 만1세미만 사망수 / 연간 출생수] × 100

Interpretation

▶ 이조시대 **전의감**은 의료행정 및 의과고시, **혜민서**는 서민치료, **내의원**은 왕실 의료, **활인서**는 감염병 관리, **전형사**는 의약을 담당하였다.

▶ **영아사망률** = (그 연도의 만 11세 미만 사망수/어떤 연도의 출생아수) X 1,000
***모성사망률** = (그 연도의 임신, 분만 및 산욕의 합병증에 의한 사망수/어떤 연도의 출생아수) × 1,000

54. 다음 중 틀린 것은? * 2008년 12월 기출문제

① 신생아 – 생후 4주 내
② 초생아 – 생후 1주 내
③ 영아 – 생후 1년 내
④ 유아 – 만 6세까지
⑤ 조산아(저체중아) – 체중 3.2kg 이하

55. 보건수준이 가장 높을 때의 α–index 값은?
* 2002년 12월, 2005년 12월 기출문제

① 1.0 이하일 때
② 1.0 미만일 때
③ 1.0에 가장 가까울 때
④ 1.0 이상일 때
⑤ 0.1 미만일 때

56. 세계 최초로 공중보건법이 제정된 시기는? * 2000년 1월 기출문제

① 고대기 ② 중대기
③ 여명기 ④ 확립기
⑤ 발전기

57. J. P. Frank의 "위생행정"이라는 저서가 저술되어 나온 시대는? * 2005년 12월, 2007년 12월, 2009년 12월 기출문제

① 발전기 ② 확립기
③ 중세기 ④ 여명기
⑤ 고대기

58. 비례 사망자수는 인구의 연간 사망자수에 대한 무엇을 백분율(%)로 표시한 지수인가? * 2003년 12월 기출문제

① 영아사망수
② 신생아사망수
③ 50세 이상 사망수
④ 60세 이상 사망수
⑤ 유아사망수

Interpretation

▶ 생후 1주일까지의 아이가 '**초생아**'이고, 생후 1개월까지의 아이가 '**신생아**'이며, 생후 1년까지의 아이가 '**영아**'이며, 생후 6년까지의 아이가 '**유아**'이다. **조산아**(저체중아)는 체중 2.52 kg 이하이다.

▶ α–index는 [영아사망수 ÷ 신생아사망수]로서 1.0에 가까울수록 보건수준이 높다고 할 수 있다.

▶ 여명기에 영국에서 세계 최초의 공중보건법이 제정되었으며, 이 법에 근거하여 공중보건국과 지방보건국이 설치됨으로써 보건행정의 기틀이 마련되었다. 여명기는 J.P.Frank(1745~1821)의 최초의 보건학 저서가 나온 시기이기도 하다.

59. 1차 보건의료와 상관없는 것은? ＊2006년 12월 기출문제

① 응급처치 및 급성 질환치료
② 예방접종사업
③ 식수위생관리사업
④ 모자보건사업
⑤ 풍토병관리사업

60. 포괄적 보건의료의 개념에서 2차적 예방개념에 해당되는 것은? ＊2006년 12월, 2009년 12월 기출문제

① 질병의 악화방지
② 질병의 조기발견 및 조기치료
③ 질병의 예방접종
④ 재활 의학직 활동
⑤ 질병의 재활치료로 사회복귀

61. 포괄적 보건의료의 개념에서 3차 예방활동이란? ＊2008년 12월 기출문제

① 환자의 치료
② 질병의 예방
③ 건강증진 활동
④ 재활의학
⑤ 이상 모두

62. 알마아타 선언의 철학적 배경은?

① 환경권 ② 인권
③ 일조권 ④ 여권시장
⑤ 건강권

63. 공중보건에서 가장 중요한 건강 대상은? ＊2003년 12월, 2008년 12월 기출문제

① 개인
② 가족
③ 지역사회 주민
④ 근로자
⑤ 노인

Interpretation

▶ 세계보건기구가 1978년 소련 알마아타 시에서 개최한 제1차 보건의료 관계 국제회의에서 인류건강 실현목표를 설정히고 이를 실현하는 최선의 방법은 '1차 보건의료'라 하였다.

▶ 공중보건은 지역사회를 한 단위로 전체 주민의 건강 증진에 목적을 둔다.

64. 공중보건의 개념과 거리가 가장 먼 것은?
① 위생학
② 예방의학
③ 사회의학
④ 지역사회의학
⑤ 임상의학

65. 세계 최초로 위생학 강좌를 개설한 사람은?
* 2008년 12월 기출문제
① Koch ② Snow
③ Winslow ④ Pasteur
⑤ Pettenkofer

66. 공중보건사업에서 가장 중요한 요소는? * 2002년 12월 기출문제
① 법적 규제
② 보건교육
③ 의료보건 전달체계
④ 환자 조기발견
⑤ 전문 보건행정요원

67. 공중보건사업 진행지표가 아닌 것은?
① 영아사망률
② 조사망률
③ 질병 이환율
④ 조출생률
⑤ 평균수명

68. 질병의 이환기간이 짧을 때의 역학적 특성은?
* 2008년 12월 기출문제
① 발생률과 유병률이 거의 같은 경우
② 발생률이 유병률보다 낮다.
③ 발생률이 유병률보다 높다.
④ 발생률과 유병률이 모두 높다.
⑤ 발생률과 유병률이 모두 낮다.

Interpretation

▶ 공중보건사업 수행의 3요소는 **보건봉사, 보건교육, 관계법규**이며, 이중 보건사업의 성패를 결정짓는 가장 중요한 요소는 체계적인 보건교육의 실시이다.

▶ WHO의 일반적인 보건수준을 나타내는 지표에는 영아사망률, 조사망률, 질병이환율, 유아사망률, 모성 사망률, 평균수명 등이 있다.

69. 공중보건사업과 관계가 가장 적은 것은?
* 2001년 1월, 2005년 12월 기출문제

① 환경위생 ② 감염병 관리
③ 감염병 예방 ④ 의료봉사
⑤ 암환자 치료

70. 보건행정의 범위가 아닌 것은?
① 보건교육
② 환경위생
③ 감염병 관리
④ 환자교육
⑤ 모자보건

71. 보건행정계획에 있어서 계획, 사업, 예산, 체계를 나타내는 것은?
* 2004년 12월 기출문제

① PPBS ② PERT
③ OR ④ SA
⑤ CPM

72. 우리나라에 서양의학적 지식이 도입된 시기는?
* 2000년 1월, 2005년 12월 기출문제

① 고종 ② 조선 중기
③ 고구려 ④ 미군정
⑤ 고조선

73. 제2차 세계대전 당시 군사작전상의 문제해결을 위하여 고안된 것은?
* 2002년 2월 기출문제

① PPBS ② OR
③ PERT ④ SA
⑤ CPM

Interpretation

▶ 공중보건은 환경위생이나 질병 예방이며 질병 치료는 아니다.
* 최근 공중보건 분야에서 가장 문제되고 있는 사항은 대기오염 및 수질오염으로 인한 공해로 질병예방 관리가 가장 심각한 문제로 대두되고 있다.

▶ WHO가 정한 보건행정의 범위는 보건교육· 환경위생, 감염병 관리, 모자보건, 의료 및 보건간호를 포함한다.

▶ PPBS = Plannng → Programming → Budgeting → System

▶ 고종 31년(1894)에 갑오개혁을 전후하여 서양의학 지식이 도입되어 위생국이 설치되었다.
* 역사상 보건행정기구가 가장 방대했던 시기는 미군정이다.
* 미군정은 1948년 보건후생국을 보건후생부로 개명하고 15개국과 47개 행정과를 두었으나, 그 후 축소되었다.

74. 사회보장에 관한 단독법이 최초로 제정 공포된 나라와 시기는?
* 2000년 1월 기출문제

① 영국, 1880년 ② 독일, 1884년
③ 스웨덴, 1910년 ④ 프랑스, 1930년
⑤ 미국, 1935년

Interpretation

▶ 1935년에 미국에서 사회보장법을 제정, 사회보장이란 용어를 처음 사용하였고, 1938년에는 New Zealand에서도 사회보장법을 제정했는데, 이때 의료보장부분에 재활훈련, 예방의료를 도입하여 세계를 주목시켰다.

75. 사회보장제도의 창시자는?
* 2008년 12월 기출문제

① 영국의 J. Lister
② 영국의 John Snow
③ 영국의 Chadwick
④ 독일의 Bismark
⑤ 독일의 Max von Pettenkofer

76. 보건행정이 일반행정과 다른 특징은?

① 인사제도 ② 법적 정신
③ 예산편성 ④ 기술행정
⑤ 행정조직

77. 공적 부조에 관련된 법이 아닌 것은?
* 2000년 1월, 2002년 2월 기출문제

① 생활보호법
② 아동복지법
③ 의료보험법
④ 재해구호법
⑤ 군사원호법

78. 공적 부조에 속하지 않는 것은?
* 2006년 12월 기출문제

① 의료보호 ② 취로사업
③ 의료보험법 ④ 생활보호
⑤ 구호제도

79. 공적 부조와 관련된 것은?
* 2009년 12월 기출문제

① 생계보호 ② 국민연금
③ 의료보험 ④ 고용보험
⑤ 산재보험

80. 공공서비스가 아닌 것은? * 2009년 12월 기출문제

① 노인복지 ② 아동복지
③ 장애자복지 ④ 부녀자복지
⑤ 군인월급

81. 직장조합과 지역조합의 의료보험이 통합된 해는? * 2006년 12월 기출문제

① 1987년 ② 1989년
③ 2000년 ④ 2003년
⑤ 2006년

82. 전국민 의료보험이 실시된 연도는? * 2009년 12월 기출문제

① 1987년 ② 1989년
③ 2000년 ④ 2003년
⑤ 2006년

83. 의료보장이 앞으로 나아갈 방향이 아닌 것은? * 2006년 12월 기출문제

① 관리운영체제 혁신
② 소득재분배기능 극대화
③ 의료전달체계 확립
④ 고가 의료장비 도입
⑤ 의료비 상승억제

84. 공적 부조의 재원은? * 2007년 12월 기출문제

① 재단운영수익금
② 보험료와 일반재정 수입
③ 보험료
④ 조세
⑤ 기부금

85. 우리나라 보건행정의 말단 기관은? * 2001년 1월 기출문제

① 보건환경연구원 ② 환경부
③ 보건원 ④ 시·군·구
⑤ 보건소

Interpretation

▶ 1989년은 전국민 의료보험이 실시되었고, 2000년에는 직장조합과 지역조합의 의료보험이 통합되었으며, 2003년에는 건강보험 재정이 통합되었다.

▶ 공적부조의 재원은 조세이고 의료보험(건강보험)의 재원은 보험료와 일반재정 수입이다.

86. 보건교육사업을 실천하는 행정기관은? * 2001년 1월 기출문제
① 한의원 ② 개인병원
③ 종합병원 ④ 시·군·구
⑤ 보건소

87 지방자치단체의 보건행정에 대한 보건복지부의 권한은?
* 2001년 1월 기출문제
① 인사권
② 예산권
③ 사업감독권
④ 사업기획권
⑤ 위 4가지 모두

88. 우리나라 사회보험 및 의료보험제도의 특성과 거리가 먼 것은? * 2007년 12월, 2009년 12월 기출문제
① 다수가 가입
② 일시적 과부담 경감
③ 예측 불가능한 질병만 가능
④ 3자 부담원칙
⑤ 임의적 가입원칙

89. 우리나라 사회보험제도에 해당하지 않는 것은?
* 2007년 12월 기출문제
① 생계보호
② 국민연금
③ 의료보험
④ 고용보험
⑤ 산재보험

90. 우리나라 생활보호에 해당하지 않는 것은?
* 2007년 12월 기출문제
① 생계급여
② 교육급여
③ 의료급여
④ 자활급여
⑤ 국민연금

Interpretation

▶ 의료보험(건강보험), 사회보험은 모두 강제적 가입이다.
*우리나라 의료보험제도의 성격은 의료비의 과중 부담을 경감시켜 주는 제도이다.

▶ 사회보험은 의료보장(의료보험, 산재보험), 소득보장(연금보험, 실업보험)으로 나눈다.

▶ 국민기초생활보호법 상 급여의 종류에는 생계급여, 교육급여, 의료급여, 자활급여, 주거급여, 해산급여, 장제급여 등 매우 다양하다.

91. 의료보험 급여대상이 아닌 것은?
① 질병 ② 분만 ③ 장제
④ 사망 ⑤ 산재

92. 의료비의 지불방법 중 서비스의 증가가 가능한 방법은?
＊2007년 12월, 2008년 12월 기출문제
① 점수제 ② 인두제
③ 봉급제 ④ 선불상환제
⑤ 포괄수가제

93. 대한민국 정부수립 후 중앙 보건행정조직의 명칭변경 순서인 것은? ＊2006년 12월 기출문제
① 위생국–보건후생국–보건후생부–보건사회부
② 위생국–보건후생부–보건후생국–보건사회부
③ 사회부–보건부–보건후생부–보건사회부
④ 사회부–보건부–보건사회부–보건복지부
⑤ 보건부–보건사회부–보건복지부

94. 의료법상 의료기관이 아닌 것은?
① 의원 ② 한방병원
③ 조산원 ④ 의사협회
⑤ 치과의원

95. 보건행정의 발전단계 중 여명기는? ＊2002년 12월 기출문제
① 고대기 ② 중세기
③ 요람기 ④ 발전기
⑤ 확립기

Interpretation

▶ 점수제는 우리나라가 채택하고 있는 진료비 지불제도이다.
*점수제는 '행위별 수가제'라고 도 불린다.

▶ 의료기관의 종류에는 종합병원, 병원, 의원, 치과병원, 한방병원, 한의원, 조산원, 요양병원 등이 있다.
*의사협회는 법정단체이다.

▶ **고대기**는 그리스, 이집트, 로마의 위생시설을 볼 수 있으며, **중세기**는 페스트, 나병 유행 및 방역의사, 빈민구제의사 활동이 활발했다.
여명기는 요람기라고도 하는데, 문예부흥과 산업혁명으로 근대 과학기술이 발달되고 공중보건 사상이 싹트기 시작했으며 세계 최초 공중보건법이 제정되었다.
확립기는 근로자 질병 보호법을 제정하였고, **발전기**는 보건학의 전문적 분화, WHO 발족, 사회보장제도 발전, 1차 보건의료, 건강증진사업, 포괄적 보건사업의 전개가 시작되었다.

96. 지역사회보건학과 1차 보건의료의 중요성이 강조된 시기는?
* 2008년 12월 기출문제

① 고대기 ② 중세기
③ 요람기 ④ 발전기
⑤ 확립기

97. 보건소 활동을 최초로 실시한 국가이면서, 세계 최초로 보건부를 설치한 나라는?
* 2006년 12월 기출문제

① 영국 ② 미국
③ 독일 ④ 일본
⑤ 오스트리아

98. 예방접종증명서를 교부해야 하는 사람은? * 2006년 12월 기출문제

① 시·읍·면장 ② 보건소장
③ 의사 ④ 시·도지사
⑤ 시·군·구청장

99. 행정에 있어서 주어진 목적을 달성하기 위한 인적 · 물적 자원의 능률적인 관리방법 3가지는?
* 2002년 12월 기출문제

① 표준화, 안정화, 전문화
② 표준화, 안정화, 단순화
③ 전문화, 안정화, 단순화
④ 표준화, 전문화, 단순화
⑤ 표준화, 사회화, 단순화

Interpretation

▶ 1859년 영국의 리버풀시에서 윌리엄 라스본(William Rathbone)이 보건간호사업과 가정방문사업을 계획하여 1862년 리버풀(Liverpool)시를 18개 지역구로 나누어 각 구에 방문 간호사 1명씩 배치, 모자보건상담과 보건지도를 실시한 것이 보건소 활동의 최초이다. 1919년에는 영국의 보건부가 설립되었다.

▶ 예방접종증명서를 교부해야 하는 사람은 시 · 군 · 구청장이다.
* 의원·치과의원·한의원·조산원을 개설하고자 하는 자는 관할 시·군·구청장에게 신고하여야 하며, 종합병원 · 병원· 치과병원·한방병원 또는 요양원을 개설하고자 하는 자는 관할 시·도지사의 허가를 받아야 한다.

▶ 3S는
표준화(Standardization),
전문화(Specialization),
단순화(Simplification)이다.

100. 제4군 감염병은?

① 홍역 ② 페스트
③ 요충증 ④ 결핵
⑤ 장티푸스

101. 우리나라의 보건소 소속 공무원은 행정체계상 어느 부처에 속해 있나? *2005년 12월 기출문제

① 기획재정부 ② 행정안전부
③ 환경부 ④ 보건복지부
⑤ 고용노동부

102. WHO의 지역사무소가 아닌 곳은? *2009년 12월 기출문제

① 뉴델리 ② 마닐라
③ 알렉산드리아 ④ 코펜하겐
⑤ 뉴욕

103. 우리나라가 속해 있는 WHO 지역사무소 지역과 설치된 도시는? *2005년 12월, 2008년 12월 기출문제

① 동남아시아 지역, 뉴델리
② 서태평양 지역, 마닐라
③ 극동아시아 지역, 동경
④ 아시아 지역, 싱가포르
⑤ 아시아 지역, 홍콩

104. WHO 지역사무소 지역 중 동남아시아에 포함된 나라는? *2007년 12월 기출문제

① 미국 ② 유럽
③ 북한 ④ 한국
⑤ 아프리카

Interpretation

▶ 바뀐 감염병 예방법에 의하면, 홍역, 장티푸스는 1군, 페스트, 두창은 4군, 요충 증은 5군, 결핵은 3군 등에 속한다.

▶ 서울특별시내 보건소장의 임용권자는 구청장이다.
*우리나라 보건소 설치기준은 시 · 군 · 구에 1개소씩
*보건소에서 진료비 및 기타 수수료는 지방자치단체의 조례로 결정
*검역항에 입항하는 선박의 깃발은? 황색
*의사가 없을 경우 보건소장이 될 수 있는 자는 보건직 공무원(행정안전부 소속)

▶ WHO의 6개 지역사무소는 동지중해 지역(본부 : 알렉산드리아), 동남아시아 지역(본부 : 뉴델리), 서태평양 지역(본부 : 마닐라), 남북아메리카 지역(본부 : 워싱턴), 유럽 지역(본부 : 코펜하겐), 아프리카 지역(본부 : 브라자빌) 등이다.
북한은 인더 뉴델리에 본부가 있는 동남아시아 지역에 속한다.
우리나라는 필리핀 마닐라에 본부가 있는 서태평양 지역에 속한다.
*WHO가 속해 있는 기구는? 국제연합 경제사회이사회

105. WHO의 가장 중요한 기능은? * 2006년 12월 기출문제

① 환자치료지원
② 보건정책조정
③ 보건의료시설지원
④ 보건의약품지원
⑤ 보건분야 기술지원

106. WHO가 제시한 종합건강지표는? * 2009년 12월 기출문제

① 보통 사망률, 비례사망지수, 평균여명
② 신생아 사망률, 영아사망률, 모성사망률
③ 평균여명, 신생아 사망률, 영아사망률
④ 보통 사망률, 비례사망지수, 평균여명
⑤ 보통 사망률, 비례사망지수, 중독률

107. 모자보건과 관련된 국제기구는? * 2009년 12월 기출문제

① UNICEF
② UNEP
③ UNESCO
④ ILO
⑤ UN

108. 우리나라는 WHO에 언제 몇 번째로 가입하였나? * 2000년 1월 기출문제

① 1946년, 53번째
② 1948년, 62번째
③ 1949년, 65번째
④ 1950년, 70번째
⑤ 1952년, 75번째

109. 역학의 목적이 아닌 것은? * 2008년 12월 기출문제

① 질병발생 원인규명
② 질병의 자연사를 이해
③ 건강수준과 질병발생 양상을 파악
④ 질병의 치료, 의료기술의 발전
⑤ 보건사업의 기획과 평가에 필요한 자료를 제공

Interpretation

▶ 모자보건과 관련된 국제기구는 UNICEF와 WHO이다. 모자보건에 대한 정책 결정은 WHO가 하고, 현장조사는 WHO와 UNICEF가 같이 하며, 정책실행은 유니세프가 하고 있다.
*WHO(세계보건기구)
*UNEP(유엔환경계획)
*UNESCO
(국제연합교육과학문화기구)
*ILO(국제노동기구)

▶ 역학의 궁극적 목표는 질병 발생 예방과 질병의 근절이다.

110. 질병발생의 3대 요소의 연결이 잘못된 것은?
* 2008년 12월 기출문제

① 병인-박테리아, 곰팡이
② 병인-매개곤충으로 파리, 모기 등
③ 환경-토양, 소음, 공기
④ 환경-경제적 활동
⑤ 숙주-연령, 성

111. 시간, 지역, 사람의 특성에 따라 질병의 발생분포를 파악하는 것은?
* 2009년 12월 기출문제

① 기술역학 ② 이론역학
③ 실험역학 ④ 분석역학
⑤ 임상역학

112. 어떤 감염병의 유행에 있어서 연령에 따라 유행양상이 달라진다면 이런 유행현상은?
* 2002년 12월 기출문제

① 지리적 현상 ② 사회적 현상
③ 생물학적 현상 ④ 시간적 현상
⑤ 시대적 현상

113. 역학적 분석에서 귀속위험도의 산출방법은?
* 2008년 12월 기출문제

① 폭로 군의 발병률 ÷ 비폭로군의 발병률
② 비폭로 군의 발병률 ÷ 폭로군의 발병률
③ 폭로 군의 발병률 － 비폭로군의 발병률
④ 비폭로 군의 발병률 － 폭로군의 발병률
⑤ 폭로 군의 발병률 × 비폭로군의 발병률

114. 역학적 분석으로서 전향성 조사란?
* 2001년 1월 기출문제

① 질병발생 전에 건강한 자를 대상
② 질병발생 후에 사망자를 대상
③ 질병발생 후에 환자를 대상
④ 질병발생 후에 건강한 자를 대상
⑤ 병력을 가진 사람만을 대상

Interpretation

▶ 질병발생의 3대 요소 : 병인, 환경, 숙주
*매개곤충으로 파리, 모기 등은 병인이 아니고 환경에 속한다.

▶ *질병 원인의 가설을 설정하여 그 가설의 옳고 그름을 판정하는 역학은 분석역학이다.
*질병 발생이나 유행 현상을 수리적으로 분석하여 수식화한 역학은? 이론역학

▶ *태국에서 콜레라가 발생하여 다른 지역으로 넓게 퍼지고 있는 현상은? 지방성 유행(지리적 현상)
*연령에 따른 유행양상은 시간적 현상

▶ **귀속위험도** (기여위험도, attribut able risk)는 질병요인에 의한 희생자가 얼마나 되는가를 나타내는 방법이며, 산출방법은 [폭로 군의 발병률 － 비폭로 군의 발병률]이다.
*역학적 분석에서 전향성 조사의 경우, 상대위험도의 산출방법은 [폭로 군의 발병률 ÷ 비폭로군의 발병률]로서 질병요인에 폭로된 자가 폭로 되지 않는 자보다 질병에 걸릴위험도가 몇 배나 되는가를 나타내는 방법이다.

115. 환자와 대조군 조사 시 장점이 아닌 것은?

* 2004년 12월 기출문제

① 희귀한 질병조사에 적합하다.
② 적은 조사대상수
③ 시간, 경비가 적게 든다.
④ 잠복기가 긴 질병에 적합하다.
⑤ 편견이 크다.

116. 전향성 조사의 장점은? * 2001년 1월, 2006년 12월 기출문제

① 대상자가 많이 탈락한다.
② 위험도 산출이 가능하다.
③ 장기간 관찰이 필요하다.
④ 후향성 조사에 비해 노력이 많이 든다.
⑤ 조사 경비가 많이 든다.

Interpretation

▶ **전향성 조사의 장점**은 폐암 같은 흔한 병에 적합하고, 편견이 적어 객관적이며, 위험도 산출이 가능한 점 등이다. **단점**은 조사 경비가 많이 들고, 장기간의 관찰이 필요하며, 조사 노력이 많이 들고, 탈락률이 높다.

117. 자가검진할 수 있는 암의 증상이 아닌 것은?

* 2009년 12월 기출문제

① 분변과 소변횟수 변화
② 갑작스런 사마귀나 반점의 발생
③ 혈변
④ 잦은 구토 증상
⑤ 피부의 상처

118. 근래 음식문화가 서구화되면서 많이 발생하는 암은?

* 2009년 12월 기출문제

① 췌장암 ② 위암
③ 대장암 ④ 유방암
⑤ 자궁암

▶ 기름진 음식의 과다섭취는 대장암의 발병률을 높인다.

119. 백일해, 홍역은 질병 발생의 시간적 특성으로 구분한다면 어떻게 분류되는가? * 2008년 12월 기출문제

① 추세 변화
② 순환 변화
③ 계절적 변화
④ 불규칙 변화
⑤ 주기적 변화

▶ 외래 감염병이 국내에 침입함으로써 돌발적으로 유행하는 시간적 현상은 불규칙 변화이다.

120. 어떤 질병이 10년 이상을 주기로 대유행이 반복된다면 이런 변화는? * 2001년 1월, 2002년 2월, 2005년 12월 기출문제

① 추세변화 ② 순환변화
③ 불규칙 변화 ④ 돌연유행성 변화
⑤ 계절적 변화

121. 어떤 감염병이 3~4년을 주기로 유행이 반복된다면 이런 변화는? * 2003년 12월 기출문제

① 장기변화 ② 단기변화
③ 불규칙 변화 ④ 계절적 변화
⑤ 돌연변화

122. 계절적 변화에 속하지 않는 것은? * 2008년 12월 기출문제

① 여름 – 콜레라
② 가을 – 유행성 출혈열
③ 겨울 – 인플루엔자
④ 겨울 – 파상풍
⑤ 1년이 주기임

123. 작전역학의 주요 목적은? * 2006년 12월 기출문제

① 여러 보건관리사업 평가
② 원인규명
③ 질병예방
④ 질병원인 가설유도
⑤ 인구동태파악

124. 감염병 발생에 대한 수레바퀴 모형설의 역학적 인자로 바르지 않은 것은? * 2006년 12월 기출문제

① 숙주 요인
② 병인적 요인
③ 생물학적 요인
④ 사회경제적 요인
⑤ 물리적 환경 요인

Interpretation

▶ **추세변화**는 장기변화로 10년 이상을 주기로 유행을 반복하는 장티푸스, 디프테리아 등이 해당된다. **순환변화**는 주기적 변화, 즉 **단기변화**인데, 3~10년을 주기로 유행이 반복된다. 홍역, 백일해, 일본뇌염 등이 해당된다.
계절적 변화는 급성 호흡기 질환, 일본뇌염, 소화기계 질병 등이며, **불규칙 변화**는 돌연 유행하는 것으로 외래감염병이 해당된다.

▶ 계절적 변화는 1년을 단위로 계절적 발생 및 유행을 하는 것으로 여름에는 소화기 질환, 겨울에는 호흡기 질환 등이 그 예이다.

▶ 작전역학 : 보건 서비스를 포함하는 지역사회서비스 운영에 관한 계통적 연구를 통해 서비스를 향상

125. 역학의 인자 중에서 환경적 인자에 속하는 것은?
① 성 ② 연령
③ 인종 ④ 직장
⑤ 체질

126. 산발적인 유행을 나타내는 말은?
① pandemic disease
② epidemic disease
③ sporadic disese
④ endemic disease
⑤ periodic disease

127. 역학적으로 환경적 인자와 관계없는 것은?
＊2003년 12월 기출문제
① 기후 ② 인종
③ 지형 ④ 전파체
⑤ 위생곤충

128. 수인성 감염병의 역학적 특성으로 틀린 것은?
＊2001년 1월 기출문제
① 환자가 폭발적으로 발생한다.
② 발병률과 치명률이 높다.
③ 2차 감염이 적다.
④ 유행지역이 한정되어 있다.
⑤ 음료수에서 병원체가 증명된다.

129. 급성 감염병의 역학적 특성? ＊2003년 12월 기출문제
① 발생률은 높고 유병률은 낮다.
② 발병률은 높고 유병률은 낮다.
③ 발생률은 낮고 유병률은 높다.
④ 발병률은 낮고 유병률은 높다.
⑤ 발병률은 낮고 유병률은 낮다.

Interpretation

▶ **병인**에는 병원체, 물리 화학적 요소, 사고, 유전적 인자 등이고, **숙주**는 성, 연령, 인종, 개인의 체질, 면역, 직업 등이며, **환경**은 기후, 지형, 직업, 주거, 전파체, 인구 분포, 사회구조 등이다. 직업은 숙주, 환경인자에 모두 속한다.

▶ *__급성 감염병__은 발생률은 높고 유병률은 낮다.
*__만성 감염병__은 발생률은 낮고 유병률은 높다.

130. 생물테러가 발생했을 때의 조치는? *2009년 12월 기출문제
① 112나 119에 신고
② 112나 119에 신고없이 자택 치료
③ 응급구조기관에 연락없이 병원치료
④ 위생환경관리 철저
⑤ 절지동물이 원인이므로 방역작업 실시

131. 생물테러 감염병 환자 발생 시 조치는? *2009년 12월 기출문제
① 격리치료
② 예방접종
③ 숙주의 면역을 높임
④ 위생환경 관리 철저
⑤ 물 소독

132. 급성 감염병이 발생할 때 역학조사를 실시해 먼저 알아내야 하는 것은?
① 명확한 진단
② 전파양식
③ 질병 분포상황
④ 감염원 제거방법
⑤ 그 질병의 관리방법

133. 대사성 질환은?
① 악성 신생물
② 뇌졸중
③ 협심증
④ 고혈압
⑤ 당뇨

134. 연령별로 사망률이 가장 높은 시기는?
① 청년기
② 장년기
③ 소년기
④ 유아기
⑤ 영아기

Interpretation

▶ 역학적으로 보아 여름철에 발병률이 낮은 감염병은 인플루엔자이다.
*흡연을 하는 사람에게 가장 높은 발병률을 보이는 것은 폐암이다.

▶ 사망률이 가장 높은 시기는 1세 미만의 영아기이며, 가장 낮은 시기는 5~14세의 소년기이다.

135. 세균성 감염병으로만 엮어진 항목은? * 2002년 12월 기출문제

① 페스트, 콜레라, 풍진
② 디프테리아, 백일해, 홍역
③ 발진티푸스, 두창, 결핵
④ 장티푸스, 파라티푸스, 콜레라
⑤ 택일해, 유행성 일본뇌염, 페스트

136. 감염병 발생에 관여하는 6가지 요소의 순서가 올바른 것은? * 2002년 12월, 2003년 12월, 2005년 12월 기출문제

① 병원체 → 전파 → 병원소 → 병원소로부터 탈출 → 신숙주에의 침입 → 신숙주의 감수성 및 면역
② 병원소 → 병원소로부터 탈출 → 전파 → 신숙주의 감수성 및 면역 → 신숙주에의 침입
③ 병원체 → 병원소 → 병원소로부터 탈출 → 전파 → 신숙주에의 침입 → 신숙주의 감수성 및 면역
④ 병원소 → 전파 → 신숙주에의 침입 → 신숙주의 감수성 및 면역 → 병원소에서 탈출 → 병원체
⑤ 병원체 → 병원소 → 전파 → 병원소로부터 탈출 → 신숙주에의 침입 → 신숙주의 감수성 및 면역

137. 감염병 생성 6개 요소가 아닌 것은?

① 병원소
② 병원체
③ 병원체 전파
④ 신숙주의 감수성과 면역
⑤ 감염원에 병원체 침입

138. 인간 병원소 중 가장 관리하기가 어려운 대상은? * 2000년 1월, 2001년 1월, 2006년 12월 기출문제

① 급성 감염병 환자
② 건강(만성) 보균자
③ 회복기의 보균자
④ 만성 감염병 환자
⑤ 감염병에 의한 사망자

Interpretation

▶ ①에서는 풍진, ②에서는 홍역, ③에서는 두창 및 발진티푸스, ⑤에서는 유행성 일본뇌염 등이 비세균성이다.

▶ 124번 문항 해설 참고

▶ 감염병 생성 6개 요소의 순서는 병원체 → 병원소 → 병원소로부터 탈출 → 전파 → 신숙주에의 침입 → 신숙주의 감수성 및 면역 순이다.

139. 인간만이 병원소가 될 수 있는 감염병은?
* 2009년 12월 기출문제

① 브루셀라 ② 일본뇌염
③ 탄저병 ④ 장티푸스
⑤ 광견병

140. 잠복기 보균자가 병원소 역할을 하는 것이 아닌 것은?
* 2002년 2월, 2002년 12월 기출문제

① 홍역 ② 백일해
③ 장티푸스 ④ 디프테리아
⑤ 성홍열

141. 장티푸스 진단방법은? * 2006년 12월, 2007년 12월 기출문제

① Dick test ② Schick test
③ Widal test ④ T−test
⑤ PPD test

142. 인수공통 감염병에 속하는 것은? * 2004년 12월 기출문제

① 콜레라 ② 소아마비
③ 발진티푸스 ④ 나병
⑤ 결핵

143. 개달물에 속하는 것은?
* 2002년 2월, 2002년 12월, 2007년 12월, 2008년 12월 기출문제

① 우유, 공기
② 모기, 이
③ 의복, 침구, 수건
④ 식품, 토양
⑤ 파리, 빈대

144. 개달물에 의해 감염되기 쉬운 질병은? * 2006년 12월 기출문제

① 성병
② 피부병
③ 트라코마
④ 질 트리코모나스
⑤ 눈병

Interpretation

▶ 장티푸스와 이질은 회복기 보균자가 많다.

▶ **장티푸스**는 Widal test
성홍열은 Dick test
디프테리아는 Schick test
결핵은 T−test이다.

▶ **인수공통 감염병**에는 결핵, 탄저, 광견병, 브루셀라, 야토병, 페스트 등이 있다.

▶ 감염병의 간접 전파체는 **활성 전파체**(모기, 이, 파리, 빈대, 벼룩)와 **개달물**(책, 완구, 수건 등)이 있다.

145. 병원소로부터 병원체의 탈출경로가 아닌 것은?
① 비뇨기계 ② 호흡기계
③ 소화기계 ④ 피부, 점막
⑤ 순환기계

146. 병원체의 인체 침입로가 아닌 것은? * 2002년 12월 기출문제
① 경구 침입
② 경피 침입
③ 기계적 침입
④ 호흡기 침입
⑤ 신경 침입

147. 비말감염이 이루어지지 않는 감염병은? * 2008년 12월 기출문제
① 나병
② 성홍열
③ 감염성 간염
④ 홍역
⑤ 유행성 이하선염

148. 공기로 전파되는 감염병은?
① 장티푸스
② 발진티푸스
③ 디프테리아
④ 광견병
⑤ 일본뇌염

149. 감염성 질환이 아닌 것은?
① 풍진
② 장티푸스
③ 열사병
④ 뇌염
⑤ 결핵

Interpretation

▶ ***호흡기 감염병** : 디프테리아, 백일해, 폐렴, 성홍열, 유해성 이하선염, 나병, 결핵, 두창, 감기, 홍역, 독감, 충진, 수막 구균성 수막염 등
***소화기 감염병** : 세균성 이질, 폴리오, 콜레라, 파상열, 살모넬라, 파라티푸스, 장티푸스, 간염 등
***점막 피부를 통한 감염병** : 옴, 유행성 결막염, 페스트, 발진티푸스, 야 토병, 일본뇌염, 파상풍, 트라코마 등
***성기 점막에 의한 생식기 감염병** : 매독, 임질, 연성하감 등

▶ 풍진은 호흡기계 감염병, 장티푸스는 소화기계 감염병, 뇌염은 절족동물 매개 감염병, 결핵은 만성 감염병에 각각 속한다.

150. 다음 중 병원소가 아닌 것은? * 2002년 2월, 2005년 12월 기출문제

① 환자 ② 건강보균자
③ 불현성 환자 ④ 식품
⑤ 동물

151. 다음 중 병원소가 아닌 것은? * 2007년 12월 기출문제

① 개달물 ② 토양
③ 환자 ④ 사람
⑤ 동물

152. 병후 보균자에 속하는 질병은? * 2002년 2월, 2008년 12월 기출문제

① 세균성 이질
② 홍역
③ 백일해
④ 유행성 이하선염
⑤ 풍진

153. 질병의 전파방법 중 직접 전파에 속하는 것은?
* 2002년 2월 기출문제

① 공동 매개체 전파
② 활성 매개체 전파
③ 경난형 전파
④ 비말 핵에 의한 전파
⑤ 비말에 의한 전파

154. 발진열을 매개하는 곤충은? * 2002년 2월 기출문제

① 진드기 ② 이 ③ 벼룩
④ 모기 ⑤ 파리

155. 잠복기는 감염병 관리상 어떤 목적에 이용되나?
* 2000년 1월, 2002년 2월, 2008년 12월 기출문제

① 건강격리기간 결정
② 환자격리기간 결정
③ 감염기간 결정
④ 보균기간 결정
⑤ 감염시간 결정

Interpretation

▶ 페스트, 발진열은 벼룩이 매개한다.

156. 잠복기가 자장 짧은 감염병은?

① 콜레라 ② 장티푸스
③ 파라티푸스 ④ 결핵
⑤ 나병

157. 감수성 지수(감염지수)가 큰 것부터 차례로 나열된 것은?

* 2002년 12월 기출문제

① 천연두–홍역–백일해–소아마비–디프테리아
② 홍역–백일해–성홍열–디프테리아–소아마비
③ 소아마비–디프테리아–성홍열–백일해–홍역
④ 소아마비–디프테리아–성홍열–천연두–백일해
⑤ 디프테리아–두창–백일해–성홍열–소아마비

158. 접촉성 지수가 맞지 않게 짝지어진 것은?

* 2002년 2월, 2005년 12월 기출문제

① 두창 : 95%
② 백일해 : 60~80%
③ 디프테리아 : 10%
④ 홍역 : 5%
⑤ 폴리오 : 0.1%

159. 접촉지수(감수성 지수)가 가장 낮은 것은?

* 2003년 12월, 2009년 12월 기출문제

① 풍진
② 디프테리아
③ 백일해
④ 소아마비
⑤ 결핵

160. 콘돔으로 예방이 가능한 질병은?

* 2007년 12월, 2008년 12월 기출문제

① 장티푸스
② 후천성 면역결핍증
③ 파상열
④ 홍역
⑤ 트라코마

Interpretation

▶ **콜레라**는 12~14시간, 최장 5일이고, **장티푸스**는1~3주이며, **결핵**은 초지 증상이 나타날 때까지 약 4~12주이고, **나병**은 2~10년에 이른다.

▶ 감수성 지수(접촉성 지수)는 홍역(95%), 두창(95%), 백일해(60~80%), 성홍열(40%), 디프테리아(10%), 소아마비(0.1%) 순이다.

161. 이환 후 면역이 가장 약한 질병은?

① 이질
② 장티푸스
③ 일본뇌염
④ 결핵
⑤ 유행성 이하선염

162. 현성 감염보다 불현성 감염이 더 많은 질병은?
＊2002년 12월, 2008년 12월 기출문제

① 말라리아 ② 공수병
③ 홍역 ④ 디프테리아
⑤ 일본뇌염

163. 우리나라에서 학동의 결핵관리를 위해 가장 유효한 대책은?
＊2003년 12월 기출문제

① 집단검진 및 BCG
② 이환 교사의 색출 및 휴직조치
③ 이환 아동의 색출 및 등교중지
④ 학부형에 대한 보건교육
⑤ 치료 및 환경위생

164. 격리수용되어 치료를 받지 않아도 되는 감염병은?
＊2001년 1월, 2007년 12월 기출문제

① 콜레라
② 세균성 이질
③ 장티푸스
④ 파라티푸스
⑤ 백일해

165. 감염병 후 면역이 형성되지 않은 것은?
＊2002년 2월, 2005년 12월, 2006년 12월, 2007년 12월 기출문제

① 임질
② 세균성 이질
③ 폐렴
④ 간염
⑤ 장티푸스

Interpretation

▶ 제1군 감염병은 감염병 예방시설에 전원 격리수용되어 치료를 받아야 하고, 격리해제는 중요 증상이 쇠퇴한 후 미생물학적 검사결과 그 병원체를 발견할 수 없을 때 하며, 백일해, 디프테리아, 피상풍 등 10종의 제2군 감염병은 자가에서 격리치료를 하면 된다.

▶ 감염 면역만 형성되는 것으로는 매독, 임질, 말라리아가 있다.

166. 결핵관리상 효율적인 방법이라 할 수 없는 것은?
* 2002년 12월 기출문제

① 환자의 조기발견
② 환자의 등록 치료
③ 집회장소의 철저한 소독
④ 개방성 환자의 격리 철저
⑤ 예방접종 철저

167. 홍역 경과 중 감염성이 가장 큰 시기는?
① 회복기 ② 잠복기
③ 회복 후 ④ 발병기
⑤ 후유기

168. 환자와 보균자를 구분할 수 있는 차이점은?
① 자각증상의 유무
② 타각증상의 유무
③ 자각 및 타각증상의 유무
④ 신체의 허약
⑤ 병원에의 입원 경력 여부

169. 인공능동면역과 인공피동면역의 차이를 가장 잘 설명한 것은?
① 인공능동면역은 면역성이 긴데 비해 인공피동면역은 면역성이 짧다.
② 인공능동면역은 면역성이 짧은데 비해 인공피동면역은 면역성이 길다.
③ 인공능동면역이나 인공피동면역은 둘 다 면역성이 길다.
④ 인공능동면역과 인공피동면역은 둘 다 면역성이 짧다.
⑤ 인공능동면역은 인공피동면역보다 개인에 대한 항체 저항이 없다.

170. 예방접종이 감염병 관리상 갖는 의미는?
* 2003년 12월, 2008년 12월 기출문제

① 병원소의 제거
② 감수성 숙주의 관리
③ 감염원의 제거
④ 환경의 관리
⑤ 유행 여부의 파악

Interpretation

▶ **인공능동면역**은 예방접종 후 획득한 면역이고, **인공피동면역**은 항독소나 면역 혈청 접종 후 획득한 면역을 말한다. 즉, 인공능동면역은 면역성이 긴데 비해 인공피동면역은 면역성이 짧다.

171. 홍역, 유행성 이하선염, 풍진 등에 대한 예방주사는?

* 2006년 12월, 2007년 12월, 2008년 12월 기출문제

① MMR ② MMD
③ DDT ④ BCG
⑤ TT

172. 생균백신, 사균백신, 순화독소(toxoid) 등을 사용하여 얻어지는 면역은?

* 2008년 12월, 2009년 12월 기출문제

① 자연능동면역
② 인공능동면역
③ 자연수동면역
④ 인공수동면역
⑤ 감염면역

173. 인공능동면역으로 생균백신을 이용하는 감염병은?

* 2007년 12월, 2008년 12월 기출문제

① 홍역
② 백일해
③ 콜레라
④ 일본뇌염
⑤ 디프테리아

174. 자연능동면역이 가장 강력하게 형성되는 질병은?

① 이질, 말라리아
② 두창, 홍역
③ 매독, 임질
④ 수막구균성 수막염
⑤ 인플루엔자, 폐렴

175. 제3군 법정 감염병으로 구성된 것은?

* 2002년 2월, 2005년 12월, 2009년 12월 기출문제

① 결핵, 나병, 홍역
② 결핵, 나병, 성병
③ 나병, 성병, 유행성 이하선염
④ 성병, 성홍열, 파상풍
⑤ 반성 B형 간염, 결핵, 일본뇌염

Interpretation

▶ MMR : 홍역(Measles), 유행성 이하선염(Mumps, 볼거리, 항아리손님), 풍진(Rubella, German measles)

▶ 예방접종은 인공능동면역이다.

▶ 인공능동면역 시
***생균백신**은 홍역·결핵·공수병·황열·폴리오·탄저에 이용하고,
***사균백신**은 감염력이 강한 장티푸스·발진티푸스·성홍열·페스트·콜레라에 이용하며,
***순화독소**는 파상풍·디프테리아에 이용한다.

▶ 자연능동면역이 가장 강력하게 형성되는 질병은 두창, 홍역, 유행성 이하선염, 성홍열, 황열, 발진티푸스, 장티푸스, 콜레라, 페스트 등이다.

▶ p.447 법정 감염병 관리 참조

176. 간헐적으로 유행할 가능성이 있어서 지속적으로 감시가 필요한 감염병은? ＊2006년 12월 기출문제

① 제1군 감염병
② 제2군 감염병
③ 제3군 감염병
④ 제4군 감염병
⑤ 지정 감염병

177. 의사가 제1군 법정 감염병 환자를 진단하였을 때는? ＊2002년 12월, 2006년 12월 기출문제

① 보건소장에게 즉시 보고
② 보건소장을 거쳐 읍 · 면장에게 즉시 신고
③ 보건소장을 거쳐 경찰서장에게 즉시 신고
④ 보건소장을 거쳐 시 · 도지사에게 보고
⑤ 보건소장을 거쳐 보건복지부장관에게 즉시 보고

178. 제1군 법정 감염병이 아닌 것은? ＊2002년 12월 기출문제

① 장티푸스
② 세균성 이질
③ 장출혈성 대장균 감염증
④ 발진열
⑤ 파라티푸스

179. 제2군 법정 감염병이 아닌 것은?

① 백일해, 홍역
② 말라리아, 재귀 열
③ B형 간염, 유행성 이하선염
④ 일본뇌염, 파상풍
⑤ 풍진, 폴리오

180. 정기 예방접종 대상 질환이 아닌 것은? ＊2002년 12월, 2007년 12월 기출문제

① 디프테리아　② 결핵
③ 파상풍　④ 장티푸스
⑤ 폴리오

Interpretation

▶ 발진열은 3군 법정 감염병이다. p.447 법정 감염병 관리 참조

▶ 제2군 법정 감염병은 예방접종 대상 질환이다.

181. 임신 초기에 이환되면 태아에게 영향을 주는 질병은?

＊2004년 12월 기출문제

① 홍역　　③ 풍진
③ 수두　　④ B형 간염
⑤ 디프테리아

182. 생후 최초로 실시되는 예방접종 질병은?

① 폴리오　　② 일본뇌염
③ 결핵　　④ B형 간염
⑤ 풍진

183. 성인 폐결핵의 집단검진 순서가 올바른 것은?

① 간접촬영–직접촬영–배양검사
② 직접촬영–간접촬영–배양검사
③ 배양검사–간접촬영–직접촬영
④ 배양검사–직접촬영–간접촬영
⑤ 객담검사–간접촬영–직접촬영

184. 성인의 예방접종에 대한 설명 중 잘못된 것은?

＊2008년 12월 기출문제

① 항체형성이 안 된 사람과 미접종자는 B형 간염 예방접종을 한다.
② 파상풍 예방접종은 흙을 만지는 직업에 종사하는 사람의 경우 10년마다 1회 접종한다.
③ 인플루엔자 독감은 노인이나 폐렴환자가 9~10월에 예방접종한다.
④ 풍진은 가임여성을 제외한 모든 사람에게 접종한다.
⑤ 신증 후 출혈열은 경기도 북부나 강원도 등 출혈열의 주민이나 전방의 군인 등에 예방접종한다.

185. 소아에 있어서 폐결핵의 집단검진 순서는?

＊2004년 12월 기출문제

① 투베르쿨린 반응검사 – 직접 촬영 – 간접 촬영
② 투베르쿨린 반응검사 – 직접 촬영 – 객담검사
③ 간접 촬영 – 직접 촬영 – 객담검사
④ 객담검사 – 직접 촬영 – 간접 촬영
⑤ 객담검사 – 간접 촬영 – 직접 촬영

Interpretation

▶ **B형 간염**은 생후 1주 이내, **BCG**는 생후 4주 이내, **소아마비**와 **DTaP**는 생후 2개월부터 2개월 간격으로 3회 접종, **홍역**, **볼거리**는 생후 12~15개월, **일본뇌염**은 3세에 각각 예방접종을 실시한다.

▶ 풍진은 풍진항체가 없는 결혼 전 또는 임신 3개월 또는 6개월 이전에 접종한다.

186. 장티푸스의 가장 중요한 대책은?

* 2000년 1월, 2002년 2월, 2005년 12월, 2008년 12월 기출문제

① 환자의 격리수용
② 환자의 치료사업
③ 의료기관의 확충
④ 검역의 철저
⑤ 환경위생의 철저와 보균자 색출

187. 인플루엔자가 세계적 유행을 일으키는 질병인 이유는?
① 소아가 제일 많이 걸리기 쉽기 때문
② 잠복기간이 비교적 길기 때문
③ 치료약이 없기 때문
④ 특이적인 예방접종약에 없기 때문
⑤ 바이러스의 돌연변이 때문

188. BCG에 대해 틀린 것은? * 2000년 1월 기출문제
① 결핵예방약
② 결핵 생균제제
③ 결핵 감염여부 판단약
④ PPD 음성자에게 접종
⑤ 생후 2개월 이내의 OT 검사없이 접종

189. BCG 접종 후 면역획득 여부를 확인하는 투베르쿨린 반응 검사는?
① 즉시 ② 6개월 후
③ 1년 후 ④ 2년 후
⑤ 5년 후

190. 검역법에 규정된 검역 감염병은?

* 2001년 1월, 2005년 12월, 2009년 12월 기출문제

① 콜레라, 페스트, 두창
② 페스트, 장티푸스, 파라티푸스
③ 황열, 말라리아, 콜레라
④ 콜레라, 페스트, 황열
⑤ 황열, 말라리아, 페스트

Interpretation

▶ 장티푸스 감염원은 오염된 음식물이다.

▶ 검역 감염병의 격리기간은 잠복기간을 기준으로 콜레라는 120시간, 페스트와 황열은 각각 144시간 이다.

Interpretation

191. 홍역 예방에 가장 좋은 방법은?
① 상수도관리 ② 실내공기 소독
③ 예방접종 ④ 환경위생
⑤ 환자관리

192. 잠복기 보균자가 될 수 없는 감염병은? * 2007년 12월 기출문제
① 일본뇌염
② 홍역
③ 백일해
④ 유행성 이하선염
⑤ 디프테리아

193. 비말감염이 되지 않는 감염병은?
* 2002년 2월, 2005년 12월, 2009년 12월 기출문제
① 디프테리아 ② 성홍열
③ 인플루엔자 ④ B형 간염
⑤ 백일해

194. 불현성 감염 : 현성 감염의 비율이 약 1 : 100 정도 되는 질병은? * 2004년 12월, 2007년 12월, 2008년 12월 기출문제
① 소아마비 ② 성홍열
③ 홍역 ④ 디프테리아
⑤ 백일해

195. 감마 글로불린(γ-globulin)과 혈청제제(antitoxin) 등의 접종으로 얻어지는 면역은?
* 2000년 1월, 2005년 12월, 2007년 12월, 2009년 12월 기출문제
① 인공능동면역 ② 인공수동면역
③ 자연능동면역 ④ 자연수동면역
⑤ 선천적 면역

196. 폐렴을 일으키는 감염병이 아닌 것은?
① 홍역 ② 백일해
③ 장티푸스 ④ 인플루엔자
⑤ 페스트

197. 신증후 출혈열의 병원체는?
① 한탄 바이러스 ② 쥐벼룩
③ 설치류 ④ 물방개
⑤ 이

Interpretation

▶ 신증후 출혈열은 유행성 출혈열이라고도 하며, 원인균은 한탄 바이러스(Han taan Virus) 이다.

198. 병원체가 숙주로부터 배출되기 시작하여 배출이 끝날 때까지의 기간은?
* 2008년 12월 기출문제
① 잠복기간 ② 세대기간
③ 감염기간 ④ 감시기간
⑤ 발병기간

199. 간염 예방접종의 우선순위가 가장 높은 집단은?
① 학령전 어린이
② 초등학교 어린이
③ 간염의 항원을 가진 어머니에게서 출생한 신생아
④ 항체를 가진 어린이
⑤ 중 · 고등학교 학생

200. 감염병 관리에서 가장 중요하고 어려운 것은?
* 2001년 1월, 2005년 12월, 2009년 12월 기출문제
① 환자
② 건강보균자
③ 잠복기 보균자
④ 회복기 보균자
⑤ 동물 병원소

▶ 균은 감염되어 있으나 임상 증상이 없는 보균자는 잠복기 보균자, 회복기 보균자, 건강보균자가 있으며, 이들 보균자 중 가장 관리하기 힘든 것은 건강보균자이다.
*공중보건 상 가장 위험한 사람이 건강보균자이다.

201. 환자의 격리를 어렵게 하는 대상이 아닌 것은?
* 2000년 1월, 2001년 1월, 2005년 12월 기출문제
① 간과환자
② 은닉환자
③ 잠복기 보균자
④ 건강보균자
⑤ 현성 환자

▶ 간과환자, 은닉환자, 잠복기 보균자, 건강보균자는 색출하기 어려워 격리 또한 어렵다.

202. 어떤 질병에 대한 진단검사법의 민감도가 90%라는 뜻은?

① 그 질병에 걸리지 않았을 때 검사결과가 양성으로 나올 확률이 90%

② 그 질병에 걸렸을 때 검사결과가 음성으로 나올 확률이 90%

③ 그 질병에 걸렸을 때 검사결과가 양성으로 나올 확률이 90%

④ 그 질병에 걸리지 않았을 때 검사결과가 음성으로 나올 확률이 90%

⑤ 질병발생률이 90%

Interpretation

▶ ***민감도**: 실제로 병에 걸린 사람을 특성 진단검사법으로 검사하여 질병 여부를 정확히 판정할 수 있는 능력

***특이도**: 특정 진단검사법으로 검사하여 병이 없는 사람을 병이 없다고 정확히 판정할 수 있는 능력

203. 감염병 발생과 유행의 3대 인자 중 환경적 인자에 해당하는 것은? *2003년 12월 기출문제

① 감염원

② 감염경로

③ 감수성 또는 면역성

④ 환자, 보균자

⑤ 시도지사

204. 주사기, 수혈 혹은 수직감염이 될 수 없는 질환은? *2008년 12월 기출문제

① 에이즈 ② 매독

③ B형 간염 ④ 일본뇌염

⑤ 위의 4가지 모두

205. 매독균 발견자와 매독치료제인 살바르산을 발명하여 화학요법 시대를 개척한 사람은? *2009년 12월 기출문제

① 샤우딘과 호프만 – 엘레릭

② 샤우딘과 호프만 – 스노우

③ 고든 – 엘레릭

④ 엘레릭 – 파스퇴르

⑤ 페텐코퍼 – 엘레릭

▶ 1905년 독일의 동물학자 '샤우딘'과 피부과 의사 '호프만'이 매독균을 발견하였다.

*1906년 독일의 세균학자 '바서만'이 매독의 혈청검사법을 개발하였다.

*독일의 '엘레릭'은 매독치료제인 '살바르산'을 발명하여 화학요법이 시작되었다.

206. 인축공통감염병 가운데 들쥐의 신장이나 세뇨관에 무증상 감염된 후 오줌으로 배설, 논, 밭에서 작업하는 농부의 상처로 감염되는 질병은? *2009년 12월 기출문제

① 공수병 ② 렙토스피라증

③ 신증후 출혈열 ④ 탄저

⑤ 살모넬라증

▶ 인축공통 감염병 가운데 가축이나 야생동물, 설치류 등 다양한 병원 소를 가지며 건강보균숙주인 들쥐의 신장, 세뇨관에 무증상 감염된 후 오줌으로 배설되어 논, 밭에서 작업하는 농부의 상처로 침입하여 감염되는 질병은 '렙토스피라증'이다.

207. 감염병 예방법상 감염병의 정기 예방접종의 책임은?

① 보건복지부장관
② 시·군·구청장
③ 보건소장
④ 국립보건원장
⑤ 시·도지사

208. 호흡기계 질환의 이상적인 관리방법은?

① 환경위생 철저
② 접촉자 색출
③ 예방접종 실시
④ 발병 시 치료
⑤ 보균자 관리

209. 감염병의 전파 예방조치와 관계가 없는 것은?

* 2003년 12월 기출문제

① 환자의 감염력 감소
② 병원소의 제거
③ 환경위생의 관리
④ 병원소의 격리
⑤ 감염병 치료

210. 감염병 관리의 3대 원칙 중 감수성 숙주대책에 해당되는 것은?

* 2007년 12월 기출문제

① 면역증강 ② 전파예방
③ 환경위생 ④ 식품위생
⑤ 환자치료

211. 바이러스성 감염병이 아닌 것만으로 나열된 항목은?

* 2001년 1월, 2008년 12월 기출문제

① 두창, 홍역
② 폴리오, 풍진
③ 황열, 유행성 이하선염
④ 콜레라, 이질
⑤ 유행성간염, 유행성 일본뇌염

Interpretation

▶ **호흡기계 질환**의 이상적인 관리는 예방접종이고, **소화기계 질환**의 이상적인 관리는 환경위생 철저이며, **성병 질환**의 이상적인 관리는 접촉자 색출이다.

212. 바이러스성 감염병이 아닌 것은?

*2008년 12월, 2009년 12월 기출문제

① 홍역
② 풍진
③ 유행성 이하선염
④ 디프테리아
⑤ 유행성 간염

213. 체외독소를 분비하여 주로 코, 인후 등의 상피조직에 염증을 일으켜 병후 회복기에서조차 병원체를 배출하는 감염병은?

① 홍역　② 디프테리아
③ 장티푸스　④ 풍진
⑤ 두창

214. 개방성 폐결핵 환자의 최종적인 확인방법으로 적합한 것은?

① 객담검사
② 조직검사
③ TTC
④ X-ray 직접촬영
⑤ X-ray 간접촬영

215 감염 후 자연능동면역이 가장 장기간 형성되는 질병은?

① 수두　② 인플루엔자
③ 디프테리아　④ 매독
⑤ 말라리아

216. 모유에 의해 유아가 받는 면역형태와 해당되는 감염병은?

① 자연수동면역 – 수두
② 자연능동면역 – 홍역
③ 자연수동면역 – 파상풍
④ 자연능동면역 – 소아마비
⑤ 자연능동면역 – 백일해

Interpretation

▶ 풍진, 두창, 홍역, 장티푸스 등은 체외독소를 분비하지 않는다.

▶ 폐결핵임이 이미 드러난 환자에 대한 X-ray 검사는 무의미하다. 투약량과 종류를 결정하기 위한 객담 세균검사가 가장 정확한 확인검사이다.
TTC는 항생물질 잔류량 검사인데, 우유 또는 음용식품류를 대상으로 한다.
TTC는 2,3,5-triphenyl-1,2,3,4-tetrazolium chloride의 약자이다.

▶ 인플루엔자 등은 약한 면역만 얻으며 매독, 말라리아 등은 감염면역만이 얻어진다.

217. 사균백신을 접종하는 감염병은?

* 2000년 1월, 2002년 2월, 2005년 12월 기출문제

① 결핵 ② 백일해
③ 파상풍 ④ 디프테리아
⑤ 두창

218. 인공능동면역으로서 순화독소를 이용하는 감염병은?

* 2003년 12월 기출문제

① 백일해, 소아마비
② 콜레라, 뇌염
③ 디프테리아, 파상풍
④ 황열, 광견병
⑤ 결핵, 장티푸스

219. 출생률이 사망률보다 낮아진다면 C. P. Blacker의 분류 중 몇 단계에 속하는가?

① 1단계 ② 2단계
③ 3단계 ④ 4단계
⑤ 5단계

220. 인구의 정태통계에 해당하는 것은?

* 2003년 12월, 2007년 12월 기출문제

① 출생률
② 감염병 발생률
③ 영아사망률
④ 국세조사
⑤ 질병이환율

221. 인구의 동태와 가장 관계가 깊은 것은?

* 2000년 1월, 2002년 12월, 2005년 12월 기출문제

① 인구구조
② 가족계획
③ 출생과 사망
④ 국세조사
⑤ 인구밀도

Interpretation

▶ 디프테리아, 파상풍은 균체를 항원으로 하지 않고, 순화독소에 의한다.

▶ 일정시점에서 일정지역의 인구, 그 자연적(성별, 연령별), 사회적(국적별, 배우 관계별), 경제적(직업별, 산업별) 구조에 관한 통계

▶ 인구동태란 어느 기간 출생, 사망, 전입, 전출 등에 의해 끊임없이 변동되는 것이다.

222. 인구 동태의 대상이 아닌 것은?

* 2002년 2월, 2005년 12월, 2007년 12월 기출문제

① 출생　　② 사망
③ 혼인　　④ 인구구조
⑤ 이민

Interpretation

▶ 인구구조는 정태통계에 속한다.

223. 근대적 의미의 국세조사를 최초로 실시한 국가는?

① 미국　　② 독일
③ 스웨덴　　④ 영국
⑤ 프랑스

▶ 국세조사를 최초로 실시한 나라는 1749년 스웨덴이고, 근대적 의미의 국세조사를 실시한 최초의 국가는 1790년 미국이다. 역사적으로 스웨덴(1749년), 미국(1790년), 영국(1801년), (1897년)의 순으로 국세조사가 실시되었다.

224. 우리나라 최초 국세조사는?

* 2002년 2월, 2003년 12월, 2005년 12월 기출문제

① 1915년　　② 1925년
③ 1945년　　④ 1948년
⑤ 1955년

▶ 삼국시대 호구조사 이후 근대적 의미의 국세조사는 1925년 간이 국세조사가 최초이다.

225. 간이 국세조사는 몇 년 간격으로 언제 실시하나?

* 2005년 12월 기출문제

① 매년 7월 1일
② 매년 10월 1일
③ 5년마다 10월 1일
④ 5년마다 11월 1일
⑤ 10년마다 11월 1일

▶ 국세조사는 매 10년마다 실시하고 5년마다 간이 국세조사를 실시한다.

226. 전체 인구 중 노인인구가 차지하는 비율에 따라 고령화 사회, 고령사회, 초고령사회로 나누는데 순서대로 나열하면?

* 2009년 12월 기출문제

① 5% 이상, 14% 이상, 20% 이상
② 7% 이상, 14% 이상, 20% 이상
③ 10% 이상, 15% 이상, 20% 이상
④ 10% 이상, 14% 이상, 25% 이상
⑤ 20%이상, 25%이상, 30%이상

227. 인구증가란? * 2000년 1월, 2005년 12월 기출문제

① 연초인구 – 연말인구
② 연초인구 – 사망자수
③ 출생인구 – 사망인구
④ 전입인구 – 전출인구
⑤ 자연증가 + 사회증가

228. 0~14세 인구가 100명, 15~64세 인구가 600명, 65세 이상 인구가 200명인 지역이 있다면, 이 지역의 종속인구지수는? * 2009년 12월 기출문제

① 10% ② 20%
③ 30% ④ 40%
⑤ 50%

229. 1차 성비란 무엇을 말하는가? * 2003년 12월 기출문제

① 태아 성비
② 출생 시 성비
③ 사망 시 성비
④ 현재의 성비
⑤ 유아 성비

230. 2차 성비란? * 2002년 2월, 2007년 12월 기출문제

① 태아성비
② 출생 시 성비
③ 사망 시 성비
④ 현재의 성비
⑤ 유아성비

231. 한 명의 여자가 일생동안 낳는 여아의 총수는? * 2009년 12월 기출문제

① 순 재생산율
② 총 재생산율
③ 모성생산율
④ 여성출생률
⑤ 표본 여성생산율

Interpretation

▶ 종속인구지수 = [(유아인구+노인인구)/경제활동인구] × 100 = [(100+200)/600] × 100 = 50%

▶ 1차 성비는 태아 성비, 2차 성비는 출생 시 성비, 3차 성비는 현재 인구의 성비를 뜻한다.

▶ 재생산은 한 여자가 일생동안 낳는 여자아이의 평균수이고, 총재생산율은 한 여자가 일생동안 낳는 여자아이의 평균비율이며, 이는 어머니의 사망을 무시한 것이고, 순재생산율은 한 여자가 일생동안 낳는 여자아이의 평균수인데 어머니의 사망을 고려한 것이다.

232. 인구 순재생산율 1.0이란 무엇을 말하는가?

* 2000년 1월 기출문제

① 1세대와 2세대 여자수가 같다.
② 1세대 여자수가 2세대 여자수보다 10배 크다.
③ 1세대 여자수가 2세대 여자수보다 10배 작다.
④ 1세대 여자가 1년 동안 낳은 아이의 수이다.
⑤ 인구의 자연 증가율이 1.0%이다.

233. 출생률이 정지상태인 재생산율은? * 2007년 12월 기출문제

① 1 ② 2 ③ 5
④ 10 ⑤ 100

234. 어느 지역의 인구구조에 영향을 미치지 않는 요소는?

① 출생 ② 사망
③ 전입 ④ 전출
⑤ 인구밀도

235. 우리나라의 평균수명이 연장된 가장 큰 이유는?

① 노인사망률의 증가
② 영아사망률의 증가
③ 감염성 질환의 감소
④ 출생률의 저하
⑤ 사망확률의 감소

236. 평균수명이란? * 2007년 12월 기출문제

① 0세의 평균여명
② 60세의 수명
③ 65세의 수명
④ 77세의 수명
⑤ 80세의 수명

Interpretation

▶ 인구 순재생산율이 1.0이면 인구증감이 없음을, 1.0 이하이면 인구감소를, 1.0 이상이면 인구증가를 뜻한다.

237. 생명표의 기초함수가 아닌 것은? * 2009년 12월 기출문제
① 평균여명
② 평균수명
③ 연령별 사망률
④ 생존수
⑤ 사망확률

238. 전입이나 전출이 없고 출생 및 사망의 증감만 있는 인구는? * 2006년 12월, 2007년 12월, 2008년 12월 기출문제
① 유입인구 ② 안정인구
③ 개방인구 ④ 봉쇄인구
⑤ 모형인구

239. 인구의 역도태현상은?
① 노인인구 증가현상
② 신생아 사망률 증가현상
③ 영유아 사망률 증가현상
④ 30대 산모출산율 감소현상
⑤ 사회적, 경제적, 하류층 출산율 증가현상

240. 피임에서 자궁내 장치법(IUD, intra uterine device)의 원리는? * 2006년 12월 기출문제
① 수정방지
② 자궁착상방지
③ 정자의 침입방지
④ 배란의 억제
⑤ 수소이온농도 변화

241. 영구적 피임방법은? * 2001년 1월 기출문제
① 콘돔사용 ② 월경주기법
③ 불임수술 ④ 세척법
⑤ 자궁 내 장치

Interpretation

▶ 생명함수에는 생존수, 사망수, 생존율, 사망률, 사력, 평균여명 등 6가지로 표현된 것이 **생명표**(life table)이다.

▶ **자궁내 장치법**의 원리는 자궁내 착상을 막는 피임법이고, 수정란의 착상을 막는 방법은 **루프 사용법**이다.
콘돔 사용은 질 내 정자 침입방지이고, 발포성 정제는 질 내에 삽입하는 정제이다. **기초 체온법**은 월경주기가 규칙적일 때 가능하다. **경구 피임약의 원리**는 배란의 억제이다.

▶ 영구적 피임방법은 난관절제술, 정관절제술, 불임수술 등이다.

242. 주산기 사망률에서 '주산기'란 어느 시기인가?
*2006년 12월, 2007년 12월 기출문제

① 임신 28주 이후+생 후 7일 이내 기간
② 임신 20주 이후+생 후 7일 이내 기간
③ 임신 28주 이후+생 후 100일 이내 기간
④ 임신 20주 이후+생 후 6개월 이내 기간
⑤ 임신 10주 이후+생 후 30일 이내 기간

243. 가족계획사업의 효과판정상 가장 좋은 지표는?
*2001년 1월, 2002년 12월 기출문제

① 영아사망률
② 조출생률
③ 초생아사망률
④ 모성사망률
⑤ 사망률

244. 우리나라에서 국가시책으로서 가족계획사업을 시행하게 된 해는?
*2002년 2월 기출문제

① 1960년 ② 1961년
③ 1962년 ④ 1963년
⑤ 1964년

245. 정지인구의 구조는? *2000년 1월, 2001년 1월 기출문제

① 피라미드형 ② 종형
③ 별형 ④ 기타 형
⑤ 항아리형

246. 전 세계 인구 중 아시아 인구는?

① 20% 이하 ② 30~39%
③ 40~49% ④ 50~59%
⑤ 60~69%

247. 선진국형이며 출생률이 사망률보다 적은 인구구조는?
*2006년 12월 기출문제

① 피라미드형 ② 별형
③ 종형 ④ 기타 형
⑤ 항아리형

Interpretation

▶ **주산기 사망** : 임신 후 29주 이후 후기사산과 생후 1주 미만의 조기 신생아 사망수를 합한 것. 출생전후로 한 시기로 모자의 건강상태를 종합적으로 평가하는 지표가 된다.

▶ 1962년 보건사회부 주관으로 가족계획사업을 추진, 시행하고, 1963년에는 거국적으로 가족계획사업을 시행하였다.

▶ 출생률과 사망률이 모두 낮아 인구의 증감이 정지된 경우는 **종형**으로 표현된다. **피라미드형**(인구증가형)은 고 출생, 고사망으로 발전형, **종형**(인구정지형)은 저출생, 저사망으로 안전형, **항아리형**(인구감소형)은 저 사망률, 저 출생률로 **감퇴형**, **별형**은 인구유입형이다.

248. □세의 사망률을 바르게 설명한 것은? * 2009년 12월 기출문제

① □세에 도달한 자가 사망하는 비율
② □−1 세에 도달한 자가 사망하는 비율
③ □+1 세에 도달한 자가 사망하는 비율
④ □−1 세에 도달하지 못한 자가 사망하는 비율
⑤ □+1 세에 도달하지 못한 자가 사망하는 비율

Interpretation

▶ □세의 사망률은 □+1세에 도달하지 못한 자가 사망하는 비율이고, □세의 생존율은 □+1세에 도달할 수 있는 자의 비율이다.

249. 농촌의 전형적인 인구구조는? * 2003년 12월 기출문제

① 피라미드형 ② 별형
③ 종형 ④ 기타 형
⑤ 항아리형

▶ 농촌은 생산연령층의 유출로 인하여 유출형이라고도 하는데 기타 모양의 구조를 나타내며, 도시형은 생산층 인구의 유입으로 유입 형이라고도 하는데 별형의 구조를 나타낸다.
*__피라미드형__은 인구증가형, __종형__은 인구정지형, __항아리형__은 인구감소형, __별형__은 도시형이다.

250. 대도시의 전형적인 인구구조는? * 2002년 2월 기출문제

① 피라미드형 ② 별형
③ 종형 ④ 기타 형
⑤ 항아리형

251. 신 맬더스 주의의 인구규제방법은? * 2002년 2월, 2004년 12월, 2005년 12월 기출문제

① 만혼 ② 피임
③ 독신 ④ 순결
⑤ 도덕적 억제

▶ 영국의 고전 경제학자였던 T.R. Malthus가 최초로 인구 문제를 독립적으로 논의하였다.
맬더스의 인구론에서 인구의 규제방법은 만혼, 순결, 도덕적 억제 등이었다.
Francis Place는 인구의 규제방법으로 피임을 제창하여 성공을 거두었으며 신 맬더스주의(Neo−malthusism)라 불린다.
신 맬더스 주의에서 인구의 규제방법은 피임이다.

252. 맬더스 주의에서 주장된 근본적 이론의 보건학적 의의는? * 2009년 12월 기출문제

① 만혼주의 ② 피임방법
③ 금욕주의 ④ 성 순결주의
⑤ 인구증가 억제

253. 인구지수(vital index)란?
① (출생자수 – 사망자수) X 100
② (출생자수 – 사망자수) X 1,000
③ (출생자수 + 사망자수) X 1,000
④ (출생자수 ÷ 사망자수) X 100
⑤ (출생자수 + 유출수) X 100

254. 부양비의 산출공식으로 맞는것은? * 2000년 1월 기출문제
① (생산층 인구 ÷ 비생산층 인구) X 100
② (비생산층 인구 ÷ 생산층 인구) X 100
③ (생산층 인구 – 비생산층 인구) X 100
④ (비생산층 인구 – 생산층 인구) X 100
⑤ (생산층 인구 + 비생산층 인구) X 100

255. 보건교육의 목표는?
① 건강증진과 질병의 치료
② 보건통계와 식품위생
③ 환경위생과 국민계몽
④ 질병의 예방과 건강증진
⑤ 개인의 복지증진

256. 보건교육의 개념을 가장 잘 설명하는 것은?
* 2002년 12월 기출문제
① 보건에 대한 지식전달만을 목표로 하는 것이다.
② 보건지식 중 잘못된 습관을 고치게 하는 것이다.
③ 보건지식 전달로 태도 변화를 촉구하고 이를 실천에 옮길 수 있도록 하는 것이다.
④ 지역사회조직을 통해서 보건 지식에 대한 잘못을 고치는 것이다.
⑤ 보건에 관한 지식과 정보를 전달해 주는 것이다.

257. 보건교육은 어떤 방법이 가장 효과적인가?
① 집단교육 ② 반상회
③ 전문교육 ④ 개인교육과 집단교육을 병행
⑤ 강습회

Interpretation

▶ 인구지수 (vital index)란 어느 시점에서의 출생의 사망에 대한 비율이다.

258. 새로운 지식을 받아들이는 첫 단계는?
① 채택(adoption)
② 시도(trial)
③ 인지(awareness)
④ 관심(interest)
⑤ 평가(evaluation)

259. 저소득층이나 노인들에 가장 적합한 보건교육은?
＊2000년 1월, 2001년 1월, 2005년 12월, 2008년 12월, 2009년 12월 기출문제
① 개인접촉 교육방법
② 강연회
③ 집단토론
④ 심포지엄
⑤ 버즈 세션(buzz session)

260. 집단접촉 교육방법이 아닌 것은? ＊2003년 12월 기출문제
① 강습회 ② 심포지엄
③ 진찰 ④ 부녀회
⑤ 집단토론

261. 왕래식(소통) 보건교육방법이 아닌 것은? ＊2004년 12월 기출문제
① 영화
② 면접
③ 강습회
④ 부녀회
⑤ 집단토른

262. 보건교육방법 중 가장 효과적이고 중요한 것은?
＊2001년 1월, 2002년 12월 기출문제
① 보건소 직원교육
② 의료인교육
③ 대중교육
④ 학교보건교육
⑤ 가정보건교육

Interpretation

▶ 개인접촉방법은 저소득층, 노인층에 적합하다. 개인접촉방법으로는 가정방문, 진찰, 건강 상담, 예방접종, 전화, 편지 등의 방법이 있다.

▶ 집단접촉교육방법에는 좌담회, symposium, panel discussion, 6−6법, 강습회, 연구회, 어머니회, 부녀회, 청년회, 전람회, 반상회, 4H회, 견학 등의 방법이 있다.

▶ 영화는 일방적인 교육방법이다.

▶ 보건교육은 가정보건교육, 학교보건교육, 지역사회 보건교육 및 전문적 보건교육으로 나누는데, 이 중 학교보건교육이 가장 많은 효과를 가져 올 수 있다.
그 중에서도 교육효과가 가장 큰 집단은 초등학교 학생이며, 학교보건교육이 보건교육 중 가장 능률적이며 가상 중요하다.

263. 몇 사람의 전문가가 청중 앞 단상에서 자유롭게 토론하는 형식으로 사회자가 이야기를 진행, 정리해 나가는 보건교육 방법은? **＊2004년 12월, 2006년 12월, 2009년 12월 기출문제**

① 패널 디스커션
② 버즈 세션
③ 심포지엄
④ 실연
⑤ 강연회

264. 보건교육방법 중 분단으로 나누어 토의하는 것은? **＊2007년 12월 기출문제**

① 패널 디스커션
② 버즈 세션
③ 심포지엄
④ 실연
⑤ 강연회

265. 가장 효과가 좋은 대중교육방법은? **＊2007년 12월 기출문제**

① 실연
② 패널 디스커션
③ 버즈 세션
④ 팜플릿
⑤ TV, 라디오, 신문

266. 보건교육사업을 실천하는 행정기관은?

① 병원 ② 보건소
③ 시청 ④ 구청
⑤ 동사무소

267. 초등학생의 기생충 검사횟수는?

① 월 1회 ② 연 1회
③ 연 2회 ④ 연 3회
⑤ 연 4회

Interpretation

▶ 집단접촉방법 중에서 패널 디스커션(panel discussion)은 몇 사람의 전문가가 청중 앞 단상에서 사회자의 진행으로 자유롭게 토론하는 방법이고, 버즈 세션(buzz session)은 분단 토의를 거쳐 전체회의에서 종합하는 방법이다.
*실연(demonstration)은 청중들 앞에서 실제 상황을 연출하기 때문에 보건교육방법 중에서 가장 효과적인 방법이라고 할 수 있다.
가장 많은 사람들에게 보건교육을 시킬 수 있는 방법은 대중교육 방법인 TV, 라디오 등이다.

▶ 대중교육에 좋은 방법은 TV, 라디오, 신문 등을 들 수 있다.

▶ 정기 건강평가는 연 1회이고, 그 중 기생충 검사는 연 2회이다.

268. 학교보건법에 의한 학생의 신체검사가 아닌 방법은?

* 2006년 12월 기출문제

① 체능검사 ② 체질검사
③ 체격검사 ④ 적성검사
⑤ 결핵검사

269. 신체검사결과 감염병에 감염된 교직원에 대해 등교를 중지시킬 수 있는 자는?

① 교육부장관
② 교육감
③ 학교장
④ 보건복지부장관
⑤ 보건소장

270. 학교 교실의 보건학적 고려점이 아닌 것은?

① 온도, 습도관리
② 교실 크기
③ 채광, 환기
④ 기류, 기압
⑤ 학교 위치

Interpretation

▶ 학교보건법에 의한 학생의 신체검사는 체능검사, 체질검사, 적성검사, 결핵검사, 영양평가, 치아 이상검사, 기생충 검사 등이 있다.

*학교 신체검사의 규정에는 학생의 체격검사 · 체질검사 · 체력검사 및 교원의 체격검사를 포함하고 있다. 하지만 교원의 체력검사는 대상이 아니다.

▶ 학교환경 중 보건학적 고려나 안전에 대한 고려에는 다음과 같은 것들이 있다.

*교실의 채광은 자연채광이 될 수 있도록 하고, 채광창의 면적은 교실면적의 1/5~1/7로 한다.

*화장실 변기의 수는 남자 100명당 대변기 2개 · 소변기 4개, 여자 100명당 대 · 소변 공용 변기로 함이 좋다.

*작업실, 실험실, 조리실의 환기를 위해 환기횟수는 1시간당 3회 이상, 환기량은 CO_2 0.1% 이하를 표준으로 한다.

*교실의 온도를 여름철에는 16~17°C를 유지하도록 하고, 겨울철에는 10°C 이상을 유지하도록 한다.

*현관은 넓게 하고, 복도의 폭도 2m 이상으로 해야 하며, 계단도 넓게 하여 경사가 40° 이하가 되도록 해야 한다.

271. 학교보건이 중요시 되는 이유라고 볼 수 없는 것은?

* 2006년 12월 기출문제

① 학교는 지역사회의 중심체 역할을 하고 있다.

② 학교인구는 지역사회인구의 20% 이상이라는 많은 수를 점하고 있다.

③ 학생들은 보건교육의 대상으로서 능률적이며, 학부형에게도 간접적으로 보건교육을 실시할 수 있다.

④ 학생들은 건강하기 때문에 질병에 전염될 우려가 없다.

⑤ 교직원은 그 지역사회의 지도적 입장에 있고 항상 보호자와 접촉하고 있다.

272. 학교보건사업 중 최우선적으로 실시해야 할 사업은?

① 학교보건 봉사

② 학교 환경위생 개선

③ 학교 건강교육 실시

④ 학교와 지역사회와의 유대강화

⑤ 학교급식 실시

273. 초등학교 보건교육에 가장 중요한 역할을 담당하는 사람은?

* 2001년 1월, 2005년 12월 기출문제

① 교육감 ② 교장

③ 담임교사 ④ 체육교사

⑤ 양호교사

274. 보건교육대상자 중에서 교육효과가 가장 크다고 생각되는 집단은?

* 2004년 12월 기출문제

① 지역사회 주민

② 초등학생

③ 농민

④ 노동자

⑤ 영세민

Interpretation

▶ 학교는 많은 인구가 집단생활을 하고 있으므로 정신적 · 육체적으로 건강을 해칠 우려가 높고 질병에 전염될 염려가 있다.
*지역사회의 보건활동에 비교해 학교보건활동이 지니는 특징은 환경이 일반사회와 분리되어 학교시설이 중심이 되고, 대상은 학생과 교직원으로 한정되어 있으며, 대상에 접근하기가 지역사회 활동에 비해 쉽고, 활동효과가 지역사회에 비해 단기간 성과를 얻는 경우가 많다는 것이다.

▶ 학생들이 학교에 있는 동안 건전한 생활(healthful living)을 할 수 있게 하려면 학교환경이 심신의 안전은 물론 건강의 유지 및 향상, 나아가 학습능률의 향상을 위해 청결하고 아름다운 환경이 유지되어야 한다.

▶ 초등학교 교육은 담임교사를 중심으로 하며 건강 습성의 기초지식 부여와 교과 과정을 통한 보건교육 및 학교생활을 통하여 담임교사의 지도를 받기 때문이다.

275. 교실의 적당한 마룻바닥의 색깔은?
① 연한 녹색
② 비교적 어두운 색
③ 밝은 회백색
④ 엷은 담색
⑤ 진한 황색

▶ 교실의 벽은 엷고 밝은 색을 띠게 하고, 마루의 색깔은 비교적 어두운 색이어야 일광이 강할 때 실내에서 반사되는 광선의 눈부심을 조절해 준다.

276. 학동기에 이환율이 가장 높고 생활수준 향상에 비례해 이환율이 높아지는 질병은? * 2001년 1월 기출문제
① 일본뇌염 ② 백일해
③ 충치 ④ 기생충 질환
⑤ 결핵

▶ 우리나라 학교 어린이의 80% 이상이 충치에 이환되어 있고, 식습관, 생활환경, 문화 정도에 따라 영향을 받고 있다.

277. 교실의 CO_2 허용농도는? * 2002년 2월 기출문제
① 0.01% ② 0.1%
③ 0.5% ④ 0.05%
⑤ 1%

▶ CO_2는 실내공기의 오염지표로 사용되며, 허용농도는 0.1% 이다.

278. 학교 환경위생 정화구역 중 절대구역은 학교 정문으로부터 몇 m 이내인가? * 2005년 12월, 2008년 12월 기출문제
① 100m ② 200m
③ 50m ④ 150m
⑤ 300m

▶ 학교보건법에 의거하여, 학교 환경위생 정화구역 중 절대구역은 정문으로부터 50m 이내이고, 상대정화구역은 200m 이다.

279. 학교급식의 문제점과 개선점이 아닌 것은?
① 학교급식의 정의와 급식제도의 재정비문제
② 학교급식 대상의 축소문제
③ 급식내용의 질적 개선문제
④ 학교급식의 재정문제
⑤ 학교급식 운영기구의 강화문제

▶ 학교급식은 학교보건의 일환으로 중시되며, 급식의 대상 확대가 시급하고, 대상의 확대에 선행되어야 할 여건으로 예산의 확보와 현행 급식내용에 대한 검토가 필요하다.

280. 학교의 우물물은 변소, 하수 및 오수로부터 몇 m 이상이 좋은가?
① 10m 이상 떨어진 지형상 오염원 아래쪽
② 10m 이상 떨어진 지형상 오염원 위쪽
③ 20m 이상 떨어진 지형상 오염원 위쪽
④ 20m 이상 떨어진 지형상 오염원 아래쪽
⑤ 30m 이상 떨어진 지형상 오염원 아래쪽

Interpretation

▶ 우물물은 오염원으로부터 적어도 20m 이상 떨어져 오염원보다 지형상 위쪽에 위치하여야 한다.

281. 학교 환경위생관리상 배수 및 환기에 특별히 신경써야 할 곳은? *2001년 1월 기출문제
① 체육실 ② 보건실
③ 기숙사 ④ 실습실
⑤ 교실

▶ 실습실은 약품이나 각종 실습재료를 사용하므로 냄새가 날 우려가 있으며, 물을 사용할 필요가 많기 때문에 배수 및 환기에 특별히 신경을 써야 한다.

282. 보건사업의 필요성 결정이나 보건입법을 촉구하는데 가장 소중한 자료는? *2007년 12월 기출문제
① 영아사망률
② 질병통계
③ 보건통계
④ 조사망률과 조출생률
⑤ 인구통계

283. 지역사회 공중보건사업을 계획할 때 제일 먼저 조사해야 할 사항은? *2002년 2월, 2005년 12월 기출문제
① 인구밀도
② 보건통계자료
③ 영양상태
④ 경제적 기대효과
⑤ 환경위생 상태

284. 지역사망률을 비교하는 방법은? *2001년 1월 기출문제
① 표준화 사망률 ② 조사망률
③ 비례사망률 ④ 치명률
⑤ 청소년 사망률

285. 백분율로 표시되는 것은? ＊2001년 1월, 2002년 12월 기출문제

① 유병률 ② 이환율
③ 발병률 ④ 치명률
⑤ 초 출생률

286. 모집단이란? ＊2001년 1월 기출문제

① 조사단위의 전 집합체
② 표본의 수
③ 어머니들로 이루는 집단
④ 조사 가능한 조사단위의 전 집합체
⑤ 조사단위를 500명 이상으로 한 집단

287. 어떤 대학에서 남학생 중 200명에게만 설문지를 주어 140명에게서 답변지를 받았다면 답변을 준 사람의 모집단은? ＊2006년 12월 기출문제

① 학생 전원
② 남학생 전원
③ 여학생 중 응답을 준 140명
④ 여학생 중 응답에 흥미를 느낀 학생 전원
⑤ 여학생 중 질문지를 받은 200명

288. 대푯값을 나타내는 가장 적절한 표현은? ＊2002년 12월 기출문제

① 어떤 집단의 산술평균치
② 하나의 객관적 값으로서 측정값들의 집단을 대표하는 값
③ 하나의 객관적 값으로서 측정값들의 분포를 특정짓는 값
④ 산술평균과 중앙값
⑤ 하나의 객관적 값으로서 집단의 크기를 나타내는 통계량

289. 대푯값에 해당하지 않는 것은? ＊2007년 12월 기출문제

① 산술평균치
② 기하평균치
③ 중앙치
④ 최빈치
⑤ 분산

Interpretation

▶ 치명률=사망수/발생수×100

290. 측정값의 산술평균 둘레에 분포되는 분포상태를 표시하는 산포성은? ＊2006년 12월 기출문제

① 분산 ② 범위
③ 중간값 ④ 최빈값
⑤ 조화평균

291. 산포성은 무엇을 특정 짓는 값인가? ＊2001년 1월, 2002년 2월 기출문제

① 분포의 대표성
② 분포의 대칭성
③ 분포의 최빈값
④ 분포의 흩어진 정도
⑤ 분포의 조사수 크기

292. 산술평균의 표준오차는? ＊2002년 2월 기출문제

① 산술평균의 표준분포의 분산이다.
② 산술평균의 오차이다.
③ 표본산술평균 간의 차이다.
④ 산술평균의 표본분포의 표준편차이다.
⑤ 모집단과 표본의 산술평균 간의 차이다.

293. 변이계수의 계산식은? ＊2002년 2월 기출문제

① 편차 / 평균
② 표준편차 / 산술평균
③ 분산 / 기하평균
④ 평균 / 중위수
⑤ 표준편차 / 평균편차

294. 정규분포의 설명 중 틀린 것은? ＊2000년 1월 기출문제

① t-분포보다 낮다.
② 산술평균과 중앙값이 같다.
③ 좌우가 대칭이다.
④ 모든 정규분포는 표준정규분포로 고칠 수 있다.
⑤ 정규분포의 면적은 1이다.

Interpretation

▶ **분산**이란 한 변수의 측정값들이 이들 산술평균 둘레에 평균 얼마나 떨어져 있는지를 표시하는 값.

▶ 정규분포는 t-분포보다 곡선부분은 높고 꼬리부분은 낮다.

295. 표준정규분포의 표준편차는? * 2002년 2월 기출문제

① 0 ② −1 ③ 1
④ −2 ⑤ 2

296. 두 변수 사이에 상관이 전혀 없을 때의 표시방법은?
* 2004년 12월, 2006년 12월 기출문제

① $1 > r > 0$ ② $0 > r > -1$
③ $r = 1$ ④ $r = 0$
⑤ $r = -1$

297. 산포도의 대소를 비교하는데 가장 잘 사용하는 분산의 제곱근 값은? * 2006년 12월, 2007년 12월 기출문제

① 표준편차 ② 대푯값
③ 평균편차 ④ 변이계수
⑤ 중위수

298. 비례사망지수가 매우 높으면 그 나라 보건수준은?

① 매우 낮다.
② 매우 높다.
③ 높다.
④ 낮다.
⑤ 건강수준과 상관없다.

299. 보건통계에서 0세 인구가 뜻하는 것은?
* 2002년 12월, 2005년 12월 기출문제

① 신생아수 ② 영아수
③ 유아수 ④ 출산아수
⑤ 조산아수

Interpretation

▶ 표준정규분포의 표준편차는? 1
표준정규분포의 산술평균은? 0

▶ 상관계수 r이 순상관일 때 r의 값은 0에서 +1의 범위 내의 값을 가지며, 역상관일 때는 0에서 −1의 범위의 값을 가진다. 또 r이 직선적 상관관계에 있을 때는 r의 값이 ±1이며, 직선적 상관관계가 없을 때는 r의 값은 0이다. 이때 상관계수(r)는 두 변수 간의 관계가 얼마나 직선상에 모여 있느냐를 말한다.

▶ 0세 인구란 만 12개월 미만의 영아수를 말한다.
*보건 통계에서 1세 인구란? 만 12개월~만 24개월 인구

300. 생정통계에서 5~9세 인구란? ＊2006년 12월 기출문제

① 만 5세부터 만 9세 미만의 인구
② 만 5세부터 만 10세 미만의 인구
③ 만 4세부터 만 9세까지의 인구
④ 만 4세부터 만 10세 미만의 인구
⑤ 만 5세부터 만 10세 이하까지의 인구

301. 다음 중 사망성비를 구하는 공식은?

① (남녀 사망수 / 인구) X 1.000
② (남자 사망수 / 인구) X 100
③ (여자 사망수 / 인구) X 100
④ (남자 사망수 / 여자 사망수) X 100
⑤ (여자 사망수 / 남자 사망수) X 100

302. 인구 동태지수의 계산식은?
＊2001년 1월, 2005년 12월, 2006년 12월 기출문제

① (연간 출생수 / 인구) X 100
② (연간 사망수 / 인구) X 1,000
③ (연간 출생수 / 연간 사망수) X 100
④ (여자 출생수 / 인구) X 100
⑤ (남자 출생수 / 인구) X 100

303. 인구 동태지수(vital index)의 계산식은? ＊2009년 12월 기출문제

① (연간 출생수 + 연간 사망수) X 100
② (연간 출생수 − 연간 사망수) X 100
③ (연긴 출생수 × 연간 사망수) X 100
④ (연간 출생수 ÷ 연간 사망수) X 100
⑤ (연간 출생수 ± 연간 사망수) X 100

304. 결핵 유병률 계산의 분자가 되는 것은? ＊2002년 12월 기출문제

① 새로 발생한 환자총수
② 투베르쿨린 반응결과 양성인 자
③ 현존하는 결핵환자 총수
④ 객담검사결과 양성인 자
⑤ 결핵균감염 양성반응인 자

Interpretation

305. α-index가 전보다 커졌다면 어떤 군의 사망을 줄이는 대책을 세워야 하는가? *2000년 1월 기출문제

① 영유아사망 ② 초생아사망
③ 영아사망 ④ 유아사망
⑤ 신생아사망

306. 영아사망이 9명이고, 신생아 사망이 3명일 때 α-index값은? *2003년 12월 기출문제

① 12 ② 6 ③ 27
④ 3 ⑤ 9

307. α-index란?

① 출생수 x 100
② 영아 사망수/신생아 사망수
③ 영아 사망수 – 신생아 사망수
④ 출생수 – 사망수
⑤ 만 1세 미만 아이수

308. 영아사망률을 조사망률보다 보건지표로서 중요시 하는 이유와 관련이 없는 것은? *2006년 12월 기출문제

① 영아사망률은 보건 수준에 따라 영향을 받으므로
② 조사망률은 연령 구성에 따라 영향을 받아 통계적 유의성이 낮기 때문에
③ 영아사망률은 환경위생 상태에 따라 예민하게 영향 받아 통계적 유의성이 크므로
④ 조사망률의 통계처리는 영아사망률보다 정확도가 크게 낮기 때문에
⑤ 영아사망률은 일정 연령군의 통계로서 통계적 유의성이 크므로

309. 가족의 2차 발병률 계산에서 이론적인 분모는?
*2000년 1월, 2002년 12월, 2005년 12월, 2008년 12월, 2009년 12월 기출문제

① 초발 환자를 제외한 전가족
② 가족 전원
③ 초발 환자와 면역 자를 제외한 전가족
④ 전가족과 방문자
⑤ 환자를 제외한 전가족

Interpretation

▶ α-index = 9/3 = 3

▶ α-index는 1년간의 영아 사망수/1년간의 신생아 사망수이다.
α-index는 영아 사망과 신생아 사망의 수를 비교하여 보건수준을 평가하는 보건지표로 이용하며 그 값이 1.0에 가까울수록 보건수준이 높다는 것을 뜻한다.

310. 통계자료 중 연속적인 자료는? * 2006년 12월 기출문제

① 동전을 동시 던질 때 앞이 나오는 수
② 환자의 수
③ 가구를 조사한 자녀수
④ 체중값
⑤ 마을의 연간 전입자수

311. 출생 시 여아 100명에 대한 남아의 정상적인 범위는? * 2006년 12월, 2008년 12월 기출문제

① 80~100 ② 100~102
③ 104~108 ④ 110~114
⑤ 115~120

312. 출생성비 110이란? * 2006년 12월 기출문제

① 여아와 남아의 구성비가 110
② 여아 100에 대하여 남아가 110이라는 것
③ 남아 100에 대하여 여아가 110이라는 것
④ 여아 110에 대하여 남아가 100이라는 것
⑤ 남아 110에 대하여 여아가 100이라는 것

313. 보건통계 중 분모가 연간 출생아로 계산되지 않는 것은? * 2000년 1월, 2005년 12월, 2007년 12월 기출문제

① 영아 사망률
② 모성 사망률
③ 신생아 사망률
④ 조사망률
⑤ 초생아 사망률

314. 모성사망률의 분모는? * 2000년 1월 기출문제

① 전 여성수
② 20~45세의 임산부
③ 연간 출생아수
④ 연간 사망아수
⑤ 연간 임산부수

Interpretation

▶ **연속자료**란 자료의 임의의 두 값 사이에 다른 값이 존재할 수 있는 자료로서 예를 들면, 체중, 신장 등이다.

315. 연앙인구란?
① 1년 평균인구
② 7월 1일 인구
③ 10월 1일 인구
④ 연초 인구
⑤ 연말 인구

316. 인년(person − year)이란?
① 1년 동안에 있는 모든 연구대상자
② 연구기간을 연구대상자수로 표시한 것
③ 연구대상자수를 연구기간(연수)으로 표시한 것
④ 출생 1년 후
⑤ 출생 1년 미만

317. 출생률의 기본수는?
① 10 ② 100
③ 1,000 ④ 10,000
⑤ 100,000

318. 연평균 인구증가물이 2.0% 라면 인구의 크기가 2배 되는데 필요한 연수는? * 2002년 2월 기출문제
① 20년 ② 25년
③ 30년 ④ 35년
⑤ 40년

Interpretation

▶ **인년**(人年, person year)은 〈어떤 년도에 실제로 존재한 총 일수÷365〉이다. 예를 들어 한 사람이 2010년에 1년을 모두 살았다면 365 ÷ 365= 1인년, 만일 두 사람이 2010년에 6개월씩 살았다면 (182.5+182.5)÷365=1인년, 어떤 아이가 2010년 4월 10일 출생하여 12월 31일까지 무사히 생존했다면 265÷365=0.73인년이다.

▶ 인구의 배가연수 =70/r=70/2=35년 [r=연평균인구증가율(%)]

제 4 부 공중보건학 핵심문제 정답

1. ① 2. ③ 3. ① 4. ③ 5. ① 6. ② 7. ④ 8. ③ 9. ② 10. ②
11. ② 12. ① 13. ① 14. ① 15. ③ 16. ② 17. ③ 18. ② 19. ② 20. ①
21. ② 22. ② 23. ② 24. ③ 25. ③ 26. ③ 27. ① 28. ① 29. ② 30. ①
31. ② 32. ② 33. ① 34. ① 35. ③ 36. ③ 37. ① 38. ② 39. ① 40. ④
41. ③ 42. ③ 43. ② 44. ⑤ 45. ③ 46. ③ 47. ④ 48. ① 49. ⑤ 50. ①

51. ③ 52. ② 53. ④ 54. ⑤ 55. ③ 56. ③ 57. ④ 58. ③ 59. ① 60. ②
61. ④ 62. ⑤ 63. ③ 64. ⑤ 65. ⑤ 66. ② 67. ④ 68. ⑤ 69. ⑤ 70. ④
71. ① 72. ① 73. ② 74. ⑤ 75. ④ 76. ④ 77. ③ 78. ③ 79. ① 80. ⑤
81. ③ 82. ② 83. ④ 84. ④ 85. ⑤ 86. ⑤ 87. ③ 88. ⑤ 89. ① 90. ⑤
91. ⑤ 92. ① 93. ④ 94. ④ 95. ③ 96. ④ 97. ① 98. ⑤ 99. ④ 100. ②

101. ② 102. ⑤ 103. ② 104. ③ 105. ⑤ 106. ① 107. ① 108. ③ 109. ④ 110. ②
111. ① 112. ③ 113. ③ 114. ① 115. ⑤ 116. ② 117. ⑤ 118. ③ 119. ② 120. ①
121. ② 122. ④ 123. ① 124. ② 125. ④ 126. ③ 127. ② 128. ② 129. ① 130. ①
131. ① 132. ② 133. ⑤ 134. ⑤ 135. ④ 136. ③ 137. ⑤ 138. ② 139. ④ 140. ③
141. ③ 142. ⑤ 143. ③ 144. ③ 145. ⑤ 146. ⑤ 147. ③ 148. ③ 149. ③ 150. ④

151. ① 152. ① 153. ⑤ 154. ③ 155. ① 156. ① 157. ① 158. ④ 159. ④ 160. ②
161. ① 162. ⑤ 163. ① 164. ⑤ 165. ① 166. ③ 167. ② 168. ③ 169. ① 170. ②
171. ① 172. ② 173. ① 174. ② 175. ② 176. ③ 177. ① 178. ④ 179. ② 180. ④
181. ② 182. ④ 183. ① 184. ④ 185. ② 186. ⑤ 187. ⑤ 188. ③ 189. ② 190. ④
191. ③ 192. ① 193. ④ 194. ③ 195. ② 196. ③ 197. ① 198. ③ 199. ③ 200. ②

201. ⑤ 202. ③ 203. ② 204. ④ 205. ① 206. ② 207. ② 208. ③ 209. ⑤ 210. ①
211. ④ 212. ④ 213. ② 214. ① 215. ① 216. ① 217. ② 218. ③ 219. ① 220. ④
221. ③ 222. ④ 223. ① 224. ② 225. ④ 226. ② 227. ⑤ 228. ⑤ 229. ① 230. ②
231. ② 232. ① 233. ① 234. ⑤ 235. ⑤ 236. ① 237. ② 238. ④ 239. ⑤ 240. ②
241. ③ 242. ① 243. ② 244. ③ 245. ② 246. ④ 247. ⑤ 248. ⑤ 249. ④ 250. ②

251. ② 252. ⑤ 253. ④ 254. ② 255. ④ 256. ③ 257. ④ 258. ③ 259. ① 260. ③
261. ① 262. ④ 263. ① 264. ② 265. ⑤ 266. ② 267. ③ 268. ④ 269. ③ 270. ④
271. ④ 272. ② 273. ③ 274. ② 275. ② 276. ③ 277. ② 278. ③ 279. ② 280. ③
281. ④ 282. ③ 283. ② 284. ① 285. ④ 286. ① 287. ② 288. ② 289. ⑤ 290. ①
291. ④ 292. ④ 293. ② 294. ① 295. ③ 296. ④ 297. ① 298. ② 299. ② 300. ②

301. ④ 302. ③ 303. ④ 304. ③ 305. ③ 306. ④ 307. ② 308. ④ 309. ③ 310. ④
311. ③ 312. ② 313. ④ 314. ③ 315. ② 316. ③ 317. ③ 318. ④

제 5 부

식품위생학

제1장 음식물의 위생

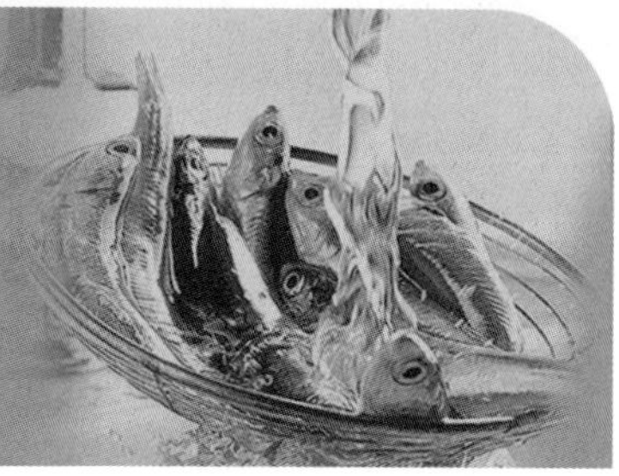

1 식품위생의 개념

세계보건기구(WHO)에서는 식품위생이란 식품의 생육이나 생산 또는 제조에서부터 최종 적으로 사람이 섭취할 때까지에 이르는 모든 단계에서의 안전성과 건강성 및 건전성을 확보하기 위한 전체적인 수단이라고 정의한다.

식품이란 의약품으로 섭취되는 것을 제외한 모든 음식물을 말한다.

2 음식물에 의해 일어나는 건강장해

생성 요인에 따라 내인성, 외인성, 유기성으로 나눌 수 있다.

(1) 내인성

식품의 원재료에 함유되어 있는 고유성분의 유해 물질이 건강장해의 발생요인이 된다. 복어독, 조개독, 버섯독, 항갑상선 물질 등이 이에 해당된다.

(2) 외인성

식품 자체의 본래 함유성분이 아닌 식품의 생산, 제조, 가공 등의 과정에서 혼입되거나 오염된 것이 건강장해의 발생요인이 된다. 포도상구균, 십이지장충, 카드뮴, 비소 등이 이에 해당된다.

(3) 유기성

식품의 제조, 가공, 저장 등의 과정에서 식품 중 또는 식품의 섭취에 따라서 생체 내에 유해 · 유독물질이 건강 장해의 발생요인이 된다. 유지과산화물, 니트로사민(Nitrosamine) 등이 이에 해당된다.

식품으로 인한 건강장해의 생성요인별 분류

생성요인	종류	병인 물질
내인성 (natural, intrinsic)	① 유해 · 유독 성분(자연독)	• 버섯독, 시안배당체, 발암물질, 식물 알칼로이드, ciguattera 독, 복어독, 마비성 조개독 등
	② 생리적 작용성분(고유 유해물)	• 식이성 allergen, 항비타민물질, 항효소성 물질, 항갑상선 물질
외인성 (invased, added)	① 생물적인 것	• 세균성 식중독균, 경구전염병균, 곰팡이독, 기생충
	② 인위적인 것 • 의도적 첨가	• 불허용 식품첨가물(dulcin, 불허용 tar 색소 등)
	• 비의도적 첨가(오염물질)	• 잔류농약, 환경오염물질, 방사성 물질, 용기 · 포장용출물 등
	• 가공과정(과오)	• 비소, PCB 등
유기성 (induced)	① 물리적 작용생성물	• 가열(산화)유지, 조사유지 등
	② 화학적 작용생성물	• 조리과정의 가열분해물(Trp-P-1, IQ 등), 식품성분간의 상호반응으로 생성되는 N-nitroso 화합물
	③ 생리적 작용생성물	• N-nitrosamine의 생체내 생성

3 식품과 미생물

우리가 일상 섭취하는 식품은 보통 10^3~10^4/g의 세균을 함유하고 있다. 식품의 오염원이 되는 미생물을 그 환경에 따른 생태학적 관점에서 분류하면, 토양미생물과 수생미생물과 공중미생물 및 분변미생물 등으로 나눌 수 있다.

(1) 식품의 위생지표균

식품의 오염 여부와 그 정도를 알아보는 지표가 되는 균들을 말한다. 일반세균수, 대장균군수, 장구균 등의 검사가 이에 해당된다.

(2) 식품의 보존법

식품의 오염 여부와 그 정도를 알아보는 지표가 되는 균들을 말한다. 일반세균수, 대장균군수, 장구균 등의 검사가 이에 해당된다.

① 물리적 보존법(physical preservation) : 건조법, 냉동 냉장법, 가열법, 밀봉법, 자외선법, 통조림법 등이 있다. 이 중 가장 많이 사용하는 것은 냉동 냉장법이다.

② 화학적 보존법(chemical preservation) : 배진법(불에 볶아서 말리는 것. 보리차, 옥수수차, 녹차 등이 해당), 훈연법, 가스 저장법, 훈증법, 방부제 등이 있다.

4 식품의 감별과 선택

(1) 축산물

우유는 제조 연월일 및 유통기한을 본다. 신선한 것은 유백색이고, 특유의 풍미가 있으며, 오래된 것은 젖산이 증가하여 가열하면 응고된다. **달걀**은 빛에 비추어 보면 가운데가 투명하고, 깨뜨리면 노른자가 작으며, 높이가 높은 것이 신선하다. 오래된 것은 깨뜨리면 흰자가 퍼지며, 6% 소금물에 뜬다.

육류는 사후강직이 끝나고 숙성된 것, 적당한 습기와 탄력 및 색과 광택이 있는 것, 악취가 없는 것 등이 신선하다. 오래된 것은 표면이 건조하고 점액이 나온다.

(2) 수산물

생선은 안구가 튀어 나오고 투명한 것, 아가미가 선홍색이며 내장이 침출되지 않은 것, 광택과 탄력이 있는 것이 신선하다.

갑각류는 색과 윤기가 좋고 몸이 꽉 물려 있는 것이 좋으며, 오래된 것은 냄새가 나쁘다. **조개**는 껍데기가 조금 열리고, 호흡을 하고 있으며, 만지면 곧 닫히는 것이 신선하다.

(3) 농산물

채소류는 색과 윤기가 좋고, 싱싱하고 시들지 않은 것이 좋다. 과일류는 색, 윤기가 좋고, 적당한 온도에서 익어 향이 있는 것이 신선하다.

(4) 가공식품

냉동식품은 물품의 유통이 빠른 상점에서 보존고의 온도가 영하 18°C 이하인지 주의하여 잘 동결된 것으로 골라야 하고, 6개월 이내의 것이 좋다. 패킹 식품은 탄력 있고 수분이 분리되지 않은 것이 신선하며, 오래된 것은 점액이 나온다.

5 식품의 가공

식품의 가공법에는 물리적 가공법, 화학적 가공법, 미생물학적 가공법 등이 있다.

(1) 물리적 가공법

식품성분은 그대로 두고 형태만 압축, 분쇄, 건조, 가열, 동결, 농축 등으로 변화시킨 가공법이다. 밀가루, 냉동식품, 훈연제품, 참기름 등이 이에 해당된다.

(2) 화학적 가공법

식품의 형태나 성분을 산, 알칼리, 염, 당, 가수분해 등을 이용하여 변화시킨 가공법이다.치즈, 두부, 엿, 마가린, 마요네즈 등이 이에 해당된다.

(3) 미생물학적 가공법

인체에 유용한 미생물을 이용하여, 발효시켜 식품의 성질을 바꾸고 보존성을 높인 가공법이다. 장류, 주류, 버터, 김치, 유산균 음료 등이 이에 해당된다.

6 식품의 저장

온도, 수분, 수소이온농도(pH), 산소 등을 미생물이나 효소의 최적 조건에서 벗어나게 함으로써 오랫동안 저장한다.

1. 온 도

(1) 저온저장법

일반성 세균이나 대장균은 10~15°C, 부패균은 5°C, 곰팡이류는 0°C 이상에서 증식하므로 온도를 낮추어 저장하는 방법

(2) 냉장법

10°C 이하에서 3~5일 정도 단기간 저장하는 방법이다. 과일, 채소, 알류, 생선, 우유 등에 이용한다.

(3) 냉동법

−15~−20°C로 급속 동결하여 미생물 생육을 저지하고, 수분활성을 감소시켜서 식품의 형태나 성분의 변화가 거의 없도록 다양하게 이용한다.

(4) **가열살균법** : 식품을 가열하여 식품에 들어 있는 미생물을 사멸시킴으로써 식품의 저장 기간을 연장한다. 술, 우유, 과즙 등에 이용한다.

(5) **저온살균법** : 62~65°C에서 30분 동안 살균을 실시한다.

(6) **고온살균법** : 70~75°C에서 15초 동안 살균을 실시한다.

(7) **초고온살균법** : 135~150°C에서 1~10초 동안 살균을 실시한다.

2. 수 분

(1) **일광건조법** : 식품을 햇볕에 말린다. 곡류, 해산물, 채소류 등에 쓰인다.

(2) **고온건조법** : 90°C 이상의 고온으로 건조한다. 녹말 식품에 쓰인다.

(3) **냉동건조법** : 동결시킨 식품을 건조한 저온의 공기로 건조시킨다. 한천, 북어, 커피, 수프 등에 쓰인다.

(4) **열풍건조법** : 가열한 공기를 불어 넣어 건조시킨다. 육류, 어류, 알류에 쓰인다.

(5) **분무건조법** : 액체를 분무상으로 뿜어서 110~130°C의 열풍으로 건조시킨다. 분유에 쓰인다.

(6) **배진법** : 불에 볶아 말린다. 보리차, 옥수수차, 녹차 등에 쓰인다.

3. 소금, 당, 방부제 등의 첨가

(1) 염장법

소금물에 절임으로써 삼투압에 의한 탈수현상으로 미생물 생육을 억제해 저장하는 방법이다. 식품에 소금을 뿌리는 살염법과 식품을 소금물에 담그는 염수법이 있다.

(2) **건염법** : 10~15% 소금을 뿌려서 저장하는 굴비, 자반, 햄 등에 이용한다.

(3) **침염법** : 10~25% 소금물에 절여 저장하는 젓갈류에 이용한다.

(4) 당장법

50~70%의 설탕액에 절임으로써 삼투압에 의한 탈수현상으로 미생물 생육을 억제하는 저장법이다. 잼, 젤리, 정과류(모과, 유자와 같은 특유의 향을 가진 과일이나 수삼처럼 근채류를 꿀에 절여 만든 밀정과의 일종) 등에 쓰인다.

(5) **방부제 사용법** : 수분과 영양분이 많은 식품을 장기간 저장하려 할 때에 사용하며, 반드시 허용량을 지켜야 한다.

4. pH

(1) 산성저장법

식품에 산을 가하여 pH를 4.0~4.5로 저하시켜 미생물의 생육을 억제하는 방법이다. 장아찌나 피클 등 채소의 단기 저장에 이용한다.

(2) 훈연저장법

목재의 불완전 연소에서 생기는 연기를 침투시켜 연기 속의 포름알데히드나 페놀의 살균성과 pH 저하를 이용하는 방법이다. 구수한 맛이 증가한다. 햄, 소시지, 베이컨 등의 육류 저장에 이용한다.

5. 산 소

(1) 가스저장법

이산화탄소 함량을 5% 정도로 유지하고 저온 보관하여 호흡작용을 억제하는 방법이다. 과일과 채소의 저장에 이용된다.

(2) 밀봉가공법

가열, 살균, 탈기, 밀봉으로 변질을 방지한다. 신선도는 떨어지나 운반이 편리하고 위생적이며, 보존성이 뛰어나 병조림, 통조림, 레토르트 파우치 등에 이용되고 있다.

(3) 진공포장법

식품포장 속 공기를 빼내어 식품의 효소가 산소와 접촉하지 못하게 함으로써 효소의 작용을 방지하는 방법이다. 과일, 일회용 식품 등의 포장에 다양하게 이용된다.

6. 미생물

발효저장법은 식품이 미생물에 의해 분해되어 식품의 맛과 질 및 저장성이 증가되는 특성을 이용한 것이다. 장류, 김치류, 젓갈류, 식초 등에 이용한다.

7. 방사선

조사법은 식품에 감마선(γ) 이나 엑스선(X) 및 전자선 등의 전리방사선을 쬐면 살균과 살충의 효과와 함께, 싹을 자라지 못하게 하여 식품의 성분이 보존된다. 감자, 양파, 마늘, 밤 등의 보존에 이용된다.

7 식품의 용기 및 포장

식품과 직접 접촉하는 용기나 포장의 성분이 식품에 이행되거나 화학 변화를 일으켜 유해 물질이 생기기 쉽다. 예컨대 유약 바른 용기의 납, 양철 냄비의 아연, 통조림 깡통의 주석, 도자기의 안티몬, 놋그릇의 구리 등을 들 수 있다.

제2장 식중독

1 식중독의 정의

식중독이란 오염된 음식물을 섭취함으로써 일어나는 것이다. 즉, 미생물이나 미생물의 대사산물인 독소, 유독물질, 그리고 식재료 중의 유해 성분 등이 원인이 되어서 발생하는 급성 건강장해를 말한다.

1. 식중독의 발생

식중독의 발생은 7~9월 여름에 가장 많이 발생한다. 그 이유는 기온과 습도상승으로 미생물의 성장이 촉진되기 때문이고, 수분다량섭취로 위장관의 내성이 저하되기 때문이다.

장소별로 보면, 결혼식이나 장례식 같은 집단적인 급식장소에서 많다. 그리고 남자가 여자보다 많은데, 그 이유는 **외식의 빈도** 때문인 것으로 보인다. **연령별**로는 20대, 10대, 30대, 40대 순으로 나타난다.

2. 식중독의 분류표

종 류	구 분	원 인
세균성 식중독	감염형 (세균 자체에 의해)	살모넬라, 장염비브리오, 캠필로박터 병원성 대장균 등
	독소형 (세균 독소에 의해)	포도상구균, 보툴리누스균, 바실러스 세레우스 등
	생체내 독소형 (감염형과 독소형의 혼합형)	웰치균, 독소원성 대장균, 에어로모나스균, 바실러스 세레우스
	알레르기 식중독 (부패 아민에 의해)	프로티우스균 등에 의한 부패 생성물
화학성 식중독	(유독, 유해 화학물질에 의해)	메탄올, 유기염소화합물, 유기불소화합물, 수은, 비소 등의 유해 금속류
자연독 식중독	식물성	독버섯, 감자, 유독식물 등
	동물성	복어, 조개류, 독어류 등
	마이코톡신 중독 (곰팡이의 유독 대사생성물에 의해)	마이코톡신, 아플라톡신

2 세균성 식중독(Bacterial Food Poisoning)

1. 세균성 식중독의 종류

(1) 살모넬라증

원인체가 *Salmonella typhimurium*이고, 잠복기는 6~48시간, 평균 24시간이다. 감염원은 쥐, 오리, 칠면조, 닭, 돼지, 소 등이다. 복통, 설사, 구토 등의 **위장염 증세**를 나타낸다. 38~40°C의 발열을 일으킴이 특징이다.

오염경로는 균체량을 10^6 이상 섭취 시에 발병한다. 1차 오염은 보균 중인 동물의 고기, 즉 돼지고기, 소고기, 닭고기, 계란, 오리고기 등의 섭취이다. 2차 오염은 식품의 제조, 취급, 조리 중에 발생한다. 식중독균 중 최고의 발열이 특징이다.

(2) 장구균 식중독

원인체가 *Enterococcus faecalis*와 *Enterococcus faecium*이다. 잠복기는 4~5시간이며, 위장증상을 나타낸다. 하지만 2~3일 내에 쉽게 회복된다. 장구균은 냉동식품에 대한 오염지표 세균이다. 원인식품은 소고기, 햄, 치즈 등이다.

(3) 병원성 대장균 식중독

원인체가 *pathogenic E. coli*이다. 잠복기는 10~30시간, 평균 12시간 정도이다. 심한 설사, 발열, 두통을 일으킨다. 특히 어린이에게 급속히 확산된다. 증상이 점액성 수양변을 보여서 이질과 혼동이 우려된다. 원인식품은 우유일 경우가 많다.

(4) 여시니아 식중독

원인체가 *Yersinia enterocolitica*이다. 이 세균은 냉장고가 보급되면서 널리 알려진 균이고, 원인식품은 옹달샘물 등이다. 잠복기는 1~4일이다. 설사, 복통을 일으키는데, 맹장염과 같은 증상이다.

(5) 장염 비브리오 식중독

원인체가 *Vibrio parahaemolyiticus*이고, 잠복기는 8~20시간 사이로 평균 12시간이다. 설사, 구토, 복통을 일으킨다. 오징어회나 생선회 등을 통해 감염된다. 장염비브리오균은 3~4%의 식염배지에서 잘 번식하고 세균성 식중독 중 설사 빈도가 제일 높다.

7~9월에 어패류의 생식을 금지하고, 가열 조리 후에 섭취해야 하며, 담수로 세척 후 4°C 이하 냉장에서 보관해야 한다.

(6) 비브리오 패혈증

병원체가 *Vibrio vulnificus*이다. 잠복기는 평균 32.5시간 또는 20시간이다. 오염된 해산물 또는 피부상처, 피부의 괴사가 원인이다. 피부수포, 고열, 배뇨곤란 등이 주요 증세이다. 일명 패혈증 또는 괴저병을 일으킨다. 원인식품은 바지락, 조개, 낙지 등이다. 치명률은 40%이다.

(7) 황색 포도상구균 식중독

원인체가 *Staphyococcus aureus*이다. 이 균의 독소는 열에 내성이 강하며, **잠복기**는 30분~6시간 사이로 평균 3시간이다. 세균성 식중독 중 잠복기가 가장 짧다. 구역질, 복통, 구토, 급성 설사 등을 일으킨다. 점액 혈액이 섞인 분변이 **특징**이다.

대표적인 독소형 식중독이고, 동물이나 사람의 화농성 질환의 **주원인**이다. 용혈독소, 괴사독소, 엔테로톡신(enterotoxin)을 생성한다. **균체**는 열에 약하나, 독소는 열에 강하다. 세균성 식중독 중 발생빈도가 제일 높다.

원인독소인 엔테로톡신은 A, B, C, D, E, F 등 6형으로 분류된다.

원인식품은 우유, 버터, 치즈, 크림, 김 밥, 도시락, 찹쌀떡 등이다. 손이 많이 가는 식품, 즉 가열조리 후에 바로 먹는 식품에서 식중독 발생이 흔하다. 화농성 질환자의 조리를 금지시키고 가열조리를 하는 것 등이 **예방방법**이다.

(8) 보툴리누스 식중독

원인체가 *Clostridium botulinum*이고, **잠복기**는 12~36시간, 대개 24시간 이내이다. **위장염과 신경성 증상**으로 근육통을 겸한 경련을 일으킨다. 주로 통조림 식품같은 **밀봉식품**에서 문제가 되고 있고, 치명률이 6.7% 정도 된다. 독소의 면역학적인 성질에 따라 A, B, C, D, E, F, G형의 7형으로 분류하는데, A형, B형, E형이 식중독을 일으킨다.

생산한 아포는 내열성이 강하여 장시간 끓여도 살균되지 않는다. A, B형 중독의 **원인식품**은 수소이온농도가 4.6 이상의 통조림이나 병조림 식품이고, E형 중독의 원인식품은 어류의 통조림 식품이다. E형 중독의 잠복기는 짧고 A, B형 중독은 잠복기가 길다.

세균성 식중독 중 **치사율**이 30~40%로 가장 높다. 그리고 **내독소**(enterotoxin)에 의한 소화기 증상과 **신경독소**(neurotoxin)에 의한 시력저하, 동공확대, 호흡곤란 등의 신경계 증상이 나타나는 것이 보편적이다. **예방**을 위해 통 · 병조림의 가열살균처리가 가장 필요하다.

(9) 웰치균 식중독

원인체가 *Clostridium welchii*이고, 학명은 *Clostidium perfringenes*이다. 잠복기는 12~18시간, 평균 12시간이다. 복통, 설사, 두통을 일으킨다. 세포의 생성 물질의 성분에 따라 A, B, C, D, E, F형으로 분류된다. 식중독 원인은 A형이고, 열에 대한 저항성을 갖는 독소인 enterotoxin을 분비한다.

원인은 서양에서는 육류와 그 가공식품이, 동양에서는 어패류와 그 가공식품이 문제시 되고 있다. 가열조리 후 실온에 방치된 식품, 즉 감주나 튀김두부 및 면류 등에서 문제시 된다. 급성 장염을 일으키고 치사율이 40%이며, 가열조리 후에 즉시섭취와 장기저장 시에 급속냉각이 예방법이다.

2. 세균성 식중독 정리

이 름	발병 시간	원인 식품
살모넬라	8~48시간	가금류의 알, 생선 요리 등
대장균 O157:H7	12~72시간	환자, 보균자의 분변으로부터 오염된 식품
장염 비브리오	평균 12시간	어패류, 생선회 등
캠필로박터	평균 2~3일	육류의 생식, 불충분한 가열, 가축의 분변
리스테리아	9~48시간	원유, 살균처리하지 않은 유제품
여시니아	평균 2~5일	냉장고속 온도 보관식품, 옹달샘물
노로 바이러스	24~48시간	수돗물에서 종종 문제가 됨
황색포도상구균	1~5시간(평균 3시간)	손에 상처있는 조리사 등이 조리한 식품
바실러스	8~15시간	흙에 묻었을 가능성이 있는 식품. 쌀 등
퍼프린젠스	8~12시간	통조림, 레토르트식품, 소시지, 생선 등
보툴리뉴	8~36시간	통조림, 레토르트식품, 소시지, 생선 등

3 화학성 식중독(Poisoning by Chemicals)

유해금속들에 의한 식중독의 특징은 '구토' 이다.

기구 및 용기, 포장재 등에서의 용출 물에 의한 중독을 야기하는 물질에는 주석과 아연이 있다.

유해 금속명	중독 경로	주된 급성 중독 증상
비 소	농약의 과용	위통, 구토, 설사, 출혈
납	조악한 식기, 농약의 오용	복통, 구토, 설사
구 리	식기, 용기	구토
안 티 몬	조악한 식기, 용기	구토
바 륨	팽창제의 오용	구토, 하리, 복부경련
수 은	승홍의 오용	구토, 복통, 설사
카 드 뮴	식품기구	오심, 구토, 설사, 경련
아 연	식기, 용기	구갈, 복통, 설사
아초산염	식염과 혼동	구토, 설사

4 자연독 식중독

1. 식물성 식중독

(1) 독버섯 중독

심한 위장염 증상을 나타내는데, 향정신작용을 나타내는 것도 있다. 버섯의 유독성분에는 muscarine, muscaridine, neurine, choline, phaline, agaric acid, pilz toxin, amanita toxin, lampterol, coprin 등이 있다. 이 가운데 amanita toxin은 *amanita* 속의 버섯에 함유된 성분으로 맹독성이다.

독버섯의 감별방법은 다음과 같다. 버섯의 살이 세로로 쪼개지는 것은 무독하고, 가로로 쪼개지는 것은 유독하며, 색이 아름다운 것은 유독하고, 악취가 나는 것은 유독하며, 줄기가 거칠거나 점조성인 것은 유독하고, 쓴맛이나 신맛을 내는 것은 유독하며, 버섯을

끓였을 때 나오는 증기에 은수저가 흑색으로 변하는 것은 유독하다고 널리 알려져 있다. 하지만 예외인 경우들이 꽤 있으므로 각별한 주의가 필요하다.

(2) 식물에 함유되어 있는 유독성분

① 솔라닌(solanine) : 생감자 발아 부위와 싹튼 부위
② 셉신(sepsine) : 썩은 감자
③ 고시풀(gossypol) : 목화씨 기름에 유출
④ 시큐톡신(cicutoxin) : 독미나리
⑤ 아미그달린(amygdalin) : 덜 익은 매실인 청매
⑥ 테물린(temuline) : 독보리
⑦ 라이신(ricine), 라이시닌(ricinin), 알레르겐(allergen) : 피마자씨
⑧ 징고(ginkgo) : 은행
⑨ 아트로핀(atropine), 하이오싸이아민(hyoscyamine) : 미치광이풀
⑩ 아코니틴(acontine) : 바꽃
⑪ 파세오루나틴(phaseolunatin) : 오색콩
⑫ 두린(duhurrin) : 수수

(3) 감자의 독성분

감자 중에는 solanine이라는 독성성분이 0.005~0.1%로 미량함유되어 있는데, 그 양 정도로는 무해하지만 새로 발아된 부위에는 0.1% 이상 함유되어 있어서 독성을 나타내기도 한다. solanine은 용혈작용 및 운동중추의 마비작용을 일으킨다. 이 중독은 대체로 단체급식소에서 나타나는 경우가 많다.

(4) 독미나리

보통 미나리와 비슷하나 큰 것이 차이이고, 독성분은 **시큐톡신**(cicutoxin)이며 땅속 뿌리 부근에 많다. **청매**의 독성분은 시안 배당체이고, **오색콩**의 독성분도 시안 배당체이다. **독보리**는 청맥이라고도 하는데, 맥류와 비슷하여 독성분이 밀가루에 혼입될 수도 있다.

바꽃의 독성분은 마비성 중독을 일으키는데, 한방에서는 바꽃을 진통제로 사용하기도 한다. **면실유**는 목화씨를 짜서 얻은 반건성유로 샐러드유와 식용유를 만드는 데 쓰고, 수소를 첨가해서 쇼트닝과 마가린을 만든다.

2. 동물성 식중독

(1) 복어독 중독

원인 독소가 테트로도톡신(tetrodotoxin)이고, 복어의 생식기, 특히 난소에 많다. 간, 피부, 고환, 근육, 장, 관절부 등에 많이 있다. 열에 강하여 100°C에서 4시간이 지나도 안전하나 4% 수산화나트륨 등의 알칼리에 의해 중화된다.

말초 및 중추신경을 자극한다. 촉각, 통각, 온각의 마비, 혈관운동신경 및 호흡중추신경의 마비를 일으킨다. **잠복기**는 30분~5시간이고, 심한 경우는 1~24시간에 호흡곤란으로 사망하기도 한다. 지각장애, 운동장애, 호흡작용, 혈행장애, 위장장애, 청색증(cyanosis) 등을 일으킨다. **치사율**은 60%이고, **독성**은 5~6월에 최고에 달한다.

테트로도톡신은 류마티스 관절염(rheumatoid arthritis), 신경통(neuralgia) 등의 의약품으로 사용되는 수도 있다.

(2) 모시조개 중독

원인 독소는 베네루핀(venerupin)이고, 3~4월에 발생하며, 열에 강하여 100°C에서 3시간이 지나도 안전하고, 산에 강하나 수소이온농도 9.0의 알칼리에서 중화된다. 복통, 토혈, 변비, 점막충혈, 황달, 피하출혈이 **특징**이다. 구토와 두통을 일으키고 미열이 있다.

바지락이라고도 불리는 모시조개의 중독은 1~4월경에 중독사고가 많이 발생하고, 잠복기는 12~48시간이며, 치사율은 30~50%이다.

(3) 마비성 패독

원인 독소가 삭시톡신(saxitoxin)이고 마이틸로톡신(mytilotoxin)이라고도 불린다. 5~7월에 발생한다.

검은조개 혹은 **섭조개**로도 불리는 홍합, 굴, 피조개 등에서 많이 발견된다. 말초신경 마비로 신경마비, 사지마비, 발성 곤란을 초래한다. **호흡기 마비**를 일으키며, 치사율이 10~15% 정도가 된다.

원리는 조개의 산란기에 플랑크톤이 생성한 독소를 조개가 섭취하여 체내에 축적된 것이다.

5 식품을 통해서 전염되는 감염병

식품을 통해서 감염되는 감염병에는 장티푸스, 파라티푸스, 세균성 이질, 콜레라, 디프테리아, 결핵 등의 **세균성 감염병**을 비롯하여 소아마비, 간염, 홍역, 천연두 등의 **바이러스성 감염병** 등이 있다.

(1) 식품을 통해서 일어나는 감염병의 특징

폭발적으로 발생하고, 기온이 높은 시기인 여름철 7~9월에 주로 발생한다. 그 이유는 미생물의 성장 생육에 좋은 시기이고, 장관의 수분과다 섭취로 내성이 저하하는 시기이기 때문이다.

(2) 식품을 통한 감염병의 예방법

환자나 보균자의 조리업무에 종사를 금하고, 신선하고 위생적으로 식품을 취급할 것이며, 오염의 우려가 있는 음식은 식용하지 말아야 하고, 쥐 또는 파리 등의 곤충이나 동물을 구제해야만 한다.

6 독성물질에 의한 식중독

1. 불량 첨가물

고의 또는 오용으로 첨가되는 유해물질 이른바, 불량 첨가물에는, 유해 감미료, 유해 인공착색료, 유해 보존료, 유해 표백제 등이 있다.

(1) 유해 감미료

독성 관계로 사용이 금지된 p-nitro-o-toluidine과, **신장장애**를 유발하는 ethylene glycol, 신장에 염증을 일으키는 perillartine, 소화효소의 작용을 억제하고, **적혈구 생산**을 억제하며, 장기간 복용하면 암을 유발하는 dulcin, 그리고 발암물질인 cyclamate 등이 있다.

(2) 유해 인공착색료

황색 색소로서 과자나 카레 등에 사용될 수 있는 auramine, 붉은빛을 띤 분홍색으로서 과자나 생선묵 등에 사용될 수 있는 rhodamine B, 황색 결정으로서 과자에 사용될 수 있으며, 혈액독 및 신경독을 일으키는 p-nitro aniline 등이 있다.

(3) 유해 보존료

마가린, 버터 등에 사용될 수 있는 boric acid, 세균 증식을 억제하는 0.002% formaldehyde 용액, 육류, 우유, 알코올 음료 등에 사용될 수 있는 불소 화합물 등이 있다.

(4) 유해 표백제

물엿에 사용될 수 있는 rongalite, 밀가루 표백에 사용될 가능성 있는 nitrogen trichloride, 국수나 생선묵 등에 사용될 수 있는 형광표백제 등이 있다.

(5) 메탄올(methanol)

각종 주류의 불충분한 정제로 인해 미량 함유한다. 5~10mL이면 중독이고, 30~100mL 정도면 치사량이 된다. 두통, 현기증, 구토, 설사 등과 시신경의 염증을 초래하여 실명의 원인이 되기도 한다.

2. 잔류 혼입되는 유해물질

농약, 기구 및 포장에서 유래되는 중독 물질, 유해성 금속화합물 등이 있다.

(1) **농약** : 비소화합물, 유기인 제제, 유기염소제, 유기수은제 등이 있다.

① 유기인계 농약 : parathion, methyl parathion, malathion, diazinon, TEPP 등이며, 인체 축적 시에 강력한 신경독을 나타낸다. 5~10% 이하라도 생명이 위험하다.

② 유기염소제 농약 : DDT, DDD, methoxychlor, BHC, 2.4-D, PCP 등이다. 유기인 제재보다 독성이 강하지는 않으나 분해되지 않고 오래 잔류하는 특성이 있어서 체내 지방조직에 축적한다.

③ 유기수은제 농약 : phenyl mercuric acetate를 주성분으로 사용하고, 독성이 강하며, 배설 속도가 느리다.

Guide

* 식품변질에 직접적인 요소로 작용하는 인자로는 미생물, 효소, 산소, 햇볕 등이고, 이 가운데 식품의 변질요소로 가장 중요한 것은 미생물이다.

* 효소의 구성성분은 단백질이다. 감자 절단 시 갈변원인으로 작용하는 효소는 산화환원 효소이다.

(2) 기구 및 포장에서 유래되는 중독 물질 : Fe, Sn, Al, Cu, Zn, Pb, formaldehyde, phenol 등이 있다.

경화성 수지에는 페놀수지(phenol resin), 요소수지(urea resin), 멜라민수지(melamine resin), 열가소성 수지(thermoplastic resin), 염화비닐수지 등이 있다.

플라스틱 제품들을 살펴보면,

① 페트병(PET, polyethylene terephthalate) : 음료수병, 식기, 육류 포장 류 등에 사용

② 고밀도 폴리에틸렌(HDPE, high density polyethylene) : 우유병, 세제용기, 기름용기, 장난감, 검정비닐봉투 등에 사용

③ 저밀도 폴리에틸렌(LDPE, low density polyethylene) : 수축랩, 비닐봉투, 쇼핑백 등에 사용

④ 피브이씨(PVC, polyvinyl chloride): 식용랩, 식용류병 등에 각각 사용

⑤ 폴리프로필렌(PP, polypropylene) : 마가린병, 요구르트병, 잡화봉투, 병뚜껑, 카펫, 식용랩 등에 사용

⑥ 폴리스틸렌(PS, polystyrene) : 요리기구, 행거, 발포 용기 등에 사용

(3) 유해성 금속화합물

수확과 가공 및 포장과정에서 오염되는 물질들로서 납(Pb), 비소(As), 동(Cu), 수은(Hg), 안티몬(Sb), 아연(Zn), 주석(Sn), 카드뮴(Cd) 등이 있다.

① 납(Pb) : 식품 최대허용량이 0.5 mg/kg으로서 식기와 수도관 및 김치독, 그리고 자동차 연료인 사에틸납(tetra ethyl lead) 등에서 문제가 되고 있다. 혈액, 신경장애, 빈혈 등의 만성 중독을 일으킨다.

② 수은(Hg) : 일본에서 발생한 미나마타병의 원인 물질

③ 카드뮴(Cd) : 일본에서 발생한 이타이이타이병의 원인 물질이다. 카드뮴은 내수성 식기 및 기구 용기의 도금에 이용되고 있는데, 만성중독 시에 신장장애와 골연화증을 유발한다.

(4) 그 밖의 독성물질

① 벤조피렌(Benzopyrene) : 강력한 발암물질로서, 구운 고기나 훈연한 육제품, 열처리한 튀김 유지, 커피 등에서 나타날 수 있다. 공해로 오염된 야채류 등에도 존재할 가능성이 있다.

② 피시비(PCB_S) : 1968년 일본에서 발생한 미강유사건의 원인 물질로서 지용성이며 지방질 층에 축적된다. 식욕부진, 사지의 활력감퇴, 구토, 관절통 등을 일으킨다.

7 방사능에 의한 식품오염

방사능 강하물질은 주로 어류의 경우에는 내장에 축적되는 반면, 근육에는 적다. 투과작용 크기는 $\alpha < \beta < \gamma$ 순서이고, 전리작용 크기는 $\alpha > \beta > \gamma$ 순이다.

식품위생상 문제가 되는 핵종으로는 Cs^{137}, Sr^{90}, I^{131} 등이 있다.

식수의 경우 덮개를 사용하고, 오염된 경우는 토양이나 목관 및 모래층으로 여과하며, 농작물에 오염된 잎의 부위는 염산이나 구연산으로 세정한다.

8 항생물질에 의한 식품 오염

식품에 잔존한 항생물질이 인체에 미치는 영향으로는 균교대 현상과 내성균 유발이 있다.

어류에 많이 사용하는 항생물질에는 클로르테트라싸이클린

(chlorotetracycline, CTC)이 있다. 그리고 어육에 많이 사용하는 항생물질로는 chlorotetracycline, oxytetracycline, chloromycetin 등이 있다.

9 식품 관련 인수공통감염병

사람과 동물의 양쪽에 중증의 병을 일으키는 탄저와 페스트, 광견병 및 우결핵병 등 외에 동물에서는 비교적 경증 또는 불현성 감염으로 그치지만 사람에게는 중증의 병을 일으키는 브루셀라증, 야토병, 큐열 등이 있다.

병 명	영문 병명	해당 동물
탄저	anthrax	소, 말, 양
야토병	tularemia	산토끼, 양
결핵	tuberculosis	소, 산양
살모넬라증	salmonellosis	각종 온혈동물
파상열	brucellosis	소, 돼지, 산양, 말, 산토끼, 개, 닭
돈단독	swine erysipeloid	돼지
큐열	Q－fever	쥐, 소, 양

10 우유 위생

우유의 정상비중은 15에서 1.028~1.034이고, 수소이온농도(pH)는 6.5~6.7이며, 유지방은 3% 이상이고, 고형물은 8% 이상이다.

(1) 우유의 살균방법

저온살균은 62~65°C에서 30분 살균이고, 10°C 이하에서 급냉하며, 고온 단시간살균은 71.1°C에서 15초이고, 초고온 순간가열살균은 132°C에서 2초이다.

(2) 우유의 품질검사

① phosphatase test는 저온살균 여부를 검사하는 대장균군 검사이고, ② babcock test는 gerber method에 의한 지방함량 검사이며, ③ **산도검사**는 신선도 검사이고, ④ reductase test는 세균농도 추정검사이다.

⑤ methylene blue test는 세균오염도검사이고, ⑥ wiji test는 요오드 측정이며, ⑦ north **도표**는 저온살균도를 검사하는데, 크림형성 저지선과 결핵균 사멸관계를 나타낸다. 특히 ⑧ **비중검사**는 물첨가 여부를 검사한다.

11 식품과 기생충

기생충의 감염은 음식물을 통한 경구감염과 피부를 통한 경피감염, 그리고 흡혈 절족동물에 의한 매개감염이 있다. 매개감염의 예로는 모기에 의한 사상충의 감염이 있다.

(1) 원충류 기생충

이질아메바, 말라리아원충, 톡소프라즈마(toxoplasma), 지아디아(giardia), 트리파노조마(trichomonas) 등이 있다.

(2) 흡충류

간흡충, 폐흡충, 요꼬가와흡충, 일본주혈흡충 등이 있다. **조충류**에는 광절열두조충, 무구조충, 유구조충, 왜소조충, 위립조충, 축소조충, 만손열두조충 등이 있다. **선충류**에는 회충, 구충, 요충, 편충, 동양모양선충, 분선충, 선모충 등이 각각 있다.

① 간흡충

간디스토마로, 폐흡충은 페디스토마로, 요꼬가와흡충은 횡천흡충으로, 광절열두조충은 긴촌충으로, 구충은 십이지장충 또는 채독벌레로 각각 병행하여 불리고 있다. 아니사키스는 고래회충, 무구조충은 민촌충, 유구조충은 갈고리촌충과 각각 동일한 이름들이다.

② 채소를 통한 감염

회충, 요충, 십이지장충, 편충, 분선충, 비대흡충, 위립조충, 동양모양선충, 이질아메바 등

③ 어패류를 통한 감염

간흡충, 폐흡충, 광절열두조충, 요꼬가와 흡충, 유극악구충, 고래회충(anisakis) 등

④ 육류를 통한 감염

무구조충, 유구조충, 선모충, 톡소플라즈마, 만소니열두조충 등

12 식품 기생충과 중간숙주

기생충 질병의 종류로는 민물고기의 경우, 담수산 게와 참게 및 가재는 페디스토마, 담수어는 간디스토마, 은어나 숭어는 요코가와 흡충에 감염된다. 그리고 바다 생선의 경우 아나사키스에 감염된다.

기생충	학 명	제 1 중간숙주	제 2 중간숙주
간흡충	*clonorchis sinesis*	왜우렁	담수어인, 잉어와 붕어
폐흡충	*paragonimus westermanii*	다슬기	게와 가재
요꼬가와흡충	*metagnoimus yogogaeai*	다슬기	담수어인, 은어
광절열두조충	*diphyllobothrium laturm*	물벼룩	반담수어인, 연어, 농어, 송어
유극악구충	*gnathostoma spinigerum*	갑각류	미꾸라지, 뱀장어, 사람
고래회충	*anisakis*	갑각류	해산어류인 대구, 명태, 청어, 고등어, 오징어

13 식품 기생충과 매개물

기생충 질병의 종류로 육류의 경우, 쇠고기는 무구조충, 돼지고기는 유구조충에 감염된다. 그리고 야채의 경우는 회충, 구충, 편충, 동양모양선충 등에 감염된다.

식품의 기생충과 매개물

매개물	기생충
토양	회충, 편충, 십이지장충, 동양모양선충
채소	회충, 요충, 십이지장충, 편충, 분선충, 비대흡충, 위립조충, 동양모양선충, 이질 아메마
어패류	간흡충, 폐흡충, 광절열두조충, 요꼬가와 흡충, 유극악구충, 고래회충(anisakis)
육류	무구조충, 유구조충, 선모충, 톡소플라즈마, 만소니열두조충
모기	말라리아 원충, 사상충
사람	요충, 질 트리코모나스

14 선충류 식품기생충

(1) 회충증(Ascariasis)

인분의 위생적 처리로 예방할 수 있는데, 저류법과 퇴비법이 있다. **저류법**은 여름에는 1개월, 겨울에는 3개월 이상 부숙하는 방법이다. **퇴비법**은 인분을 퇴비에 뿌려 70°C 이상 발효시키는 방법이다.

(2) 구충증(hook worm disease)

유충에 의한 피해가 유명하다. **채독증**, 즉 똥독(ground itch)의 원인이 바로 구충이다. 성충에 의한 피해로는 소화장애, 복통, 빈혈이 있다.

(3) 요충증(pin worm disease)

인분에 의한 **경구감염**이 많고, 소장하부나 맹장에 기생하며, 역감염 시 대장에도 기생한다. **항문소양증**이나 **신경질** 및 **백대하** 등을 유발하고 전 가족이 감염되기도 한다.

항문주위 청결과 전 가족이 함께 치료해야만 효과가 있다. **스카치테이프법**에 의해 진단한다. **예방**을 위해서는 위생적 식생활과 항문주위 청결이 요구된다.

(4) 편충증(whip worm disease) : 경구감염에 의해 소장에 기생하고, 심한 경우에는 탈항증을 유발한다.

(5) 고래회충증(anisakiasis)

'아나사키스(anisakis)' 로 널리 알려져 있고 '물개회충증' 이라고도 한다. **유충**은 제1중간숙주인 해산어류, 즉 고등어, 전갱이, 청어, 가자미 등의 내장, 복강, 근육에 기생한다. 오징어에도 기생하며, **성충**은 제2중간숙주인 해산포유류, 즉 고래나 돌고래의 소화관에 기생한다. 이러한 생선을 생식할 때 인체에 **감염**되며, 소화관에 궤양이나 종양 및 봉소직염을 일으킨다.

해산어류를 날 것으로 먹지 말아야 한다.

15 흡충류 식품기생충

(1) 간흡충증

간디스토마(clonorchis sinensis)라고도 하며, 자웅동체이고, 제1중간 숙주는 왜우렁이이며 제2중간 숙주는 담수어, 즉 민물고기이다. **제1중간 숙주**인 왜우렁에서 sporocyst, redia, cercaria 단계를 거쳐, **제2중간 숙주**인 민물고기 몸에서 cercaria, metacercaria 단계를 거친다. 식욕감퇴, 설사, 복부압박감, 황달, 간 비대증, 야맹증, 부종, 담관폐쇄, 간세포 파괴 등의 **증상**이 있다.

(2) 폐흡충증

폐디스토마(paragonimus westermanii)라고도 하며 자웅동체이고, 제1중간 숙주는 다슬기, 제2중간 숙주는 게 및 가재이다. 장, 임파선, 폐 등에 기생하여 기침, 객담, 객혈, 흉통 등 폐결핵 초기 증세와 비슷한 증상을 보인다.

충란의 탈출은 객담을 통해서도 배출된다. **제1중간 숙주**인 다슬기에서 sporocyst, redia, cercaria 단계를 거쳐, **제2중간 숙주**인 게와 가재에서 cercaria, metacercaria 단계를 거친다.

(3) 요코가와흡충증

횡천흡충(metagonimus yogogaeai)이라고도 하며 자웅동체이고, 제1중간 숙주는 다슬기이며 제2중간 숙주는 담수어 중에서 은어이다. 위장장애, 빈혈, 복통, 설사를 일으킨다. **제1중간 숙주**인 다슬기에서 sporocyst, redia, cercaria 단계를 거쳐, **제2중간 숙주**인 은어에서 cercaria, metacercaria 단계를 거친다.

16 조충류 식품기생충

(1) 무구조충

쇠고기에 살며, 유구조충은 돼지고기에 산다. 성충만이 인체에 기생하는데 감염률이 상당히 높다.

(2) 광절열두조충

사람 · 개 · 고양이 · 여우 등의 소장 상부에서 살다가, **분변**을 통해 외부로 배출된다. **수중부화**하며, **제1**과 **제2중간 숙주**의 근육조직에서 발육하여 사람 몸속에서 기생한다. **제1중간 숙주**는 물벼룩, **제2중간 숙주**는 담수어와 반해수어 등이다. 제2중간숙주인 반담수어로는 연어, 농어, 송어 등으로 이 어류들을 생식할 때에 감염될 수 있다.

(3) 그 밖의 조충류 : 만손열두조충, 위립조충, 왜소조충, 축소조충 등이 있다.

제3장 식품과 미생물

1 식품의 곰팡이

식품에서 **곰팡이는** ① 수분 10% 정도의 건조식품이 외계에 노출되어 온도가 높으면 발생하고,

② 수분 40% 이하의 일정한 건조도에 달하여 세균의 증식이 저지되었을 때, 빵류나 훈연식품 및 수산가공 식품 등에서 발생한다.

③ 수소이온농도 4.0 이하의 제품이 일정한 산도에 보관되었을 때 산성 식품이나 과일류에서도 발생한다.

④ 당 함유식품, 고농도 식염함유식품, 고지방식품 등에도 곰팡이는 번식한다.

⑤ 세균에만 항균력이 있는 방부제가 첨가된 식품에서도 곰팡이는 번식한다.

2 식품 부패와 곰팡이

(1) 아스퍼질러스속(*aspergillus spp.*) 곰팡이

전분의 당화력과 단백질의 분해력이 강해서 약주, 탁주, 된장, 간장 제조에 이용된다. *aspergillus oryzae*는 메주 제조에 이용되는 좋은 곰팡이다. 하지만, *aspergillus flavus* 같은 경우에 발암성을 갖는 독소인 aflatoxin을 분비해 간암을 일으키고, *aspergillus nigar*는 과일이나 채소의 흑변과 관련이 있다.

(2) 페니실린속(*penicillium spp.*) 곰팡이

푸른색 곰팡이로 항생물질의 일종인 페니실린 제조에 쓰이고, 유지제조와 치즈 숙성에도 쓰인다. 식품의 부패와 황변미 유발에 관여한다.

*pennicillum citrinium*은 mycotoxin인 citrinin을 생성한다. 그리고 *pennicillum islandicum*은 islanditoxin을 분비하며, *pennicillum expansum*은 과일 연부병의 원인이 되고 있다.

(3) 뮤코속(*mucor spp.*) 곰팡이

자연계에 널리 분포한 대표적인 접합 균류로서, *mucor racemosus* 같은 경우는 전분 당화와 치즈 숙성 및 과일 부패와 관계되어, 유익한 면과 유해한 양면이 있다.

(4) 리조푸스속(*rhizopus spp.*) 곰팡이

거미줄 곰팡이로서, 딸기, 밀감, 채소 같은 원예작물의 부패에 관여한다. *rhizopus nigricans*는 빵에 주로 번식하여 부패에 관여한다.

3 마이코톡신(Mycotoxin)

진균독 또는 **곰팡이독**인 마이코톡신은 곰팡이류의 대사산물에 의해 형성된 독소로서 사람이나 동물에게 만성적인 장해를 일으키는 물질을 총칭한다. 마이코톡신은 **탄수화물**이 풍부한 쌀 같은 곡류, 땅콩 같은 두류, 목초 등에서 많이 발생한다. **계절**에 따라 봄과 여름에는 *aspergillus spp.*이, 겨울에는 *fusarium spp.*이 많다.

마이코톡신의 섭취에 의해서 일어나는 건강장해를 **진균중독증**(곰팡이독 중독증, *mycotoxicosis*)이라고 하는데, 생체에 병원성 진균이 침입하여 증식하는 진균증(*medical mycosis*)과는 구별된다.
진균 중독증의 특징은 발병과 계절적 요인이 관계가 깊다는 것과 곡류 또는 목초나 사료가 병발생의 원인이 된다는 점이다.

곰팡이독의 분류를 보면, 간장독(hepatoxin)은 동물의 간경변이나 간종양 또는 간세포의 괴사를 일으키는 물질로 간암을 일으키는 aflatoxin이 대표적이다. 이 밖에 rubratoxin, cyclopiazonic acid, sterigmatocystin, islanditoxin, luteoskyrin, ochratoxin, cychrotoxin, sterigmatocytin 등이 있다.

위장독을 일으키는 마이코톡신은 kojic acid가 있다. 신장독은 신장에 급성 및 만성 장해를 일으키는 물질로 citrinin, citremycetin, kojic acid 등은 장기 투여에 의하여 만성적 신장장해를 일으킨다.

신경독은 뇌 및 중추신경계에 장해를 일으키는 maltorzine, citreoviridin, cyclopiazonic acid, paturin, tremorgen 등이 있다.

사람이 햇볕을 쬐면 피부염을 일으키는 sporidesmin이나 psoralens 등이 있고, 그 밖에 salframine이나 zearalenone, fusariogenin이나 fusarium독 등이 사람이나 가축에서 발견되고 있다.

곰팡이 생육에 적절한 습도의 경우는 진균의 종류에 따라 차이가 있으나 13% 이하가 되면 진균은 생육할 수 없다.

(1) 아플라톡신(aflatoxin)

*aspergillus flavus*의 독소가 원인으로 아스퍼질러스 플라부스의 이름을 따서 aflatoxin이라 명명하였다. 아스퍼질러스 플라부스 그룹에서 aflatoxin B1, B2, G1, G2, M1, M2 등의 유도체가 검출되었다.

가장 맹독성인 것은 B1과 M1 으로 심한 간 장애를 동반한 중독 증상이 나타나며 강한 발암성이 있어 간암이 생길 수 있다.

아플라톡신 생산주는 *aspergillus flavus*와 *aspergillus parasiticus*이다. 간장 중독 즉, 간 경변, 간 종양, 간 세포 괴사를 일으킨다.

(2) ochratoxin : *aspergillus ochraceus*와 *penicillium viridicatum* 등이 생산하는 진균 독이다.

(3) 황변미 독(yellow rice toxins)

외국에서 수입되는 쌀에 곰팡이가 기생해서 쌀을 황색으로 변질시키게 되면 황변미(yellow rice)를 만들게 된다. 그중에서 곰팡이 대사산물에 의한 것을 황변미 독소라고 한다. 황변미는 모두 *penicillium* 속의 곰팡이 즉, *penicillium toxicarium*, *penicillium islandicum*, *penicillium citrinum*, *penicillium globrumcum* 등이 기생한 것이다. 쌀 수분이 14~15% 이상 함유 저장미에서 문제된다.

맥각에 의한 중독은 알칼로이드 성분인 Ergotoxin, Ergotamin, Ergometrin과 아민 성분인 Hisamine, Lyramine, Isoancyltin, Citrinin, Citreoviridin, Luteoskyrin, Methlamine, Diamine, Trimethylamine 등에 의한다. 임산부가 중독되면 유산 및 조산의 우려 있다.

4 식품과 효모(yeast)

효모는 생육온도가 25~30℃이고, 운동성이 없으며, 각종 주류 제조에 이용된다. 식품에 이용되는 효모로는 시키로마이세스속 (saccharomyces spp.) 등이 있다.

사카로 마이세스속 가운데, *saccharomyces cerevisiae*는 맥주와 포도주 및 알코올 제조에 이용되며, *saccharomyces sake*는 청주의 발효에, *zygosaccharomyces*는 꿀과 시럽 및 포도주, 그리고 간장의 변질에 관여한다.

5 식품의 변질

식품 변질의 원인이 되는 금속은 코발트, 니켈, 철, 망간 등이다.

식품 변질의 원인이 되는 식품에 포함된 효소들은 식품조직이 파괴되어 생활작용이 떨어질 때 조직 내의 불활성 효소가 활성화되어 변질을 촉진시키는 경우와 효소가 작용하여 변질되면 변질이 가속 진행되는 경우가 있다.

(1) **산패**(rancidity) : 지방성분이 산소에 의해 산성을 띄며, 악취가 나고 변색되는 현상이다.

(2) **부패** : 단백질이 혐기적인 상태에서 미생물에 의해 분해되어 악취와 유해물질을 생성하는 것이다.

(3) **변패** : 단백질 이외의 성분 즉, 탄수화물과 지방 등이 마생물에 의해 변질되는 현상이다.

(4) **발효** : 탄수화물이 산소가 없는 상태에서 분해되는 현상이다.

6 식품의 부패

근육조직의 자기소화과정을 보면, 사후강직, 강직해제, 자기소화, 부패 등의 순으로 진행되며 이 과정에서의 수소이온농도 변화를 보면, 산성, 중성, 알칼리성 순이다. 즉, 사후강직에서는 중성,

자기소화에서는 산성, 부패에서는 알칼리성을 각각 띤다.

초기 부패에서는 암모니아(ammonia), 알코올(alcohol), 산패취, 곰팡이취 등이 발생한다.

(1) 부패의 판정 방법들

시각, 촉각, 미각, 후각 등을 이용하는 관능적 판정과 부패초기 생균수를 측정하여 신선도를 판정하는 미생물학적 판정, 휘발성 염기질소를 측정하여 부패도를 판정하는 화학적 판정 등이 있다.

(2) 미생물학적 판정

세균검사결과, 생균수가 10^7~10^8/g 정도면 부패 초기로 보며, 화학적 판정에 이용되는 것은 휘발성 염기질소의 측정결과가 어류의 경우 20~30mg% 이면 부패 초기로 본다.

(3) 트리메틸라민(trimethylamine)

어류의 비린내 원인 물질로 부패생성물

(4) 히스타민(histamine)

아미노산의 탈탄산 반응으로 생성된 물질

(5) 트리메틸아민 측정

동물성 단백질 식품에서, 히스타민은 어패류 부패 시 생성된다. 일반적인 부패판정도 측정법으로는 휘발성염기질소 측정법이 있는데, 가장 많이 사용되는 방법은 콘웨이(conway)법이다.

알레르기 식중독을 일으키는 원인물질은 히스타민이고, 히스타민을 생성하는 세균은 proteus morganii이며, 30~60분, 또는 1~5시간의 잠복기를 거친 후 상반신 또는 전신에 홍조로 두드러기가 나타나고, 심한 두통과 오한, 발열, 구토, 설사 등이 나타난다.

원인식품은 붉은 살 계통의 바다 생선인 꽁치, 정어리, 고등어 등이다. 회복이 빠르며 사망하는 예가 없고, 항히스타민제를 복용하면 치료된다.

7 세균성 식중독과 경구감염병(소화기 감염병)

구 분	세균성 식중독	경구 감염병
감염량	많다.	적다.
2차 감염 여부	불가능하다.	가능하다.
면역 여부	불가능하다.	가능하다.
잠복기간	짧다.	길다.

8 식품 중의 독성 검사

(1) 급성 독성 실험

1회 투여한 후 7~14일 관찰하는 단시간 독성실험이다. 최소치사량(minimum lethal dose), 반수치사량(lethal doe, LD_{50}), 반수치사농도(lethal concentration, LC_{50}) 등을 측정한다.

(2) 아급성 중독 실험

치사량 이하의 여러 용량으로서 1~3개월 투여하였을 때 생체에 미치는 영향을 관찰하는 것으로 range finding test 즉, 만성 독성 실험에 투여하는 양을 단계적으로 결정하는 자료로 활용한다.

(3) 만성 중독 실험

첨가물이 인체에 끼치는 최대 무작용량을 결정하는 것으로 첨가물의 독성 평가에 쓰이며, 소량씩 1~2년의 장기간 투여한 후 관찰하는 것이다. 이 때 MNEL(maximum no effect level)을 측정한다.

제4장 식품첨가물

1 식품첨가물의 종류

식품 첨가물	영 문	식품 첨가물	영 문
① 보존료	preservative	⑫ 감미료	non-nutritive
② 살균료	bacteriocides	⑬ 팽창제	leavening agents
③ 산화방지제	anti-oxidants	⑭ 강화제	dietary supplements
④ 표백제	bleaching agents	⑮ 유화제	emulsifiers
⑤ 밀가루 개량제	maturing agents	⑯ 품질개량제	texturizers
⑥ 호료	thickners	⑰ 피막제	glazing agents
⑦ 착향료	flavoring agents	⑱ 껌기초제	chewing gum bases
⑧ 발색제	color former	⑲ 소포제	antifoaming agent
⑨ 착색료	coloring agent	⑳ 용제	solvents
⑩ 조미료	seasonings	㉑ 추출제	extracting agent
⑪ 산미료	acidulants	㉒ 이형제	release agent
		㉓ 식품제조 용제 및 기타	

2 허용첨가물

(1) 식품첨가물의 분류

① 기호성 향상 : 조미료, 감미료, 산미료, 고미료, 향료, 착색료, 발색제, 표백제

② 부패 · 변패 방지 : 보존료, 살균제, 산화방지제, 품질보존제, 곰팡이 방지제, 방충제

③ 품질향상을 꾀함 : 유화제, 증점제, 피막제, 밀가루 처리제, 광택제

④ 영양강화 목적 : 영양강화제

⑤ 제조과정에서 쓰임 : 용제, 소포제, 양조용제, 발효조정제, 효소
⑥ 식품소재 : 껌 베이스 그리고 팽창제, 고결방지제

(2) 보존성을 높이는 첨가물

① 보존료 혹은 방부제 : 디히드로초산(dehydro acetic acid, DHA), 소르빈산(sorbic acid), 안식향산(benzoic acid), 프로피온산(propionic acid) 등이 있다.
② 살균제 : 차아염소산나트륨(sodium hypochlorite), 표백분, 에틸렌 옥사이드 등이 있다.
③ 산화방지제 : 뷰틸레이트하이드록시아니솔(butylated hydroxy anisole, BHA), 몰식자산 프로필(propyl gallate), 부틸레이트하이드록시톨루엔(butylated hydroxy toluene, BHT), 에리 소르빈산 등이 있다.
④ 천연산화방지제 : 비타민 E인 토코페롤, 비타민 C인 아스코빈산, 참기름인 세사몰 등이 있다.

(3) 관능을 만족시키는 첨가물

① 조미료 : 글루타민 산 나트륨, 이노신산나트륨, 구아닐산나트륨, 호박산 등이 있다.
② 감미료 : 사카린나트륨, D-소르비톨, 글리실리친산나트륨, 아스파탐, 스테비오사이드 등이 있다.
③ 산미료 : 구연산, 젖산, 초산, 주석산 등이 있다.
④ 착색제 : 타르색소, 베타카로틴, 구리클로로필린나트륨 등이 있다.
⑤ 발색제 : 아질산나트륨, 질산염, 황산 제1철, 황산 제2철, 염화 제1철, 염화 제2철 등이 있다. 그리고 착향료에 맨톨, 바닐린, 벤질 알코올, 계피알데히드 등이 있다.
⑥ 표백제 : 과산화수소, 아황산염 등이 있다.

(4) 품질을 유지하거나 개량하는 데 사용되는 첨가물

① 소맥분 개량제 : 과산화벤조일, 브롬화칼륨, 과산화 암모늄, 이산화염소, 과붕산나트륨 등이 있다.

② 품질개량제 : 복합인산염 등이 있다.
③ 유화제 : 대두인지질, 지방산에스테르, 폴리솔베이트계 등이 있다.
④ 호료 : 카세인 등이 있다.
⑤ 피막제: 초산비닐수지, 몰호린 지방산염 등이 있다.

(5) 식품의 제조 · 가공 · 과정에서 필요한 첨가물

① 식품제조용 첨가제 : 황산화나트륨, 수산화나트륨 등이 있다.
② 소포제 : 규소수지 등이 있다.
③ 팽창제 : 효모, 명반, 탄산수소나트륨, 탄산수소암모늄, 탄산암모늄 등이 있다.

(6) 영양강화에 사용되는 첨가물

비타민, 무기질, 아미노산 등이 있다. 그 외 이형제로 유동 파라핀이 있다. 또, 껌 기초제로 초산비닐수지, 에스테르껌, 폴리부텐, 폴리이소부틸렌 등이 있다.

3 허용되지 않는 첨가물

(1) **착색제 :** 아우라민, 로다린 B, 파라니트로아닐린 등이 있다.

(2) **감미료 :** 에틸렌글리콜, 니트로아닐린, 둘신, 글루신, 페릴라틴, 사이클라메이트 등이 있다.

(3) **표백제 :** 롱갈라이트, 형광 표백제, 니트로겐 트리클로라이드 등이 있다.

(4) **보존료 :** 붕산, 프롬알데히드, 불소화합물 등이 있다.

4 식중독에 관한 조사 보고(식품위생법 제 86조 참조)

(1) 다음 각 호의 어느 하나에 해당하는 자 → 지체없이 관할 보건소장 또는 보건지소장에게 보고(이 경우, 의사나 한의사는 대통령령으로 정하는 바에 따라 식중독 환자나 식중독이 의심되는 자의 혈액 또는 배설물을 보관하는 데에 필요한 조치를 해야 함)

[다음 각 호의 어느 하나]

① 식중독 환자나 식중독이 의심되는 자를 진단하였거나 그 사체를 검안한 의사 또는 한의사

② 집단급식소에서 제공한 식품 등으로 인하여 식중독 환자나 식중독으로 의심되는 증세를 보이는 자를 발견한 집단급식소의 설치 · 운영자

(2) 보건소장 또는 보건지소장이 보고를 받은 때 → 지체없이 그 사실을 보건복지부장관, 식품의약품안전청장, 시 · 도지사 및 시장 · 군수 · 구청장에게 보고(대통령령으로 정하는 바에 따라 원인을 조사하여 그 결과를 보고)

(3) 식품의약품안전청장 → 식중독 발생의 원인을 규명하기 위하여 식중독 의심환자가 발생한 원인시설 들에 대한 조사절차와 시험 · 검사 등에 필요한 사항을 정할 수 있음

Check point

[식중독 대책협의기구 설치]

① 식품의약품안전청장 → 식중독 발생의 효율적인 예방 및 확산방지를 위하여 교육과학기술부, 농림수산식품부, 보건복지부, 환경부, 식품의약품안전청, 시 · 도 등 유관기관으로 구성된 식중독대책협의기구를 설치 · 운영해야 함

② 식중독대책협의기구의 구성과 세부적인 운영사항 → 대통령령으로 정함

[학교 식중독 확산방지를 위한 조기경보시스템 구축 · 운영]

식품의약품안전청과 교육인적자원부 → 학교에서 식중독 환자 발생시에 신속한 초기 대응과 다른 학교로의 확산을 사전에 차단하기 위하여 → 학교 식중독 조기경보시스템을 구축하여 2008년 3월부터 운영

5 식품위생행정

Guide

*** 식품위생검사기관**

보건복지부령으로 정하는 식품위생검사기관과 식품의약품안전청장이 지정하는 식품위생검사기관이 있다.

보건복지부령으로 정하는 식품위생검사기관은 식품의약품안전평가원, 지방 식품의약품안전청, 시 · 도 보건환경연구원, 국립 수산물품질검사원 등이다.

(1) 중앙기구

보건복지부장관 또는 식품의약품안전청장의 자문기관으로 100명 이내의 전문가로 구성된 식품위생심의위원회가 있어서 식중독 방지에 관한 사항, 농약이나 중금속 등 유독 · 유해물질의 잔류 허용 기준에 관한 사항, 식품 등의 기준과 규격에 관한 사항, 그 밖에 식품위생에 관한 중요한 사항 등을 다룬다.

(2) 지방기구

보사환경국 산하의 보건과, 위생과 등이 있다. 식품위생행정의 최일선 기관으로는 특별시 및 직할시 산하의 각 구청 위생관계 부서들이 있고, 각 도에도 식품위생관계 부서인 위생과 등이 있으며, 식품위생감시원들이 일선 기관에 배치되어 식품위생의 실지 업무수행을 하고 있다. 식품위생행정을 뒷받침하는 지방시험연구기관으로는 각 시 · 도 보건환경연구원 등이 있다.

제5장 HACCP(위해요소중점관리기준)

1 HACCP의 정의

- **정의** : HACCP 이란 그림과 같이 위해요소 분석(Hazard Analysis)과 중요관리점(Critical Control Point)의 영문 약자로서 '해썹' 또는 '위해요소중점관리기준' 이라 한다.

HACCP의 구성은 아래의 그림과 같이 **위해요소분석**(HA)와 **중요관리점**(CCP)으로 구성

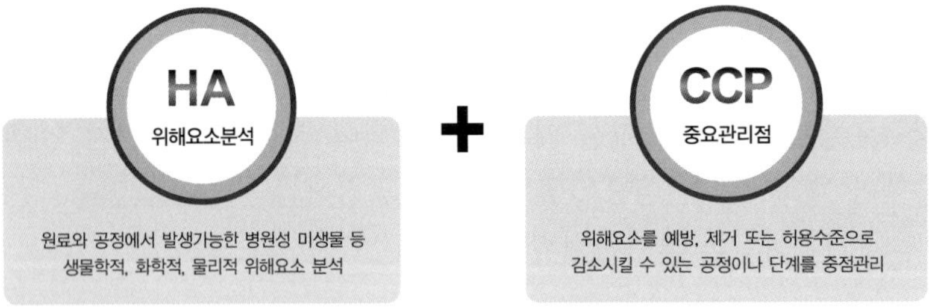

출처 : 식약청 홈페이지 (www.kfda.go.kr)

즉, HACCP는 식품의 생산, 가공, 유통단계를 거쳐 최종 소비자가 섭취하기 전까지의 전 단계에서 우리에게 위해를 끼칠 수 있는 요소를 분석, 사전에 중점 관리하는 선진화된 예방적 위생관리 시스템이다.

2 역사 및 선행요건

1. 역사

HACCP의 원리가 식품에 이용되기 시작한 것은 1959년 미국항공우주국(NASA)이 100% 안전한 우주식량을 제조하기 위하여 필스버리사(Pillsbury) 와 미육군 나틱(Natick)연구소와 공동으로 원재료, 공정, 제

조환경, 종사자, 보관, 유통에 이르기 까지의 모든 과정에서 위해 가능성을 체계적으로 관리하는 방법을 정립한데서 비롯 HACCP을 실시한 것이 최초였다.

그 후 1993년 국제식품규격위원회(CODEX)가 식품안전성 확보수단으로 각국에 도입을 권고. 우리나라에서는 1995년 12월 식품위생법에 식품 위해요소중점관리기준이란 조정을 신설하여 법적근거를 마련하였고 1996년에 확정고시, 다음해인 1997년에 어육제품에 적용하기 시작하여 2000년 이후에는 식품 전반의 희망업체에 대하여 보건복지부로부터 HACCP 적용업소로 지정받기 위한 기준. 시설을 갖추고 3개월 이상 운영 후 적격 판정을 받는다.

식약청 자료 : HACCP 지정업체 현황 총 878개(2010. 6. 30 기준)

2. 선행요건

• 선행요건 : HACCP 도입 전 아래의 그림과 같이 우수제조기준(GMP: Good Manufacturing Practise)과 표준위생관리기준(SSOP: Sanitation Standard Operation Procedure) 이 선행되어야 보다 효과적인 HACCP 시스템이 가동될 수 있다.

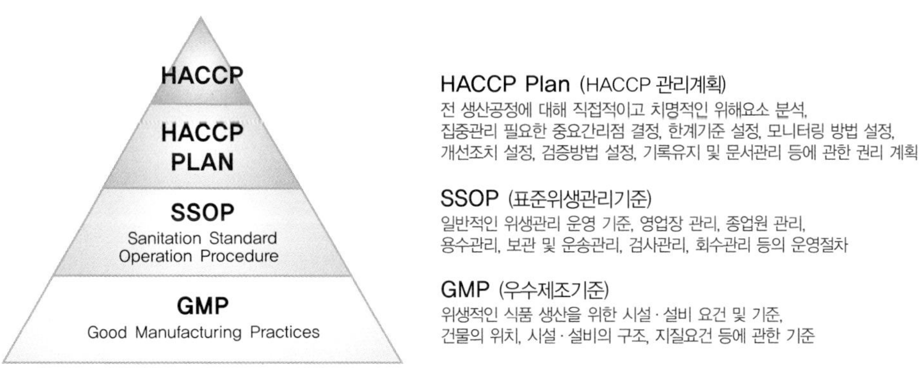

HACCP 선행요건 (자료: 식약청 홈페이지 www.kfda.go.kr)

선행요건 프로그램에 포함되어야 할 사항을 식품위생법 제 32조 제 2항에 근거하여 식품의약품 안전청 고시에 제시된 제조, 가공업소, 단체급식업소, 기타 식품 판매 업소에 적용되는 HACCP 실시 선행요건 평가표를 아래에 제시하였다.

제조 · 가공업소용

평가내용(배점)	평가결과 (0~3점)	비고
1. 영업장 관리		
(1) 작업장		
① 작업장은 독립된 건물이거나 식품취급외의 용도로 사용되는 시설과 분리(벽 · 층 등에 의하여 별도의 방 또는 공간으로 구별되는 경우를 말한다. 이하 같다)되어야 한다. (0~3점)		
② 작업장(출입문, 창문, 벽, 천장 등)은 누수, 외부의 오염물질이나 해충 · 설치류 등의 유입을 차단할 수 있도록 밀폐 가능한 구조이어야 한다. (0~3점)		
③ 작업장은 청결구역(식품의 특성에 따라 청결구역은 청결구역과 준청결구역으로 구별할 수 있다)과 일반구역으로 분리하고, 제품의 특성과 공정에 따라 분리, 구획 또는 구분할 수 있다. (0~3점)		
(2) 건물 바닥, 벽, 천장		
④ 원료처리실, 제조 · 가공실 및 내포장실의 바닥, 벽, 천장, 출입문, 창문 등은 제조 · 가공하는 식품의 특성에 따라 내수성 또는 내열성 등의 재질을 사용하거나 이러한 처리를 하여야 하고, 바닥은 파여 있거나 갈라진 틈이 없어야 하며, 작업 특성상 필요한 경우를 제외하고는 마른 상태를 유지하여야 한다. 이 경우 바닥, 벽, 천장 등에 타일 등과 같이 홈이 있는 재질을 사용한 때에는 홈에 먼지, 곰팡이, 이물 등이 끼지 아니하도록 청결하게 관리하여야 한다. (0~3점)		
(3) 배수 및 배관		
⑤ 작업장은 배수가 잘 되어야 하고 배수로에 퇴적물이 쌓이지 아니 하여야 하며, 배수구, 배수관 등은 역류가 되지 아니 하도록 관리하여야 한다. (0~3점)		
(4) 출입구		
⑥ 작업장의 출입구에는 구역별 복장 착용 방법을 게시하여야 하고, 개인위생관리를 위한 세척, 건조, 소독 설비 등을 구비하여야 하며, 작업자는 세척 또는 소독 등을 통해 오염가능성 물질 등을 제거한 후 작업에 임하여야 한다. (0~3점)		

평가내용(배점)	평가결과 (0~3점)	비고
(5) 통로		
⑦ 작업장 내부에는 종업원의 이동경로를 표시하여야 하고 이동경로에는 물건을 적재하거나 다른 용도로 사용하지 아니 하여야 한다. (0~1점)		
(6) 창		
⑧ 창의 유리는 파손 시 유리조각이 작업장내로 흩어지거나 원·부자재 등으로 혼입되지 아니 하도록 하여야 한다. (0~1점)		
(7) 채광 및 조명		
⑨ 선별 및 검사구역 작업장 등은 육안확인이 필요한 조도(540룩스 이상)를 유지하여야 한다. (0~1점)		
⑩ 채광 및 조명시설은 내부식성 재질을 사용하여야 하며, 식품이 노출되거나 내포장 작업을 하는 작업장에는 파손이나 이물 낙하 등에 의한 오염을 방지하기 위한 보호장치를 하여야 한다. (0~1점)		
(8) 부대시설		
• 화장실, 탈의실 등		
⑪ 화장실, 탈의실 등은 내부 공기를 외부로 배출할 수 있는 별도의 환기시설을 갖추어야 하며, 화장실 등의 벽과 바닥, 천장, 문은 내수성, 내부식성의 재질을 사용하여야 한다. 또한, 화장실의 출입구에는 세척, 건조, 소독 설비 등을 구비하여야 한다. (0~2점)		
⑫ 탈의실은 외출복장(신발 포함)과 위생복장(신발 포함) 간의 교차 오염이 발생하지 아니 하도록 구분·보관하여야 한다. (0~2점)		
2. 위생관리		
(1) 작업환경관리		
• 동선 계획 및 공정간 오염방지		
⑬ 원·부자재의 입고에서부터 출고까지 물류 및 종업원의 이동 동선을 설정하고 이를 준수하여야 한다. (0~2점)		
⑭ 원료의 입고에서부터 제조·가공, 보관, 운송에 이르기까지 모든 단계에서 혼입될 수 있는 이물에 대한 관리계획을 수립하고 이를 준수하여야 하며, 필요한 경우 이를 관리할 수 있는 시설·장비를 설치하여야 한다. (0~3점)		
⑮ 청결구역과 일반구역별로 각각 출입, 복장, 세척·소독 기준 등을 포함하는 위생 수칙을 설정하여 관리하여야 한다. (0~3점)		

평가내용(배점)	평가결과 (0~3점)	비고
• 온도 · 습도 관리		
⑯ 제조 · 가공 · 포장 · 보관 등 공정별로 온도 관리계획을 수립하고 이를 측정할 수 있는 온도계를 설치하여 관리하여야 한다. 필요한 경우, 제품의 안전성 및 적합성을 확보하기 위한 습도관리계획을 수립 · 운영하여야 한다. (0~1점)		
• 환기시설 관리		
⑰ 작업장내에서 발생하는 악취나 이취, 유해가스, 매연, 증기 등을 배출할 수 있는 환기시설을 설치하여야 한다. (0~1점)		
• 방충 · 방서 관리		
⑱ 외부로 개방된 흡 · 배기구 등에는 여과망이나 방충망 등을 부착하여야 한다. (0~2점)		
⑲ 작업장은 방충 · 방서관리를 위하여 해충이나 설치류 등의 유입이나 번식을 방지할 수 있도록 관리하여야 하고, 유입 여부를 정기적으로 확인하여야 한다. (0~2점)		
⑳ 작업장내에서 해충이나 설치류 등의 구제를 실시할 경우에는 정해진 위생 수칙에 따라 공정이나 식품의 안전성에 영향을 주지 아니 하는 범위 내에서 적절한 보호 조치를 취한 후 실시하며, 작업 종료 후 식품취급시설 또는 식품에 직 · 간접적으로 접촉한 부분은 세척 등을 통해 오염물질을 제거하여야 한다. (0~1점)		
(2) 개인 위생 관리		
㉑ 작업장내에서 작업중인 종업원 등은 위생복 · 위생모 · 위생화 등을 항시 착용하여야 하며, 개인용 장신구 등을 착용하여서는 아니 된다. (0~2점)		
(3) 폐기물 관리		
㉒ 폐기물 · 폐수처리시설은 작업장과 격리된 일정장소에 설치 · 운영하며, 폐기물 등의 처리용기는 밀폐 가능한 구조로 침출수 및 냄새가 누출되지 아니 하여야 하고, 관리계획에 따라 폐기물 등을 처리 · 반출하고, 그 관리기록을 유지하여야 한다. (0~1점)		
(4) 세척 또는 소독		
㉓ 영업장에는 기계 · 설비, 기구 · 용기 등을 충분히 세척하거나 소독할 수 있는 시설이나 장비를 갖추어야 한다. (0~1점)		
㉔ 세척 · 소독 시설에는 종업원에게 잘 보이는 곳에 올바른 손 세척 방법 등에 대한 지침이나 기준을 게시하여야 한다. (0~1점)		

평가내용(배점)	평가결과 (0~3점)	비고
㉕ 영업자는 다음 각 호의 사항에 대한 세척 또는 소독 기준을 정하여야 한다. (0~3점) • 종업원 • 위생복, 위생모, 위생화 등 • 작업장 주변 • 작업실별 내부 • 식품제조시설(이송배관포함) • 냉장 · 냉동설비 • 용수저장시설 • 보관 · 운반시설 • 운송차량, 운반도구 및 용기 • 모니터링 및 검사 장비 • 환기시설 (필터, 방충망등 포함) • 폐기물 처리용기 • 세척, 소독도구 • 기타 필요사항		
㉖ 세척 또는 소독 기준은 다음의 사항을 포함하여야 한다. (0~3점) • 세척 · 소독 대상별 세척 · 소독 부위 • 세척 · 소독 방법 및 주기 • 세척 · 소독 책임자 • 세척 · 소독 기구의 올바른 사용 방법 • 세제 및 소독제(일반명칭 및 통용명칭)의 구체적인 사용 방법		
㉗ 소독용 기구나 용기는 정해진 장소에 보관 · 관리되어야 한다. (0~1점)		
㉘ 세척 및 소독의 효과를 확인하고, 정해진 관리계획에 따라 세척 또는 소독을 실시하여야 한다. (0~3점)		
3. 제조 · 가공 시설 · 설비 관리		
(1) 제조시설 및 기계 · 기구류 등 설비관리		
㉙ 식품취급시설 · 설비는 공정간 또는 취급시설 · 설비 간 오염이 발생되지 아니 하도록 공정의 흐름에 따라 적절히 배치되어야 하며, 위해요인에 의한 오염이 발생하지 아니 하여야 한다. (0~3점)		
㉚ 식품과 접촉하는 취급시설 · 설비는 인체에 무해한 내수성 · 내부식성 재질로 열탕 · 증기 · 살균제 등으로 소독 · 살균이 가능하여야 하며, 기구 및 용기류는 용도별로 구분하여 사용 · 보관하여야 한다. (0~3점)		
㉛ 온도를 높이거나 낮추는 처리시설에는 온도변화를 측정 · 기록하는 장치를 설치 · 구비하거나 일정한 주기를 정하여 온도를 측정하고, 그 기록을 유지하여야 하며, 관리계획에 따른 온도가 유지되어야 한다. (0~2점)		

평가내용(배점)	평가결과 (0~3점)	비고
㉜ 식품취급시설 · 설비는 정기적으로 점검 · 정비를 하여야 하고 그 결과를 보관하여야 한다. (0~1점)		
(2) 냉장 · 냉동시설 · 설비 관리		
㉝ 냉장시설은 내부의 온도를 5℃이하, 냉동시설은 −18℃이하로 유지하고, 외부에서 온도변화를 관찰할 수 있어야 하며, 온도 감응 장치의 센서는 온도가 가장 높게 측정되는 곳에 위치하도록 한다. (0~2점)		
(3) 용수관리		
㉞ 식품 제조 · 가공에 사용되거나, 식품에 접촉할 수 있는 시설 · 설비, 기구 · 용기, 종업원 등의 세척에 사용되는 용수는 수돗물이나 「먹는물 관리법」 제5조의 규정에 의한 먹는물 수질기준에 적합한 지하수이어야 하며, 지하수를 사용하는 경우, 취수원은 화장실, 폐기물 · 폐수처리시설, 동물사육장 등 기타 지하수가 오염될 우려가 없도록 관리하여야 하며, 필요한 경우 살균 또는 소독장치를 갖추어야 한다. (0~3점)		
㉟ 식품 제조 · 가공에 사용되거나, 식품에 접촉할 수 있는 시설 · 설비, 기구 · 용기, 종업원 등의 세척에 사용되는 용수는 다음 각호에 따른 검사를 실시하여야 한다. 가. 지하수를 사용하는 경우에는 먹는물 수질기준 전 항목에 대하여 연1회 이상(음료류 등 직접 마시는 용도의 경우는 반기 1회 이상)검사를 실시하여야 한다. 나. 먹는물 수질기준에 정해진 미생물학적 항목에 대한 검사를 월1회 이상 실시하여야 하며, 미생물학적 항목에 대한 검사는 간이검사키트를 이용하여 자체적으로 실시할 수 있다. (0~3점)		
㊱ 저수조, 배관 등은 인체에 유해하지 아니한 재질을 사용하여야 하며, 외부로부터의 오염물질 유입을 방지하는 잠금장치를 설치하여야 하고, 누수 및 오염여부를 정기적으로 점검하여야 한다. (0~1점)		
㊲ 저수조는 반기별 1회 이상 「수도시설의 청소 및 위생관리 등에 관한 규칙」에 따라 청소와 소독을 자체적으로 실시하거나, 「수도법」에 따른 저수조청소업자에게 대행하여 실시하여야 하며, 그 결과를 기록 · 유지하여야 한다. (0~3점)		
㊳ 비음용수 배관은 음용수 배관과 구별되도록 표시하고 교차되거나 합류되지 아니 하여야 한다. (0~1점)		
4. 보관 · 운송관리		
(1) 구입 및 입고		
㊴ 검사성적서로 확인하거나 자체적으로 정한 입고기준 및 규격에 적합한 원 · 부자재만을 구입하여야 한다. (0~2점)		

평가내용(배점)	평가결과 (0~3점)	비고
(2) 협력업체 관리		
㊵ 영업자는 원·부자재 공급업체 등 협력업체의 위생관리 상태 등을 점검하고 그 결과를 기록하여야 한다. 다만, 공급업체가 「식품위생법」이나 「축산물가공처리법」에 따른 HACCP 적용업소일 경우에는 이를 생략할 수 있다. (0~1점)		
(3) 운송		
㊶ 운반 중인 식품은 비식품 등과 구분하여 교차오염을 방지하여야 하며, 운송차량(지게차 등 포함)으로 인하여 운송제품이 오염되어서는 아니 된다. (0~1점)		
㊷ 운송차량은 냉장의 경우 10℃이하, 냉동의 경우 −18℃이하를 유지할 수 있어야 하며, 외부에서 온도변화를 확인할 수 있도록 온도 기록 장치를 부착하여야 한다. (0~1점)		
(4) 보관		
㊸ 원료 및 완제품은 선입선출 원칙에 따라 입고·출고상황을 관리·기록하여야 한다. (0~1점)		
㊹ 원·부자재, 반제품 및 완제품은 구분관리 하고, 바닥이나 벽에 밀착되지 아니 하도록 적재·관리하여야 한다. (0~1점)		
㊺ 부적합한 원·부자재, 반제품 및 완제품은 별도의 지정된 장소에 보관하고 명확하게 식별되는 표식을 하여 반송, 폐기 등의 조치를 취한 후 그 결과를 기록·유지하여야 한다. (0~1점)		
㊻ 유독성 물질, 인화성 물질 및 비식용 화학물질은 식품취급 구역으로부터 격리되고, 환기가 잘되는 지정 장소에서 구분하여 보관·취급하여야 한다. (0~1점)		
5. 검사 관리		
(1) 제품검사		
㊼ 제품검사는 자체 실험실에서 검사계획에 따라 실시하거나 검사기관과의 협약에 의하여 실시하여야 한다. (0~2점)		
㊽ 검사결과에는 다음 내용이 구체적으로 기록되어야 한다. (0~2점) • 검체명 • 제조년월일 또는 유통기한(품질유지기한) • 검사 년월일 • 검사항목, 검사기준 및 검사결과 • 판정결과 및 판정년월일 • 검사자 및 판정자의 서명날인 • 기타 필요한 사항		

평가내용(배점)	평가결과 (0~3점)	비고
(2) 시설 설비 기구 등 검사		
㊾ 냉장 · 냉동 및 가열처리 시설 등의 온도측정 장치는 연 1회 이상, 검사용 장비 및 기구는 정기적으로 교정하여야 한다. 이 경우 자체적으로 교정검사를 하는 때에는 그 결과를 기록 · 유지하여야 하고, 외부 공인 국가교정기관에 의뢰하여 교정하는 경우에는 그 결과를 보관하여야 한다. (0~2점)		
㊿ 작업장의 청정도 유지를 위하여 공중낙하세균 등을 관리계획에 따라 측정 · 관리하여야 한다. 다만, 제조공정의 자동화, 시설 · 제품의 특수성, 식품이 노출되지 아니 하거나, 식품을 포장된 상태로 취급하는 등 작업장의 청정도가 제품에 영향을 줄 가능성이 없는 작업장은 그러하지 아니할 수 있다. (0~3점)		
(3) 회수 프로그램 관리		
51 부적합품이나 반품된 제품의 회수를 위한 구체적인 회수절차나 방법을 기술한 회수프로그램을 수립 · 운영하여야 한다. (0~2점)		
52 부적합품의 원인규명이나 확인을 위한 제품별 생산장소, 일시, 제조라인 등 해당시설내의 필요한 정보를 기록 · 보관하고 제품추적을 위한 코드표시 또는 로트관리 등의 적절한 확인 방법을 강구하여야 한다. (0~2점)		

<table>
<tr><td rowspan="2">〈종합평가〉</td><td>점수 합계</td><td rowspan="2">〈판정기준〉
지정평가 : 각 항목에 대한 취득점수의 합계가 85점 이상일 경우에는 적합, 71점 이상에서 84점 이하는 보완, 70점 이하이면 부적합으로 판정한다. 다만, 평가 제외 항목이 있을 경우 평가제외 항목을 제외한 총 점수 대비 취득점수를 백분율로 환산하여 85%(소수첫째자리 반올림 처리)이상일 경우에는 적합, 71%에서 84%이하는 보완, 70%이하이면 부적합으로 판정한다.
정기 조사 · 평가 : 각 항목에 대한 취득점수의 합계가 85점 이상일 경우에는 수정 · 보완하도록 조치하되, 84%이하이면 부적합으로 판정한다. 다만, 평가 제외 항목이 있을 경우 평가제외 항목을 제외한 총 점수 대비 취득점수를 백분율로 환산하여 85%(소수첫째자리 반올림 처리)이상일 경우에는 적합, 84%이하이면 부적합으로 판정한다. 점(%)</td></tr>
<tr><td>점(%)</td></tr>
</table>

단체급식업소(집단급식소, 식품접객업소, 도시락 제조 · 가공업소용) 평가

평가내용(배점)	평가결과 (0~3점)	비고
1. 영업장 관리		
(1) 작업장		
① 영업장은 독립된 건물이거나 해당 영업신고를 한 업종 외의 용도로 사용되는 시설과 분리(벽 · 층 등에 의하여 별도의 방 또는 공간으로 구별되는 경우를 말한다. 이하 같다)되어야 한다. (0~3점)		
② 작업장(출입문, 창문, 벽, 천장 등)은 누수, 외부의 오염물질이나 해충 · 설치류 등의 유입을 차단할 수 있도록 밀폐 가능한 구조이어야 한다. (0~3점)		
③ 작업장은 청결구역(식품의 특성에 따라 청결구역은 청결구역과 준청결구역으로 구별할 수 있다)과 일반구역으로 분리하고, 제품의 특성과 공정에 따라 분리, 구획 또는 구분할 수 있다. (0~3점)		
(2) 건물 바닥, 벽, 천장		
④ 원료처리실, 제조 · 가공 · 조리실 및 내포장실의 바닥, 벽, 천장, 출입문, 창문 등은 제조 · 가공 · 조리하는 식품의 특성에 따라 내수성 또는 내열성 등의 재질을 사용하거나 이러한 처리를 하여야 하고, 바닥은 파여 있거나 갈라진 틈이 없어야 하며, 작업 특성상 필요한 경우를 제외하고는 마른 상태를 유지하여야 한다. 이 경우 바닥, 벽, 천장 등에 타일 등과 같이 홈이 있는 재질을 사용한 때에는 홈에 먼지, 곰팡이, 이물 등이 끼지 아니하도록 청결하게 관리하여야 한다.(0~3점)		
(3) 배수 및 배관		
⑤ 작업장은 배수가 잘 되어야 하고 배수로에 퇴적물이 쌓이지 아니 하여야 하며, 배수구, 배수관 등은 역류가 되지 아니 하도록 관리하여야 한다. (0~3점)		
⑥ 배관과 배관의 연결부위는 인체에 무해한 재질이어야 하며, 응결수가 발생하지 아니 하도록 단열재 등으로 보온 처리하거나 이에 상응하는 적절한 조치를 취하여야 한다. (0~1점)		
(4) 출입구		
⑦ 작업장 외부로 연결되는 출입문에는 먼지나 해충 등의 유입을 방지하기 위한 완충구역이나 방충이중문 등을 설치하여야 한다. (0~1점)		
⑧ 작업장의 출입구에는 구역별 복장 착용 방법을 게시하여야 하고, 개인위생관리를 위한 세척, 건조, 소독 설비 등을 구비하여야 하며, 작업자는 세척 또는 소독 등을 통해 오염가능성 물질 등을 제거한 후 작업에 임하여야 한다. (0~2점)		

평가내용(배점)	평가결과 (0~3점)	비고
(5) 통로		
⑨ 작업장 내부에는 종업원의 이동경로를 표시하여야 하고 이동경로에는 물건을 적재하거나 다른 용도로 사용하지 아니 하여야 한다. (0~1점)		
(6) 창		
⑩ 창의 유리는 파손 시 유리 조각이 작업장내로 흩어지거나 원 · 부자재 등으로 혼입되지 아니 하도록 하여야 한다. (0~1점)		
(7) 채광 및 조명		
⑪ 선별 및 검사구역 작업장 등은 육안확인에 필요한 조도(540룩스 이상)를 유지하여야 한다. (0~1점)		
⑫ 채광 및 조명시설은 내부식성 재질을 사용하여야 하며, 식품이 노출되거나 내포장 작업을 하는 작업장에는 파손이나 이물 낙하 등에 의한 오염을 방지하기 위한 보호장치를 하여야 한다. (0~1점)		
(8) 부대시설		
• 화장실		
⑬ 화장실, 탈의실 등은 내부 공기를 외부로 배출할 수 있는 별도의 환기시설을 갖추어야 하며, 화장실 등의 벽과 바닥, 천장, 문은 내수성, 내부식성의 재질을 사용하여야 한다. 또한, 화장실의 출입구에는 세척, 건조, 소독 설비 등을 구비하여야 한다. (0~1점)		
• 탈의실, 휴게실 등		
⑭ 탈의실은 외출복장(신발 포함)과 위생복장(신발 포함) 간의 교차 오염이 발생하지 아니 하도록 구분 · 보관하여야 한다. (0~1점)		
2. 위생관리		
(1) 작업환경관리		
• 동선 계획 및 공정간 오염방지		
⑮ 식자재의 반입부터 배식 또는 출하에 이르는 전 과정에서의 교차오염 방지를 위하여 물류 및 출입자의 이동 동선을 설정하고 이를 준수하여야 한다. (0~2점)		
⑯ 청결구역과 일반구역별로 각각 출입, 복장, 세척 · 소독 기준 등을 포함하는 위생 수칙을 설정하여 관리하여야 한다. (0~3점)		
• 온도 · 습도 관리		
⑰ 작업장은 제조 · 가공 · 조리 · 보관 등 공정별로 온도 관리를 하여야 하고, 이를 측정할 수 있는 온도계를 설치하여 야 한다. 필요한 경우, 제품의 안전성 및 적합성 확보를 위하여 습도관리를 하여야 한다. (0~1점)		

평가내용(배점)	평가결과 (0~3점)	비고
• 환기시설 관리		
⑱ 작업장내에서 발생하는 악취나 이취, 유해가스, 매연, 증기 등을 배출할 수 있는 환기시설, 후드 등을 설치하여야 한다. (0~1점)		
⑲ 외부로 개방된 흡 · 배기구, 후드 등에는 여과망이나 방충망 , 개폐시설 등을 부착하고 관리계획에 따라 청소 또는 세척하거나 교체하여야 한다. (0~1점)		
• 방충 · 방서 관리		
⑳ 작업장의 방충 · 방서관리를 위하여 해충이나 설치류 등의 유입이나 번식을 방지할 수 있도록 관리하여야 하고, 유입 여부를 정기적으로 확인하여야 한다. (0~1점)		
㉑ 작업장내에서 해충이나 설치류 등의 구제를 실시할 경우에는 정해진 위생 수칙에 따라 공정이나 식품의 안전성에 영향을 주지 아니 하는 범위 내에서 적절한 보호 조치를 취한 후 실시하며, 작업 종료 후 식품취급시설 또는 식품에 직 · 간접적으로 접촉한 부분은 세척 등을 통해 오염물질을 제거하여야 한다. (0~1점)		
(2) 개인위생관리		
㉒ 작업장내에서 작업중인 종업원 등은 위생복 · 위생모 · 위생화 등을 항시 착용하여야 하며, 개인용 장신구 등을 착용하여서는 아니 된다. (0~2점)		
3. 작업위생관리		
(1) 교차오염의 방지		
㉓ 칼과 도마 등의 조리 기구나 용기, 앞치마, 고무장갑 등은 원료나 조리과정에서의 교차오염을 방지하기 위하여 식재료 특성 또는 구역별로 구분하여 사용하여야 한다. (0~3점)		
㉔ 식품 취급 등의 작업은 바닥으로부터 60cm 이상의 높이에서 실시하여 바닥으로부터의 오염을 방지하여야 한다. (0~1점)		
(2) 전처리		
㉕ 해동은 냉장해동(10℃ 이하), 전자레인지 해동, 또는 흐르는 물에서 실시하여야 한다. (0~1점)		
㉖ 해동된 식품은 즉시 사용하고 즉시 사용하지 못할 경우 조리시까지 냉장 보관하여야 하며, 사용 후 남은 부분을 재동결하여서는 아니 된다. (0~1점)		
(3) 조리		
㉗ 가열 조리 후 냉각이 필요한 식품은 냉각 중 오염이 일어나지 아니 하도록 신속히 냉각하여야 하며, 냉각온도 및 시간기준을 설정 · 관리하여야 한다. (0~1점)		

평가내용(배점)	평가결과 (0~3점)	비고
㉘ 냉장 식품을 절단 소분 등의 처리를 할 때에는 식품의 온도가 가능한 한 15℃를 넘지 아니 하도록 한번에 소량씩 취급하고 처리 후 냉장고에 보관하는 등의 온도 관리를 하여야 한다. (0~1점)		
(4) 완제품 관리		
㉙ 조리된 음식은 배식 전까지의 보관온도 및 조리 후 섭취 완료시까지의 소요시간기준을 설정 · 관리하여야 하며, 유통제품의 경우에는 적정한 유통기한 및 보존조건을 설정 · 관리하여야 한다. (0~1점) • 28℃ 이하의 경우 : 조리 후 2~3시간 이내 섭취 완료 • 보온(60℃ 이상) 유지시 : 조리 후 5시간 이내 섭취 완료 • 제품의 품온을 5℃ 이하 유지시 : 조리 후 24시간 이내 섭취 완료		
(5) 배식		
㉚ 냉장식품과 온장식품에 대한 배식 온도관리기준을 설정 · 관리하여야 한다. (0~2점) • 냉장보관 : 냉장식품 5℃ 이하 • 온장보관 : 온장식품 60℃ 이상		
㉛ 위생장갑 및 청결한 도구(집게, 국자 등)를 사용하여야 하며, 배식중인 음식과 조리 완료된 음식을 혼합하여 배식하여서는 아니 된다. (0~1점)		
(6) 검식		
㉜ 영양사는 조리된 식품에 대하여 배식하기 직전에 음식의 맛, 온도, 이물, 이취, 조리 상태 등을 확인하기 위한 검식을 실시하여야 한다. 다만, 영양사가 없는 경우 조리사가 검식을 대신할 수 있다. (0~1점)		
(7) 보존식		
㉝ 조리한 식품은 소독된 보존식 전용용기 또는 멸균 비닐봉지에 매회 1인분 분량을 −18℃ 이하에서 144시간 이상 보관하여야 한다. 다만, 보관기간 중 휴무일이 있는 경우에는 그 기간만큼 연장하여 보관하여야 한다. (0~3점)		
(8) 폐기물관리		
㉞ 폐기물 · 폐수처리시설은 작업장과 격리된 일정장소에 설치 · 운영하여야 하며, 폐기물 등의 처리용기는 밀폐 가능한 구조로 침출수 및 냄새가 누출되지 아니 하여야 하고, 관리계획에 따라 폐기물 등을 처리 · 반출하고, 그 관리기록을 유지하여야 한다. (0~1점)		

평가내용(배점)	평가결과 (0~3점)	비고
(9) 세척 또는 소독		
㉟ 영업장에는 기계 · 설비, 기구 · 용기 등을 충분히 세척하거나 소독할 수 있는 시설이나 장비를 갖추어야 한다. (0~1점)		
㊱ 세척 · 소독 시설에는 종업원에게 잘 보이는 곳에 올바른 손 세척 방법 등에 대한 지침이나 기준을 게시하여야 한다. (0~1점)		
㊲ 영업자는 다음 각 호의 사항에 대한 세척 또는 소독 기준을 정하여야 한다. (0~3점) • 종업원 • 위생복, 위생모, 위생화 등 • 작업장 주변 • 작업실별 내부 • 칼, 도마 등 조리도구 • 냉장 · 냉동설비 • 용수저장시설 • 보관 · 운반시설 • 운송차량, 운반도구 및 용기 • 모니터링 및 검사 장비 • 환기시설(필터, 방충망 등 포함) • 폐기물 처리용기 • 세척, 소독도구 • 기타 필요사항		
㊳ 세척 또는 소독 기준은 다음의 사항을 포함하여야 한다. (0~3점) • 세척 · 소독 대상별 세척 · 소독 부위 • 세척 · 소독 방법 및 주기 • 세척 · 소독 책임자 • 세척 · 소독 기구의 올바른 사용 방법 • 세제 및 소독제(일반명칭 및 통용명칭)이 구체저인 사용 방법		
㊴ 세제 · 소독제, 세척 및 소독용 기구나 용기는 정해진 장소에 보관 · 관리되어야 한다. (0~1점)		
㊵ 세척 및 소독의 효과를 관리계획에 따라 확인하여야 한다. (0~1점)		
(10) 제조 · 가공 · 조리시설 · 설비관리		
㊶ 조리장에는 주방용 식기류를 소독하기 위한 자외선 또는 전기 살균소독기를 설치하거나 열탕세척 소독시설(식중독을 일으키는 병원성미생물 등이 살균될 수 있는 시설이어야 한다)을 갖추어야 한다. (0~2점)		

평가내용(배점)	평가결과 (0~3점)	비고
㊷ 식품과 직접 접촉하는 부분은 내수성 및 내부식성 재질로 세척이 쉽고 열탕 · 증기 · 살균제 등으로 소독 · 살균이 가능한 것이어야 한다. (0~1점)		
㊸ 모니터링 기구 등은 사용 전후에 지속적인 세척 · 소독을 실시하여 교차 오염이 발생하지 아니 하여야 한다. (0~1점)		
㊹ 식품취급시설 · 설비는 정기적으로 점검 · 정비를 하여야 하고 그 결과를 보관하여야 한다. (0~1점)		
(11) 냉장 · 냉동 시설 · 설비 관리		
㊺ 냉장 · 냉동 · 냉각실은 냉장 식재료 보관, 냉동 식재료의 해동, 가열 조리된 식품의 냉각과 냉장보관에 충분한 용량이 되어야 한다. (0~1점)		
㊻ 냉장시설은 내부의 온도를 5℃ 이하, 냉동시설은 −18℃로 유지하여야 하고, 외부에서 온도변화를 관찰할 수 있어야 하며, 온도 감응 장치의 센서는 온도가 가장 높게 측정되는 곳에 위치하도록 한다. (0~1점)		
(12) 용수관리		
㊼ 식품 제조 · 가공 · 조리에 사용되거나, 식품에 접촉할 수 있는 시설 · 설비, 기구 · 용기, 종업원 등의 세척에 사용되는 용수는 수돗물이나 「먹는물 관리법」 제5조의 규정에 의한 먹는물 수질기준에 적합한 지하수 이어야 하며, 지하수를 사용하는 경우 취수원은 화장실, 폐기물 · 폐수처리시설, 동물사육장 등 기타 지하수가 오염될 우려가 없도록 관리하여야 하며, 필요한 경우 용수 살균 또는 소독장치를 갖추어야 한다. (0~3점)		
㊽ 가공 · 조리에 사용되거나, 식품에 접촉할 수 있는 시설 · 설비, 기구 · 용기, 종업원 등의 세척에 사용되는 용수는 다음 각호에 따른 검사를 실시하여야 한다. 가. 지하수를 사용하는 경우에는 먹는물 수질기준 전 항목에 대하여 연1회 이상(음료류 등 직접 마시는 용도의 경우는 반기 1회 이상)검사를 실시하여야 한다. 나. 먹는물 수질기준에 정해진 미생물학적 항목에 대한 검사를 월1회 이상 실시하여야 하며, 미생물학적 항목에 대한 검사는 간이검사키트를 이용하여 자체적으로 실시할 수 있다. (0~3점)		
㊾ 저수조, 배관 등은 인체에 유해하지 아니한 재질을 사용하여야 하며, 외부로부터의 오염물질 유입을 방지하는 잠금장치를 설치하여야 하고, 누수 및 오염여부를 정기적으로 점검하여야 한다. (0~1점)		

평가내용(배점)	평가결과 (0~3점)	비고
(50) 저수조는 반기별 1회 이상 「수도시설의 청소 및 위생관리 등에 관한 규칙」에 따라 청소와 소독을 자체적으로 실시하거나, 「수도법」에 따른 저수조청소업자에게 대행하여 실시하여야 하며, 그 결과를 기록 · 유지하여야 한다. (0~1점)		
(51) 비음용수 배관은 음용수 배관과 구별되도록 표시하고, 교차되거나 합류되지 아니 하여야 한다. (0~1점)		
4. 보관 · 운송관리		
(1) 구입 및 입고		
(52) 검사성적서로 확인하거나 자체적으로 정한 입고기준 및 규격에 적합한 원 · 부자재만을 구입하여야 한다. (0~1점)		
(53) 부적합한 원 · 부자재는 적절한 절차를 정하여 반품 또는 폐기처분 하여야 한다. (0~1점)		
(54) 입고검사를 위한 검수공간을 확보하고 검수대에는 온도계 등 필요한 장비를 갖추고 청결을 유지하여야 한다. (0~1점)		
(55) 원 · 부자재 검수는 납품시 즉시 실시하여야 하며, 부득이 검수가 늦어질 경우에는 원 · 부자재별로 정해진 냉장 · 냉동 온도에서 보관하여야 한다. (0~1점)		
(2) 운송		
(56) 운송차량 (지게차 등 포함)으로 인하여 제품이 오염되어서는 아니 된다. (0~1점)		
(57) 운송차량은 냉장의 경우 10℃이하, 냉동의 경우 −18℃이하를 유지할 수 있어야 하며, 외부에서 온도변화를 확인할 수 있도록 임의조작이 방지된 온도 기록 장치를 부착하여야 한다. (0~1점)		
(58) 운반중인 식품은 비식품 등과 구분하여 취급하여 교차오염을 방지하여야 한다. (0~1점)		
(59) 운송차량, 운반도구 및 용기는 관리계획에 따라 세척 · 소독을 실시하여야 한다. (0~1점)		
(3) 보관		
(60) 원료 및 완제품은 선입선출 원칙에 따라 입고 · 출고상황을 관리 · 기록하여야 한다. (0~1점)		
(61) 원 · 부자재 및 완제품은 구분 관리하고 바닥이나 벽에 밀착되지 아니 하도록 적재 · 관리 하여야 한다. (0~1점)		
(62) 원 · 부자재에는 덮개나 포장을 사용하고 날 음식과 가열조리 음식을 구분 보관하는 등 교차오염이 발생하지 아니 하도록 하여야 한다. (0~1점)		

평가내용(배점)	평가결과 (0~3점)	비고
⑥③ 검수기준에 부적합한 원 · 부자재나 보관 중 유통기한이 경과한 제품, 포장이 손상된 제품 등은 별도의 지정된 장소에 명확하게 식별되는 표식을 하여 보관하고 반송, 폐기 등의 조치를 취한 후 그 결과를 기록 · 유지하여야 한다. (0~1점)		
⑥④ 유독성 물질, 인화성 물질 비식용 화학물질은 식품취급 구역으로부터 격리된 환기가 잘되는 지정된 장소에서 구분하여 보관 · 취급 되어야 한다. (0~1점)		
5. 검사관리		
(1) 제품검사		
⑥⑤ 제품검사는 자체 실험실에서 검사계획에 따라 실시하거나 검사기관과의 협약에 의하여 실시하여야 한다. (0~1점)		
⑥⑥ 검사결과에는 다음 내용이 구체적으로 기록되어야 한다. (0~1점) • 검체명 • 제조연월일 또는 유통기한(품질유지기한) • 검사연월일 • 검사항목, 검사기준 및 검사결과 • 판정결과 및 판정연월일 • 검사자 및 판정자의 서명날인 • 기타 필요한 사항		
(2) 시설 · 설비 · 기구 등 검사		
⑥⑦ 냉장 · 냉동 및 가열처리 시설 등의 온도측정 장치는 연 1회 이상, 검사용 장비 및 기구는 정기적으로 교정하여야 한다. 이 경우 자체적으로 교정검사를 하는 때에는 그 결과를 기록 · 유지하여야 하고, 외부 공인 국가교정기관에 의뢰하여 교정하는 경우에는 그 결과를 보관하여야 한다. (0~1점)		
⑥⑧ 작업장의 청정도 유지를 위하여 공중낙하 세균 등을 관리계획에 따라 측정 · 관리하여야 한다. 다만, 식품이 노출되지 아니 하거나, 식품을 포장된 상태로 취급하는 작업장은 그러하지 아니할 수 있다. (0~1점)		
(3) 회수 프로그램 관리(시중에 유통 · 판매 되는 포장제품에 한함)		
⑥⑨ 영업자는 당해제품의 유통 경로, 소비 대상과 판매처의 범위를 파악하여 제품 회수에 필요한 업소명과 연락처 등을 기록 · 보관하여야 한다. (0~1점)		
⑦⓪ 부적합품이나 반품된 제품의 회수를 위한 구체적인 회수절자나 방법을 기술한 회수프로ㄱ램을 수립 · 운영하여야 한다. (0~1점)		

<table>
<tr><th colspan="3">평가내용(배점)</th><th>평가결과
(0~3점)</th><th>비고</th></tr>
<tr><td colspan="3">⑪ 부적합품의 원인규명이나 확인을 위한 제품별 생산장소, 일시, 제조라인 등 해당시설내의 필요한 정보를 기록 · 보관하고 제품추적을 위한 코드표시 또는 로트관리 등의 적절한 확인 방법을 강구하여야 한다. (0~1점)</td><td></td><td></td></tr>
<tr><td rowspan="2">〈종합평가〉</td><td>점수 합계</td><td colspan="3">〈판정기준〉
지정평가 : 각 항목에 대한 취득점수의 합계가 85점 이상일 경우에는 적합, 71점 이상에서 84점 이하는 보완, 70점 이하이면 부적합으로 판정한다. 다만, 평가 제외 항목이 있을 경우 평가제외 항목을 제외한 총 점수 대비 취득점수를 백분율로 환산하여 85%(소수첫째자리 반올림 처리)이상일 경우에는 적합, 71%에서 84%이하는 보완, 70%이하이면 부적합으로 판정한다</td></tr>
<tr><td>점(%)</td><td colspan="3">정기 조사 · 평가 : 각 항목에 대한 취득점수의 합계가 85점 이상일 경우에는 수정 · 보완하도록 조치하되, 84%이하이면 부적합으로 판정한다. 다만, 평가 제외 항목이 있을 경우 평가제외 항목을 제외한 총 점수 대비 취득점수를 백분율로 환산하여 85%(소수첫째자리 반올림 처리)이상일 경우에는 적합, 84%이하이면 부적합으로 판정한다.</td></tr>
</table>

그 밖의 식품판매업소 평가

평가내용(배점)	평가결과 (0~4점)	비고
1. 입고관리(하차, 검품)		
① 자체적으로 정한 입고 기준 및 규격에 적합한 식품만을 입고하여야 하며, 식품별로 다음 사항을 확인하여야 한다. – 자연 농 · 임 · 수산물 및 이를 단순 처리한 식품 : 변질, 신선도, 표시사항 등 – 가공식품 : 표시사항, 포장 파손 등 외관상태 – 냉장 · 냉동 식품 : 운반온도 확인(신선편의식품 및 훈제연어는 5℃이하, 냉장 10℃ 이하, 냉동 −18℃ 이하, 운송차량의 온도기록지 확인 등) (0~4점)		
2. 보관관리		
② 냉장 · 냉동 식품은 입고되는 대로 신속히 적정온도로 보관하여야 하며, 외부에 방치하여서는 아니 된다. (0~3점)		
③ 포장되지 아니한 농 · 임 · 수산물 등은 교차오염이 되지 아니 하도록 구분 · 보관하여야 한다. (0~2점)		
④ 보관 중인 식품은 직접 바닥에 닿지 아니 하도록 받침대 등 위에 적재하고 벽에 닿지 아니하게 보관하여야 한다. (0~1점)		
⑤ 냉장창고의 온도는 6℃이하, 냉동창고의 온도는 −18℃이하로 유지하여야 한다(단, 신선편의식품 및 훈제연어는 5℃이하). (0~4점)		
⑥ 냉장 · 냉동 창고에 설치되어 있는 온도장치의 감온봉은 냉각원으로부터 가장 온도가 높은 곳에 설치되어야 한다. (0~2점)		
⑦ 냉장 · 냉동 시설 설비는 관리계획에 따라 점검 · 정비 · 청소를 실시하며 그 결과를 기록 · 유지 하여야 한다. (0~3점)		
⑧ 부적합한 식품(불량 · 파손 · 표시사항이 훼손된 식품 등)은 명확하게 표시하여 보관하여야 한다.(0~1점)		
3. 작업관리(농 · 임 · 수산물 작업장)		
(1) 개인위생관리		
⑨ 작업장 내에는 종업원의 개인위생관리를 위한 세척 · 소독 설비를 설치하여야 한다. (0~4점)		
⑩ 작업장내 종업원은 출입, 복장, 세척 · 소독기준 등을 포함하는 위생수칙을 설정하여 관리하여야 한다. (0~4점)		
⑪ 세척 · 소독 시설에는 종업원에게 잘 보이는 곳에 올바른 손 씻는 방법 등에 대한 지침이나 기준을 게시하여야 한다. (0~1점)		

평가내용(배점)	평가결과 (0~4점)	비고
⑫ 작업장의 종업원은 위생복 · 위생모 · 위생화 등을 착용하여야 하며, 개인용 장신구 등을 착용하여서는 아니 된다. (0~2점)		
⑬ 「식품위생법 시행규칙」에서 정한 영업에 종사할 수 없는 질병에 걸렸거나, 그 우려가 있는 종사자는 근무시켜서는 아니 되며, 「식품위생법」 및 「위생분야종사자 등의건강진단규칙」에 따른 건강진단을 년 1회 이상 실시하여야 한다. 다만, 완전포장된 식품을 운반 또는 판매하는데 종사하는 자는 제외한다. (0~3점)		
(2) 작업자 출입관리		
⑭ 작업장의 출입구에는 개인위생관리를 위한 세척, 소독설비 등을 구비하고, 출입자는 세척 또는 소독 등을 통해 오염가능물질 등을 제거한 후 출입하여야 한다. (0~3점)		
(3) 시설 · 설비, 작업도구, 작업장 위생관리		
⑮ 작업장(창문, 벽, 천장 등)은 누수, 외부의 오염물질이나 해충 · 설치류 등의 유입을 차단할 수 있도록 밀폐 가능한 구조이어야 한다. (0~3점)		
⑯ 작업장에는 기구 · 용기 등을 세척하거나 소독할 수 있는 시설이나 장비를 갖추어야 한다. (0~2점)		
⑰ 작업장, 작업도구 등은 자체 관리계획에 따라 정기적으로 세척 · 소독하여야 한다. (0~3점)		
⑱ 작업장 내에서 발생하는 악취나 이취 등을 배출할 수 있는 환기시설을 설치하여야 한다. (0~2점)		
⑲ 작업장은 적정온도를 유지하여야 하고 이를 측정할 수 있는 온도계를 비치하여 야 한다. (0~2점)		
⑳ 작업장은 방충 · 방서를 위한 관리계획을 수립하고 유입여부를 정기적으로 확인하여야 한다. (0~3점)		
㉑ 식품의 세척에 사용되거나 종업원, 작업도구 등의 세척수로 사용하는 물이 수돗물이 아닌 지하수인 경우에는 「먹는물 관리법」 제5조에 따른 먹는물 수질기준에 적합한 지하수이어야 하며, 연 1회 이상 검사를 실시하여야 한다. (0~4점)		
㉒ 폐기물 시설은 작업장과 격리된 일정장소에 설치 · 운영하며, 폐기물 등의 처리용기는 밀폐 가능한 구조로 침출수 및 냄새가 나지 아니 하여야 하고, 관리계획에 따라 폐기물 등을 처리 · 반출하고, 그 내용을 유지하여야 한다. (0~1점)		
㉓ 작업장 내 조명시설은 파손 시 제품에 혼입되지 않도록 보호 장치 등을 설치하여야 한다. (0~2점)		

평가내용(배점)	평가결과 (0~4점)	비고
(4) 작업위생관리		
㉔ 농 · 임 · 수산물 등의 절단, 보관 등 식품에 직접 접촉되는 칼, 도마, 보관용기 등 작업도구는 색상별로 각각 구분하여 사용하여야 하고, 작업 종료 후에는 세척 · 소독 후 위생적으로 보관하여야 한다. (0~3점)		
㉕ 작업장 내 종사자는 작업 전 · 후 및 작업 중에 작업자의 손, 앞치마 등을 수시로 세척하여야 한다. (0~3점)		
4. 포장관리		
㉖ 직접 섭취할 수 있도록 가공되는 농 · 임 · 수산물은 포장 시 이물이 혼입되거나, 병원성미생물 등이 오염되지 아니 하도록 위생적으로 관리하여야 한다. (0~3점)		
㉗ 농 · 임 · 수산물을 포장할 경우 포장일자 또는 진열기한 등을 표기하여야 하며, 포장일자 또는 진열기한 등을 임의로 바꿔서는 아니 된다. (0~3점)		
5. 진열판매관리		
㉘ 보관온도가 정하여진 가공식품 등은 정하여진 보관기준에 따라 진열 판매하여야 하고, 별도로 정하여지지 않은 식품 등(농 · 임 · 수산물 등)은 자체적으로 정한 보관기준을 준수하여야 한다. (0~4점)		
㉙ 냉장 · 냉동 진열대에는 온도계를 설치하여야 하고, 냉장식품은 8℃이하(단, 신선편의식품 및 훈제연어는 5℃이하), 냉동식품은 −18℃이하로 보관하여야 한다. (0~4점)		
㉚ 냉장 · 냉동진열대는 용량에 맞게 적재하여야 하며 주기적으로 세척 · 소독하여야 한다. (0~1점)		
㉛ 부적합한 식품(불량 · 파손 · 표시사항이 훼손된 식품 등)을 판매하거나 판매목적으로 진열하여서는 아니 되며 유통기한 또는 자체적으로 정한 판매기한(진열기한) 등을 경과한 식품을 진열 · 판매하여서는 아니 된다. (0~4점)		
㉜ 수족관의 용수 및 진열용 얼음은 식품 등의 기준 및 규격 제5 식품접객업소의 조리판매 식품 등에 대한 미생물 권장규격에 적합하여야 한다. (0~4점)		
㉝ 시식을 위한 조리도구 등은 사용 전 · 후에 세척 · 소독하여야 하며, 별도 장소에 위생적으로 보관하여야 한다. (0~3점)		
6. 반품처리 및 회수관리		
㉞ 부적합한 식품(불량 · 파손 · 표시사항이 훼손된 식품 등)에 대한 소비자의 반품 또는 교환 요구가 있을 경우 관련규정에 따라 신속히 조치하여야 한다. (0~3점)		

<table>
<tr><th colspan="2">평가내용(배점)</th><th>평가결과 (0~4점)</th><th>비고</th></tr>
<tr><td colspan="2">㉟ 부적합한 식품(불량 · 파손 · 표시사항이 훼손된 식품 등)에 대한 반품절차나 처리방법 등을 정하여 관리하여야 한다. (0~3점)</td><td></td><td></td></tr>
<tr><td colspan="2">㊱ 회수와 관련된 위해정보를 주기적으로 수집하여야 하며 관련식품이 판매가 되지 않도록 하고 관련규정에 따라 신속히 조치하여야 한다. (0~3점)</td><td></td><td></td></tr>
<tr><td rowspan="2">〈종합평가〉</td><td>점수 합계</td><td colspan="2">〈판정기준〉
지정평가 : 각 항목에 대한 취득점수의 백분율이 85점 이상일 경우에는 적합, 84점 이상에서 71점 이하는 보완, 70점 이하이면 부적합으로 판정한다. 평가 제외 항목이 있을 경우 평가제외 항목을 제외한 총 점수 대비 취득점수를 백분율로 환산하여 85%(소수첫째자리 반올림 처리)이상일 경우에는 적합, 71%에서 84%이하는 보완, 70%이하이면 부적합으로 판정한다.</td></tr>
<tr><td>점(%)</td><td colspan="2">정기 조사 · 평가 : 각 항목에 대한 취득점수의 합계가 85% 이상일 경우에는 수정 · 보완하도록 조치하되, 84%이하이면 부적합으로 판정한다. 다만, 평가 제외 항목이 있을 경우 평가제외 항목을 제외한 총 점수 대비 취득점수를 백분율로 환산하여 85%(소수첫째자리 반올림 처리) 이상일 경우에는 적합, 84%이하이면 부적합으로 판정한다.</td></tr>
</table>

3 HACCP 적용절차

HACCP 적용 절차의 준비 5단계와 적용 7원칙

구분	절차
준비 5단계	절차 1. HACCP 팀 구성
	절차 2. 제품 설명서 작성
	절차 3. 용도확인
	절차 4. 공정 흐름도 작성
	절차 5. 공정 흐름도 현장검증
적용 7원칙	절차 6. (원칙1) 위해요소 분석
	절차 7. (원칙2) CCP 결정
적용 7원칙	절차 8. (원칙3) 한계기준 설정
	절차 9. (원칙4) CCP 모니터링 방법 설정
	절차 10. (원칙5) 개선조치 설정
	절차 11. (원칙6) 검증방법 설정
	절차 12. (원칙7) 기록 유지 및 문서 관리

출처: 급식관리지침서 1. p.190 대한영양사협회

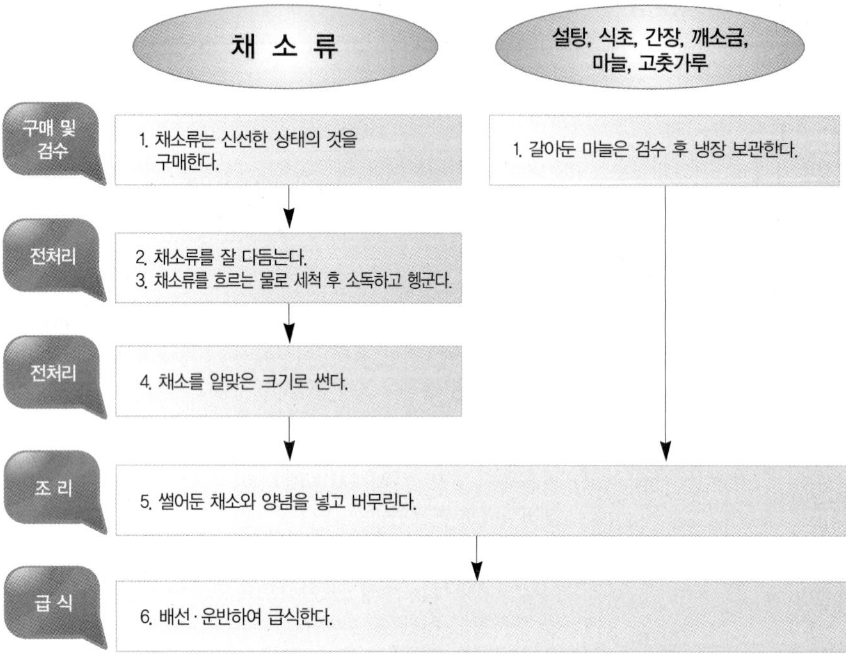

공정흐름도

음식생산 단계의 온도관리기준

생산단계 및 식품	관리기준
1. 위험온도 범주	5~57℃
2. 검수 • 냉장 • 열장	 5℃ 미만 57℃ 이상
3. 조리 후 냉장보관	5℃ 미만
4. 조리 후 열장보관	57℃ 이상
5. 냉각	57℃→21℃: 2시간 이내 21℃→5℃: 4시간 이내
6. 재가열	74℃, 15초
7. 조리 • 돼지고기 • 가금류 및 속을 채운 육류요리 • 쇠고기, 생선 및 난류 • 쇠고기 및 돼지고기 다짐육 • 전자레인지 요리	 68℃, 15초 / 66℃, 1분 / 63℃, 3분 74℃, 15초 63℃, 15초 68℃, 15초 74℃, 15초

자료 : FDA, 2005

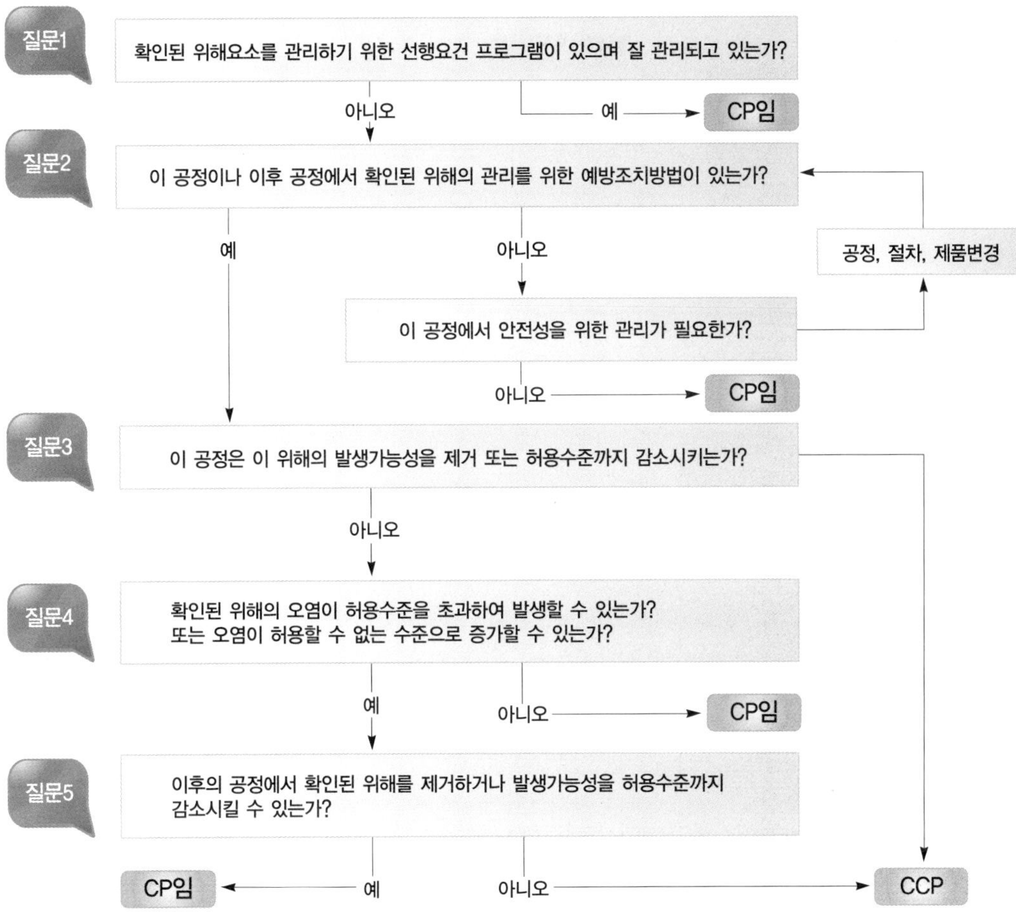

CCP 결정도

식품의 위해요인

위해요소 종류	위해요소 예시
생물학적 위해요소 (Biological hazard)	• 세균 (bacteria) • 곰팡이 (fungi) • 효모 (yeast) • 바이러스 (virus)
화학적 위해요소 (Chemical hazard)	• 자연독소 (natural toxin) • 식품첨가물 (food additive) • 잔류농약 • 기타
물리적 위해요소 (Physical hazard)	• 금속 (metals) • 뼈, 유리, 돌 (bone, glass, stone) • 기타

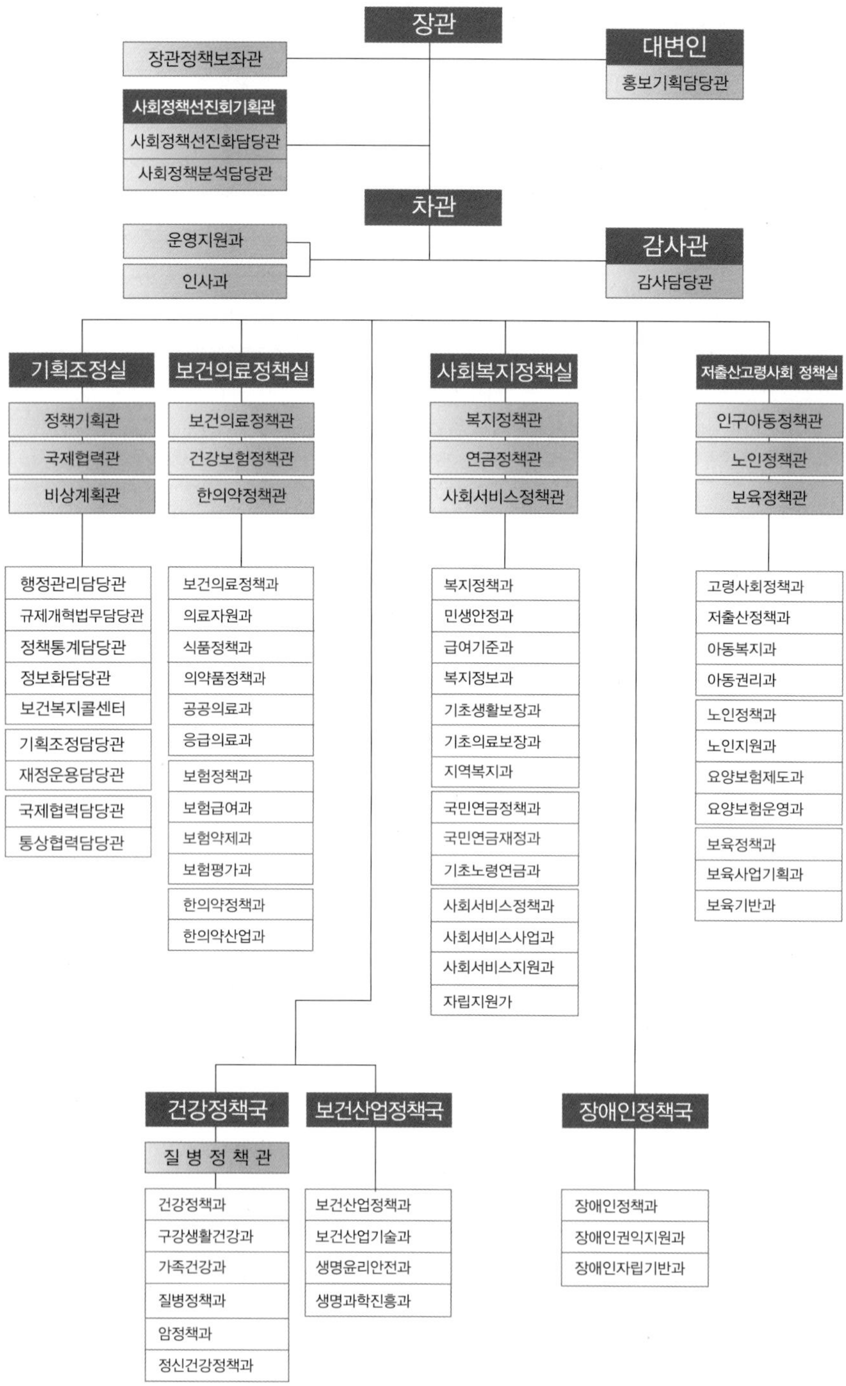
장관
장관정책보좌관
대변인
홍보기획담당관
사회정책선진화기획관
사회정책선진화담당관
사회정책분석담당관
차관
운영지원과
인사과
감사관
감사담당관
기획조정실
정책기획관
국제협력관
비상계획관
행정관리담당관
규제개혁법무담당관
정책통계담당관
정보화담당관
보건복지콜센터
기획조정담당관
재정운용담당관
국제협력담당관
통상협력담당관
보건의료정책실
보건의료정책관
건강보험정책관
한의약정책관
보건의료정책과
의료자원과
식품정책과
의약품정책과
공공의료과
응급의료과
보험정책과
보험급여과
보험약제과
보험평가과
한의약정책과
한의약산업과
사회복지정책실
복지정책관
연금정책관
사회서비스정책관
복지정책과
민생안정과
급여기준과
복지정보과
기초생활보장과
기초의료보장과
지역복지과
국민연금정책과
국민연금재정과
기초노령연금과
사회서비스정책과
사회서비스사업과
사회서비스지원과
자립지원과
저출산고령사회 정책실
인구아동정책관
노인정책관
보육정책관
고령사회정책과
저출산정책과
아동복지과
아동권리과
노인정책과
노인지원과
요양보험제도과
요양보험운영과
보육정책과
보육사업기획과
보육기반과
건강정책국
질 병 정 책 관
건강정책과
구강생활건강과
가족건강과
질병정책과
암정책과
정신건강정책과
보건산업정책국
보건산업정책과
보건산업기술과
생명윤리안전과
생명과학진흥과
장애인정책국
장애인정책과
장애인권익지원과
장애인자립기반과

보건복지부 직제

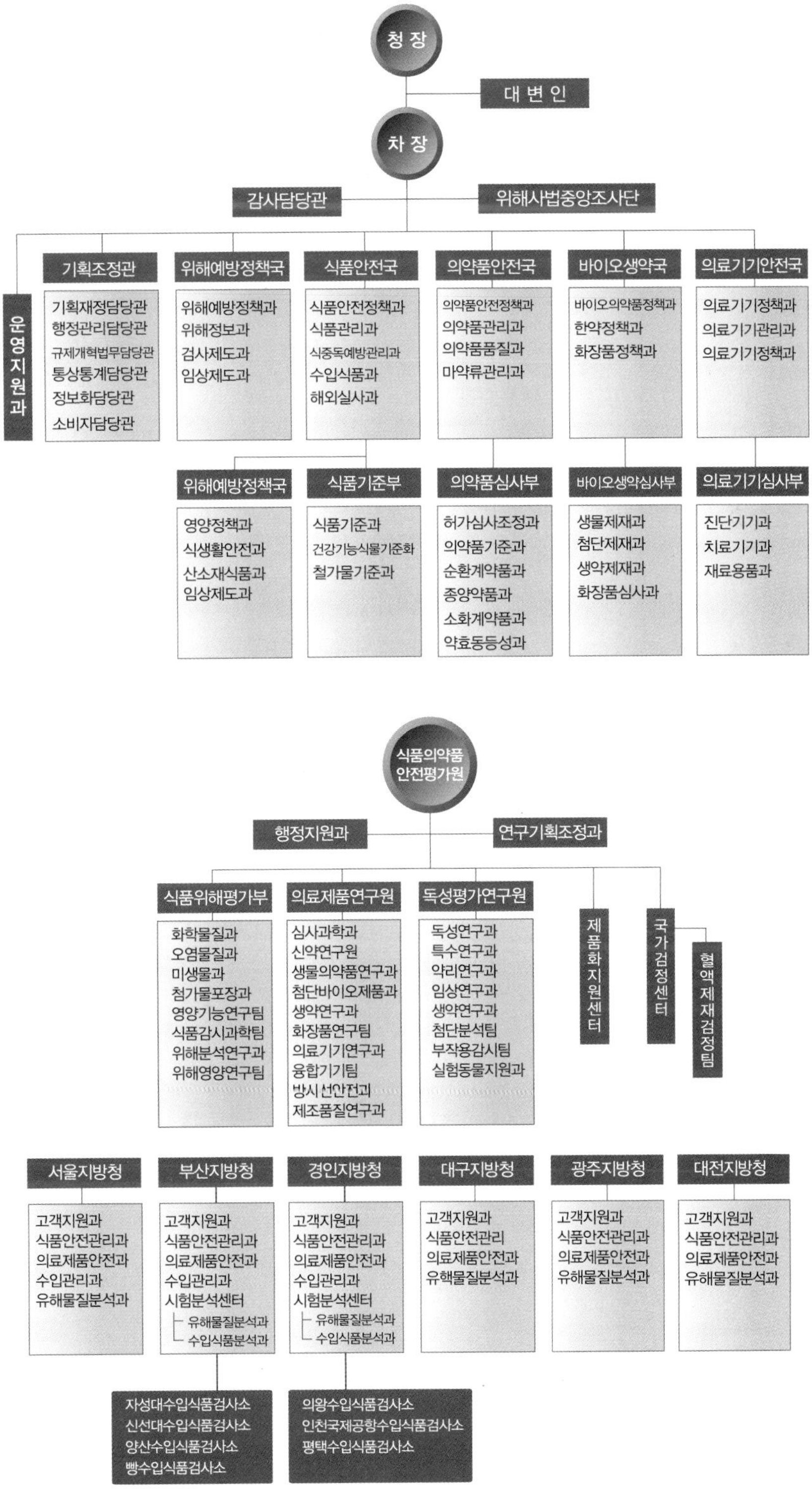

식품의약품안전청의 조직도

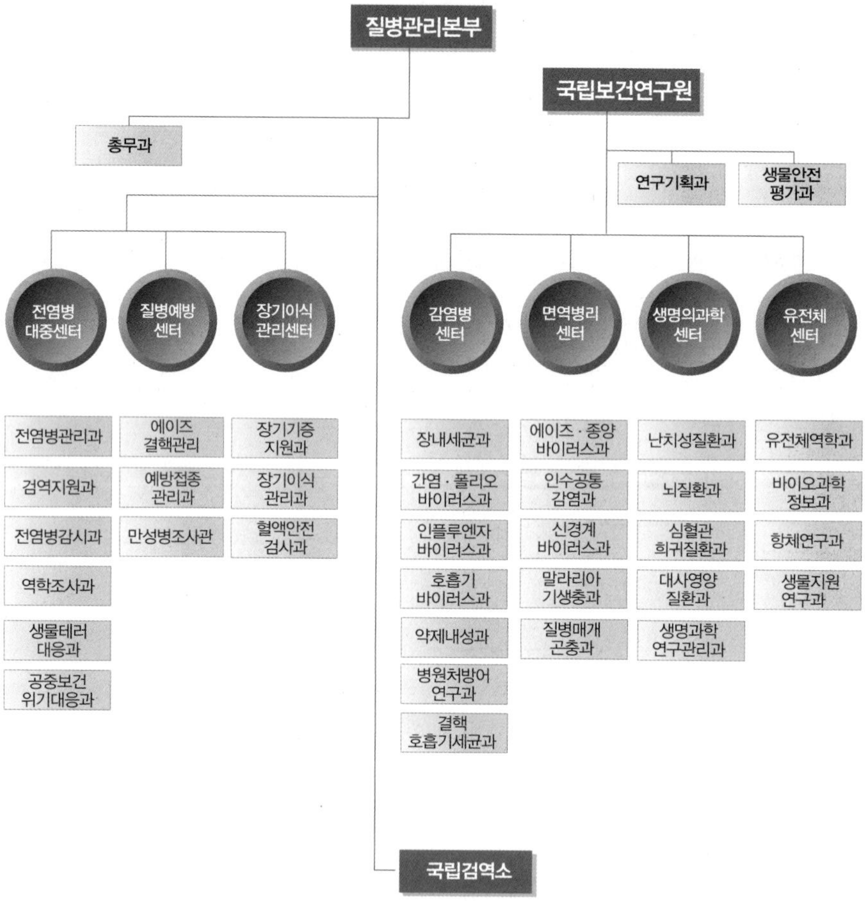
질병관리본부
총무과
국립보건연구원
연구기획과
생물안전 평가과
전염병 대중센터
질병예방 센터
장기이식 관리센터
감염병 센터
면역병리 센터
생명의과학 센터
유전체 센터
전염병관리과
검역지원과
전염병감시과
역학조사과
생물테러 대응과
공중보건 위기대응과
에이즈 결핵관리
예방접종 관리과
만성병조사관
장기기증 지원과
장기이식 관리과
혈액안전 검사과
장내세균과
간염·폴리오 바이러스과
인플루엔자 바이러스과
호흡기 바이러스과
약제내성과
병원처방어 연구과
결핵 호흡기세균과
에이즈·종양 바이러스과
인수공통 감염과
신경계 바이러스과
말라리아 기생충과
질병매개 곤충과
난치성질환과
뇌질환과
심혈관 희귀질환과
대사영양 질환과
생명과학 연구관리과
유전체역학과
바이오과학 정보과
항체연구과
생물지원 연구과
국립검역소

질병관리본부의 조직도

05 식품위생학 핵심문제 해설

1. 식품과 자연독의 연관이 잘못된 것은? *2005년 12월 기출문제

① 복어 – tetrodotoxin
② 맥각 – ergotoxin
③ 버섯 – solanine
④ 바지락 – venerupin
⑤ 홍합 – saxitoxin

2. 장염 비브리오균의 특징은? *2001년 1월 기출문제

① 열에 약하다.
② 독소를 생성한다.
③ 아포를 형성한다.
④ 편모가 있다.
⑤ 통조림 속에 많이 있는 혐기성균이다.

3. 탄수화물이 산소가 없는 상태에서 분해되는 현상은? *2002년 2월, 2006년 12월, 2007년 12월 기출문제

① 단백질 억제효과
② 부패
③ 발효
④ 자가소화
⑤ 변패

4. 부패생성물에 해당되지 않는 것은? *2000년 1월 기출문제

① methane
② H_2S
③ mercaptan
④ lactic acid
⑤ 함질소 화합물

Interpretation

▶ 독버섯의 유독성분
*Amanitatoxin
*Muscarine, Muscaridine
*Psilocybin, Psilocin, Bufotenine
*Ibotenic acid, Muscimol
*Choline, Neurine
*Illudins
*Clitidine, Acromelic acid, Acromelic acid B

▶ ***산패**(rancidity)는 지방성분이 산소에 의해 산화되어 산성을 띠며, 악취가 나고 변색되는 현상이고, **부패**는 단백질이 혐기적인 상태에서 미생물에 의해 분해되어 악취와 유해물질을 생성하는 것이다.
***변패**는 단백질 이외의 성분 즉, 탄수화물과 지방 등이 미생물에 의해 변질되는 현상이고,
***발효**는 탄수화물이 산소가 없는 상태에서 분해되는 현상이다.

▶ 부패생성물에는 methane, H_2S, mercaptan, 함질소 화합물 등이 있다.

5. 세균수가 식품 1g당 얼마이면 초기 부패로 판정하는가?

* 2000년 1월, 2006년 12월, 2007년 12월, 2008년 12월 기출문제

① 102 ② 104

③ 105 ④ 108

⑤ 109

6. 곰팡이 속에 해당되는 것은?

① *bacillus*

② *micrococcus*

③ *rhizopus*

④ *pseudomonas*

⑤ *serratia*

7. 음료수에서 대장균군을 검사하는 이유는?

* 2000년 1월, 2001년 1월, 2004년 12월 기출문제

① 바이러스 존재여부를 파악하기 위해서

② 대장균 자체가 병원균이므로

③ 분변 오염여부를 파악하기 위하여

④ 대장균 생존여부로 다른 병원균 존재여부를 확인하기 위하여

⑤ 외계에서 저항력이 가장 강한 세균이므로

8. 채소류 음료에 쓰이는 보존료(방부제)는? * 2005년 12월 기출문제

① 안식향산

② 프로피온산

③ 소르빈산

④ 디히드로초산

⑤ 파라옥시안식향산 부틸

9. 세균성 식중독의 특징과 관계없는 것은? * 2007년 12월 기출문제

① 면역성이 없다.

② 잠복기는 경구 감염병보다 길다.

③ 균의 양이 미량으로는 나타나지 않는다.

④ 식품에서 사람으로 최종 감염되며, 2차 감염은 없다.

⑤ 예방은 균의 증식억제로 가능하다.

Interpretation

▶ ***안식향산**(benzoic acid) : 과일, 채소류 음료, 혼합음료 등
***프로피온산**(propionate) : 빵, 치즈에, 소르빈산(sorbic acid)은 치즈, 된장, 고추장 등
***디히드로초산**(dehydroacetic acid)은 치즈, 버터, 마가린
***파라옥시 안식향산 부틸**(phydroxybenzoic acid) : 간장, 식초, 청량음료, 과일소스 등에 대한 사용기준이 각각 설정되어 있다.

10. 인축공통감염병이 아닌 것은? *2006년 12월, 2007년 12월 기출문제

① 결핵, 탄저
② 파상열, 야토병
③ 백일해
④ 돼지단독
⑤ 파상열

11. 동물에게는 유산, 사람에게는 열병을 일으키는 질환은? *2008년 12월 기출문제

① 탄저 ② 큐열
③ 결핵 ④ 돼지단독
⑤ 파상열

12. 타르색소를 사용할 수 없는 식품류는? *2001년 1월, 2009년 12월 기출문제

① 청량음료수
② 과자류
③ 사탕류
④ 빙과류
⑤ 건강보조식품

13. 보존료 중 사용할 수 없는 방부제는?

① 에틸안식향산
② 디히드로초산
③ 솔빈산
④ 메틸안식향산 에스텔
⑤ 프로피온산 나트륨

14. 경구 감염병의 특성과 거리가 먼 것은?

① 수인성 전파가 가끔 일어난다.
② 균이 미량이라도 감염된다.
③ 잠복기가 비교적 길다.
④ 잠복기가 비교적 짧다.
⑤ 2차 감염이 드물지만 있다.

Interpretation

Interpretation

15. 환경오염물질의 농도가 높은 먹이를 먹게 되는 고등동물은?
① 사슴　② 소
③ 염소　④ 돼지
⑤ 대머리 독수리

16. 어류가 육류보다 부패하기 쉬운 원인이 아닌 것은?
* 2009년 12월 기출문제
① 근육의 구조가 단순하고 조직이 연하다.
② 육류에 비해 수분이 많다.
③ 육류에 비해 세균, 효소가 많다.
④ 천연적인 면역소가 적다.
⑤ 육질이 산성이다.

17. 박테리오파지에 대한 설명으로 틀린 것은? * 2001년 1월 기출문제
① 파지란 세균에 기생하는 바이러스의 일종이다.
② 숙주 특이성이 있으며, 살아있는 세균에만 기생한다.
③ 열에 약하다.
④ 약품에 대한 살균력은 일반세균보다 강하여 약품에 의한 살균 효과는 약하다.
⑤ 숙주 특이성이 없다.

18. 수중세균이 아닌 것은? * 2001년 1월, 2007년 12월 기출문제
① *pseudomonas*
② *moraxella*
③ *flavobacterium*
④ *acinetobacter*
⑤ *bacillus*

19. 어패류에 의해 매개되는 기생충이 아닌 것은?
① 간디스토마
② 폐디스토마
③ 아니사키스
④ 요코가와흡충
⑤ 십이지장충

20. 식품저장법 중 삼투압 원리를 이용한 저장법은?
*2005년 12월 기출문제

① 건조법
② 가열법
③ 염장법
④ 냉동법
⑤ 보존료 첨가법

21. 우유의 유통과정 중 이상적인 온도는? *2009년 12월 기출문제

① 0°C 이하
② 5°C 이하
③ 0~10°C
④ 10~15°C
⑤ 20°C 이하

22. 토양세균 속에 해당되지 않는 것은?
*2001년 1월, 2002년 12월, 2007년 12월 기출문제

① *bacillus* 속
② *micrococcus* 속
③ *rhizopus* 속
④ *pseudomonas* 속

23. 신선한 어류에서 우점종으로 나타낸 세균 속은?
*2008년 12월 기출문제

① *salmonella*
② *clostridium*
③ *aspergillus*
④ *pseudomonas*
⑤ *bacillus*

24. 곰팡이를 제거하기 위한 적당한 수분함량은?
*2002년 2월, 2007년 12월 기출문제

① 14% 이하 ② 16% 이하
③ 20% 이하 ④ 25% 이하
⑤ 30% 이하

Interpretation

25. 알레르기를 유발하는 히스타민 생성균은?

* 2006년 12월, 2008년 12월, 2009년 12월 기출문제

① *Proteus morganii*
② *Staphylococcus aureus*
③ *Bacillus cereus*
④ *Listeria monocytogenesis*
⑤ *Pseudomonas aeruginosa*

26. 식품을 보관하는 냉장고의 냉장온도는? * 2005년 12월 기출문제

① −18°C 이하
② −5°C 이하
③ 0°C 이하
④ 0~10°C 이하
⑤ 18°C 이하

27. 식품의 산패란 주로 무엇이 변질된 것인가? * 2006년 12월 기출문제

① 단백질 ② 지방
③ 비타민 ④ 탄수화물
⑤ 무기질

28. 식품 중의 생균수 안전한계는?

* 2000년 1월, 2002년 12월, 2005년 12월 기출문제

① 102/g ② 103/g
③ 105/g ④ 107/g
⑤ 108/g

29. 청매의 '아미그다린'이 분해되어 독작용을 나타내는 물질은?

① 청산(HCN)
② 아민(amine)
③ 알코올(alcohol)
④ 솔라닌(solanine)
⑤ 아트로핀(atropine)

Interpretation

30. 저온 장시간살균(pasteurization)법은 몇 ℃에서 몇 분간 가열하는가? *2002년 12월, 2006년 12월 기출문제

① 63℃, 30분간 가열
② 71℃, 5분간 가열
③ 130℃, 3분간 가열
④ 95℃, 30분간 가열
⑤ 100℃, 10분간 가열

31. 화농성 상처로 인하여 발생 가능한 식중독은?
*2006년 12월, 2007년 12월 기출문제

① 포도상구균 식중독
② 살모넬라 식중독
③ 보툴리누스 식중독
④ 대장균 식중독
⑤ 보툴리누스 식중독

32. 금속성 용기로부터 용출되어 식품위생상 문제를 야기할 수 있는 유해물질이 아닌 것은? *2009년 12월 기출문제

① 구리 ② 카드뮴
③ 납 ④ 아연
⑤ 페놀

33. 예르시니아 식중독균의 특징은? *2002년 2월 기출문제

① 그람음성의 구균
② 편모가 없다.
③ 협막을 형성한다.
④ 호기성 호흡을 한다.
⑤ 5℃ 전후에서도 증식한다.

34. 테트로도톡신은 복어의 어느 부위에 가장 많은가?
*2002년 12월, 2005년 12월, 2006년 12월, 2007년 12월, 2009년 12월 기출문제

① 근육 ② 간
③ 내장 ④ 피부
⑤ 알

Interpretation

▶ **식품의 가열살균 방법**
*저온 장시간살균(LTLT)
60~65℃, 30분
*고온 단시간살균(HTST)
71℃, 15초
*고온 장시간살균(HTLT)
95~120℃, 30~60분
*초고온 순간살균(UHT)
130~135℃, 2~3초
*자비살균
100℃, 10분
*초음파 가열살균
초음파, 1분

35. 조개류의 서식 지역에 따른 유독화의 원인은?

① 세균류 ② 플랑크톤
③ 윤충류 ④ 원충류
⑤ 곰팡이류

36. '고시폴'의 독성분을 함유하는 식품은?

*2002년 2월, 2002년12월, 2009년 12월 기출문제

① 곰팡이 ② 버섯
③ 면실유 ④ 미나리
⑤ 청매

37. 경구 감염병에 관한 설명 중 옳지 않은 것은?

*2007년 12월 기출문제

① 병원체가 음식물 등을 통하여 경구로 침입, 감염되는 질병
② 경구 감염병은 2차 감염이 일어난다.
③ 경구 감염병은 많은 양의 균이 경구적으로 침입되어야 감염된다.
④ 경구 감염병에는 세균에 의한 것과 Virus에 의한 것이 있다.
⑤ 고유숙주에서 고유숙주로 감염된다.

38. 유기수은에 오염된 식품을 섭취 시 일으키는 질병은?

*2002년 2월, 2008년 12월 기출문제

① 카네미유증
② 이타이이타이병
③ 미나마타병
④ 쯔쯔가무시병
⑤ 레이노이드병

39. 바이러스에 의한 감염병이 아닌 것은? *2009년 12월 기출문제

① 천연두(두창)
② 소아마비(폴리오)
③ 유행성 출혈열(신증후출혈열)
④ 천열
⑤ 발진티푸스

Interpretation

▶ 발진티푸스 : 절지동물을 매개로 하는 *Rickettsia*류에 의한 감염증

Interpretation

40. 치명률이 가장 높고 신경증상을 나타내는 식중독 원인균은?
*2005년 12월, 2007년 12월 기출문제

① 살모넬라균
② 보툴리누스균
③ 포도상구균
④ 대장균
⑤ 리스테리아균

41. 경피감염이 되며 빈혈, 식욕부진, 피부건조 등을 일으키는 기생충은?
*2006년 12월 기출문제

① 십이지장충
② 회충
③ 요충
④ 동양모양선충
⑤ 편충

42. 민물고기를 생식하지 않아도 간디스토마에 감염되는 경우는?

① 공기 전파
② 야채생식
③ 왜우렁이 생식
④ 민물고기를 요리한 도마를 통한 감염
⑤ 쇠고기의 생식

43. 어패류에 의해 매개되는 기생충이 아닌 것은?

① 간디스토마
② 폐디스토마
③ 아니사키스
④ 요코가와 흡충
⑤ 십이지장충

44. 폐흡충의 충란이 가재나 게에 침입하여 마지막으로 변태한 형태는?

① 포자낭충 ② 유충
③ 피낭유충 ④ 유미유충
⑤ 선모충

45. 사람에게는 열병, 동물에게는 유산을 일으키는 인축공통감염병은? *2003년 12월, 2008년 12월 기출문제

① 탄저
② 브루셀라(파상열)
③ 야토병
④ Q열
⑤ 렙토스피라증

46. 식품으로 인한 질병과 관계가 없는 것은?

① 장티푸스, 콜레라
② 성홍열, 콜레라
③ 유행성 간염, 결핵
④ 야토병, 브루셀라증
⑤ 두창, 광견병

47. 법랑 제품의 용기에서 식품으로 이행될 가능성이 있는 금속은? *2006년 12월 기출문제

① 안티몬 ② 크롬
③ 철 ④ 구리
⑤ 망간

48. BHT, BHA는 어느 식품의 산화를 방지하기 위한 것인가? *2002년 2월, 2008년 12월 기출문제

① 탄수화물 산화방지제
② 단백질 산화방지제
③ 유지 산화방지제
④ 유당 산화방지제
⑤ 비타민 산화방지제

49. 항문의 소양감을 일으키는 기생충은? *2006년 12월, 2008년 12월 기출문제

① 회충 ② 편충
③ 요충 ④ 촌충
⑤ 구충

Interpretation

▶ ***두창** : 두창 바이러스 감염에 의한 급성 전염병 질환
***광견병** : 광견병에 걸린 개, 고양이 등에 물렸을 때 중추신경계의 급성 바이러스 감염에 의해 발생되는 질환

▶ BHT(디부틸히드록시톨루엔)
BHA(부틸하이드록시아니솔)

50. WHO가 정의한 식품위생에 해당되지 않는 것은?
* 2009년 12월 기출문제

① 식품의 생육
② 식품의 생산
③ 식품의 제조
④ 식품의 폐기
⑤ 식품의 안전성

51. 식품위생법의 정의에 해당되지 않는 것은?
* 2001년 1월, 2005년 12월, 2009년 12월 기출문제

① 영양 ② 식품
③ 첨가물 ④ 기구 및 용기
⑤ 포장

52. 식품미생물 검사를 위해 검체를 채취하여 유지해야 할 기준 온도는?
* 2007년 12월 기출문제

① 0°C ② 5°C 이하
③ −5°C 이하 ④ 10°C 이하
⑤ 20°C 이하

53. 식품보존방법에 해당되지 않는 것은?
* 2005년 12월 기출문제

① 염장 ② 건조
③ 당장 ④ 수장
⑤ 농축

54. 미생물의 생육을 억제시킬 수 있는 염장법의 농도는?
* 2008년 12월 기출문제

① 10% ② 20%
③ 30% ④ 40%
⑤ 50%

55. 식품위해요소 중점관리기준은?
* 2008년 12월 기출문제

① WHO ② HACCP
③ GDP ④ GMP
⑤ TLM

Interpretation

56. 식품의 냉장과 가장 관계가 적은 것은?

＊2004년 12월, 2006년 12월, 2007년 12월 기출문제

① 자기소화 지연
② 식품의 신선도 단기유지
③ 미생물 증식저지
④ 변질의 지연
⑤ 병원미생물의 사멸

Interpretation

57. 소금의 방부작용은?

＊2002년 12월, 2006년 12월 기출문제

① 삼투압작용
② 단백질의 분해
③ 미생물의 증식
④ 산소분압 증가
⑤ 상승 증발

▶ 소금이 미생물의 생육을 억제하는 이유는 식품 내의 수분활성 저하, 산소분압의 감소, Cl^-의 독작용, 삼투압에 의한 원형질 분리 등이다.

58. 다음 중 몇 % 이상의 식염농도에서 미생물의 발육이 억제되는가?

＊2004년 12월 기출문제

① 3% ② 5%
③ 7% ④ 10%
⑤ 20%

59. 미생물의 생육을 억제시킬 수 있는 당의 농도는?

＊2002년 2월, 2004년 12월, 2005년 12월, 2009년 12월 기출문제

① 20% ② 30%
③ 50% ④ 70%
⑤ 10%

60. 식품의 보존에 관해 옳게 설명된 것은?

＊2002년 2월, 2006년 12월 기출문제

① 저온살균 처리한 식품에는 미생물이 존재하지 않는다.
② 냉동식품은 식품의 질을 향상시킨다.
③ Aw가 낮을수록 미생물은 잘 번식한다.
④ 호기성 부패세균의 방지는 통조림법이 좋다.
⑤ 염장처리 식염의 농도는 3%가 좋다.

61. 중온균의 발육최적온도는? *2002년 2월, 2005년 12월 기출문제

① 5~15°C ② 25~40°C
③ 40~60°C ④ 70~80°C
⑤ 85~90°C

62. 산소의 존재유무와 상관없이 증식하는 미생물 그룹을 무엇이라 하는가?

① 호기성 균
② 혐기성 균
③ 염기성 균
④ 편성 혐기성 균
⑤ 통성 혐기성 균

63. 미생물 증식곡선의 순서가 맞게 된 것은?

① 유도기→ 대수기→ 정지기→ 사멸기
② 유도기→ 대수기→ 사멸기→ 정지기
③ 사멸기→ 유도기→ 대수기→ 정지기
④ 사멸기→ 대수기→ 정지기→ 사멸기
⑤ 사멸기→ 대수기→ 정지기→ 대수기

64. 육류의 사후변화와 관계가 없는 것은?
*2004년 12월, 2005년 12월 기출문제

① 가수분해
② 사후강직
③ 부패
④ 자가소화
⑤ 강직해제

65. 어류의 사후변화 순서는? *2005년 12월, 2009년 12월 기출문제

① 사후강직 → 강직해제 → 자가소화 → 부패
② 사후강직 → 자가소화 → 강직해제 → 부패
③ 사후강직 → 부패 → 자가소화 → 강직해제
④ 자가소화 → 강직해제 → 사후강직 → 부패
⑤ 자가소화 → 사후강직 → 강직해제 → 부패

Interpretation

▶ '유대정사'로 외울 수 있다.

▶ '사강자부'로 외울 수 있다.

66. 육질화의 변화과정은? *2002년 2월, 2007년 12월 기출문제

① 중성(pH 7.3) → 사후강직 되면 산성(pH 5.5) → 부패되면 알칼리성(pH 11.0)
② 산성(pH 5.5) → 사후강직 되면 중성(pH 7.3) → 부패되면 알칼리성(pH 11.0)
③ 알칼리성(pH 11.0) → 사후강직 되면 중성(pH 7.3) → 부패되면 산성(pH 5.5)
④ 부패되면 알칼리성(pH 11.0) → 사후강직 되면 산성(pH 5.5) → 중성(pH 7.3)
⑤ 중성(pH 7.3) → 부패되면 알칼리성(pH 11.0) → 사후강직 되면 산성(pH 5.5)

Interpretation

▶ '주산알'로 외우면 쉽다.

67. 미생물과 관련없는 것은? *2000년 1월, 2007년 12월 기출문제

① 단백질 억제효과
② 부패
③ 발효
④ 자가소화
⑤ 변패

▶ **자가소화** : 생태계 내에서 죽은 동물이 조직 내에 있던 효소작용에 따라 차차 분해되는 현상

68. 탄수화물과 지방 등이 미생물에 의해 변질되는 현상은? *2008년 12월 기출문제

① 발효 ② 변패
③ 자가소화 ④ 숙성
⑤ 부패

▶ **산패**(rancidity)는 지방 성분이 산소에 의해 산화되어 산성을 띠며, 악취가 나고 변색되는 현상이고, **부패**는 단백질이 혐기적인 상태에서 미생물에 의해 분해되어 악취와 유해물질을 생성하는 것이며, **변패**는 단백질 이외의 성분 즉, 탄수화물과 지방 등이 미생물에 의해 변질되는 현상이고, **발효**는 탄수화물이 산소가 없는 상태에서 분해되는 현상이다.

69. 단백질 억제효과란? *2003년 12월, 2009년 12월 기출문제

① 지방으로부터 단백질을 얻는 것
② 미생물의 분해
③ 미생물에 의한 단백질 합성
④ 탄수화물과 단백질이 공존 시 미생물이 탄수화물을 먼저 에너지원으로 이용하는 현상
⑤ 단백질이 탄수화물로 되는 것

70. 유지의 변패도를 측정하는 지표로 이용되지 않는 것은?
*2002년 2월 기출문제

① 과산화물가
② TBA가
③ carbonyl가
④ 휘발성 염기질소량
⑤ 산가

71. 유지의 자동산화에 의해서 생성된 물질로 식품에 악영향을 미치고 경구적으로 섭취되면 생체 내 효소의 활성을 저해하여 독성을 나타내는 물질은?

① hydro peroxide
② mercaptan
③ glucose
④ aldehyde
⑤ melanoidine

72. 부패를 판정하는 방법 중 가장 기초적인 방법은?
*2002년 2월, 2003년 12월, 2007년 12월 기출문제

① 관능적 방법
② 미생물학적 방법
③ 휘발성 환원물질 측정
④ Histamine 측정
⑤ 휘발성 염기질소 측정법

Interpretation

▶ 탄수화물과 단백질이 공존 시 미생물이 탄수화물을 먼저 에너지원으로 이용하는 현상이 단백질 억제효과임

▶ **관능적 방법**이란 냄새를 맡아 보는 것, 조직의 변화 상태를 보는 것, 색깔의 변화 상태를 보는 것, 불쾌한 맛을 보는 것 등을 말한다.

73. 부패의 판정방법 중 관능적 판정방법의 시험항목에 해당되지 않는 것은? *2002년 2월, 2005년 12월, 2008년 12월 기출문제

① 냄새의 발생유무
② 조직의 변화상태
③ Histamine 생성유무
④ 색깔의 변화상태
⑤ 불쾌한 맛의 발생유무

74. 어패류의 신선도 저하와 더불어 감소하는 것은?
*2004년 12월 기출문제

① Trimethyl amine oxide
② 생균수
③ 암모니아
④ 휘발성염기질소
⑤ pH

75. 어패류 부패 시 비린내의 원인물질은?
*2002년 2월, 2005년 12월, 2006년 12월, 2007년 12월, 2008년 12월 기출문제

① trimethylamine
② methane
③ skatol
④ methanol
⑤ urea

76. 부패 판정에 이용되는 부패생성 물질이 아닌 것은?
*2000년 1월 기출문제

① 암모니아
② 유기산
③ dimethylamine
④ glycogen
⑤ trimethyamine

Interpretation

▶ 부패의 판정방법 중
*관능적 판정법에는 냄새의 발생유무, 조직의 변화상태, 색깔의 변화상태, 불쾌한 맛의 발생유무 등이 있다.
*물리적 판정법에는 전기저항, 점성, 탄성, 경도 등이 있다.
*화학적 판정법에는 pH 측정, 휘발성 유기산 측정, 암모니아 측정, trimethylamine측정, Histamine 생성유무 측정, 휘발성 아민의 측정, 어육의 단백질 침전 반응 검사, 과산화물가, 카르보닐가 측정 등이 있다.
*생물학적 판정법에는 생균수 측정 등이 있다.

▶ 산패생성물은 aldehyde, alcohol, ester, ketone 등이고, 부패생성 물질은 암모니아, 유기산, dimethylamine, trimethyamine, methane, 함질소화합물, mercaptan, H_2S 등이 있다.

77. 미생물이 관여하는 사항이 아닌 것은? *2007년 12월 기출문제

① 갈변 ② 부패
③ 발효 ④ 증식
⑤ 변패

78. 식품 중의 생균수를 측정하는 목적은? *2002년 2월 기출문제

① 감염병균의 여부를 알기 위하여
② 식중독균의 여부를 알기위하여
③ 분변세균의 오염여부를 알기 위하여
④ 신선도의 여부를 알기 위하여
⑤ 식품의 산패여부를 알기 위하여

79. 세균수가 식품 1g당 얼마이면 부패로 판정하는가?
*2000년 1월, 2006년 12월, 2007년 12월, 2008년 12월, 2009년 12월 기출문제

① $10^{2\sim4}$ ② $10^{3\sim4}$
③ $10^{5\sim6}$ ④ $10^{7\sim8}$
⑤ $10^{9\sim15}$

80. 식품 중의 생균수 안전한계는? *2002년 12월, 2009년 12월 기출문제

① 10^2/g ② 103/g
③ 104/g ④ 105/g
⑤ 106/g

81. 식중독을 유발할 수 있는 세균수는 식품 1g 당 얼마인가?
*2008년 12월 기출문제

① 10^2/g ② 103/g
③ 104/g ④ 105/g
⑤ 106/g

82. 수분활성치[Water activity, Aw]에 관한 설명 중 틀린 것은?
*2006년 12월 기출문제

① 밀폐용기 내 수증기압과 최대 증기압의 비로 표시한다.
② 미생물이 이용할 수 있는 수분을 나타낸 것이다.
③ 일반 세균의 증식 가능한 Aw는 0.96 이상이다.
④ 효모의 증식 가능한 Aw는 0.88 이상이다.
⑤ 곰팡이의 증식 가능한 AW는 0.90 이상이다.

Interpretation

▶ 식품 1g 당 세균수가 얼마이면 부패로 판정하는가? $10^{7\sim8}$/g

▶ 식품 중의 생균수 안전한계는? 105/g

▶ 식중독을 유발할 수 있는 세균수는? 106/g

83. 미생물의 생육이 가능한 최저 수분 활성치(Aw)의 순서가 맞는 것은? ＊2006년 12월 기출문제

① 세균 > 곰팡이 > 효모
② 세균 > 효모 > 곰팡이
③ 곰팡이 > 효모 > 세균
④ 효모 > 곰팡이 > 세균
⑤ 효모 > 세균 > 곰팡이

84. 미생물의 생육을 완전히 저지할 수 있는 수분함량과 수분활성(Aw)은? ＊2002년 2월, 2007년 12월 기출문제

① 수분함량 14% 이하, Aw 0.60
② 수분함량 24% 이하, Aw 0.70
③ 수분함량 34% 이하, Aw 0.85
④ 수분함량 44% 이하, Aw 0.88
⑤ 수분함량 54% 이하, Aw 0.95

85. 곰팡이의 안전한 수분함량은? ＊2005년 12월 기출문제

① 수분함량 11% 이하
② 수분함량 12% 이하
③ 수분함량 13% 이하
④ 수분함량 14% 이하
⑤ 수분함량 15% 이하

86. 지질은 수분활성이 0.30 이하가 되면 산화되기 쉬운데, 그 이유는?

① 효소의 활성
② 산소의 공격
③ 지방산의 변경
④ 글리세롤의 변경
⑤ aldehyde의 생성

87. 수분이 많은 식품에서 주로 형성되는 micro flora는? ＊2004년 12월 기출문제

① 곰팡이 ② 세균
③ 원충 ④ 효모
⑤ 바이러스

Interpretation

▶ 모든 미생물의 생육이 정지되는 Aw는 0.6 이하이다. 즉, 식품을 실온에 방치할 때 미생물의 침해를 받지 않는 수분활성치는 0.60 이하이다.

▶ 내건성 미생물이 증식할 수 없는 최저수분의 양은 14% 이하이다.

88. 식품의 Micro flora 형성에 관해 잘못된 설명은?

*2000년 1월, 2005년 12월 기출문제

① 염장식품에는 호염균이 많이 번식한다.
② 당류를 함유한 산성 식품에는 유산균이 많다.
③ 함수량이 많은 식품에는 곰팡이가 잘 번식한다.
④ 세균은 곰팡이보다 먼저 서식한다.
⑤ 일반 식품에는 비병원성 식품 미생물이 많이 서식하고 있다.

89. 자외선에 대한 설명이 잘못된 것은? *2001년 1월 기출문제

① 피부점막에 장애를 가져올 수 있다.
② 물체 내부까지 깊숙한 투과력을 갖지 못한다.
③ 가장 살균력이 있는 파장은 2,850~3,100Å이다.
④ 15W 살균 등의 경우 20cm 직하에서 대장균이 1분 이내에 사멸한다.
⑤ 가시광선보다 파장이 짧다.

90. 방사선 조사에 대한 설명 중 바르지 못한 것은?

① ^{60}Co−r선, ^{137}Cs−r선, ^{90}Sr−r선 등이 이용된다.
② 동위원소에서 방사되는 전리방사선을 식품에 조사하여 살균하는
방법이다.
③ 투과력이 약하기 때문에 식품의 심부까지는 살균할 수 없다.
④ 살균, 살충, 생육억제, 품질개량 등의 목적으로 이용된다.
⑤ 안정성을 비롯해 여러 문제점이 남아 있다.

91. 고온에서 미생물이 사멸하는 이유는?

① 효소단백질의 변성
② 지방질의 변화
③ 당류의 변화
④ 무기질의 파괴
⑤ 비타민의 파괴

Interpretation

▶ 함수량이 많은 식품에는 세균이 잘 번식한다.

▶ 가장 살균력이 있는 파장은 2,400~2,800Å이다.
*자외선 살균은 식품의 품질에 영향을 거의 미치지 않고, 취급이 쉽다. 실내공기, 각종 음료수 등의 살균에 이용되고, 2,600Å 부근에서 살균작용이 강하다. 하지만, 물체 내부까지 깊숙한 투과력을 갖지는 못한다.

▶ 방사선은 투과력이 강하기 때문에 식품의 심부까지 살균할 수 있는 장점이 있다.

92. 식기, 도마, 주사기의 소독법은?

* 2001년 1월, 2007년 12월, 2008년 12월 기출문제

① 고압증기소독법
② 석탄산소독법
③ 자비소독법
④ 간헐멸균법
⑤ 화염멸균법

93. 화염멸균방법으로 소독할 수 없는 것은? * 2006년 12월 기출문제

① 자기제품 ② 백금이
③ 핀셋 ④ 금속류
⑤ 배지

94. 분변소독에 가장 저렴하고 소독이 쉬운 소독제는?

* 2006년 12월 기출문제

① 알코올
② 승홍
③ 석탄산
④ 생석회
⑤ 과산화수소

95. 조리 전에 손을 소독할 때 가장 적당한 소독제는?

* 2007년 12월, 2008년 12월 기출문제

① 알코올
② 역성비누
③ 승홍수
④ 석탄산
⑤ 크레졸 비누액

96. 소독제가 갖추어야 할 조건에 해당되지 않는 것은?

* 2005년 12월 기출문제

① 살균력이 강할 것
② 석탄산계수가 클 것
③ 저렴하고 구입이 용이할 것
④ 향기가 나게 할 것
⑤ 사용방법이 간단할 것

Interpretation

▶ ***소독**은 대상물에서 병원균을 사멸시켜 감염을 방지하는 것이고, **방부**란 세균의 증식을 저지하는 것이다.
멸균은 대상식품을 무균상태로 만드는 것인데 아포형성균의 멸균에는 간헐살균이 이용되기도 한다.

▶ 배지, 초자기구 등은 고압증기멸균기를 사용하여 멸균한다.

▶ 결핵균에 대한 소독은 승홍수, 70% 알코올, 크레졸 비누액, 석탄산수 등이 효과가 있고, 소독 효과가 가장 약한 것은 **역성비누**이다.
이 역성비누는 조리 전 손을 소독할 때 가장 적당한 소독제이기도 하다.

97. 우유살균 시 온도기준은 어느 균의 사멸온도 이상이어야 하는가? *2008년 12월 기출문제

① 장티푸스균 ② 비브리오균
③ 결핵균 ④ 연쇄구균
⑤ 디프테리아균

98. Pasteurization이란 몇 °C에서 몇 분간 가열하는 것을 말하는가? *2002년 12월, 2006년 12월 기출문제

① 63°C, 30분간
② 90°C, 50분간
③ 100°C, 30분간
④ 120°C, 30분간
⑤ 121°C, 30분간

99. 우유의 고온살균은? *2007년 12월 기출문제

① 63°C, 30분
② 71°C, 15초
③ 100°C, 15초
④ 90°C, 30초
⑤ 121°C, 1초

100. 비중이 1.028~1.034, 지방질 함량이 3.0%, pH 8.5 이하 등은 무슨 검사와 관계있나? *2008년 12월 기출문제

① 어류 신선도검사
② 계란의 부패검사
③ 우유검사
④ 단백질 부패검사
⑤ 지방의 부패검사

101. 우유의 위생검사가 아닌 것은? *2009년 12월 기출문제

① 결핵 검사
② phosphatase 검사
③ 비중 검사
④ 파상열 검사
⑤ Q열 검사

Interpretation

▶ pasteurization (저온 장시간 살균)

▶ 우유소독에서 유의해야 할 점은 유해한 균만 살균, 저온살균법, 영양과 맛의 보존, 소독 후 즉시 냉장을 요함 등이다.

▶ Phosphatase는 우유의 살균지표 물질이다.

102. 건열멸균기의 사용온도와 시간은? *2009년 12월 기출문제

① 160~170°C , 30~60분

② 120°C, 20~30분

③ 121°C, 15~20분

④ 150°C, 1~20분

⑤ 150°C, 15~20분

103. 식품공장의 바닥과 벽면의 설계 중 둥글리는 이유는?

*2008년 12월 기출문제

① 위험방지 ② 배수용이

③ 미관상 ④ 청소용이

⑤ 화재방지

104. 토양미생물 중 그 수가 가장 많은 균으로서 부패에 관여하는 균은? *2001년 1월, 2002년 12월 기출문제

① 세균 ② 곰팡이

③ 효모 ④ 원충

⑤ 바이러스

105. 자연계에 가장 널리 분포하고 있으며, 식품오염의 주역으로 알려진 미생물은? *2006년 12월 기출문제

① *Bacillus*

② *Micrococcus*

③ *Serratia*

④ *Salmonella*

⑤ *Aerobacter*

106. 호기성이며 전분 분해력이 강한 내열성 아포를 형성하는 균 속은? *2000년 2월, 2005년 12월 기출문제

① *Proteus*

② *Bacillus*

③ *Salmonella*

④ *Clostridium*

⑤ *Vibrio*

Interpretation

▶ Bacillus

대부분의 그람양성, 호기성, 포자 형성균을 포함하는 미생물

*세균의 내열성이 가장 클 때는 pH가 중성일 때

*세균의 번식이 양호한 때는 pH가 5~6일 때

107. 부패세균인 슈도모나스(Pseudomonas)에 관한 설명 중 잘못된 것은? *2006년 12월, 2007년 12월 기출문제

① 대부분 혐기적인 조건에서 번식한다.
② 단백질, 유지의 분해력이 강하다.
③ 증식속도가 빠름
④ 방부제에 대하여 저항성이 강함
⑤ 많은 균종이 저온에서 잘 증식

108. 신선한 어류에서 우점종으로 나타나는 세균 속이며, 어류의 부패 미생물 중 대표적인 것은? *2002년 12월, 2008년 12월 기출문제

① *Salmonella*
② *Clostridium*
③ *Aspergillus*
④ *Pseudomonas*
⑤ *Bacillus*

109. 부패세균으로 우유를 청색으로 변화시키는 균은?

*2000년 1월, 2005년 12월, 2008년 12월 기출문제

① *Pseudomonas aeruginosa*
② *Bacterium lactis erythrogense*
③ *Clostridium lentoputrecens*
④ *Pseudomonas fluorescen*
⑤ *Pseudomonas suboxydans*

110. 토양세균 속에 해당되지 않는 것은?

*2001년 1월, 2002년 12월, 2005년 12월 기출문제

① *Bacillus* 속
② *Micrococcus* 속
③ *Rhizopus* 속
④ *Pseudomonas* 속
⑤ *Clostridium* 속

Interpretation

▶ 슈도모나스는 어류의 부패미생물 중 대표적인 것이고, 단백질, 유지의 분해력이 강하며, 증식속도가 빠르다.
방부제에 대하여 저항성이 강하고, 많은 균종이 저온에서 잘 증식하며, 그람음성, 무아포성 편모를 가진 간균이다.
황록색의 색소를 생산하기도 한다. 20~30℃에서 자라는 균이 많다.

▶ 부패세균으로 우유를 청색으로 변화시키는 균은 *Pseudomonas aeruginosa* 이고, 녹색으로 변화시키는 균은 *Pseudomonas fluorescens* 이며, 겨울철 생유에 발생하면 고미유(苦味乳)의 원인이 되는 세균은 *Pseudomonas fluorescens* 이다.

111. Allergy성 식중독을 일으키는 세균은?
* 2000년 1월, 2003년 12월, 2005년 12월, 2006년 12월, 2008년 12월, 2009년 12월 기출문제

① *Proteus morganii*
② *Pseudomonas fluororescensi*
③ *Proteus vulgaris*
④ *Proteus rettgeri*
⑤ *Serratia marcescens*

112. Allergy 식중독과 관련이 있는 것은?
* 2002년 2월, 2006년 12월 기출문제

① Enterotoxin
② Mycotoxin
③ Ergotoxin
④ Histamine
⑤ Neurotoxin

113. 알레르기를 유발하는 히스타민의 양은? * 2006년 12월 기출문제

① 100 mg% 이상
② 200 mg% 이상
③ 250 mg% 이상
④ 300 mg% 이상
⑤ 400 mg% 이상

114. 식품을 혐기적인 상태에서 부패시키는 세균 속은?

① *Pseudomonas*
② *Clostridium*
③ *Proteus*
④ 조류
⑤ *Serratia*

Interpretation

▶ *Proteus* 속은 장내세균의 일종으로 37°C 부근에서 발육하며 그람 음성균으로, Histamine을 축적하고, 동물성 식품의 부패균이며, 전분질 분해력은 약한 알레르기성 식중독 세균이다.

115. 식품과 무관한 미생물은?

① *Bordetella pertussis*
② *Saccharomyces cerevisiae*
③ *Lactobacillus*
④ *Rhizopus*
⑤ *Clostridium botulinum*

Interpretation

▶ **Bordetella pertussis*는 감염병인 백일해의 병원체로 식품과 무관하다.
*청국장의 제조에 이용하는 미생물은 *Bacillus natto* 이다.
*발효식품에 유용한 미생물로는 *Bacillus natto*, *Aspergillus oryzae*, *Penicillium expansum*, *Lactobacillus bulgaris* 등이 있다.
* *Asp. oryzae* → 간장
* 맥주, 포도주 등 주류제조에 많이 이용되는 효모는 *Saccharomyces cerevisiae.*

116. 곰팡이에 대한 설명이다. 잘못된 것은?

*2001년 1월, 2005년 12월, 2008년 12월 기출문제

① 식품을 부패시키기도 한다.
② 식품공업에 이용하기도 하고 항생물질을 만들어 질병치료에 이용하기도 한다.
③ 대부분 호기성으로 산소가 있어야 번식한다.
④ 체외로 독소를 분비시켜 사람에게 질병을 유발하기도 한다.
⑤ 대부분 저온성이고 중성의 pH에서 잘 번식한다.

▶ 곰팡이는 산성식품과 과일류에 잘 번식하고, 고농도의 당 · 염을 함유한 탄수화물 식품에서 잘 번식하며, 항생제의 영향을 받지 않는다.
수분 10%의 건조식품이 외계에 노출되었을 때 온도가 상승시 잘 번식하고, 세균의 발육이 잘 안 되는 곳에서 잘 번식한다.
pH 4.0 이하에 식품이 보관될 때 발생하고, 일정한 건조도에 달하여 세균의 증식이 저지되었을 때 발생하며, 당 식품에서 잘 번식한다. 방부제가 첨가된 식품에서도 증식이 억제되지 않는다.

117. *Aspergillus flavus*가 Aflatoxin을 생산하는데 필요한 생육조건과 관계없는 것은?

*2005년 12월 기출문제

① 주요 기질은 탄수화물
② 최적습도 80% 이상
③ 최적온도 25~30°C
④ 기질수분 16% 이상
⑤ 기질의 pH 9 이상

▶ 곰팡이는 pH 4인 산성, 최적습도 80% 이상, 최적온도 25~30°C, 기질수분 16% 이상 식품에서 번식을 잘 한다. 기질이 탄수화물인 쌀, 보리 등의 곡물에서 번식을 잘 한다.

118. Aflatoxin을 생산하는 미생물은?

*2000년 1월, 2002년 2월, 2005년 12월, 2007년 12월, 2008년 12월 기출문제

① *Aspergillus oryzae*
② *Aspergillus*
③ *Aspergillus flavus*
④ *Aspergillus niger*
⑤ *Aspergillus awamori*

119. 쌀의 황변미를 일으키는 미생물은?

*2005년 12월, 2006년 12월 기출문제

① 원충류
② 곰팡이
③ 세균
④ 바이러스
⑤ 리케차

120. Aflatoxin에 대한 설명이다. 잘못된 것은?

*2005년 12월 기출문제

① 탄수화물이 풍부한 곡류에 많이 발생한다.
② 기질수분의 16% 이상 상대습도가 80~85% 이상에서 생성한다.
③ *Aspergillus flavus*가 생성한다.
④ 강산이나 강알칼리에서 쉽게 분해되어 불활성화 된다.
⑤ 열에 비교적 의하여 100°C에서 불활성화 된다.

121. 진독균인 aflatoxin에 대한 설명이다. 잘못된 것은?

*2005년 12월 기출문제

① 기온이 25~30°C에서 잘 형성된다.
② 발암성 등 독성이 문제가 되는 것은 주로 B_1과 M_1이다.
③ 비교적 열에 약하여 100~110°C에서 잘 파괴된다.
④ 비교적 산대습도가 높아야 잘 형성된다.
⑤ 탄수화물이 많이 함유한 곡물류에서 주로 생성된다.

Interpretation

▶ 열에 안정되어 있어서 270~280°C에서 불활성화 된다.

▶ 딸기, 채소, 밀감 등 원예작물의 부패에 관여하는 곰팡이 속은 *Rhizopus*
*과일이나 채소의 흑변 현상을 일으키는 곰팡이는 *Aspergillus niger*
*식품 변패에 관여하는 곰팡이 속은 *Mucor*

122. 대장균의 정성시험법의 순서로 옳은 것은?

*2003년 12월, 2006년 12월 기출문제

① 확정 – 추정 – 완전
② 추정 – 완전 – 확정
③ 추정 – 확정 – 완전
④ 확정 – 완전 – 추정
⑤ 완전 – 추정 – 확정

123. 대장균군의 특성은? *2000년 1월, 2004년 12월, 2009년 12월 기출문제

① 그람양성, 간균으로 유당을 분해하는 호기성, 통성혐기성 균이다.
② 그람양성, 구균으로 유당을 분해하는 호기성, 통성혐기성 균이다.
③ 그람음성, 간균으로 포자를 형성하지 않고 유당을 분해하는 호기성, 통성혐기성 균이다.
④ 그람음성, 구균으로 유당을 분해하는 호기성, 통성혐기성 균이다.
⑤ 그람음성, 구균으로 아포를 형성하고 편모를 갖지 않는다.

124. 대장균군이 검출되는 음료수를 오염수라고 하는 이유는?

*2001년 1월, 2004년 12월, 2005년 12월, 2007년 12월, 2008년 12월 기출문제

① 대장균은 병원을 유발하므로
② 대장균은 독소를 생성하기 때문에
③ 대장균이 검출되면 병원성 미생물이 생존해 있을 가능성 때문에
④ 분변오염의 지표가 되기 때문에
⑤ 대장균은 인축의 장내 상재균이기 때문에

125. 분변오염의 지표미생물은? *2006년 12월 기출문제

① 대장균 군
② 살모넬라균
③ 비브리오균
④ 포도상구균
⑤ 보툴리누스균

Interpretation

▶ 대장균군 검사법에는 추정시험, 확정시험, 완전시험, MPN법 등이 있는데, MPN이란 Most Probable Number의 약자로 대장균군의 MPN이란 검체 100mL 중 이론상 있을 수 있는 대장균군수를 말한다.

126. 대장균에 대해 바르게 설명한 것은? *2006년 12월 기출문제

① 감염병을 일으킨다.
② 식중독을 일으킨다.
③ 발효식품의 제조에 유용하다.
④ 분변세균의 오염지표이다.
⑤ 호흡기계 감염병의 존재를 알 수 있다.

127. 대장균군 검사 배지들로만 나열된 것은? *2008년 12월 기출문제

① LB, BGLB, EMB
② nutrient agar, glucose bouillon
③ SS, EMB, thioglycolate
④ nutrient agar, TCBS, mannitol salt agar
⑤ 감자배지, 맥아배지, 우유배지

128. 대장균군 검사용 배지인 BGLB의 조성은? *2007년 12월 기출문제

① peptone, lactose, sodium chloride, brom thymol blue
② peptone, lactose, brilliant green, bile gall
③ lactose, ethanol, agar, brilliant green
④ peptone, lactose, sodium chloride, sodium desoxycholate
⑤ peptone, lactose, eosin methylene blue

129. 냉동식품에 대한 분변오염의 지표가 되는 균은? *2004년 12월 기출문제

① 포도상구균 식중독
② 비브리오균 식중독
③ 장구균 식중독
④ 웰치 식중독
⑤ 병원성 대장균 식중독

Interpretation

▶ *병원성 대장균은 장관병원성, 장관조직 침입성, 독소병원성, 장관출혈성 등으로 분류된다.
*형태와 생화학적 성질이 일반 대장균과 같고, 혈청학적으로 일반 대장균과 구별된다.
*열에 비교적 약하므로 섭취 전 가열살균하면 안전하고, 어린이가 성인보다 증상이 심하게 나타난다.
*병원성 대장균 O-157 균주가 생성한 식중독의 원인 독소물질은 Vero toxin이다.

▶ 냉동식품에 대한 분변오염의 지표가 되는 균은 **장구균**이고, 냉동식품, 건조식품, 가열식품 등의 오염지표균으로 이용되는 미생물은 **대장균**이다.
대장균은 Gram음성인데 장구균은 양성이고, 대장균은 외계에서 저항성이 약한데 장구균은 강하다. 냉동식품에서 생산성은 장구균이 크고, 생육(生肉)에서의 검출률은 둘 다 낮으며, 건조식품에서 생산성은 장구균이 높다.

130. 원인식품이 달걀인 세균성 식중독은?

*2002년 12월, 2007년 12월, 2009년 12월 기출문제

① Salmonella
② 포도상 구균
③ Botulinus
④ vibrio균
⑤ 병원성 대장균

131. 감염형 식중독이 아닌 것은?

*2001년 1월, 2002년 2월, 2002년 12월, 2003년 12월, 2006년 12월, 2007년 12월 기출문제

① 살모넬라 식중독
② 황색포도상구균 식중독
③ 아리조나 식중독
④ 캄필로박터 식중독
⑤ 장염비브리오 식중독

132. 발열증상이 가장 심한 식중독은?

*2004년 12월, 2006년 12월, 2009년 12월 기출문제

① Salmonella 식중독
② Botulinus 식중독
③ 황색포도상구균 식중독
④ 병원성 식중독
⑤ Cereus 식중독

133. 마요네즈가 일으킬 수 있는 식중독은? *2008년 12월 기출문제

① 살모넬라 식중독
② 대장균 식중독
③ 포도상구균 식중독
④ 보툴리누스 식중독
⑤ 곰팡이독 식중독

Interpretation

▶ 우리나라에서 발생률이 가장 높은 식중독은 세균성 식중독이다.
*Salmonella 식중독에 해당되는 균으로는 *Sal. typhimurium*, *Sal. derby*, *Sal. enteritidis*, *Sal. thompson* 등이 있다.

▶ 감염형 식중독이란 독소에 의하지 않고, 세균 자체에 의한 것을 말한다.

134. Salmonella 식중독을 예방하기 위하여 가열하여야 할 온도와 시간은? *2006년 12월 기출문제

① 40°C에서 20분
② 50°C에서 45분
③ 55°C에서 10분
④ 60°C에서 20분
⑤ 60°C에서 5분

135. 장염 Vibrio 식중독의 원인균은 어느 것인가? *2000년 1월, 2002년 2월, 2002년 12월, 2005년 12월 기출문제

① *Salmonella*
② *Staphylococcus aureus*
③ *Vibrio cholera*
④ *Clostridium botulinum*
⑤ *Vibrio parahaemolyticus*

136. 식중독 발생 시 역학조사의 기본원칙과 관계가 적은 것은? *2006년 12월 기출문제

① 인지단계
② 현상단계
③ 해석단계
④ 실행단계
⑤ 방어단계

137. 장염 비브리오균의 특징은? *2001년 1월, 2003년 12월 기출문제

① 열에 약하다.
② 독소를 생성한다.
③ 아포를 형성한다.
④ 편모가 없다.
⑤ 20% 전후의 식염농도에서 잘 발육한다.

Interpretation

▶ 식중독 역학단계는, 진단을 확보하는 **인지단계** → 유해인자를 규명하는 **현상단계** → 유행 기작을 해석하는 **해석단계** → 유행 법칙을 발견하는 **구성단계** → 유행의 예방대책이 세워지는 **방어단계**로 이루어진다.

138. 장염 비브리오균 식중독의 주요 원인식품은?

*2002년 12월, 2006년 12월 기출문제

① 육류 및 그 가공품
② 우유 가공품
③ 난류 및 그 가공품
④ 전분 가공품
⑤ 어패류 및 그 가공품

139. 익히지 않은 어패류를 섭취함으로 감염되는 패혈증의 원인균은?

*2009년 12월 기출문제

① *Vibrio parahaemolyticus*
② *Vibrio*
③ *Salmonella enteritidis*
④ *Salmonella typhi*
⑤ *Vibrio vulnificus*

140. 3~4% 식염첨가 배지에서 잘 자라는 균은? *2007년 12월 기출문제

① *Staphylococcus aureus*
② *Salmonella enteritidis*
③ *Clostridium*
④ *Vibrio parahaemolyticus*
⑤ Clostridium botrlinum

141. *Vibrio parahaemolyticus*에 의한 식중독 설명 중 잘못된 것은?

*2003년 12월, 2008년 12월 기출문제

① 호염세균이어서 염분의 농도가 3~4% NaCl을 함유한 배지에서 잘 자란다.
② 이 균은 열에 강하여 가열에 의해 영향을 받지 않는다.
③ 원인식품은 주로 어패류이다.
④ 잠복기는 평균 10~18시간이다.
⑤ 주요증상은 위장 장애이다.

Interpretation

▶ **Vibrio parahaemolyticus*에 의한 식중독은 설사증이 나타나고 균의 분열시간이 10분 이내로 짧으며, 3~4% 식염함유 배지에서 잘 자라고, 잠복기는 평균 10~18시간이다.

*신선하지 않은 생선과 조개를 덜 익혀 먹을 때 발생하기 쉬운 식중독은 → 비브리오균 식중독

142. 식중독 및 화농의 원인균으로 내열성이 강한 장독소를 가진 식중독은? *2004년 12월, 2007년 12월, 2008년 12월, 2009년 12월 기출문제

① 포도상구균 식중독
② 살모넬라 식중독
③ 호염균 식중독
④ 보툴리누스 식중독
⑤ 프로테우스 식중독

Interpretation

▶ 장독소를 가진 식중독은 포도상구균 식중독과 보투리누스 식중독 등이다. 이 가운데 화농의 원인균으로 내열성이 강한 장독소를 분비하는 것은 포도상구균 식중독이 된다.

143. 다음 중 세균성 식중독이 아닌 것은? *2009년 12월 기출문제

① 포도상구균 식중독
② 살모넬라 식중독
③ 복어독 식중독
④ 보툴리누스 식중독
⑤ 프로테우스 식중독

144. 잠복기가 짧으면서 유제품이 원인식품이 되거나 손에 상처가 있는 식품취급자를 통하여 감염되기 쉬운 식중독은?
*2000년 1월, 2002년 12월, 2005년 12월, 2006년 12월, 2009년 12월 기출문제

① 살모넬라
② 장염비브리오 식중독
③ 보툴리누스균 식중독
④ 포도상구균 식중독
⑤ 프로테우스 식중독

145. 황색 포도상구균에 의한 세균성 식중독과 관계없는 것은?
*2004년 12월, 2005년 12월, 2008년 12월 기출문제

① 잠복기가 짧다.
② 독소는 내열성이다.
③ 원인식품은 우유, 전분질 식품이다.
④ 독소는 enterotoxin이다.
⑤ 신경독 증상을 나타낸다.

▶ 포도상구균 식중독은
① 원인균은 그람양성구균으로 편모가 없으며 비운동성인 황색포도상구균이다.
② 잠복기가 짧고 보통 한천배지에서 잘 발육하며 황색색소를 생성한다.
③ 장독소에 의해 발생하고 발열 증상이 없는 통성혐기성 세균이다.

146. Neurotoxin에 관한 설명 중 틀린 것은? *2006년 12월 기출문제

① 체외독소(Exotoxin)이다.
② 120°C에서 30분간 가열해도 파괴되지 않는다.
③ 혐기성 상태에서 생산된다.
④ 생성균은 *Clostridium botulinum*이다.
⑤ 신경계 증상을 나타낸다.

147. 통조림이 감염원이고 아포를 형성하며 치명률이 가장 높고 신경증상을 나타내는 신경친화성 식중독인 것은?
*2000년 1월, 2002년 2월, 2006년 12월, 2008년 12월, 2009년 12월 기출문제

① 살모넬라
② 장염비브리오
③ 포도상구균
④ 보툴리누스균
⑤ 프로테우스균

148. *Clostridium botulinum*의 특성이 아닌 것은?
*2004년 12월 기출문제

① 아포를 형성하며, 내열성이 강하다.
② 통조림, 진공포장 식품에 잘 번식한다.
③ 주모성 편모를 가지며 활발한 운동성 있다.
④ 호기성의 그람음성구균이다.
⑤ 균의 아포는 면역학적으로 A~G의 7가지 형으로 분류한다.

149. 주모성 편모를 가지며 활발한 운동성이 있는 균만으로 된 것은? *2006년 12월 기출문제

① 폐렴균, 포도상구균
② 살모넬라균, 살모넬라균
③ 대장균, 살모넬라균
④ 연쇄상구균, 대장균
⑤ 콜레라균, 장티푸스균

Interpretation

▶ *보툴리누스 식중독균 가운데 E형은 어류가 주 원인식품이고, 치사율은 30~80%로 높다. 아포는 120℃에서 4분 이상 가열하여야 사멸한다. 또한 이 균은 주모성 편모가 있어 활발한 운동성을 갖는다.
*호흡곤란, 연하곤란, 실성 등의 중독증상을 나타내며 잠복기가 12~36시간인 식중독은 보툴리누스 식중독이다.

▶ *Clostridium* 속은 혐기성 간균이고 단백질의 분해력이 강하며, 대부분 아포를 형성한다.

150. 식중독균 중 발열증상을 나타내지 않으면서도 열에 가장 강한 식중독 원인균은? * 2006년 12월 기출문제

① 대장균
② 병원성 대장균
③ 비브리오균
④ 보툴리누스균
⑤ 살모넬라균

Interpretation

▶ *Clostridium* 속은 아포를 형성하며 열에 강하고, 단백질의 분해력이 강하며, 혐기성이고 대부분 간균이다.
식중독과 관계가 있어서 보툴리누스균으로 대표되는데, 독소형 식중독을 야기한다.

151. 최근 가장 많이 발생하는 식중독 원인균은? * 2008년 12월 기출문제

① 살모넬라균
② 대장균
③ 포도상구균
④ 보툴리누스균
⑤ 노로 바이러스 식중독

152. *Clostridium perfringenes*의 특징과 관계가 없는 것은? * 2004년 12월, 2006년 12월 기출문제

① Welchii 식중독의 원인균이다.
② 그람양성의 아포를 형성하는 간균이다.
③ 편모가 없으며, 비운동성이다.
④ 식중독을 일으키는 균형은 B형과 C형이다.
⑤ 주요 원인식품은 동물성 단백질 식품이다.

▶ *Clostridium perfringenes* (=*Clostridium welchii*)는 간균이고, 아포를 형성하며, 그람양성으로 편모가 없으며, 생채 내나 체액 함유 배지에서 협막을 만든다.
동물성 단백질 식품이며, 편성 혐기성 호흡을 하는 감염형 또는 독소형 식중독이다.

153. 살모넬라 식중독과 황색포도상구균 식중독의 감별방법은? * 2006년 12월 기출문제

① 두통, 설사
② 열, 복통, 설사
③ 잠복기간과 발열정도
④ 잠복기간, 회복기
⑤ 구토, 설사

▶ ***살모넬라 식중독**은 8~48시간의 잠복기를 거쳐 발병하며, 고열이 발생한다.
***황색포도상구균**은 식품을 섭취하고 1~6시간에 발병한다. 발열은 거의 없다.

154. 세균성 식중독의 특징과 관계없는 것은?

＊2000년 1월, 2004년 12월 기출문제

① 면역성이 없다.
② 잠복기는 경구 감염병보다 길다.
③ 균의 양이 미량으로는 나타나지 않는다.
④ 식품에서 사람으로 최종 감염되며, 2차 감염은 없다.
⑤ 예방은 균의 증식억제로 가능하다.

155. 식중독 발생 시 대책으로 옳지 않은 것은?

＊2000년 1월, 2004년12월, 2005년 12월 기출문제

① 음식을 끓여 먹는다.
② 주변 환경을 소독한다.
③ 환자의 관리에 만전을 기한다.
④ 검체채취 및 병리학적 조사를 실시한다.
⑤ 원인식품을 제거한다.

156. 예르시니아 식중독의 특징은? ＊2002년 2월 기출문제

① 그람음성구균
② 편모가 없다.
③ 협막을 형성한다
④ 호기성 호흡을 한다.
⑤ 5°C 전후에서도 증식한다.

157. 캄필로박터 식중독의 특징은? ＊2002년 2월 기출문제

① 잠복기가 3시간 정도이다.
② 신경증상을 나타낸다.
③ 원인균이 열에 강하다.
④ 인축공통병원균이다.
⑤ 치명률이 매우 높다.

Interpretation

▶ ＊**세균성 식중독**은 섭취 전 가열에 의해 균의 증식억제로 대부분 방지할 수 있지만 면역성은 없다.
＊**감염형 식중독**은 일반적으로 급성 위장염 증상을 나타내는 데 비해, 독소형 식중독은 일반적으로 세균이 분비하는 독소에 의해 발병한다.
식품에서 사람으로 최종 감염되며, 2차 감염은 없다.

▶ 세균성 식중독의 예방법은 가급적이면 조리 직후에 먹고, 식품위생에 관한 지식향상을 도모하며, 설사환자나 화농성 질환이 있는 사람은 식품을 취급하지 못하도록 하고, 식품은 냉장이나 냉동으로 잘 보존하고, 충분히 가열 조리해서 식중독균을 사멸시킨다.

158. 화학성 식중독에 속하지 않는 독성 물질은? *2009년 12월 기출문제

① 사카린 ② 둘신
③ 인공색소 ④ 아플라톡신
⑤ 메탄올

159. 설탕의 250배 단맛을 갖고 있으나 혈액독을 유발시켜 사용이 금지된 물질은? *2004년 12월, 2005년 12월 기출문제

① dulcin ② sorbitol
③ cyclamate ④ aspartam
⑤ saccharin

160. 물에 녹기 쉬운 무색의 기체로서 두부의 방목목적으로 사용하여 문제를 일으키는 독성 물질은? *2005년 12월 기출문제

① 황산
② butter yellow
③ 과산화수소
④ formaldehyde
⑤ 염산

161. 햄, 베이컨 등에 방부의 목적으로 사용되어 소화불량, 식욕감퇴 등을 일으키는 물질은? *2000년 1월, 2005년 12월 기출문제

① salicylic acid ② 염산
③ boric acid ④ DHA
⑤ benzoic acid

162. 물엿이나 연근 등의 표백에 이용하여 문제를 일으키는 물질은? *2000년 1월 기출문제

① 알코올
② 차아황산나트륨
③ 붕산
④ 불소화합물
⑤ rongalite

Interpretation

▶ 화학성 식중독의 원인물질에는 방사능 오염물질, 제조, 가공 과정에서 혼입된 물질, 기구나 포장에서 용출되는 유해물질, 고의 또는 남용에 의한 유해물질에 의한 식중독이다.
아플라톡신은 곰팡이 독으로 농산물에 천연적으로 붙어있는 경우가 많다.

▶ 설탕의 250배 단맛을 갖고 있으나 혈액독을 유발시키기 때문에 사용이 금지된 물질은 dulcin이며, 폭발당 또는 살인당이라고 불린다.
D-sorbitol은 식품에 사용이 허용된 것이고, saccharin은 일부 식품에 한해 사용이 허용되어 있으며, aspartam은 청량음료 등에 사용하고 있고, cyclamate는 저칼로리 식품에 사용되고 있다.

▶ 물에 녹기 쉬운 무색의 기체로서 두부, 간장 등의 방부목적으로 사용하여 문제를 일으키는 독성 물질은 formaldehyde이다.

163. 합성 착색료 중에는 독성이 있음에도 불구하고 색이 선명하고 사용하기가 간편하여 잘못 사용하는 것이 있는데, 여기에 속하지 않는 물질은? *2005년 12월 기출문제

① sunset yellow
② rhodamine B
③ auramine
④ nitro aniline
⑤ silk scarlet

Interpretation

▶ 염기성 타르 황색색소이고 일광과 열에 안정하므로 단무지 착색에 사용하였던 불허용 첨가물은 auramine이다.
핑크색 염기성 타르 색소로서 주로 과자 등에 사용되어 화학성 식중독을 일으키는 물질은 rhodamine B이다.

164. 식품을 불에 구울 때 생성되며 암을 유발시키는 물질은? *2008년 12월 기출문제

① HCl
② benzopyrene
③ nitroaniline
④ THM
⑤ 사염화탄소

165. 아민 물질과 반응하여 발암 및 돌연변이의 원인이 되는 니트로 소아민(N−nitrosoamine)을 생성하므로 사용품목에 제한을 두어야 하는 물질은? *2008년 12월, 2009년 12월 기출문제

① 삼염화질소
② 유동파라핀
③ 붕산
④ 아질산나트륨
⑤ 과산화수소

▶ 암을 일으키는 물질인 N−nitrosoamine은 산성에서 아질산염과 제2급 아민과 반응하여 생성된다.
*아질산나트륨, 황산 제1철의 식품첨가물로서의 용도는 발색제이다.

166. 열경화성 수지용기에 식품을 저장할 때 용출되어 인체에 장애를 줄 수 있는 물질은? *2006년 12월, 2007년 12월 기출문제

① 포름알데히드
② 불소화합물
③ 유기인
④ 염산
⑤ 중금속

▶ 플라스틱 제품은 뜨거운 식품과 접촉할 때 독성 물질이 용출되어 위생상 문제가 된다. 이 독성 물질은 → 포름알데히드
*화학물질에 의한 식중독 원인물질 → 카드뮴, 수은, 불화물, 구리
*유해금속 중 농약으로부터 식품에 오염될 수 있는 물질 → 비소
*알코올 음료 등에 첨가하여 구토, 반상치 및 칼슘대사를 저해하는 물질 → 불소화합물

167. 유기인제 농약에 중독기전은? *2006년 12월 기출문제

① cytochrome oxidase 저해
② cholinesterase 저해
③ ATPase 저해
④ FAD oxidase 저해
⑤ cyanosis 발생

Interpretation

▶ cholinesterase와 비가역적으로 결합하여 독성을 나타내는 물질 → 유기인 화합물
*유기염소제나 유기인제 농약에 나타내는 독작용의 주요 기전 → 신경계 장애
*유기인계 농약중독 때 나타나는 증상 → 발한, 구토, 전신 경련, 오심

168. 식품오염에 문제가 되는 방사능물질이 아닌 것은? *2000년 1월, 2002년 2월 기출문제

① ^{12}C ② ^{90}Sr
③ ^{60}Co ④ ^{131}I
⑤ ^{137}Cs

▶ 요오드(^{131}I), 스트론튬(^{90}Sr) 등은 방사능 유출사건 이후 식품에서 발견되는 주요 오염원

169. 식품오염에 문제가 되는 ^{131}I 의 표적 장기는? *2006년 12월 기출문제

① 갑상선 ② 심장
③ 신장 ④ 위
⑤ 간

170. ^{90}Sr 이 생체에 흡수될 때 가장 친화성이 강한 부위는? *2002년 2월 기출문제

① 혈색소 ② 간장
③ 뼈 ④ 심장
⑤ 근육

171. 식물성 자연독 성분이 아닌 것은?

* 2004년 12월, 2007년 12월, 2008년 12월, 2009년 12월 기출문제

① Ergotoxin ② Solanine
③ Amygdaline ④ Muscarine
⑤ Tetrodotoxin

172. 독버섯의 독성분이 아닌 것은? * 2006년 12월 기출문제

① Muscarine ② Neurine
③ Mytilotoxin ④ Muscaridine
⑤ Choline

173. 부패한 감자에서 생성되는 독성분은?

* 2001년 1월, 2002년 6월, 2005년 12월, 2007년 12월, 2009년 12월 기출문제

① Ergotoxin ② Solanine
③ Sepsine ④ Muscarine
⑤ Aconitine

174. 고시폴(gossypol)의 독성분을 함유하는 식품은?

* 2002년 2월, 2002년12월, 2009년 12월 기출문제

① 감자 ② 독버섯
③ 면실유 ④ 미나리
⑤ 복어

175. 독미나리 중독의 원인이 되는 것은?

* 2000년 1월, 2005년 12월, 2009년 12월 기출문제

① enterotoxin
② ergotoxin
③ mytilotoxin
④ cicutoxin
⑤ solanine

Interpretation

▶ 테트로도톡신(tetrodotoxin)은 복어 알에 함유된 신경과 중추신경을 마비시키는 맹독소이다.
식물성 자연독의 유독물질 성분은 ① 청산배당체를 함유하는 것, ② 알칼로이드를 함유하는 것, ③ 그 밖에 배당체를 함유하는 것, ④ 강산배당체를 함유하는 것 등이 있다.

▶ 독버섯의 성분으로 자율신경계에 작용하는 물질 → coprin
*독버섯의 특징 중 자율신경계에 작용하여 부교감신경 말초 흥분을 일으키는 유독물질 → muscarine

▶ Solanine은 감자싹에서
Sepsine은 부패한 감자에서 생성되는 독성분이다.
*오두(烏頭)가 함유하고 있는 독성분 → aconitine

▶ 독미나리의 중독증상 → 구토, 경련, 현기증, 두통

176. 청매 중에 함유되어 있는 독성분은? *2004년 12월 기출문제

① muscarine ② gossypol
③ cicutoxin ④ amygdaline
⑤ ergotoxin

177. 맥각독의 성분은? *2000년 1월 기출문제

① Solanine ② Aflatoxin
③ Ergotoxin ④ Muscarine
⑤ Coprin

178. 피마자 씨가 함유하고 있는 독성분은? *2000년 1월 기출문제

① gossypol ② ricine
③ muscarine ④ cicutoxin
⑤ tetrodotoxin

179. 식품과 독성의 연관이 틀린 것은?
*2002년 2월, 2003년 12월, 2005년 12월, 2007년 12월 기출문제

① 복어 – tetrodotoxin
② 맥각 – ergotoxin
③ 버섯 – solanine
④ 바지락 – venerupin
⑤ 홍합 – saxitoxin

180. 복어의 독 tetrodotoxin이 가장 많이 있는 부위는?
*2002년 12월, 2005년 12월, 2006년 12월, 2007년 12월, 2009년 12월 기출문제

① 난소(알) ② 간
③ 표피 ④ 근육
⑤ 지느러미

Interpretation

▶ 버섯독 → Mytilotoxin

▶ 복어의 알(난소)에서 나오는 테트로도톡신은 식중독을 야기할 때 cyanosis(청색증) 현상을 나타내며 치사율이 매우 높다.
*복어의 독력이 가장 강한 시기는 → 5~7월
*복어 중독의 주증상 → 혀의 지각마비, 청색증, 언어장애, 신경계 증상

181. 섭조개 독소는? *2001년 1월, 2007년 12월 기출문제

① Tetrodotoxin ② Solanine
③ Muscarin ④ Saxitoxin
⑤ Sepsine

Interpretation

▶ Food chain(먹이사슬)과 밀접한 관계를 가진 것 → 조개독(Saxitoxin)

182. 신경을 마비시키는 조개류의 패독은? *2008년 12월 기출문제

① Ergotoxin ② Saxitoxin
③ Venerupin ④ Solanine
⑤ Tetrodotoxin

▶ saxitoxin → 조개독

183. 황변미 독성분이 아닌 것은?
*2001년 1월, 2005년 12월, 2006년 12월, 2007년 12월 기출문제

① Citrinin ② Aflatoxin
③ Citreoviridin ④ Luteoskyrin
⑤ Islanditoxin

184. 발암성이 높아 식품위생상 가장 문제가 되는 Aflatoxin은?
*2006년 12월 기출문제

① B_1 · B_2 · B_3
② G · G_4 · G_5
③ G_2 · M_2 · A_1
④ M_1 · G_1 · B_2
⑤ M_1 · M_2 · K_1

▶ 아플라톡신 유도체로는 B_1, B_2, G_1, G_2, M_1, M_2 등이 검출되었으며, 그 중 B_1과 M_1은 심한 간장애를 동반하는 맹독성을 가지고 있다.

185. Mycotoxin에 대한 옳은 설명은? *2009년 12월 기출문제

① 효소이다.
② 세균에 의한 대사산물이다.
③ 곰팡이의 대사산물이다.
④ 패류에 의한 독소이다.
⑤ 은행 중독 성분이다.

186. Aflatoxin 생산의 최적조건으로 옳지 않은 것은?

* 2000년 1월, 2005년 12월 기출문제

① 온도가 15°C 이하이다.
② 상대습도는 80~85%이다.
③ 기질은 탄수화물이 많은 쌀, 보리, 옥수수 등이다.
④ 자외선에 불안정하다.
⑤ 방사선에 불안정하다.

187. 경구 감염병 중 바이러스에 의한 것은?

* 2001년 1월 기출문제

① 콜레라
② 이질
③ 장티푸스
④ 디프테리아
⑤ A형 간염

188. 조리를 일시적으로 중단해야 되는 질병이 아닌 것은?

* 2008년 12월 기출문제

① 콜레라
② 이질
③ 장티푸스
④ 화농성 질환
⑤ B형 간염

189. 장티푸스의 원인균은?

* 2007년 12월 기출문제

① *Salmonella typhi*
② *Salmonella paratyphi*
③ *Brucella melitensis*
④ *Bacillus anthracis*
⑤ *Pasteurella tularensis*

Interpretation

▶ 재래메주를 이용한 된장에서 문제가 되는 독성분 → aflatoxin
*Aflatoxin의 생성조건은 수분 16% 이상, 온도 25~30°C, 상대습도 80~85%이다.

▶ 유행성간염(A형) 병원소가 환자의 분변, 인후부 분비물 등이고, 병원체는 바이러스이다. 황달을 일으키고, 간장이 붓고 간경변증이 온다.
*병원소는 환자, 건강 보균자, 불현성 환자, 동물 등이지만, 식품은 병원소가 아니다.

▶ *장티푸스의 원인균은 *Salmonella typhi*이고,
*파라티푸스의 원인균은 *Salmonella paratyphi*이다.
*장티푸스(Typhoid fever)는 혈청학적 widal 반응으로 진단하는 질병이다.
매개체는 주로 파리이고, 증상은 심한 고열과 두통이 있으나 설사하지 않는 것이 특징이다.
제1군 법정 감염병이다.
*감염성 질환 중 환자 오줌으로부터 전염될 수 있는 것은 장티푸스이다.

190. 콜레라의 증상이 아닌 것은? ＊2000년 1월, 2005년 12월 기출문제

① 잠복기는 수시간~5일이다.
② 쌀뜨물 같은 설사를 배설한다.
③ 탈수증상, 체온이 상승한다.
④ Cyanosis를 나타낸다.
⑤ 맥박이 약하다.

191. 세균성 설사증을 일으키는 이질균에 대하여 틀린 것은? ＊2006년 12월 기출문제

① Gram음성, 간균
② 법정 감염병
③ 이질균이 분변으로 배출
④ 예방으로 항생물질을 내복하는 것이 좋다.
⑤ 인체의 잠복기는 2~7일이다.

192. 아메바성 이질의 설명이 아닌 것은? ＊2006년 12월 기출문제

① 병원체는 세균이다.
② 잠복기는 보통 3~4주일이다.
③ 설사, 점 혈변이 주증상이다.
④ 원충은 저항력이 약해서 배출된 후 12시간 이내에 죽는다.
⑤ 물속에서 1개월 정도 생존한다.

193. 경구 감염병과 감염형 식중독과의 차이점이 아닌 것은? ＊2000년 1월, 2005년 12월, 2007년 12월 기출문제

① 경구 감염병에서는 병원체가 고유숙주와의 사이에 감염이 성립한다.
② 세균성 식중독에서는 세균에서 사람으로 감염된다.
③ 경구 감염병은 2차 감염이 일어나지 않는다.
④ 세균성 식중독은 다량의 균이 필요하다.
⑤ 경구 감염병은 세균성 식중독에 비하여 잠복기가 비교적 길다.

Interpretation

▶ 콜레라는 음료수, 식품, 어패류에 오염되어 경구 감염을 하므로, 생식을 금하고, 항구, 공항의 검역을 철저히 해야 한다. 특히, 동남아시아 등에서 많이 감염된다.

▶ 세균성 설사증을 일으키는 이질균은 shigella 균이다.
*세균성 이질균은 Gram음성, 간균이고, 분변 중에서 2~3일이면 사멸하며, 인체의 잠복기는 2~7일이면 사멸하고, 60℃에서 10분간 가열하면 사멸한다. 또한, 5% 석탄산, 승홍수에 사멸한다.

▶ 아메바는 원충의 일종이고, 아메바성 이질은 원충성 질환이다.

▶ 경구감염병은 2차 감염이 번번히 일어난다. 감염병 식중독은 손씻기 등으로 2차 감염을 예방할 수 있다.

194. 경구 감염병의 특성과 거리가 먼 것은? *2001년 1월 기출문제

① 수인성 전파가 가끔 일어난다.
② 생균이 미량이라도 감염된다.
③ 잠복기가 비교적 길다.
④ 잠복기가 비교적 짧다.
⑤ 2차 감염이 드물지만 있다.

Interpretation

▶ 경구 감염병의 예방대책으로는
① 환자나 보균자의 조기발견, 격리치료, 약물소독, 급식 종사자의 건강진단 등을 실시한다.
② 병균을 매개하는 파리, 바퀴벌레, 쥐 등을 구제한다.
③ 배설물 소각, 감염경로 차단, 환경위생을 철저히 한다.
④ 날 음식의 섭취를 피하고 위생처리를 한다. 등이다.
*경구 감염병에 대한 대책에서 가장 중요한 것은 보균자의 식품취급을 막는 것이다.

195. 경구 감염병 중 바이러스성인 것은? *2000년 1월, 2008년 12월, 2009년 12월 기출문제

① 콜레라 ② 이질
③ 장티푸스 ④ 소아마비
⑤ 파라티푸스

▶ *경구 감염병 중 세균성인 것으로는 콜레라, 이질, 장티푸스 등이 있다.
*경구 감염병 중 바이러스성인 것에는 소아마비, 유행성 간염, 엔테로바이러스, 노로 바이러스, 로타 바이러스 등이 있다.
*소아마비는 두통, 발열, 구토, 설사, 위장증상이 있는 경우도 있고, 예방접종은 효과가 없을 수도 있으며, 어린 연령층에 많고, 인후 분비액을 통한 공기 감염도 된다.

196. 인축공통감염병이 아닌 것은? *2001년 1월, 2005년 12월, 2006년 12월, 2008년 12월, 2009년 12월 기출문제

① 결핵, 탄저
② 파상열, 야토병
③ 성홍열, 이질
④ 돼지 단독, Q열
⑤ Listeria, Brucellosis

▶ *인축공통감염병 중 바이러스에 의한 질병들로는 두창, 일본뇌염, 광견병, 앵무병, New castle병 등이 있고, 인축공통감염병 중 세균에 의한 질병들로는 탄저병, 돼지단독, 결핵, 야토병 등이 있다.
*야토병은 균이 침입한 피부는 농포가 생기고, 국소, 임파선이 부으며, 눈에도 침입하여 익성 결막염을 일으킨다.

197. 인축공통감염병 중 세균성이 아닌 것은?

＊2002년 2월, 2004년 12월, 2005년 12월, 2006년 12월 기출문제

① 탄저병 ② 돼지단독
③ 결핵 ④ 야토병
⑤ 두창

198. 소의 결핵이 가장 많이 감염될 수 있는 것은?

＊2002년 2월, 2008년 12월 기출문제

① 우유 ② 토양
③ 곤충 ④ 철새
⑤ 쇠고기

199. 파상열을 일으키는 인축공통감염병으로서 동물에게는 유산, 사람에게는 열병을 일으키는 질환은?

＊2003년 12월, 2009년 12월 기출문제

① 탄저 ② Q열
③ 결핵 ④ 돼지단독
⑤ 파상열

200. 파상열의 병원균은? ＊2001년 1월, 2005년 12월 기출문제

① *Bacillus anthracis*
② *Brucella melitensis*
③ *Tuberculosis*
④ *Erysipelothrix*
⑤ *Listeriosis*

201. 소, 돼지, 양, 염소 등에 감염성 유산을 일으키고 사람에게 열성질환을 일으키는 질병은? ＊2009년 12월 기출문제

① Anthrax ② Brucellosis
③ Tularemia ④ Tuberculosis
⑤ Q fever

Interpretation

▶ 인축공통감염병 중 패혈증(敗血症)을 일으키는 질병은 돼지단독이다.
*탄저병의 감염경로를 보면, 오염된 목초나 사료에 의해, 피부의 상처로부터 감염된다. 모피를 취급하는 사람은 폐 탄저를 일으키고, 수육을 취급하는 사람은 장탄저를 일으킨다.
*피혁을 통해서도 전염되는 인축공통 감염병은 탄저병이다.

▶ 소에 감염되어 유산을 일으키는 병원체는 *Brucella abortus*이다.

202. 쌍구균으로서 가장 많이 걸리는 성병은? *2006년 12월 기출문제

① 매독 ② 임질
③ 연성하감 ④ 에이즈
⑤ 트라코마

203. 우리나라에서 주로 9~10월에 발생하며 논이나 밭에서 일하는 사람에게서 주로 감염되는 감염병은? *2006년 12월 기출문제

① 렙토스피라증
② 장티푸스
③ 세균성 이질
④ 유행성 출혈열
⑤ 콜레라

204. 항문 주위에 흰 충체를 발견할 수 있고 소양감을 일으키며, scotch tape로 검사하는 기생충은?
*2002년 12월, 2004년 12월, 2005년 12월, 2006년 12월, 2008년 12월 기출문제

① 회충 ② 편충
③ 요충 ④ 촌충
⑤ 구충

205. 요충과 관계없는 것은? *2008년 12월 기출문제

① 자가 감염
② 집단생활자
③ 채독증
④ 스카치테이프
⑤ 항문주위 소양증

206. 채소밭을 맨발로 걸어갈 때 감염되기 쉬운 기생충은?
*2000년 1월, 2007년 12월, 2009년 12월 기출문제

① 선모충 ② 요충
③ 편충 ④ 구충
⑤ 회충

Interpretation

▶ 요충은 집단생활자들에게 많이 감염되는 기생충이고, 항문 주위에 1cm 정도에서 요충의 충체를 발견한다. 자가 감염이 특징이다.

▶ 채소로부터 감염되는 기생충은 회충, 십이지장충, 동양모양선충, 편충 등이 있고, 채소밭을 맨발로 걸어갈 때 감염되기 쉬운 기생충은 구충(십이지장충)이다.

207. 채독증의 원인이 되는 기생충은? * 2003년 12월 기출문제

① 편충 ② 십이지장충(구충)
③ 회충 ④ 선모충
⑤ 요충

208. 경피 감염되고 심한 빈혈, 식욕부진, 피부건조를 일으키는 기생충은? * 2002년 12월, 2008년 12월 기출문제

① 십이지장충 ② 회충
③ 요충 ④ 동양모양선충
⑤ 편충

209. 잉어, 붕어 등의 민물고기 생식으로 감염되는 기생충 질환은? * 2006년 12월 기출문제

① 편충증 ② 간흡충증
③ 폐흡충증 ④ 유구조충증
⑤ 사상충증

210. 간디스토마의 제 1 중간숙주와 제 2 중간숙주는? * 2000년 1월, 2005년 12월 기출문제

① 왜우렁이, 붕어
② 게, 잉어
③ 다슬기, 가재
④ 물벼룩, 왜우렁이
⑤ 돼지, 소

211. 민물고기가 중간숙주인 것으로만 구성된 것은? * 2002년 12월 기출문제

① 갈고리촌충, 간디스토마
② 민촌충, 폐디스토마
③ 광절열두조충, 간디스토마
④ 갈고리촌충, 폐디스토마
⑤ 민촌충, 간디스토마

Interpretation

▶ 간흡충증은 잉어, 붕어와 같은 민물고기를 날것으로 먹는 습관을 가진 지역 주민에게 많이 감염되는 질병으로 우리나라에서 감염률이 가장 높은 기생충 질병이다.

▶ 간디스토마는 간 비대, 복수, 황달, 빈혈 등을 일으키고, 유충이 담도폐쇄를 일으킬 수 있는 기생충이다.

212. 페디스토마의 중간숙수에 해당하는 것은?

＊2000년 1월, 2008년 12월 기출문제

① 돼지고기
② 쇠고기
③ 무, 배추
④ 왜우렁이, 참붕어
⑤ 다슬기, 가재

213. 제 1 중간숙주가 다슬기이고 제 2 중간숙주가 가재를 생식하여 생기는 기생충은?

＊2005년 12월 기출문제

① 광절열두조충
② 요코가와흡충
③ 아니사키스
④ 폐디스토마
⑤ 간디스토마

해설 식품의 기생충과 중간숙주

기생충	학명	제 1 중간숙주	제 2 중간숙주
간흡충 (간디스토마)	clonorchis sinesis	왜우렁	담수어인 잉어와 붕어
폐흡충 (폐디스토마)	paragonimus westermanii	다슬기	게와 가재
요코가와흡충	metagnoimus yogogaeai	다슬기	담수어인 은어
광절열두조충	diphyllobothrium laturm	물벼룩	반담수어인 연어, 농어, 송어 등
유극악구충	gnathostoma spinigerum	갑각류	미꾸라지, 뱀장어, 사람
고래회충	anisakis	갑각류	해산어류인 대구, 명태, 청어, 고등어, 오징어

214. 폐흡충의 기생경로 중 인체에 감염될 수 있는 상태는?

＊2002년 12월 기출문제

① 유충　② 유미유충
③ 피낭유충　④ 레디아
⑤ 포자낭 유충

Interpretation

▶ 기생충 질병의 종류로는 민물고기의 경우, 담수산 게, 참게, 가재는 폐디스토마에, 담수어는 간디스토마에, 은어나 숭어는 요코가와흡충에 감염되며, 바다 생선의 경우 아니사키스에 감염된다.

＊회충은 중간숙주 없이도 생활 가능한 기생충으로, 장내 군거 생활하고, 유충은 심장, 폐 포, 기관지를 통과하며, 충란은 70℃의 가열로 사멸하고, 성충은 암수 구별이 가능하지만 충란은 암수 구별이 불가능하다. 회충 알을 사멸시킬 수 있는 능력이 가장 강한 것은 일광이다.

＊사람의 담관, 담낭에서 기생하는 기생충은 광절열두조충이다.

215. 제 1 중간숙주가 크릴새우이고, 제 2 중간숙주인 고등어, 대구, 오징어의 생식으로 생기는 기생충은? ＊2004년 12월 기출문제

① 아나사키스
② 페디스토마
③ 간디스토마
④ 요코가와흡충
⑤ 광절열두조충

216. 기생충질환과 중간숙주의 연결로 틀린 것은? ＊2006년 12월, 2007년 12월, 2006년 12월 기출문제

① 간흡충 – 민물고기
② 유구조충 – 돼지
③ 선모충 – 돼지
④ 페디스토마 – 가재
⑤ 무구조충 – 채소

217. 쇠고기를 섭취할 때 감염이 가능한 기생충은? ＊2009년 12월 기출문제

① 유구조충 ② 무구조충
③ 선모충 ④ 간흡충
⑤ 폐흡충

218. 야채를 통해서 감염될 수 없는 기생충은? ＊2006년 12월 기출문제

① 동양모양선충 ② 요충
③ 회충 ④ 구충
⑤ 무구조충

219. 돼지와 관계없는 질병은? ＊2006년 12월, 2009년 12월 기출문제

① 선모충 ② 일본뇌염
③ 유구조충 ④ 톡소플라스마
⑤ 발진티푸스

Interpretation

▶ 무구조충은 쇠고기를 충분히 익혀 먹지 않음으로써 감염되며, 병원체는 Taenia saginata 이다.

▶ 돼지를 중간숙주로 하는 기생충은 선모충, 유구조충 등이 있으며, 가축 바이러스에 의한 일본뇌염, 톡소플라스마 등이 있다.

220. 기생충과 숙주와의 관계가 틀린 것은? *2004년 12월 기출문제

① 무구조충 – 소
② 유구조충 – 돼지
③ 폐디스토마 – 가재
④ 간디스토마 – 잉어
⑤ 광절열두조충 – 다슬기

221. 어패류에 의한 기생충이 아닌 것은? *2001년 1월 기출문제

① 아니사키스
② 요코가와흡충
③ 폐디스토마
④ 간디스토마
⑤ 십이지장충

222. 먹이연쇄 현상과 질병의 연결이 잘못된 것은?
*2003년 12월, 2006년 12월, 2009년 12월 기출문제

① Hg – 미나마타 질환
② Cd – 이타이이타이 질환
③ PCB – 카네미유증
④ 유기인 – cholinesterase
⑤ BHC – 뼈에 이상

223. 이타이이타이병에서 나타나는 증상은?
*2002년 2월, 2004년 12월, 2005년 12월, 2006년 12월 기출문제

① 안면마비
② 위장증상
③ 시력상실
④ 고열
⑤ 어깨, 허리, 골반의 통증

Interpretation

▶ 이타이이타이병은 카드뮴이 인체에 축적되어 만성적으로 나타나는 질환이다. 만성 중독증상으로 체내의 칼슘배설이 증가되어 결국 골연화증을 일으킨다. 이 질환은 주로 신장(콩팥) 장애를 일으켜 참을 수 없는 심한 통증을 유발한다.

224. 카드뮴이 인체에 섭취되는 경로와 관계가 없는 것은?

*2006년 12월 기출문제

① 음용수
② 기구, 용기 류
③ 곡물류
④ 어패류
⑤ 화학조미료

225. 골연화증을 일으키는 물질은? *2006년 12월 기출문제

① Hg ② Cd
③ PCB ④ BHC
⑤ 유기인

226. 유해성 금속에 의한 식중독 중 발병증상이 가장 빠른 것은?

*2006년 12월 기출문제

① Bithmuth ② Zn
③ Pb ④ Ba
⑤ As

227. 중금속이 어패류에 축적되어 사지마비를 일으키는 질환은?

*2006년 12월 기출문제

① 카네미유증
② Nitrosoamine에 의한 발암
③ 미나마타병
④ 파킨슨씨병
⑤ 조직호흡 장애

228. 환경오염 물질의 농도가 높은 먹이를 먹게 되는 동물은?

*2001년 1월 기출문제

① 사슴 ② 소
③ 염소 ④ 독수리
⑤ 돼지

Interpretation

▶ 카드뮴(Cd)은 환경오염으로 인해 패류, 농산물에 오염되어 인체의 신장에 축적되었다가 골연화증을 일으키게 한다.

▶ 비소(As)는 방부제, 농약 등의 사용으로 인해 사람이 흡수한 무기비소의 80%는 체내 축적되며, 반감기는 10시간 정도로 발병이 빠르고 심하면 치명적일 수도 있다.

▶ 미나마타 질환의 증상은 언어장애, 구심성 시야협착, 지각이상, 운동장애, 심하면 사지마비를 일으킨다..

229. 미나마타 질환의 원인물질은? *2002년 2월, 2008년 12월 기출문제

① PCB ② 수은
③ 카드뮴 ④ 망간
⑤ 아연

Interpretation

▶ 미나마타병의 원인물질인 수은은 무기수은이 수중에서 미생물에 의해 유기수은으로 전환된다.

230. n−hexane 추출물 측정과 무관한 것은? *2009년 12월 기출문제

① 휘발하기 어려운 탄화수소
② 그리스(greese) 유상물질
③ 탄화수소유도체
④ pH 4 이하의 산성
⑤ 무기물질

▶ n−hexane = 노말헥산
*노말헥산 추출물 측정원리는 pH 4 이하의 산성으로 하여 노말헥산 층에 용해되는 물질을 노말헥산으로 추출하여 노말헥산을 증발시킨 잔류물 을 무게로부터 구하는 방법이다.
폐수중의 비교적 휘발하기 어려운 탄화수소, 그리스(greese) 유상물질, 탄화수소 유도체 등이 노말헥산 층에 용해되는 성질을 이용한 방법이다.

231. 일본에서 미강유(米糠油)에 의한 중독사건 원인물질은? *2004년 12월, 2005년 12월 기출문제

① 유기수은 ② PCB
③ 카드뮴 ④ 잔류농약
⑤ 니트로소아민

▶ 일본에서 발생한 미강유(米糠油)에 의한 중독사건의 원인물질은 Poly chlorinated biphenyl(PCB)로서 이것이 식품에 오염되면 만성장애가 나타나 카네미유증이라고 불린다.
*PCB가 동물체 내에서 가장 많이 축적되는 부위는 지방층

232. PCB 오염으로 나타나는 카네미유증의 대표적인 4대 증상이 아닌 것은? *2006년 12월 기출문제

① 눈에 눈꼽이 낀다.
② 얼굴에 습진모양의 발진이 생긴다.
③ 손바닥에 땀이 난다.
④ 손톱이 변색된다.
⑤ 발이 떨린다.

233. 인간이 평생 섭취해도 유해 영향이 나타나지 않을 1일당 최대 허용섭취량은? * 2008년 12월 기출문제

① LD_{50} ② LC_{50}
③ TLm ④ KGy
⑤ ADI

234. 잔류성이 가장 큰 유기염소계 농약류는? * 2007년 12월, 2009년 12월 기출문제

① 파라치온
② 마라치온
③ aldrin
④ 페닐초산수은
⑤ DDT

235. 방사성 물질로서 비교적 반감기가 길어서 문제가 되는 핵종은? * 2001년 1월 기출문제

① Sr−90 과 Cs−137
② Co−60 과 Zn−65
③ I−131 과 Ba−140
④ Cs−144 와 Y−91
⑤ Zr−95 와 Ru−103

236. 체내 축적성이 가장 낮은 것은? * 2006년 12월 기출문제

① 수은 ② 아연
③ 카드뮴 ④ 구리
⑤ 나트륨

Interpretation

▶ ADI(acceptable daily intake) 유해 물질의 1일당 허용섭취량, mg/kg.day
*어류에 대한 치사량을 구하는 데 사용되는 단위는 TLm
*식품에 대한 방사능 오염허용 기준의 단위는 KGy이다.
*먹이연쇄에 크게 관여하지 않는 것은 사람이다.

▶ *유기인계 농약류에는 DDVP, Diazinon, methyldimethone, PMP, EPN, parathion, malathion 등이 있고,
*유기 염소계에는 DDT, BHC (HCH), Aldrin, Dieldrin 등이 있다.
*생물농축 현상에 의해 체지방에 오래도록 축적되어 중독을 일으키는 물질은? DDT

▶ 수질오염에 영향을 미치는 계면활성제는? ABS
*생물농축 현상이 가장 적게 나타나는 물질은? ABS
*헤모글로빈과 결합하여 조직 호흡계의 장애를 일으키는 물질은 시안
*폐유나 중성세제는 수중에서 용존산소를 감소시키고 이취를 발생시킨다.

237. 식품첨가물의 분류가 아닌 것은?
① 보존료
② 착색제
③ 소포제
④ 탈수제
⑤ 합성팽창제

Interpretation

▶ 식품첨가물
① 보존료 ② 살균료
③ 산화방지제 ④ 표백제
⑤ 밀가루 개량제 ⑥ 호료
⑦ 착향료 ⑧ 발색제
⑨ 착색료 ⑩ 조미료
⑪ 산미료 ⑫ 인공감미료
⑬ 팽창제 ⑭ 강화제
⑮ 유화제 ⑯ 품질개량제
⑰ 피막제 ⑱ 껌 기초제
⑲ 소포제 ⑳ 용제
㉒ 이형제
㉓ 식품제조용제 및 기타

238. 산화방지제가 아닌 것은? *2000년 1월, 2007년 12월 기출문제
① Butyl hydroxy anisole(BHA)
② Sodium propionate
③ Propyl gallate
④ Tocopherol
⑤ Dibutyl hydroxy toluene(BHT)

▶ 식품의 산패를 방지하기 위한 첨가물인 산화방지제는 과산화물, aldehyde의 생성을 억제하고자 쓰인다.
Butyl hydroxy anisole(BHA), Propyl gallate, Tocopherol, Dibutyl hydroxy toluene (BHT), 에리소르빈산 나트륨 등이 이에 해당된다.

239. 표백과 숙성기간을 단축시키고 제빵효과의 저해물질을 파괴시켜 분질을 개량하는 밀가루 개량제가 아닌 것은? *2007년 12월, 2008년 12월 기출문제
① 과산화수소
② 스테아릴젖산
③ 과산화벤조일
④ 브롬산칼슘
⑤ 이산화염소

▶ 차아황산나트륨, 아황산나트륨, 메타중아황산칼륨, 아황산나트륨, 무수아황산, 과산화수소 등은 표백제의 일종이다.

240. 알사탕에 사용할 수 없는 감미료는? *2007년 12월 기출문제
① Rongalite
② Na－Saccharin
③ Urotropin
④ D－Sorbitol
⑤ 벌꿀

▶ 식빵, 이유식, 물엿, 벌꿀 등에 사용가능한 감미료는?
소르비톨, Rongalite, urotropin 등이다.

241. 피막제를 뿌리는 이유는? *2002년 2월 기출문제

① 세균침입방지
② 호흡작용저지
③ 신선도유지
④ 수분증발방지
⑤ 상품가치상승

242. 빵의 팽창제로 이용되는 물질은? *2002년 2월 기출문제

① 명반, 소명반, 염화알모늄
② 몰포린지방산염
③ 솔비톨
④ 초산비닐수지
⑤ 안식향산

243. Tar 색소를 사용할 수 없는 식품류는?
*2001년 1월, 2009년 12월 기출문제

① 청량음료수
② 과자류
③ 사탕류
④ 빙과류
⑤ 버터, 마가린

244. Tar 색소의 알루미늄레이크가 갖는 장점은?
*2000년 1월, 2005년 12월 기출문제

① 독성 감소
② 경제적
③ 취급용이
④ 분석용이
⑤ 내광성, 내열성 증대

Interpretation

▶ 과실이나 과채류의 피막제로 사용할 수 있는 식품첨가물은?
몰포린 지방산염

▶ 염화암모늄, 소명반, 소암모늄명반, 중탄산나트륨의 용도는 과자류, 빵의 팽창제

▶ 유현탁제로 사용되며 내광성, 내열성이 좋은 색소는?
허용 Tar 색소의 알루미늄레이크

245. 식용 타르색소 알루미늄레이크의 색소 함유량은?

* 2008년 12월 기출문제

① 5~10% ② 10~30%
③ 30~40% ④ 40~45%
⑤ 45~50%

246. 식품첨가물로 사용이 금지되어 있는 Tar 색소는?

① 등색 제 1·2호 ② 등색 제 3·4호
③ 등색 제 5·6호 ④ 갈색 제 1·2호
⑤ 갈색 제 3·4호

247. Tar계 색소 사용을 제한하고 있는 가장 대표적인 이유는?

① Tar계 색소는 인체에 유해하기 때문이다.
② Tar계 색소는 원칙적으로 식품에는 사용할 수 없다.
③ 색소가 식품 자체의 천연의 색상을 위조할 목적으로 사용될 수 있기 때문이다.
④ Tar계 색소를 남용, 위해식품의 제조를 염려해서이다.
⑤ 착색료 중에서 사용이 금지된 것은 쿨쿠민, 동클로로필린, 나트륨, 수용성 안나토, 캐러멜 등이다.

248. 사용할 수 없는 보존료는?

* 2001년 1월, 2005년 12월, 2007년 12월 기출문제

① 에틸안식향산
② 디히드로초산
③ 솔빈산
④ 메틸안식향산에스텔
⑤ 프로피온산나트륨

249. 채소 음료에 쓰이는 보존료는? *2001년 1월 기출문제

① 안식향산나트륨
② 염산
③ DHA
④ 소르빈산
⑤ 프로피온산

Interpretation

▶ 간장 등을 양조할 때 가장 흔히 쓰이는 착색 색소는? caramel
*Tar계 허용색소로는 tartrazine, amaranth, alura red, indigocarmine 등이 있다.
*알사탕에 사용할 수 없는 Tar 색소는? 자색 제1호
*알사탕에 사용할 수 있는 Tar 색소는? 적색 제2호, 적색 제3호, 황색 제4호, 녹색 제3호 등
*Tar계 색소 중 식품첨가물로 허용된 품목은? sunset yellow, erythrosin, fast green, indigocarmine 등
*식품에 첨가가 허용되어 있는 식용색소는? 산성 수용성 tar 색소
*착색료 중에서 사용이 금지되어 있는 것은? 수산화철
*착색료 중에서 사용이 금지되어 있지 않은 것은 쿨쿠민, 동클로로필린 나트륨, 수용성 안나토, 캐러멜 등이다.
*butter yellow, sunset yellow, eryth rosin, amaranth 등은 단무지에 사용이 허용되어 있지 않은 색소들이다.

250. 빵 및 생과자에 사용되는 보존료는? *2003년 12월 기출문제

① 프로피온산 나트륨
② 안식향산
③ DHA
④ 살리산
⑤ 소르빈산

251. 치즈, 버터에 사용하는 보존료는? *2004년 12월, 2005년 12월 기출문제

① 질산
② 안식향산
③ 프로피온산
④ DHA
⑤ 파라옥시안식향산 부틸

252. 유해성 보존료가 아닌 것은? * 2000년 1월 기출문제

① AF2
② 붕산
③ 안식향산
④ 불소화합물
⑤ 포름알데히드

253. 다른 보존료에 비해 효력은 약하지만 곰팡이의 발육저지 작용이 강한 것은? * 2000년 1월 기출문제

① 소르빈산　　② 안식향산
③ 디히드로 초산　　④ 프로피온산
⑤ 살리실산

Interpretation

▶ **보존료의 이상적인 조건은**
① 무취이고, ② 식품에 의해 변화를 받지 않으며, ③ 미량으로 효력이 있고, ④ 내열성이며, ⑤ 사용하기 쉽고, ⑥ 위생상 무해하거나 독성이 아주 작으며, ⑦ 식품에 변화를 주지 말아야 한다.

*산형 보존료의 효과는 pH에 따라 달라지는데 pH가 낮을수록 보존효과는 증대한다.

*안식향산과 같은 산형보존료는 산성영역에서 그 보존효과가 증대하는데, 이유는 산성에서 비해리 분자가 증대되기 때문이다.

*주류에 사용되는 보존료는?
butyl P−hydroxy benzoate (파라옥시 안식향산 뷰틸)

254. 다음 첨가물에 관한 물질의 설명으로 맞지 않는 것은?

① 탄산음료수에 첨가되는 품목은 구연산, 설탕, 황색 4호 색소, 칼슘 등이다.

② 탄산음료수에 첨가되어서는 안 되는 품목은 등색 1호이다.

③ 소르빈산 및 그 염류를 보존료로 사용할 수 없는 식품은 면류이다.

④ 소르빈산 및 그 염류를 보존료로 사용하는 식품은 식육제품, 된장, 고추장류, 야채, 과일 절임류, 젖산균 음료 등이다.

⑤ 식육제품, 어육연제품 등에 사용할 수 있는 보존료는 소르빈산이다.

255. 빛에 의해 분해되므로 차광 보관하여야 하는 품목은?

*2000년 1월, 2005년 12월, 2008년 12월 기출문제

① 초산　　② 명반

③ hexane　　④ β－카로틴

⑤ DHA

256. 유화제로 허용되어 있는 품목이 아닌 것은?

*2000년 1월, 2009년 12월 기출문제

① 지방산 에스테르

② 프로필렌 글리콜

③ 대두인지질

④ 폴리소르베이트20

⑤ 알긴산나트륨

257. 산미료가 아닌 품목은? *2007년 12월 기출문제

① 젖산

② 탄산칼슘 구연산

④ 초산

⑤ 이산화탄소

Interpretation

▶ 마가린, 치즈 등에 사용이 가능한 착색료는? β－카로틴

▶ 유화제와 호료로 쓰이는 식품첨가물 중 인화성이 있어 주의를 요하는 품목은?
프로필렌 글리콜

제 5 부 식품위생학 핵심문제 정답

1. ③ 2. ① 3. ③ 4. ④ 5. ④ 6. ③ 7. ③ 8. ① 9. ② 10. ③
11. ⑤ 12. ⑤ 13. ④ 14. ④ 15. ⑤ 16. ⑤ 17. ⑤ 18. ⑤ 19. ⑤ 20. ③
21. ③ 22. ④ 23. ④ 24. ① 25. ① 26. ④ 27. ② 28. ③ 29. ① 30. ①
31. ① 32. ⑤ 33. ⑤ 34. ⑤ 35. ② 36. ③ 37. ③ 38. ③ 39. ⑤ 40. ②
41. ① 42. ④ 43. ⑤ 44. ③ 45. ② 46. ⑤ 47. ① 48. ③ 49. ③ 50. ④

51. ① 52. ② 53. ④ 54. ① 55. ② 56. ⑤ 57. ① 58. ④ 59. ③ 60. ④
61. ② 62. ⑤ 63. ① 64. ① 65. ① 66. ① 67. ④ 68. ② 69. ④ 70. ④
71. ① 72. ① 73. ③ 74. ① 75. ① 76. ④ 77. ① 78. ④ 79. ④ 80. ④
81. ⑤ 82. ⑤ 83. ② 84. ① 85. ④ 86. ② 87. ② 88. ③ 89. ③ 90. ③
91. ① 92. ③ 93. ⑤ 94. ④ 95. ② 96. ④ 97. ③ 98. ① 99. ② 100. ③

101. ③ 102. ① 103. ④ 104. ① 105. ① 106. ② 107. ① 108. ④ 109. ① 110. ③
111. ① 112. ④ 113. ⑤ 114. ② 115. ① 116. ⑤ 117. ⑤ 118. ③ 119. ② 120. ⑤
121. ③ 122. ③ 123. ③ 124. ③ 125. ① 126. ④ 127. ① 128. ② 129. ③ 130. ①
131. ② 132. ① 133. ① 134. ④ 135. ⑤ 136. ④ 137. ① 138. ⑤ 139. ⑤ 140. ④
141. ② 142. ① 143. ③ 144. ④ 145. ⑤ 146. ② 147. ④ 148. ④ 149. ③ 150. ④

151. ⑤ 152. ④ 153. ③ 154. ② 155. ② 156. ⑤ 157. ④ 158. ④ 159. ① 160. ④
161. ③ 162. ⑤ 163. ① 164. ② 165. ④ 166. ① 167. ② 168. ① 169. ① 170. ③
171. ⑤ 172. ③ 173. ③ 174. ③ 175. ④ 176. ④ 177. ③ 178. ② 179. ③ 180. ①
181. ④ 182. ② 183. ② 184. ④ 185. ③ 186. ① 187. ⑤ 188. ⑤ 189. ① 190. ③
191. ④ 192. ① 193. ③ 194. ④ 195. ④ 196. ③ 197. ⑤ 198. ① 199. ⑤ 200. ②

201. ② 202. ② 203. ① 204. ③ 205. ③ 206. ④ 207. ② 208. ① 209. ② 210. ①
211. ③ 212. ⑤ 213. ④ 214. ③ 215. ① 216. ⑤ 217. ② 218. ⑤ 219. ⑤ 220. ⑤
221. ⑤ 222. ⑤ 223. ⑤ 224. ⑤ 225. ② 226. ⑤ 227. ③ 228. ④ 229. ② 230. ⑤
231. ② 232. ⑤ 233. ⑤ 234. ⑤ 235. ① 236. ⑤ 237. ④ 238. ② 239. ① 240. ②
241. ④ 242. ① 243. ⑤ 244. ⑤ 245. ② 246. ① 247. ③ 248. ④ 249. ① 250. ①
251. ④ 252. ③ 253. ① 254. ② 255. ④ 256. ⑤ 257. ②

제 3 교시

위생사 실기

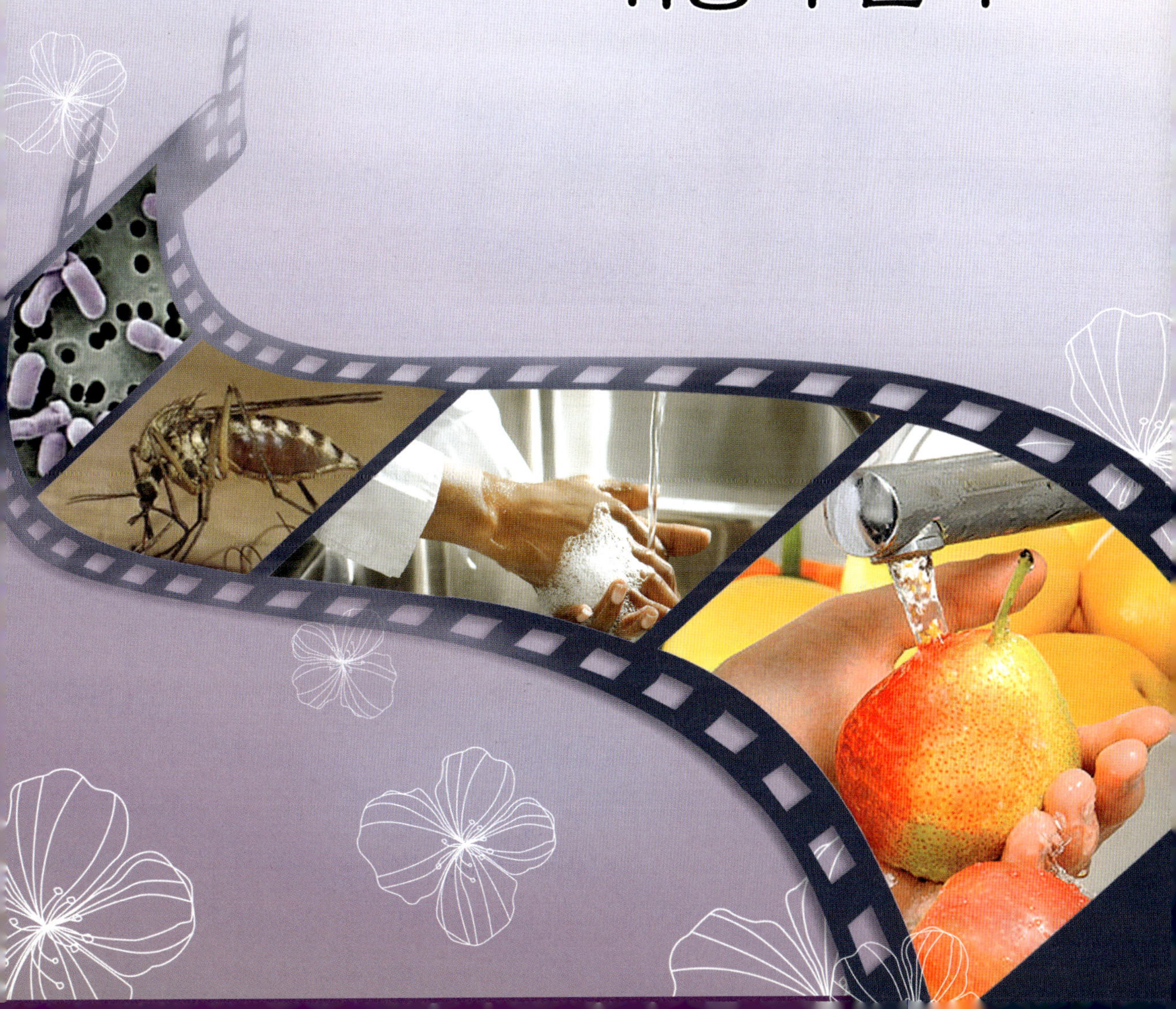

제 6 부

위생사 실기

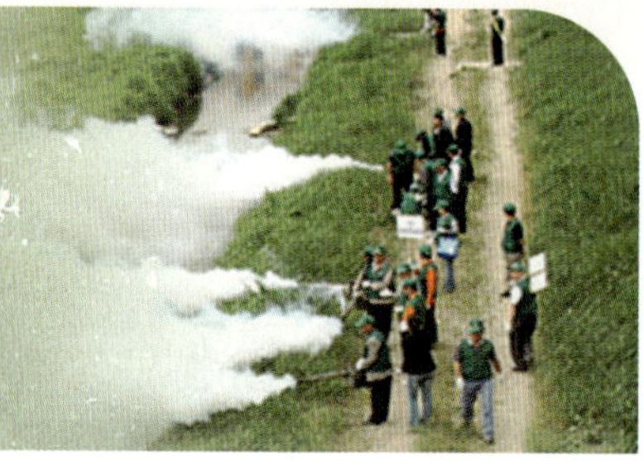

1 온도, 습도 및 기압

1. 온도, 습도 및 기압측정

최저와 최고 온도계의 경우, 최고 기온은 14시를 최저 기온은 6시를 기준으로 하며, 최저 기온은 알코올온도계에 의해, 최고 기온은 수은온도계에 의해 측정된다. 최고 · 최저 온도계의 경우, 아래 부분은 수은이고 윗부분은 알코올이다. 수은은 섭씨 영하 38°C에서 영상 356°C까지, 알코올은 섭씨 영하 78°C에서 영상 78°C까지 측정이 가능하다.

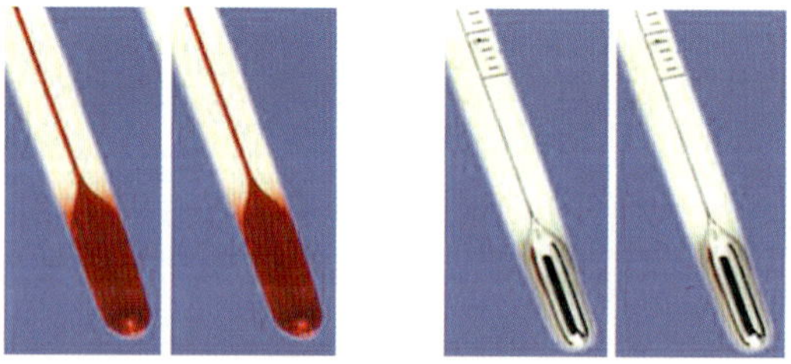

2. 아스만 통풍건습계와 건습온도계

기습을 측정하는 것은 아스만 통풍건습계(Assmann Ventilated psychrometer)이다. 건습온도계는 건구온도와 습구 온도의 차이를 이용하여 기습을 측정하는데, 종이컵 같은 모양에 헝겊이 들어 있고, 여기에 수증기(증류수)를 넣도록 되어 있는 점이 이 기구의 특징이다.

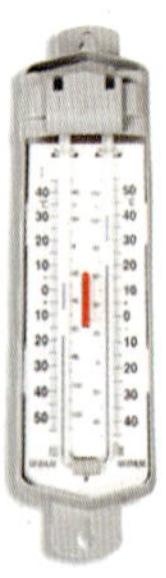

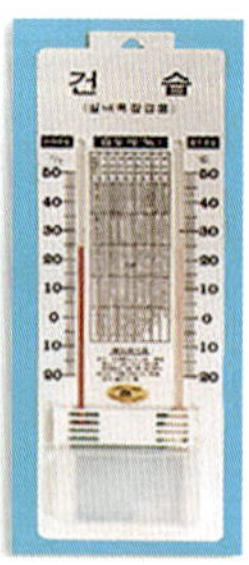

3. 자기온도계와 자기습도계

24시간 방안지 모양에 전기로 온도와 습도를 기록하는 기계이다. 두 개의 차이는 자기 온도계의 경우는 손잡이가 있다는 점이다.

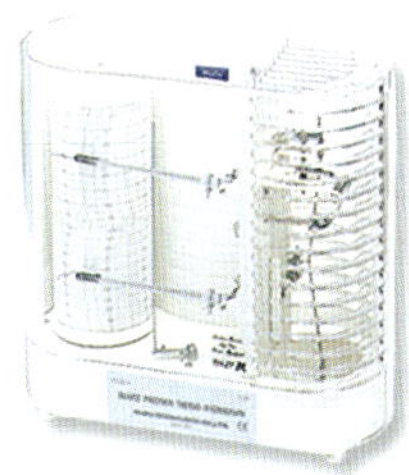
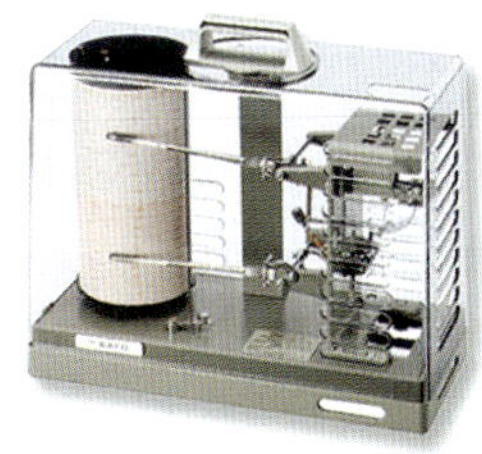

4. 기압계

최대 기압은 9시와 21시에 측정하고 최소 기압은 3시, 15시에 측정한다. 1기압은 수은주 760mmHg이다. 대표적으로 아네로이드 기압계(aneroid barometer)가 있다.

5. 모발습도계

polymeter라고 쓰고, 작살 모양의 표시에 20, 10, 0 숫자 표시로 구별한다. 모발의 습도 및 인장력을 기준으로 습도를 측정하는 기구이다. 보통 수은은 땀이나 오줌 및 분변을 통해 배설되지 않고 모발을 통해 배설된다.

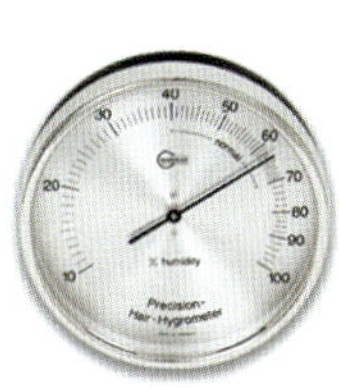
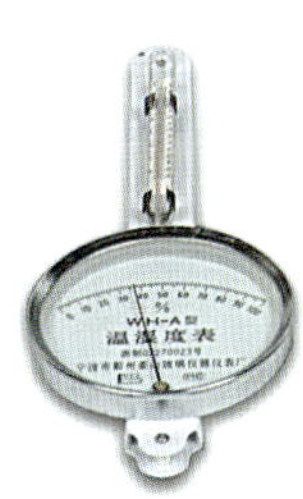

2 기류, 복사열 측정

1. 카타온도계

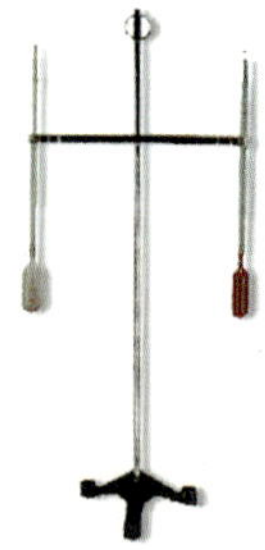

100°F에서 95°F까지 하강하는 동안에 배출되는 열량, 즉 섭씨로는 37.8°C에서 35.0°C까지 하강하는 동안에 배출되는 열량을 4~5회 측정한 후 평균치를 구하는 것이다.

상부온도에서 하부온도까지 내려가는 소요시간은 3~5회 반복한 후 평균을 낸다. 카타온도계(Kata thermometer)의 상수가 120이고 소요시간이 10초이면 냉각력은 120/10=12이다.

실내 기류를 측정하는 용도로 쓰이며, 아래 부분에 구부가 있으나 흑구온도계와는 다르다. 단위는 milical/cm^2/sec(열량)이다.

2. 습 카타온도계

젖은 헝겊으로 복사, 대류, 증발에 기인하여 냉각력 측정 시에 사용한다. 그리고 건 카타온도계는 복사 · 대류에 기인하여 냉각력 측정 시에 사용하며, 특히 풍속 측정 시 사용한다.

3. 흑구온도계

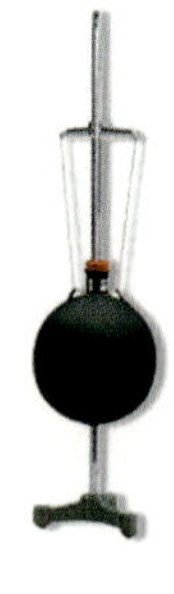

복사열을 측정하는 기구로서 기류에 관여하며, 흑구(globe)는 구리판으로 두께가 0.5mm (=1/2mm)이고, 사용하는 온도계는 그 눈금이 100~150°C인 막대온도계이다. 마개는 코르크 마개이고, 흑구 표면은 검은색으로 불투명 에나멜 칠이 되어 있으며, H. M. Vernon이 고안하였다.

보통 15~20분 방치하여 측정한다.

4. 기류

실내기류와 실외기류로 구분하여 측정할 수 있는데, 실내 기류를 측정하는 기구에는 카타 온도계가 있다. 그 밖에 실외 기류를 측정하는 기구에는 풍차풍속계, 다인스(Dines) 풍력계, 열선풍속계, 로빈슨(Robinson's) 풍속계 등이 있다.

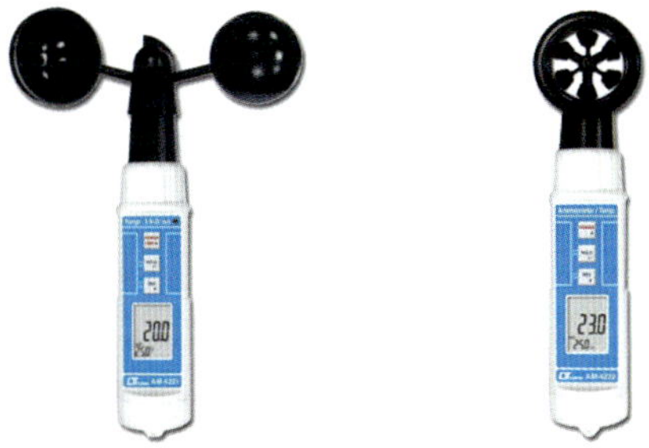

(1) 실내 기류의 측정

실내 기류를 측정하는 카타온도계의 측정 시작점의 조건은 100°F 이다. 카타온도계의 측정 눈금은 100°F에서 150°F까지 이다.

(2) 실외 기류의 측정

실외 기류의 측정 범위를 보면, 풍차풍속계의 경우에 1~1.5m/sec, 다인스 풍력계의 경우에는 20m/sec, 열선풍속계의 경우는 보통 1.5m/sec 이하이다. 실제로는 0~50m/sec로 다양하다.

5. 생체한난계

36.5°C로 유지한 구부 표면의 단위 면적으로부터 복사, 대류, 및 증발에 의하여 단위시간에 방출하는 열량을 측정한다. 측정 시의 노출시간은 15분이다.

3 불쾌지수측정

실내 적정기온은 18±2°C이다. 안정 시에 쾌감대의 기온도 18±2°C이고, 습도는 40~70%이다. 쾌적도표에서 쾌적선은 실내 인원의 95% 이상이 쾌적감을 느낄 수 있는 감각온도이다. 동계에는 66°F이고, 하계에는 71°F이다.

1. 불쾌지수(Discomfortable Index)를 구하는 공식

100°F에서 95°F까지 하강하는 동안 배출되는 열량, 즉 섭씨로는 37.8°C에서 35.0°C까지 하강하는 동안에 배출되는 열량을 4~5회 측정한 후 평균치를 구하는 것이다. 상부온도에서 하부온도까지 내려가는 소요시간은 3~5회 반복한 후 평균을 낸다.

카타 온도계의 상수가 120이고 소요시간이 10초이면 냉각력은 120/10=12이다. 실내 기류를 측정하는 용도로 쓰인다. 아래 부분에 구부가 있으나 흑구온도계와는 다르다.
단위는 milical/cm^2/sec(열량)이다.

2. 백엽상의 측정 높이

실외인 경우에 1.2~1.5m이고, 실내인 경우는 1.5m이다. 보통 일반 온도계인 수은온도계를 사용한다. 하지만, 이상저온 측정 시에는 알코올온도계를 사용한다. 구부의 주위 온도가 계속 치환되고 있어야 하며, 주위 공기가 외부와 복사영향을 받지 않도록 하여야 한다.

3. 온열평가 온습도계

2차 세계대전 당시 열대 지방에서 작전하는 미군 병사들에 대한 고온 장애 방지를 위한 고안 장치로서, 온열평가지수(WBGT, wet bulb globe temperature index)를 측정한다. 태양 복사열의 영향을 받는 실외 환경을 평가하는 데 사용하는 감각 온도 대신 사용한다.

4 분진 측정

데포지트 게이지(deposit guage)는 강하 분진을 측정한다. 일정한 장소에서 1개월 동안 측정하며, 시료 채취 시간은 1시간(= 60 분)이다. 이끼 발생, 즉 조류 발생을 방지하려고 철망을 설치한다. $CuSO_4.5H_2O$ 를 사용하여 측정하는데, 측정 높이는 1.2m이다.

1. 진애 측정기(a dust counter)

충격식 진애 측정기인 임핀저(impringer)가 있는데, 관성 충돌의 원리를 이용하였다. 이외의 진애 측정으로는 액체표집법 등이 있다.

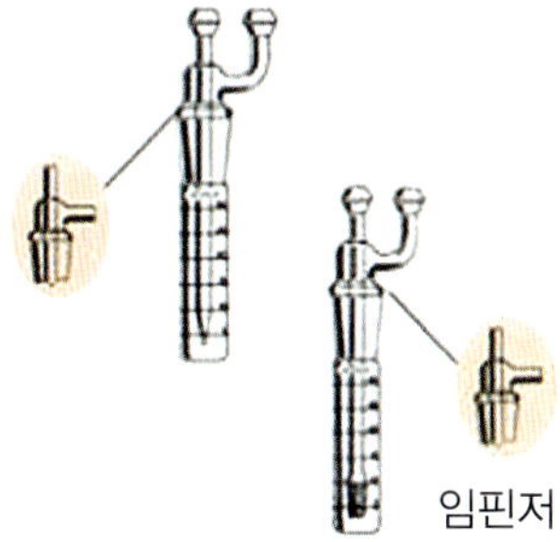

임핀저

2. 고속 공기채취기(high volume air sampler)

여과지 홀더, 공기흡인부, 유량측정부로 구성되었다. 유량측정부에는 지시유량계가 위치하고 있다. 부유분진과 중량농도측정, 성분분석 시료의 포집 시에 사용된다. 시료 채취시간은 24시간이고, 흡인유량은 200~400 L/min이다. 채취 가능한 분진의 크기는 0.1~100㎛이다.

3. 저속 공기채취기(low volume air sampler)

흡인용 펌프, 분립장치, 여과지 홀더, 유량측정량부로 구성되어 있다. 시료채취기간은 1주일, 2주일, 또는 2개월로 질량농도를 구하는 데 사용한다. 흡인유량은 2~30 L/min이다. 10㎛ 이하의 입자상 물질, 또는 금속 등의 성분 분포에 이용되고 있다.

5 가스 측정

(1) CO_2 검지관법과 CO 검지관법

구 분	CO_2 검지관법	CO 검지관법
검지 관층 변색 모습	청자색이 엷은 보라색으로 변색	녹황색이 청자색으로 변색
농도계산	탄산가스 농도 표에 의해	일산화 탄산가스 농도 표에 의해
측정항목	CO, CO_2, SO_2, H_2S, mist	CO
측정방법	검지관법, 수산화바륨($Ba(OH)_2$)법,	검지관법, 오 산화 요오드법, 홉잘라이트 (hopzalite) 법
특이사항	실내 오염도 측정의 지표 (서한도 0.1% 이하, 1000ppm 이하)	자동차 배출가스 주원인 (탄소성분의 불완전 연소 시에 발생)
펌프와 연결 부위	펌프에서 송곳처럼 튀어나온 부위	펌프에서 송곳처럼 튀어나온 부위
검지관의 검지제	CO_2를 측정하고자 하는 검지관의 검지제는 150~250 메시(mesh) 크기의 알루미나 겔의 알맹이를 티몰프탈레인(thymolphthalein)을 넣은 수산화나트륨(NaOH) 용액을 흡착시켜 측정한다.	—

(2) NO_2(이산화질소) 검지관법

구 분	NO_2(이산화질소) 검지관법
검지관층 변색 모습	황색이 녹색으로 변색
농도 계산	이산화질소 가스 농도표에 의해

6 낙하세균, 진공 및 경사 등의 측정

낙하세균측정은 낙하법에 의해서 실시하고, 이는 코호(R. Koch)에 의해 고안되었다. 한천 평판 배지를 만들어 굳힌 페트리디시 2~3개를 검사지역에서 5분 동안 정치 후 37°C에서 48시간 배양하여 세균집락수를 세는 방법이다.

진공펌프 내의 구조물에는 온도계, 가스 입구, 압력계, 수면계, 평형 조정나사, 주수구(注水口) 등이 있다. 경사 마노메타는 먼지의 유속측정에 사용한다.

열섬효과(heat island effect)는 도시가 농촌보다 열 보존능력이 2~5°C 정도 큰 현상으로서 여름에서 초가을 밤에 주로 발생한다.

풍배도는 풍속을 16방향으로 표시한 그림을 말한다.

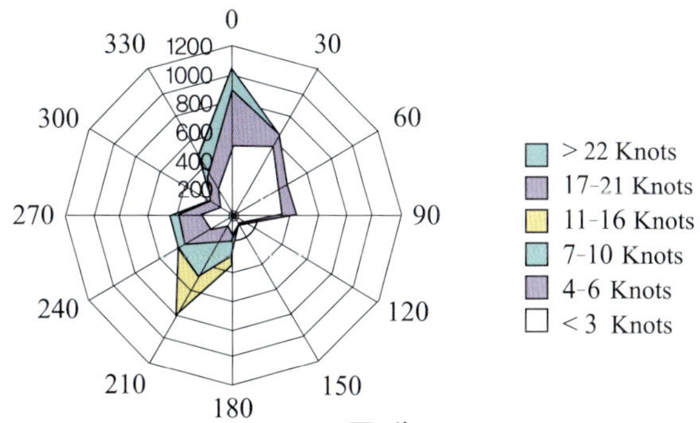

풍배도(Winde rose)

7 매연측정

1. 링겔만 스모그 차트(Ringellman smoke chart)

매연측정표이다. 매연 2도일 경우, 이 표에 의하면 백색 부분의 폭은 7.7mm로 60%이며 흑색 부분의 폭은 2.3mm로 40%가 된다. 측정 결과는 0도, 1도, 2도, 3도, 4도, 5도, 6도 즉, 7단계로 나타난다.

연돌에서 측정자와의 거리는 16m이고, 측정자는 연기 흐름과 직각 방향에서 측정해야 하며, 햇살을 등지고 위치해야 한다. 측정자와 연돌과의 거리는 30~40m이고, 연돌 출구 30~45cm 떨어진 부분을 관측한다. 매연 농도표는 측정자와 16m 위치에 배치하여서 10초 간격으로 여러 번 측정한다.

2. 세류현상(down wash)

굴뚝수직 배출속도에 비해 평균속도가 커 플륨(plume)이 굴뚝 아래로 흩날리게 되는 현상을 말하는데, 이에 대한 대책은 출속도를 부는 풍속의 2배 이상이 되게 하면 된다.

3. 공동현상(down draft)

굴뚝 높이와 비슷한 건물 때문에 난류가 발생해 건물 후면에 플륨이 형성되는 현상을 말하는데, 이에 대한 대책은 굴뚝 높이를 주위 건물의 2.5배 이상 되게 하면 된다.

8 집진시설

집진 시설에는 원심력 집진기, 여과 집진기, 세정 집진기, 전기 집진기, 관성력 집진 장치, 중력 집진 장치 등이 있다.

1. 원심력 집진기(cyclone)

원심력을 이용해 집진한다. 여과집진기(bag filter)는 여과백을 이용하며, 세정집진기(scrubber)는 유량 속에 수분 및 약품을 충진하여 가스를 수세하는 형태이다. 전기집진기(corell filter)는 고압전기장에 통과시켜서 정전기를 이용하는 것인데 전기집진기의 경우 0.05μm의 미립자까지 99% 이상의 효율을 가진 집진기가 된다.

2. 관성력 집진장치 : 방해판을 가운데 설치한 장치

3. 중력 집진장치

먼지가스 입구에서 충진가스가 출구로 나가다가 중간에 구멍 뚫린 먼지 호퍼(hopper)를 이용해 집진하는 장치이다.

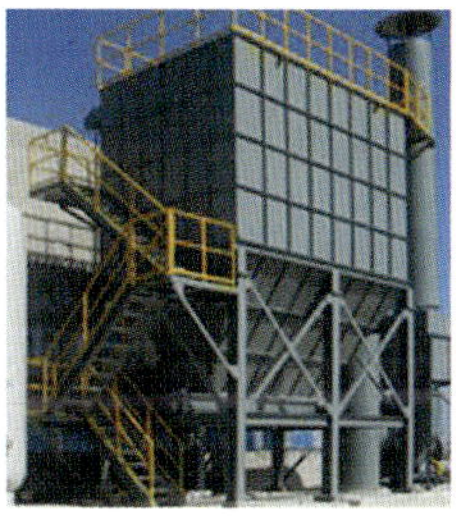
여과 집진설비 Bag filter

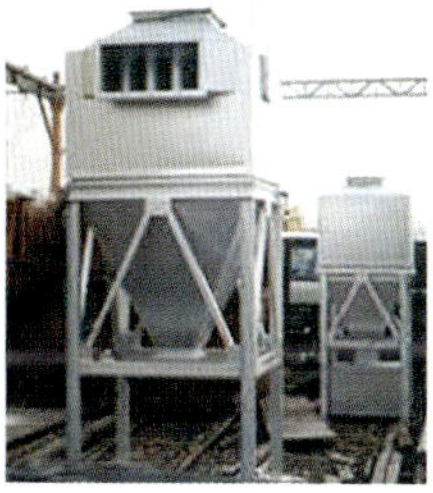
원심력 집진설비 Cyclone

9 오염물질 분석

광화학 반응에 의해 형성되는 2차 오염물질 농도 변화 곡선에서 왼쪽 봉우리에서 오른쪽 봉우리는 NO_2 → HC → Aldehyde → O_3 순으로 이어진다. 1차 오염물질인 NOx, HC, 유기물 등에서, 2차 오염물질인 O_3, PAN, H_2O_2, HCHO 등으로 변화해 가는 것은 자외선에 의해서이다.

오염물질 분석 측정장비로는 가스 크로마토그래피와 흡광 광도계 등이 있다.

가스 크로마토그래피는 운반가스에 의해 분석한다. 구성 순서는 운반가스, 압력조절부, 시료 도입부, 분리관, 검출기 순이다. 흡광광도계는 광원에 의해 분석한다. 구성 순서는 광원부, 시료 자원부, 단색화부, 측광부 순이다.

흡관광도계는 파장범위의 빛만을 선택해 발색한 뒤 시료를 통과시키고 광전측광으로 흡광도를 측정하는 장비이다.

10 질소산화물 분석

질소산화물 가운데 대기 중에서 가장 많이 존재하는 것은 NO와 NO_2이다.

질소산화물 비교

물 질	특 징
NO	고온으로 연소 시 발생되며 헤모글로빈 혈색소와 산소 결합력이 일산화탄소보다 강한 질소화합물임. 무색, 무취, N-Hb으로 산소결핍 유발함
NO_2	적갈색, 자극성, NO보다 기관지 영향이 강하다
N_2O	마취제, 웃음 가스(smile gas)
NO_3	질산염으로 질소가스의 최종산물

11 대기오염물질

대기 오염물질 중에 액체입자인 것은 미스트이다. 대기오염물질에는 검댕(smoke), 퓸(fume), 안개(fog), 미스트(mist) 등이 있다. 미스트는 대기 오염물질 중 액체입자이고, 안개는 대기오염 물질이 아닌 액체 입자이다.

12 먼지 측정

먼지 측정은 선택적 검출기를 이용하여 적외선 흡수량의 변화를 측정 · 분석한다. 특정 성분농도를 구함으로 가능하다. 먼지측정기의 구성 순서는 먼지포집부, 가스흡입부, 흡입유량 측정부 순이다.

먼지 측정에 대한 도표의 순서를 보면, 드레인 포집기, SO_2 흡수병, 미스트제거병, 진공펌프, 마노미터, 가스미터 순이다.

미세먼지 측정기에는 앤더슨 샘플기(AA, anderson sampler)가 있다. 실내 미세 먼지를 측정할 때에 사용한다. 이에 의해 측정되는 측정치를 보면, 기관지에 침착되기 쉬운 단계는 No.4부터 No.5인 1.1~2.1υ이다.

13 환기량측정

$$소요환기량(m^3/hour) = \frac{실내\ 이산화탄소량}{실내\ 이산화탄소\ 서한량 - 이산화탄소의\ 실외\ 정상농도}$$

① 실내 이산화탄소 서한량 : 0.1% 또는 1000ppm이다.
② 이산화탄소의 실외 정상농도 : 0.03%이다.
③ 실내 이산화탄소량 : 보통 20~22L, 수면 시에는 12L이다.
④ 1인당 공기소요량 : 30m^3/hour이다.

환기횟수 측정값은 '실내 사람 수 1인당 필요한 공기용적' 에서 '실내 공기 용적' 을 나눈 값이다. 환기가 가장 좋은 창문은 천장 가까이에 있는 창문이다. 중성대의 위치는 천장 가까이에 있는 것이 좋다.

14 조도 측정

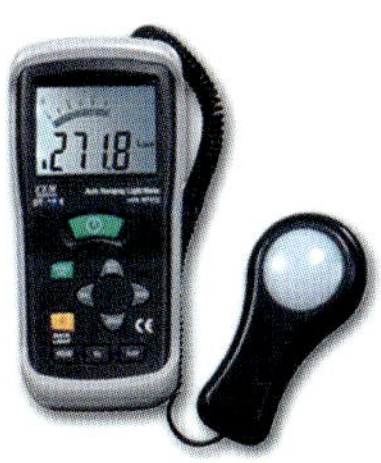

조도계는 조명도를 측정한다. 광전지 조도계는 아황산동이나 셀렌이 광전지에 의해 빛을 전류로 바꾸어 조도를 측정한다. 위에서 아래로의 장치 순서는 유리판, 금속막, 셀렌, 철판 순이다. 0.1 Lux 이하의 낮은 조도는 측정이 불가능하다.

조도계는 기계에 foot candle이라는 문구가 있는 것으로 구별할 수 있다. 이것은 단위 면적(m^3) 에 1 Lumen의 광속이 투사되는 밝기인데, 1 Lux는 0.093 foot candle이다. 이것은 1촉광의 광원으로부터 1m 거리의 밝기 정도이다.

조도계의 시도 보정기간은 6개월이고, 조도측정 시에는 그림자, 빛의 현위, 위도에 주의해야 한다.

15 채광 및 조명

채광이 가장 위생적인 것은 동일 면적일 경우, 횡보다 종으로 길게 하는 것으로 자연 조명이 좋다.

채광으로 인한 일광의 작용은 피부를 튼튼하게 하고, 장기의 기능을 증진시키며, 비타민 생성으로 구루병을 예방하고, 살균 작용이 있다는 점 등이다.

입사각은 27도 이상이고 클수록 실내가 밝으며, 개각도 4~5도 이상이고 클수록 실내가 밝다.

가장 위생적인 조명방법은 간접 조명이고, 가장 경제적인 조명방법은 직접 조명이다. 경제적인 면과 위생적인 것을 고려한 조명방법은 반간접 조명이다.

16 소음측정

소음계의 측정단위는 dB(A)이다. 감각특성은 dB(A), 녹음특성은 dB(C)이다. 음압도측정 시에 A, B, C곡선 중 C곡선은 85dB 이상에서 측정이 가능하다. 소음계의 위치는 지상에서 1.2m이고, 측정자 간의 간격은 0.5m, 즉 50cm 정도 떨어지는 것이 좋다.

소음측정 시 측정분석 및 사용 방법은 다음과 같다. 지면에서 1.2~1.5m 높이에서 측정, 장애물에서 3.5m 이격된 거리에서 측정, 간헐적 소음이나 불규칙한 소음은 10회 측정 중 최고 소음의 평균치를 산출한다. 옥외 측정 시 풍속이 2m/sec 이상일 때는 마이크로 폰 끝에 방풍망을 설치한 후 측정하고, 풍속이 5m/sec 이상일 때는 측정이 금지된다.

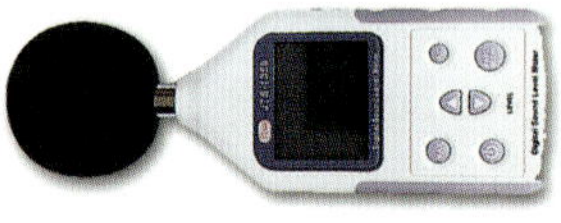

소음측정기

소음이 1초 이상 간격으로 발생되는 충격 소음일 경우에 1분 동안의 발생 횟수를 측정한다. 계기 상 최고치를 30회 읽어 평균치를 산출한다. 5분 이상 측정하고, 5초 간격으로 50회 판독한다. 변동폭이 5dB 이내일 경우는 소음도크기 순으로 10개를 산술평균한 소음도로 산출한다.

측정소음, 진동도가 배경소음, 진동도보다 3~9dB 차이가 나는 경우, 보정표에 의해 보정한 후 대상소음과 진동도를 결정한다. 암소음이 70dB(A)이고 대상소음이 67dB(A)일 때, 보정 대상소음은 64dB이다.

17 진동측정

진동계의 측정단위는 dB(V), mm, m/sec^2 등이다.

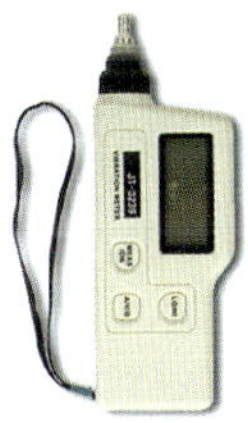

진동이란 흔들림의 속도이다. 진동의 크기를 나타내는 요소에는 변위(m), 속도(m/sec), 가속도(m/sec^2) 등이 있다. 충격 요인은 제외된다.

소음 및 진동 측정기구의 기준과 단위를 혼동할 수 있다. 소음의 측정기준과 단위는 50dB(A), 진동의 측정기준과 단위는 60dB(V)이다. 한편, 진동 측정범위는 60~120 dB(V)이다.

18 수원

가장 안전한 수원은 보호방수벽을 갖춘 지하수이다. 지하층에 굴착하여 지하수를 얻는 방법은 관정으로 펌프의 양정이 양호한 것은 경사가 완만한 것이 좋다.

물을 여과급수함으로써 장티푸스 환자가 급속하게 준 것을 mills-reincke 현상이라고 한다. 1893년 이 현상이 발견한 이후에 수돗물 정화에 의하여 장티푸스와 이질이 감소되고 설사나 장염 등이 감소해 일반 사망률이 낮아지는 현상이다.

Guide

mills-reincke 현상

1893년 Mills가 매사추세츠(Massachusetts)에서 물을 여과 급수한 결과 장티푸스 환자 및 사망자가 감소함을 발견했다. 또 같은 해 독일의 Reincke가 같은 현상을 발견했다.

19 상수도

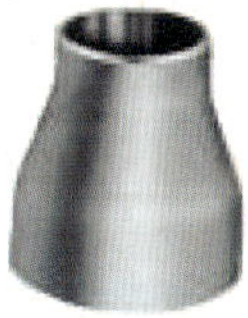

상수도에서 널리 쓰는 수원으로는 댐, 호수 등 지표수이다. 물 소독에 가장 이상적인 위치는 배수지이다.

수도관의 소형관과 대형관을 연결할 때 쓰이는 관은 레듀셔 관이다.

① **상수처리 단계**는 '취수 → 도수 → 정수 → 송수 → 배수 → 급수' 순이며, '취도정송배급' 으로 암기하면 된다.

② **정수처리 단계**는 '응집 → 폭기 → 침전 → 여과 → 소독' 순이다.

20 채수기

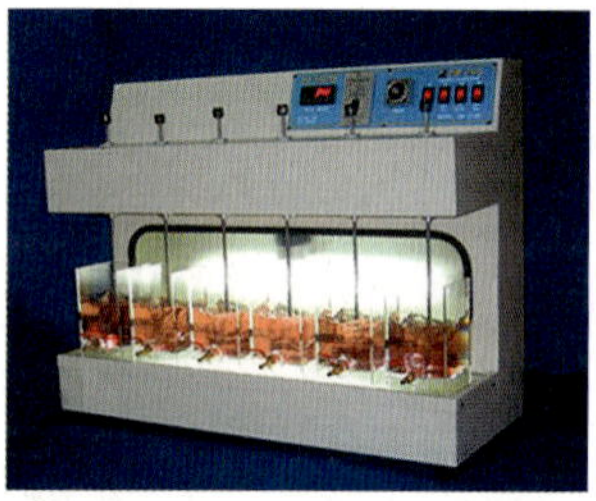

응집제 주입량을 결정하는 기구로는 '자르 테스터(jar tester)' 를 사용한다.

유리잔류염소량은 5초 이내, 결합잔류염소는 5분 후 정색반응에 의하여 측정한다.

잔류염소는 결합잔류염소와 유리잔류염소를 합한 값이다. 수질의 맛, 냄새측정 시 가온온도는 40~50°C이다.

채수기에는 '하이드로(hydroth) 채수기' 와 '무균 채수병' 등이 있다.

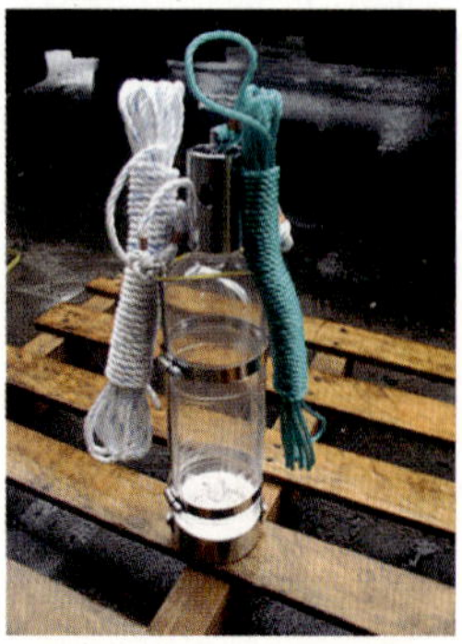

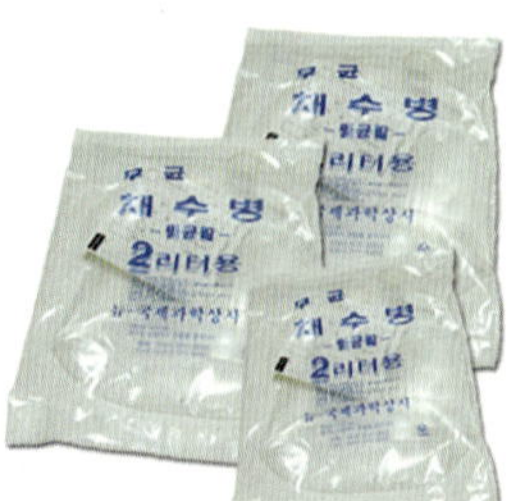

21 수질검사에서 최종 종말점 색깔

상수도에서 널리 쓰는 수원은 댐이나 호수 등 지표수이고, 물 소독에 대한 가장 이상적인 위치는 배수지이다.

수도관의 소형관과 대형관을 연결할 때 쓰이는 관은 리듀서(reducer)관이다.

분 석 법	시 약	적정 색깔
암모니아성 질소(NH_3-N) 측정	네슬러 시약	적갈색
과망간산 칼륨($KMnO_4$) 소비량 측정	–	미홍색
염소이온 측정	–	미등색
총 알칼리도 측정	–	자홍색
염소이온 측정	질산은($AgNO_3$)	–
잔류염소측정 중 비색법	OT 시약	황색이나 황갈색
화학적 산소요구량(COD) 측정	산성 알칼리성	미홍색 무색
탁도 검사	황산히드라진과 헥사메틸테트라아민	–
색도 검사	염화백금산 칼륨 표준액	–

22 수질검사

채수위치는 수심이 2m 미만일 경우에는 수심의 1/3지점이고, 수심이 2m 이상일 경우에는 수심의 1/3 지점과 2/3 지점이다.

수분측정 건조기는 데시케이터(desiccator)인데, 이곳에 넣는 건조제는 '염화칼슘'과 '황산칼슘' 등을 사용한다.

고체와 액체의 분리추출용 및 정량주입 시에 사용하는 기구는 분액 여두(separatory funnel)이다.

하수, 폐수의 침전성 부유물질(SS, suspended solids)을 측정하는 기구에는 임호프 콘(imhoff cone)이 있다.

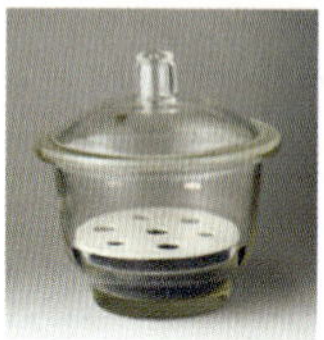
데시케이터
(desiccator)

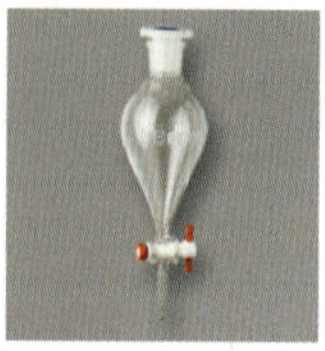
분액 여두
(separatory funnel)

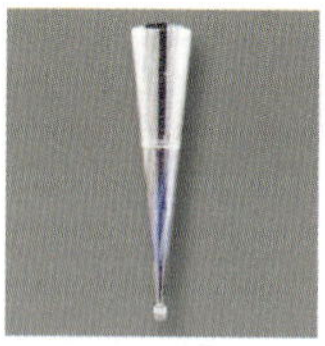
임호프 콘
(imhoff cone)

23 유량장치에 의한 유량 측정

측정에 대한 이론은 "관속을 흐르는 물체의 압력은 속도가 빠른 곳, 즉 내격이 작은 곳이 속도가 느린 곳, 즉 내경이 큰 곳보다 작다."는 것이다.

일반적인 유체를 측정할 때에는 정중앙 오리피스(orifice), 점도가 높은 유체는 사분원 오리피스, 혼합유체인 경우 기상과 액상으로 혼합된 유체는 상부 편심 오리피스를, 액상과 고상이 혼합된 유체는 하부 편심 오리피스를 사용한다.

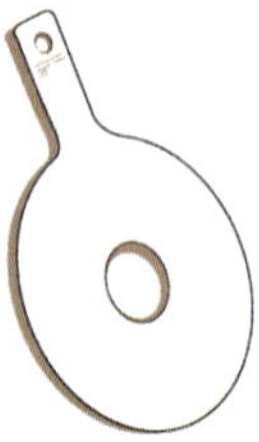
정중앙 오리피스

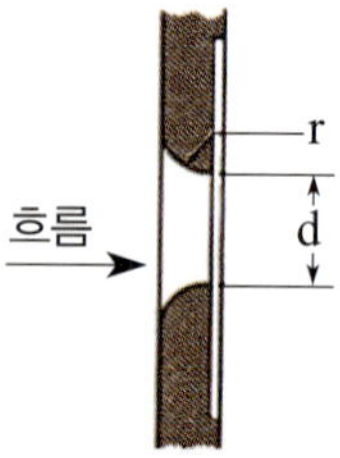

사분원 오리피스

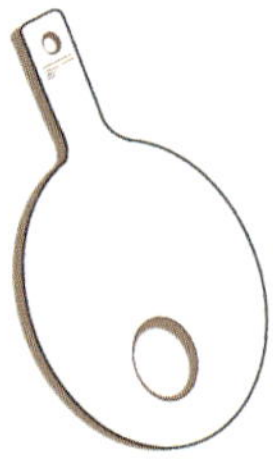
편심 오리피스

플로 노즐(flow nozzle)은 오리피스의 측정이 일반적으로 25% 이하에서는 신뢰성이 낮아서 더 넓은 범위의 유량을 측정할 때 사용한다.

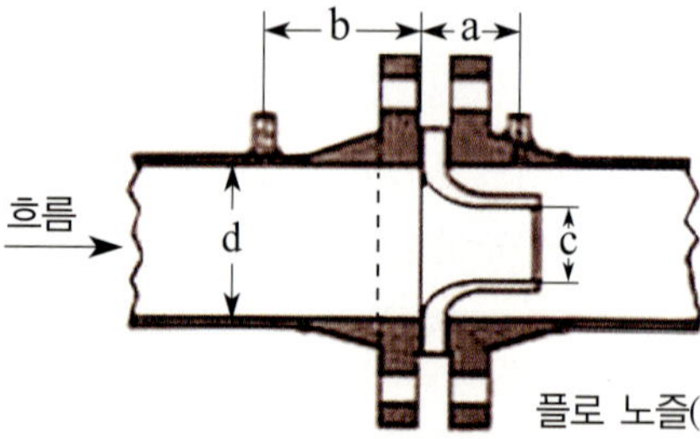

플로 노즐(flow nozzle)의 외형도

벤츄리 미터(venturi meter)는 수두 차(differencial head)에 의해 유량을 측정한다. 벤츄리 튜브(venturi tube)는 압력이 낮고 차압이 적어야 하는 곳의 유량을 측정할 때 사용된다.

24 호수 현상

호수에서 일어나는 성층현상(stratification)은 겨울과 여름에, 전도현상(turn over)은 봄과 가을에 주로 나타난다.

호수의 물 상태가 양호할 때 나타나는 수중 생물은 크러스타센스(crustacean's)와 로티퍼(rotifer) 등이다.

25 폐수처리 방법들

1. 활성오니법(activated sludge system)

활성오니법은 처리시설 면적이 적어 경제적이지만, 폐수 수량의 변화에 잘 적응 못한다. 중금속 및 화학적 처리가 곤란하지만, 파리 및 악취발생이 적은 것이 장점이다. 활성오니법(activated sludge system)에서 반송오니는 25%, 잉여오니는 75%이다.

2. 살수여상법(trickling filter process)

살수여상법(trickling filter process)은 기계 조작이 간편하고, 수량 변화에 용이하다. 처리시설 면적이 대량 필요하고, 파리 및 악취 발생이 잦다는 것이 단점이다. 상부 지역에서는 호기성 미생물이, 하부 지역에서는 혐기성 미생물이 많다.

3. 산화지(안정지)법

녹조류 미생물의 광합성과 자정 작용을 이용하는 처리법이다.

26 폐수처리 공정

폐수처리 공정도

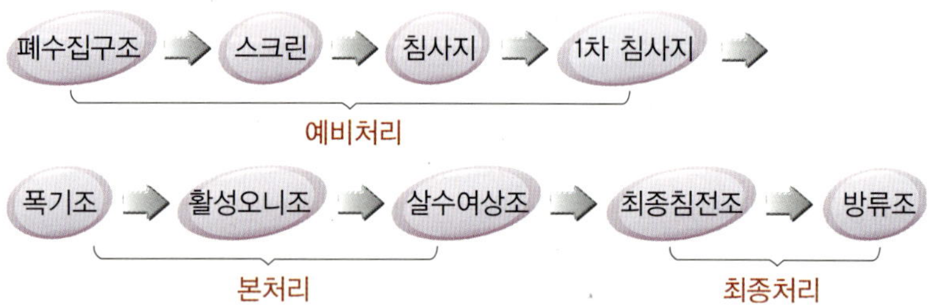

본 처리에는 호기성 처리인 활성오니법, 살수여상법, 산화지법 등이 있다. 혐기성 처리에는 부패조, 임호프 탱크 등이 있다. 혐기성 처리 반응에서 1단계는 유기산 균에 의해, 2단계는 메탄 균에 의해 분해된다.

슬러지 처리

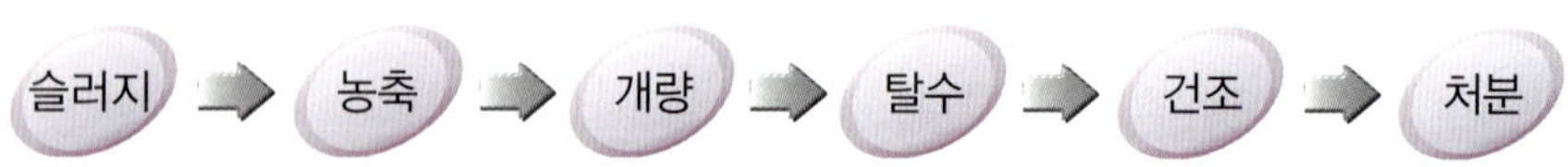

27 폐기물의 종류와 처리

폐기물은 생활폐기물과 사업장 폐기물로 나뉜다. 사업장 폐기물은 다시 일반사업장 폐기물과 지정 폐기물, 그리고 건설 폐기물로 나뉜다. 지정 폐기물은 다시 지정 폐기물과 감염성 폐기물로 나누는데, 지정 폐기물이란 폐유나 폐산 등의 특정 유해한 물질을 뜻하고, 감염성 폐기물이란 병원성 폐기물을 말한다.

폐기물 처리방법 중 69% 이상의 비용은 폐기물 수집과 폐기물의 운반단계의 비용이며, 폐기물 매립장의 토지이용 제한기간은 20년이다.

분뇨 정화조의 순서는 '부패조 → 여과조 → 침전조(= 제2 부패조) → 소독조' 순이다. '부여침소' 로 암기하면 된다.

악취를 방지하기 위한 방취관은 'S−trap' 나 'P−trap' 등이 있다.

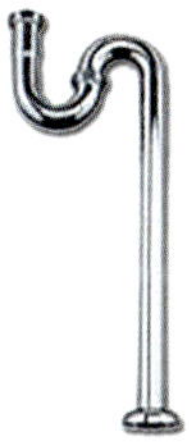

S−trap

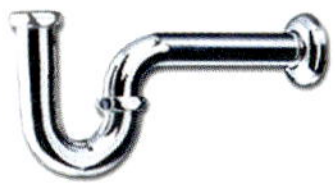

P−trap

매립장의 복토방법에는 매일복토 15cm, 중간복토 30cm, 최종복토 60cm가 있다. 복토는 위생 해충의 발생 · 악취와 냄새 · 폐기물의 흩날림과 침출수의 유출을 방지한다.

중간 처리는 압축, 소각, 중화, 파쇄, 고형화 처리 등을 말하며 최종처리는 매립, 해역 배출 등을 말한다.

쓰레기 처리 중에는 소각법이 가장 위생적인 방법이다. 쓰레기 종량제의 원인자 부담 원칙에는 기본적으로 감량화(reduce), 재이용(reuse), 재활용(recycle) 등이 있다.

28 식품 취급시설 위생

식품제조 가공 시설은 '원료 보관실, 세척실, 제조 가공실, 제품 포장실, 제품 창고' 순으로 배치된다.

식품관련 시설에 쓰이는 내수성 자재에는 스테인리스(stainless)와 알루미늄과 테프론(teflon) 및 섬유 강화 플라스틱(FRP. fiber reinforced plastics) 등이 있다.

식품 취급시설의 **방수벽의 높이**는 1.5m(= 150cm)이고, **배수시설**은 벽으로부터 15cm 떨어져야 한다. **배수시설의 경사도**는 2~4cm이다. **천장**은 바닥으로부터 3.3m이며, **벽과 창문틀의 각도**는 45~50도이고, **바닥과 문틈의 공간**은 0.5cm이다. 식품관련 시설의 **수도관과 만수면의 이격거리**는 7cm이다.

방충망의 크기는 30mesh이고, 환기는 천장 가까기에 창문이 있는 것이 좋다.

휴게실과 단란주점의 칸막이 높이는 1.5m 미만인데, 보통 칸막이가 50cm, 칸막이 다리는 100cm 정도이다.

29 식품별 신선도 및 부패

계란의 신선도는 식염 11%에서 침전하는 것이 우량제품이다. 난황계수는 '평면상 난황 높이' 에 '평면상 난황 지름' 을 나눈 값으로, 0.3~0.4가 우량이고 0.3 이하는 불량이다.

식품취급 시 살균등 위치는 50cm이다.

1. 어류나 육류의 부패과정

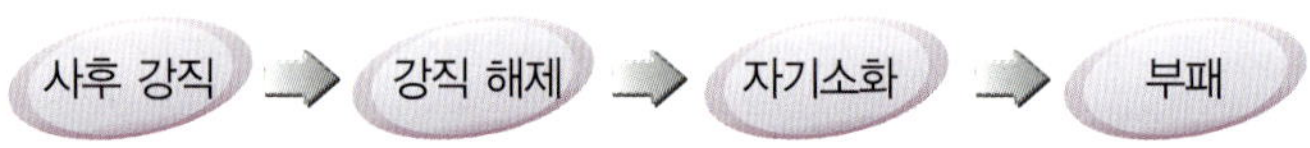

'사강자부' 로 암기하면 된다.

순서별로 수소이온농도 변화를 보면, '중성(pH 7.3) → 산성(pH 5.5~5.6) → 알칼리성(pH 11)' 순으로 '주산알' 로 외운다.

2. 단백질 부패과정

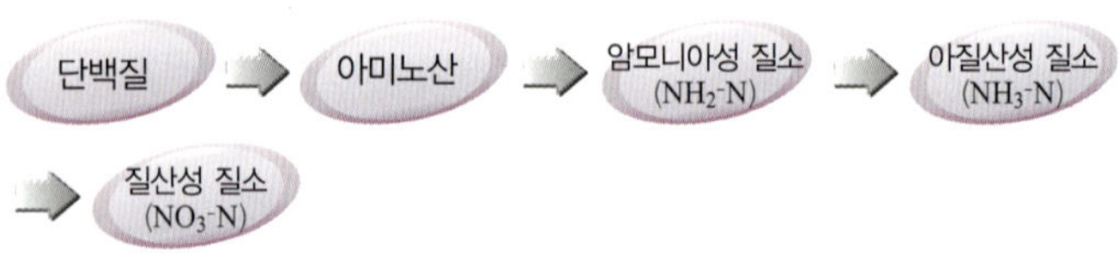

30 식품첨가물

단무지 제조 시에 사용할 수 없는 착색료에는 타트라진(tartrazine), 베타 카로틴(β-carotene), 아우라민(auramine) 등이 있다. 이 중 '타트라진' 은 황색 색소로서, 천식이나 발작을 유발한다. '베타 카로틴' 은 섭취 시에 비타민A 로 변환되는 비타민A 전구체로 적색 결정성 물질인데, 단무지에는 쓰지 않는다.

그동안 단무지에 '아우라민' 은 유해한 형광 착색료로서, 방광염을 일으켜서 많이 썼던 단무지에 오용된 것으로 판명되었다.

식 품 명	첨가물 종류	첨가물명
마가린, 버터, 치즈	보존료	DHA (dehydroacetic acid)
버터	산화방지제	BHT (butyl hydroxy toluene)
두부	응고제	황산 칼슘

31 식품의 보관

우유는 10°C 이하에서 보관해야 한다. 냉장고의 내부 보관 온도를 보면, 냉동실에 있는 육류는 -18°C, 냉장실의 윗부분에 놓는 어패류나 계란은 0~3°C, 가운데 놓는 육류나 어패류는 5°C, 아래 부분에 놓는 야채류는 10°C 정도이다. 하지만, 가운데 놓는 육류와 어패류의 경우는 그날 먹을 것에 한한다.

돼지고기의 유구낭충방지를 위한 가장 쉬운 방법은 '가열' 이다. 과자류 식품에서 곤충이 나왔다면 '완제품' 과정에서 나온다.

우유 저온살균은 63~65°C에서 30분 동안 가열하는 것이고, 우유 고온 단기간살균은 71.1°C에서 15초 동안 가열하는 것이며, 우유 초고온 순간살균은 121°C에서 2초 동안 가열하는 것이다. 우유의 정상비중은 15.6°C에서 1.028 ~ 1.034이다.

32 식품별 검사

시험명	시험법
대장균의 정성시험	추정시험, 확정시험, 완전시험
통조림 검사	외관검사, 타검검사, 중량검사, 진공도검사, 가온검사
꿀벌에서 물엿 첨가여부 검사	요오드 시험
우유에서 물 첨가여부 검사	비중검사
우유에서 지방함량 검사	밥콕 시험(babcock test), 거버 시험(gerber test)
우유에서 대장균군 검사	포스파타제 시험(phosphatase test)
우유에서 세균농도 측정검사	리덕타제 시험(reductase test)

33 어패류와 육류

어패류가 육류에 비해 부패하기 쉬운 이유는 육질이 알칼리성에 가깝고, 근육 구조가 복잡하며 조직이 탄력적이라는 점, 부패 수중 세균이 많다는 점, 수분이 많고 조직이 연하며, 천연면역소가 적고 세균 부착의 기회가 많다는 점 등이다.

이 중에서도 어패류가 육류에 비해 부패하기 쉬운 가장 큰 이유는 어패류가 '수분 함량이 많다.' 는 점 때문이다.

우유 매개 전염병에는 결핵균, 대장균, 화농균, 장티푸스균, 브루셀라균, 디프테리아균 등이 있다.

식품위해요소 중점관리기준(hazard analysis critical control point, HACCP) 즉, 이른바 **'해썹 실시 7단계'** 중 2단계는 위해 분석(hazard analysis, HA)과 중요관리점 설정(critical control point, CCP)이다. 나머지 5단계는 '허용기준 설정', '모니터링 방법의 설정', '시정조치 설정', '검증방법 설정', '기록유지' 순이다.

유전자 재조합 식품(genetically modified organism, GMO)은 간단히 '지엠오(GMO)' 라고 불린다.

34 식품 취급단계

원재료 위생관리 단계는 '생산 → 수확 → 저장' 순이다.

제조 가공관리 단계는 '제조가공', 유통 판매관리 단계는 '유통 수입 및 판매' 이며, 소비자섭취 관리단계는 '조리 및 섭취' 단계이다.

35 소독 및 살균

살균력에 가장 강한 세균은 표면적이 가장 넓은 구균이고, 소독력의 지표가 되는 세균은 장티푸스균과 포도상 구균이다.

36 식중독 세균

식중독 세균의 외부 형태를 보면 다음과 같다.

① 살모넬라균 : '주모성 편모균' 이다.
② 장염비브리오균 : 콤마형 간균으로 '단모성 편모균' 이다.
③ 보툴리누스 식중독균 : 간균으로, 아포를 형성하는, '주모성 편모균' 이다.
④ 웰치균 식중독균 : 간균으로, '무편모균' 이다.
⑤ 대장균 : '단간균' 이다.
⑥ 포도상 구균 : '구균' 이다.

포도상구균 식중독은 급성 위장염을 일으키고 잠복기가 3~8시간으로 가장 짧으며, 화농성 질환을 일으키고, enterotoxin을 생성한다. 조리사가 손에 상처가 난 상태로 음식을 했을 때에 나타나는 식중독균이다.

살모넬라 식중독의 특징은 '발열' 이다.

균체에 스포어(spore)를 가지는 인축공통감염병 세균은 '탄저균' 이다.

37 식중독 독소(1)

살균력에 가장 강한 세균은 표면적이 가장 넓은 구균이고, 소독력의 지표가 되는 세균은 장티푸스균과 포도상 구균이다.

식 품	독 소
검은 조개 혹은 섭조개 (=홍합)	mytilotoxin (= saxitoxin)
바지락	venerupin
복어	tetrodotoxin
감자의 녹색 부분	solanine
썩은 감자	sepsine

38 식중독 독소(2)

곰팡이 종류	곰팡이 별명	식 품
*penicillin*속	푸른곰팡이	항생물질, 유지, 치즈
*aspergillus*속	누룩곰팡이	간장, 된장, 양조
*Rizopus*속	거미줄곰팡이	빵, 곡류, 과일
*Mucur*속	털곰팡이	–

39 경구감염 기생충

회충은 수정란이나 소장에 기생한다. 요충은 감씨 모양으로, 어린이에게 신경질을 유발하며, 스카치테이프 법으로 진단한다. 십이지장충은 '구충' 이라고도 하며, 채독증을 일으키는데, 경피 감염이고, 소장 상부에 기생한다. 편충은 선충으로, 회맹부위에 기생하고, 탈항증을 일으킨다.

① 간디스토마 : '간흡충' 이라고도 하고, 오이 모양 또는 버들잎 모양이다.

② 폐디스토마 : '폐흡충' 이라고도 하고, 타원형이다.

③ 왜소조충 : 4개의 흡반이 있다.

④ **유구조충** : '갈고리촌충' 이라고도 하며, 돼지고기에 기생한다.

⑤ **무구조충** : '민촌충' 이라고도 하며, 소고기에 기생한다.

⑥ **광절 열두조충** : '긴촌충' 이라고도 하며, 두절은 곤봉 모양이고, 편절에 국화 무늬가 있다.

돼지고기에서 선모충을 예방하기 위한 가장 좋은 방법은 −20°C 냉동보관이다. 개나 고양이의 분변에서 돼지나 닭에게 전염되는 기생충은 '톡소플라즈마' 이다.

어린이에게 설사를 일으키는 원충은 '대장아메바' 이다.

40 경구감염 기생충의 중간숙주

간디스토마의 제1 중간숙주는 왜우렁이고, 제2 중간숙주는 잉어와 붕어 등 민물고기이다. 폐디스토마의 제1 중간숙주는 다슬기이고, 제2 중간숙주는 산간 지방에 분포하는 게와 가재 등이다. 광절열두조충의 제1 중간숙주는 물벼룩이고, 제2 중간숙주는 연어나 송어 및 농어 등이다.

41 바퀴벌레

바퀴벌레의 특징은 가주성, 잡식성, 야간 활동성, 군서성이며, 집합 페로몬을 분비한다는 것 등이다.

독일바퀴는 전흉배판에 두 줄의 흑색 종대가 있다. 집바퀴는 등에 요철이 있으며, 제일 큰 바퀴는 이질바퀴이다.

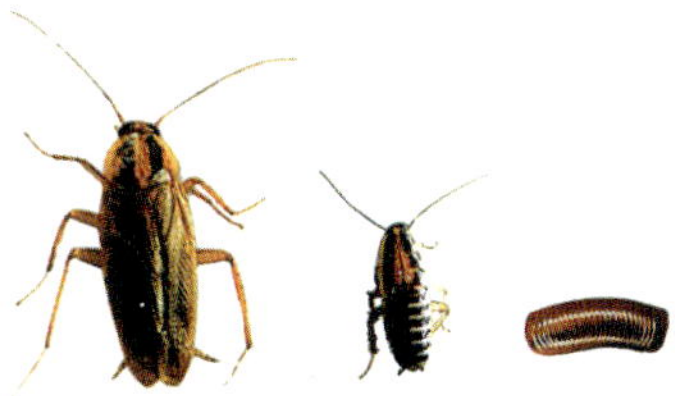

독일바퀴의 형태

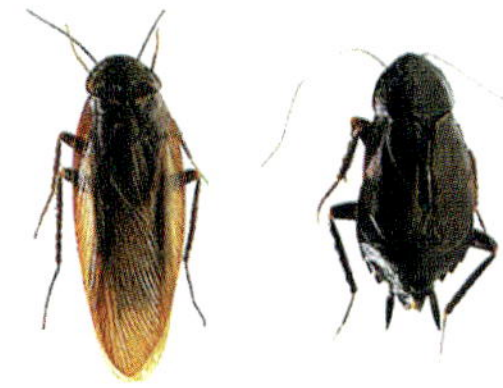

집바퀴의 형태

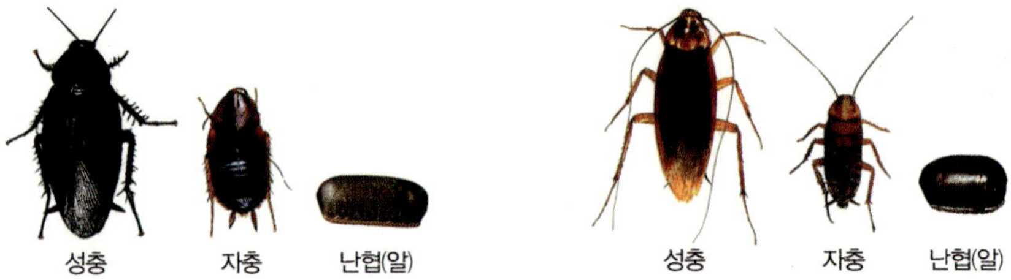

먹바퀴의 형태 이질바퀴의 형태

바퀴벌레는 불완전 변태로서 알 → 자충 → 성충의 단계로 자란다. 바퀴벌레의 촉각은 '편 상' 이다.

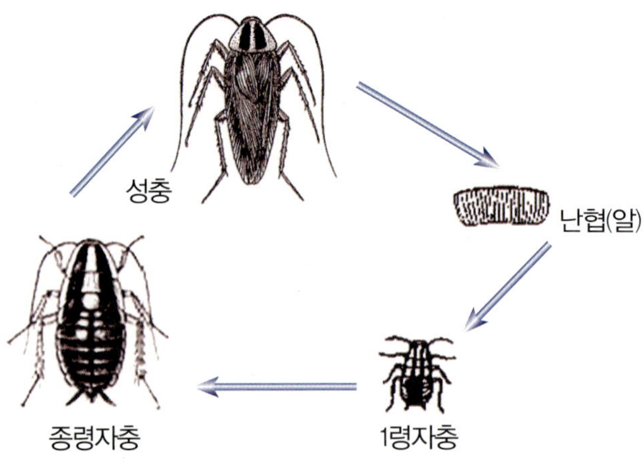

42 모기

모기는 근거리에서는 시각, 체온, 체습에 의해서 숙주를 감별한다. 중거리에서는 탄산가스, 원거리에서는 체취에 의해서 숙주를 감별한다.

집모기는 유충 때 호흡관이 있고, 성충 때는 주둥이 중간에 백색띠가 있으며, 다리 각 절 끝에 백색띠가 있다. 날개모기는 유충 때 장상모가 있고, 성충 때 날개의 전 연맥에 백색 반점이 2개 있다.

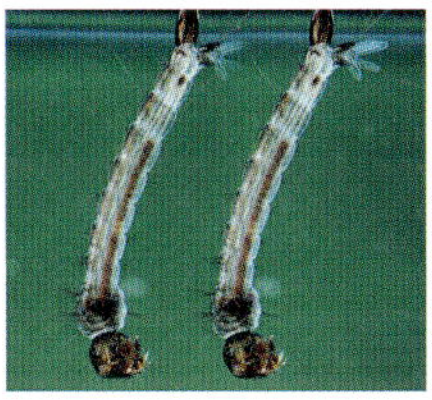

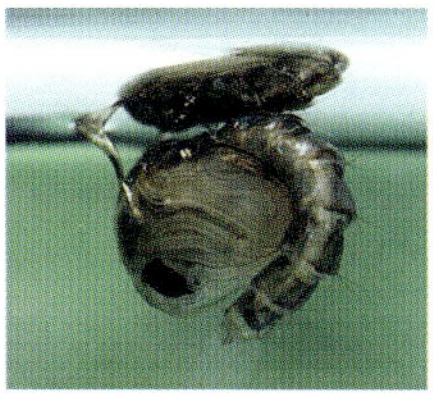

모기에 의한 사상충증은 '임파관염', '음낭수종', '상피병'을 일으킨다. 사상충증을 유발하는 곤충으로는 등에모기나 토고숲모기 등이 있다.

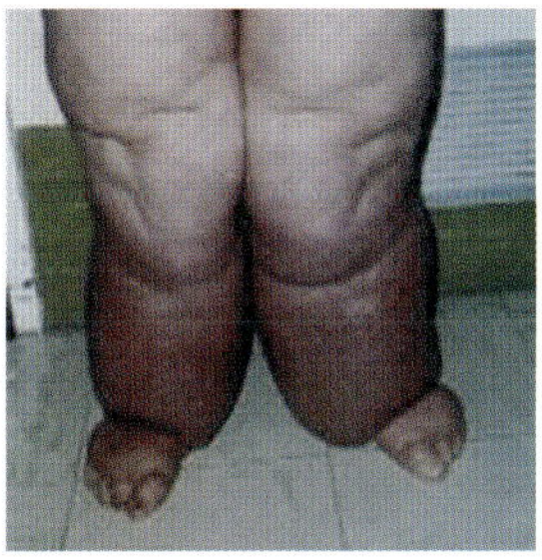

1. 학질모기

① 날개 모기에 의해 매개된다.
② 알의 경우 : 낱개이고, 방추형이며, 부낭에 의해 물에 뜬다.
③ 유충의 경우 : 장상모가 있고, 호흡관이 없다.
④ 번데기의 경우 : 호흡각이 짧고 굵다.
⑤ 성충의 경우 : 앉은 자세가 벽면과 45~90도이다.
⑥ 성충의 수컷은 곤봉상 두부를 갖고 있다.

2. 뇌염모기

① 집모기에 의해 매개된다.
② 알의 경우 : 난괴형이다. 숲모기는 낱개이고 물밑으로 가라앉는다.
③ 유충의 경우 : 장상모는 없고, 호흡관은 있다.
④ 번데기의 경우 : 호흡각이 길고 가늘다.
⑤ 성충의 경우 : 앉은 자세가 벽면과 수평이다.

43 진드기

진드기는 큰진드기(tick)와 작은진드기(mite)로 나눈다. 작은진드기는 '좀진드기' 또는 '응애' 라고 불린다.

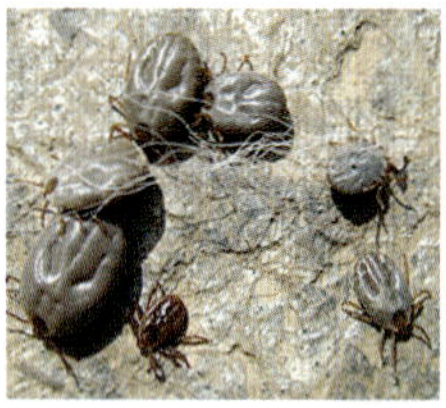
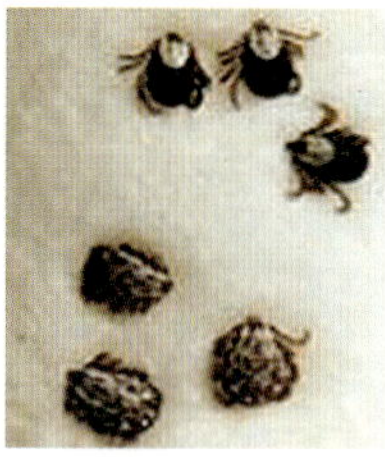

① 큰진드기 : 후기문 아목에 속하는 참진드기와 공주진드기가 있다.
② 작은진드기 : 중기문 아목에 속하는 가죽진드기, 가시진드기, 집진드기 등이 있다.
③ 털진드기, 여드름진드기 : 전기문 아목에 속한다.
④ 옴진드기, 먼지진드기 : 무기문 아목에 속한다.

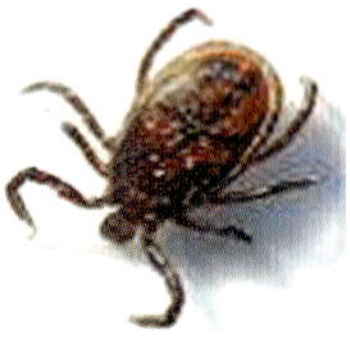
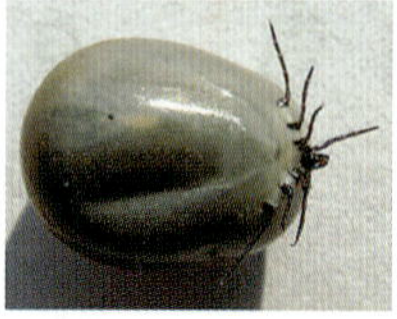
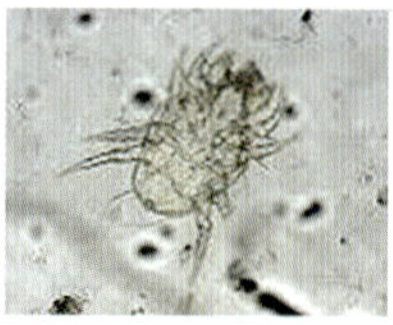
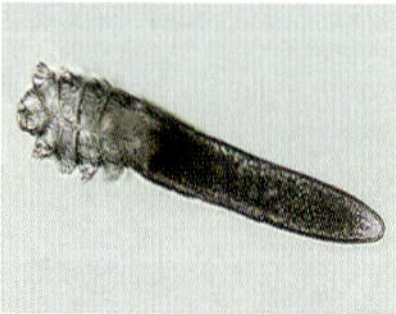

44 파리

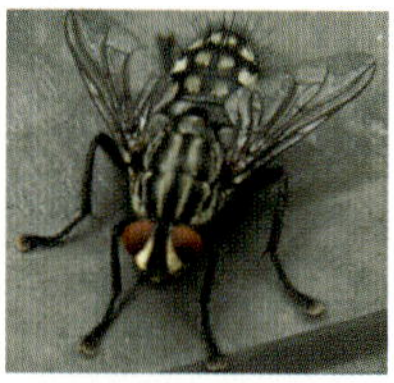

동물을 흡혈하는 파리는 '침파리' 이고, 자충이 난태생으로 유생생식을 하는 파리는 '쉬파리' 이며, 자궁에서 부화해 아프리카 수면병을 유발하는 파리는 '체체파리' 이다.

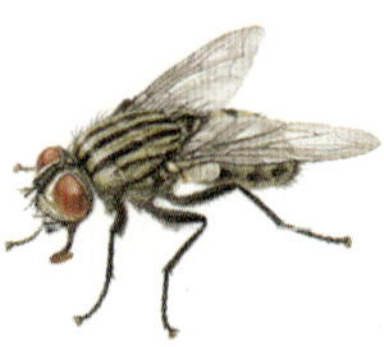

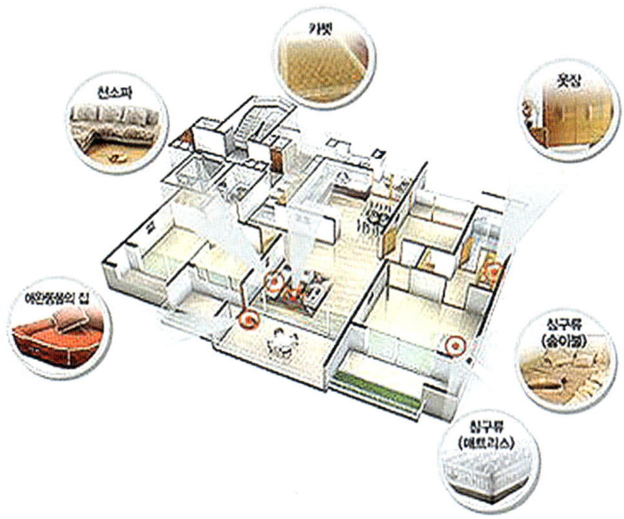

회선사상충증을 매개하는 파리는 '곱추파리' 이고, 피부에 기생하여 '승저증' 을 일으키는 파리는 '검정파리' 이다.

파리 분포를 측정하는 기구로 '파리 격자(fly grill)' 가 있다.

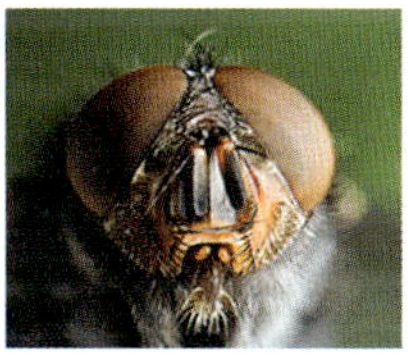

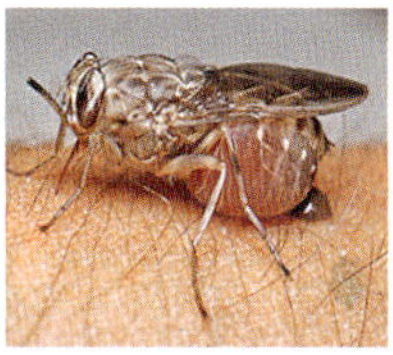

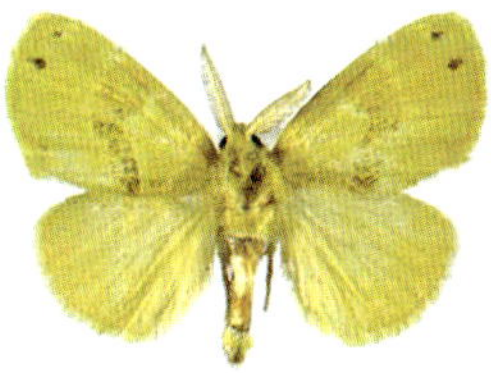

45 노린재, 빈대, 독나방, 이, 깔따구

'아메리카 수면병' 을 유발하는 위생 곤충은 '트리아토민노린재' 이고, 독모를 가지고 피부병을 유발하는 위생곤충은 '독나방' 이다.

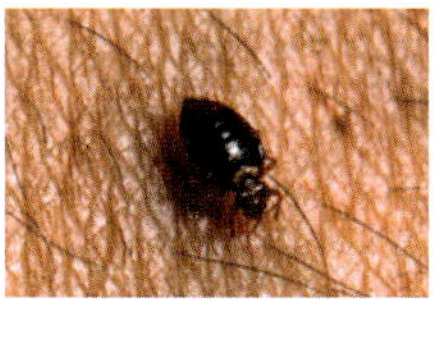

빈대의 '베레제 기관' 은 정자를 일시 저장하는 장소로서, 제 4복판에 있는 홈이 그곳이다. 제 9복판에 진동과 촉수 감각 기관이 있는 곤충 역시 빈대이다.

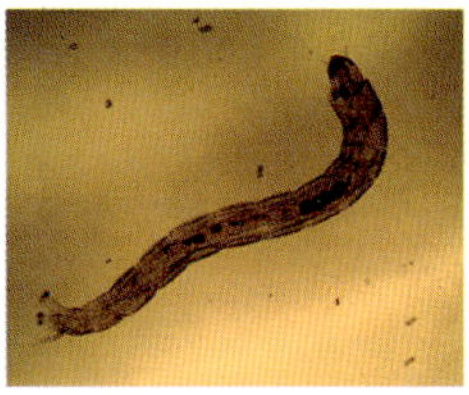

태어나면서부터 먹이를 섭취하지 않고 사는 날 동안 깔딱깔딱 수명이 제한되어 있는 위생 곤충으로서 '뉴슨스'의 대표적인 것이 '깔따구'이다.

사면발이는 '게'처럼 생겼다고 해서 '게이'라고도 하고, 음부의 털에 기생한다.

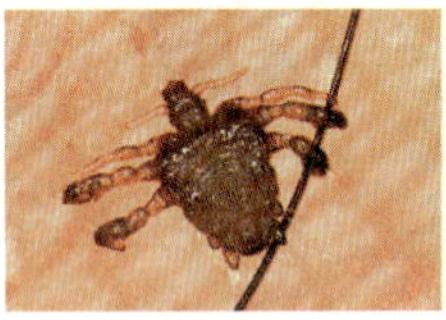

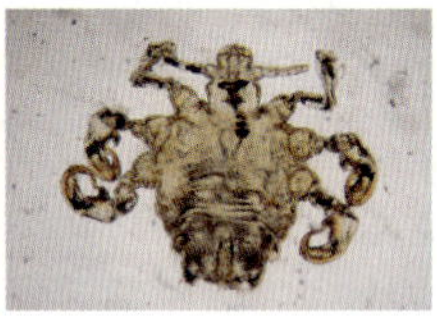

46 위생곤충의 구제

가열연막은 45도 하향 고정하고, 극미량 연무는 45도 상향 고정해 분무한다.

선박에서 위생곤충 구제를 위해 사용하는 소독약에는 시안산(HCN), 인(PH_3), 메틸 브로마이드(methyl bromide, CH_3Br) 등이 있다. 이들은 대표적인 훈증제들이다. 에틸렌 옥사이드(ethylene oxide, EO gas)는 곡물 해충 구제용이고, 메틸 브로마이드는 가구나 목재 등의 해충 구제용이다.

잔류분무의 면적당 용량은 40cc/m^2이고, 모기와 파리를 구제하기 위한 에어로졸의 크기는 10~20㎛이다.

47 쥐

지붕쥐는 두동장보다 미장이 길고, 똥이 뭉툭하며, 도시 건물이나 고층 건물에 서식한다. '서울 쥐'라고 할 수 있다.

시궁쥐는 두동장보다 미장이 짧고, 똥이 뾰족하며, 하수구나 쓰레기장에 서식한다. '시골쥐'라고 할 수 있다.

쥐 서식처나 새 둥지 주변의 조사 시에 사용하는 기구가 '베레스 원추통'이다.

01 환경위생학 실기 핵심문제 해설

Interpretation

1. 오존층이 있는 곳은? ＊2002년 2월 기출문제

① 대류권　② 성층권
③ 중간권　④ 열권
⑤ 대기권

2. 백엽상에서 온도측정 시 지상으로부터 몇 m 위치에서 측정하는가? ＊2002년 12월 기출문제

① 0.5m　② 1.0m
③ 1.5m　④ 2.0m
⑤ 2.5m

3. 소음계의 설치 높이는? ＊2002년 12월, 2004년 12월 기출문제

① 1.0~1.2m　② 1.2~1.5m
③ 1.5~1.7m　④ 1.7~2.0m
⑤ 2.0~2.5m

4. 소음계와 측정자의 거리 간격은? ＊2002년 12월, 2004년 12월 기출문제

① 0.5m　② 1.0m
③ 1.5m　④ 2.0m
⑤ 2.5m

5. 데포지트 게이지의 설치 높이는? ＊2004년 12월 기출문제

① 1.2m　② 1.5m
③ 1.7m　④ 2.0m
⑤ 2.5m

▶ 데포지트 포집병에는 증류수를 100~200ml 넣는다.

6. 링겔만 차트 1도는 매연 농도 몇 %에 해당되는가? ＊2003년 12월 기출문제

① 0%　② 20%
③ 40%　④ 60%
⑤ 100%

▶ 링겔만 차트는 0도(0%)에서 5도(100%)까지 있다.

7. 알코올 온도계는 (　　)분, 수은 온도계는 (　　)분 후에 눈금을 확인한다.

* 2006년 12월 기출문제

	알코올 온도계	수은 온도계
①	2분	3분
②	3분	2분
③	2분	2분
④	3분	3분
⑤	3분	5분

Interpretation

▶ 알코올 온도계는 3분, 수은 온도계는 2분 후에 눈금을 확인한다.

8. 다음 기구의 명칭은?

* 2003년 12월, 2005년 12월 기출문제

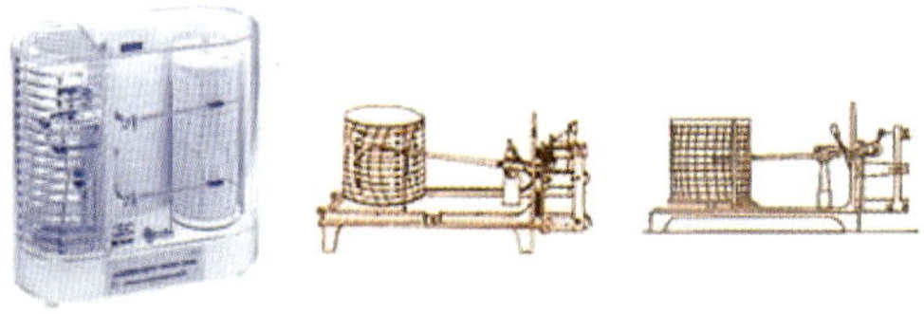

① 모발습도계　② 자기온도계
③ 건습계　④ 자기습도계
⑤ 카타온도계

▶ 손잡이가 있는 것은 자기온도계, 손잡이가 없는 것은 자기습도계이다.

9. 이 그림은 무엇을 측정하는 기구인가?

* 2000년 1월, 2001년 1월, 2004년 12월, 2005년 12월, 2006년 12월, 2009년 12월 기출문제

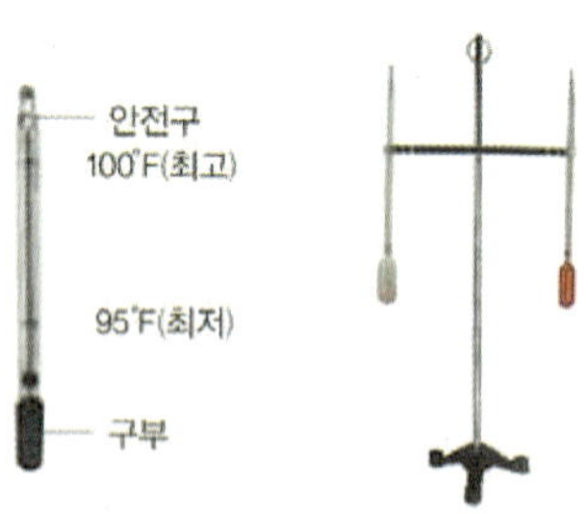

① 기온　② 기습
③ 기류　④ 기압
⑤ 냉각력

▶ 100°F, 95°F의 눈금이 있는 기구는 카타온도계로 실내기류를 측정한다.

10. 다음 기구로 무엇을 측정하는가?

＊2002년 12월, 2003년 12월, 2006년 12월, 2007년 12월, 2008년 12월, 2009년 12월 기출문제

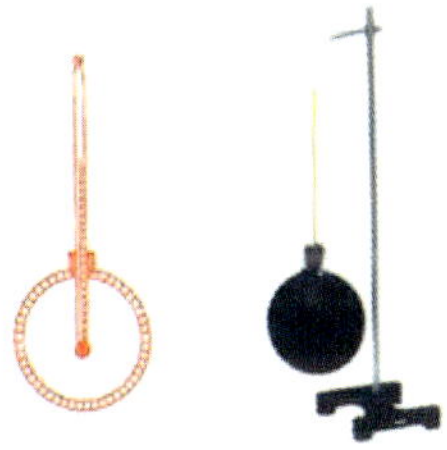

① 기압
② 기류
③ 복사열
④ 기습
⑤ 냉각력

11. 다음 기구의 명칭은?

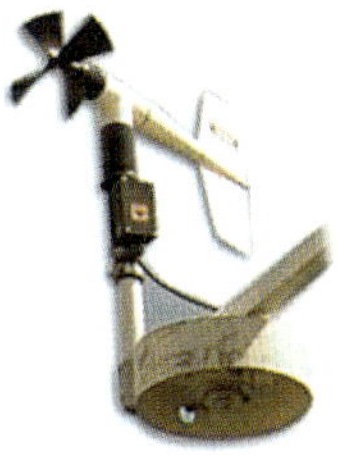

① 카타풍속계
② 로빈슨풍속계
③ 피토우풍속계
④ 풍차풍속계

12. 다음 기구 명칭은?

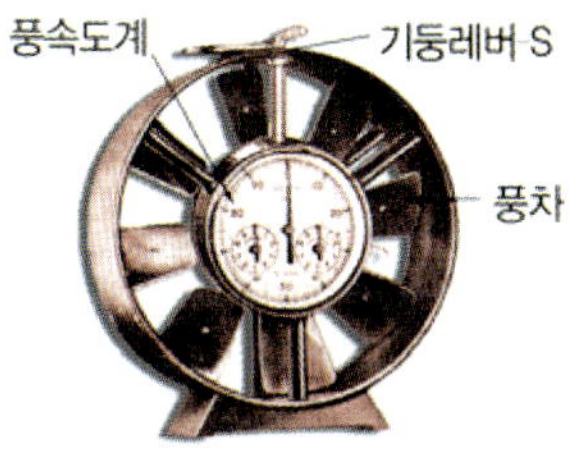

① 흑구온도계
② 기압계
③ 열선풍속계
④ 풍차풍속계
⑤ 로빈슨풍속계

13. 다음 기구의 명칭은 무엇인가?

＊**2002년 2월, 2002년 12월, 2004년 12월 기출문제**

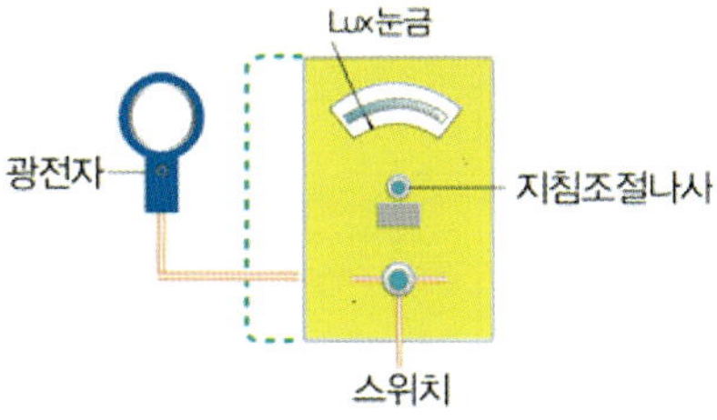

① 조도계
② 복사열 측정기
③ 소음 측정기
④ 진동 측정기
⑤ 기압계

Interpretation

▶ 그림은 흑구온도계이다.

▶ Lux 눈금이 있는 기구는 조도계이다.

14. 광전기 조도계 중 전류로 바꾸는 부분은?

*2002년 2월, 2002년 12월 기출문제

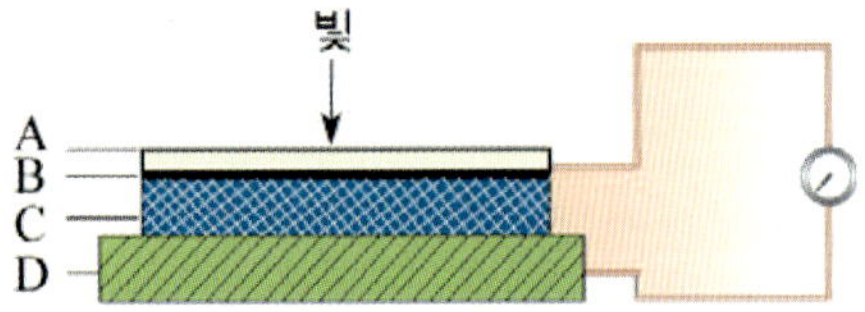

① A　② B
③ C　④ D
⑤ 모두

15. 다음 기구의 명칭은?

*2002년 12월, 2004년 12월, 2005년 12월, 2006년 12월, 2008년 12월 기출문제

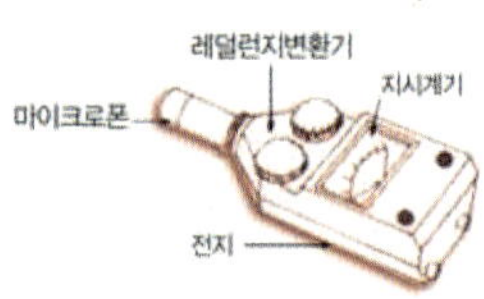

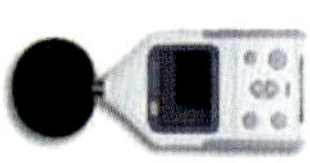

① 진동계　② 소음계
③ 조도계　④ 온도계
⑤ 기압계

16. 다음 기구의 명칭은 무엇인가?

*2007년 12월 기출문제

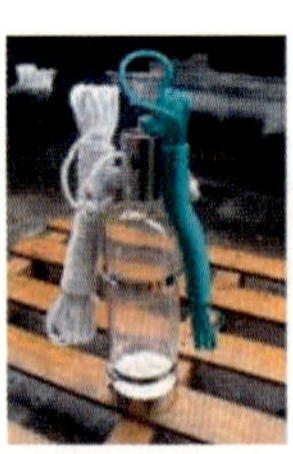

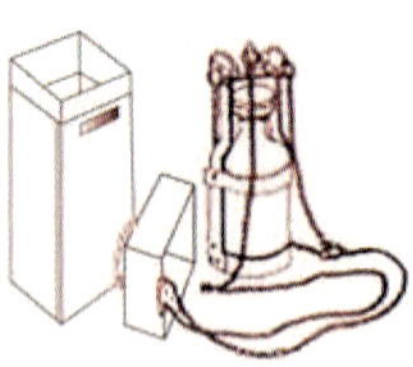

① 하이드로채수기　② SS 측정기
③ DO 측정기　④ BOD 측정기
⑤ 질소채취기

Interpretation

17. 다음 개각 각도는? ＊2007년 12월 기출문제

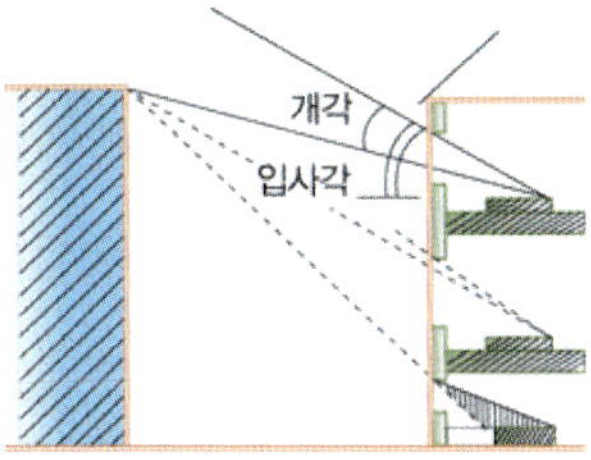

① 2~3°
② 4~5°
③ 6~8°
④ 9~11°
⑤ 11~13°

18. 오존(O_3)의 곡선은 어느 것인가?

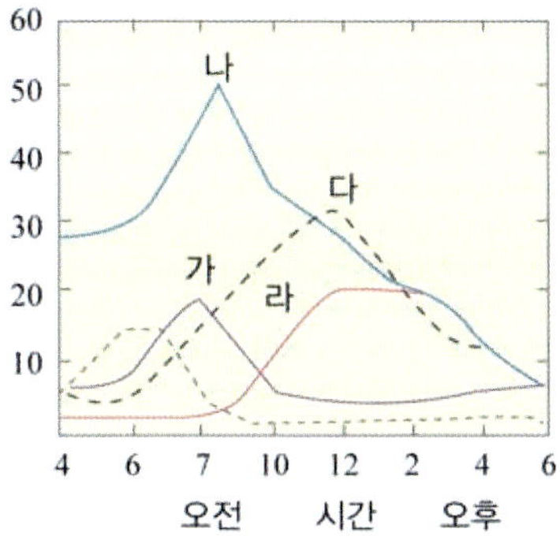

① 가
② 나
③ 다
④ 라
⑤ 모두

19. 다음 그림은 무엇인가?

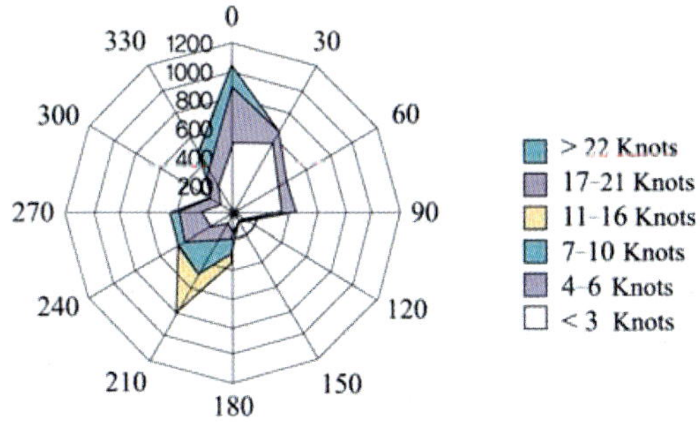

① 풍속도 ② 풍향도
③ 풍력도 ④ 풍배도
⑤ 기압계

Interpretation

20. 먼지를 제거하기 위한 어떤 장치인가?

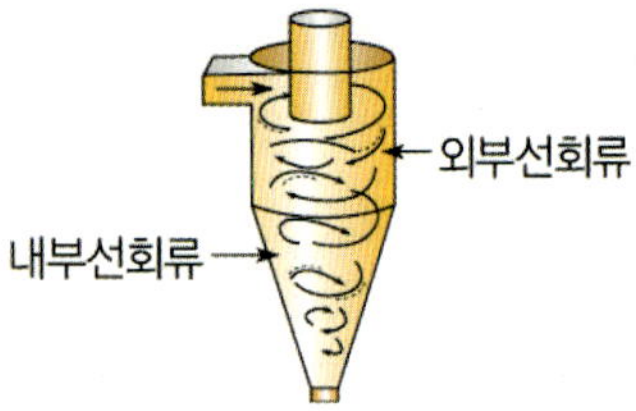

① 사이클론 ② 중력집진장치
③ 스크레버 ④ 전기집진장치
⑤ 세정집진 장치

21. 다음은 침전량을 측정하는 기구이다. 이 기구의 이름은?

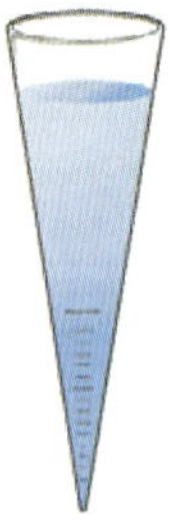

① 임호프콘
② jar test
③ 비색기
④ BOD병

22. 다음 기기는 무엇을 할 때 사용하는가?

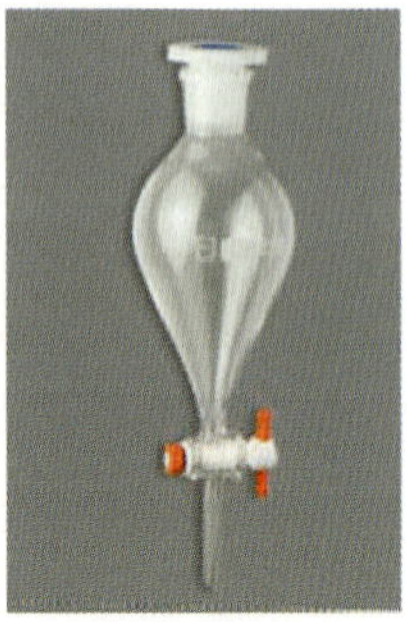

① 침전
② 혼합
③ 용매추출
④ 적정
⑤ 여과

Interpretation

23. 다음은 무엇을 측정하는 기구인가? ＊2007년 12월 기출문제

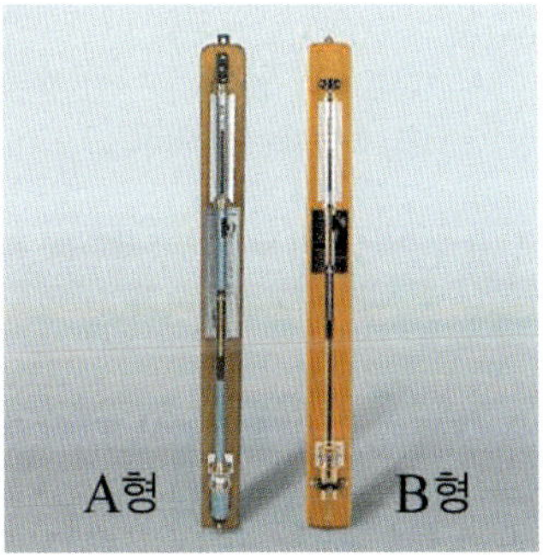

① 수은
② 수은과 기압
③ 기압
④ 기습
⑤ 기온

Interpretation

▶ 수은기압계

24. 다음 측정기구의 명칭은? ＊2002년 2월, 2002년 12월, 2006년 12월 기출문제

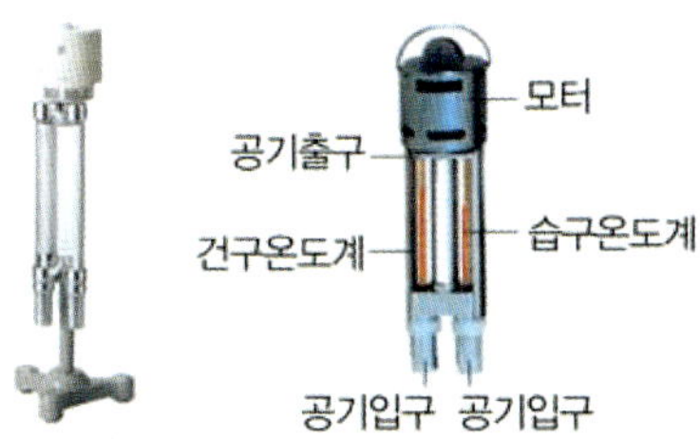

① 아스만 통풍습도계
② 자기온도계
③ 최고최저 온도계
④ 자기습도계

▶ 아스만 통풍습도계는 기온과 기습을 동시에 측정한다.

25. 측정기구의 명칭은? ＊2002년 12월 기출문제

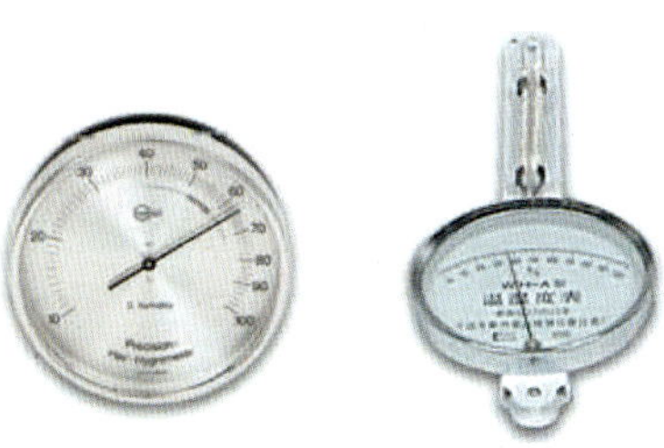

① 아스만 통풍습도계
② 모발습도계
③ 최고최저 온도계
④ 자기습도계

26. 다음은 강하분진을 측정하는 기구인데 기구의 명칭과 강하분진 측정 시 이끼방지를 위해 포집병(E)에 사용하는 물질은?

＊2008년 12월 기출문제

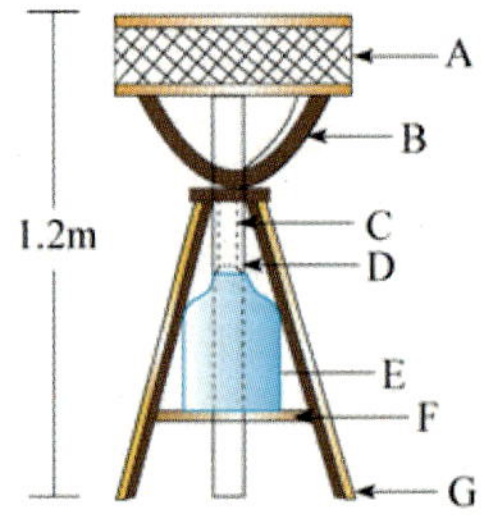

① 데포지트 게이지 – 황산동
② 로볼륨에어샘플러 – 황산동
③ 앤더슨에어샘플러 – 황산알루미늄
④ 하이볼륨에어샘플러 – 황산알루미늄

27. 무엇을 측정하는 기구인가?

＊2002년 2월, 2002년 12월, 2003년 12월 기출문제

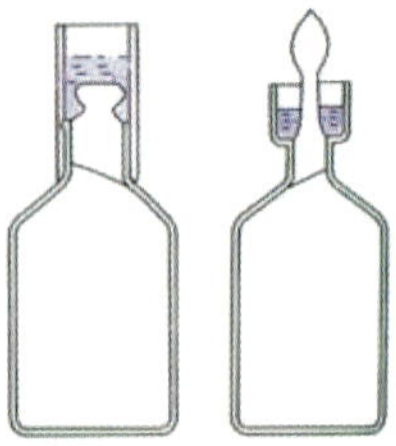

① BOD
② DO
③ 잔류염소
④ MPN

28. DO 측정과 관계없는 시약은? ＊2003년 12월, 2009년 12월 기출문제

① NaS_2O_3BOD
② NaOH – KI – NaN_3DO
③ $MnSO_4$
④ MPN

29. DO 분석 시 지시약은? ＊2004년 12월 기출문제

① 전분용액
② 티오황산나트륨액
③ 알칼리성 요오드화칼륨 – 아지드화나트륨 용액
④ 불화칼륨용액

Interpretation

▶ *데포지트 게이지는 강하분진을 측정하는 기구이다.
*데포지트 게이지 (deposit gauge) 포집병에는 증류수를 100~200mL를 넣는다.

▶ NaS_2O_3, $MnSO_4$, NaOH – KI – NaN_3 등의 시약들이 사용된다.

▶ DO = 용존산소량(mg/L)

30. DO 분석 시 염소이온의 방해를 방지하기 위한 조작이 아닌 것은? ＊2004년 12월 기출문제

① 시료 중에 잔류염소 등이 함유되어 있을 때에는 바탕시험으로 별도의 용존산소 측정병에 시료를 가득 채운다.

② 알칼리성 요오드화칼륨 – 아지드화 나트륨 용액 1mL와 황산 1mL를 넣어 마개를 닫고 조용히 위아래로 바꾸어 가면서 약 1분간 흔들어 섞는다

③ 황산망간 용액 약 1mL를 넣고 다시 위아래를 바꾸어 가면서 흔들어 섞은 다음 이 용액 200mL를 취하여 삼각 플라스크에 옮기고 전분용액을 지시약으로 하여 0.025N 티오황산나트륨으로 적정하고 그 측정값을 용존산소량의 측정량에 보정한다.

④ 시료의 온도를 25°C 높인다.

31. 염소이온 검사 시 엷은 주홍색까지 사용되는 적정시약은? ＊2005년 12월 기출문제

① 질산은 ② 과망간산칼륨

③ 황산 ④ 염산

32. K_2CrO_4과 $AgNO_3$ 반응은 무엇을 측정하는 것인가? ＊2008년 12월 기출문제

① 경도 ② BOD

③ 염소이온 ④ COD

33. OT(O–toluidine) 용액은 무엇을 측정할 때 사용? ＊2004년 12월 기출문제

① 불소 ② 수은

③ 대장균 ④ 잔류염소

34. 측정기구의 명칭은? ＊2003년 12월, 2005년 12월 기출문제

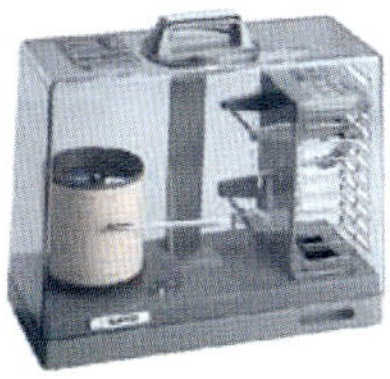

① 아스만 통풍습도계

② 자기온도계

③ 최고최저 온도계

④ 자기습도계

Interpretation

35. 무엇을 측정하는 기구인가? *2002년 2월 기출문제

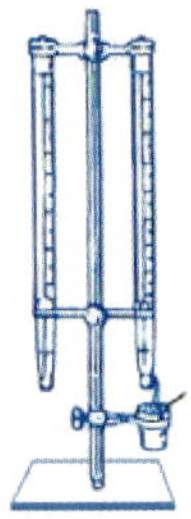

① 기온
② 기류
③ 기압
④ 기습

36. 무엇을 나타내는 도표인가? *2008년 12월 기출문제

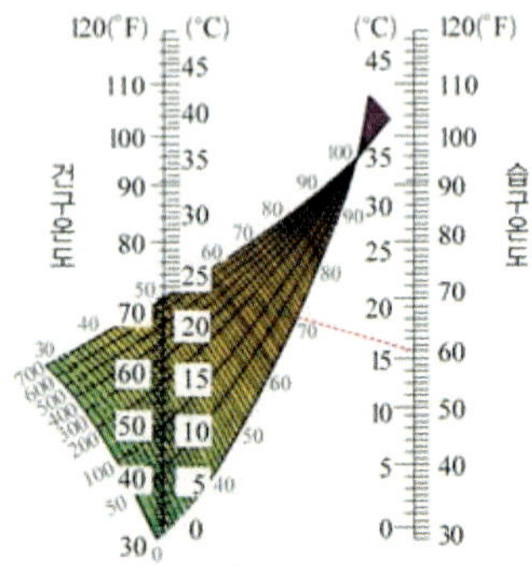

① 기온
② 감각 온도표
③ 쾌적 온도
④ 복사열 도표

37. 불연속점(break point)염소 처리점은 어느 것인가? *2001년 1월 기출문제

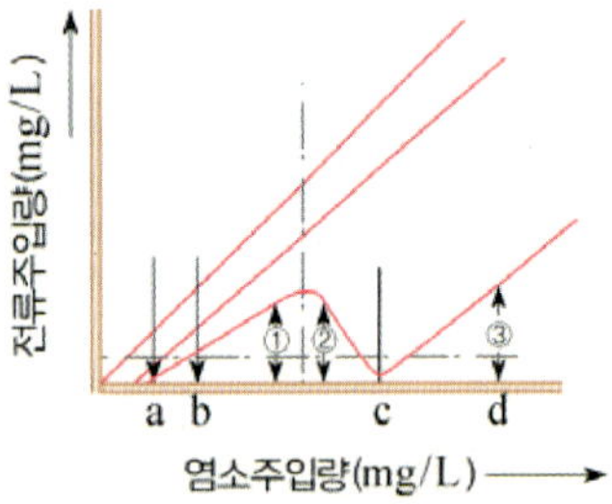

① a
② b
③ c
④ d

38. 악취측정법에서 강한 악취란? *2001년 1월 기출문제

① 2도 ② 3도

③ 4도 ④ 5도

Interpretation

▶ 염소 주입 곡선에서 살균을 목적으로 할 때는 불연속점(break point) 이상 염소를 주입한다.

▶ 2도 이하는 적합이고, 3도 이상은 부적합이다.

39. 다음 그림은 무엇을 나타낸 도표인가?

*2000년 1월, 2002년 2월, 2004년 12월, 2007년 12월 기출문제

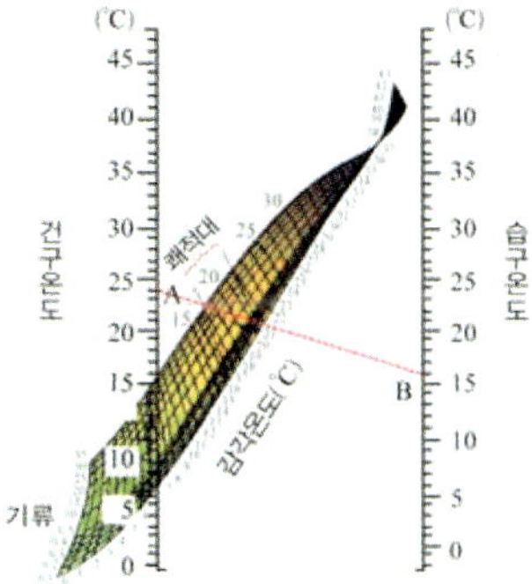

① 상의를 탈의 시 감각온도
② 상의를 착의 시 감각온도
③ 안정 시 감각온도표
④ 기후의 온열지수도표

40. 상의를 입었을 때의 감각 온도도표이다. 감각온도 19도에서의 쾌적기류는?

*2005년 12월, 2007년 12월 기출문제

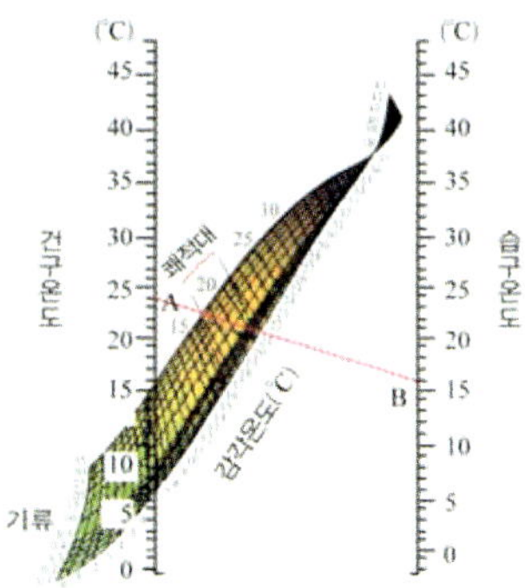

① 0.5m/sec
② 1m/sec
③ 1.5m/sec
④ 2m/sec

41. 다음 그림은 상의를 입었을 때의 감각 온도도표이다. 쾌적 기류가 1.5m/sec일 때 감각온도는 몇 도인가?

*2008년 12월 기출문제

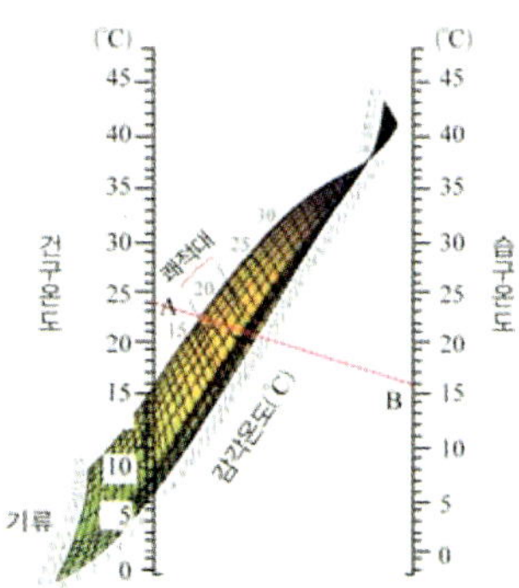

① 15℃
② 19℃
③ 25℃
④ 30℃

Interpretation

42. 다음 광전지조도계의 일부분 중 "라"에 들어가는 재료명은?

＊2002년 2월, 2002년 12월 기출문제

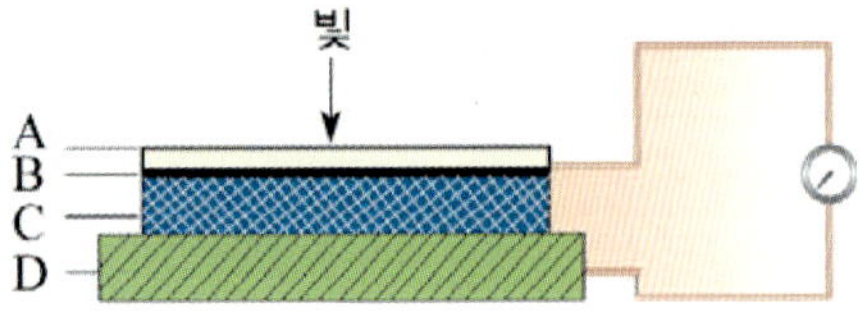

① 유리판
② 얇은 금속막
③ 셀렌
④ 철판

43. 산곡풍과 해풍에 대한 그림설명 중 틀린 것은?

＊2002년 2월 기출문제

①
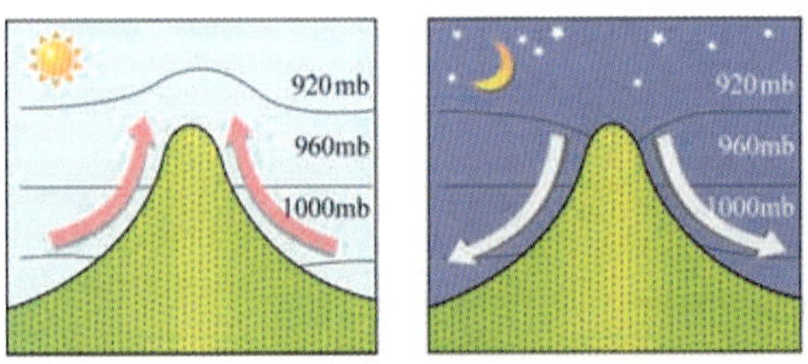

②
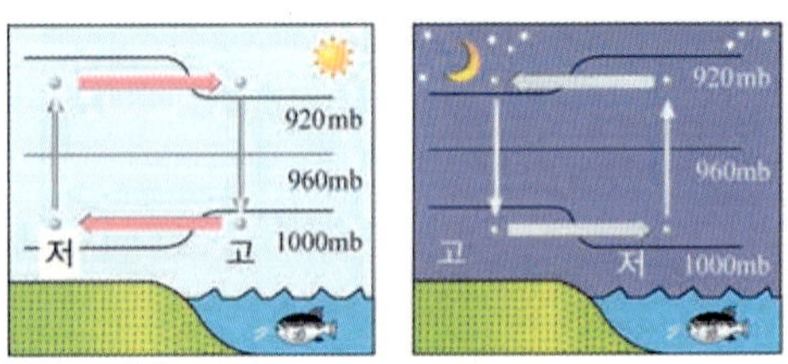

③
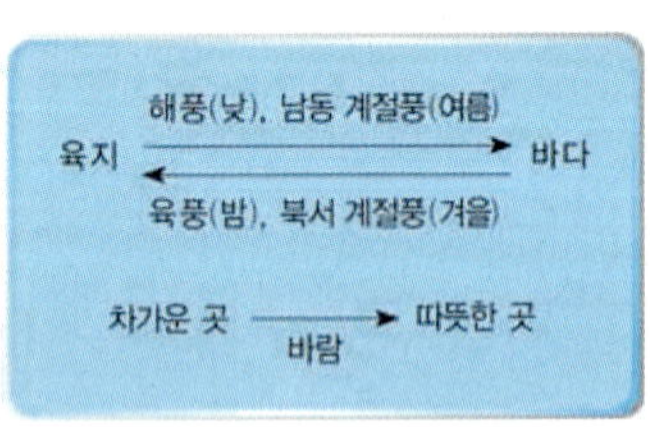

④
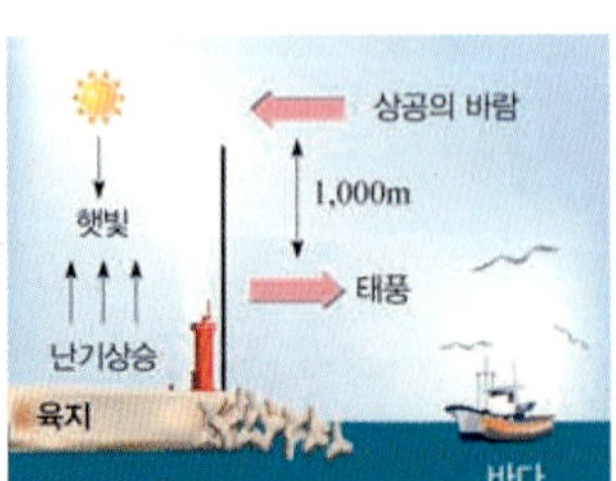

44. 무엇을 측정하는 기구인가?

＊2000년 1월, 2001년 1월, 2003년 12월 기출문제

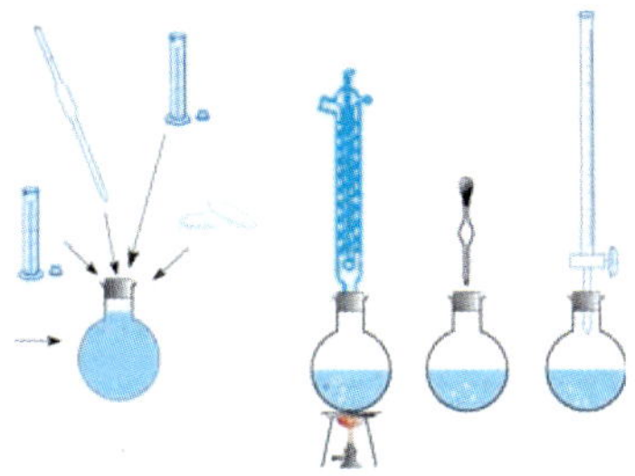

① DO
② BOD
③ SS
④ COD

45. COD란 수중의 무엇을 산화제를 이용하여 측정하는 것으로 이것이 산화하는데 요하는 산소량을 ppm으로 나타낸 것이다. 이 r 것은 무엇인가?

＊2005년 12월 기출문제

① 유기물 ② 무기물
③ 하수 ④ 폐수

46. 폐수의 부유물질 시험에 관한 기구 및 온도를 나열한 것이다. 틀린 것은?

＊2005년 12월 기출문제

① 유리섬유여지
② 120~130도
③ 2시간 건조
④ 황산 데시케이터

47. COD 측정방법 중 알칼리 COD법의 종말점 색은?

＊2003년 12월, 2008년 12월 기출문제

① 적색 ② 홍색
③ 엷은 홍색 ④ 무색

48. COD 측정방법 중 산성 COD법의 종말점 색은?

＊2008년 12월 기출문제

① 적색 ② 홍색
③ 엷은 홍색 ④ 무색

Interpretation

▶ COD : 화학적 산소요구량 (mg/L)

▶ 폐수의 부유물질 시험은 유리섬유여지를 105~110℃의 건조기 안에서 2시간 건조시켜 황산 데시케이터에 넣어 방냉하고 이를 항량으로 하여 무게를 재는 것이다.

49. NO_2의 색은? * 2003년 12월 기출문제

① 무색 ② 검은색
③ 적갈색 ④ 푸른색

50. $KMnO_4$의 종말점 색은? * 2008년 12월 기출문제

① 적색 ② 홍색
③ 엷은 홍색 ④ 무색

51. 0.01N $Na_2C_2O_4$, Dil(1+2) H_2SO_4, 비등석, 0.01N $KMnO_4$ 등은 무엇을 시험하기 위한 것인가? * 2002년 12월 기출문제

① $KMnO_4$ ② DO
③ COD ④ SS

52. 0.1N $KMnO_4$ 용액 1L를 만들려면 $KMnO_4$ 몇 g이 필요한가(단, $KMnO_4$ = 158, 순도 70%)? * 2000년 1월 기출문제

① 6.2g ② 4.5g ③ 8.5g ④ 9.7g

53. 어느 공장의 BOD 배출량이 400명의 인구 당량에 해당하며, 폐수량은 200m^3/day이다. 이 공장 폐수의 BOD 농도는(단, 한 사람이 하루에 배출하는 BOD는 50g이다)? * 2000년 1월 기출문제

① 60mg/L ② 80mg/L
③ 100mg/L ④ 120mg/L

54. 어느 공장 폐수의 BOD를 측정하기 위하여 검수에 희석수를 가하여 20배로 희석한 것을 BOD병에 넣고 20℃ 항온조에서 5일간 배양하였다.
이 희석검수의 DO는 8mg/L이며, 5일 후의 DO를 측정한 결과 적정량은 N/40 티오 황산 나트륨 용액 2.5mL이었다. 이 공장 폐수의 BOD 값은?(단, BOD병 부피는 302.0mL, 적정에 사용된 검수의 양은 200mL, 검수에 가한 시약은 2mL이었음)
* 2006년 12월 기출문제

① 50mg/L ② 70mg/L
③ 90mg/L ④ 110mg/L

Interpretation

▶ $KMnO_4$: 과망간산칼륨

▶ *0.1N × 1L × [(31.6g/L)/N] × 1/0.7 = 4.51g
*$KMnO_4$ 1M = 5N(*$KMnO_4$의 산화수는 5)

▶ BOD농도 = BOD량/유량 = [50g/인,일 × 400인]/200m^3일 = 100mg/L

▶ BOD(mg/L) = (D1−D2) X P
D2 (mg/L) = 2.5 X 1 X 320/200 X 1000/(302−2) X 0.2 = 2.517 mg/L
BOD(mg/L) = (8 − 2.517) X 20 = 109.66 mg/L

55. 부유물질(SS)의 시험에서 시료의 양이 250mL이고, 여과 전 여지 GF/C의 무게는 0.90098g이며, 여과 후 여지의 무게가 0.12304g 일 때 이 시료의 부유 먼지량은 얼마인가 ?

＊2004년 12월 기출문제

① 0.118g/L ② 0.128g/L
③ 0.148g/L ④ 0.158g/L

56. EDTA 적정 시 색 변화는? ＊2008년 12월 기출문제

① 적자색 ② 홍색
③ 엷은 홍색 ④ 무색

57. 대기오염 물질 중 '비분산적외선 분석법'이 주로 그 분석에 사용 되는 오염물질은? ＊2009년 12월 기출문제

① CO ② SO_2
③ NO ④ NH_3

58. 공중 낙하균 시험방법이 아닌 것은? ＊2009년 12월 기출문제

① 낙하법 ② 여과법
③ 임핀저법 ④ 전기집진법

59. 청감보정회로에서 A, B, C 특성곡선 가운데 음의 세기보다 감각에 대한 특성을 나타낸 특성 곡선은 무엇인가?

＊2007년 12월 기출문제

① B, C 특성곡선
② A, B 특성곡선
③ C 특성곡선
④ A 특성곡선
⑤ B 특성곡선

Interpretation

▶ SS 농도(mg/L)
= [0.12304−0.09098] g
X 1000 mg/g X 1000/250
= 128.24 mg/L = 0.128g/L

▶ EDTA = 에틸렌디아민사아세트산

▶ 낙하법 − R.Köch법,
여과법 − Oker − Blom 개량법,
임핀저법 − Impinger법

▶ A곡선은 소리의 세기보다 감각에 대한 특성을 나타내는 데 사용하고, C 곡선은 녹음을 하는 경우에 사용하며, B 곡선은 별로 사용하지 않는다.

60. 다음 그림에서 오존층이 있는 곳은? *2002년 2월 기출문제

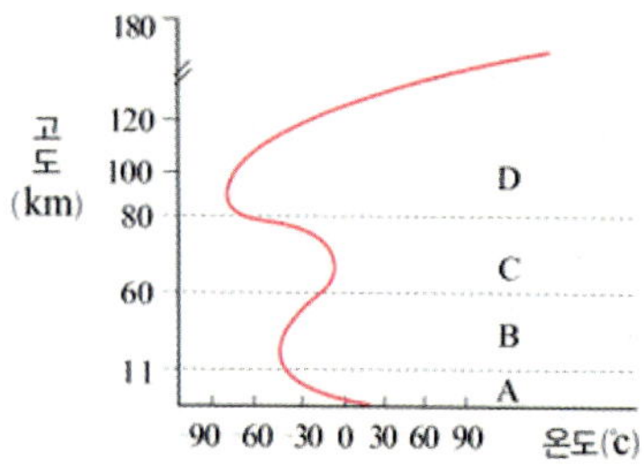

① A
② B
③ C
④ D

61. 건구온도와 습구온도로 구할 수 있는 것은? *2005년 12월, 2006년 12월 기출문제

① 불쾌지수 ② 감각온도
③ 외기온도 ④ 기류

62. 병실의 적정 온도는? *2002년 2월 기출문제

① 18±2°C ② 15±1°C
③ 21±2°C ④ 23±1°C

63. 불쾌지수를 구하는 공식은? *2006년 12월 기출문제

① (건구온도+습구온도) + 0.72 + 40.6
② (건구온도+습구온도) − 0.72 + 40.6
③ (건구온도+습구온도) / 0.72 + 40.6
④ (건구온도+습구온도) X 0.72 + 40.6

64. 사람이 100% 불쾌감을 느낄 수 있는 온도는? *2002년 2월 기출문제

① 건구온도 23°C, 습구온도 18°C
② 건구온도 30°C, 습구온도 23°C
③ 건구온도 30°C, 습구온도 25°C
④ 건구온도 35°C, 습구온도 33°C

Interpretation

▶ 불쾌지수=(건구온도+습구온도) X 0.72+40.6

▶ 실내의 적정온도는 18±2°C, 침실 온도는 15±1°C, 병실의 적정 온도는 21±2°C.

▶ 불쾌지수=(건구온도+습구온도) X 0.72 + 40.6

▶ ***불쾌지수**=(건구온도+습구온도) × 0.72+40.6
불쾌지수 70이면 10% 사람이 불쾌감을,
75이면 50% 사람이 불쾌감을,
80이면 100% 사람이 불쾌감을,
85이면 견딜 수 없는 상태이다.

65. 소음측정 시 고려 사항이 아닌 것은? ＊2009년 12월 기출문제

① 소음계의 마이크로폰은 주소음원 방향으로 하여야 한다.
② 소음계는 측정자의 몸으로부터 5m이상 떨어져야 한다.
③ 소음계의 마이크로폰은 측정 위치에 받칠 장치를 설치하여 측정하여야 한다.
④ 바람이 5m/sec 초과일 때는 측정하지 않는다.

66. 진동과 관련이 질병은? ＊2002년 2월 기출문제

① C_5 − dip
② 잠함 병
③ 안구진탕증
④ 레이노드병

67. [진동픽업 → 레벨렌지 변환기 → 증폭기 → 감각보정회로 → 동특성조절기 → 지시계기]로 구성되는 측정기는 무엇을 측정하는 측정기인가? ＊2005년 12월 기출문제

① 진동 ② 소음
③ 가스 ④ 먼지

68. 광화학반응 과정에서 ( ) 안에 들어가는 것은? ＊2001년 1월, 2003년 12월 기출문제

NOxHC(올레핀계 탄화수소) ( ) O_3, PAN, H_2O_2, NOCl, HCHO, PBN 등 유기물

① 가시광선 ② 자외선
③ 적외선 ④ 우주선

69. 다음 그림은 호수의 어떤 현상을 나타낸 것인가? ＊2003년 12월 기출문제

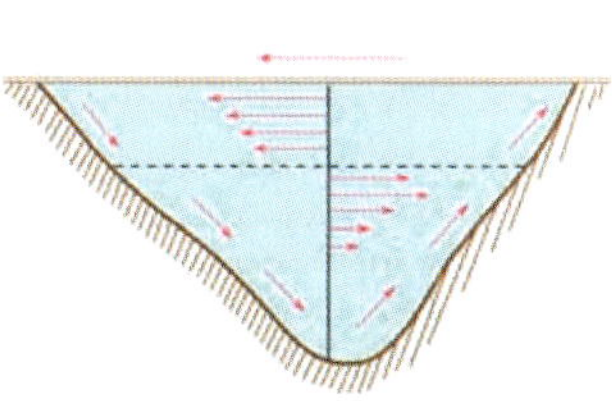

① 자정작용
② 성층작용
③ 전도현상
④ 부영양화

Interpretation

▶ 소음계는 측정자의 몸으로부터 50cm이상 떨어져야 한다.

70. 생물학적 처리공정에서 1차 처리 부분은?

＊2001년 1월, 2002년 2월, 2003년 12월 기출문제

㈎ 스크린 → ㈏ 침사지 → ㈐ 1차 침전지 → ㈑ 포기조 → ㈒ 2차 침전지 → ㈓ 소독 → ㈔ 방류

① ㈎~㈔ ② ㈎~㈏
③ ㈎~㈐ ④ ㈐~㈑

71. 정화조의 처리순서가 맞게 된 것은?

＊2001년 1월, 2003년 12월, 2007년 12월 기출문제

① 부패조 → 예비여과조 → 산화조 → 소독조
② 부패조 → 예비여과조 → 소독조 → 산화조
③ 예비여과조 → 산화조 → 소독조 → 부패조
④ 예비여과조 → 산화조 → 부패조 → 소독조

72. 다음 그림의 "B"에 해당되는 것은?

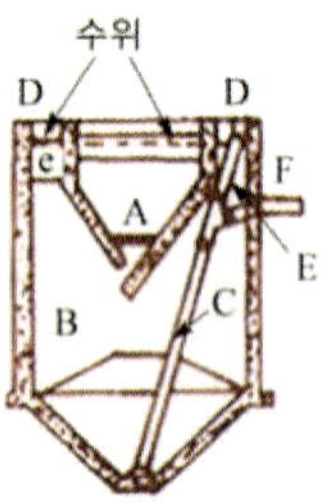

① 침전실
② 오니소화실
③ 가스실
④ 스컴실

73. 최종복토 두께는 얼마인가? ＊2000년 1월, 2003년 12월 기출문제

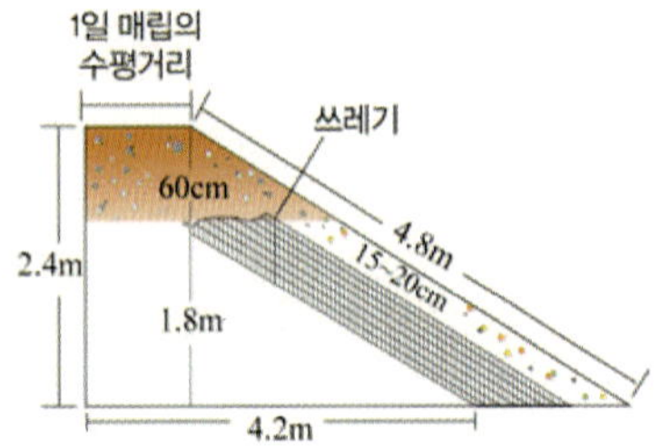

① 15cm ② 30cm ③ 40cm ④ 60cm

Interpretation

▶ ㈑~㈒는 2차 처리(본 처리)이고 ㈒~㈔는 최종처리이다.

74. 배경소음 즉, 암소음은 90dB(A)이고, 측정소음이 95dB(A)일 때 대상소음은 몇 dB인가? *2003년 12월 기출문제

배경 소음의 영향에 대한 보정도					
측정소음과 배경소음 차	3	4	5	6	7
보 정 치	−3	−2		−1	

① 60dB ② 63dB ③ 90dB ④ 93dB

75. 국제표준기구(ISO)가 채택한 전신진동에 대한 인체폭로의 한계 주파수(Hz) 영역은? *2008년 12월 기출문제

① 0.1~0.8Hz ② 0.1~8Hz
③ 1~80Hz ④ 4,000Hz

76. 다음 그림과 같은 구성도를 가진 기기의 분석방법은? *2000년 1월, 2005년 12월, 2007년 12월 기출문제

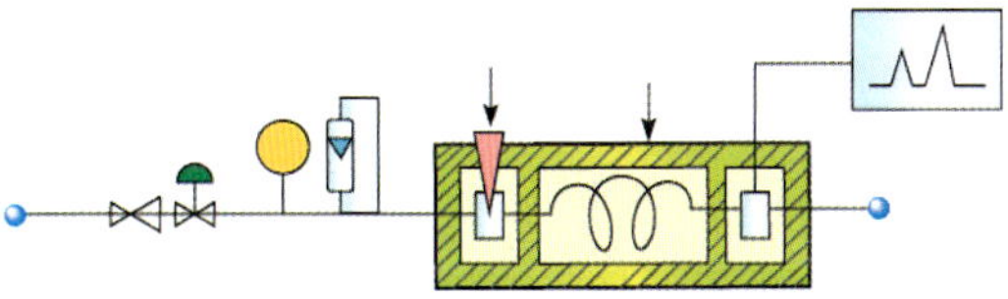

① 적외선분석법 ② 원자흡광광도법
③ 흡광광도법 ④ 가스크로마토그래피법

77. 가스크로마토그래피법의 운반가스로 사용하는 것은? *2007년 12월 기출문제

① 질소 ② 산소
③ 아르곤 ④ 탄산가스

78. 가스크로마토그래피법에 의한 측정이 가능한 오염물질로만 구성된 것은? *2007년 12월 기출문제

① NOx, SOx, HCl
② Pb, Cu, Cd
③ Benzene, Phenol, CS_2
④ SOx, Pb, Benzene

Interpretation

▶ 배경소음은 측정하고자 하는 음이 없을 때 그 지점에서 나는 소음을 말한다. 즉, 95−5=90이 되고, 표에서 측정소음과 배경소음의 차 5는 보정치가 −2이므로 95−2=93 dB이 된다.

Interpretation

79. 휘발성 유기물질의 측정방법은? *2008년 12월 기출문제

① 가스크로마토그래피법
② 원자흡광도법
③ 하이볼륨에어샘플러법
④ 데포지게이지법

80. 폐수 중에 함유된 성분을 측정하기 위하여 가스크로마토그래피를 이용하지 않아도 되는 것은? *2002년 2월 기출문제

① 유기인 ② PCB
③ 납 ④ 알킬수은

81. 폐수 중에 함유된 성분을 측정하기 위하여 원자 흡광광도법을 이용하는 것은? *2004년 2월 기출문제

① 유기인 ② PCB
③ 납 ④ 알킬수은

82. 부유분진 및 비산먼지를 측정 시 사용되는 장치는? *2003년 12월, 2005년 12월, 2006년 12월 기출문제

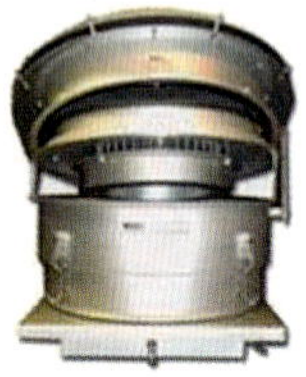

① 데포지 게이지
② 로우볼륨 에어샘플러
③ 앤더슨 에어샘플러
④ 하이볼륨 에어샘플러

83. 데포지 게이지를 이용하여 강하분진 측정 시 단위는? *2005년 12월 기출문제

① $g/km^2.month$ ② $ton/km^2.month$
③ $ton/km^2.2month$ ④ $ton/km^2.day$

84. 하이볼륨 에어샘플러에서 채취할 수 있는 입자상 물질의 크기는? *2004년 12월 기출문제

① 0.1~100㎛ ② 5~10㎛
③ 0.5~5.0㎛ ④ 1~10㎛

85. 링겔만 차트의 1도는 매연농도 몇 %에 해당되는가?

*2003년 12월 기출문제

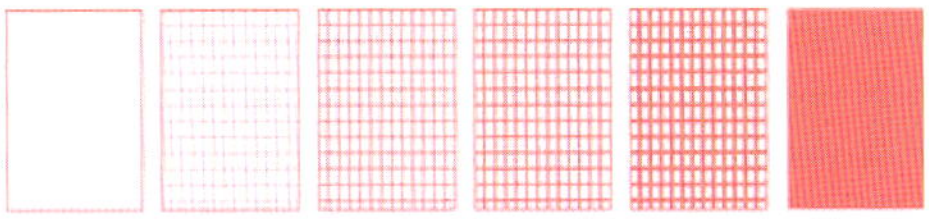

0 1 2 3 4 5

① 0% ② 20% ③ 40% ④ 60%

86. 다음 기기의 명칭은? *2000년 1월, 2003년 12월, 2005년 12월 기출문제

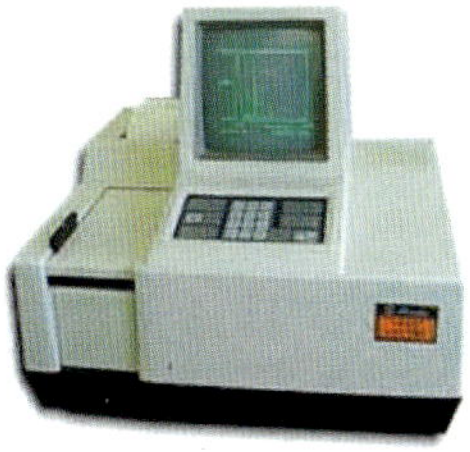

① 가스크로마토그라피
② 이온크라마토그라피
③ 흡광광도계
④ 분광광도계

87. 광원부 – 파장선택부 – 시료부 – 측광부로 연결된 기기의 명칭은? *2005년 12월 기출문제

① 가스크로마토그라피
② 이온크라마토그라피
③ 흡광광도계
④ 분광광도계

88. '흡광광도법'에 의한 납의 측정 파장은? *2008년 12월 기출문제

① 280nm ② 520nm
③ 600nm ④ 700nm

89. '흡광광도법'으로 측정할 수 없는 것은? *2009년 12월 기출문제

① 비소 ② 구리
③ 경도 ④ 페놀

Interpretation

▶ 광원부－파장선택부－시료부－측광부

Interpretation

90. 다음 기구로 측정할 수 없는 것은? * 2005년 12월 기출문제

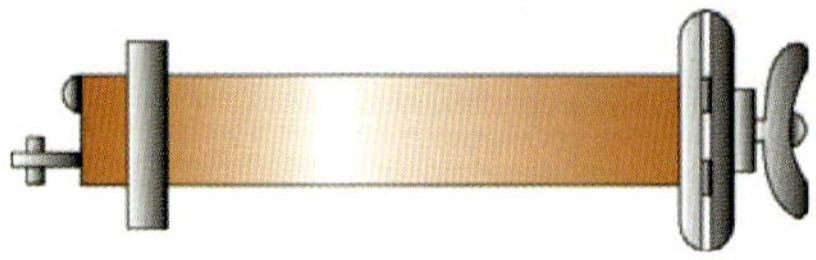

① CO_2 ② H_2S ③ CO ④ 황산 mist

91. 다음 그림 중 화살표시에 들어갈 물질은?

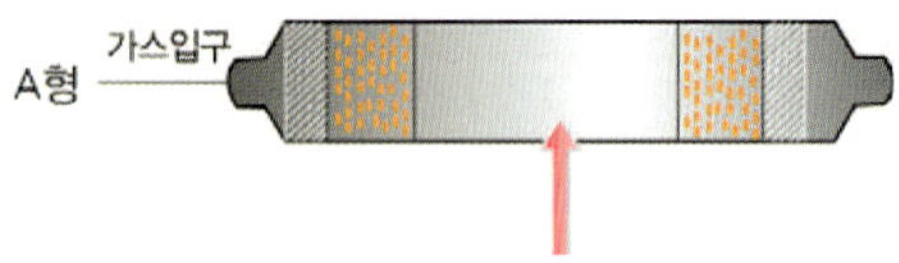

① 검지제층 ② 실리카겔층
③ 활성탄 ④ 솜마개

92. CO를 검지관으로 측정 시 색깔변화는? * 2005년 12월 기출문제

① 청색에서 황색으로
② 황색에서 청색으로
③ 황색에서 검은색으로
④ 청색에서 무색으로

93. 이산화질소(NO_2)의 검지관에 의한 측정 시 발색된 색깔은? * 2006년 12월 기출문제

① 녹 – 청색으로
② 적 – 보라색으로
③ 황 – 녹색으로
④ 회 – 흑색으로

94. 질산화 과정 중에서 나타나는 물질로 청색아를 유발하는 물질은? * 2001년 1월 기출문제

① 유기성 질소 ② NH_3-N
③ NO_2-N ④ NO_3-N

Interpretation

95. 정화조의 처리순서가 맞게 된 것은?

＊2001년 1월, 2003년 12월, 2007년 12월 기출문제

① 부패조 → 예비여과조 → 산화조 → 소독조
② 예비여과조 → 부패조 → 산화조 → 소독조
③ 예비여과조 → 산화조 → 부패조 → 소독조
④ 부패조 → 예비여과조 → 소독조 → 산화조

96. 먹는 물에서 질산성 질소(NO_3-N)의 기준치는 10mg/L이다. 먹는 물에서 질산성 질소를 규제하는 이유는? ＊2002년 2월 기출문제

① 나쁜 냄새를 낸다
② 세균의 번식을 초래한다
③ 분뇨의 오염지표가 된다
④ 청색아로 알려진 질병을 유발시킨다

97. 음료수 수질기준 중 잘못된 것은? ＊2002년 2월 기출문제

① 경도 : 300mg/L를 넘지 아니할 것
② 염소이온 : 150mg/L를 넘지 아니할 것
③ 황산이온 : 200mg/L를 넘지 아니할
④ 증발잔류물 : 500mg/L를 넘지 아니할 것

▶ 염소이온 : 250mg/L를 넘지 아니할 것

98. 암모니아 질소의 측정방법은? ＊2006년 12월 기출문제

① 산화법 ② 환원법
③ 인도 페놀법 ④ 오자르드 분식법
⑤ 염색법

▶ 암모니아 질소의 측정방법은 오자르트 분석법과 중화적정법이 있다.

99. 암모니아 질소의 측정방법에 쓰이는 시약은?

＊2009년 12월 기출문제

① 니트로프루싯나트륨
② EDTA
③ 중크롬산칼륨
④ 티오황산나트륨

100. 입자상물질이 인체에 미치는 것을 나타낸 것이다. 인체에 가장 크게 영향을 미치는 입자상 물질의 크기는 몇 ㎛ 인가?

＊2000년 1월 기출문제

① 0.1~0.5㎛　　② 0.5~0.6㎛
③ 0.5~5㎛　　④ 5~15㎛

101. 흡착제 중 활성탄의 색깔은?　＊2004년 12월 기출문제

① 검은색　　② 회색
③ 붉은색　　④ 흰색

102. 윙클러-아지드법(winkler method)으로 DO 실험을 할 때 티오황산나트륨 용액으로 적정했을 때 종말점의 색은 무슨 색인가?

＊2002년 2월 기출문제

① 자색 – 무색　　② 청색 – 무색
③ 적색 – 무색　　④ 홍색 – 무색

103. 다음 그림은 무엇을 실험하는 장치인가?

＊2004년 12월, 2006년 12월, 2009년 12월 기출문제

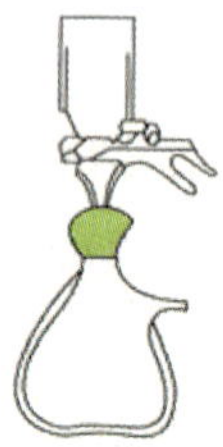

① COD
② BOD
③ DO
④ SS

104. 다음 그림의 명칭은 무엇인가?　＊2007년 12월 기출문제

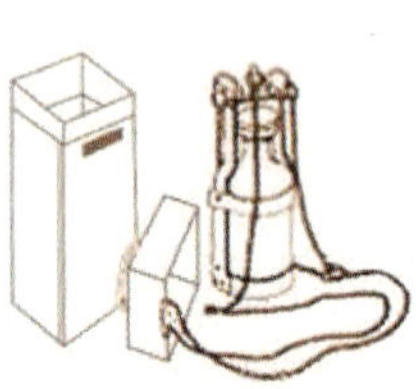

① 하이드로 채수기　　② SS 측정기
③ DO 측정기　　④ BOD 측정기

Interpretation

105. 10배 희석한 시료의 흡광도가 0.2이라면 이 원수의 탁도는 몇 도인가?

＊2004년 12월 기출문제

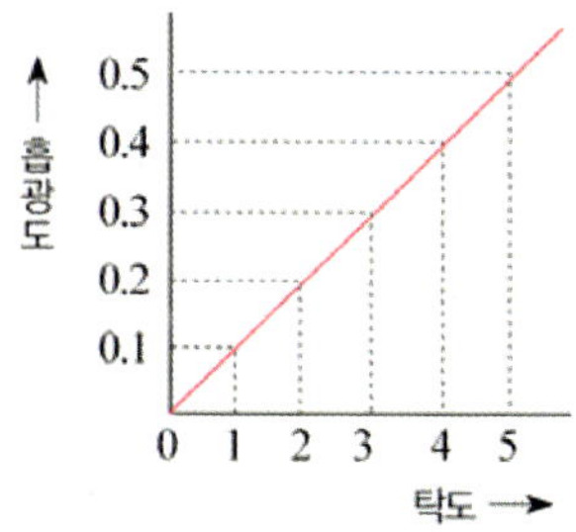

① 10도 ② 20도 ③ 30도 ④ 40도

106. 다음 기기의 명칭은?

＊2005년 12월 기출문제

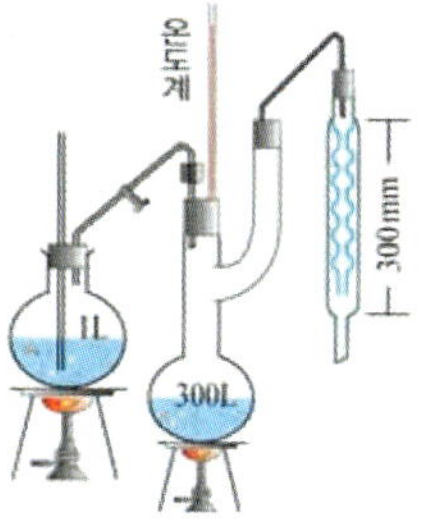

① 질소증류장치
② 불소증류장치
③ 시안증류장치
④ 비화수소발생장치

107. 불소검사를 위한 시료를 채취할 때 사용되는 채취병은?

＊2004년 12월 기출문제

① 유리용기
② 비닐용기
③ 폴리에틸렌용기
④ 유리섬유시

108. 다음 그림은 무슨 시험을 하는 기구인가?

＊2006년 12월, 2007년 12월 기출문제

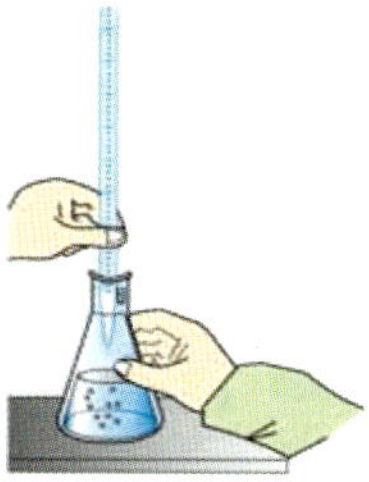

① 적정
② 증류
③ 침전
④ 혼합

Interpretation

109. 실내공기 질 측정 시 포름알데히드(HCHO)의 측정방법은?

＊2008년 12월 기출문제

① 오존처리법
② 흡착법
③ 흡수법
④ 2,4 – DNPH 유도체화 분석법

110. 새집 증후군의 원인이 되며, 알레르기, 두통 등을 일으키는 물질은?

＊2005년 12월 기출문제

① 포름알데하이드 ② 이산화탄소
③ 석면 ④ 먼지

Interpretation

제 1 부 환경위생학 핵심문제 정답

1. ②	2. ③	3. ①	4. ①	5. ①	6. ②	7. ②	8. ④	9. ③	10. ③
11. ②	12. ④	13. ①	14. ③	15. ②	16. ①	17. ②	18. ④	19. ④	20. ①
21. ①	22. ③	23. ③	24. ①	25. ②	26. ①	27. ②	28. ④	29. ①	30. ④
31. ①	32. ③	33. ④	34. ②	35. ④	36. ②	37. ③	38. ②	39. ①	40. ③
41. ②	42. ④	43. ④	44. ④	45. ①	46. ②	47. ④	48. ③	49. ③	50. ③
51. ①	52. ②	53. ③	54. ④	55. ②	56. ①	57. ①	58. ④	59. ④	60. ②
61. ①	62. ③	63. ④	64. ③	65. ②	66. ④	67. ①	68. ②	69. ③	70. ③
71. ①	72. ②	73. ④	74. ④	75. ③	76. ④	77. ①	78. ③	79. ①	80. ③
81. ③	82. ④	83. ②	84. ①	85. ②	86. ③	87. ③	88. ②	89. ③	90. ④
91. ①	92. ②	93. ③	94. ④	95. ①	96. ④	97. ②	98. ④	99. ①	100. ③
101. ①	102. ②	103. ④	104. ①	105. ②	106. ②	107. ③	108. ①	109. ④	110. ①

02 위생곤충학 실기 핵심문제 해설

Interpretation

1. 생활사의 각 단계를 올바르게 설명한 것은?

알 → (a) → 내부표준 → (b) → 내부표준 → (c) → 내부표준 → (d) → 성충

① a-용화, b-탈피, c-부화, d-우화
② a-용화, b-우화, c-탈피, d-부화
③ a-부화, b-탈피, c-용화, d-우화
④ a-부화, b-우화, c-탈피, d-용화
⑤ a-우화, b-부화, c-탈피, d-용화

2. 기계적 전파와 직접 관계있는 구조는?

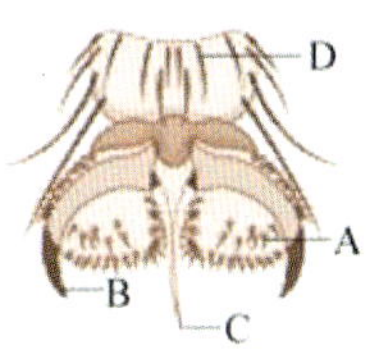

① a
② b
③ c
④ d
⑤ 모두

3. 다음 작업과 관계없는 것은?

▶ 극미량 연무

① 미스트
② 경제적
③ 입자 0.1~50μ
④ 원체 사용
⑤ 농약살포

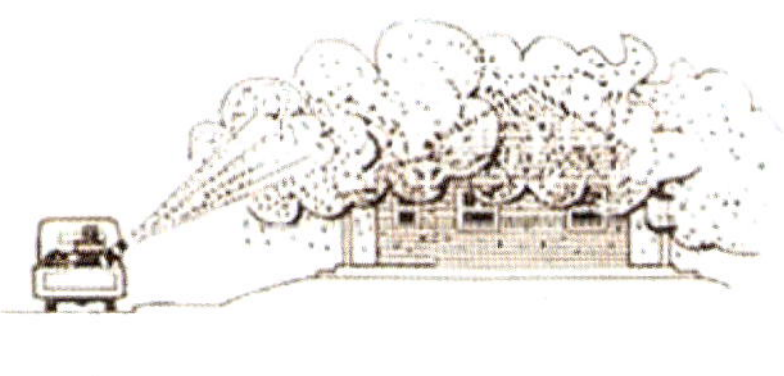

4. 다음 작업과 관계없는 것은? *2008년 12월 기출문제

① 하향 살포
② 용제 사용
③ 미스트
④ 곤충 쫓음
⑤ 농약살포

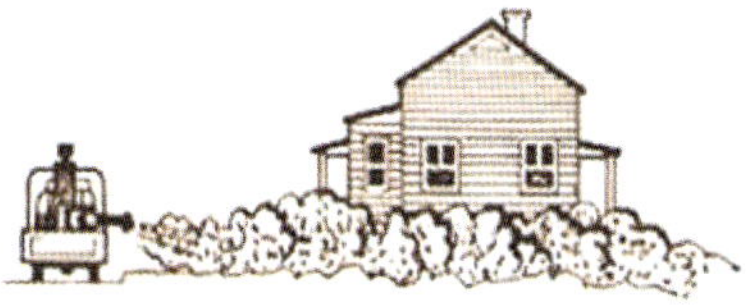

5. 다음은 위생곤충의 어떤 기관인가?

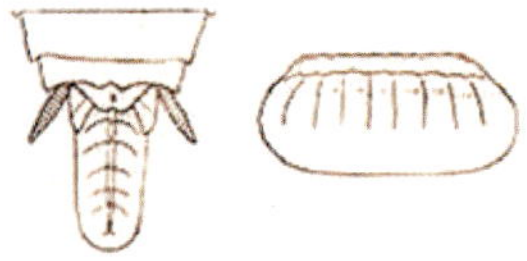

① 기편
② 베레제 기관
③ 액낭
④ 난협
⑤ 즐치

6. 다음은 어떤 모기의 기관인가? * 2004년 12월 기출문제

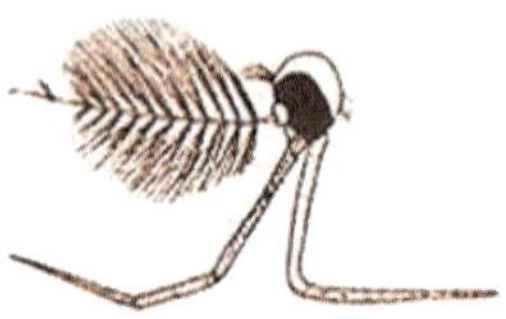

① 왕모기
② 집모기
③ 학질 모기
④ 늪모기
⑤ 날개모기

7. 그림과 같은 상피병을 일으키는 매개 곤충은?

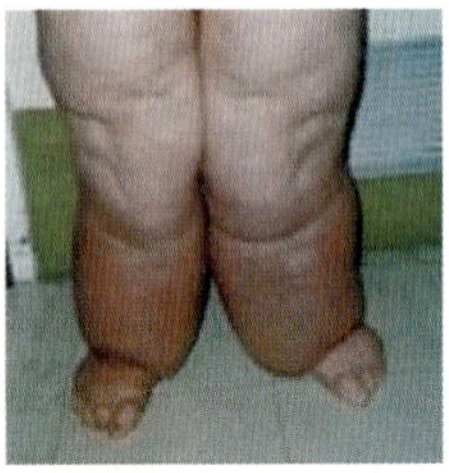

① 파리
② 모기
③ 빈대
④ 벼룩
⑤ 진드기

8. 다음은 어떤 위생곤충과 관련된 것인가?

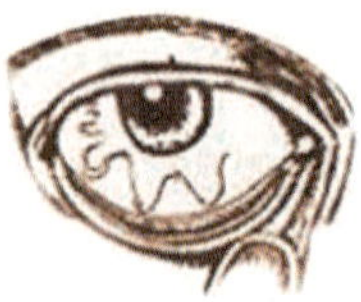

① 빈대
② 모기
③ 모래 파리
④ 먹파리
⑤ 벼룩

Interpretation

9. 다음 그림은 무슨 곤충의 번데기인가? *2007년 12월 기출문제

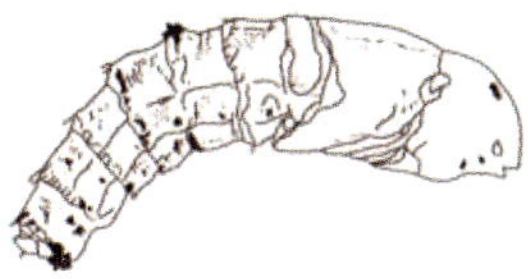

① 등에
② 등에모기
③ 먹파리
④ 깔따구
⑤ 빈대

10. 다음 그림은 어떤 파리의 내부표준인가? *2004년, 2007년 12월 기출문제

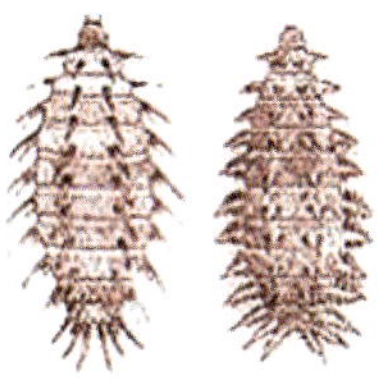

① 집파리
② 쉬파리
③ 체체파리
④ 딸집파리
⑤ 검정파리

11. 다음 그림은 어떤 파리의 촉각인가?

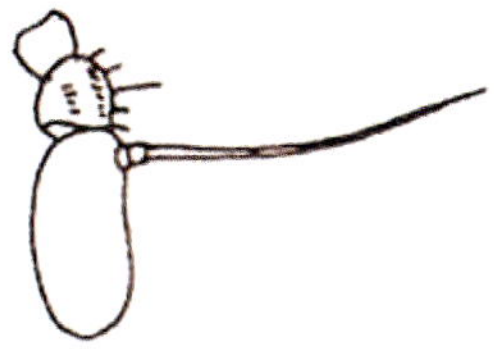

① 집파리
② 왕큰집파리
③ 딸집파리
④ 검정파리
⑤ 쉬파리

12. 이 그림은 어떤 파리의 촉각인가?
*2000년 1월, 2004년 12월, 2007년 12월 기출문제

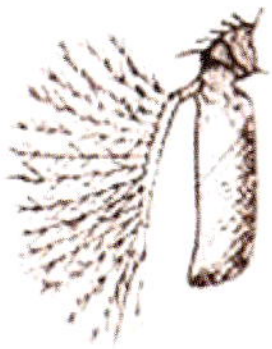

① 집파리
② 체체파리
③ 딸집파리
④ 쉬파리
⑤ 검정파리

Interpretation

13. 파리 내부표준의 후기문이 올바르게 연결된 것은?

＊2002년 12월, 2008년 12월 기출문제

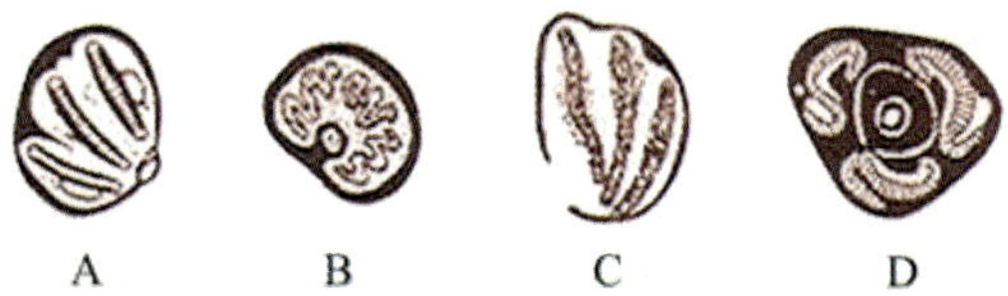

(가) 검정파리
(나) 쉬파리
(다) 침파리
(라) 집파리

① (가) – A, (나) – B, (다) – C, (라) – D
② (가) – B, (나) – C, (다) – D, (라) – A
③ (가) – C, (나) – D, (다) – A, (라) – B
④ (가) – D, (나) – A, (다) – B, (라) – C
④ (가) – D, (나) – B, (다) – A, (라) – C

14. 어떤 파리 내부표준의 후기문인가? ＊2002년 12월, 2008년 12월 기출문제

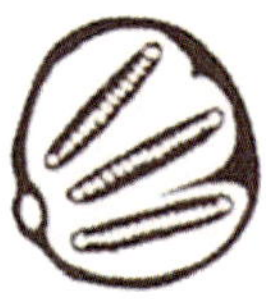

① 침파리
② 금파리
③ 집파리
④ 딸집파리
⑤ 검정파리

15. 어떤 파리 내부표준의 후기문인가? ＊2002년 12월, 2008년 12월 기출문제

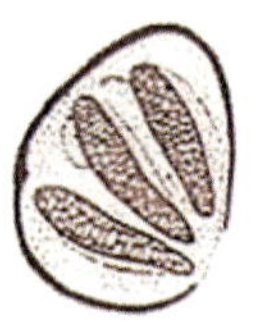

① 침파리
② 금파리
③ 집파리
④ 딸집파리
⑤ 검정파리

16. 벼룩의 머리 부분이다. A는 무엇인가? ＊2008년 12월 기출문제

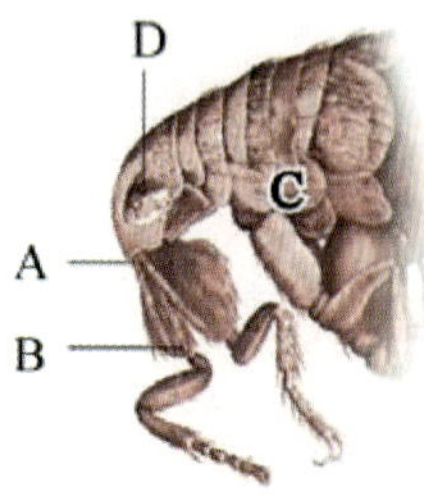

① 협즐치
② 소악
③ 전흉즐치
④ 강모
⑤ 전구치

Interpretation

▶ 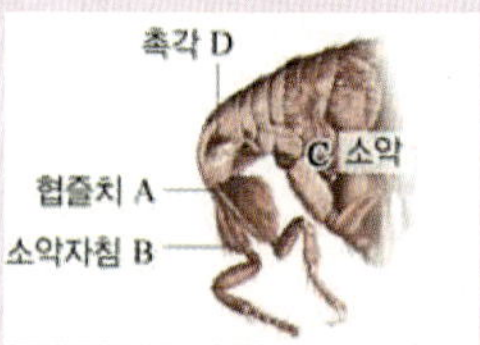

17. 벼룩의 머리 부분이다. C는 무엇인가? *2008년 12월 기출문제

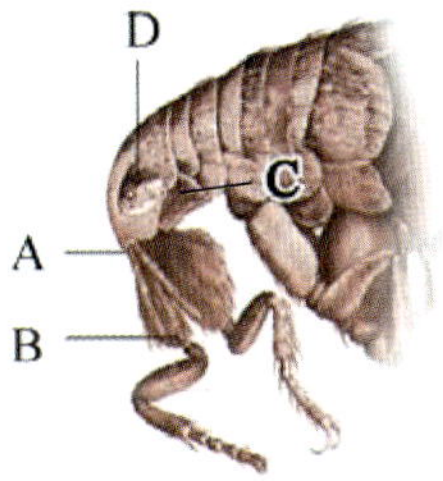

① 협즐치
② 전흉즐치
③ 소악
④ 소악자침
⑤ 전구치

18. 이 그림은 어떤 쥐의 분변인가? *2004년 12월 기출문제

① 시궁쥐
② 곰쥐
③ 생쥐
④ 등줄쥐
⑤ 햄스터

19. 방 둘레에 백색분말 띠를 하는 목적은? *2003년 12월 기출문제

① 쥐 침입방지
② 바퀴 침입방지
③ 쥐 침입확인
④ 바퀴 침입확인
⑤ 진드기 침입방지

20. 다음 용기로부터 구제되는 해충은?

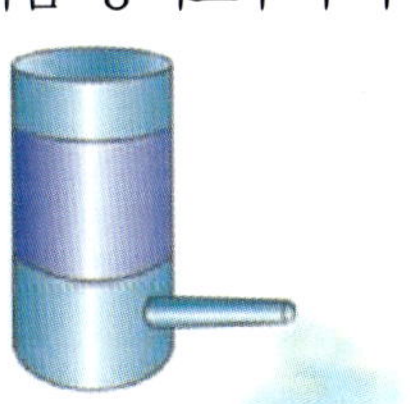

① 모기
② 파리
③ 바퀴
④ 빈대
⑤ 벼룩

21. 다음은 곤충의 두부이다. 구기의 종류는?

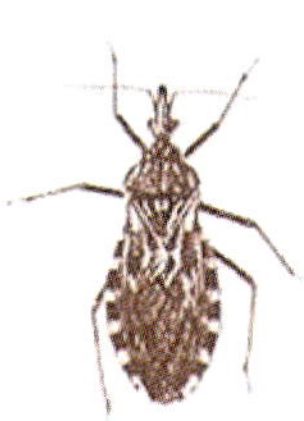

① 저작형
② 스폰지형
③ 천공흡수형
④ 자상흡수형
⑤ 흡습형

Interpretation

22. 다음 그림 설명 중 틀린 것은? * 2005년 12월 기출문제

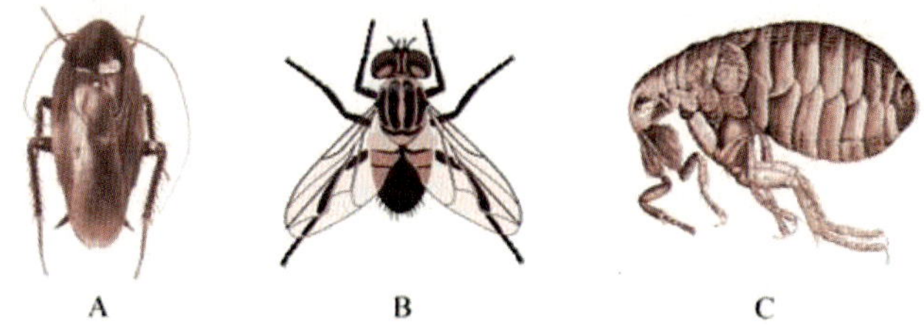

① A의 성충은 저작형 구기를 갖는다.
② B의 내부표준, 성충 모두 흡수형 구기를 갖는다.
③ C의 내부표준은 저작형 구기를 갖는다.
④ B의 내부표준은 구구라는 갈고리 형태의 구기가 있다.
④ A의 알의 주머니는 난협이라고 한다.

23. 기계적 전파와 관련이 있는 곤충은?

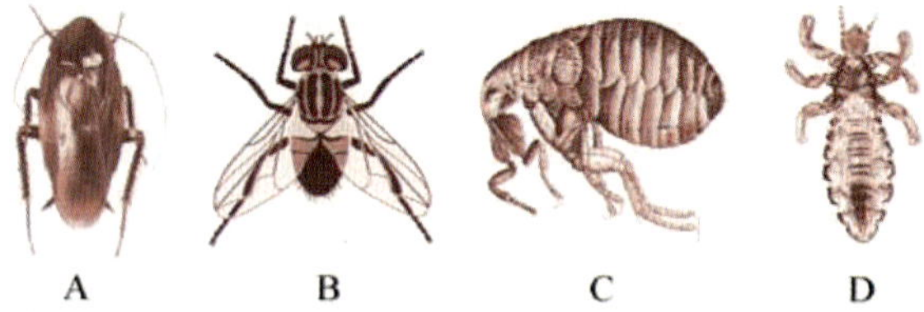

① a, b ② c, d ③ a, c ④ b, d ⑤ a, d

24. 알레르기원이 되는 곤충은?

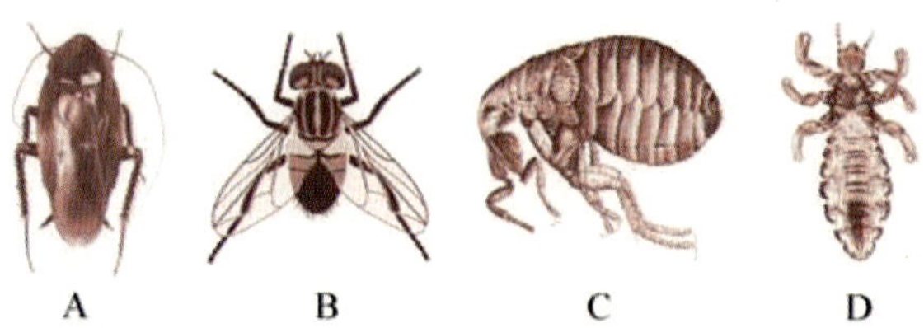

① a ② b ③ c ④ d ⑤ 모두

Interpretation

25. 질병의 감염경로가 피부 외상에 의한 것으로 이와 관련된 매개 종은?

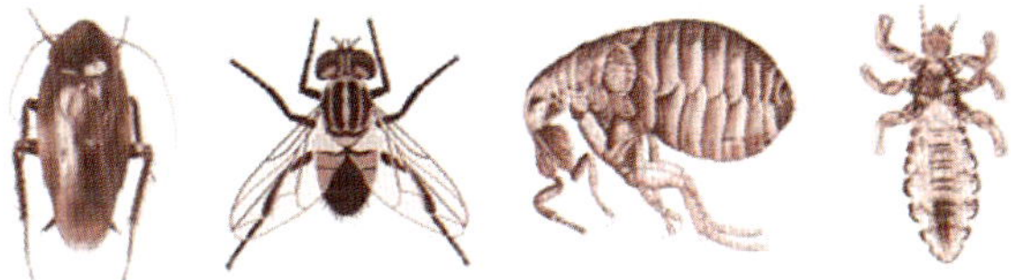

A B C D

① a ② b ③ c ④ d ⑤ 모두

26. 벼룩에 의하여 매개되는 질병은?

(가) 재귀열	(나) 아메리카수면	(다) 발진티푸스	(라) 발진열

① (가), (나), (다)
② (가), (다)
③ (나), (라)
④ (가), (나), (다), (라)
⑤ 모두

27. 이(lice)에 의하여 매개되는 질병이 아닌 것은?

(가) 재귀열	(나) 황열	(다) 참호열	(라) 발진열

① (가), (나), (다)
② (가), (다)
③ (나), (라)
④ (라)
⑤ 모두

28. 다음 해충의 특징은? * 2006년 12월 기출문제

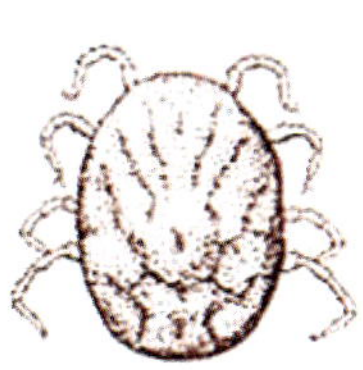

① 더듬이가 2쌍이다.
② 자충, 성충 모두 다리가 4쌍이다.
③ 두흉부와 복부로 되어 있다.
④ 복안이 잘 발달되어 있다.
⑤ 내부표준이 수서생활을 한다.

29. 다음 곤충의 병인작용은?

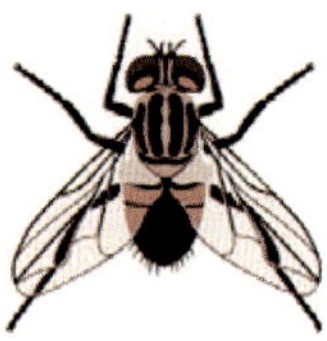

(가) 직접적 전파
(나) 생물학적 전파
(다) 기계적 전파
(라) 중간 숙주

① (가), (나), (다)
② (가), (다)
③ (나), (라)
④ (라)
⑤ 모두

30. 다음 곤충의 병인작용은?

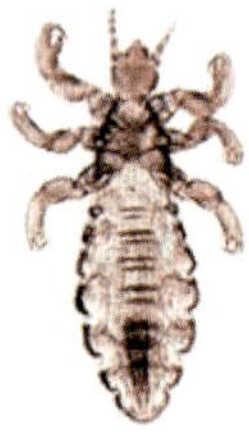

① 직접적 전파
② 기계적 전파
③ 증식형 전파
④ 발육형 전파
⑤ 간접적 전파

31. 다음 곤충에 대한 올바른 설명은?

(가) 엄격한 숙주선택성이다.
(나) 게이 또는 음부이라고 하며 주로 음부털에 기생하는데 물린 곳은 암적색의 한 점이 한동안 남는다.
(다) 구기는 흡혈하기에 적당하게 배자침, 중자침, 복자침으로 되어 있다.
(라) 발진열, 참호 열, 재귀열의 병원체를 매개한다.

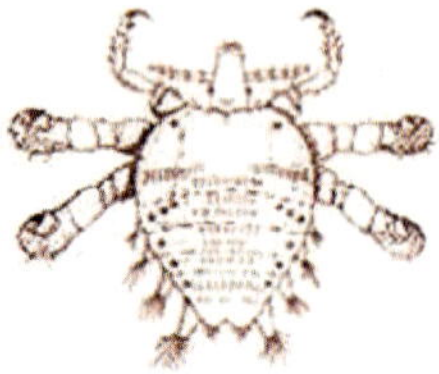

① (가), (나), (다)
② (가), (다)
③ (나), (라)
④ (라)
⑤ 모두

Interpretation

32. 다음 곤충에 대한 올바른 설명은? ＊2006년 12월 기출문제

> ㉮ 구기는 흡혈하기에 적당하게 배자침, 중자침, 복자침으로 되어 있다.
> ㉯ 기생부위에 따라 머릿니와 몸이 아종으로 분류하였으나 최근에는 각기 다른 종으로 취급한다.
> ㉰ 숙주의 3~4℃ 체온 변화에 민감하여 발진티푸스 환자에 기생하던 이는 환자를 떠나 정상적인 사람에게 옮겨가므로 질병의 유행이 매우 빠르다.
> ㉱ 숙주특이성이 없다.

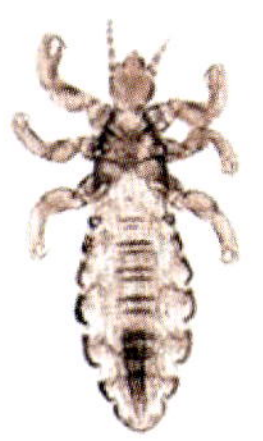

① ㉮, ㉯, ㉰
② ㉮, ㉰
③ ㉯, ㉱
④ ㉱
⑤ 모두

33. 다음 곤충의 병인작용은?

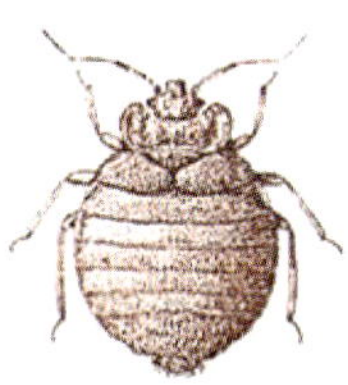

① 직접적 피해
② 기계적 전파
③ 증식형 전파
④ 발육증식형 전파
⑤ 모두

34. 다음 곤충의 베레제기관은? ＊2005년 12월 기출문제

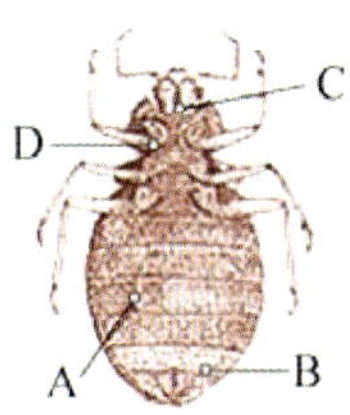

① A
② B
③ C
④ D
⑤ 모두

Interpretation

35. 다음은 어떤 해충인가?

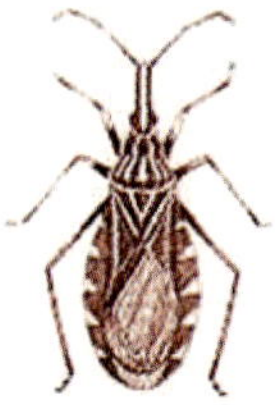

① 이
② 바퀴
③ 벼룩
④ 노린재
⑤ 진드기

36. 다음 그림은 어떤 종류의 모기의 내부표준인가?

＊2002년 2월 기출문제

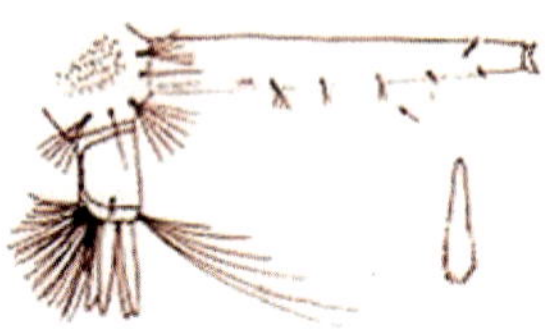

① 집모기
② 숲모기
③ 날개모기
④ 늪모기
⑤ 왕모

37. 다음은 어떤 종류의 모기의 내부표준인가? ＊2002년 2월 기출문제

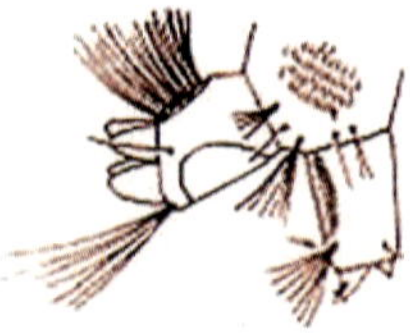

① 집모기
② 숲모기
③ 날개모기
④ 늪모기
⑤ 왕모기

38. 이 그림은 어떤 모기 내부표준이다. 각 이름은?

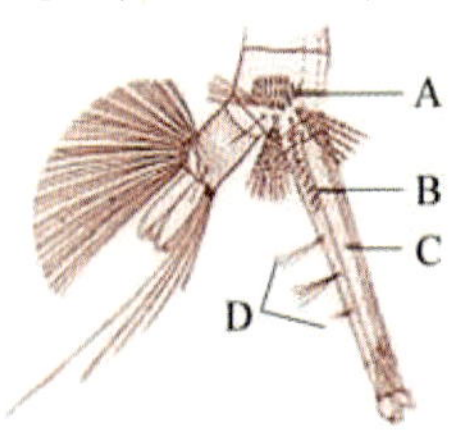

(가) 호흡관
(나) 호흡관모
(다) 측즐
(라) 즐치

① (가)–a, (나)–b, (다)–c, (라)–d
② (가)–b, (나)–c, (다)–d, (라)–a
③ (가)–c, (나)–d, (다)–a, (라)–b
④ (가)–d, (나)–a, (다)–b, (라)–c
⑤ (가)–d, (나)–b, (다)–a, (라)–c

Interpretation

39. 어떤 모기 내부표준의 복부 8절 마디이다. 각 이름은?

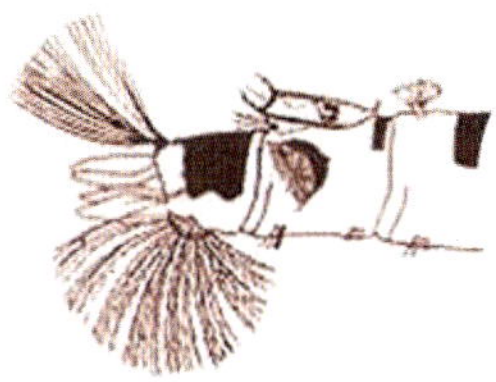

(가) 배판
(나) 장상모
(다) 배유영모
(라) 복유영모

① (가)–a, (나)–b, (다)–c, (라)–d
② (가)–b, (나)–c, (다)–d, (라)–a
③ (가)–c, (나)–d, (다)–a, (라)–b
④ (가)–d, (나)–a, (다)–b, (라)–c
⑤ (가)–d, (나)–b, (다)–a, (라)–c

40. 어떤 모기 내부표준의 복부 8절 마디이다. A의 이름은?

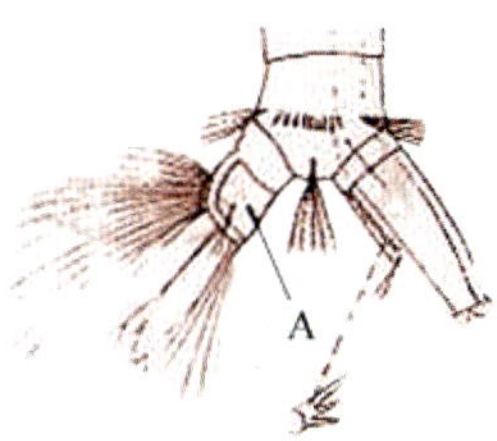

① 배판
② 유영 편
③ 안판
④ 미새
⑤ 즐치

41. 어떤 모기 내부표준의 그림이다. A의 이름은?

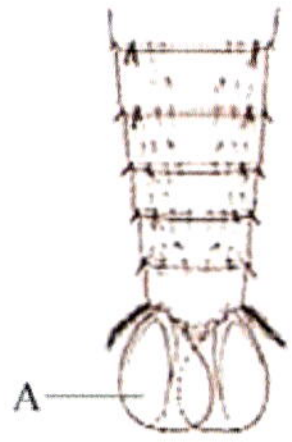

① 배판
② 유영 편
③ 안판
④ 미새
⑤ 즐치

42. 어떤 모기 번데기의 그림이다. 분류상 중요한 구조물들은?

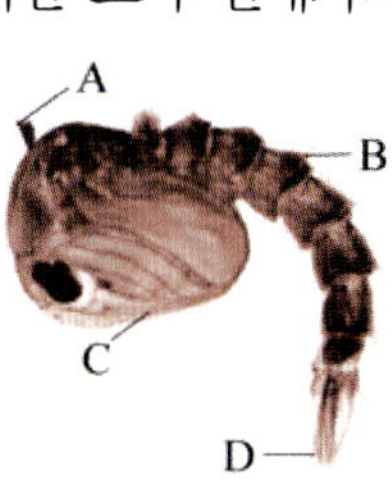

① A, B
② B, C
③ C, D
④ A, D
⑤ 모두

Interpretation

Interpretation

43. 다음 곤충에 대한 설명 중 옳은 것은?

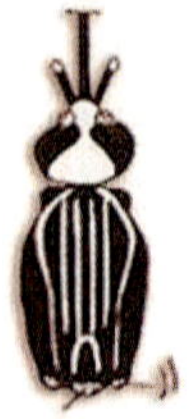

① 황열을 매개한다.
② 성충으로 월동한다.
③ 생물학적 전파
④ 해변 지역의 염분이 섞인 웅덩이에 낱개로 산란한다.
⑤ 모두

44. 다음 그림은 어떤 모기인가?

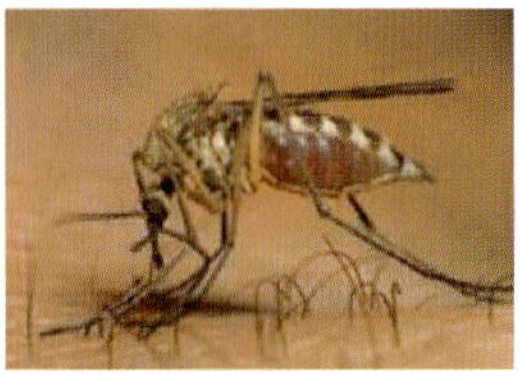

① 얼룩날개모기
② 빨간집모기
③ 토고숲모기
④ 흰줄숲모기
⑤ 왕모기

45. 학질모기와 보통모기의 앉는 자세와 순판의 비교이다. 맞는 것은?

＊2008년 12월 기출문제

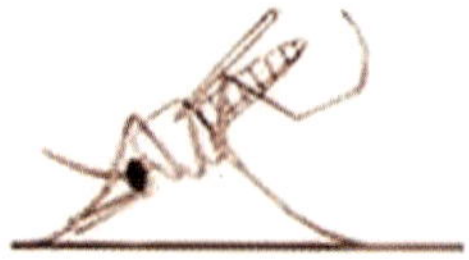

가

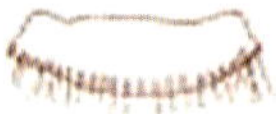

A

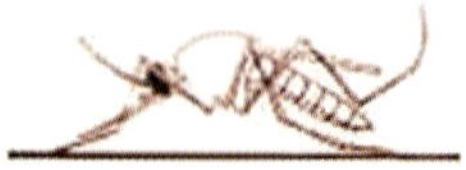

나

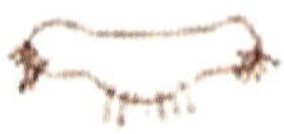

A

① 학질모기 (가, A), 보통모기 (나, B)
② 학질모기 (나, A), 보통모기 (가, B)
③ 학질모기 (가, B), 보통모기 (나, A)
④ 학질모기 (나, B), 보통모기 (가, A)
⑤ 학질모기 (가, B), 보통모기 (가, A)

46. 곤충의 유충 A, B, C의 이름이 맞는 것은?

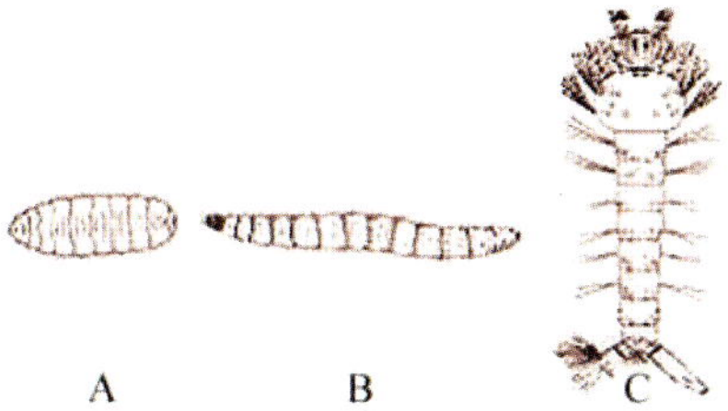

A B C
① 파리 – 벼룩 – 모기
② 벼룩 – 모기 – 파리
③ 모기 – 파리 – 벼룩
④ 모기 – 벼룩 – 파리
⑤ 빈대 – 벼룩 – 모기

47. 다음 곤충에 대한 설명 중 틀린 것은?

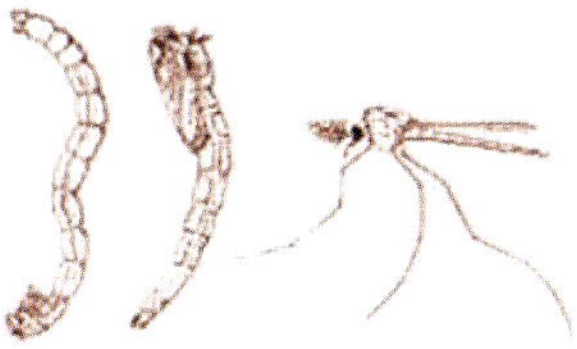

① 불쾌곤충이다.
② 암컷이 흡혈한다.
③ 수질오염의 지표이다.
④ 혈액에 헤모글로빈색소가 있다.
⑤ 수명이 2~7일이다

48. 아래 그림은 어떤 파리인가?
* 2004년 12월, 2006년 12월, 2008년 12월, 2009년 12월 기출문제

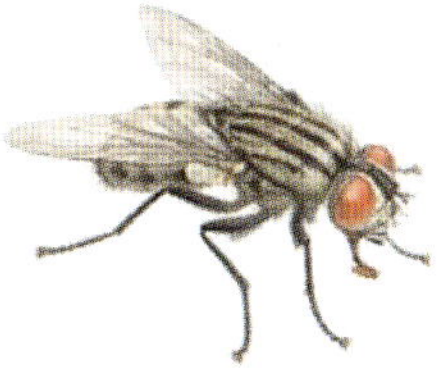

① 검정파리
② 쉬파리
③ 체체파리
④ 아기집파리
⑤ 왕파리

Interpretation

49. 그림은 벼룩의 복부이다. A는 무엇인가?

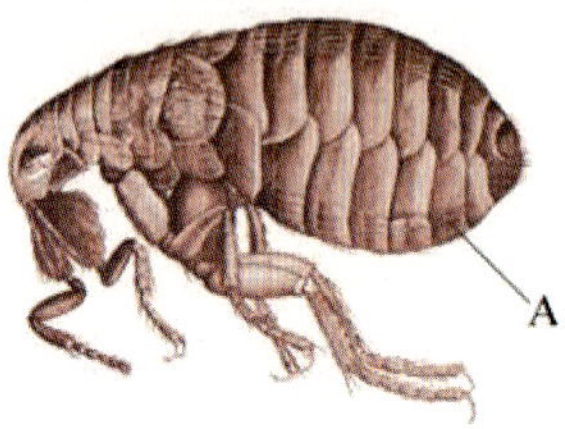

① 공기주머니
② 파악기
③ 수정낭
④ 액낭
⑤ 베레제 기관

50. 벼룩의 복부이다. B에 해당하는 것은? ＊2005년 12월 기출문제

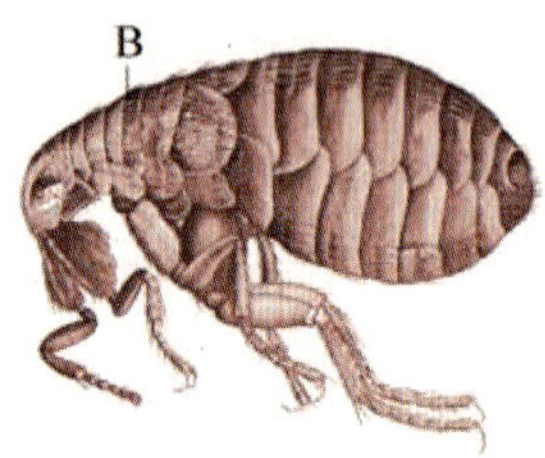

① 협즐치
② 전흉즐치
③ 극모
④ 감각기
⑤ 베레제 기관

51. 이 그림은 어떤 진드기의 배란과 산란모습인가?
＊2004년 12월, 2008년 12월 기출문제

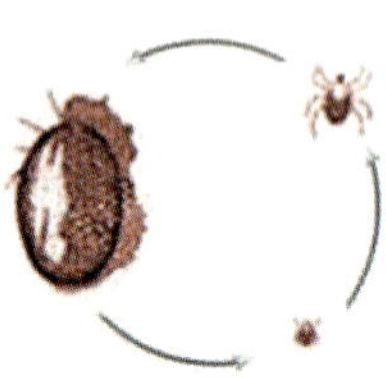

① 참진드기
② 털진드기
③ 물렁진드기
④ 옴진드기
⑤ 먼지진드기

52. 다음 그림은 어떤 진드기인가? ＊2004년 12월 기출문제

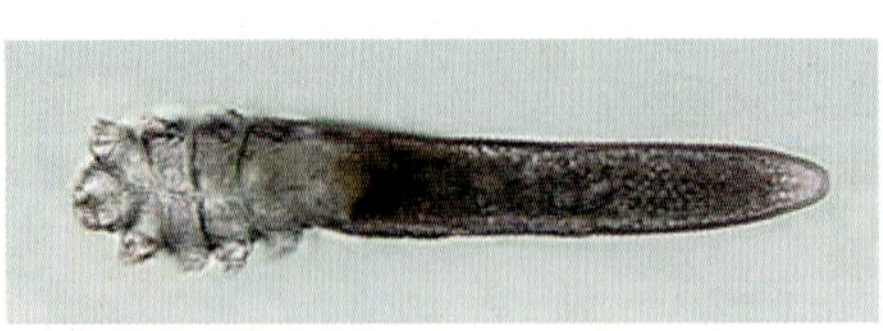

① 물렁진드기 ② 참진드기
③ 모낭진드기 ④ 먼지진드기
⑤ 옴진드기

Interpretation

53. 이 그림은 어떤 진드기인가? *2004년 12월 기출문제

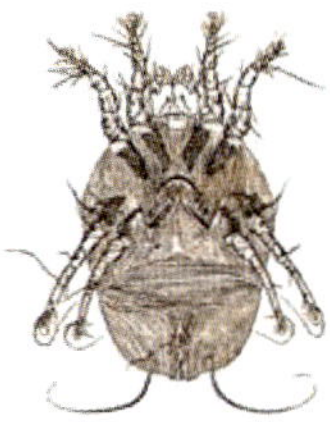

① 물렁진드기
② 참진드기
③ 모낭진드기
④ 먼지진드기
⑤ 옴진드기

54. 곤충의 외골격 중에서 표피층을 생산하는 층은? *2003년 12월 기출문제

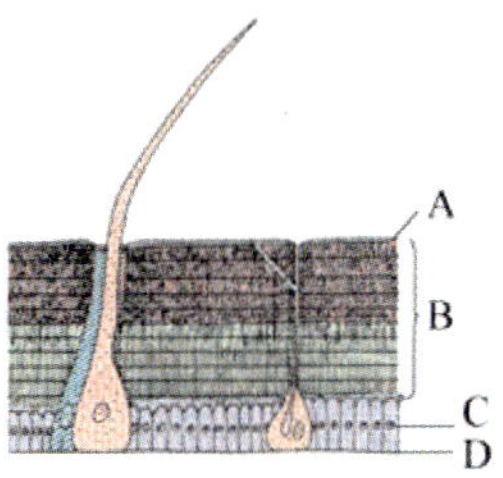

① a
② b
③ c
④ d

55. 곤충의 두부 가운데 먹이를 저작하는 구조는? *2005년 12월 기출문제

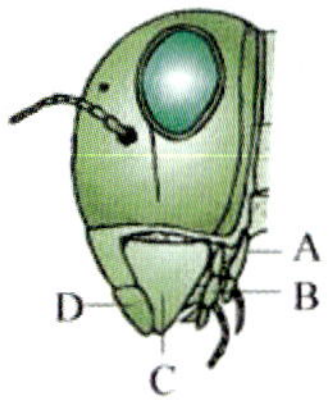

① a
② b
③ c
④ d

56. 다음 그림의 설명 중 틀린 것은? *2005년 12월 기출문제

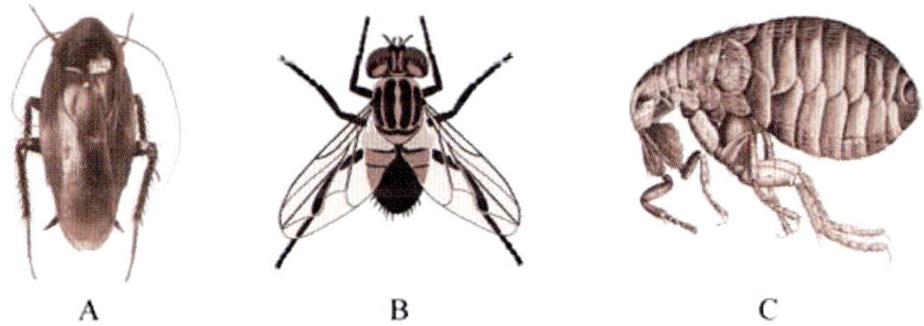

① A의 성충은 저작형 구기를 갖는다.
② B의 유충, 성충 모두 흡수형 구기를 갖는다.
③ C의 유충은 저작형 구기를 갖는다.
④ B의 유충은 구구라는 갈고리 형태의 구기가 있다.

Interpretation

Interpretation

57. 다음은 곤충의 촉각이다. 올바르게 짝지어진 것은?

＊2005년 12월, 2008년 12월 기출문제

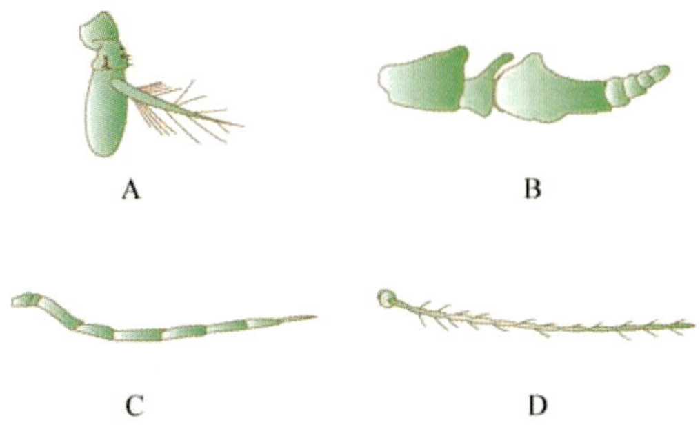

(가) 바퀴 (나) 모기 (다) 파리 (라) 등에

① (가) – a, (나) – b, (다) – c, (라) – d
② (가) – b, (나) – c, (다) – d, (라) – a
③ (가) – c, (나) – d, (다) – a, (라) – b
④ (가) – d, (나) – a, (다) – b, (라) – c

58. 바퀴벌레의 촉각은 무엇인가? ＊2005년 12월 기출문제

① 편상
② 곤봉상
③ 주수상
④ 저치상

59. 다음 그림에서 곤충의 종아리마디(경절)는? ＊2007년 12월 기출문제

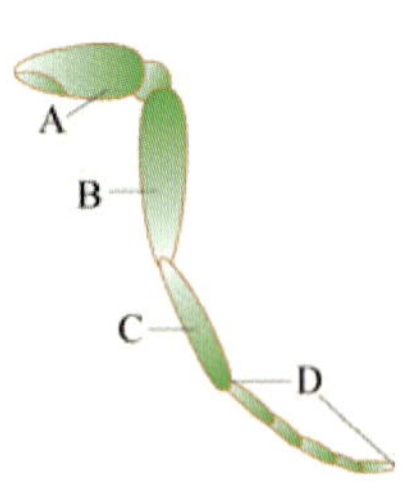

① a
② b
③ c
④ d

60. 다음 그림은 곤충의 다리이다. 욕반과 관계있는 마디는?

＊2004년 12월, 2005년 12월 기출문제

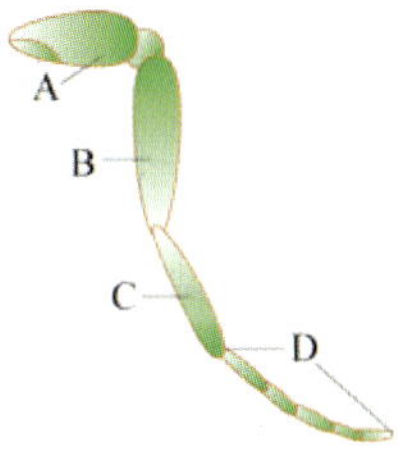

① a
② b
③ c
④ d

61. 페스트(흑사병)균이 증식하는 기관은? ＊2006년 12월 기출문제

① 소장 ② 전위
③ 위 ④ 혈림프액

62. 다음과 같은 생활사를 갖는 곤충은?

＊2002년 12월, 2004년 12월, 2007년 12월 기출문제

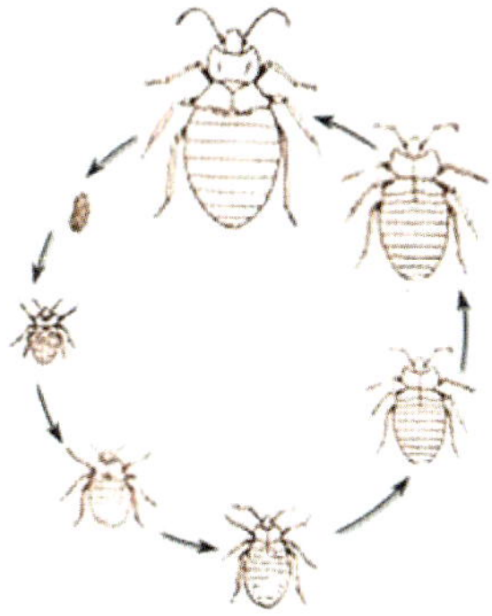

① 집바퀴
② 열대쥐벼룩
③ 깔따구
④ 지하집모기

63. 다음 그림은 어떤 변태인가? ＊2004년 12월 기출문제

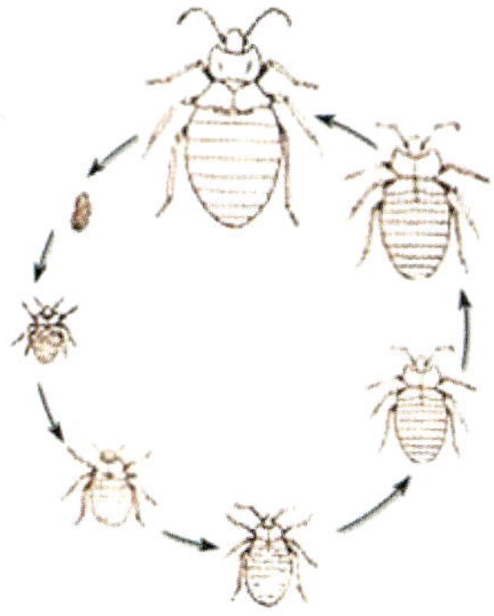

① 완전변태
② 불완전변태
③ 무변태
④ 점변태

Interpretation

▶ 불완전 변태 곤충에는 이, 바퀴, 빈대, 진드기 등이 있다.

64. 다음 그림과 같은 생활사(변태의 종류)가 다른 곤충은?

＊2002년 12월, 2007년 12월 기출문제

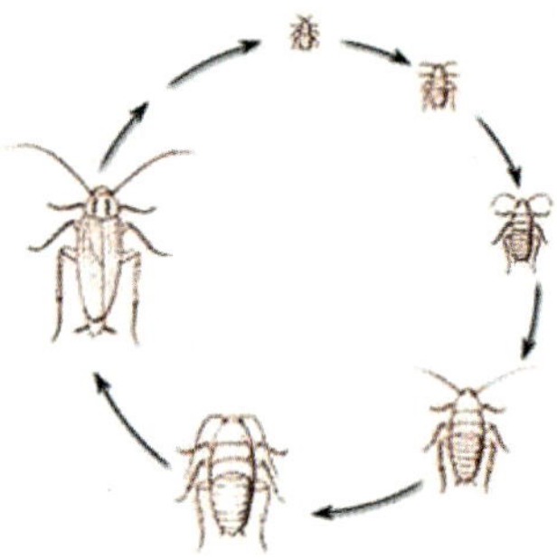

① 침노린재
② 사면 발이
③ 개벼룩
④ 열대빈대

Interpretation

▶ 완전변태에는 모기, 파리, 벼룩, 나방, 등에 등이 있다.

65. 다음과 같은 생활사를 갖는 곤충은?

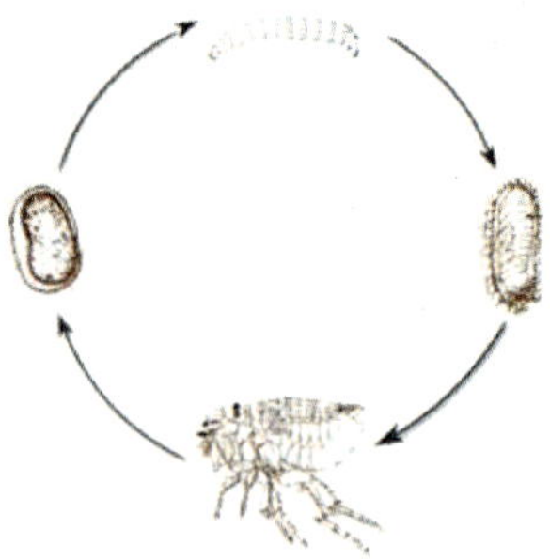

① 바퀴
② 벼룩
③ 머릿니
④ 빈대

66. 다음과 같은 생활사를 갖지 않는 모기는?

＊2002년 12월 기출문제

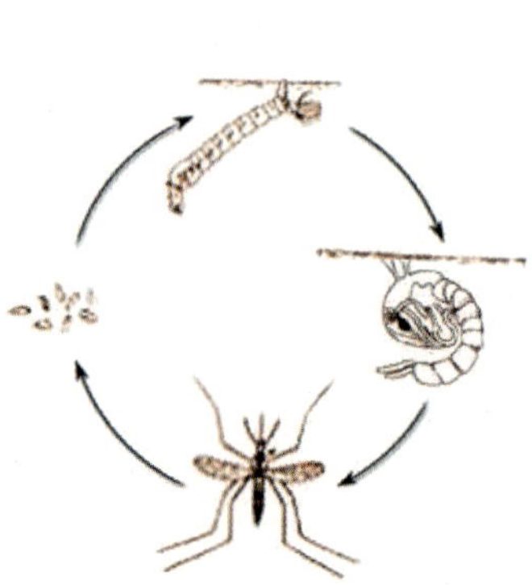

① 중국얼룩날개모기
② 토고숲모기
③ 작은빨간집모기
④ 빨간집모기

▶ 중국얼룩날개모기의 유충은 수면에 평형으로 복면을 대고 휴식한다. 이유는 '장상모'라는 특수한 구조물을 갖고 있기 때문이다.

67. 모기의 생활사에서 수중생활을 하는 기간은?

*2005년 12월 기출문제

① 알, 유충　② 유충, 번데기
③ 번데기, 성충　④ 성충, 알
⑤ 유충, 성충

68. 다음 그림과 같은 생활형태, 즉 변태의 종류가 다른 곤충은?

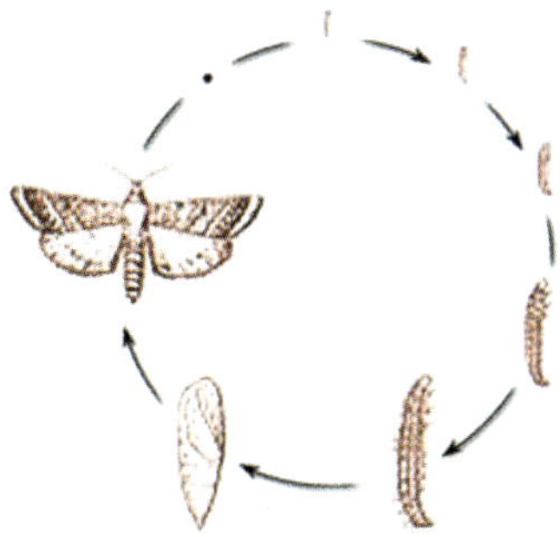

① 쥐벼룩
② 새털이
③ 말벌
④ 집모기

69. 다음은 곤충들의 알이다. 올바르게 짝지어진 것은?

*2002년 2월, 2004년 12월, 2005년 12월, 2007년 12월 기출문제

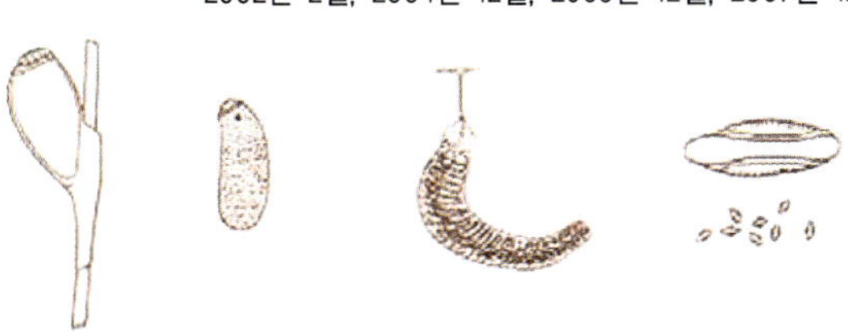

a　b　c　d

(가) 이알	(나) 빈대알	(다) 깔따구알	(라) 모기알

① (가) – a,　(나) – b,　(다) – c,　(라) – d
② (가) – b,　(나) – c,　(다) – d,　(라) – a
③ (가) – c,　(나) – d,　(다) – a,　(라) – b
④ (가) – d,　(나) – a,　(다) – b,　(라) – c

70. 위의 그림에서 d는 무슨 알인가 ?　*2007년 12월 기출문제

① 집모기알
② 날개모기알
③ 숲모기알
④ 이집트모기알

Interpretation

71. 머리카락에 붙어 있는 서캐는 어느 곤충의 알인가 ?

＊2000년 1월 기출문제

① 머릿니 ② 쥐벼룩 ③ 빈대 ④ 독일바퀴

72. 다음은 완전변태 곤충들의 내부표준이다. 올바르게 짝지어진 것은?

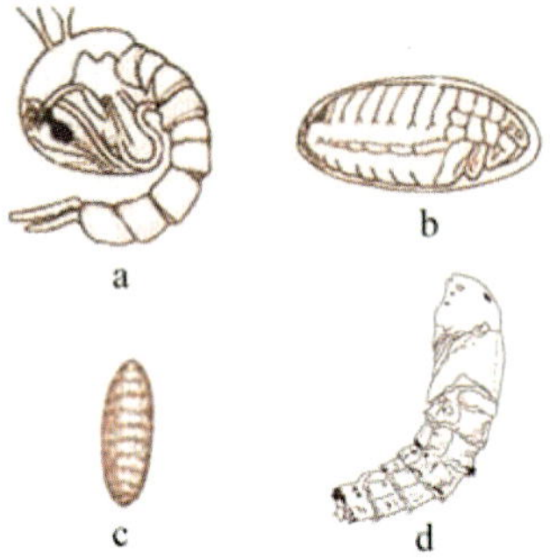

(가) 벼룩
(나) 파리
(다) 등에
(라) 모기

① (가) – a, (나) – b, (다) – c, (라) – d
② (가) – b, (나) – c, (다) – d, (라) – a
③ (가) – c, (나) – d, (다) – a, (라) – b
④ (가) – d, (나) – a, (다) – b, (라) – c

73. 다음은 곤충들의 유충이다. 올바르게 짝지어진 것은?

＊2000년 1월, 2004년 12월, 2007년 12월 기출문제

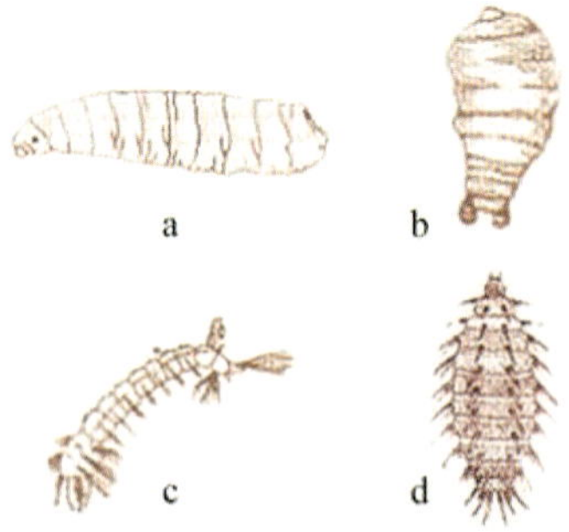

(가) 모기
(나) 딸집파리
(다) 집파리
(라) 체체파리

① (가) – a, (나) – b, (다) – c, (라) – d
② (가) – b, (나) – c, (다) – d, (라) – a
③ (가) – c, (나) – d, (다) – a, (라) – b
④ (가) – d, (나) – a, (다) – b, (라) – c

Interpretation

74. 다음은 파리목 곤충들의 내부표준이다. 올바르게 짝지어진 것은?

* 2002년 2월, 2005년 12월 기출문제

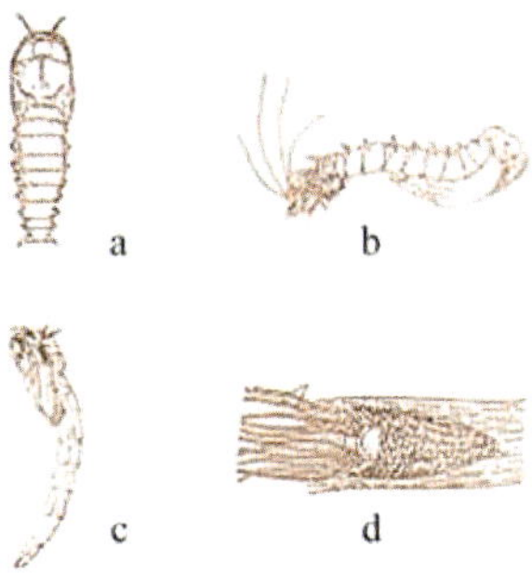

(가) 먹파리(곱추파리)
(나) 등에모기
(다) 나방파리(모래파리)
(라) 깔따구

① (가) – a, (나) – b, (다) – c, (라) – d
② (가) – b, (나) – c, (다) – d, (라) – a
③ (가) – c, (나) – d, (다) – a, (라) – b
④ (가) – d, (나) – a, (다) – b, (라) – c

75. 다음은 파리목 곤충들의 유충이다. 올바르게 짝지어진 것은?

* 2002년 2월, 2005년 12월 기출문제

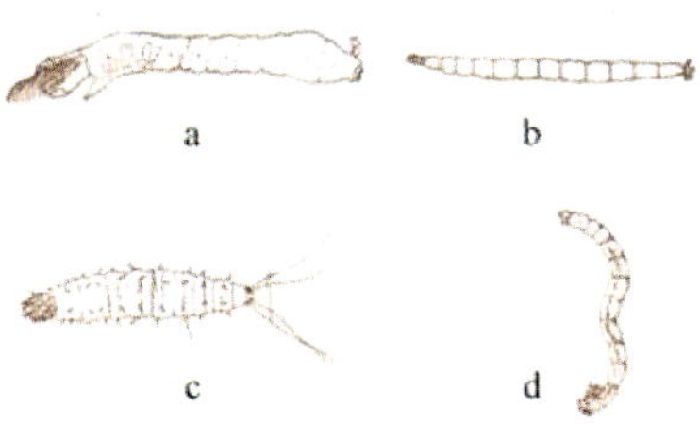

(가) 먹파리(곱추파리)
(나) 등에모기
(다) 나방파리(모래파리)
(라) 깔따구

① (가) – a, (나) – b, (다) – c, (라) – d
② (가) – b, (나) – c, (다) – d, (라) – a
③ (가) – c, (나) – d, (다) – a, (라) – b
④ (가) – d, (나) – a, (다) – b, (라) – c

76. 다음 그림은 어떤 곤충인가?

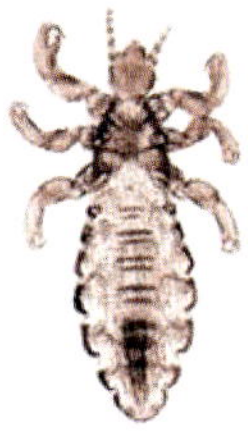

① 이
② 벼룩
③ 진드기
④ 빈대
⑤ 모기

Interpretation

77. 싱크대 부분이나 좁은 틈에 사용되는 분무(노즐)형태는?

*2008년 12월 기출문제

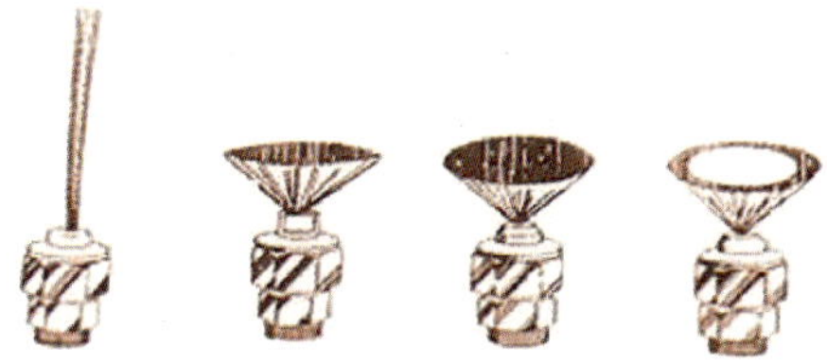

① a ② b ③ c ④ d

78. 바퀴벌레 방제에 적합한 분무(노즐)형태는? *2009년 12월 기출문제

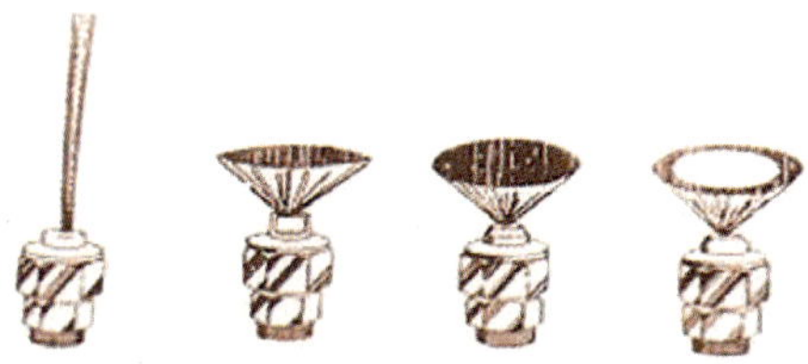

① a ② b ③ c ④ d

79. 수동식 분무기의 기본 구조가 아닌 것은? *2002년 12월 기출문제

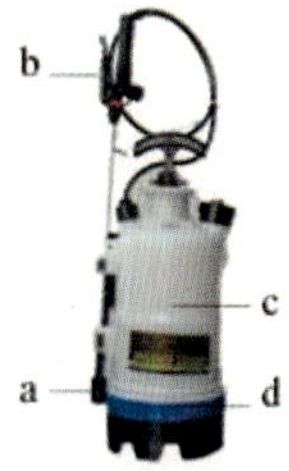

① a
② b
③ c
④ d

80. 이 그림에서 수동식 분무기의 보조 장치는? *2002년 12월 기출문제

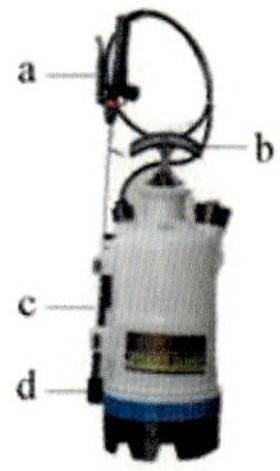

① a
② b
③ c
④ d

Interpretation

▶ a–직선형
b–부채형
c–원추형
d–공중원추형

▶ *0001호, 00021호 등의 노즐번호를 갖는 분사구는? a
*8020호, 5020호 등의 노즐번호를 갖는 분사구는? b
*축사벽면에 잔류분무하기에 적당한 노즐은? b
*잔류분무 시 최저압력으로 분무하여야 할 노즐은? c

81. 다음 작업은 어떤 방법인가? *2002년 12월, 2008년 12월 기출문제

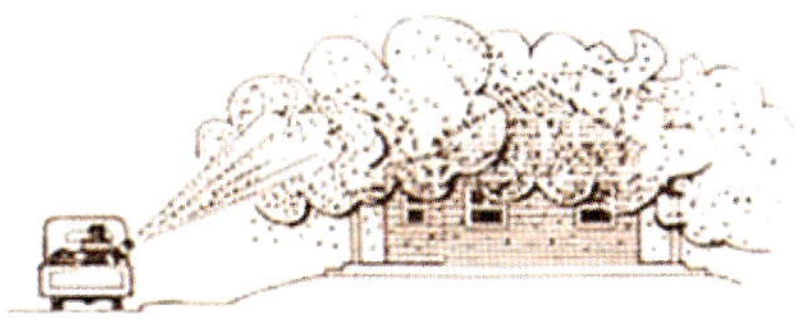

① 잔류분무
② 가열연무
③ 극미량연무
④ 훈증

82. 다음 그림 작업과 관계없는 것은? *2002년 12월, 2008년 12월 기출문제

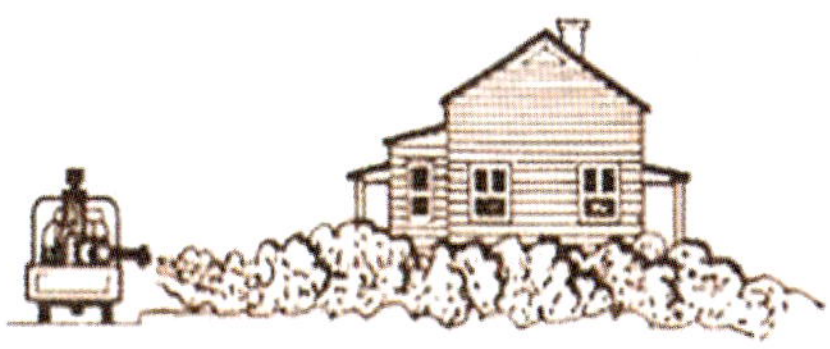

① 잔류분무
② 가열연무
③ 극미량연무
④ 훈증

83. 다음 그림과 같은 방법의 살포법은?
*2002년 12월, 2006년 12월 기출문제

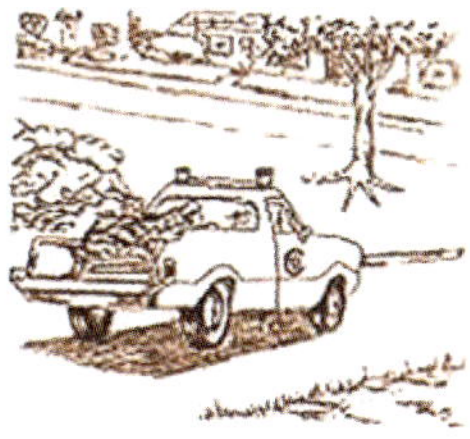

① 가열 연무법
② 동력살분기와 동력분무기
③ 미스트와 극미량연무방법
④ 가열연무법과 훈연법

84. 쓰레기장의 파리 방제에 사용하는 살충제 입자의 크기는?
*2005년 12월 기출문제

① 10 ~ 15㎛
② 20 ~ 30㎛
③ 25 ~ 30㎛
④ 50 ~ −100㎛

Interpretation

85. 쥐의 통로에 분제를 살포하고자 할 때 알맞은 살분기는?

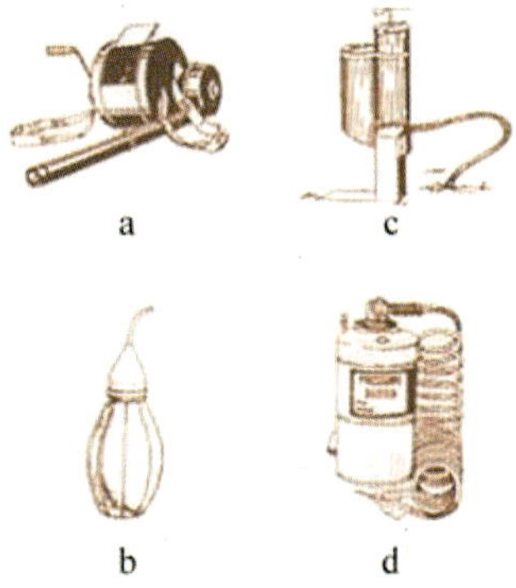

① a
② b
③ c
④ d

86. 살충제 설명서에 다음 표시가 있을 경우 살충제를 취급하는 옳은 방법은?

* 2006년 12월 기출문제

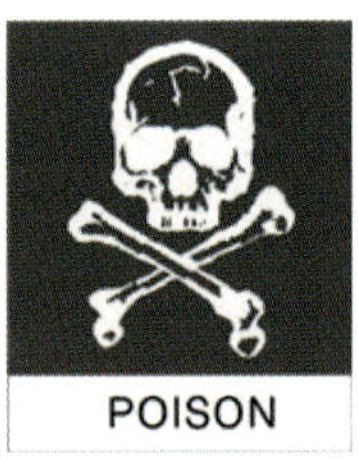

① (가), (나), (다)
② (가), (나), (라)
③ (가), (다), (라)
④ (나), (다), (라)

(가) 살충제 창고임을 표시한 곳에 저 독성 살충제와 함께 보관해도 된다.
(나) 방역용으로 사용하지 않는다.
(다) 수송은 별도 실시한다.
(라) 맛만 보더라도 치사 시킬 수 있으므로 주의해 취급한다.

87. 모기 유충의 채집기구가 아닌 것은?

* 2002년 2월, 2003년 12월, 2007년 12월 기출문제

① 클로로포름관
② 스포이드
③ 가정용 국자
④ 채집병

Interpretation

▶ *좁은 틈새나 전기 콘센트에 분제를 살포하고자 할 때 알맞은 살분기는? c

*쥐의 통로에 분제를 살포하고자 할 때 알맞은 살분기는? a

*쥐굴 내부에 분제를 살포하고자 할 때 알맞은 살분기는? c

▶ 모기 유충 채집은 가정용 국자로 물을 떠서 유충이 발견되면 스포이드로 채집병에 옮긴다.

88. 다음 그림의 채집기구는?

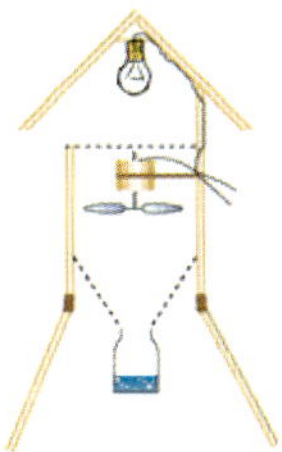

① 유문등
② 베레스원추통
③ 만닝트랩
④ 말레이트랩

89. 다음의 채집도구는 '베레스원추통'인데 이것으로 채집할 수 있는 해충은? ＊2007년 12월 기출문제

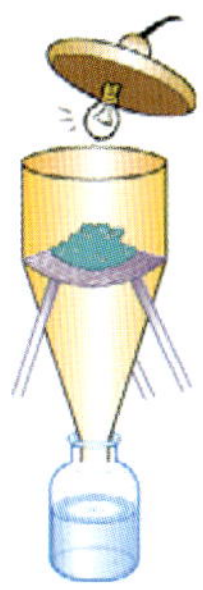

(가) 벼룩	(나) 바퀴
(다) 진드기	(라) 빈대

① (가), (나), (다) ② (가), (다) ③ (나), (라) ④ (라)

90. 유문등으로 채집할 수 있는 해충은? ＊2005년 12월 기출문제

① 깔따구, 독나방
② 바퀴
③ 벼룩
④ 빈대

91. 그림과 같은 도구의 용도는? ＊2000년 1월 기출문제

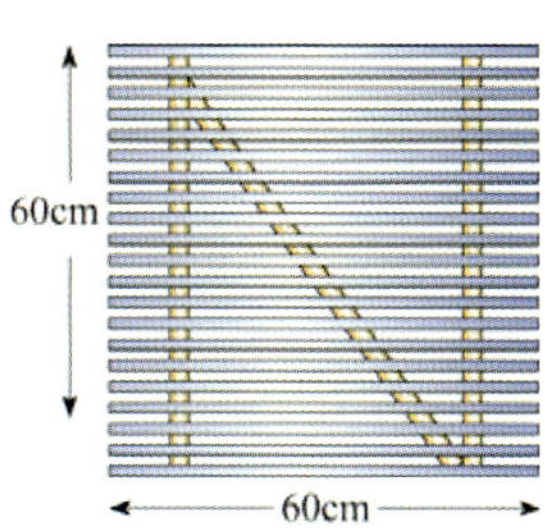

① 모기의 밀도조사
② 모기 채집용
③ 파리의 밀도조사
④ 파리의 침입방지

Interpretation

▶ 베레스 원추통으로는 진드기, 벼룩 등을 채집한다.

92. 다음 도구의 명칭은 무엇인가? ＊2007년 12월 기출문제

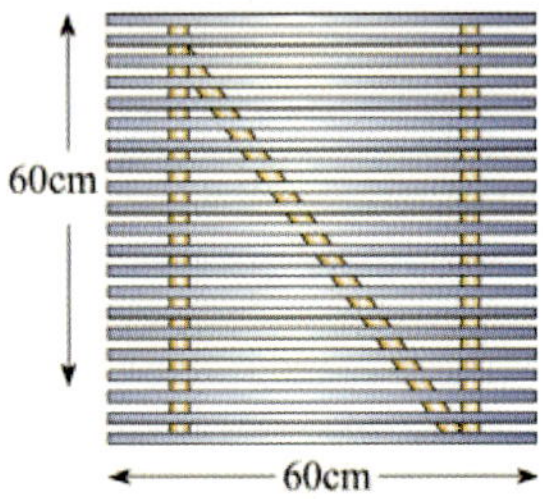

① 모기의 밀도조사
② 모기 채집
③ 파리의 밀도조사
④ 파리격자

93. 파리방제의 근본적인 대책은? ＊2006년 12월 기출문제

① 파리 습성에 따라 방제
② 살충제를 이용
③ 유전학적 방법
④ 환경적으로 먹이와 서식처를 없애는 것

94. 파리격자의 사용 방법은? ＊2007년 12월 기출문제

① 실내에 설치한다.
② 격자에 접착제를 도포하여 파리 채집한다.
③ 격자로 채질을 하여 파리 내부표준을 위시한 토양 절지류 채집한다.
④ 일정한 장소에 일정시간 설치하여 격자에 앉은 파리의 수를 세어 분당 개체수로 환산한다.

95. 다음 그림과 곤충이름이 올바르게 짝지어진 것은?
＊2000년 1월, 2002년 2월, 2003년 12월, 2004년 12월, 2006년 12월, 2007년 12월, 2008년 12월, 2009년 12월 기출문제

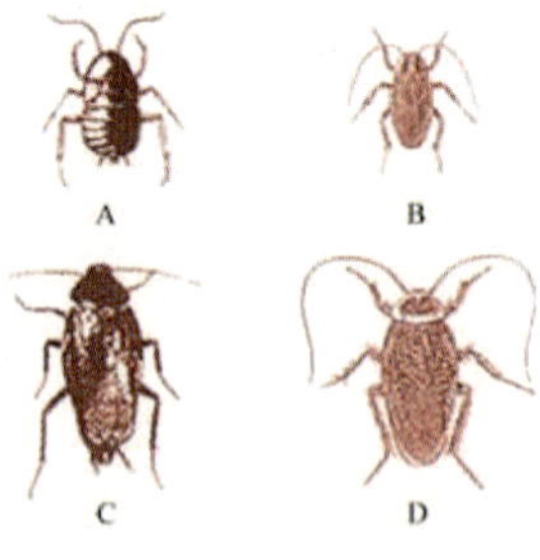

(가) 독일바퀴	(나) 먹바퀴
(다) 이질바퀴	(라) 집바퀴

① (가) – a, (나) – b, (다) – c, (라) – d
② (가) – b, (나) – c, (다) – d, (라) – a
③ (가) – c, (나) – d, (다) – a, (라) – b
④ (가) – d, (나) – a, (다) – b, (라) – c

Interpretation

▶ *집바퀴 : 전흉배판은 매끈하고, 암수 모두 날개가 복부를 덮음, 몸 전체가 암갈색, 대형
*독일바퀴 : 전흉배판에 평편하지 않고 약간 오목볼록형, 암컷의 날개는 짧아 복부 전반만을 덮음, 수컷의 날개는 복부 전면을 다 덮는다. 암갈색, 중형
*먹바퀴 : 전흉배 판에 두 줄의 검은 세로 줄무늬, 황갈색, 소형
*이질바퀴 : 전흉배판 가장자리에 고리모양의 황갈색무늬, 적갈색, 대형

96. 암컷의 날개는 짧아 복부 전반만을 덮고, 수컷의 날개는 복부 전면을 다 덮는 바퀴벌레는? *2001년 1월 기출문제

① 독일바퀴 ② 먹바퀴
③ 이질바퀴 ④ 집바퀴

97. 빈대과에는 많은 종이 있는데 인가에 서식하며 사람을 흡혈하는 것 중 '전흉배판'의 형태적 특징이 있는 종은 ? *2001년 1월 기출문제

① 빈대 ② 개빈대
③ 열대 빈대 ④ 쥐빈대

Interpretation

▶ 빈대과에는 많은 종이 있는데, 인가에 서식하며 사람을 흡혈하는 것 중 '전흉배판'의 형태적 특징이 있는 종은 빈대와 반날개빈대가 있다.

98. 다음은 바퀴 그림이다. 무엇인가? *2001년 1월 기출문제

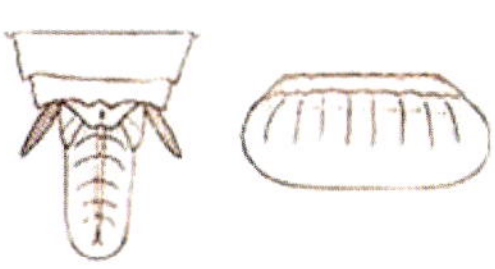

① 기편
② 베레제기관
③ 액낭
④ 난협

99. 이 그림은 어느 바퀴의 알 캡슐(egg capsule)인가? *2001년 1월 기출문제

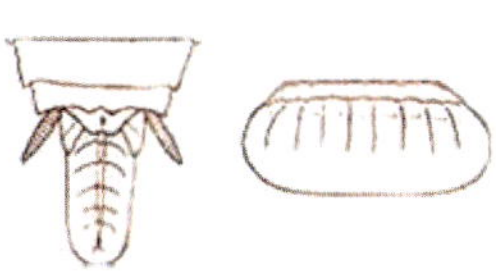

① 독일바퀴
② 먹바퀴
③ 미국바퀴
④ 이질바퀴

100. 다음 곤충의 병인작용은?

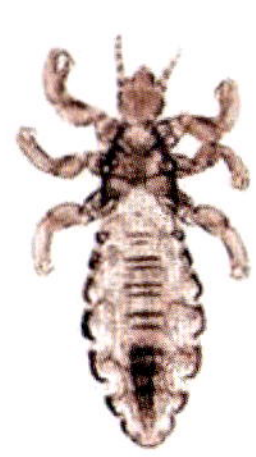

① 직접적 전파
② 기계적 전파
③ 생물학적 전파(증식형)
④ 생물학적 전파(발육형)

Interpretation

101. 다음과 같은 발톱 구조를 갖는 위생해충은?

＊2001년 1월, 2007년 12월 기출문제

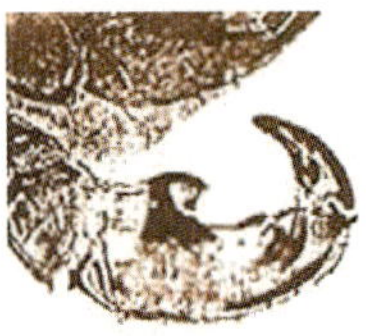

① 머릿니
② 사면발이
③ 바퀴
④ 모기

102. 사면발이의 형태를 그린 모식도이다. B의 올바른 구조명은?

＊2001년 1월, 2007년 12월 기출문제

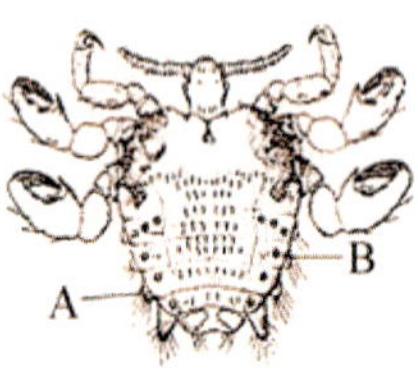

① 유방돌기
② 기공
③ 육질돌기
④ 생식공

▶ 사면발이는 게 모양으로 생겨서 '게이'라고도 한다.

103. 이 그림은 사면발이이다. A의 구조명은?

＊2001년 1월, 2007년 12월 기출문제

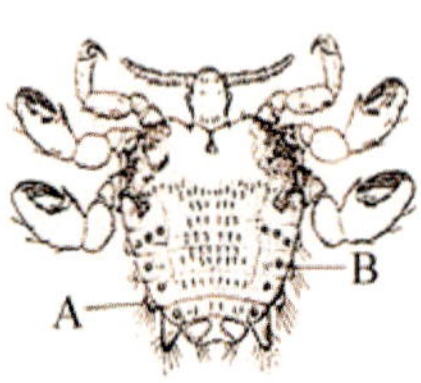

① 유방돌기
② 측흉돌기
③ 육질돌기
④ 횡돌기

104. 그림 C의 베레제기관은 무슨 기관인가?

＊2002년 2월, 2005년 12월, 2008년 12월, 2009년 12월 기출문제

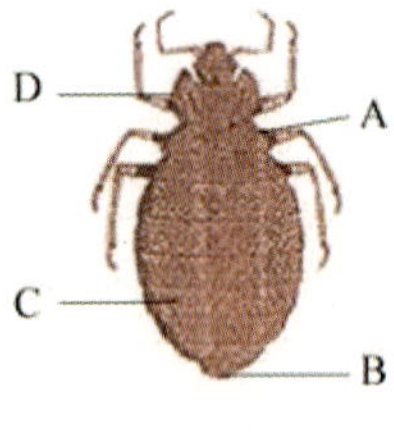

① 생식기관
② 소화기관
③ 호흡기관
④ 순환기관

▶ 생식기관인 베레제기관은 C이고, 빈대 특유의 반 시초(Hemelytron) 부위는 A이다. B는 음경이고, D는 전흉배판이다. 특히 빈대와 반날개빈대의 경우 전흉배판의 형태적인 특징이 있다.

105. 그림과 같은 생활사를 보이는 해충은?

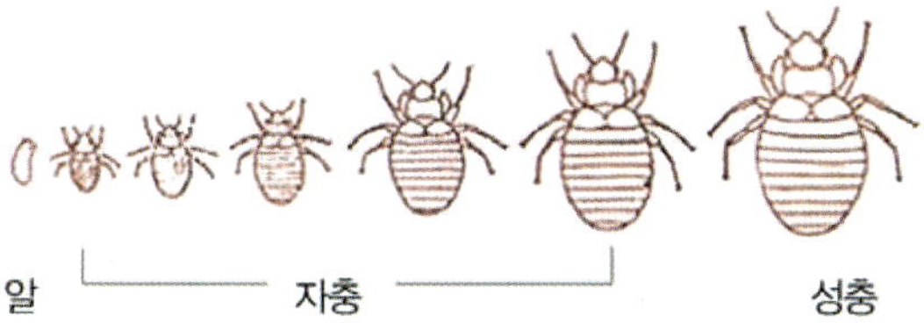

① 파리 ② 바퀴 ③ 나비 ④ 벌

106. 위 곤충과 동일한 분류군에 속하는 해충은? *2006년 12월 기출문제

① 이 ② 바퀴
③ 벼룩 ④ 트리아토민노린재

107. 다음 중 빈대목의 위생곤충은? *2006년 12월 기출문제

① 진드기 ② 바퀴 ③ 벼룩 ④ 노린재

108. 다음 그림의 해충은?

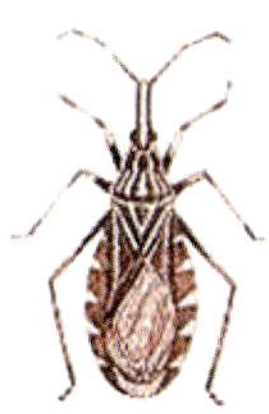

① 이
② 바퀴
③ 벼룩
④ 트리아토민 노린재

109. 다음은 파리목에 속하는 곤충의 촉각이다. 그림의 설명 중 올바른 것은? *2005년 12월 기출문제

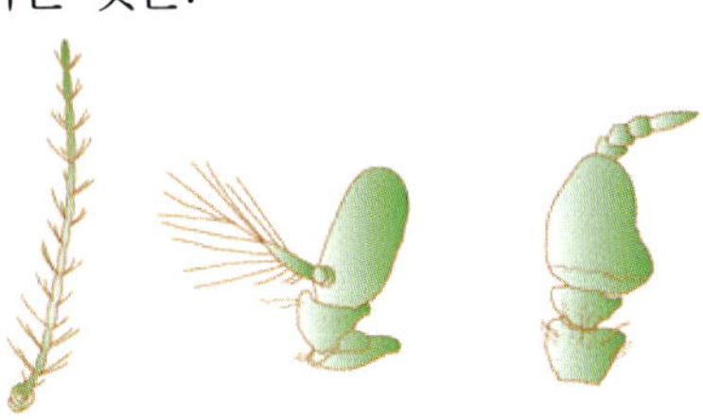

① A에 속하는 곤충으로 등에모기, 먹파리(곱추파리), 깔따구가 있다.
② B는 소, 말 뿐 아니라 사람도 빈번하게 흡혈한다.
③ C의 곤충 중에는 승저증을 일으키기도 한다.
④ 수면병을 매개하는 곤충은 A에 속한다.

Interpretation

110. 다음 그림에서 평균곤은? ＊2007년 12월 기출문제

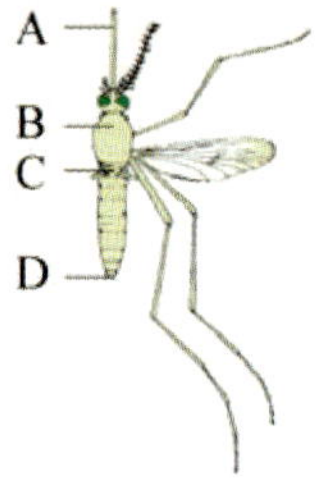

① A
② B
③ C
④ D

111. 다음은 모기의 알이다. 올바르게 짝지어진 것은?
＊2002년 2월, 2004년 12월, 2009년 12월 기출문제

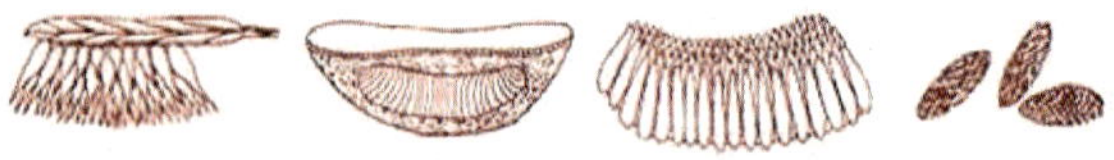

(가) 학질모기	(나) 집모기	(다) 숲모기	(라) 늪모기

① (가) – a, (나) – b, (다) – c, (라) – d
② (가) – b, (나) – c, (다) – d, (라) – a
③ (가) – c, (나) – d, (다) – a, (라) – b
④ (가) – d, (나) – a, (다) – b, (라) – c

112. 다음은 모기의 유충이다. 올바르게 짝지어진 것은?
＊2000년 1월, 2002년 12월, 2004년 12월, 2008년 12월 기출문제

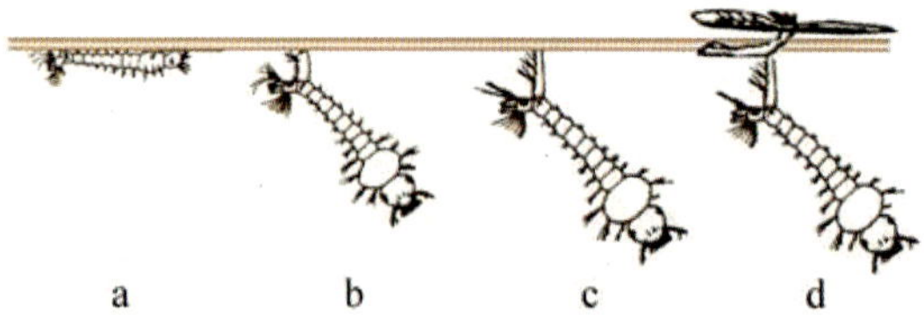

(가) 학질모기	(나) 집모기	(다) 숲모기	(라) 늪모기

① (가) – a, (나) – b, (다) – c, (라) – d
② (가) – b, (나) – c, (다) – d, (라) – a
③ (가) – c, (나) – d, (다) – a, (라) – b
④ (가) – d, (나) – a, (다) – b, (라) – c

Interpretation

▶ 평균곤 : 곤충에서 뒷날개의 퇴화, 변형산물로 갖게 된 곤봉모양의 가동체.

▶ 성충의 경우에는 집모기와 날개모기가 유충 때와는 반대이다. 즉, 집모기 성충은 수평으로 한 상태로 흡혈하고 휴식하는 반면, 날개모기 성충은 머리를 박은 채 흡혈하고 휴식한다.

113. 다음 그림 설명 중 틀린 것은? ＊2002년 2월 기출문제

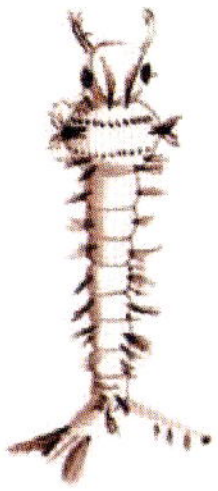

(가) 알을 난괴로 낳음 (나) 논, 늪, 호수, 빗물 고인 웅덩이, 개울, 관개수로에 산란 (다) 사상충을 전파 (라) 병원체를 생물학적 전파(발육, 증식형)

① (가), (나), (다) ② (가), (다) ③ (나), (라) ④ (라)

114. 어떤 종류의 모기의 유충인가? ＊2001년 1월, 2002년 2월 기출문제

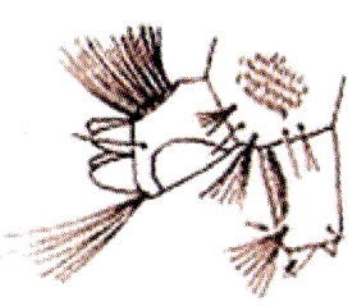

① 빨간집모기
② 토고숲모기
③ 얼룩날개모기
④ 늪모기

115. 다음 그림은 모기의 복부 8절 마디이다. 알맞은 구조명은?
＊2004년 12월 기출문제

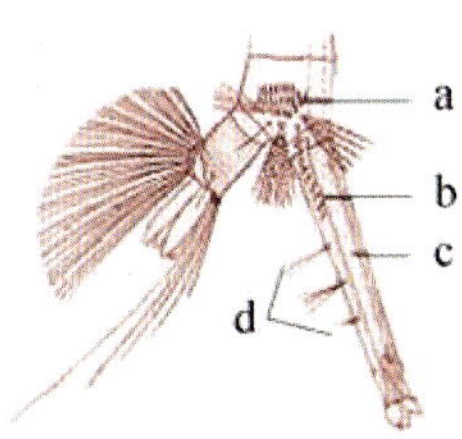

(가) 호흡관 (나) 호흡관모 (다) 측즐 (라) 즐치

① (가) – a, (나) – b, (다) – c, (라) – d
② (가) – b, (나) – c, (다) – d, (라) – a
③ (가) – c, (나) – d, (다) – a, (라) – b
④ (가) – d, (나) – a, (다) – b, (라) – c

Interpretation

116. 다음 그림은 모기의 복부 8절 마디이다. 알맞은 구조명은?

＊2004년 12월 기출문제

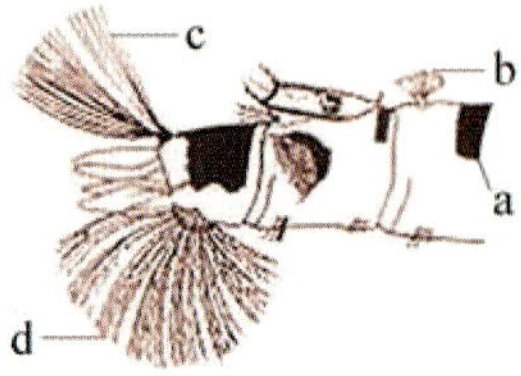

(가) 배판
(나) 장상모
(다) 배유영모군
(라) 복유영쇄모

① (가) – a, (나) – b, (다) – c, (라) – d
② (가) – b, (나) – c, (다) – d, (라) – a
③ (가) – c, (나) – d, (다) – a, (라) – b
④ (가) – d, (나) – a, (다) – b, (라) – c

117. 다음 그림은 모기의 복부 8절 마디이다. A 구조는?

＊2004년 12월 기출문제

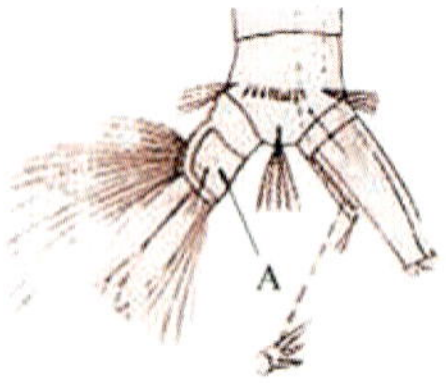

① 배판
② 유영편
③ 안판
④ 미새

118. 다음 그림은 모기 번데기이다. A 구조는? ＊2004년 12월 기출문제

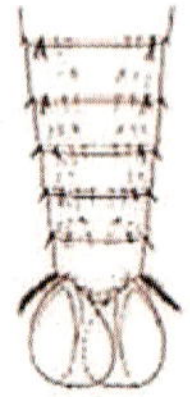

① 배판
② 유영편
③ 안판
④ 미새

Interpretation

119. 다음 그림은 모기 번데기이다. 분류상 중요한 구조는?

＊2004년 12월 기출문제

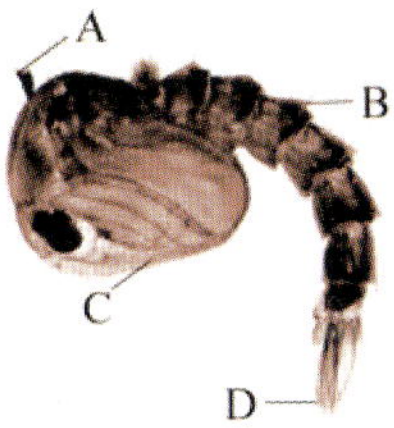

① A, B
② B, C
③ C, D
④ A, D

120. 어떤 모기 번데기의 그림이다. A는 무엇인가?

＊2002년 12월 기출문제

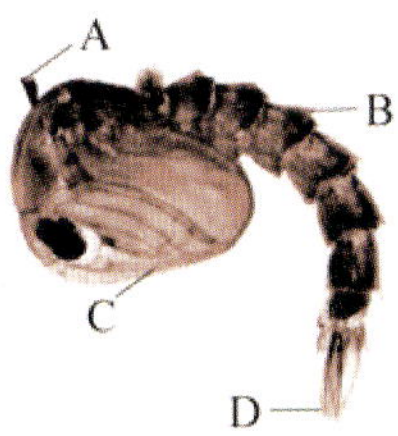

① 호흡관
② 호흡각
③ 장상모
④ 유영편
⑤ 즐치

121. 모기 번데기의 그림 중 A가 짧고 굵은 장화형인 것은 무슨 모기인가?

＊2002년 12월 기출문제

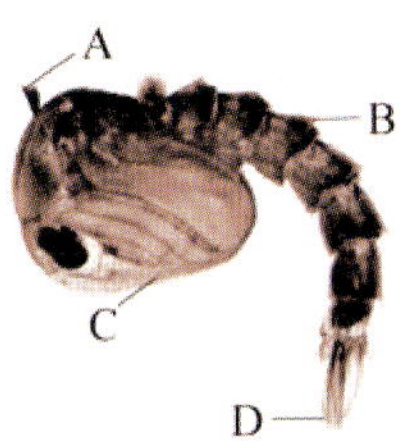

① 중국얼룩날개모기
② 숲모기
③ 늪모기
④ 집모기
⑤ 보통모기

122. 다음과 같은 특징의 곤충은?

＊2004년 12월 기출문제

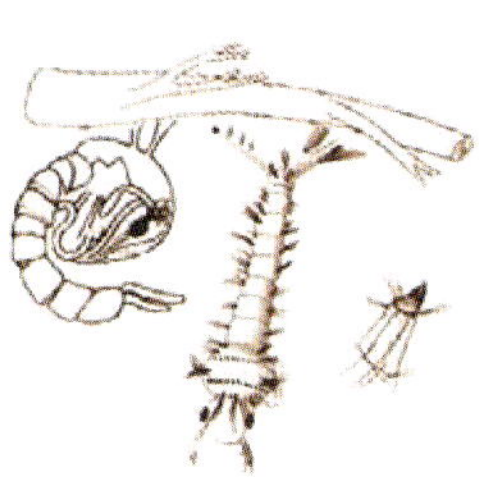

① 학질모기
② 집모기
③ 늪모기
④ 숲모기

Interpretation

▶ 호흡관은 모기의 유충의 내부표준에, 호흡각은 모기의 번데기의 내부표준에 있는 구조물이다.

123. 다음 그림과 같이 욕반이 발달된 모기는? * 2004년 12월 기출문제

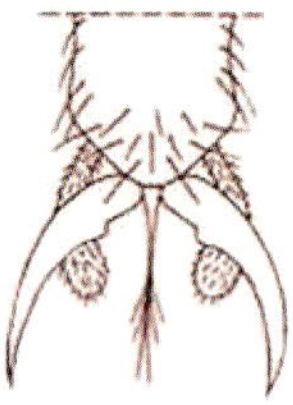

① 학질모기
② 집모기
③ 늪모기
④ 숲모기

124. 모기의 두부 그림 중 보통모기의 수컷은? * 2001년 1월, 2009년 12월 기출문제

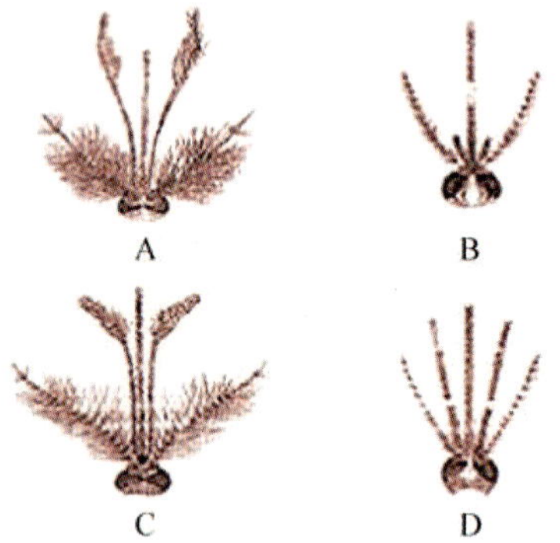

① A ② B ③ C ④ D

125. 다음과 같은 특징의 모기는?

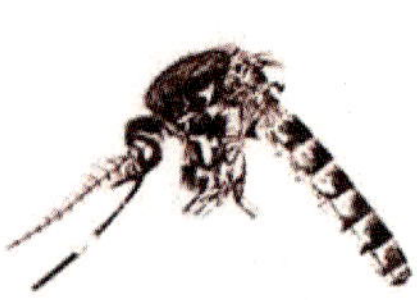

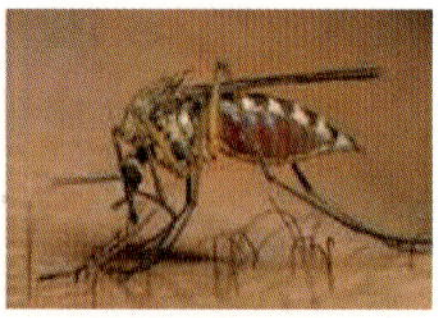

① 중국얼룩날개모기
② 작은빨간집모기
③ 토고숲모기
④ 흰줄숲모기

Interpretation

▶ **욕반**이란 곤충의 다리에서 쌍을 이루는 발톱 사이에 있는 돌기를 말한다.

▶ *모기의 두부 그림 중 보통모기의 수컷은 A이고 학질모기의 암컷은 D이다.
*모기(Mosquitos) 성충의 촉각은 복안 사이 전방에 위치하는데, 촉각에는 털이 나 있고 특히 수컷은 길고 수많은 털이 있어서 암수구별이 용이하다.
*학질모기 수컷은 촉수 끝이 곤봉상이고, 보통모기 수컷은 촉수 끝이 낫 모양이다.

126. 모기의 생활사 중에서 가장 활발한 먹이를 섭취하는 때는?
＊2006년 12월 기출문제

① 산란을 위해 성충일 때
② 산란 직후
③ 내부표준일 때
④ 번데기 때

127. 학질모기와 보통모기의 앉는 자세와 소순판의 비교이다. 맞는 것은?
＊2004년 12월, 2006년 12월, 2008년 12월 기출문제

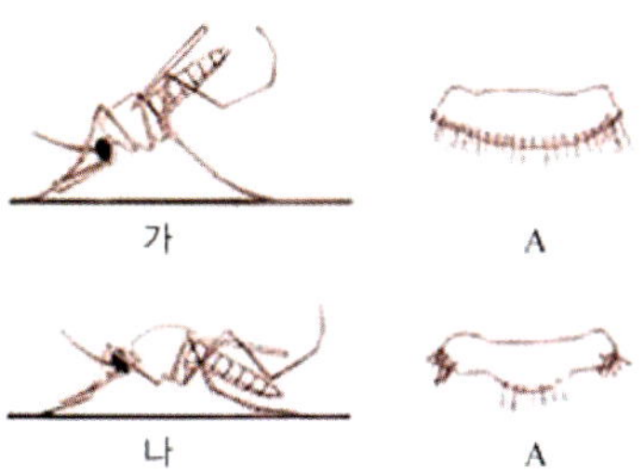

① 학질모기(가, A), 보통모기(나, B)
② 학질모기(나, A), 보통모기(가, B)
③ 학질모기(가, B), 보통모기(나, A)
④ 학질모기(나, B), 보통모기(가, A)

128. 다음 그림은 어떤 질병에 감염된 것인가?
＊2002년 2월, 2004년 12월 기출문제

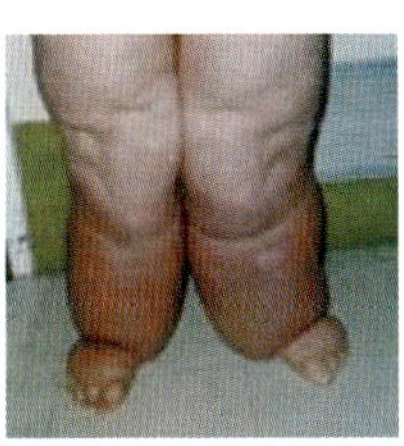

① 승저증 – 파리
② 사상충증 – 모기
③ 리슈마니아 – 모래파리
④ 회선사상충 – 먹파리

Interpretation

▶ 아래의 그림과 같은 회선사상충은 먹파리에 의해 매개된다.

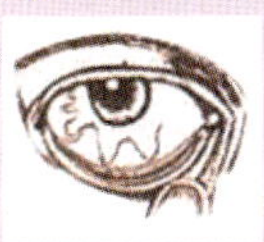

129. 다음 곤충에 대한 설명 중 틀린 것은? *2005년 12월 기출문제

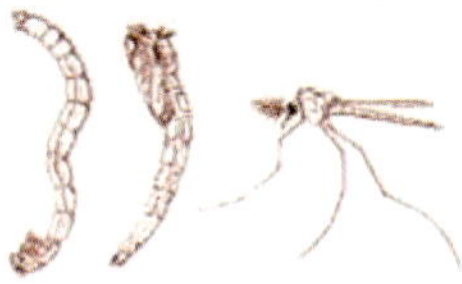

① 뉴슨스
② 성충 암컷은 흡혈
③ 수질오염의 지표
④ 혈액에 헤모글로빈색소를 지님

130. 다음은 어느 곤충의 번데기인가? *2007년 12월 기출문제

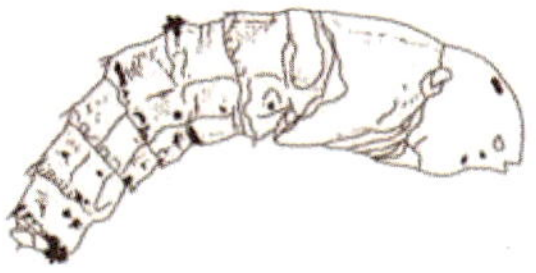

① 등에
② 등에모기
③ 먹파리
④ 깔따구

131. 야외에서 활동 시 영향을 미치는 곤충은? *2007년 12월 기출문제

① 등에 ② 등에모기
③ 먹파리 ④ 모래파리

132. 다음과 같은 구기(mouthpart)의 구조적 특징을 보이는 위생곤충은? *2008년 12월 기출문제

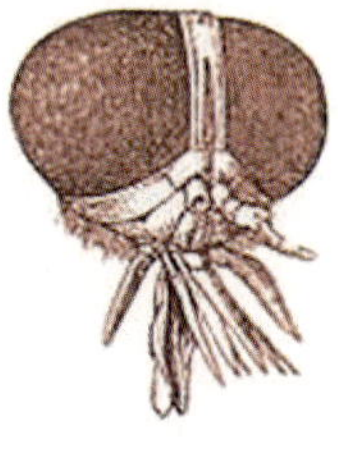

① 집파리
② 등에
③ 침파리
④ 먹파리(곱추파리)

Interpretation

▶ **등에**는 야외에서 활동하는 노동력을 크게 방해하고, **'로아사상충증'**을 일으키기도 한다.

133. 파리의 두부 중에서 A는 무엇인가? *2008년 12월 기출문제

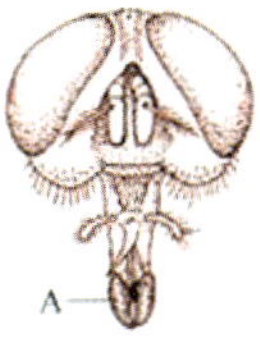

① 하순
② 상순
③ 소악수
④ 순판

134. 파리 내부표준의 두부 중에서 A는 무엇인가?
*2008년 12월 기출문제

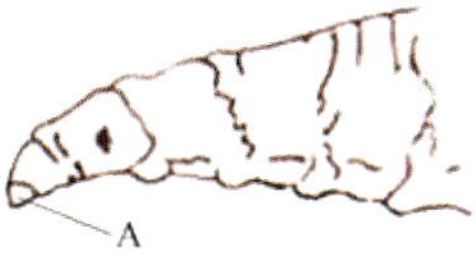

① 전기문
② 후기문
③ 구구
④ 두인두골격

135. 이 그림은 어느 파리의 특징인가?
*2000년 1월, 2004년 12월, 2007년 12월 기출문제

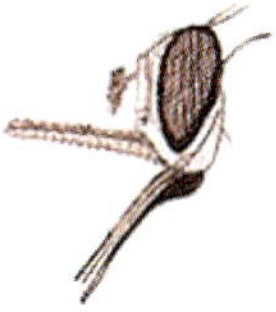

① 집파리
② 침파리
③ 먹파리
④ 체체파리

136. 어느 파리의 특징인가?
*2000년 1월, 2002년 2월, 2004년 12월, 2006년 12월, 2007년 12월, 2008년 12월, 2009년 12월 기출문제

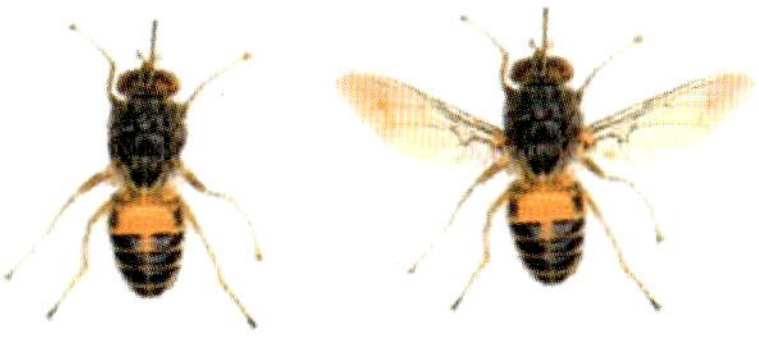

① 검정파리
② 쉬파리
③ 체체파리
④ 아기집파리

137. 다음 그림의 파리는?
*2002년 2월, 2004년 12월, 2008년 12월, 2009년 12월 기출문제

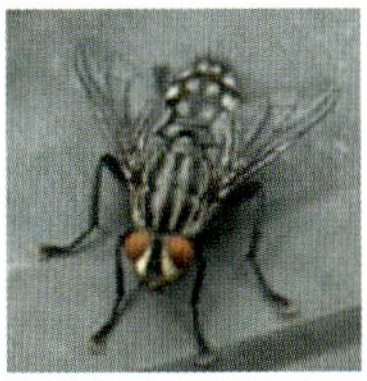

① 검정파리
② 쉬파리
③ 체체파리
④ 아기집파리

Interpretation

138. 다음 그림은 퇴비더미이다. 파리내부표준이 가장 많이 서식하는 곳은?
* 2005년 12월 기출문제

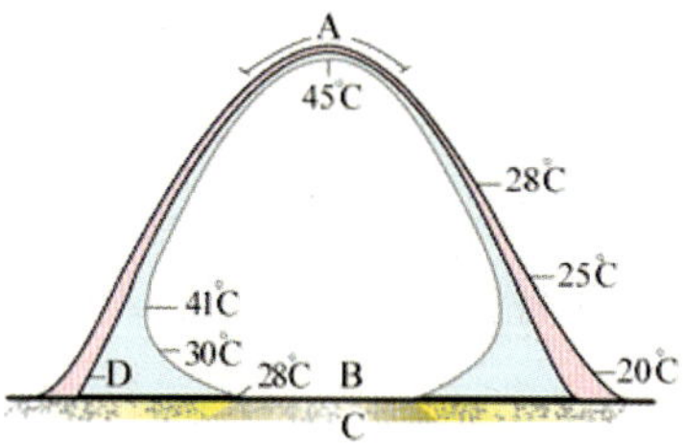

① A
② B
③ C
④ D

※ **다음 그림을 보고 물음에 답하시오. [139~140]**

139. 집파리의 순판과 전구치를 나타낸 그림이다. 먹이섭취 방법이 바르게 짝지어진 것은?
* 2008년 12월 기출문제

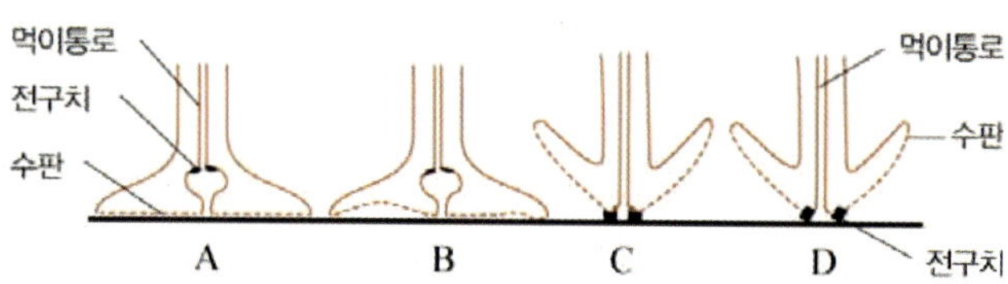

(가) 의기관이나 전구치의 도움 없이 상순과 하순으로 구성된 관으로 섭취 — 직접 섭취형 (나) 순판이 위로 올라가고 전구치가 노출되어 먹이의 표면을 긁고 타액을 분비하거나 소낭 내용물을 토해서 섭취 — 긁는 형 (다) 순판의 의기관의 표면막을 사용하여 섭취 — 흡수형 (라) 순판이 오므라들고 의기관의 관을 통해 섭취 — 컵형

① A–(가), B–(나), C–(다), D–(라)
② A–(나), B–(다), C–(라), D–(가)
③ A–(다), B–(라), C–(나), D–(가)
④ A–(라), B–(다), C–(가), D–(나)
⑤ A–(가), B–(라), C–(나), D–(다)

Interpretation

140. 집파리가 식품을 섭취할 때 작용하는 흡수형은?

*2001년 1월, 2002년 2월, 2003년 12월, 2008년 12월 기출문제

① A ② B ③ C ④ D

Interpretation

▶ *A–흡수형, B–컵형 C–긁는형, D–직접 섭취형
*집파리의 먹이섭취 형태 중 일반적인 액상 물질을 섭취하는 방법은?
흡수형
*객담, 가래 등의 반고체 먹이섭취형은? 직접섭취형
*딱딱하고 건조한 먹이 섭취형은? 긁는형
*약간 두꺼운 막의 액체 먹이섭취형은? 컵형

141. 다음은 파리 날개의 시맥을 나타낸 것이다. 올바르게 연결된 것은?

*2001년 1월, 2004년 12월 기출문제

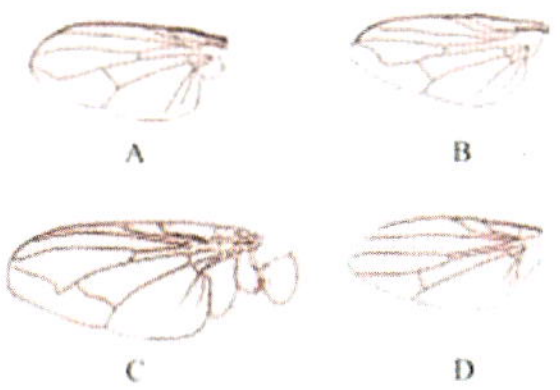

(가) 왕큰집파리(큰집파리)	(나) 집파리
(다) 검정파리	(라) 딸집파리

① (가) – A, (나) – B, (다) – C, (라) – D
② (가) – B, (나) – C, (다) – D, (라) – A
③ (가) – C, (나) – D, (다) – A, (라) – B
④ (가) – D, (나) – A, (다) – B, (라) – C

142. 다음 그림은 파리 내부표준의 후기문이다. 올바르게 연결된 것은?

*2002년 12월, 2008년 12월 기출문제

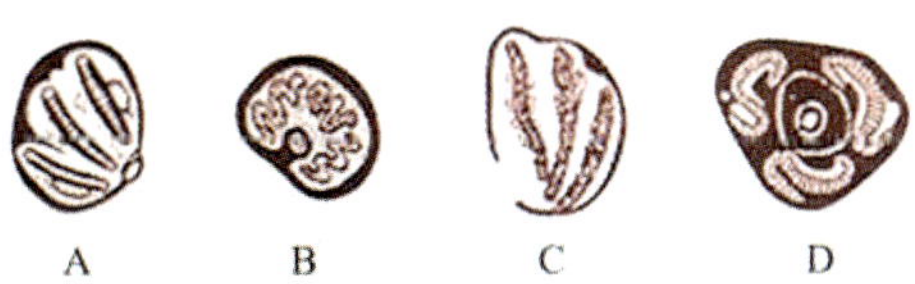

(가) 검정파리	(나) 쉬파리	(다) 침파리	(라) 집파리

① (가) – A, (나) – B, (다) – C, (라) – D
② (가) – B, (나) – C, (다) – D, (라) – A
③ (가) – C, (나) – D, (다) – A, (라) – B
④ (가) – D, (나) – A, (다) – B, (라) – C

143. 파리류 날개의 모식도이다. A-B-C-D의 명칭이 옳은 것은?

* 2004년 12월 기출문제

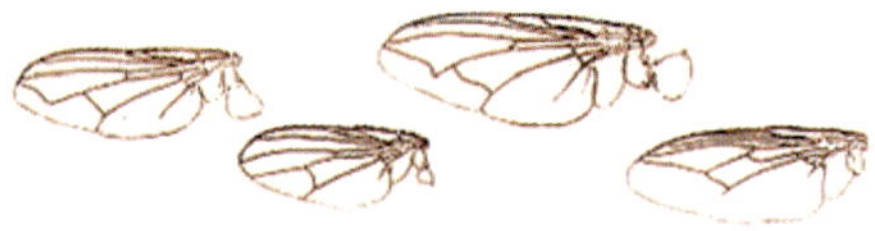

① 딸집파리 - 집파리 - 체체파리 - 검정파리
② 집파리 - 딸집파리 - 검정파리 - 체체파리
③ 체체파리 - 집파리 - 딸집파리 - 검정파리
④ 검정파리 - 딸집파리 - 집파리 - 체체파리

Interpretation

※ 다음 그림을 보고 물음에 답하시오. [144~146]

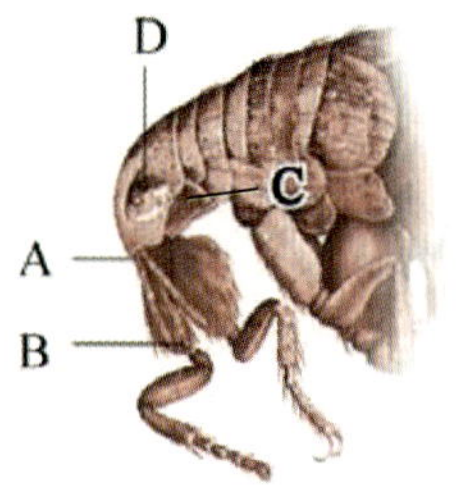

▶ 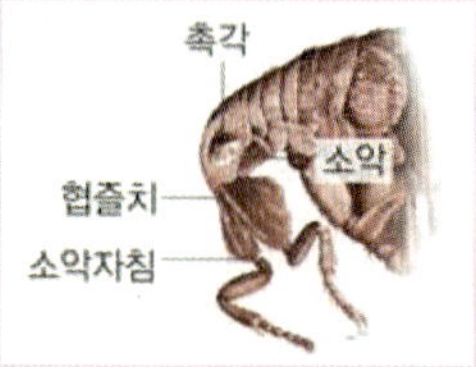

144. 위 그림은 벼룩의 두부이다. 그림 중에서 A는 무엇인가?

* 2005년 12월 기출문제

① 협즐치　　② 악모
③ 전흉즐치　　④ 강모

145. 그림 중에서 B는 무엇인가?

* 2005년 12월 기출문제

① 협즐치　　② 중흉즐치
③ 소악　　④ 소악자침

146. 숙주동물의 따뜻한 기류를 감지할 수 있는 기관은?

* 2008년 12월 기출문제

① A　　② B
③ C　　④ D

▶ 숙주동물의 따뜻한 기류를 감지하는 곳 : 촉각

147. 이 그림에서 B에 해당하는 것은? *2002년 2월, 2005년 12월 기출문제

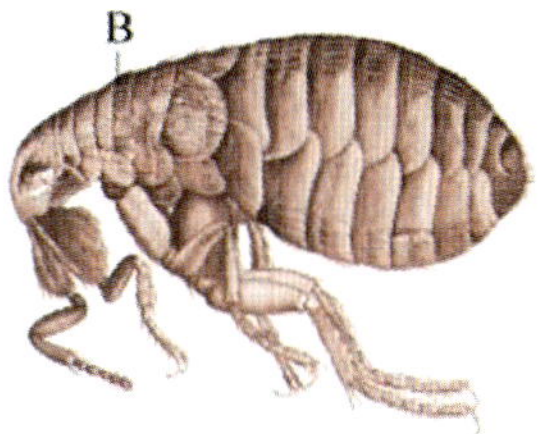

① 협즐치
② 전흉즐치
③ 미전극모
④ 감각기

Interpretation

▶ 벼룩의 복부 중에서 A는 수정낭 B는 전흉즐치

148. 벼룩의 흉부이다. A와 같은 구조를 갖고 그림과 같은 형태적 특징을 보이는 벼룩은? *2002년 12월, 2004년 12월 기출문제

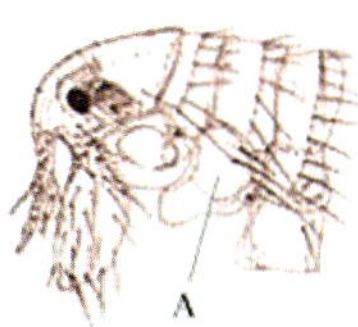

① 사람벼룩
② 열대쥐벼룩
③ 모래벼룩
④ 파악기

149. 벼룩의 흉부가 그림과 같은 형태적 특징을 보이는 벼룩은?
*2001년 1월, 2004년 12월, 2006년 12월, 2008년 12월 기출문제

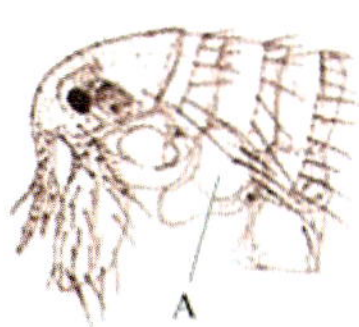

① 사람벼룩
② 열대쥐벼룩
③ 모래벼룩
④ 파악기

150. 다음 그림과 같은 벼룩은? *2004년 12월, 2009년 12월 기출문제

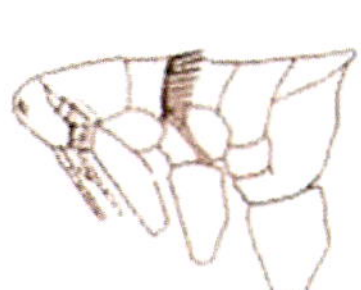

① 장님(생쥐)벼룩 – 즐치벼룩
② 사람벼룩 – 무즐치벼룩
③ 모래벼룩 – 무즐치벼룩
④ 열대쥐벼룩 – 무즐치벼룩

▶ **무즐치벼룩**에는 사람벼룩, 모래벼룩, 좀 닭벼룩, 열대쥐벼룩 등이 있고, **즐치벼룩**에는 개벼룩, 고양이벼룩, 장님쥐벼룩, 유럽쥐벼룩 등이 있다.

151. 페스트 전파에 가장 중요한 매개역할을 하는 벼룩은?

* 2009년 12월 기출문제

① 유럽벼룩 ② 사람벼룩
③ 모래벼룩 ④ 열대쥐벼룩
⑤ 개벼룩

152. 피혁에 의하여 감염되는 질병은?

* 2001년 1월 기출문제

① 브루셀라 ② 탄저병
③ 야토병 ④ 돈단독균증
⑤ 광견병

153. 다음 그림과 같은 벼룩의 종류는?

* 2004년 12월 기출문제

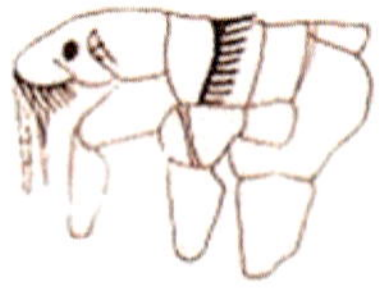

① 장님(생쥐)벼룩 – 닭벼룩
② 고양이벼룩 – 개벼룩
③ 모래벼룩 – 유럽벼룩
④ 열대쥐벼룩 – 사람벼룩

154. 그림과 같은 형태의 벼룩은?

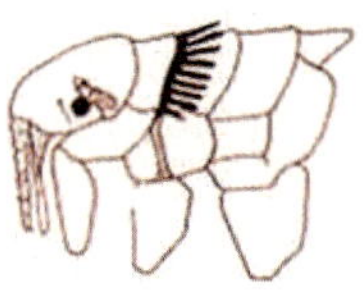

① 장님(생쥐)벼룩
② 고양이벼룩
③ 유럽쥐벼룩
④ 열대쥐벼룩

Interpretation

155. 다음 그림과 같은 벼룩은?

* 2001년 1월, 2006년 12월, 2008년 12월 기출문제

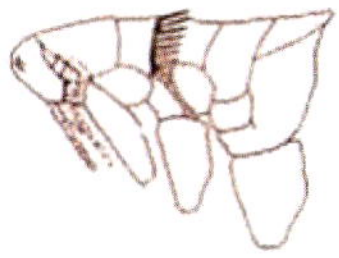

① 장님(생쥐)벼룩
② 고양이벼룩
③ 유럽쥐벼룩
④ 열대쥐벼룩

156. 다음과 같은 번데기 구조를 갖는 해충은? * 2006년 12월 기출문제

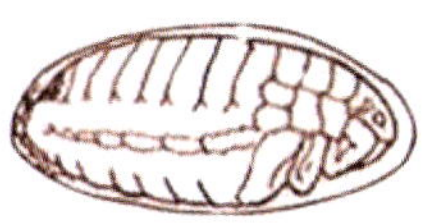

① 모기
② 파리
③ 벼룩
④ 등에

157. 다음 그림에 대한 설명 중 옳은 것은? * 2005년 12월 기출문제

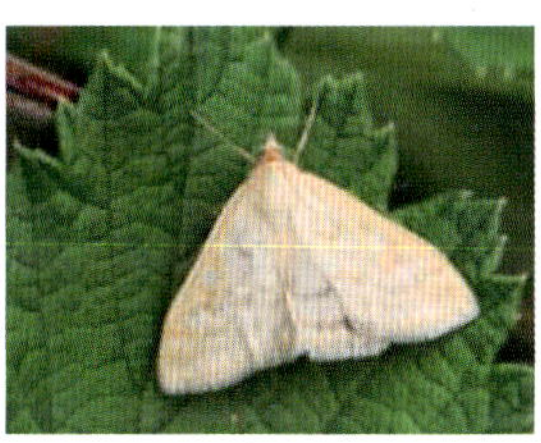

① 파리채로 잡아도 된다.
② 내부표준기에 독모가 발생하므로 내부표준시기에만 피해를 준다.
③ 집주변의 풀숲에서 휴식하므로 이를 제거하거나 잔효성 살충제를 잔류분무하면 구제효과가 있다.
④ 5월에 발생을 한다.

158. 독나방의 암컷에 독모가 가장 많이 묻어 있는 부위는?

* 2003년 12월, 2005년 12월, 2008년 12월 기출문제

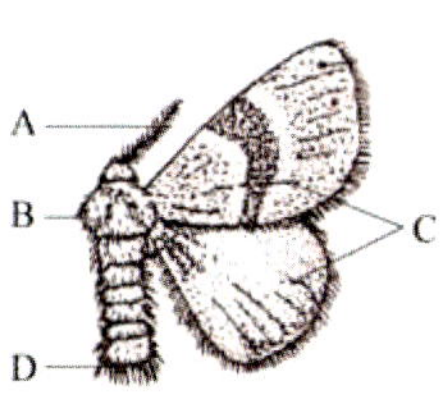

① A
② B
③ C
④ D

Interpretation

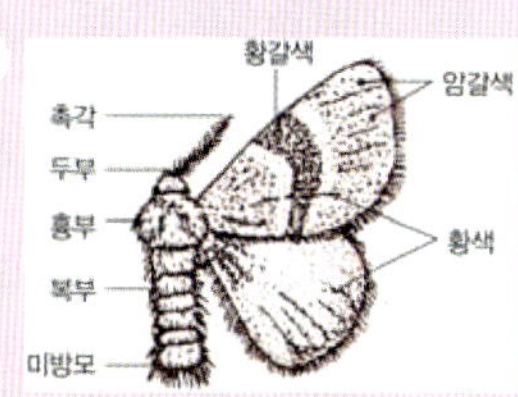

159. 독나방을 잡는 방법으로 옳은 것은? *2009년 12월 기출문제

① 강한 추광성이 있으므로 유문 등을 이용한다.
② 추광성이 없으므로 전등을 끄고 파리채로 쳐서 잡는다.
③ 실내에 침입하였을 때에는 전등을 켜고 파리채로 쳐서 잡는다.
④ 실내 벽에 앉아 있을 때에는 전등을 켜고 맨손으로 잡는다.

160. 다음 그림에 대한 설명 중 옳은 것은? *2005년 12월 기출문제

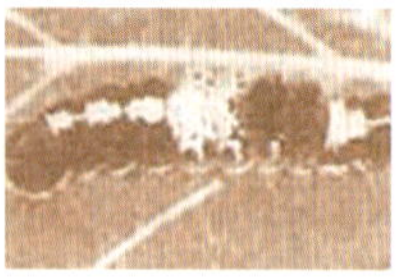

① 독모가 한선 모낭에 들어가 독작용을 일으킨다.
② 내부표준기에 독모가 발생하므로 내부표준시기에만 피해를 준다.
③ 집주변에 분제를 잔류분무하면 구제효과가 있다.
④ 일 년 중 2회 발생한다.

161. 벌초나 등산 시 쏘여서 치사하기에 이르는 것은?
*2005년 12월, 2008년 12월 기출문제

① 호박벌 ② 땅벌
③ 등에 ④ 파리
⑤ 진드기

162. 다음 그림은 어떤 곤충인가? *2009년 12월 기출문제

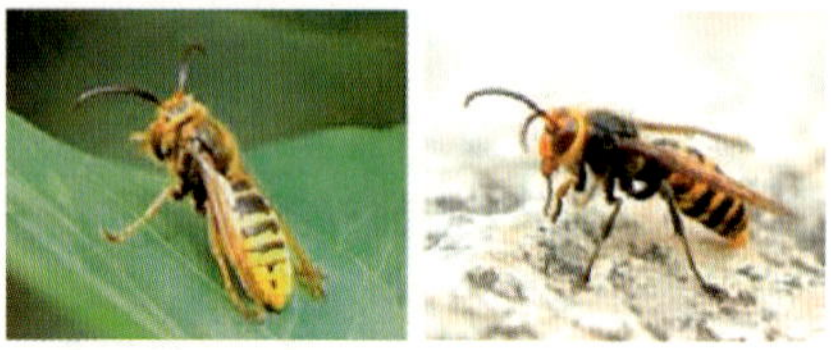

① 파리 ② 나방 ③ 등에
④ 말벌 ⑤ 진드기

Interpretation

163. 그림과 같은 콩알과 같은 구진성 피부염을 유발하는 해충은?
＊2008년 12월 기출문제

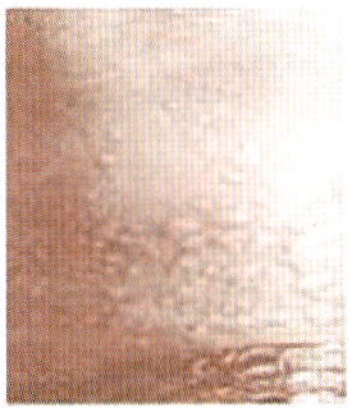

① 말벌
② 불개미
③ 독나방
④ 깔따구

164. 개미의 특성이 아닌 것은? ＊2007년 12월 기출문제

① 집주변이나 목조건물에서 주로 발견된다.
② 사람을 물어 피부염을 일으키고 발 적 현상과 수포를 일으킨다.
③ 먹이의 습성은 잡식성이다.
④ 숙주 특이성이 있다.

165. 다음 그림의 설명 중 옳은 것은 모두 고르시오.
＊2002년 12월, 2004년 12월 기출문제

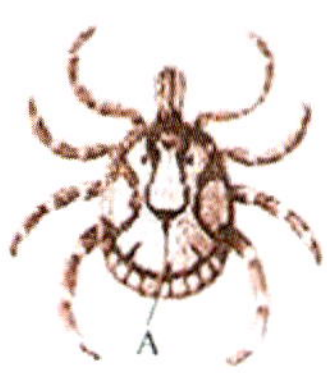

(가) 참진드기
(나) 큐열, 야토병, 쯔쯔가무시병의 병원체를 매개한다.
(다) 화살표 A가 가르치는 기관은 순판이다.
(라) 체온에 의한 따뜻한 기류 광선강도의 변화, 땅의 진동, 냄새 등을 통하여 숙주를 찾는다.

① (가), (나) ② (나), (다), (라)
③ (가), (나), (라) ④ (가), (나), (다), (라)

166. 화살표 A가 가르치는 기관은? ＊2008년 12월 기출문제

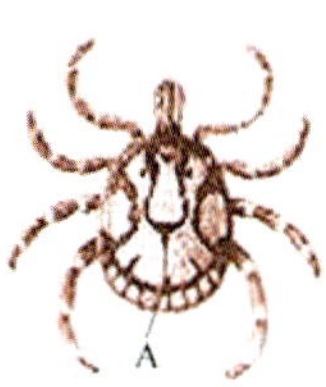

① 숨판
② 의두
③ 기문
④ 협각

Interpretation

167. 다음과 같은 생활환을 보이는 진드기는? ＊2004년 12월 기출문제

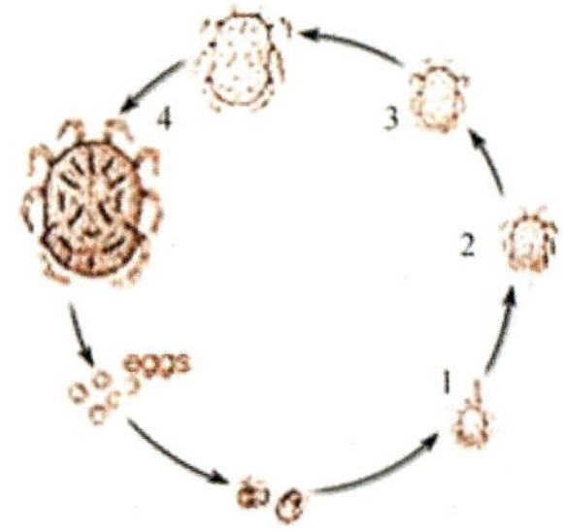

① 참진드기
② 털진드기
③ 물렁진드기
④ 옴진드기

168. 다음 그림과 관련된 것은 모두 고르시오.

＊2002년 2월, 2005년 12월 기출문제

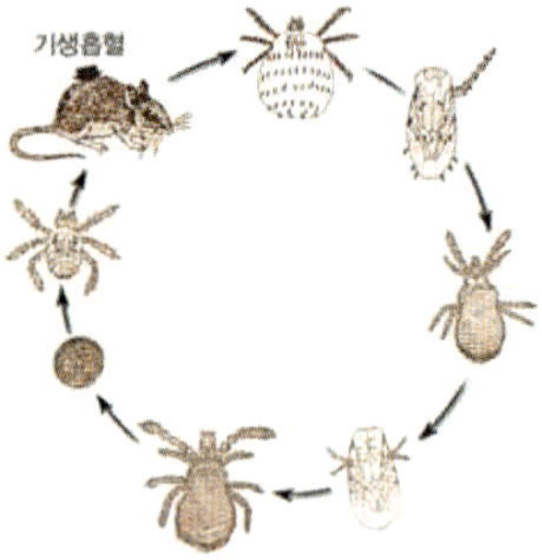

(가) 자충이 흡혈
(나) 진드기 섬
(다) 쯔쯔가무시 병
(라) 성충은 자유생활

① (가), (나)　　② (나), (다), (라)
③ (가), (다), (라)　　④ (가), (나), (다), (라)

169. 어느 쥐의 분인가? ＊2004년 12월, 2007년 12월 기출문제

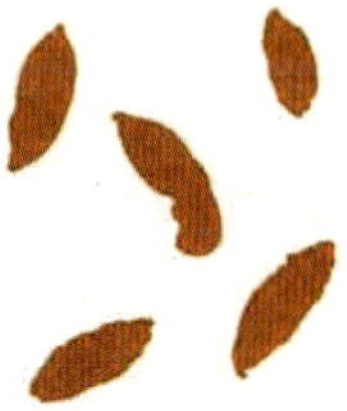

① 시궁쥐
② 곰쥐(지붕쥐)
③ 생쥐
④ 등줄쥐

Interpretation

170. 다음 그림은 어느 쥐의 분인가? *2004년 12월 기출문제

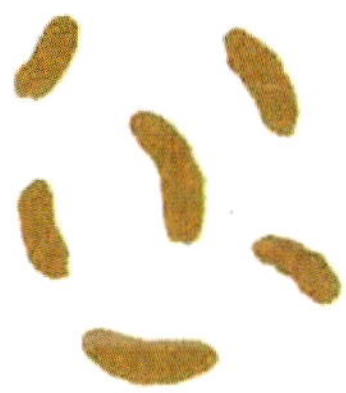

① 시궁쥐 Rattus norvegicus
② 곰쥐(지붕쥐) Rattus rattus
③ 생쥐 Mus musculus
④ 등줄쥐 Apodemus agrarius

171. 실내에 침입하는 쥐를 막기 위한 방법이다. 가장 효과적인 방법은? *2001년 1월, 2002년 2월, 2009년 12월 기출문제

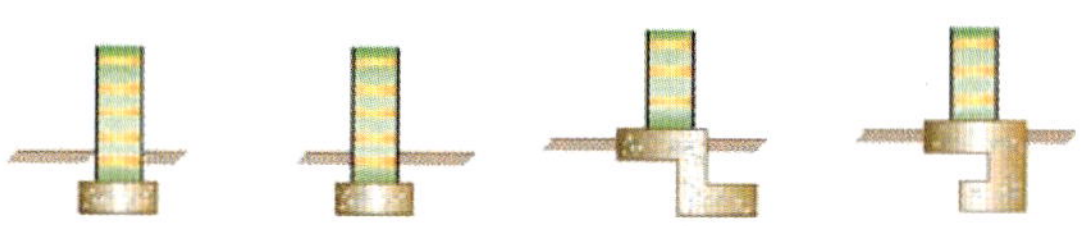

① A ② B ③ C ④ D

172. 다음은 쥐의 구제방법 중 어느 방법에 속하는가? *2001년 1월, 2002년 12월, 2009년 12월 기출문제

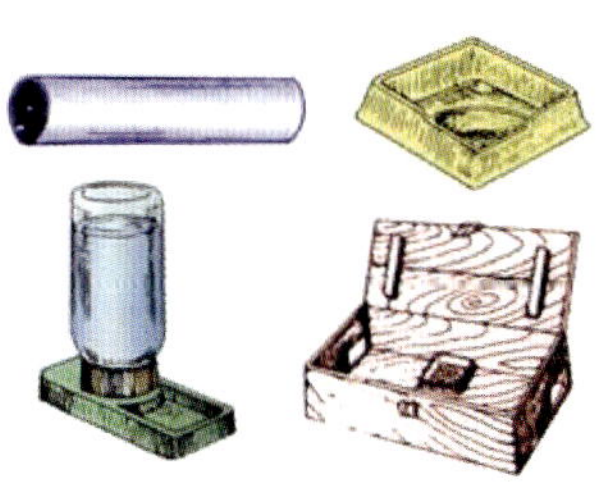

① 생태적 방법
② 화학적 방법
③ 생물학석 방법
④ 물리적 방법

173. 다음은 쥐의 구제방법 중 어느 방법에 속하는가? *2003년 12월 기출문제

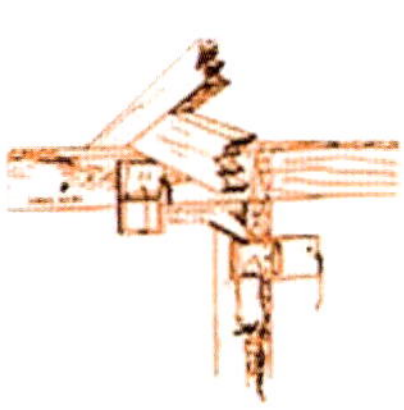

① 생태적 방법
② 화학적 방법
③ 생물학적 방법
④ 물리적 방법

Interpretation

Interpretation

174. 다음은 쥐의 구제방법 중 어느 방법에 속하는가?

* 2003년 12월 기출문제

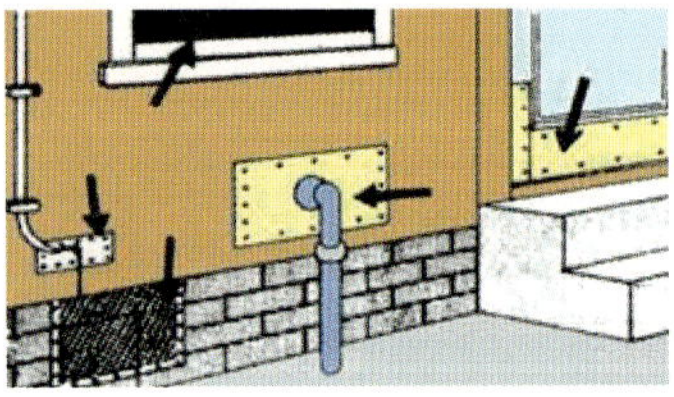

① 생태적 방법
② 화학적 방법
③ 생물학적 방법
④ 물리적 방법

175. 방 둘레에 백색분말 띠를 하는 목적은 무엇인가?

* 2003년 12월 기출문제

① 쥐의 침입 방지
② 바퀴의 침입 방지
③ 쥐의 침입여부 확인
④ 바퀴의 침입여부 확인

176. 쥐가 매개하는 질병은?

* 2006년 12월 기출문제

① 말라리아　　② 살모넬라증
③ 장티푸스　　④ 포도상 구균

해설 쥐의 매개질병들은 다음과 같다.

	원인 체	매개 체	매개 질병	비고
세균	Yersinia pestis	열대쥐벼룩	흑사병	
세균		자교시 병원체	서교열	
세균	Salmonella	닭, 개 고양이, 가축, 쥐	살모넬라증	
세균	Leptospira	야생동물의 뇨, 습지, 야채	렙토스피리증	
원충	Leishmania	나방 파리	레이슈마리아증	
리케치아		열대쥐벼룩	발진열	들쥐
		털 진드기	쯔쯔가무시병	
		트리아토민 노린재	아메리카형 수면병	샤가스병
바이러스		등줄 쥐	유행성 출혈열	
		돼지, 쥐	선모충증	
리케치아		생 쥐	리케차폭스	

177. 지하 방서벽 그림 중 A에 알맞은 수치는? *2002년 2월 기출문제

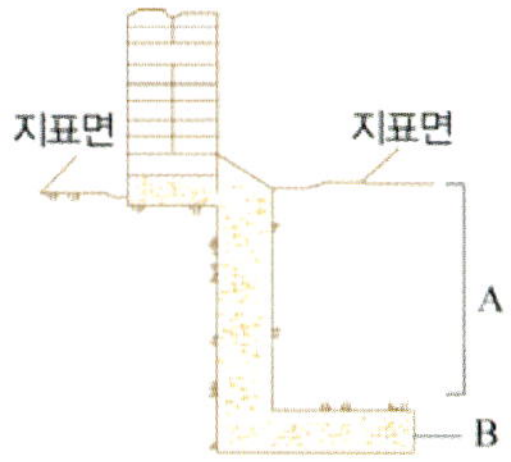

① 30cm
② 60cm
③ 90cm
④ 120cm

178. 지하 방서벽에 의한 방서 방법에 속하는 것은? *2009년 12월 기출문제

① 화학적 방법　② 환경개선
③ 생물학적 방법　④ 천적이용

179. 방서벽은 무엇의 침입을 방지하기 위한 구조물인가? *2002년 2월, 2007년 12월 기출문제

① 독나방　② 파리
③ 진드기　④ 쥐

180. 그림과 같은 형태적 특징을 갖는 쥐는? *2002년 2월, 2004년 12월, 2005년 12월, 2007년 12월, 2009년 12월 기출문제

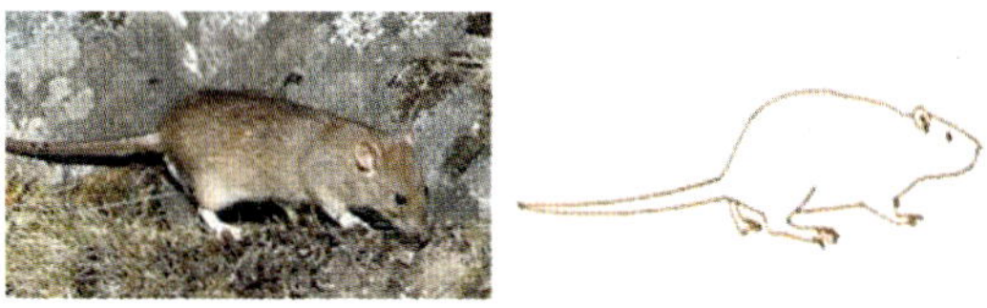

① 시궁쥐 Rattus norvegicus
② 곰쥐 Rattus rattus
③ 생쥐 Mus musculus
④ 등줄쥐 Apodemus agrarius

Interpretation

▶ A는 60cm, B는 10cm이다.

▶ 시궁쥐는 털의 색깔은 배면이 회갈색이고, 복면은 회색이며, 꼬리길이가 두동장보나 짧거나 같다.

Interpretation

181. 그림과 같은 형태적 특징을 갖는 쥐는?

＊2004년 12월, 2005년 12월, 2007년 12월, 2008년 12월 기출문제

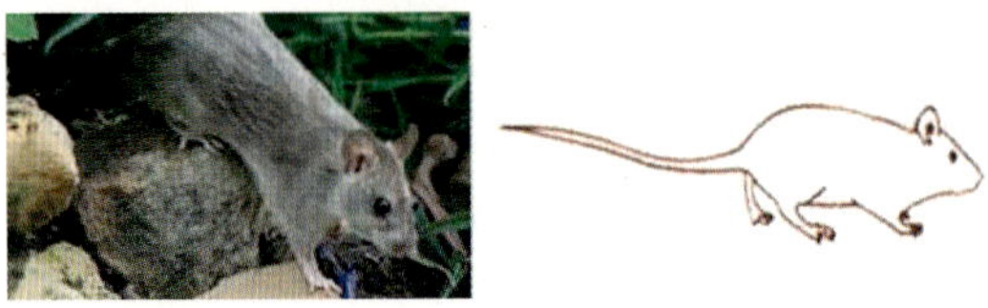

① 시궁쥐 Rattus norvegicus
② 곰쥐 Rattus rattus
③ 생쥐 Mus musculus
④ 등줄쥐 Apodemus agrarius

182. 그림과 같이 형태적 특징을 갖는 쥐는?

＊2004년 12월, 2005년 12월, 2007년 12월 기출문제

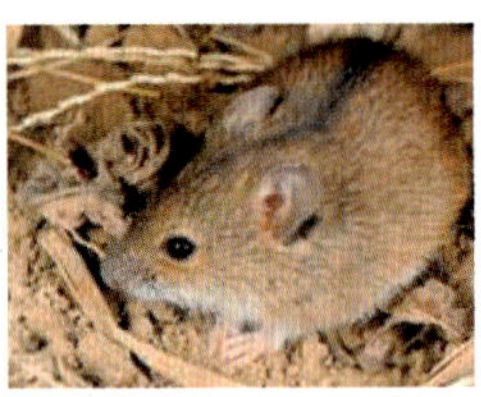

① 시궁쥐 Rattus norvegicus
② 곰쥐 Rattus rattus
③ 생쥐 Mus musculus
④ 등줄쥐 Apodemus agrarius

183. 그림 중 화살표시가 된 부분의 구조명은? ＊2009년 12월 기출문제

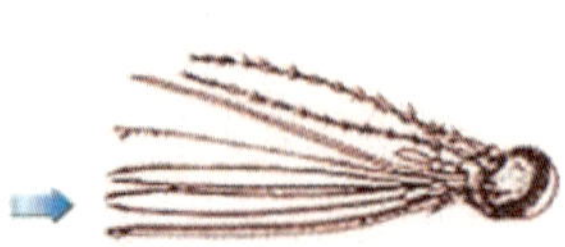

① 상순 ② 하인두
③ 대악 ④ 하순

184. 그림의 C에 해당하는 구조명은?

＊2000년 1월, 2009년 12월 기출문제

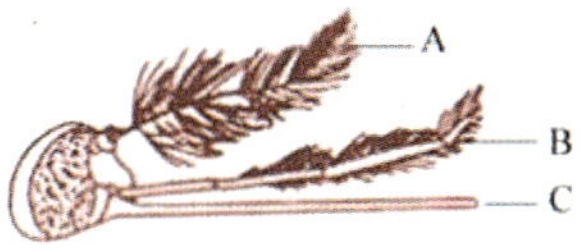

① 병절 ② 촉각 ③ 주둥이 ④ 촉빈

185. 다음 그림은 어느 벼룩의 복부인가?

＊2000년 1월 기출문제

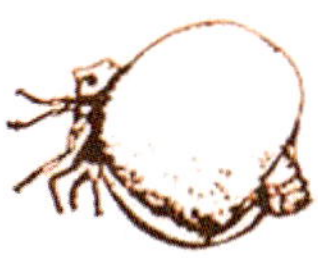

① 모래벼룩
② 고양이벼룩
③ 열대쥐벼룩
④ 개벼룩

186. 이 그림은 무슨 시설인가?

＊2001년 1월 기출문제

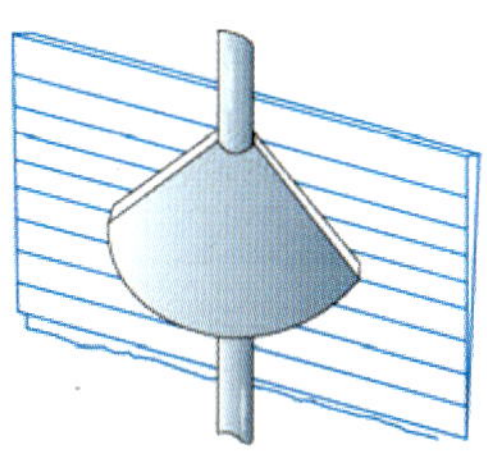

① 방서시설
② 방충시설
③ 보안시설
④ 방수시설

187. 어떤 진드기의 그림인가?

＊2000년 1월, 2001년 1월 기출문제

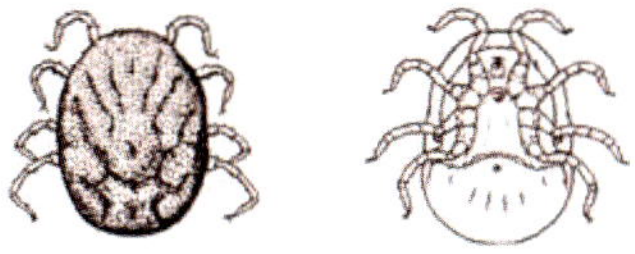

배면 복면

① 공주진드기 ② 옴진드기
③ 참진드기 ④ 털진드기

Interpretation

▶ *학질모기의 경우 암컷은 촉수가 길고, 수컷은 촉수 끝이 곤봉 모양이다.
*보통 모기의 경우 암컷은 촉수가 짧고, 수컷은 촉수 끝이 낫모양이다.
*숫모기는 모두 촉각에 털이 많고 길다.

188. 곡물 창고에 백색 분말 띠를 한 목적은 무엇인가?

* 2000년 1월, 2003년 12월 기출문제

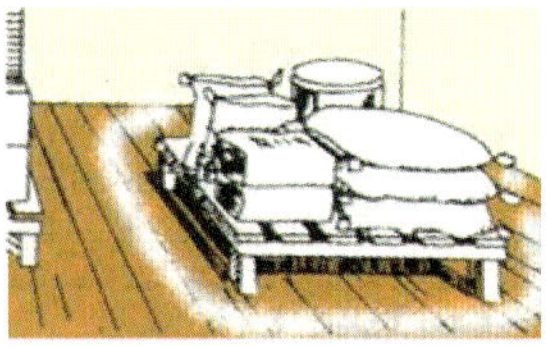

① 쥐의 침입여부를 확인
② 쥐의 침입을 방지하기 위하여
③ 바퀴의 침입방지를 위하여
④ 바퀴의 침입여부를 확인

Interpretation

제 2 부 위생곤충학 핵심문제 정답

1. ③	2. ①	3. ④	4. ③	5. ④	6. ①	7. ②	8. ④	9. ①	10. ④
11. ③	12. ②	13. ②	14. ②	15. ①	16. ①	17. ③	18. ①	19. ③	20. ①
21. ③	22. ②	23. ①	24. ①	25. ④	26. ④	27. ③	28. ③	29. ②	30. ③
31. ①	32. ①	33. ①	34. ①	35. ④	36. ①	37. ②	38. ③	39. ①	40. ③
41. ②	42. ④	43. ④	44. ②	45. ①	46. ①	47. ②	48. ②	49. ③	50. ②
51. ①	52. ③	53. ④	54. ③	55. ③	56. ②	57. ③	58. ①	59. ③	60. ④
61. ②	62. ①	63. ②	64. ③	65. ②	66. ①	67. ②	68. ②	69. ①	70. ②
71. ①	72. ②	73. ③	74. ④	75. ①	76. ①	77. ①	78. ①	79. ④	80. ②
81. ③	82. ②	83. ③	84. ④	85. ①	86. ④	87. ①	88. ①	89. ②	90. ①
91. ③	92. ④	93. ④	94. ④	95. ②	96. ①	97. ①	98. ④	99. ①	100. ③
101. ②	102. ②	103. ②	104. ①	105. ②	106. ④	107. ④	108. ④	109. ①	110. ③
111. ②	112. ①	113. ②	114. ②	115. ③	116. ①	117. ③	118. ②	119. ④	120. ②
121. ①	122. ③	123. ②	124. ①	125. ②	126. ①	127. ①	128. ②	129. ②	130. ①
131. ①	132. ②	133. ④	134. ③	135. ④	136. ③	137. ②	138. ④	139. ③	140. ①
141. ①	142. ②	143. ②	144. ①	145. ④	146. ④	147. ②	148. ①	149. ②	150. ①
151. ④	152. ②	153. ②	154. ③	155. ④	156. ③	157. ③	158. ④	159. ①	160. ①
161. ②	162. ④	163. ③	164. ④	165. ③	166. ①	167. ③	168. ②	169. ①	170. ②
171. ③	172. ②	173. ④	174. ④	175. ③	176. ②	177. ②	178. ②	179. ④	180. ①
181. ②	182. ④	183. ④	184. ③	185. ①	186. ①	187. ①	188. ①		

03 식품위생학 실기 핵심문제 해설

Interpretation

1. 3층 건물에서 단체급식시설을 한다면 어느 층이 적합한가?

*2002년 12월 기출문제

① 지하 1층 ② 1층
③ 2층 ④ 3층
⑤ 모두 가능

2. 내측 벽의 하단부는 몇 m까지 내수성 자재를 써야 하나?

*2008년 12월 기출문제

① 0.5m ② 1m
③ 2m ④ 3m
⑤ 4m

3. 배수시설의 경사도는 바닥으로부터 1m 당 얼마가 적당한가?

*2005년 12월, 2008년 12월 기출문제

① 1cm ② 2~4cm
③ 5cm ④ 6~7cm
⑤ 7~8cm

4. 천장의 높이는 바닥으로부터 얼마 정도가 적당한가?

① 3.3m ② 4m
③ 5m ④ 5.3m
⑤ 6m

5. 유흥주점의 칸막이 중 적당한 것은?

*2002년 2월, 2003년 12월 기출문제

① 상단 : 100cm 하단 : 50cm
② 상단 : 200cm 하단 : 50cm
③ 상단 : 100cm 하단 : 100cm
④ 상단 : 150cm 하단 : 50cm
⑤ 상단 : 50cm 하단 : 50cm

Interpretation

6. 식품공장의 밝기를 위한 자연채광 시 입사각과 개각은?
① 입사각 20도, 개각 1도
② 입사각 27도, 개각 4~5도
③ 입사각 35도, 개각 10도
④ 입사각 40도, 개각 15도
④ 입사각 30도, 개각 4~5도

7. 부엌, 화장실 등 내수성 자재를 바닥으로부터 적어도 어느 정도의 높이로 쌓아야 하는가? ＊2008년 12월 기출문제
① 50cm ② 1m
③ 1.5m ④ 2m
⑤ 2.5m

8. 수도전과 용기의 거리는? ＊2002년 2월, 2007년 12월, 2008년 12월 기출문제

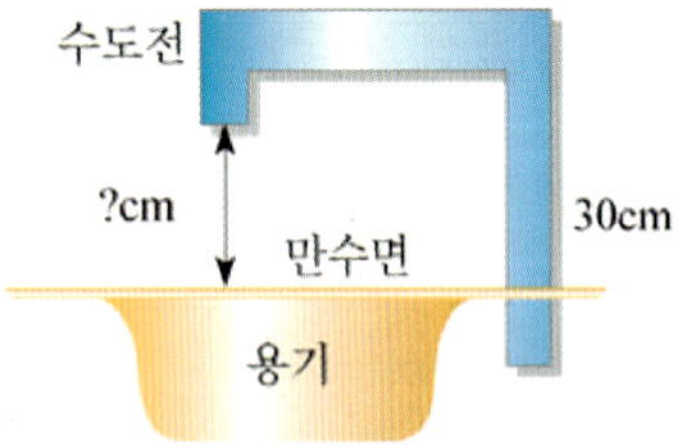

① 3cm
② 7cm
③ 10cm
④ 15cm
⑤ 20cm

9. 주방에서 벽이 갖추어야 할 조건이 아닌 것은?
① 방수성 자재 ② 밝은 색
③ 매끈할 것 ④ 어두운 색
⑤ 청결한 환경

10. 살균등은 15W의 자외선이다. 대장균을 사멸하려면 몇 cm 거리에서 1분 이내에 쪼여야 하는가?
① 30cm ② 50cm
③ 70cm ④ 90cm
⑤ 110cm

11. 다음 표시는 무엇인가?

① 식품조사처리
② 통조림 가공
③ 패스트푸드
④ ISO 인증
⑤ HACCP 인증

12. 냉장고와 벽 사이는 어느 정도 띄우면 적당한가?

① 5cm ② 10cm
③ 15cm ④ 20cm
⑤ 25cm

13. 어류에 있어서 신선한 것의 눈 상태는? ＊2007년 12월 기출문제

① 광택이 있고 투명하다.
② 불투명하다.
③ 눈알이 튀어 나온다.
④ 건조하고 쭈글쭈글하다.
⑤ 눈알 색깔이 갈색이다.

14. 신선한 어류를 선택하는 방법 중 틀린 것은? ＊2007년 12월 기출문제

① 피부는 광택이 나야 한다.
② 비늘이 떨어져 나가지 않아야 한다.
③ 아가미는 붉고 습해야 한다.
④ 어육을 가볍게 눌렀을 때 탄력이 없어야 한다.
⑤ 비중은 침전이 되어야 한다.

15. 신선한 달걀의 비중은?

① 0.10 ~ 0.21 ② 0.50 ~ 0.75
③ 0.85 ~ 0.95 ④ 1.08 ~ 1.09
⑤ 1.18 ~ 1.19

Interpretation

▶ *적갈색의 아가미는 오래되었다는 증거이고 아가미가 붉고 습하면 신선한 것.
*어육을 가볍게 눌렀을 때 탄력 있어야 신선한 것.

16. 용액에 의한 달걀의 신선도 검사에서 소금의 농도는?
* 2003년 12월 기출문제

① 8% ② 9%
③ 10% ④ 11%
⑤ 12%

17. 식품 중 총균수를 세는 방법은?
① 세균집락계산기를 이용하여 집락수를 계수
② 평판배지에 형성된 혐기성균의 집락을 계수
③ 현미경을 이용하여 검체 중에 미생물의 세포수를 직접 계수
④ 배지온도 시간에 형성된 호기성균의 집락수를 계수
⑤ 평판배지에 형성된 호기성균의 집락을 계수

18. 버터, 마가린에 사용되는 보존료는? * 2006년 12월 기출문제
① Dehydroacetic acid
② Sodium nitrite
③ Citric acid
④ Salicylic acid
⑤ Propionic acid

19. 손 소독약의 지표로 사용되는 것은?
① 승홍 ② 석탄산
③ 액체염소 ④ 알코올
⑤ 과산화수소

20. 자외선의 살균작용은 어느 파장에서 살균력이 가장 높은가?
* 2002년 2월 기출문제

① 600Å ② 1600Å
③ 2537Å ④ 3600Å
⑤ 4000Å

21. 15℃에서 정상적인 우유의 비중은?
① 1.018 ~ 1.025 ② 1.028 ~ 1.034
③ 1.035 ~ 1.046 ④ 1.038 ~ 1.048
⑤ 1.041 ~ 1.053

Interpretation

22. 건열멸균에 알맞은 온도와 시간은? *2000년 1월 기출문제

① 100~120°C, 20분
② 121°C, 15~20분
③ 160~170°C, 1~2시간
④ 210°C, 15분
⑤ 210°C, 20분

23. 무균상자를 살균하기에 가장 적합한 것은?

① 3% 석탄산
② 0.1% 승홍
③ 3% 과산화수소
④ 70% 알코올
⑤ 3% 포비돈

24. 다음은 세균의 일반적인 구조이다. 이 중 아포는? *2001년 1월 기출문제

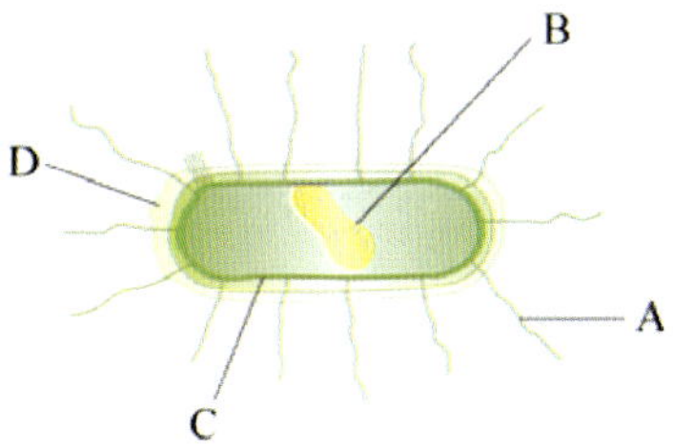

① A ② B
③ C ④ D
⑤ 모두

25. 손을 소독할 때 사용하기에 가장 적합한 것은? *2000년 1월 기출문제

① 승홍 ② 역성비누
③ 알코올 ④ 소금물
⑤ 차아염소산나트륨

26. 미생물의 증식곡선 중 세 번째 단계는?

① 유도기 ② 대수기
③ 정지기 ④ 사멸기
⑤ 쇠퇴기

Interpretation

▶ 역성비누는 양성비누로 손을 소독할 때 많이 이용한다.

27. 다음 도표 중 (　　) 속에 알맞은 수분활성도는?

*2001년 1월 기출문제

미생물	세균	효모	사상균	호염균
수분 활성도	0.91	0.88	(　　)	0.75

① 0.76　② 0.78
③ 0.80　④ 0.86
⑤ 0.91

28. 라면 변질의 원인은?
① 단백질 부패　② 탄수화물 발효
③ 지방 산패　④ 액성 변화
⑤ 식중독

29. 유지식품이 변질되는 것을 무엇이라 하며 실험하는 방법은?
① decay – 환원당 실험
② deterioration – 조지방 실험
③ putrefaction – 조단백질 실험
④ rancidity – 산가 실험
⑤ acidity – 산도 실험

30. 어류의 부패과정이다. (　　) 안의 과정은?　*2006년 12월 기출문제

사후강직 → 강직해제 → (　　) → 부패

① 아민형성과정　② 소화과정
③ 부패초기　④ 자기소화
⑤ 자가 부패

31. 대장균 실험에 관한 것이다. 알맞은 것은?　*2006년 12월 기출문제

추정시험 → (　　) → 완전시험

① 멸균시험　② 무균시험
③ 확인시험　④ 확정시험
⑤ pH 시험

Interpretation

▶ ***산패**(rancidity)는 지방 성분이 산소에 의해 산화되어 산성을 띠며, 악취가 나고 변색되는 현상이다.
***부패**는 단백질이 혐기적인 상태에서 미생물에 의해 분해되어 악취와 유해 물질을 생성하는 것이다.
***변패**는 단백질 이외의 성분 즉, 탄수화물과 지방 등이 미생물에 의해 변질되는 현상이다.
***발효**는 탄수화물이 산소가 없는 상태에서 분해되는 현상이다.

32. 다음 중 주모균의 형태는?

* 2002년 2월, 2003년 12월, 2007년 12월 기출문제

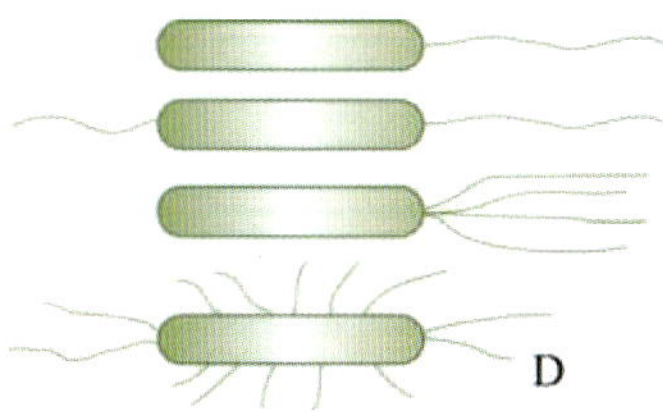

① A
② B
③ C
④ D
⑤ 모두

33. 손등에 상처를 입어 화농소가 생긴 사람이 요리했을 때 어떤 식중독의 원인을 제공하는가?

* 2001년 1월, 2003년 12월, 2004년 12월, 2007년 12월 기출문제

① 포도상구균 식중독
② 살모넬라 식중독
③ 비브리오 식중독
④ 보툴리누스 식중독
⑤ 대장균 식중독

34. 부풀은 통조림을 섭취하였을 때 발생할 수 있는 식중독균은?

* 2001년 1월, 2002년 12월 기출문제

① 살모넬라 식중독
② 보툴리누스 식중독
③ 여시니아 식중독
④ 세레우스 식중독
⑤ 대장균 식중독

35. 캔 제품은 도금된 물질이 용출되어 건강상의 위해를 줄 수 있다. 다음 중 해당하는 물질은?

① 아연 ② 구리
③ 주석 ④ 카드뮴
⑤ 납

36. 소시지를 높은 온도로 가열했을 때, 생성될 수 있는 발암물질은?

① N−nitroso 화합물
② Benzopyrene
③ Aflatoxin
④ Caffeine
⑤ Trihalomethane

Interpretation

37. 다음 도표는 감염병의 생성과정이다. ( ) 안에 해당되는 것은?

병원체 → 병원소 → ( ) → 전파 → 신숙주에 침입 → 감수성 숙주의 감염

① 신숙주의 면역
② 병원소로부터 병원체의 탈출
③ 감수성숙주의 저항
④ 병원소 이동
⑤ 병원체 이동

38. 이 그림은 콜레라균의 일종이다. 무슨 균인가?

* 2001년 1월, 2002년 2월, 2008년 12월, 2009년 12월 기출문제

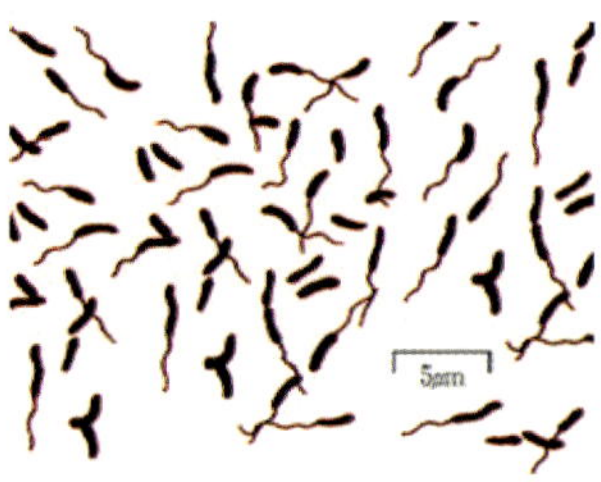

① 구균
② 콤마균
③ 간균
④ 나선균
⑤ 단간균

39. 다음 기구의 명칭은?

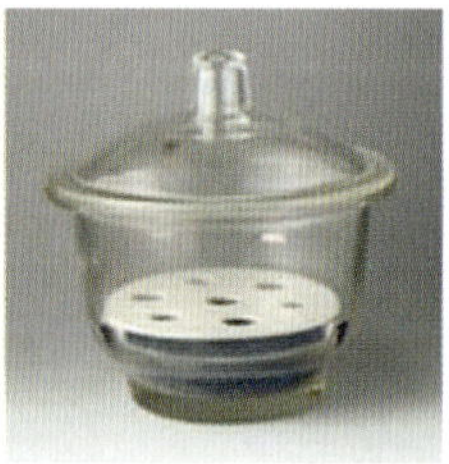

① 페트리디쉬
② 데시케이터
③ 플라스크
④ 실린더
⑤ 임호프콘

40. 쌀창고 가마니 주위에 석회를 뿌려놓는 이유는?
① 바퀴 구제
② 파리 구제
③ 쥐의 유무
④ 주위 소독
⑤ 모든 해충 구제

Interpretation

41. 조개의 독소는? *2000년 1월 기출문제

① solanin ② tetrodotoxin
③ muscarine ④ saxitoxin
⑤ sepsine

42. 감자의 독소는? *2009년 12월 기출문제

① muscarine ② solanin
③ venerupin ④ tetrodotoxin
⑤ saxitoxin

43. 버섯의 독성분은?

① muscarine ② solanin
③ venerupin ④ hyoscyamine
⑤ saxitoxin

44. 벌꿀에 물엿첨가 확인 시험방법은?

① 요오드 시험 ② 알코올 시험
③ 비중 시험 ④ 점성 시험
⑤ 확정시험

45. 알사탕에 사용할 수 없는 감미료는? *2000년 1월, 2000년 1월 기출문제

① D-sorbitol ② Na-saccharin
③ urotropine ④ rongalite
⑤ xylitol

46. 방충망의 크기는 어떤 것이 적당한가?

① 10mesh ② 20mesh
③ 30mesh ④ 40mesh
⑤ 50mesh

47. 쥐가 출입하지 못하게 하는 바닥과 문틈의 공간은 얼마가 좋은가?

① 0.5cm ② 1cm
③ 5cm ④ 10cm
⑤ 15cm

Interpretation

Interpretation

48. 성충 꼬리가 말채찍 모양으로 생긴 기생충은?

* 2000년 1월, 2009년 12월 기출문제

① 회충 ② 요충
③ 편충 ④ 구충
⑤ 간흡충

49. 채소밭을 맨발로 걸어갈 때 감염되기 쉬운 기생충은?

* 2000년 1월, 2007년 12월 기출문제

① 회충 ② 요충
③ 편충 ④ 구충
⑤ 간흡충

50. 스카치테이프법으로 검사한 결과 충 난은 감의 씨 모양이다. 충 난의 이름은? * 2002년 12월, 2004년 12월, 2007년 12월, 2008년 12월 기출문제

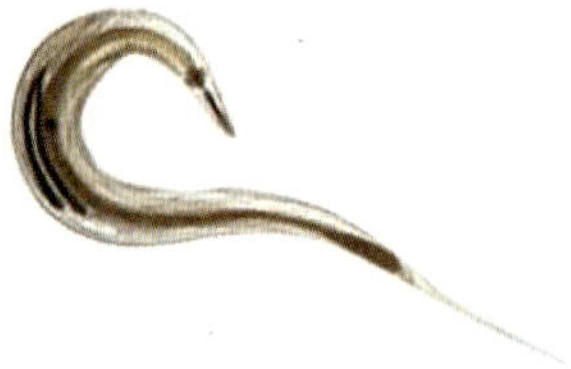

① 회충 ② 십이지장충
③ 편충 ④ 요충
⑤ 간흡충

51. 돼지를 중간 숙주로 하는 기생충은? * 2000년 1월, 2001년 1월 기출문제

① 간흡충 ② 폐흡충
③ 유구조충 ④ 무구조충
⑤ 십이지장충

52. 게와 다슬기를 중간숙주로 하는 기생충은? * 2005년 12월 기출문제

① 간흡충 ② 폐흡충
③ 유구조충 ④ 무구조충
⑤ 십이지장충

53. 참게를 먹었을 때 감염되기 쉬운 기생충은? * 2006년 12월 기출문제
① 폐디스토마 ② 편충
③ 간디스토마 ④ 유구조충
⑤ 십이지장충

54. 어린 아이에게 설사를 유발하는 원충은?
① 이질 아메바
② 대장 아메바
③ 람불편모충
④ 장트리코모나스
⑤ 선모충

55. 주로 대장에 기생하며, 점액성 혈변설사를 유발하는 기생충은?
① 이질아메바 ② 람불편모충
③ 장트리코모나스 ④ 대장아메바
⑤ 선모충

56. 십이지장에 기생하며 담관, 담낭에서도 발견되는 기생충은?
① 이질아메바
② 대장아메바
③ 람불편모충
④ 장트리코모나스
⑤ 선모충

57. 탈항증을 일으키는 기생충은?
① 요충 ② 구충
③ 편충 ④ 무구조충
⑤ 유구조충

58. 파상열이라는 독특한 발열증상을 수반하고, 소나 돼지 등의 유산을 일으키는 균은? * 2004년 12월 기출문제
① 장티푸스균 ② 콜레라균
③ 브루셀라균 ④ 파상풍균
⑤ 이질균

Interpretation

59. 다음 기구의 명칭은?

① 주스비중계 ② 우유비중계
③ 주스온도계 ④ 우유온도계
⑤ 카타온도계

60. 어패류가 육류보다 부패하기 쉬운 이유가 아닌 것은?

* 2003년 12월 기출문제

① 수분함량이 높다.
② 육질이 알칼리성에 가깝다.
③ 세균이나 효소가 많이 들어 있다.
④ 근육 구조가 복잡하고 조직이 강하다.
⑤ 모두 아님

61. 독미나리의 독소는?
① cicutoxin ② solanin
③ muscarin ④ tetrodotoxin
⑤ saxitoxin

62. 다음 기구의 명칭은? * 2005년 12월, 2007년 12월 기출문제

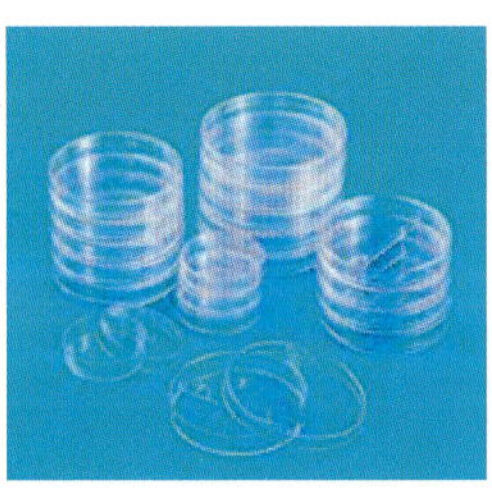

① 페트리 디쉬
② 데시케이터
③ 플라스크
④ 실린더
⑤ 임호프콘

63. 방수벽의 높이는 바닥으로부터 얼마인가? * 2002년 12월 기출문제

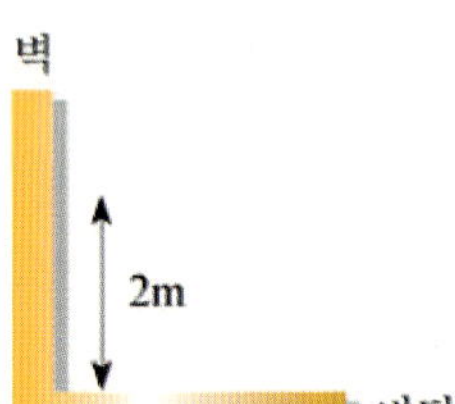

① 50cm
② 60cm
③ 70cm
④ 150cm

Interpretation

64. 식품용기 중 오물이 잘 끼지 않는 것은? *2002년 12월 기출문제

① 둥근 것
② 직각인 것
③ 뾰족뾰족한 것
④ 가운데가 뾰족하게 올라온 것

65. 대장균의 형태는? *2002년 12월 기출문제

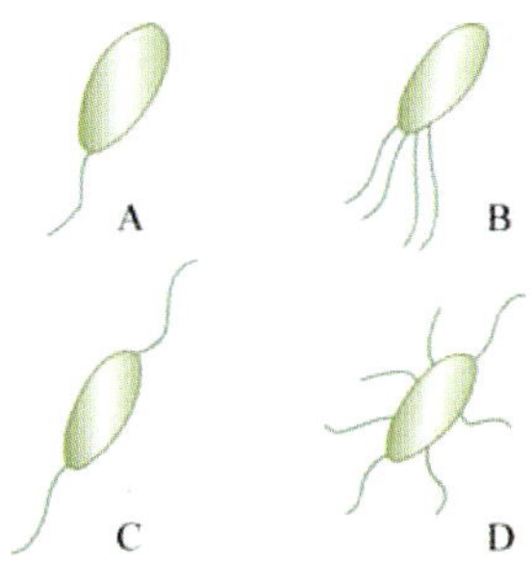

① a
② b
③ c
④ d

66. 고압증기멸균법에서 온도가 121℃일 때 압력과 온도가 적당한 것은? *2000년 1월, 2001년 1월, 2002년 2월 기출문제

① 30분, 20Lb　② 20분, 15Lb
③ 15분, 20Lb　④ 10분, 15Lb

67. 고압증기멸균법을 이용하는 것은? *2007년 12월 기출문제

① 주사기　② 초자기구
③ 백금이　④ 도마

68. 음료수 색도표준액 제조 시 염화백금산 칼륨 2.49g과 무슨 물질 2g을 염산 200mL에 녹여서 증류수를 포함시켜 1L를 만드는가? *2005년 12월 기출문제

① 염화칼슘　② 황산
③ 염화코발트　④ 질산

Interpretation

▶ 고압증기멸균법은 초자제품, 의류, 고무제품 등에 사용한다.

69. 식품보관 냉장고에 대한 설명으로 옳은 것은? *2000년 1월 기출문제

① 냉장고에 식품은 전체용량의 80% 정도만 저장하는 것이 좋다.

② 냉장고의 문은 자주 열어 환기를 시킨다.

③ 냉장고에 식품은 전체용량의 100%를 저장하는 것이 좋다.

④ 냉장고의 문은 가끔 열어 환기를 시킨다.

70. 단무지에 사용할 수 있는 색소는? *2000년 1월 기출문제

① 황색 4호　　② 황색 3호

③ 착색료 사용금지　　④ 황색 1호

71. 돼지고기를 유구낭충의 침입으로부터 가장 손쉽게 보존할 수 있는 방법은? *2001년 1월 기출문제

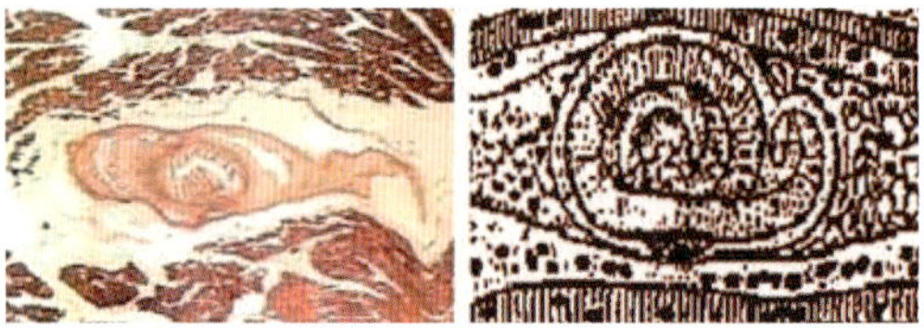

① 소금을 뿌린다.　　② 저온보존

③ 가열　　④ 냉동보존

72. 우유의 응고 여부를 판정하는 시약은? *2008년 12월 기출문제

① 에탄올　　② 오존

③ 요오드　　④ 산소

⑤ 수소

73. 다음 기구로 미생물을 살균하고자 할 때 온도와 시간의 범위는?
*2000년 1월, 2001년 1월, 2002년 2월, 2003년 12월 기출문제

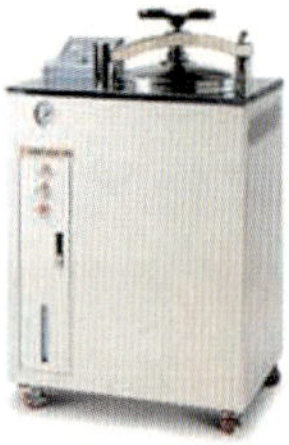

① 90~160°C 3분

② 120~121°C 15~30분

③ 20~70°C 30분

④ 63~65°C 30분

Interpretation

74. 단모성 편모균으로 심한 설사를 유발하는 균은?

* 2001년 1월, 2006년 12월, 2008년 12월, 2009년 12월 기출문제

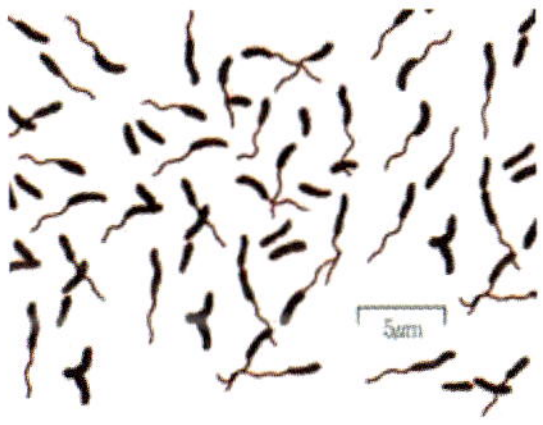

① 콜레라 ② 장티푸스
③ 이질 ④ 대장균

75. 알사탕에 사용할 수 없는 Tar색소는? * 2000년 1월 기출문제

① 적색 제3호 ② 자색 제1호
③ 적색 제2호 ④ 황색 제4호

76. 다층 건물에서 단체급식시설을 한다면 어느 층이 가장 이상적인가? * 2002년 12월 기출문제

① 지하1층 ② 1층
③ 중간층 ④ 최상층

77. 창과 벽면의 그림 중 가장 좋은 것은?

* 2000년 1월, 2000년 1월 기출문제

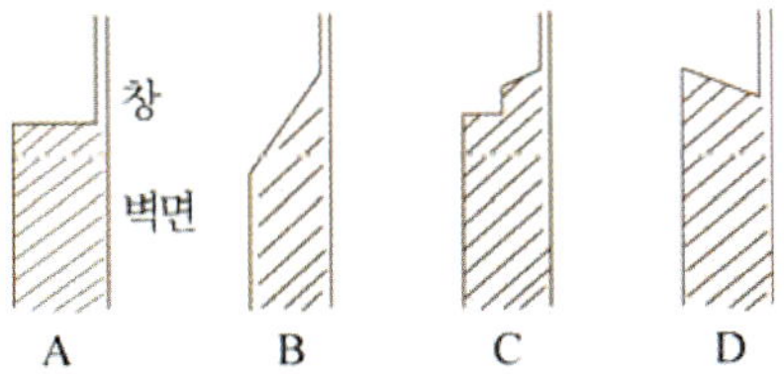

① A ② B ③ C ④ D

78. 벽면에 부착된 창의 바람직한 경사각은?

* 2002년 2월, 2005년 12월, 2007년 12월 기출문제

① 30도 ② 40도
③ 50도 ④ 60도

Interpretation

79. 내측벽의 하단부는 몇 m까지 내수성 자재를 써야 하는가?

*2008년 12월 기출문제

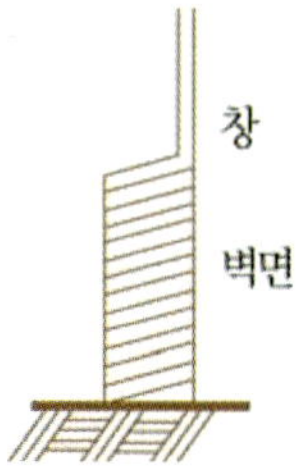

① 0.5m
② 1m
③ 2m
④ 3m

80. 다음 그림은 식품공정의 시설 위생에 준하는 벽면과 바닥의 그림이다. 가장 이상적인 직경은 얼마 정도가 좋은가?

*2000년 1월, 2002년 2월, 2006년 12월, 2007년 12월 기출문제

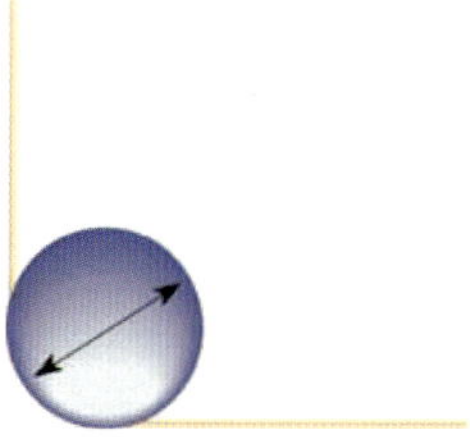

① 5cm
② 8cm
③ 10cm
④ 15cm

81. 배수시설의 경사도는 바닥으로부터 1m 당 얼마가 적당한가?

*2005년 12월, 2008년 12월 기출문제

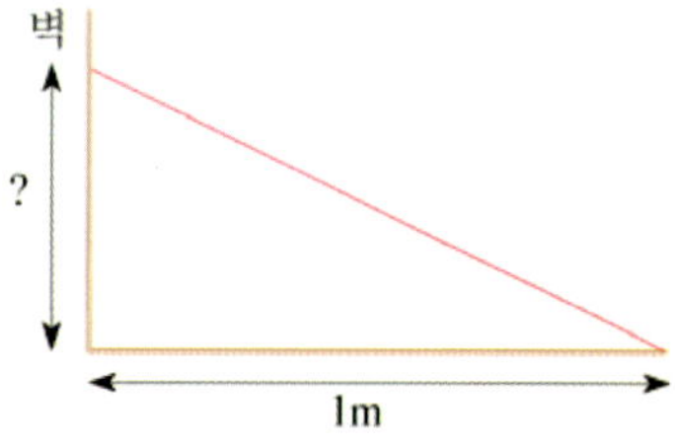

① 1cm ② 2~4cm
③ 5cm ④ 6~7cm
⑤ 0.5cm

82. 조리장 바닥의 기울기는 1m 당 몇 cm 정도 높게 하는 것이 좋은가?

*2004년 12월, 2005년 12월 기출문제

① 0.5cm ② 0.5~1cm
③ 0.5~1.5cm ④ 1.5~2cm
⑤ 2~3cm

Interpretation

83. 유흥주점의 칸막이 중 적당한 것은?

* 2002년 2월, 2003년 12월 기출문제

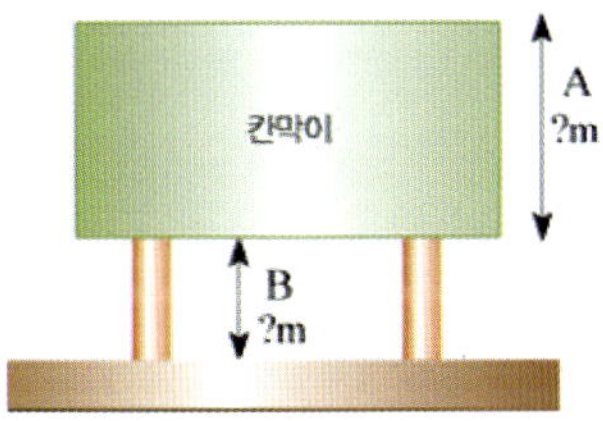

① A : 100cm B : 50cm

② A : 200cm B : 50cm

③ A : 100cm B : 100cm

④ A : 150cm B : 50cm

84. 방충망 구멍의 크기는 어떤 것이 적당한가? * 2007년 12월 기출문제

① 10mesh ② 20mesh

③ 30mesh ④ 40mesh

85. 식품공장의 밝기를 위한 자연채광 시 입사각과 개각은?

* 2007년 12월 기출문제

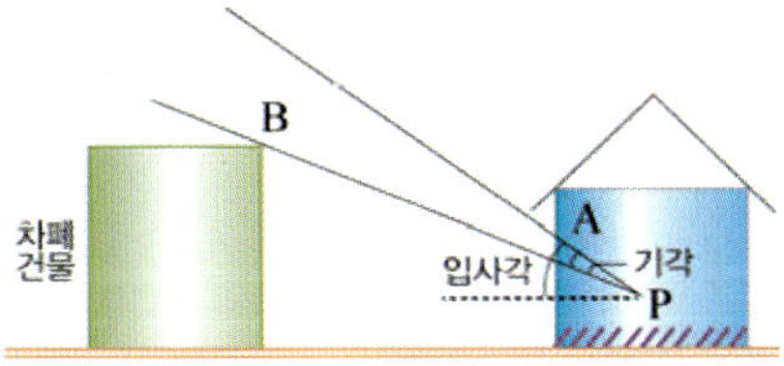

개각과 입사각

① 입사각 20도, 개각 1도

② 입사각 27도, 개각 4~5도

③ 입사각 35도, 개각 10도

④ 입사각 40도, 개각 15도

Interpretation

86. 부엌, 화장실 등 내수성 자재는 바닥으로부터 적어도 어느 정도의 높이로 쌓아야 하는가? ＊2008년 12월 기출문제

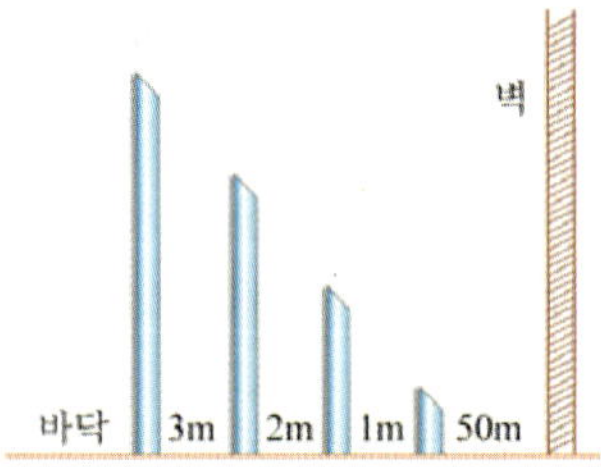

① 50cm ② 1m ③ 1.5m ④ 2m

87. 다음 기계 장비들 가운데 식품에서 카드뮴, 납 등과 같은 중금속을 검사하는 장비는? ＊2010년 12월 기출문제

① GC
② HPLC
③ ICP MASS
④ PCR

88. 이 그림은 위생적인 식기를 나타낸 것이다. 가장 적당한 것은? ＊2006년 12월 기출문제

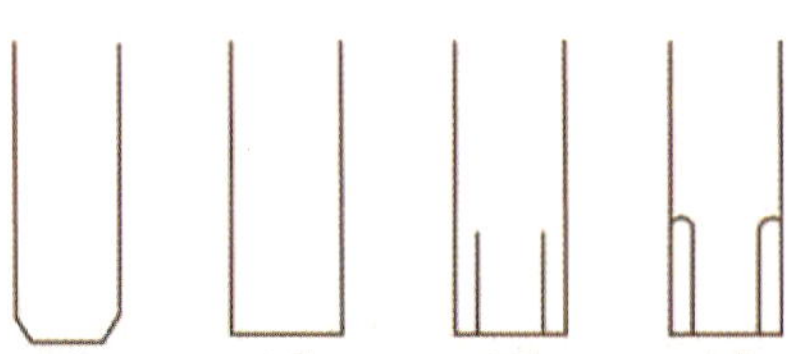

(가) (나) (다) (라)

① (가) ② (나) ③ (다) ④ (라)

Interpretation

89. 다음의 통조림 표기방법 중 품명을 꼭 기재해야 할 곳은?

*2003년 12월 기출문제

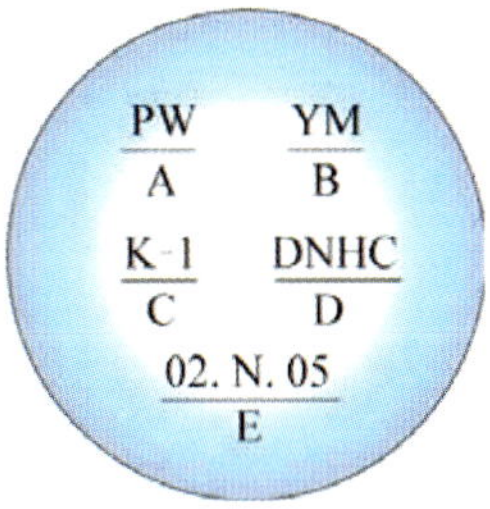

① A : PW ② B : YM
③ C : K-1 ④ D : DNHC

90. 통조림 표기기준에 속하지 않는 것은? *2007년 12월 기출문제

① 원료명 ② 제조회사
③ 제조일 ④ 제조방법

Interpretation

▶ 통조림 제품에는 제품명, 식품의 유형, 내용량, 원료명 및 함량, 제조원, 판매원, 유통기한 등을 기재해야 한다. 그러나 제조방법은 기재하지 않는다.

91. 다음 통조림 표시 중 제조회사 명칭을 기재하여야 할 곳은?

*2009년 12월 기출문제

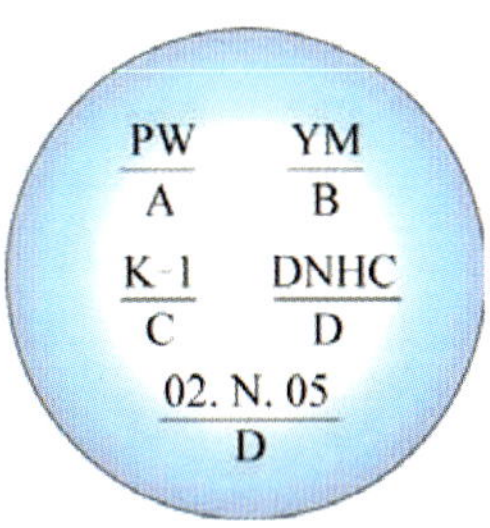

① A ② B ③ C ④ D

92. 통조림 표시법에서 제조년월일에 해당되는 것은?

*2003년 12월, 2004년 12월, 2006년 12월 기출문제

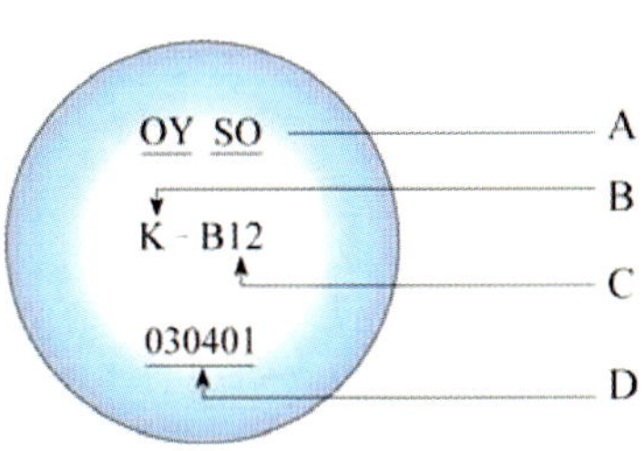

① A
② B
③ C
④ D

Interpretation

93. 통조림 표시법에 표시된 제조 년월일 030402의 의미는?

＊2006년 12월 기출문제

① 2003년 4월 2일
② 2002년 3월 4일
③ 2004년 3월 2일
④ 2002년 4월 3일
⑤ 2003년 2월 4일

94. 부풀은 통조림을 섭취하였을 때 발생할 수 있는 식중독균은?

＊2001년 1월, 2002년 12월 기출문제

① 살모넬라 식중독
② 보툴리누스 식중독
③ 여시니아 식중독
④ 세레우스 식중독

95. 찌그러진 통조림을 섭취하였을 때 문제가 될 수 있는 것은?

＊2004년 12월 기출문제

① 내용물의 고형화
② 유해성 금속의 용출, 내용물의 변질
③ 포르말린 중독
④ 액성의 변화

96. 냉장고의 식품보관방법 중 1~3℃에서 보관되는 식품은?

＊2001년 1월 기출문제

① 육류 ② 계란
③ 야채류 ④ 곡류

97. 냉장고의 식품보관방법 중 7~10℃에서 보관되는 식품은?

＊2001년 1월, 2009년 12월 기출문제

① 육류 ② 어류
③ 우유 ④ 과일

98. 신선한 어류의 눈상태는? ＊2007년 12월 기출문제

① 광택이 있고 투명
② 불투명
③ 눈알이 튀어 나옴
④ 건조하고 쭈글쭈글

99. 11%의 NaCl 용액에 의한 달걀의 신선도 검사이다. 가장 신선한 것은? * 2003년 12월, 2006년 12월, 2009년 12월 기출문제

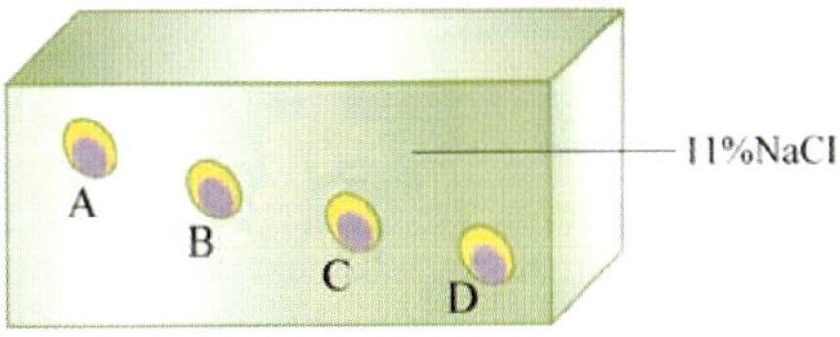

① A ② B ③ C ④ D

100. 다음 기구의 명칭은? * 2002년 12월 기출문제

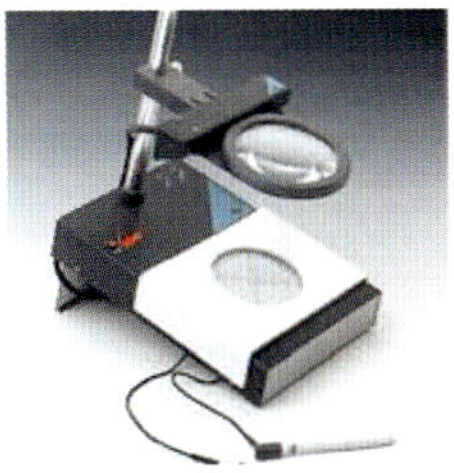

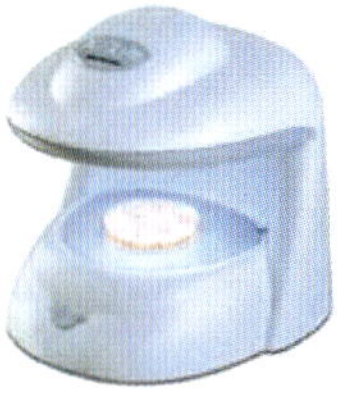

① 건열멸균기(Dry oven)
② 고압증기멸균기(Auto clave)
③ 배양기(Incubator)
④ 세균집락 계산기(Colony counter)

101. 식품 중의 총균수를 세는 방법은? * 2002년 12월 기출문제
① 세균집락계산기를 이용하여 colony수를 계수
② 평판배지에 형성된 혐기성균의 집락을 계수
③ 현미경을 이용하여 검체중에 미생물의 세포수를 직접 계수
④ 배지온도 시간에 형성된 호기성균의 colony수를 계수

102. 일반 세균수 계수 결과 1,649로 나타났다. 균수 계산이 옳게 된 것은? * 2007년 12월 기출문제
① 1,749 ② 1,750
③ 1,600 ④ 1,800

Interpretation

▶ 11% 식염수에서의 달걀의 신선도 검사에서 가장 신선한 것은 D이고, 가장 오래된 것은 A이다.

103. 미생물을 분리 배양할 때 사용하는 백금이(loop), 백금선(needle)을 살균하는 방법은?
* 2002년 12월 기출문제

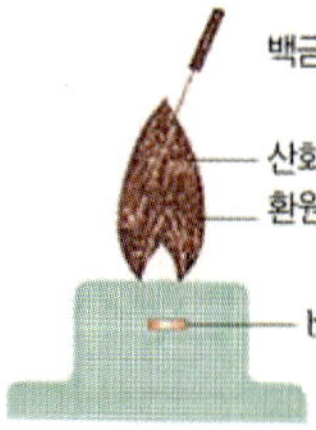

① 건열멸균　② 화염멸균
③ 자비멸균　④ 고온고압멸균

104. 다음 그림은 평판한천배지 접종법에서 접종순서가 옳은 것은?
* 2000년 1월, 2001년 2월, 2003년 12월 기출문제

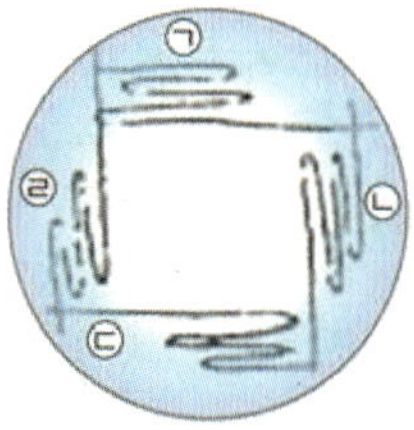

① ㉠, ㉡, ㉢, ㉣
② ㉡, ㉢, ㉠, ㉣
③ ㉣, ㉠, ㉢, ㉡
④ ㉡, ㉠, ㉢, ㉣

105. 소독제 중 조리하기 전에 손을 씻는데 가장 좋은 소독제는?
* 2002년 12월 기출문제

① 승홍수　② 과산화수소
③ 약용비누　④ 알코올

106. 조리사가 손을 씻는 방법으로 적절치 않은 것은?
* 2008년 12월 기출문제

① 역성비누를 사용하여 씻는다.
② 흐르는 물로 씻는다.
③ 손소독제를 사용하여 씻는다.
④ 물을 받아 놓고 손을 담근 채 씻는다.

Interpretation

107. 소독제 중 크레졸, 승홍수, 석탄산의 농도가 모두 맞는 것은?

＊2002년 12월 기출문제

① 크레졸(3%), 승홍수(0.1%), 석탄산(0.1%)
② 크레졸(3%), 승홍수(0.01%), 석탄산(3~5%)
③ 크레졸(0.3%), 승홍수(0.1%), 석탄산(3~5%)
④ 크레졸(3%), 승홍수(0.1%), 석탄산(3~5%)

108. 자외선의 살균작용은 어느 파장에서 살균력이 가장 좋은가?

＊2002년 2월 기출문제

① 600 Å ② 1600 Å
③ 2537 Å ④ 3600 Å

109. 밀폐용기 중에서 100°C 이상의 고압증기에 의해 내열포자를 단시간에 사멸시키는 고압증기멸균기(autoclave)로 고온고압멸균을 하기 위해 압력, 시간과 온도에 적당한 것은?

＊2000년 1월, 2001년 1월, 2005년 12월, 2006년 12월, 2008년 12월 기출문제

① 10분, 15Lbs
② 15분, 20Lbs
③ 20분, 15Lbs
④ 30분, 20Lbs

110. Dry oven에 의한 건열멸균에 알맞은 온도와 시간은?

＊2000년 1월, 2009년 12월 기출문제

① 100~120°C, 20분
② 121°C, 15~20분
③ 160~170°C, 1~2시간
④ 210°C, 15분

111. 건열멸균기(dry oven)로 건열멸균 할 때 지켜야 할 사항으로 옳은 것은?

＊2000년 1월 기출문제

> ㉮ 금속기구는 헝겊(천)으로 싼다.
> ㉯ 도자기로 된 기구는 기름을 바른다.
> ㉰ 플라스틱 기구는 물을 바른다.
> ㉱ 초자기구는 신문지에 싼다.

① ㉮, ㉯, ㉰ ② ㉮, ㉰
③ ㉯, ㉱ ④ ㉱
⑤ ㉮, ㉯, ㉰, ㉱

Interpretation

▶ 고압증기멸균법은 121℃, 15LB, 20분간 실시한다.

112. 다음 그림의 명칭은?

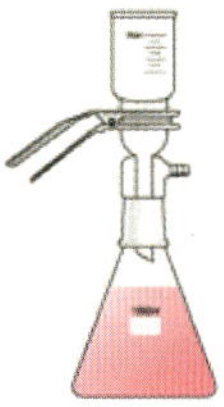

① 세균여과기
② 원심분리기
③ 건열멸균기
④ 배양기

Interpretation

113. 다음 중 아포를 형성하는 균은? * 2004년 12월, 2005년 12월 기출문제
① 보툴리누스균
② 장염비브리오균
③ 대장균
④ 살모넬라균

114. 아포를 형성하는 형태의 균은? * 2003년 12월 기출문제
① 간균 ② 구균
③ 나선균 ④ 속모균

115. 곤봉 모양의 균은? * 2004년 12월, 2005년 12월 기출문제
① 디프테리아균 ② 이질균
③ 포도상구균 ④ 비브리오균

116. 세균성 이질균을 그람염색시키면 색깔이 어떻게 되는가? * 2005년 12월 기출문제
① 탈색 된다.
② 그대로 머물러 있다.
③ 변화가 없다.
④ 크리스탈 바이올렛 색깔이 된다.

117. 다음 중 단모균은? * 2005년 12월, 2007년 12월 기출문제
① 파상풍균
② 장염비브리오균
③ 대장균
④ 살모넬라균

118. 추정시험 → 확정시험 → 완전시험으로 이루어지는 대장균군 실험에서 사용되는 배지는?

*2007년 12월 기출문제

① LB ② BGLB
③ Lactose broth ④ Fraser broth
⑤ Rappaport broth

119. 대장균군 확정시험 실험에서 EMB 한천배지에 어떤 색의 집락이 나타나면 양성이라 할 수 있는가?

*2002년 12월, 2007년 12월, 2008년 12월, 2009년 12월 기출문제

① 백색의 집락
② 금속광택의 청동색
③ 홍색 집락
④ 흑색의 집락

120. 대장균군 추정시험에는 무슨 배지가 필요한가?

*2008년 12월 기출문제

① LB
② BGLB
③ Lactose broth
④ Fraser broth
⑤ Rappaport broth

121. 대장균군 시험을 할 때 추정시험에서 가스 발생이 된 발효관으로부터 백금이를 취하여 EMB 배지나 endo 배지에 획선 도말하여 몇 ℃에서 몇 시간동안 배양해야 하는가?

*2003년 12월 기출문제

① 35~37℃, 24±2시간
② 35~37℃, 24±4시간
③ 25~37℃, 48±3시간
④ 35~37℃, 48±3시간
⑤ 25~37℃, 24±2시간

Interpretation

Interpretation

122. 다음 표에서 최확수표의 MPN 숫자가 24로 표시되었다면 검체의 MPN은 얼마인가? ＊2005년 12월, 2007년 12월, 2009년 12월 기출문제

0.1mL	0.01mL	0.001mL
5/5	4/5	3/5

(MPN = 24)

① 24 ② 240
③ 2400 ④ 24000

123. 개인위생에 포함되지 않는 것은? ＊2005년 12월, 2006년 12월 기출문제
① 마스크 착용
② 손반지 금지 및 청결
③ 예방주사
④ 냉동냉장
⑤ 위생모, 위생복

124. 다음 기구를 이용한 멸균방법은? ＊2000년 1월 기출문제

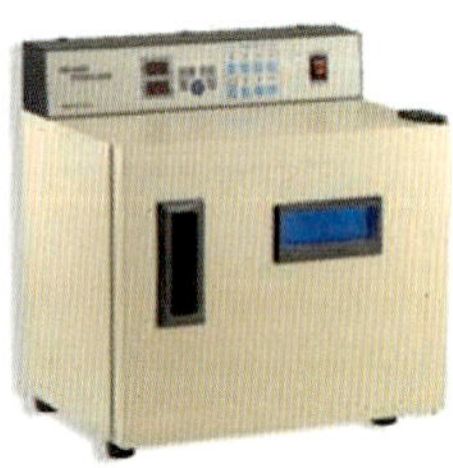

① 건열멸균법
② 고압증기멸균법
③ 자외선조사법
④ 화학적 멸균법

125. 건열멸균기에 넣지 말아야 할 것은? ＊2005년 12월 기출문제
① 플라스틱 ② 초자
③ 도자기 ④ 배지

126. 손을 소독할 때 사용하기에 가장 적합한 것은?
＊2000년 1월, 2009년 12월 기출문제
① 승홍수 ② 역성비누
③ 알코올 ④ 소금물

127. 부패세균의 증식곡선이다. 초기 부패에 해당되는 것은?

* 2002년 12월, 2007년 12월 기출문제

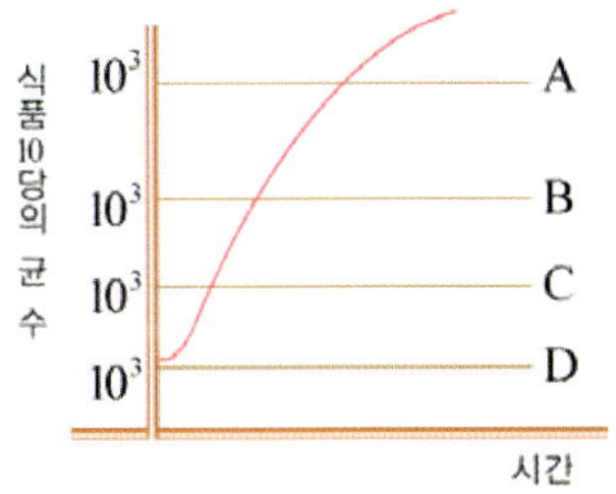

① A　② B　③ C　④ D

128. 다음 도표는 식품의 저온저장법을 나타낸 것이다. (　　) 속에 알맞은 식품은?

* 2003년 2월 기출문제

저장법	저장온도	저장기간	저장식품
냉장법	−2 ~ +10	단기간	과일, 채소
반동결냉장법	−3 ~ +2	단기간	어패류
냉동법	−30 ~ −8	장기간	(　　)

① 채소류　② 육류, 어패류
③ 과일류　④ 곡류

129. 우유의 적당한 보관방법은?

* 2003년 12월 기출문제

① 상온보관　② 저온보관
③ 고온보관　④ 실온보관

130. 어류의 부패과정이다. (　　) 안의 과정은?

* 2006년 12월 기출문제

사후강직 → 강직해제 → (　　) → 부패

① 아민형성과정　② 소화과정
③ 부패초기　④ 자기소화

131. 어육의 부패 시 pH는?

* 2004년 12월 기출문제

① 5　② 7
③ 8　④ 9
⑤ 11

Interpretation

▶ 초기부패는 10^8/g, 안전한계는 10^5/g이다.

Interpretation

132. 그람음성균이고 아포는 없으며, 주모성 편모를 갖고 있다. 무슨 균인가? ＊2002년 12월 기출문제

① 파상풍균 ② 콜레라균
③ 대장균 ④ 포도상구균

133. 어떤 세균의 검사과정인가? ＊2003년 12월, 2005년 12월 기출문제

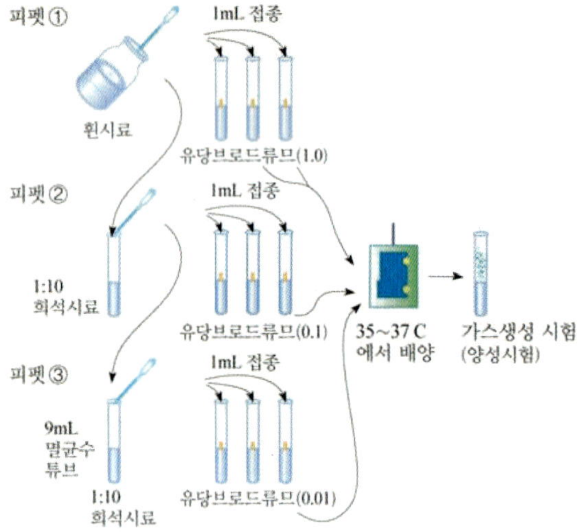

① 세균성이질 ② 결핵균
③ 대장균 ④ 장염비브리오

134. 음료수 중 MPN (최확수)를 구하고자 한다면, (d, e)의 (　　) 양성관수는 어떻게 표시해야 하는가? ＊2006년 12월, 2007년 12월 기출문제

검량	1mL	0.1mL	0.01mL	0.001mL	combination of positives
(a)	5/5	5/5	2/5	0/5	5−2−0
(b)	5/5	4/5	2/5	0/5	5−4−2
(c)	0/5	1/5	0/5	0/5	0−1−0
(d)	5/5	3/5	1/5	1/5	(　　)
(e)	5/5	3/5	2/5	0/5	

① 5−5−5 ② 5−3−2
③ 4−2−0 ④ 5−3−1

135. 음료수 중 MPN(최확수)를 구하고자 한다면, 다음 도표 중 (b)의 양성관수는 어떻게 표시해야 하는가?

*2006년 12월, 2007년 12월 기출문제

검량	1mL	0.1mL	0.01mL	0.001mL	combination of positives
(a)	5/5	5/5	2/5	0/5	5−2−0
(b)	5/5	4/5	2/5	0/5	( )
(c)	0/5	1/5	0/5	0/5	0−1−0
(d)	5/5	3/5	1/5	1/5	5−3−2
(e)	5/5	3/5	2/5	0/5	

① 5−5−5　② 5−4−2
③ 4−2−0　④ 5−3−1

136. 다음 그림 중 총모균은?

*2002년 2월, 2003년 12월, 2006년 12월, 2007년 12월 기출문제

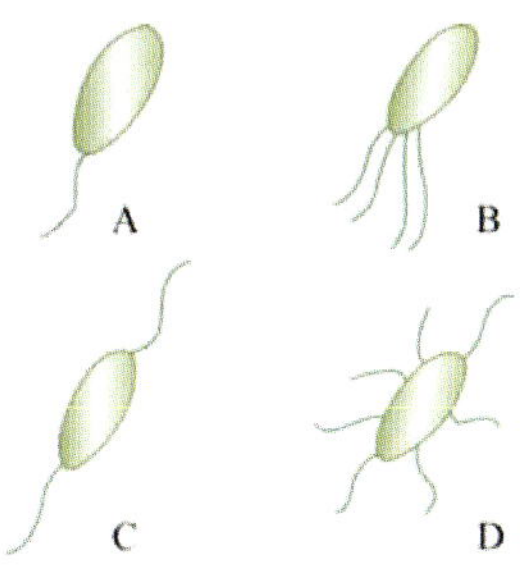

① A
② B
③ C
④ D

137. Salmonella TSI 배지 사면부의 색깔은?

*2004년 12월, 2006년 12월 기출문제

① 청색　② 녹색
③ 적색　④ 흑색

138. 낙하세균의 검사용 배지는? *2004년 12월 기출문제

① 표준평판한천배지　② 사면배지
③ 합성배지　④ 액상배지

139. 생물학적 위해요소가 아닌 것은? *2004년 12월 기출문제

① 세균　② 바이러스
③ 원충　④ 첨가물

Interpretation

▶ A는 단모균, B는 속모(총모)균, C는 양모균, D는 주모균이다.

140. 다음 그림은 감염형 식중독을 발생하는 균이다. 무슨 균인가?

＊2002년 12월, 2008년 12월, 2009년 12월 기출문제

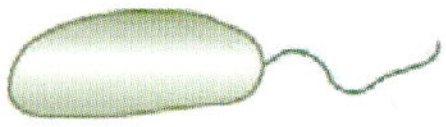

(Gram 음성, 간균, 단모성 편모)

① 살모넬라균
② 포도상 구균
③ 장염 비브리오균
④ 병원성 대장균

Interpretation

141. 다음 중 주모균의 형태는? ＊2002년 2월, 2006년 12월 기출문제

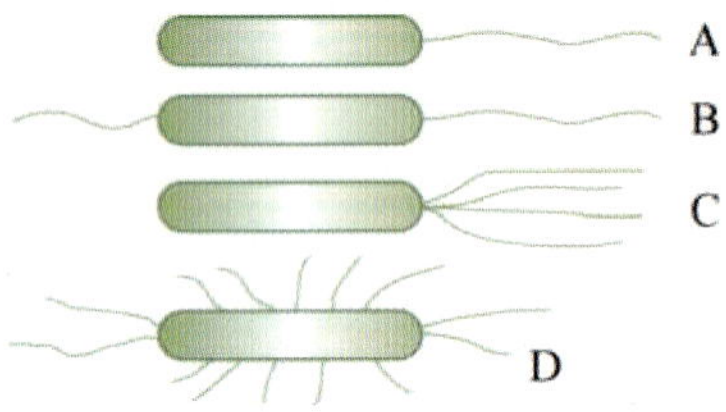

① A ② B ③ C ④ D

▶ 주모균은 장티푸스 균 같은 열이 나게 하는 균이다.

142. 다음 중 장염비브리오균의 형태는?

＊2002년 12월, 2009년 12월 기출문제

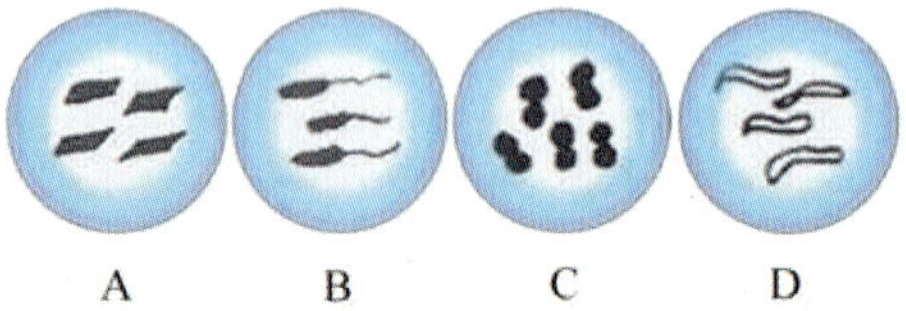

① A ② B ③ C ④ D

143. 식염의 농도와 세균의 증식과의 관계이다. 장염비브리오균은?

＊2004년 12월 기출문제

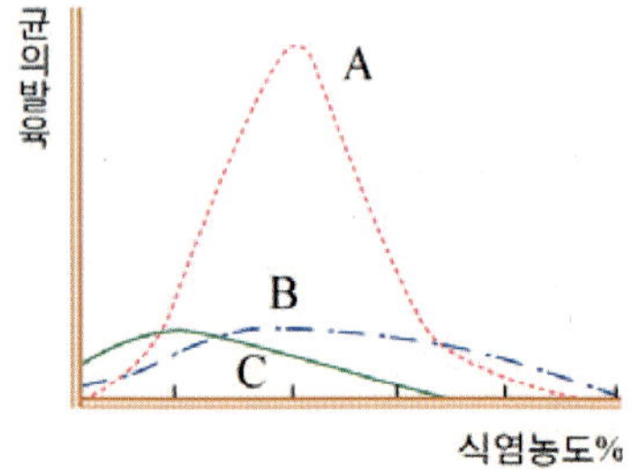

① A
② B
③ C
④ D

144. 다음의 균은 그람음성 간균이다. 주모성 편모를 가지고 있고, 유당부이온 배지에서 산과 가스를 생성하는 균의 이름은?

＊2006년 12월 기출문제

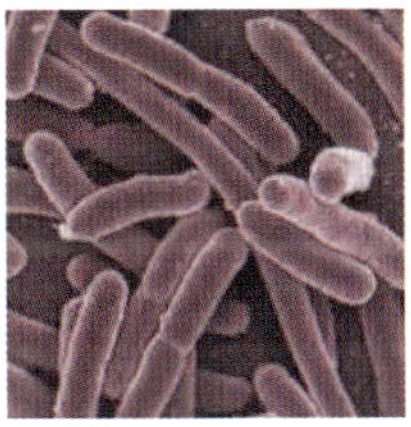

① 장염비브리오균
② 병원성 대장균
③ 웰치 식중독균
④ 캄필로박터균

145. 사진과 같은 균은?

＊2009년 12월 기출문제

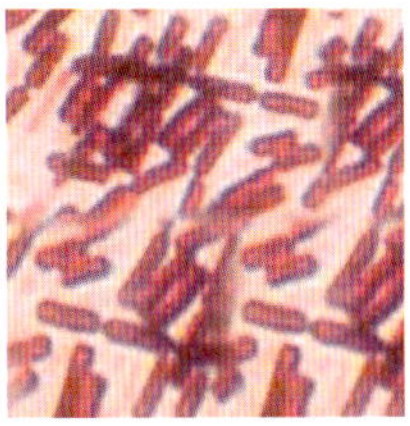

① 세균성이질균
② 세레우스균
③ 콜레라균
④ 살모넬라균
⑤ 포도상구균

146. 그림과 같은 균은?

＊2009년 12월 기출문제

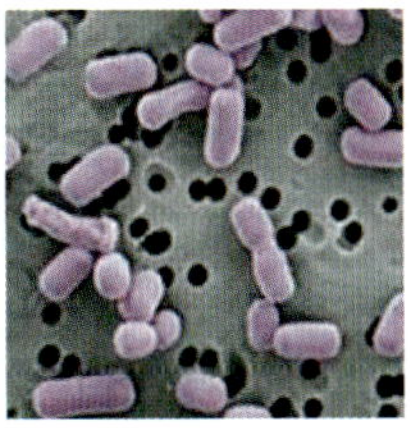

① 구균
② 간균
③ 나선균
④ 곰팡이
⑤ 바이러스

147. 세균배양 시 듀람관(Durham)을 사용하는 이유는?

＊2006년 12월 기출문제

① 탄수화물　② 아포
③ 지방　④ 내성 포자
⑤ 가스

Interpretation

Interpretation

148. 식품취급자로써 손등에 상처를 입어 화농소가 생긴 사람은 식품을 취급해서는 안 된다. 어떤 식중독을 일으킬 수 있기 때문인가?

＊2001년 1월, 2003년 12월, 2004년 12월,2007년 12월 기출문제

① 포도상구균 식중독
② 살모넬라 식중독
③ 비브리오 식중독
④ 보툴리누스 식중독

149. 포도상구균은 어떤 형태의 균인가?

＊2001년 1월, 2003년 12월, 2006년 12월 기출문제

① 그람음성구균 ② 그람음성간균
③ 그람양성구균 ④ 그람양성간균

150. 다음은 어떤 균의 사진인가?

＊2001년 1월, 2003년 12월, 2006년 12월 기출문제

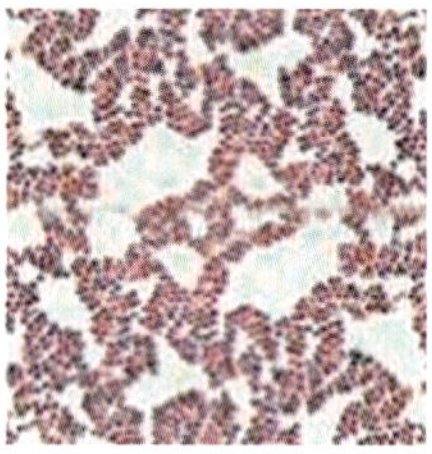

① 파상풍균
② 포도상구균
③ 대장균
④ 백일해균

151. 다음 중 기생충의 성충이다. 어떤 기생충인가?

＊2001년 1월, 2002년 12월 기출문제

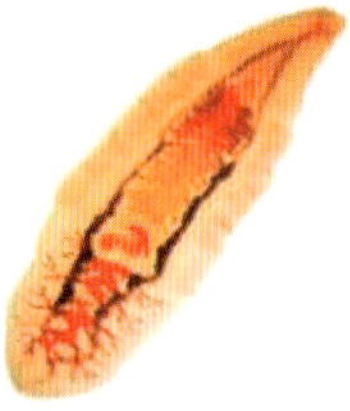

① 간디스토마
② 폐디스토마
③ 무구조충
④ 유구조충

152. 다음 빈칸에 들어갈 적당한 균은?

＊2002년 2월, 2006년 12월 기출문제

균종	형태	운동성	아포
장티푸스	( )	있다	없다

① 구균 ② 콤마형
③ 간균 ④ 나선균

153. 그람음성간균, 주모성 균으로 운동성이 있는 경구전염병균은?

* 2006년 12월, 2008년 12월 기출문제

① 디프테리아균 ② 콜레라균
③ 장티푸스균 ④ 탄저균

154. 그람음성간균이며 편모아포가 없는 경구전염병의 명칭은?

* 2006년 12월, 2008년 12월 기출문제

① 디프테리아 ② 성홍열
③ 세균성 이질 ④ 돈단독

155. 다음 그림 형태와 같은 균이 아닌 것은? * 2003년 12월 기출문제

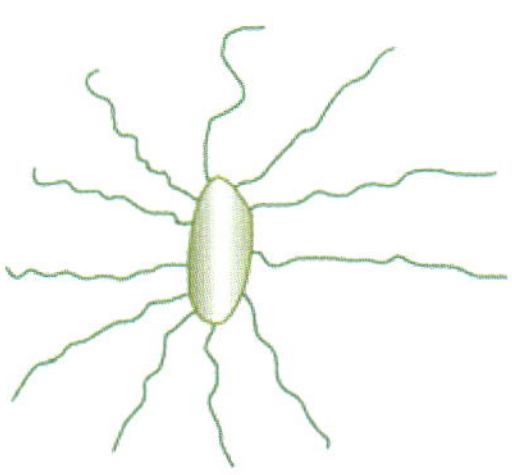

① 살모넬라 ② 대장균
③ 보튤리누스 ④ 콜레라

156. 다음 빈칸에 적당한 것은?

* 2002년 2월, 2008년 12월, 2009년 12월 기출문제

균종	형태	운동성	아포
콜레라	(　　)	있다	없다

① 구균 ② 콤마형
③ 간균 ④ 나선균

157. 다음 중 결핵균에 해당하는 것은? * 2002년 12월 기출문제

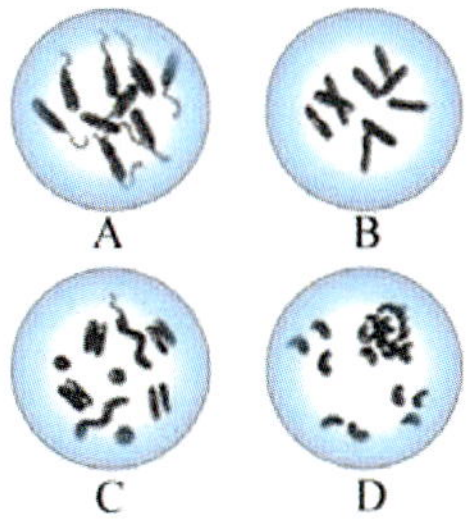

① A
② B
③ C
④ D

Interpretation

▶ 세균성 이질은 그람음성간균이며 점토성 혈변을 배설하고, 예방백신이 없다. 그리고 편모와 아포가 없는 경구전염병이다.

158. 가장 이상적인 우유의 살균온도와 시간의 배합에 해당되는 ( )의 명칭은 무엇인가? *2005년 12월 기출문제

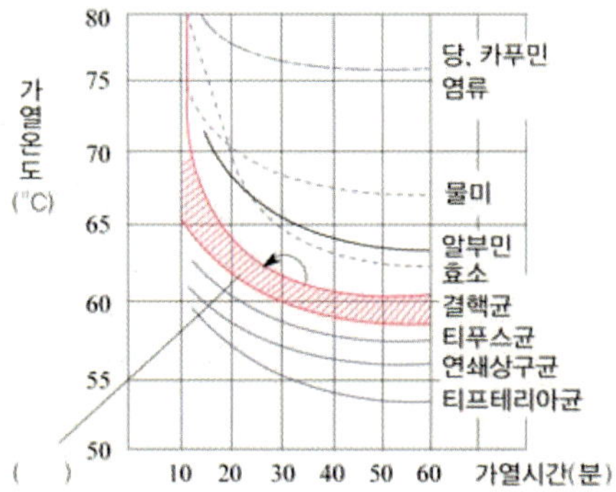

〈우유의 살균온도와 살균시간의 관계를 표시하는 Nortin도표〉

① 중간대
② 열풍대
③ 쾌감대
④ 심층부

▶ North 곡선이다.

159. 이상적인 우유의 살균온도 범위인 중간대의 범위는?
*2002년 12월, 2004년 12월, 2006년 12월, 2008년 12월 기출문제

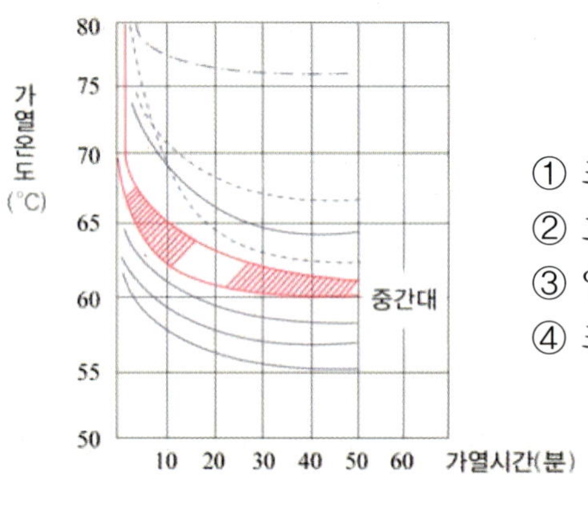

① 크림선과 결핵균 사이
② 효소와 티푸스균 사이
③ 알부민과 결핵균 사이
④ 크림선과 연쇄구균 사이

160. 우유의 살균에 대한 설명 중 옳은 것은?
*2002년 12월, 2006년 12월 기출문제

① 결핵균을 사멸하고 크림선을 파괴하지 않는 부분(중간대)
② 디프테리아균을 사멸하고 알부민을 파괴하지 않는 부분(중간대)
③ 결핵균을 사멸하고 카제인을 파괴하지 않는 부분(중간대)
④ 디프테리아균을 사멸하고 크림선을 파괴하지 않는 부분(중간대)

161. 다음 기구의 명칭은? * 2003년 12월 기출문제

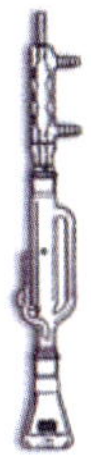

① Kjeldahl 장치
② COD 장치
③ Soxhlet 장치
④ 증류장치

162. 세균집락계산기를 이용하여 집락수를 계수하는 것은? * 2008년 12월 기출문제

① 일반세균수 ② 바이러스수
③ 파리수 ④ 모기수
⑤ 곰팡이수

163. 위상차 현미경으로 측정 가능한 것은? * 2008년 12월 기출문제

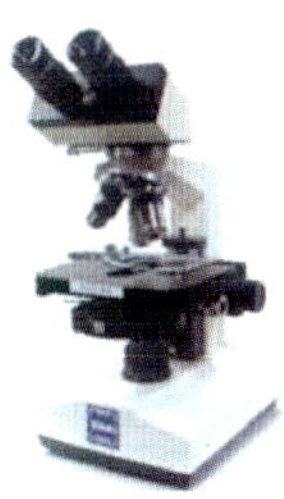

① 총부유세균
② 경도
③ 염도
④ 질소

164. 식품점에서 단무지를 고를 때 가장 좋은 것은? * 2000년 1월 기출문제

① 식용색소 황색 5호를 첨가하는 것이 좋다.
② 식용색소 황색 4호를 첨가하는 것이 좋다.
③ 식용적색 2호를 첨가하는 것이 좋다.
④ 천연 그대로가 가장 좋다.

165. 조개가 가지고 있는 독소는? * 2000년 1월, 2007년 12월 기출문제

① Solanin
② Tetrodotoxin
③ Muscarine
④ Saxitoxin

Interpretation

Interpretation

166. 다음 중 복어의 독소는? ＊2009년 12월 기출문제

① Solanin
② Tetrodotoxin
③ Muscarine
④ Saxitoxin

167. 고시풀(gossypol)의 독성분을 함유하는 식품은? ＊2002년 12월 기출문제

① 감자 ② 버섯
③ 목화씨 ④ 미나리

168. 독미나리의 독소는? ＊2000년 1월, 2007년 12월 기출문제

① solanin ② cicutoxin
③ muscarin ④ gossypol

169. 감자가 가지고 있는 독소는? ＊2009년 12월 기출문제

① Muscarine ② Solanin
③ Venerupin ④ Tetrodotoxin

170. 자연독 식중독의 독성분이 아닌 것은? ＊2006년 12월 기출문제

① Enterotoxin ② Solanine
③ Venerupin ④ Tetrodotoxin

171. 자연독 식중독이 아닌 것은? ＊2002년 2월 기출문제

① 식물성 독에 의한 식중독
② 동물성 독에 의한 식중독
③ 곰팡이독에 의한 식중독
④ 장염비브리오균에 의한 식중독

172. 항아리에 유약을 바른 후 저온에서 건조시켰을 때 용출될 수 있는 물질은? *2009년 12월 기출문제

① 비소 ② 수은
③ 규소 ④ 구리
⑤ 납

173. 알사탕에 사용할 수 없는 감미료는?
*2000년 1월, 2000년 1월 기출문제

① D-sorbitol ② Na-saccharin
③ urotropin ④ rongalite

174. 다음 그림의 기생충은? *2007년 12월 기출문제

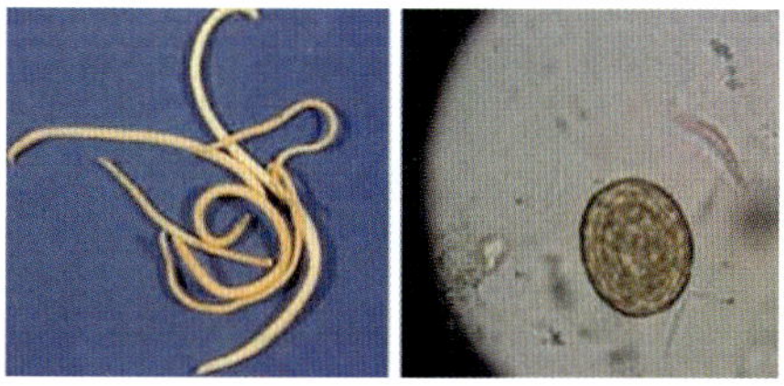

① 십이지장충 ② 회충
③ 광절열두조충 ④ 유구조충

175. 성충의 꼬리가 말채찍 모양으로 생긴 기생충의 이름은?
*2000년 1월, 2001년 1월, 2002년 2월, 2003년 12월, 2009년 12월 기출문제

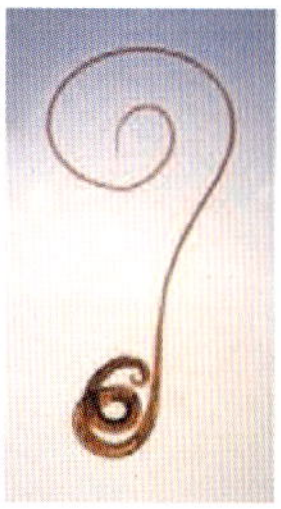

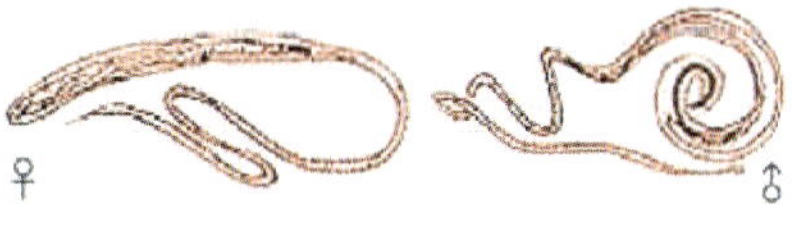

① 회충 ② 요충
③ 편충 ④ 구충

176. 식품의 방사선 오염과 관련이 없는 것은?

① Sr ② Cs
③ I ④ Pb

Interpretation

Interpretation

177. 스카치테이프법으로 검사한 결과 충난은 다음과 같이 감씨 모양을 하고 있었다. 무슨 충난인가?

* 2000년 1월, 2002년 12월, 2007년 12월 기출문제

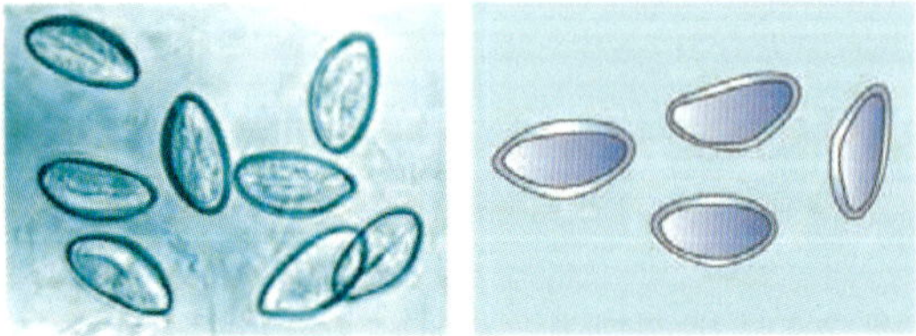

① 회충 ② 십이지장충 ③ 편충 ④ 요충

178. 돼지를 중간숙주로 하는 기생충은?

* 2000년 1월, 2001년 1월 기출문제

① 간흡충 ② 폐흡충
③ 유구조충 ④ 무구조충

179. 게와 다슬기를 중간숙주로 하는 기생충은?

* 2005년 12월, 2008년 12월 기출문제

① 간 흡 충 ② 폐흡충
③ 유구조충 ④ 무구조충

180. 담수어와 물벼룩을 중간숙주로 하는 기생충은?

* 2005년 12월 기출문제

① 회충 ② 폐흡충
③ 유구조충 ④ 무구조충
⑤ 광절 열두 조충

181. 제1중간숙주가 쇠우렁이고, 제2중간숙주가 민물고기인 기생충은?

* 2002년 12월, 2006년 12월 기출문제

① 회충 ② 폐흡충
③ 유구조충 ④ 무구조충
⑤ 간흡충

182. 기생충의 중간숙주가 잘못 연결된 것은? * 2007년 12월 기출문제
① 간디스토마 : 제1중간숙주 → 물벼룩, 제2중간숙주 → 민물고기(붕어, 잉어, 오징어)
② 폐디스토마 : 제1중간숙주 → 다슬기, 제2중간숙주 → 게, 가재
③ 광절열두조충 : 제1중간숙주 → 물벼룩, 제2중간숙주 → 민물고기(농어, 연어, 송어)
④ 아니사키스 : 제1중간숙주 → 갑각류, 제2중간숙주 → 바다생선(고등어, 갈치, 오징어)

183. 참게를 먹었을 때 감염되기 쉬운 기생충은? * 2006년 12월 기출문제
① 폐디스토마 ② 편충
③ 간디스토마 ④ 유구조충

184. 감염되면 주로 어린아이에게 설사를 유발하는 그림과 같은 생활사를 갖는 원충은? * 2002년 12월 기출문제

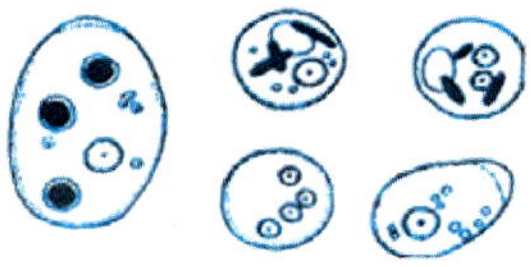

① 이질아메바
② 대장아메바
③ 람블편모충
④ 장트리코모나스

185. 소를 중간숙주로 하는 기생충은? * 2002년 12월 기출문제
① 십이지장충 ② 간디스토마
③ 유구조충 ④ 무구조충

186. 대장균군의 시험에서 ( ) 부분은 무엇을 알기 위한 것인가? * 2006년 12월 기출문제

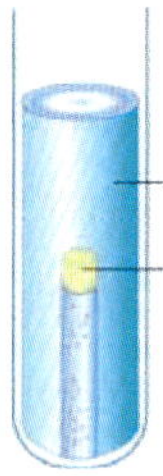

① 고체생성 유무 ② 액체생성 유무
③ 이물질응집 유무 ④ CO_2 가스 생성 유무

Interpretation

▶ 이질아메바는 감염되면 주로 어린아이에게 설사를 유발하는 원충이고, 근족충류의 하나로 주로 대장에 기생하며 점액성 혈변설사를 유발하는 기생충이기도 하다.

187. 어패류가 축육보다 부패하기 쉬운데, 그 이유가 아닌 것은?

* 2003년 12월 기출문제

① 수분함량이 높다.
② 육질이 알칼리성에 가깝다.
③ 세균이나 효소가 많이 들어 있다.
④ 근육의 구조가 복잡하고 조직이 강하다.

188. 상대습도와 곡류수분 함량관계에 있어서 곰팡이 오염의 최적지는?

* 2005년 12월 기출문제

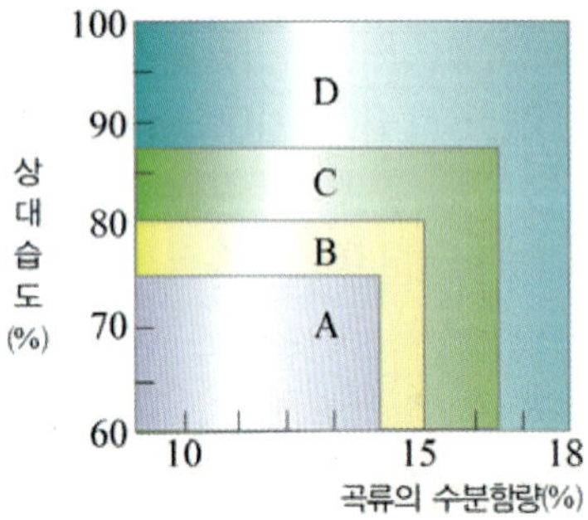

① a 이상　　② b 이상
③ c 이상　　④ d 이상

Interpretation

▶ 어패류는 근육의 구조가 단순하고 조직이 연하다.

제 3 부 식품위생학 핵심문제 정답

1. ④	2. ②	3. ②	4. ①	5. ①	6. ②	7. ②	8. ②	9. ④	10. ②
11. ①	12. ②	13. ①	14. ④	15. ④	16. ④	17. ③	18. ①	19. ②	20. ③
21. ②	22. ③	23. ②	24. ②	25. ②	26. ③	27. ③	28. ③	29. ④	30. ④
31. ④	32. ④	33. ①	34. ②	35. ③	36. ①	37. ②	38. ②	39. ②	40. ③
41. ④	42. ②	43. ①	44. ①	45. ②	46. ③	47. ①	48. ③	49. ④	50. ④
51. ③	52. ②	53. ①	54. ①	55. ①	56. ③	57. ③	58. ③	59. ②	60. ④
61. ①	62. ①	63. ④	64. ①	65. ④	66. ②	67. ②	68. ③	69. ①	70. ③
71. ③	72. ①	73. ②	74. ①	75. ①	76. ④	77. ②	78. ③	79. ②	80. ①
81. ②	82. ④	83. ①	84. ③	85. ②	86. ②	87. ③	88. ①	89. ①	90. ④
91. ③	92. ④	93. ①	94. ②	95. ②	96. ①	97. ④	98. ①	99. ④	100. ④
101. ③	102. ③	103. ②	104. ①	105. ①	106. ④	107. ④	108. ③	109. ③	110. ③
111. ④	112. ①	113. ①	114. ①	115. ①	116. ①	117. ②	118. ②	119. ②	120. ③
121. ④	122. ③	123. ④	124. ①	125. ④	126. ②	127. ①	128. ②	129. ②	130. ④
131. ⑤	132. ③	133. ③	134. ②	135. ②	136. ②	137. ③	138. ①	139. ④	140. ③
141. ④	142. ②	143. ①	144. ②	145. ②	146. ②	147. ⑤	148. ①	149. ③	150. ②
151. ①	152. ③	153. ③	154. ③	155. ④	156. ②	157. ②	158. ①	159. ①	160. ①
161. ③	162. ①	163. ①	164. ④	165. ④	166. ②	167. ③	168. ②	169. ②	170. ①
171. ④	172. ③	173. ②	174. ②	175. ③	176. ④	177. ④	178. ③	179. ②	180. ⑤
181. ⑤	182. ①	183. ①	184. ①	185. ④	186. ④	187. ④	188. ③		

위생사 국가고시 모의답안지(실기)

※ 감독위원명	㊞ * 감독위원의 서명이 없으면 무효 처리됩니다.

※ 결시자기표	* 감독위원은 결시자만 표기하십시오. * 수험자는 표기하지 마십시오.

성 명		서명	
주민등록번호	–		

문제지 형별	A형	Ⓐ
	B형	Ⓑ

응시번호								
기입란 / 마킹란								
0	⓪	⓪	⓪	⓪	⓪	⓪	⓪	⓪
1	①	①	①	①	①	①	①	①
2	②	②	②	②	②	②	②	②
3	③	③	③	③	③	③	③	③
4	④	④	④	④	④	④	④	④
5	⑤	⑤	⑤	⑤	⑤	⑤	⑤	⑤
6	⑥	⑥	⑥	⑥	⑥	⑥	⑥	⑥
7	⑦	⑦	⑦	⑦	⑦	⑦	⑦	⑦
8	⑧	⑧	⑧	⑧	⑧	⑧	⑧	⑧
9	⑨	⑨	⑨	⑨	⑨	⑨	⑨	⑨

답 안 표 기 란

3 교 시

1	①②③④⑤	11	①②③④⑤	21	①②③④⑤	31	①②③④⑤	41	①②③④⑤
2	①②③④⑤	12	①②③④⑤	22	①②③④⑤	32	①②③④⑤	42	①②③④⑤
3	①②③④⑤	13	①②③④⑤	23	①②③④⑤	33	①②③④⑤	43	①②③④⑤
4	①②③④⑤	14	①②③④⑤	24	①②③④⑤	34	①②③④⑤	44	①②③④⑤
5	①②③④⑤	15	①②③④⑤	25	①②③④⑤	35	①②③④⑤	45	①②③④⑤
6	①②③④⑤	16	①②③④⑤	26	①②③④⑤	36	①②③④⑤	46	①②③④⑤
7	①②③④⑤	17	①②③④⑤	27	①②③④⑤	37	①②③④⑤	47	①②③④⑤
8	①②③④⑤	18	①②③④⑤	28	①②③④⑤	38	①②③④⑤	48	①②③④⑤
9	①②③④⑤	19	①②③④⑤	29	①②③④⑤	39	①②③④⑤	49	①②③④⑤
10	①②③④⑤	20	①②③④⑤	30	①②③④⑤	40	①②③④⑤	50	①②③④⑤

※ 응시자 유의사항

◉ OMR 답안카드 작성은 컴퓨터용 흑색 수성 사인펜만을 사용하여야 함

◉ 시험시간 중에는 전자계산기, 수정액, 수정테이프 등을 일체 사용할 수 없음

◉ 시험종료 후에는 답안카드와 함께 문제지를 제출하여야 함. 만일 문제지를 제출하지 않은 경우에는 부정행위로 처리함

◉ 시험 중에는 어떠한 개인휴대장비(휴대전화기, PDA, 무선호출기 등)도 소지 또는 사용할 수 없으며, 발견된 경우에는 부정행위로 처리할 수 있음

◉ 시험실에는 시계가 비치되지 않을 수 있으므로, 시계(계산기능 등 다기능 시계 사용불가)를 지참하기 바라며, 시험장에는 차량 출입이 통제되므로 대중교통을 이용하기 바람

[이 답안지는 연습용 모의답안지입니다.]

2 교 시

제1과목 공중보건학				제2과목 식품위생학			
1	① ② ③ ④ ⑤	31	① ② ③ ④ ⑤	41	① ② ③ ④ ⑤	71	① ② ③ ④ ⑤
2	① ② ③ ④ ⑤	32	① ② ③ ④ ⑤	42	① ② ③ ④ ⑤	72	① ② ③ ④ ⑤
3	① ② ③ ④ ⑤	33	① ② ③ ④ ⑤	43	① ② ③ ④ ⑤	73	① ② ③ ④ ⑤
4	① ② ③ ④ ⑤	34	① ② ③ ④ ⑤	44	① ② ③ ④ ⑤	74	① ② ③ ④ ⑤
5	① ② ③ ④ ⑤	35	① ② ③ ④ ⑤	45	① ② ③ ④ ⑤	75	① ② ③ ④ ⑤
6	① ② ③ ④ ⑤	36	① ② ③ ④ ⑤	46	① ② ③ ④ ⑤	76	① ② ③ ④ ⑤
7	① ② ③ ④ ⑤	37	① ② ③ ④ ⑤	47	① ② ③ ④ ⑤	77	① ② ③ ④ ⑤
8	① ② ③ ④ ⑤	38	① ② ③ ④ ⑤	48	① ② ③ ④ ⑤	78	① ② ③ ④ ⑤
9	① ② ③ ④ ⑤	39	① ② ③ ④ ⑤	49	① ② ③ ④ ⑤	79	① ② ③ ④ ⑤
10	① ② ③ ④ ⑤	40	① ② ③ ④ ⑤	50	① ② ③ ④ ⑤	80	① ② ③ ④ ⑤
11	① ② ③ ④ ⑤			51	① ② ③ ④ ⑤	81	① ② ③ ④ ⑤
12	① ② ③ ④ ⑤			52	① ② ③ ④ ⑤	82	① ② ③ ④ ⑤
13	① ② ③ ④ ⑤			53	① ② ③ ④ ⑤	83	① ② ③ ④ ⑤
14	① ② ③ ④ ⑤			54	① ② ③ ④ ⑤	84	① ② ③ ④ ⑤
15	① ② ③ ④ ⑤			55	① ② ③ ④ ⑤	85	① ② ③ ④ ⑤
16	① ② ③ ④ ⑤			56	① ② ③ ④ ⑤	86	① ② ③ ④ ⑤
17	① ② ③ ④ ⑤			57	① ② ③ ④ ⑤	87	① ② ③ ④ ⑤
18	① ② ③ ④ ⑤			58	① ② ③ ④ ⑤	88	① ② ③ ④ ⑤
19	① ② ③ ④ ⑤			59	① ② ③ ④ ⑤	89	① ② ③ ④ ⑤
20	① ② ③ ④ ⑤			60	① ② ③ ④ ⑤	90	① ② ③ ④ ⑤
21	① ② ③ ④ ⑤			61	① ② ③ ④ ⑤		
22	① ② ③ ④ ⑤			62	① ② ③ ④ ⑤		
23	① ② ③ ④ ⑤			63	① ② ③ ④ ⑤		
24	① ② ③ ④ ⑤			64	① ② ③ ④ ⑤		
25	① ② ③ ④ ⑤			65	① ② ③ ④ ⑤		
26	① ② ③ ④ ⑤			66	① ② ③ ④ ⑤		
27	① ② ③ ④ ⑤			67	① ② ③ ④ ⑤		
28	① ② ③ ④ ⑤			68	① ② ③ ④ ⑤		
29	① ② ③ ④ ⑤			69	① ② ③ ④ ⑤		
30	① ② ③ ④ ⑤			70	① ② ③ ④ ⑤		

※ 응시자 유의사항

◉ OMR 답안카드 작성은 컴퓨터용 흑색 수성 사인펜만을 사용하여야 함

◉ 시험시간 중에는 전자계산기, 수정액, 수정테이프 등을 일체 사용할 수 없음

◉ 시험종료 후에는 답안카드와 함께 문제지를 제출하여야 함. 만일 문제지를 제출하지 않은 경우에는 부정행위로 처리함

◉ 시험 중에는 어떠한 개인휴대장비(휴대전화기, PDA, 무선호출기 등)도 소지 또는 사용할 수 없으며, 발견된 경우에는 부정행위로 처리할 수 있음

◉ 시험실에는 시계가 비치되지 않을 수 있으므로, 시계(계산기능 등 다기능 시계 사용불가)를 지참하기 바라며, 시험장에는 차량 출입이 통제되므로 대중교통을 이용하기 바람

위생사 국가고시 모의답안지(필기)

※ 감서독위원명	ⓘ * 감독위원의 서명이 없으면 무효 처리됩니다.

※ 결표시자기	* 감독위원은 결시자만 표기하십시오. * 수험자는 표기하지 마십시오.

성 명		서명	
주민등록번호	–		

문제지형별	A형	Ⓐ
	B형	Ⓑ

응시번호								
기입란 / 마킹란								
0	⓪	⓪	⓪	⓪	⓪	⓪	⓪	⓪
1	①	①	①	①	①	①	①	①
2	②	②	②	②	②	②	②	②
3	③	③	③	③	③	③	③	③
4	④	④	④	④	④	④	④	④
5	⑤	⑤	⑤	⑤	⑤	⑤	⑤	⑤
6	⑥	⑥	⑥	⑥	⑥	⑥	⑥	⑥
7	⑦	⑦	⑦	⑦	⑦	⑦	⑦	⑦
8	⑧	⑧	⑧	⑧	⑧	⑧	⑧	⑧
9	⑨	⑨	⑨	⑨	⑨	⑨	⑨	⑨

1 교 시							
제1과목 환경위생학				제2과목 위생곤충학		제3과목 위생관계법령	
1	① ② ③ ④ ⑤	31	① ② ③ ④ ⑤	61	① ② ③ ④ ⑤	91	① ② ③ ④ ⑤
2	① ② ③ ④ ⑤	32	① ② ③ ④ ⑤	62	① ② ③ ④ ⑤	92	① ② ③ ④ ⑤
3	① ② ③ ④ ⑤	33	① ② ③ ④ ⑤	63	① ② ③ ④ ⑤	93	① ② ③ ④ ⑤
4	① ② ③ ④ ⑤	34	① ② ③ ④ ⑤	64	① ② ③ ④ ⑤	94	① ② ③ ④ ⑤
5	① ② ③ ④ ⑤	35	① ② ③ ④ ⑤	65	① ② ③ ④ ⑤	95	① ② ③ ④ ⑤
6	① ② ③ ④ ⑤	36	① ② ③ ④ ⑤	66	① ② ③ ④ ⑤	96	① ② ③ ④ ⑤
7	① ② ③ ④ ⑤	37	① ② ③ ④ ⑤	67	① ② ③ ④ ⑤	97	① ② ③ ④ ⑤
8	① ② ③ ④ ⑤	38	① ② ③ ④ ⑤	68	① ② ③ ④ ⑤	98	① ② ③ ④ ⑤
9	① ② ③ ④ ⑤	39	① ② ③ ④ ⑤	69	① ② ③ ④ ⑤	99	① ② ③ ④ ⑤
10	① ② ③ ④ ⑤	40	① ② ③ ④ ⑤	70	① ② ③ ④ ⑤	100	① ② ③ ④ ⑤
11	① ② ③ ④ ⑤	41	① ② ③ ④ ⑤	71	① ② ③ ④ ⑤	101	① ② ③ ④ ⑤
12	① ② ③ ④ ⑤	42	① ② ③ ④ ⑤	72	① ② ③ ④ ⑤	102	① ② ③ ④ ⑤
13	① ② ③ ④ ⑤	43	① ② ③ ④ ⑤	73	① ② ③ ④ ⑤	103	① ② ③ ④ ⑤
14	① ② ③ ④ ⑤	44	① ② ③ ④ ⑤	74	① ② ③ ④ ⑤	104	① ② ③ ④ ⑤
15	① ② ③ ④ ⑤	45	① ② ③ ④ ⑤	75	① ② ③ ④ ⑤	105	① ② ③ ④ ⑤
16	① ② ③ ④ ⑤	46	① ② ③ ④ ⑤	76	① ② ③ ④ ⑤	106	① ② ③ ④ ⑤
17	① ② ③ ④ ⑤	47	① ② ③ ④ ⑤	77	① ② ③ ④ ⑤	107	① ② ③ ④ ⑤
18	① ② ③ ④ ⑤	48	① ② ③ ④ ⑤	78	① ② ③ ④ ⑤	108	① ② ③ ④ ⑤
19	① ② ③ ④ ⑤	49	① ② ③ ④ ⑤	79	① ② ③ ④ ⑤	109	① ② ③ ④ ⑤
20	① ② ③ ④ ⑤	50	① ② ③ ④ ⑤	80	① ② ③ ④ ⑤	110	① ② ③ ④ ⑤
21	① ② ③ ④ ⑤	51	① ② ③ ④ ⑤	81	① ② ③ ④ ⑤	111	① ② ③ ④ ⑤
22	① ② ③ ④ ⑤	52	① ② ③ ④ ⑤	82	① ② ③ ④ ⑤	112	① ② ③ ④ ⑤
23	① ② ③ ④ ⑤	53	① ② ③ ④ ⑤	83	① ② ③ ④ ⑤	113	① ② ③ ④ ⑤
24	① ② ③ ④ ⑤	54	① ② ③ ④ ⑤	84	① ② ③ ④ ⑤	114	① ② ③ ④ ⑤
25	① ② ③ ④ ⑤	55	① ② ③ ④ ⑤	85	① ② ③ ④ ⑤	115	① ② ③ ④ ⑤
26	① ② ③ ④ ⑤	56	① ② ③ ④ ⑤	86	① ② ③ ④ ⑤	116	① ② ③ ④ ⑤
27	① ② ③ ④ ⑤	57	① ② ③ ④ ⑤	87	① ② ③ ④ ⑤	117	① ② ③ ④ ⑤
28	① ② ③ ④ ⑤	58	① ② ③ ④ ⑤	88	① ② ③ ④ ⑤	118	① ② ③ ④ ⑤
29	① ② ③ ④ ⑤	59	① ② ③ ④ ⑤	89	① ② ③ ④ ⑤	119	① ② ③ ④ ⑤
30	① ② ③ ④ ⑤	60	① ② ③ ④ ⑤	90	① ② ③ ④ ⑤	120	① ② ③ ④ ⑤

[이 답안지는 연습용 모의답안지입니다.]

절취선

〈위생사〉 합격을 위해 당신이 꼭 하셔야 할 일들이 있습니다.

첫째, 성실하게 시험공부에 임하셔야 합니다.

둘째, 길은 이 책이 안내해 드릴 것입니다.
만약 그럼에도 이해가 잘 안된다면
지구인' (JIGU-IN)을 클릭하세요.

셋째, 예전에 수강하지 않았던 과목의
과락(40점 이하)에 유의하셔야 합니다.
수강하셨던 과목은 1번,
수강하지 않은 과목은 2번 탐독하세요.
이 책에 유사한 문제가 여러번 실렸다면
그만큼 출제확률이 높은 문제입니다.

넷째, 다른 책을 더 보실 필요는 없습니다.
시험 전에 모의고사를 풀어보시고
과락 없이 70점이 넘으면
편안한 마음으로 시험장에 가십시오.

시험은 수험생이 보는 것입니다.
반려자는 도와 줄 수는 있지만
대신할 수는 없음을
명심하셔야 합니다.

*미래를 여는 새로운 정보! 알찬내용! 미려한 디자인!
지구문화사의 신념입니다.

지구문화사
JIGU PUBLISHING Co.

발행일 2011년 6월 25일 초판 인쇄 · 2011년 7월 1일 초판 발행 | **편저자** 함희진 | **발행인** 주병오
경기도 파주시 교하읍 문발리 파주출판문화정보산업단지 518-2 | **등록번호** 1979년 7월 13일(제 9-57호)
TEL **영업팀** (031)955-7566 · 7577 | **편집팀** (031)955-7731 · 7732 | FAX (031)955-7730 | www.ji-gu.co.kr